U0325739

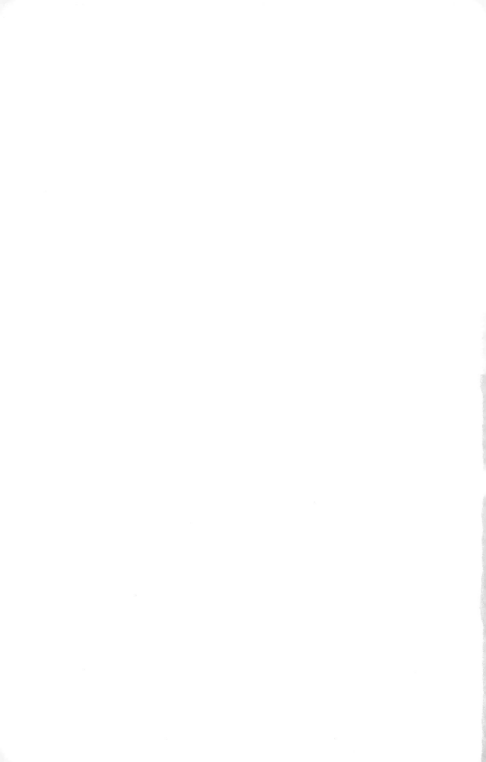

实用皮肤性病手册

主 编

方洪元　邢卫斌
张秉新　徐海环

人民卫生出版社

图书在版编目（CIP）数据

实用皮肤性病手册/方洪元等主编. —北京：人民
卫生出版社，2016
ISBN 978-7-117-22556-4

Ⅰ.①实… Ⅱ.①方… Ⅲ.①皮肤病-诊疗-手册
②性病-诊疗-手册 Ⅳ.①R75-62

中国版本图书馆 CIP 数据核字（2016）第 100619 号

人卫智网	www.ipmph.com	医学教育、学术、考试、健康，
		购书智慧智能综合服务平台
人卫官网	www.pmph.com	人卫官方资讯发布平台

版权所有，侵权必究！

实用皮肤性病手册

主　　编：方洪元　邢卫斌　张秉新　徐海环
出版发行：人民卫生出版社（中继线 010-59780011）
地　　址：北京市朝阳区潘家园南里 19 号
邮　　编：100021
E - mail：pmph @ pmph. com
购书热线：010-59787592　010-59787584　010-65264830
印　　刷：中国农业出版社印刷厂
经　　销：新华书店
开　　本：850×1168　1/32　印张：31
字　　数：1079 千字
版　　次：2016 年 6 月第 1 版　2016 年 6 月第 1 版第 1 次印刷
标准书号：ISBN 978-7-117-22556-4/R · 22557
定　　价：199.00 元

打击盗版举报电话：010-59787491　E -mail：WQ @ pmph. com
（凡属印装质量问题请与本社市场营销中心联系退换）

前　言

　　著者为纪念恩师朱德生教授,2006年对其1980年主编的《皮肤病学》第2版进行修订,历时三年,于2009年出版并更名为《朱德生皮肤病学》第3版。2015年应人民卫生出版社的邀请,再次主编《朱德生皮肤病学》第4版,两版书出版后虽然得到广大临床医生的喜爱和认可,但著者总觉得还不能满足广大基层及一线临床医生的需求。因此萌发了写一本携带方便的《实用皮肤性病手册》。

　　《实用皮肤性病手册》力求文字精练,图文并茂,通俗易懂。以广大基层及一线临床医生的需求为宗旨,因此总论部分仅介绍了皮肤科的外用药及其配制方法、皮肤病的物理疗法。特别是在皮肤科外用药的功效及其配制方法做了较详细的记载,可供偏远地区临床医生参考。各章节皮肤病以常见病为主,对少见病及部分综合征进行了删减。对各个章节以临床和治疗为主,病因与病理部分虽然简单描述,但概括了当前皮肤病的最新进展。

　　本书共阐述常见皮肤病800余种,临床照片800余张。由于篇幅所限,只能呈现典型临床照片,尽量保持一病一图。对于皮肤病不同时期及临床异形的照片不能一一列出,深表遗憾。本书的部分照片来自皮肤科的同道,在此表示感谢。本次编写由我和《朱德生皮肤病学》第4版的两位副主编和一位编委共同完成,但由于我们的水平所限错误难免,望同道们指正。

天津医科大学总医院　　　　方洪元
天津第五中心医院　　　　　邢卫斌
天津中医药大学第一附属医院　张秉新
武警后勤学院附属医院　　　徐海环
2015年8月

目 录

5

第一章　皮肤病外用药及配制

外用药直接作用于患处而起治疗作用,也可能通过神经反射而作用于远处,如果不适当地刺激患处或引起过敏反应,可以延长病程或加重患者的痛苦,广泛地局部应用而大量吸收可有全身性影响。

外用药由作用药及基质组成。作用药是具有药理性质的药物,如抗生素及皮质类固醇类;基质是水、乙醇、油、凡士林、氧化锌或滑石粉等材料,使外用药调配成液体、半固体或固体。基质常影响治疗的效果,例如,渗液很多的急性皮炎往往只可用药液湿敷而不可用封盖较严的药膏,否则症状可迅速加重。

一、作　用　药

具有保护、止痒、消炎、杀菌、清洁、腐蚀等各种作用,但分类很难,例如,1%~2%苯酚有止痒作用,5%苯酚是杀菌药,而苯酚结晶及液化苯酚是腐蚀药;又如,2%~5%硝酸银杀菌,而近于纯品的硝酸银棒有腐蚀性。但是,为了便于分别叙述,按主要作用分为去污剂、止痒剂、抗菌剂、杀虫剂、角质促成剂、角质松解剂、收敛剂、保护剂及腐蚀剂等。

1. 去污剂　为了使外用药充分发挥作用、避免患处污物的刺激或清除脓痂下细菌,常需要应用去污剂的洗除鳞屑、脓痂、尘垢等污物或覆盖物。

皮肤急性发炎而糜烂渗出时,可用生理盐水或低浓度高锰酸钾溶液洗涤患处,或用棉球蘸液状石蜡或植物油轻轻拭除糜烂处厚痂或油污,如果用水尤其热水及肥皂洗擦可损伤表皮活细胞。

2. 止痒剂　痒觉是皮肤病常有的自觉症状,患者往往因剧痒难忍而猛烈搔抓,可引起皮抓破、出血结痂或继发性感染,局部应用止痒药可以暂时止痒而防止搔抓。

止痒药包括 0.5%～2% 苯酚(苯酚)、0.25%～0.5% 薄荷脑、2%～5% 樟脑、2%～5% 龙脑(冰片)、0.5%～1% 麝香草脑及 0.1%～0.3% 水杨酸等,可按溶解度配制溶液、酊剂、粉剂、霜剂或软膏。

焦油类如煤焦油、煤焦油溶液、糠馏油、松馏油等,收敛剂如醋酸铝溶液都有一定程度的止痒作用,特别是皮质类固醇类能迅速消炎止痒。

薄荷脑和苯酚等或焦油类和皮质类固醇类共配成外用药时止痒作用可以加强。

3. 消炎剂-皮质类固醇类 这类药物的局部应用有消炎、阻止增生及抑制免疫反应等作用,可以应用于多种皮肤病尤其常用于各种皮炎。

皮质类固醇类的药物种类很多,有的兼供内用及外用,有的有较强的钠潴留作用而只供局部应用。

氢化可的松(1.0%～2.5%)及其衍化物比可的松类容易吸收而常作外用药。

氟化的皮质类固醇类抗炎作用较强,包括氟氢化可的松(0.5%～1.0%)、倍他美松(0.1%～0.2%)、地塞米松(0.04%～0.1%)、甲泼尼龙(0.1%～1.0%)、曲安西龙(0.1%～0.5%)、氟轻松(0.025%～0.1%),较新的氯氟松(0.025%～0.1%)、氯地塞米松(0.025%～0.1%)及氟氢羟龙(0.025%～0.1%)等都是作用很强的外用皮质类固醇类。

局部应用的副作用和药物种类及浓度等因素有关。氢化可的松的局部应用最安全,较难引起皮肤萎缩等副作用,而氟化皮质类固醇类的长期外用可使局部尤其面部及外阴等部位的皮肤萎缩而变薄,毛细血管扩张,面部常有口周围皮炎或酒渣鼻样皮疹;溃疡或伤口长期敷药后,上皮生成及纤维形成被干扰而难愈合。此外,可以出现膨胀纹及局部多毛现象,体癣、股癣及疥疮等皮肤损害的形态往往改变而难辨认。局部应用范围太广尤其是儿童长期外用氟化皮质类固醇类,或是大面积封包或表皮广泛糜烂而使药物大量吸收时,都可引起系统性反应而有全身症状;作用极强的氯氟松等药物更易引起,只应短期应用于顽固的皮损。

除了渗出的急性皮炎外,涂药后用塑料薄膜封包患处既使药物容易保留,又引起表皮水肿而促使药物吸收,可以使药效持久并提高若干倍,但长期封包可引起毛囊炎,特别在天热多汗时,容易引起葡萄球菌及念珠菌性感染,尤其婴儿及糖尿病等患者的腹股沟等处皱褶部位在封包时常发生细菌或真菌性感染,因此,应该注意保持局部清洁,最好每日换药一次,天热时不可封包太久。

其他外用药如抗生素、氯碘喹啉、尿素、维 A 酸或氢醌可根据皮肤病的需要酌情加入皮质类固醇类制剂内。配制霜剂或软膏时,一般先将皮质类固醇类溶于二甲亚砜之类溶剂内。

4. 抗菌消毒剂

(1) 抗菌剂:在抗生素中,1%~3%红霉素软膏或霜剂是常用的局部抗菌剂,可抗革兰阳性球菌而不引起过敏反应,1%~3%四环素类制剂也可应用,但金黄色葡萄球菌对红霉素及四环素常有抗药性。

多肽类抗生素如杆菌肽、短杆菌肽及短杆菌酪肽与短杆菌肽混合而成的短杆菌素都可抗革兰阳性球菌,对葡萄球菌尤有抑制作用,通常用含杆菌肽 500u/g 的软膏或含短杆菌肽 0.25mg/g 的短杆菌素软膏治疗脓皮病。

庆大霉素是广谱抗生素,除了治疗脓皮病外,还可控制铜绿假单胞菌及变形杆菌等感染,既有常用的注射剂,也可制备外用药。

新霉素也是广谱抗生素,可抑制多种革兰阳性及阴性菌,因有引起神经性耳聋及肾损害等副作用而只供外用,但可致敏而引起变应性接触性皮炎,如果斑贴试验阴性,0.5%~1.0%新霉素软膏或霜剂可以局部应用于表皮完整的小片皮损上。抑制铜绿假单胞菌的多黏菌素 B 及多黏菌素 E(黏菌素)除内用外,也可配制 0.1%~0.2%溶液或软膏以供局部应用。青霉素、氯霉素及链霉素等抗生素都易引起接触性过敏反应或由皮肤吸收后引起严重反应而不应配制外用药。

氯碘喹啉又称慰欧仿(vioform),20 世纪 50 年代国外皮肤科用它配成软膏或霜剂,治疗化脓性皮肤病,真菌性皮肤病,或湿疹皮炎伴有继发感染的患者,取得了良好的疗效。

氯碘喹啉不溶于水和乙醇,可配成 5%~10%粉剂、软膏或糊剂,不易致敏。1977 年,Mckenzie 将氯碘喹啉与皮质类固醇合用治疗龟头炎、女阴炎很少发生过敏反应。应用氯碘喹啉浸泡绷带作小腿溃疡的敷料,即使加压封包,也很少发生过敏。

主要用于皮肤、黏膜真菌病,如头癣、体癣、股癣、手足癣、花斑癣及皮肤擦烂型念珠菌病的治疗。可用于细菌感染性皮肤病,如毛囊炎、须疮、脓疱疮、新生儿剥脱性皮炎、传染性湿疹样皮炎、脓皮病等。

极少数敏感性患者在使用时会引起皮肤刺激,对碘过敏以及甲状腺肿大的患者禁用。氯碘喹啉使用时,游离的碘分子在空气中被氧化,表现为淡黄色,有可能污染衣服。

重金属盐如硫酸铜、硫酸锌及硝酸银,有杀菌及凝固蛋白质的收敛作用。例如,0.5%~2%硝酸银溶液能消灭患处铜绿假单胞菌,但久用可使银盐沉着。高浓度重金属盐有腐蚀性,含硝酸银达 98%以上的硝酸银棒可销毁隆起肉芽组织及清理溃疡边缘。

过氧化物和有机物相遇后放出氧原子而可杀菌去臭。高锰酸钾溶液是清洗化脓创口及黏膜的常用消毒剂。放出氧原子而还原的二氧化锰有弱收敛作用,但未溶的高锰酸钾结晶是腐蚀药。

3%过氧化氢溶液通称"过氧化氢溶液",接触脓液时放出游离氧而杀菌除臭,但杀菌作用弱且作用时间短,通常用于清除黏膜或创面的污物及除去创口内脓液、血块和坏死组织。

过氧化苯甲酰是治疗寻常痤疮的有效药物,在皮肤表面被皮脂所含的半胱氨酸分解而放出的新生氧能抑制多种微生物,和氯碘喹啉或硫黄合配时杀菌作用更强,通常配制成5%～10%霜剂或药皂。5%～20%洗剂或凝胶治疗压疮还可有刺激上皮细胞增生和肉芽组织形成的作用。

莫匹罗星软膏(百多邦)是目前常用的局部外用抗生素,适用于革兰阳性球菌引起的皮肤感染。

夫西地酸外用的适应证和不良反应与莫匹罗星相似。

(2)消毒剂:消毒皮肤的药物也是杀菌剂,碘有较强的杀菌力而常用碘酊作皮肤消毒药,碘能氧化细菌原浆活动基团,并与蛋白质氨基结合使其变性,可溶于水而代替碘酊,目前临床常用的此类溶液称为碘伏。

硼酸是弱防腐剂,饱和溶液的浓度是4%,曾经广泛应用,大量吸收后可损害视力及肾脏,引起恶心、呕吐及腹泻等胃肠症状,大量蓄积于体内甚至引起循环衰竭及休克而致命,因此不可局部应用于皮疹广泛的婴儿湿疹及皮肤弥漫糜烂的寻常天疱疮等病,更不可用硼酸溶液洗浴,但在吸湿及减少摩擦的粉剂如滑石粉中可加入少量硼酸(5%)。

清洗创面及冲洗创口的消毒剂有0.05%～0.1%氯己定溶液、0.1%氯化苯烃铵及0.2%～0.5%庆大霉素溶液等。2%苯氯乙醇溶液可供冲洗铜绿假单胞菌感染的创面之用。

5. 抗真菌剂

(1)制霉菌素:主要供局部应用以治疗皮肤黏膜念珠菌病,可配成每g(克)含10万u的制霉菌素制成粉剂、霜剂或软膏。

(2)杀念菌素:抗白念珠菌的作用比制霉菌素强,也只供局部应用,可治皮肤黏膜念珠菌病及念珠菌性女阴阴道炎。

(3)两性霉素B:可局部应用。2%溶液可外用于皮肤念珠菌病、隐球菌性皮肤溃疡、孢子丝菌性溃疡、皮肤诺卡菌病及曲霉病等,治疗黏膜念珠菌病时宜用0.1%溶液。

(4)化学性抗真菌剂

1）咪唑化合物：克霉唑、益康唑、咪康唑、酮康唑及联苯苄唑的局部应用都难由皮肤或黏膜吸收，1%～3%软膏或霜剂可以治疗手足癣及甲癣等皮肤癣菌病，也可应用于花斑癣、耳真菌病、皮肤黏膜及皮肤念珠菌病。

特比萘芬可配成1%霜剂，外用皮肤癣菌病和某些酵母菌感染。此剂除抑制真菌和杀真菌作用外，尚有抗炎作用。

2）不饱和脂肪酸：十一烯酸、亚羊脂酸及丙酸都是不饱和脂肪酸，它们及其盐类都有防治皮肤癣菌病的作用，既无刺激性，又不引起过敏反应，其中最常用的是十一烯酸，例如预防足癣可用下列粉剂：十一烯酸锌20g，十一烯酸2g，滑石粉加到100g。

3）水杨酸：难溶于水，易溶于油脂，在95%酒精中溶解度为1:3.5，常配成泥膏、软膏或酊剂，能杀灭真菌，并能促使角质层脱落而使鳞屑所含真菌离开皮肤，常用浓度为5%～10%。

水杨酸（3%～5%）也常和硫黄（6%～10%）配成水杨酸-硫黄软膏。硫黄有升华硫黄及沉降硫黄。不溶于水及酒精，在皮肤表面逐渐氧化成硫黄酸而有灭菌尤其杀真菌的作用。

4）氯酚咔（碘氯苯炔醚）：1%溶液或霜剂可治疗体癣、手足癣、花斑癣及念珠菌病，局部可有刺激反应甚至于起水疱。

5）其他：多种化学品可杀真菌，例如甲醛溶液可供空气及衣物消毒，浓碘酊可治甲癣，10%氟胞嘧啶霜可治念珠菌病，硫代硫酸钠及硫化硒溶液可治花斑癣，10%醋酸能治手癣、体癣等，乳酸（6%～12%）和水杨酸配成治疗甲癣的软膏，水杨酰苯胺（5%）软膏可用于头癣，0.5%～1%麝香酚可治体癣，复方盐基品红癣药水含有盐基品红，其他如雷琐辛、鱼石脂、松馏油都有抗真菌作用。

6. 杀虫剂　蚊、蝇、虱、蚤、臭虫及螨类等杀虫药有滴滴涕（DDT）、六氯苯（666）、美曲磷酯（DEP）、敌敌畏、马拉硫磷以及植物杀虫药除虫菊及百部等，但有不同程度的毒性，多半只撒于墙角及地面等处以杀灭虫螨而不应用于人体。

硫黄、丙体六氯苯、苯甲酸苄酯及克罗他米通都能杀灭头虱及疥螨等人体寄生虫。驱避蚊、虱等昆虫的药物有酞酸甲酯、酞酸丁酯及间甲苯酚二乙胺等，可配成酊剂、油剂或乳膏涂在皮肤上，可防避蚊虫叮咬。

7. 角质促成剂（keratoplastics）　凡能促使真皮中细胞浸润减少及病理状况消失从而使角质层恢复正常的药物都可称为角质促成剂，因此，这些药物能消炎、收敛及止痒而用于湿疹及各种皮炎。

（1）焦油类：由矿物或植物干馏后取得，含有多种碳氢化合物，是古典的角质促成剂,可惜都有黏滞有臭带色的缺点。煤焦油黏黑而有臭味,几乎完全不溶于水及酒精,粗制煤焦油及其各种精制品用于银屑病已近100年的历史,而且至今仍被皮肤科医生所使用。

煤焦油有多种药理作用:止痒作用是通过其所含的苯酚、煤酚等成分能穿透皮肤,使感觉神经末梢麻痹,而达到止痒作用。煤焦油可抑制表皮细胞DNA合成,而延缓表皮细胞核有丝分裂,发挥抗增生作用。角质促成作用是通过影响巯基和二硫键发挥作用。低浓度时,使巯基变为二硫键;高浓度时可使角蛋白分子的二硫键断裂,起角质溶解作用。另有血管收缩作用、免疫抑制作用、抗炎作用和抗菌作用,还有光敏感作用,涂搽皮肤后洗去,用日光或紫外线照射,可增强紫外线的治疗作用而应用于银屑病等皮肤病。

配制3%～5%浓度起角质促成作用,10%～20%浓度起角质溶解作用。

(2)鱼石脂:黏黑有臭,是由油母页岩干馏及处理而成,这种可流动的半固体在空气中逐渐干燥而变硬。它能与水及油类混合而可配成2%～5%或浓度更高的洗剂、霜剂或软膏。它含有多种碳氢化合物及硫黄等物质;作用温和,既可作为角质促成剂以治疗亚急性或慢性皮炎类疾病,也可消炎杀菌而治疗慢性或急性脓皮病,纯鱼石脂涂敷疖子及慢性脓皮病有良好的疗效,炎症可迅速吸收。

(3)松馏油:及其他由植物提取的焦油:较常应用,松馏油、杜松油、桦树油、榉树油等都是由树木干馏而得的焦油。糠馏油在我国较常用,是由米糠干馏而成。黑豆馏油是由黑豆制成。我国民间提取黑豆馏油的土法是倒置装盛黑豆的小口土瓷罐,罐口用麦秆塞紧,罐周涂泥后用火烤,罐口先流出黄水,以后流出黑褐色黏滞的黑豆馏油。

(4)二羟蒽酚:是常用的银屑病外用药,有较强的刺激性,一般应用0.1%～0.5%软膏或糊剂,或在短期内外用较高浓度,不可入眼以免刺激结膜,也不宜涂搽于眼皮及阴囊等皮肤柔嫩处。衣服染黄时可用丙酮褪色,皮肤染黄时可用漂白粉溶液洗净。

8. 角质松解剂（keratolytics）　3%～5%以上浓度的水杨酸可使增厚的角质层松软而易剥脱,并使附有鳞屑的真菌等微生物随着脱屑离开皮肤。水杨酸浓度越高,角质松解作用也越强,而刺激性也越大。水杨酸结晶涂撒在皮肤上却无角质松解作用,因其未在皮脂中溶解,如果用塑料薄膜或橡皮膏敷贴,就可逐渐溶解而有很强的角质松解作用。水杨酸往往配成粉剂、酊剂、软膏或硬膏,或是用丙二醇作为基质。水杨酸是常用的外用药,可以治疗浅部真菌感染、银屑病等鳞屑较多及胼胝、鸡眼及跖疣等角质增厚的疾病。

水杨酸常和其他药物合用配成外用药,和煤焦油等配成的软膏可应用于慢性湿疹及脂溢性皮炎等慢性炎症。它和硫黄配在一起时有杀菌及角质溶解的协同作用,并使硫黄容易渗入松解的角质层以发挥治疗作用;它和乳酸配成硬膏时可治疗寻常疣及甲癣等。

9. 收敛剂 矿物性粉剂如氧化锌、炉甘石及次硝酸铋等都有保护皮肤、收缩血管及吸收汗腺和皮脂腺分泌液的作用。

戊二醛:含于2%碳酸氢钠的碱性溶液中有较好的收敛及抗细菌和真菌作用,可以应用于掌跖多汗症、掌跖脓疱病、足癣及坑状角质松解症等。高浓度有刺激性而可引起皮炎,泡脚的浓度最高可达10%,涂搽别处的浓度不应超过2%,一般为隔日应用一次,半月后可改每周一次,或是根据情况决定涂搽次数。

其他收敛剂如高锰酸钾、硫酸铜及硫酸锌等金属盐类。鞣酸及中药的含有鞣酸的五倍子都有强收敛作用。

10. 腐蚀剂 强酸及强碱类都有凝固蛋白质的作用而引起局部组织发生凝固性坏死,可以销毁增生或肥厚的局限性损害。酸类腐蚀剂包括冰醋酸、苯酚结晶或液化苯酚,苯酚含水占10%及高浓度或饱和溶液的三氯醋酸。碱类腐蚀剂包括氢氧化钾及氢氧化钠的高浓度溶液,氢氧化钾及氢氧化钙配制的"碱糊"及中医的"水晶膏"都可销毁寻常疣等损害。

重金属盐如硝酸银、硫酸铜及高锰酸钾结晶都有很强的腐蚀性,硝酸银棒可腐蚀化脓性肉芽肿及销毁增生的肉芽组织。

11. 其他

(1)尿素:尿素有松散蛋白质的分子链或使蛋白质分解及变性的作用,能软化角质层及容易移除干燥的鳞屑,并可促使角质层吸水而湿润,10%~20%尿素软膏或霜剂常用于寻常鱼鳞病、手足过度角化、皲裂或干燥皮肤,并可使痒觉减轻。尿素改变氨基酸侧链及蛋白质分子中多肽类主链而促使皮肤吸收其他药物,常加入皮质类固醇类制剂以应用于顽固的慢性单纯苔藓等皮肤病。40%尿素软膏或硬膏可作为脱甲剂。例如,治疗甲癣的脱甲剂可用下列处方:尿素40g,无水羊毛脂20g,白蜡5g,白凡士林35g。

(2)维A酸:它促进表皮细胞内DNA合成,改善角化过程而减少角化不全。它也抑制张力原纤维的产生而使细胞互相松离,因而角质层容易脱落而可减轻角化过度。

0.05%~0.1%的维A酸溶液、霜剂或软膏,95%乙醇及丙二醇所制成的0.05%~0.1%维A酸酊剂,都可应用于鱼鳞病、掌跖角化病、毛囊角化病、腋部苔藓、小棘毛壅病、疣状痣、毛发苔藓、扁平苔藓、毛发红糠疹、银屑病、寻常痤疮、职业性痤疮、毛发红糠疹等多种角化不全或角化过度的疾病，有时须加大浓度到0.5%～1%，和(或)过氧化苯甲酰、氢化可的松或其他药物合配成外用药。

（3）细胞毒性药:1%～5%氟尿嘧啶溶液、霜剂或软膏可应用于银屑病、砷角化病、日光性角化病、黏膜白斑病、鲍温(Bowen)病、脂溢性角化病等。

（4）脱色剂:氢醌和黑色素前身多巴醌的化学结构相似而能抑制黑色素生成。2%～4%氢醌霜、软膏或溶于丙二醇及酒精的溶液可治疗黄褐斑等色素性疾病，应该鲜配或密闭保存或含0.1%亚硫酸钠以免氧化变色。10%～20%氢醌单苄醚软膏可损伤黑素细胞而引起不可逆的色素脱失斑，因此，除了特殊需要外，氢醌单苄醚不再被人应用。

（5）遮光剂:常用的物理性遮光剂有二氧化钛等，化学性遮光剂有对氨苯甲酸等。二氧化钛虽能阻断所有紫外线，但有讨厌的颜色，软膏或糊剂也难令人接受。

（6）补骨脂素:补骨脂素类的全身给药及局部应用可使皮肤感光过敏而促使黑色素生成，早就被人应用于白癜风，后来补骨脂素结合长波紫外线(UVA)治疗银屑病而获得引人注目的疗效，这种疗法(PUVA)也被用于白癜风、蕈样肉芽肿及扁平苔藓等病。

（7）其他:足叶草脂(podophyllin)为鬼臼树脂，含有鬼臼毒素(podophyllotoxin)，能抑制有丝核分裂而可局部应用于皮肤癌，对尖锐湿疣尤为有效，可用25%酊剂涂于患处，附近皮肤要用凡士林保护以免发生接触性皮炎。

二、外用药的剂型

外用药的基质相当于内用药的赋形剂，但赋形剂无论是配制成片剂、水剂、酊剂或注射剂，药理效果都相同，而基质是水、油、粉、凡士林等的所配制的溶液、洗剂、粉剂、霜剂、软膏、泥膏或硬膏常有不同的治疗效果，特别是对皮炎类皮肤要酌情选用剂型。

1. 溶液

（1）湿敷:外科常用热敷方法以达到局部充血而促使炎症吸收或减轻疼痛的目的，而皮肤科常用开放性湿敷方法以清除局部脓痂等污物，收缩血管以减少渗出液及使人舒适，特别常用于急性湿疹、接触性皮炎及传染性湿疹样皮炎,药液缓慢蒸发而使局部温度降低,小血管收缩而使充血程度减轻及渗出液迅速减少,而且药液本身常有收敛性而使皮炎减轻。

湿敷时可用数层纱布或旧布浸湿药液后铺放于患处,每数分钟取下重浸一次再放于皮疹上而不应只将药液滴洒在敷料上,每次约敷 15~30 分钟,每日 3~4 次,渗出液很多时可增加次数;如果连续湿敷太久,过分浸泡可损伤表皮活细胞。夜间停止湿敷时,可搽温和而无任何刺激的乳剂或霜剂,但不可用软膏或塑料薄膜等物封包以免水分不能蒸发而引起充血。还须注意的,湿敷液既不能太热,也不可因太冷而招致反应性充血;湿敷的范围不可太广泛以免身体散热太多而使患者着凉。

湿敷剂包括生理盐水、高锰酸钾稀溶液、稀释的次醋酸铝溶液及布罗(Burow)溶液等。

按《美国药典》,次醋酸铝溶液的处方是硫酸铝 160g,醋酸 160ml,沉降碳酸钙 70g,水加到 1000ml;布罗溶液的处方是次醋酸铝溶液 545ml,冰醋酸 15ml,水加到 1000ml 如果此液含 0.6% 硼酸,则可阻止沉淀。布罗溶液及次醋酸铝溶液作为湿敷剂时须稀释 20~40 倍。布罗溶液还有不同的处方,但大同小异。

高锰酸钾稀溶液也常用,但收敛作用较弱。湿敷后染成褐色而难洗净,衣服染色后可用草酸或亚硫酸使二氧化锰还原而褪色,但也可使衣服原色消退,皮肤染色后用过氧化氢溶液即可拭净。湿敷时,高锰酸钾结晶必须已经完全溶解于水以免腐蚀患处皮肤,溶液浓度为 1:5000~8000,浓度太大时有强烈的刺激作用。为了便于计算浓度及确保结晶完全溶解,最好预先配成浓溶液,临用时适量加水即可。

硫酸铜及硫酸锌等有收敛及杀菌作用的药物也供湿敷之用。传统的达利保(Dalibour)溶液是复方硫酸铜溶液。处方是硫酸铜 1g,硫酸锌 3.5g,樟脑醑 10ml,蒸馏水加到 100ml。稀释 10 倍的湿敷液可治疗化脓菌及真菌性感染的急性炎症。

含硫钙溶液(calcium sulfurata),也已沿用了好多年,可以局部治疗扁平疣等疾病。处方不定,可用生石灰 20g 及升华硫 40g 加入 100ml 蒸馏水中,加热后生成黄色液体,稀释成 1:30 的湿敷液可以应用于急性发炎的酒渣鼻或脂溢性皮炎等疾病。

(2)涂搽:供涂搽的溶液很多,例如上述的含硫钙溶液。

溶于其他溶剂的液体外用药如溶于酒精的碘酊及斑蝥酊,挥发性物质溶于酒精而成的醑剂如樟脑醑,甘油能与水及酒精任意混合而可加入溶液或酊剂、醑剂以减慢液体蒸发并润泽皮肤。丙二醇是无色无臭并有吸湿作用的良好基质,能溶解皮质类固醇类及水杨酸等药物,加入聚乙烯可以成为凝胶。其他如丙酮及乙醚可以稀释煤焦油等难溶的油性药物,加入酊剂等可促使液体挥发。二甲亚砜是无色透明而微臭的溶剂,能溶解皮质类固醇类等药物,有吸湿性及渗透性而可促进药物吸收,也容易和其他溶剂混合。

(3)药浴:皮损广泛的患者可将某些物质或药物放入浴水中,但药浴的时间短,溶于浴水的药物浓度很低而难有令人满意的治疗作用。溶于浴水的药物须无刺激性及致敏性,也不可因大量吸收而引起全身中毒,例如,硼酸等药物经皮肤大量吸收后可使人中毒而须禁用或慎用。

1)淀粉浴:可使全身性瘙痒症、弥漫发红的皮炎或湿疹、银屑病性红皮症或急性银屑病等患者感觉舒适。燕麦片或麦麸装在粗布缝成的小布袋内,用水煮 10~20 分钟后连水倾入水中,布袋还可当溶巾用。煮饭后的米汤及熬成糊的淀粉都可代用。

2)盐水浴:用粗盐,使浴水含盐浓度为 0.1%,水温 38~40℃,此种高张盐水在水温的配合下,可刺激皮肤充血,改善皮肤血液循环,增强代谢。用于治疗鱼鳞病、全身性硬皮病、皮肤硬肿病等。

3)苏打浴:水浴中加入 300~600g 碳酸氢钠,也可加入氧化钙 150g、氧化镁 100g。苏打水可使皮肤角质层软化及脱脂,多用于剥脱性皮炎、毛发红糠疹等皮肤病,有一定的疗效。

4)松脂浴:将 50g 松脂粉溶于水浴中,使水变成黄绿色,并放出怡人的芳香,给人以清新愉快的感觉。松脂具有镇静作用,适用兴奋占优势的神经症、多发性神经性皮炎、大脑皮层功能紊乱所致的皮肤疾病。

5)焦油浴:是将煤焦油溶液适量放入浴水内,可使皮损广泛的亚急性及慢性皮炎或湿疹患者立即减轻剧痒而舒适。

6)高锰酸钾浴:能消毒除臭而可用于寻常天疱疮等大疱性疾病。

7)硫黄浴:水浴中加入硫黄,水温 37~38℃,每次治疗 20 分钟,可以灭虱除疥。

8)中药浴:根据病情辨证论治,将配制的中药煎好去渣,直接溶于水中,水温 38~40℃,治疗时间 20 分钟,可用于多种皮肤病。

此外,某些药物的稀溶液可供洗手泡脚之用,例如,手部有脓皮病时可用稀释的复方硫酸铜溶液浸泡,足部有糜烂性足癣时也可用此液或高锰酸钾稀溶液每日泡脚数分钟或十几分钟。

2. 洗剂　一般所称的洗剂是指水和粉混合的混悬剂,临用时摇匀而称摇动洗剂或振荡剂。洗剂涂用于皮肤后,水渐蒸发而降低皮肤温度,局部皮肤血管因逐渐收缩而使充血状态减轻。水蒸发后所留在皮肤上的粉可起保护或收敛等作用。洗剂含甘油时可以减慢水的蒸发而有较久的凉爽作用，含酒精时则可促使蒸发而使患处迅速有凉爽感。

洗剂所含不溶性粉状物一般达 30% ~40%，适用于皮损红痒而广泛的皮肤疾病如瘙痒症、荨麻疹及多形性红斑，但不适用于糜烂的损害，既不易附着于糜烂面，粉又可和渗出液混合而将结成有害的痂。

常用的洗剂有炉甘石洗剂（calamine lotion），处方是炉甘石 15g，氧化锌 15g，甘油 5g，水加到 100ml，既无刺激性，又无致敏性。锌洗剂（zinc lotion）也较常用，处方是氧化锌 20g，滑石粉 20g，甘油 10ml，水加到 100ml。

洗剂内可加入硫黄、鱼石脂、薄荷脑或苯酚等可溶性及不可溶性药物。

3. 粉剂　粉剂能减少外界对皮肤的摩擦及保持皮肤干燥，尤其常用于多油、多汗的部位如腹股沟等皱褶处，以起到减轻摩擦及吸湿的作用。

常用的粉剂基质是氧化锌、滑石粉、炉甘石及淀粉等不能致敏且无刺激的化学性不活泼物质。由于各基质的比重不同，可根据需要以适当比例混合，比单用一种更使患者舒适，例如，氧化锌较重，容易附着于皮肤，而滑石粉很轻，容易飞扬飘落，因而两者合用比单用为宜。具有止痒收敛或抗菌等作用的药物可加入粉剂内，但这些药物在粉剂中和皮肤接触较少且较难吸收，因而药物作用往往较弱。此外，粉剂不宜应用于渗湿的糜烂面，否则粉剂和渗出物混合而变干时结成厚痂，既可损伤患处，又可阻碍患处脓液及细菌等污物的清除。

（1）氧化锌：是白色细粉，有吸湿及轻微收敛作用，又能牢固地附着于皮肤而有保护作用。它没有刺激及致敏性，难和各种化学物质起作用，是洗剂、粉剂、糊剂及软膏等基质中常用的物质。

（2）滑石粉：是天然矿物的白色细粉，主要由含水多硅酸镁及硅酸铝组成，保护皮肤及吸湿作用虽不及氧化锌，但它轻柔滑腻而使皮肤舒爽，也是粉剂的常用基质，但进入皮肤伤口内可以发生滑石粉肉芽肿。

（3）炉甘石：是另一种天然矿物粉，一般呈淡红褐色。各地产品的组成不尽相同，主要成分有氧化锌、碳酸钙、碳酸锌及少量氧化铁，具有保护及轻度收敛作用，通常和氧化锌等配制洗剂，即日常所用的炉甘石洗剂或炉甘石搽剂。

（4）淀粉：由米、麦或甘薯等粮食制成，吸湿性较强，可与氧化锌等其他基质配制粉剂或泥膏，适用于腋窝及腹股沟等易湿的褶皱部位，但长期留在皮肤上特别是天热季节容易发酵而腐败并有霉味。

（5）硬脂酸锌：柔腻细白而常为配制化妆品的一种高级粉料，特别是扑面粉中常用的基质，例如处方：氧化锌 18 ~24g，硬脂酸锌 4 ~6g，碳酸钙

6g,滑石粉加到100g。皮肤干燥者所用扑面粉中硬脂酸锌含量可较高,皮脂分泌较多而多油的人宜用含量较低者。

(6)其他:瓷土是天然产物,主要由含水硅酸铝构成,虽有较好的吸湿性,但较黏滞,又带黏土气。碳酸钙呈弱酸碱性,也较黏滞。次没食子酸铋、次硝酸铋及次碳酸铋都较沉重,但有收敛保护及轻度抑菌作用。其他粉质物有氯化铝、氯化钛及硼酸等。

4. 乳剂 乳剂是油类和水配制的常用剂型,呈半固体状态而似软膏的乳剂被称为霜剂(cream),既不太油腻,又易干燥及洗净,所以受人喜用。

乳剂或霜剂涂于皮肤后,所含水分缓慢蒸发而逐渐降低皮肤温度,于是小血管收缩而减轻充血程度,也使患处凉爽及痒觉减轻,含水量愈大时凉爽作用愈好。乳剂的另一优点是可溶于水及油的药物可以均匀分布于乳剂内而较易发挥治疗的作用,但是,乳剂容易被电解质或酸类药物破坏,不及其他剂型稳定。

乳剂是由互不溶解的水及油经乳化剂(表面活性剂)乳化而成,油或水珠悬浮于水或油液内,悬浮的分散相是油珠时称为水包油(O/W),而油液是连续相时是油包水(W/O)。

(1)O/W及W/O:乳剂是水包油(O/W)时水分蒸发较多而易使皮肤凉爽,所含水溶性药物较易发挥治疗作用。如果是油包水(W/O),油腻性较大而适用于较干燥的皮肤,所含的油溶性药物易起作用。

O/W及W/O的鉴别法:

1)乳剂容易被连续相或连续相相似的液体稀释,即O/W容易掺水,而W/O容易掺油。例如,牛乳是O/W,可以任意掺水,而奶油是W/O,不易掺水但易与油拌和。

2)水溶性染料易使O/W染色,而油溶性染料易使W/O染色。将乳剂在滤纸或吸水纸上涂一小片,以墨水滴于附近,涂处边缘逐渐着色时是O/W,如果墨水未渗入,涂处边缘分界清楚,即可表明为W/O。

3)油是绝缘体而水易导电,因而连续相是水的O/W能导电,而W/O则否。

(2)乳化剂:乳化剂是表面活性剂,化学结构中有长分子链,分子链的一端是亲水基而连接水相,另一端是亲油基而连接油相,于是构成乳剂,配制O/W时宜用亲水基较强的乳化剂,而W/O宜用亲油基较强者,乳剂的稳定与否也和乳化剂种类有关。

1)皂类乳化剂:常用的雪花膏等是油脂经碱类皂化而成的水包油性乳剂,在制作时,碱类加入水内,水相与油相分别加热后,将融化的油相逐渐

倾入已热的水相并不断搅拌至冷却为止,例如处方(%):

硬脂酸15,氢氧化钾0.5,甘油5,防腐剂适量,蒸馏水加到100。

硬脂酸20,氢氧化钾0.5,70%酒精5,硼砂1.5,蒸馏水加到100。

起皂化作用的碱类物质包括氢氧化钾、氢氯化钠及氢氧化铵。硼砂遇水时生成氢氧化钠而有皂化作用,例如,中国药典的含水软膏处方是蜂蜡180,硼砂10,花生油或杏仁油610,蒸馏水加到1000。花生油或杏仁油可用液体石蜡代替。

氢氧化钙可以皂化油类而生成油酸钙。常用的石灰水是0.15%氢氧化钙溶液,可以配制各种钙皂类乳剂,例如处方(%):

石灰油乳剂:石灰水40,花生油或橄榄油60。

钙擦剂:氧化锌20,花生油或橄榄油10,石灰水30。

冷霜:氧化锌30,石灰水30,花生油30,油酸3滴,30%氢氧化钾3滴。

炉甘石搽剂:炉甘石8,氧化锌8,花生油50,石灰水加到100。

锌霜:氧化锌32,羊毛脂8~12,花生油32~38,石灰水加到100。

锌软糊:氧化锌25,碳酸钙25,油酸2.5,石灰水加到75。

碱类皂化的乳剂不稳定,虽可含硫黄、抗生素及皮质类固醇类和焦油类,但不可含有电解质,遇到水杨酸等酸性物质甚至硼酸等弱酸都可迅速破坏。

三乙醇胺是一种甘油状有机乳化剂,皂化油脂而常制备水包油的乳剂,例如处方(%):

三乙醇胺2,硬脂酸15,羊毛脂2,液体石蜡或凡士林25,甘油5,蒸馏水加到100。

三乙醇胺0.5,硬脂酸2,花生油16,蒸馏水加到30。

硬脂酸18,蜂蜡3,三乙醇胺1,甘油6,蒸馏水72。

2)硫酸酯及磺酸酯乳化剂:硫酸酯乳化剂中最常用的是月桂醇硫酸钠又称十二烷基硫酸钠,是易溶于水及酒精的白色或淡黄色晶状粉末,可配制稳定的乳剂,例如处方(%):

硅酮1000厘司、40鲸蜡醇15,尼泊金0.03,月桂醇硫酸钠1,蒸馏水44。

鲸蜡醇8,白凡士林20,月桂醇硫酸钠0.5,蒸馏水72。

月桂醇硫酸钠与三乙醇胺、吐温等其他乳化剂共同配制的乳剂更为稳定,例如处方(%):

单硬脂酸甘油酯20,硬脂酸5,羊毛脂5,液体石蜡10,尼泊金0.1,月桂醇硫酸钠0.5,甘油5,三乙醇胺1,蒸馏水54。

硬脂酸 25,白凡士林 25,尼泊金 0.1,月桂醇硫酸钠 1,吐温 60 1,三乙醇胺 0.3,丙二醇 11,蒸馏水 37。

月桂醇硫酸钠可先制备乳化蜡,再与别物配制乳剂,例如处方(％):

乳化蜡:鲸蜡-脂蜡醇 90,月桂醇硫酸钠 10,蒸馏水 4。

乳化蜡 10,花生油 20,凡士林 20,蒸馏水 50。

乳化蜡 2.5,羊毛脂 5,液体石蜡 5,液化苯酚 0.2,蒸馏水加到 100。

乳化蜡 2.5,炉甘石 5,花生油 30,尼泊金适量,蒸馏水加到 100。

磺酸酯乳化剂如十六烷基磺酸钠的作用相似,例如处方(％):

十六烷基磺酸钠 1,蜂蜡 10,凡士林 10,液体石蜡 40,尼泊金 0.1,蒸馏水加到 100。

3)非离子乳化剂:包括聚乙烯二醇类及聚氧乙烯化合物。

聚乙烯二醇又称碳蜡,是分子量较高的乙烯二醇聚合而成,分子量愈大的愈黏滞,分子量是 200～700 的为液体,大于 1000 的为白色固体,碳蜡 1500 的坚度相当于白凡士林,而分子量高达 4000～6000 的就很坚硬而像石蜡。碳蜡溶于水,也可溶于醇类、氯仿及苯等有机溶剂,虽像油脂但不溶于油脂,不能和石蜡、蜂蜡及橄榄油或花生油等油类混合,也不能与皮脂混合或使其乳化,因而制配成软膏时所含药物不能通过皮脂渗入皮肤。

聚氧乙烯化合物主要为吐温类,包括吐温 20、吐温 40、吐温 60,及吐温 80,以吐温 80 最常应用,常作为配备水包油性乳剂的乳化剂,有时同月桂醇硫酸钠或司盘等其他表面活性剂合用。

4)植物性乳化剂:西薯胶等胶性物质能增强黏滞度而可配制胶状乳剂或凝胶,它们有强的亲水性而常与其他乳化剂合用作为稳定剂,但久置容易腐败而常需要加用防腐剂。

5)动物性乳化剂:羊毛脂,常含 25%～27% 的水又称含水羊毛脂,是由羊毛提取的动物性脂肪,含有脂肪及胆固醇等有机醇类,可以吸收本身重量两倍的水而可配制软膏,也可作为乳剂的稳定剂。

(3)防腐剂:长期贮存由植物及动物性乳化剂配制的乳剂或霜剂常需防腐药,苯甲酸(0.2%)及甲醛(0.1%～0.3%)等防腐药虽可防腐,但有刺激性或致敏性,有的可以破坏乳剂。

常用的防腐剂是无臭无色及化学性稳定的尼泊金,常用浓度为 0.03%～0.1%。

(4)制备乳剂的一般方法:乳剂是由分散相、连续相及乳化剂构成。所含的作用药先按溶解度分别溶解,即水溶性药物溶解于水,油溶性药物溶解于油脂,乳化剂也须按其溶解度加入水或油脂内。在制备时,水及油脂分别加热,都成为热液体,将分散相(O/W 为油脂,W/O 为水)缓慢倾入连续相(O/W 为水,W/O 为油脂)并不断搅拌,直到冷却为止,此时才可加入香精等容易挥发的物质。

5. 软膏 软膏是常用的剂型,一般常用凡士林作为软膏的基质,涂在皮肤上成为一层薄膜。软膏的用途很广,可含焦油类油性物及可溶或不可溶的粉状物如硫黄等,可保护皮肤及润泽角质层可软化痂及鳞屑,但软膏阻止皮肤的水分蒸发,对急性皮炎尤其渗出液较多时往往使炎症加重。

凡士林又称软石蜡,是黏稠的黄色矿物油,黄凡士林漂白即成白凡士林。凡士林的价格低廉,供给容易,又可长久贮存,因而常作软膏的基质。羊毛脂的化学组成类似皮脂而易和皮肤表面的皮脂混合,所含药物容易经毛囊渗入皮肤,可和凡士林等合成基质。

豚脂是熬熟的猪油,也可作为软膏的基质。动物性脂肪比凡士林等基质容易渗入皮肤,但有久置后腐败及因温度而改变的缺点,天热时豚脂是流动的液体,天寒时是软固体但涂于皮肤时立即融化。有时,豚脂和蜡类混合成软膏的基质。

植物油如花生油、芝麻油、棉子油尤其无色无臭的橄榄油及价格较贵的杏仁油等都可和蜡类混合而成优良的软膏。植物油还可作为配制乳剂或糊剂的基质。氢化花生油是像豚脂的软固体,虽不易腐败,但融点是 38 ~ 41℃,也有冷时较硬及热时融化的缺点。

碳蜡是乙烯二醇聚合物,碳蜡 1500 很像白凡士林而可作为软膏,虽有易溶于水而于涂搽后容易洗净的优点,但碳蜡不能与皮脂混合而使其乳化,所含药物不能通过毛囊渗入皮肤,因而不宜作为一般的软膏基质。

硅酮是硅氧化物的聚合物,无色无臭,不溶于水、酒精、液体石蜡、甘油或植物油,但可溶于苯及乙醚等有机溶剂。硅酮的分子聚合度是 $0.6 \sim 10^5$ 厘司,聚合度较低的是油状透明液体,较高的是半固体或固体,不刺激皮肤,化学性稳定,可作为润泽或保护皮肤的软膏基质,有防酸、防碱、防水及防油的性能而可预防职业性皮炎,例如,防护膏处方:硬脂酸锌 50g,硅酮 50 厘司。可作软组织填充之用的硅酮黏度一般为 350 厘司。

6. 泥膏(糊剂) 软膏内含有不溶于软膏的粉达 25% ~ 50% 时硬度增加而称为泥膏,无数的粉粒充填于泥膏内而有吸湿作用,可以吸收皮肤表面的部分水分或渗出液而常适用于亚急性皮炎,涂抹较厚的泥膏也有较好的保护作用。

常用的泥膏是将氯化锌、淀粉或硬脂酸锌等加入凡士林内,粉与凡士林可各占一半,例如氧化锌泥膏的处方是氧化锌 25g,淀粉 25g,凡士林 50g。

在加入煤焦油、鱼石脂、硫黄或水杨酸等药物时,不溶的粉与软膏基质的比例大致不变,例如处方:硫黄15g,凡士林15g,氧化锌泥膏70g。

液体的油类如花生油、杏仁油及橄榄油等植物油也可配制泥膏,但所占比例应较小,例如氧化锌60g加花生油或橄榄油40g,否则所配制的泥膏太稀软。为了增加植物油配制泥膏的硬度可加入蜡类,例如处方(%):

氧化锌20,淀粉20,白蜡15,花生油45。

水含大量的不溶性粉物时也可认为泥膏,极易变干而可称为易干性泥膏,可加入甘油等物,例如处方(%):鱼石脂5,甘油10,氧化锌33,滑石粉33,水加到100。膨润土是灰黄色或黄白色自然产物,加水后膨胀而成泥膏状。

7. 硬膏及成膜材料 硬膏及成膜材料贴于皮肤上简便清洁,作用持久,适用于顽固的小片慢性皮损,但它们完全阻止皮肤表面水分的蒸发而不能应用于急性及亚急性皮炎尤其渗液糜烂的皮损。

硬膏是由油脂、蜡、橡胶及树脂等物配制的剂型,在室温下韧硬或很黏稠,敷贴于皮肤时因皮肤温度较高而变软但不融化。我国的膏药及日常所应用的橡皮膏都属于硬膏类。

成膜材料是高分子聚合物,包括异丁烯酸丁酯、异丁烯酸甲酯、聚乙烯醇及聚乙烯吡咯烷酮等,涂搽或喷洒于皮肤后迅速干燥而成一层不透水的薄膜。氟利昂可和成膜材料配制气雾剂,由特制容器喷在皮损后迅速形成薄膜。在临床上,涂药后常用塑料薄膜覆盖,和硬膏及成膜材料的作用相似,能显著地提高疗效。

火棉胶及弹性火棉胶涂在皮肤上迅速干燥而成薄膜,具有保护伤口及延长药效的作用。水杨酸火棉胶含有高浓度(20%~30%)水杨酸,可以治疗胼胝、鸡眼及寻常疣,但火棉胶脆硬而不常用。

三、外用药应用的注意事项

外用药的应用是重要的治疗方法,常能迅速减轻或解除症状,例如润泽剂防裂及止痒剂止痒,但效果往往是暂时的,要寻找及清除病因才易痊愈,例如,疥螨引起疥疮而使皮肤发痒,应用止痒药只使患者暂时舒适,必须消灭疥螨才能彻底治愈此病。

对各种皮炎要注意剂型的选择。在弥漫发红的急性炎症期常选用粉剂或洗剂,在渗液较多的急性炎症期最好采用湿敷疗法,在亚急性炎症阶段可用霜剂或泥膏,慢性皮炎而有鳞屑及苔藓样化时往往局部应用泥膏或软膏,有顽固的小片皮损时可用硬膏及成膜材料或用塑料薄膜覆盖。

一般对于发红或糜烂的急性皮炎应用刺激性很小、作用温和浓度较低的外用药,对于顽固的慢性皮损可用刺激性较强或浓度较大的药物。如果外用药的刺激性太强,可以延长病程或增加患者的痛苦,对敏感性较高的皮损最好先用浓度较低的外用药,以后根据反应情况逐渐增加浓度或改变外用药。其他不良刺激如机械性及冷热的刺激都应避免;残留于皮损上的药物、细菌、脓液及脓痂等物可以是某些皮肤病不易痊愈的原因,应注意选用适当的清洁剂洗净。

除了注意外用药的刺激性外,还应注意是否有致敏性。在初次使用新药或已知外用药易致敏时,最好先作斑贴试验或在小片皮损上先试用 1～2 天,如无不良反应,才应用于大面积的皮损。易致敏的外用药也不宜应用太久,最好不超过 5 天以防变应性接触性皮炎的发生。

在临床上,常需要指导患者正确使用外用药的方法。例如,告诉患者如何湿敷,洗剂在应用时要摇匀,有渗湿的急性皮炎时不要用肥皂及热水烫洗等。

此外,在外用药配制过程中一些疏忽或错误可以影响治疗效果,例如,有的药物久置后可以失效或变质,挥发易干的外用药要密闭封包,易腐败的外用药应有防腐剂或在临用时新配制,药物应均匀分布于基质中等。

第二章 物理疗法

一、放　射　线

对于生长迅速及未成熟组织有较强的作用,通常应用于鳞状细胞癌及基底细胞癌等对放射线敏感的皮肤癌,有时应用于某些增殖或肥厚的皮肤病。

1. X 线　X 线能抑制或毁坏细胞尤其癌细胞,也能降低局部皮肤神经的兴奋性及皮肤附件的功能,甚致使皮肤及附件萎缩。X 线治疗常不安全,放射量太大或照射次数过多时可使附件永久萎缩,也可引起急性或慢性放射皮炎甚至于难愈的溃疡而有恶变的危险。因而近年以来,X 线渐被其他有效疗法所代替,一般只用于基底细胞癌、鳞状细胞癌或蕈样肉芽肿的肿瘤,有时用于肥厚增生的顽固皮疹及瘢痕疙瘩等。禁忌证包括恶病质或出血性疾病。

X 线照射时应按疾病性质及病变深度而应用适当的照射量及电压,照射量用空气量伦琴(R)计量,电压是指 X 线管两极间的千伏数值(kVp)其电压数值一般用 kV 表示。治疗恶性肿瘤时要根据肿瘤性质、深度、范围以及患者年龄等因素决定放射量,X 线照射不当可有不良的后果,应由专科医生进行操作。

2. 境界放射线　又称布克(Bucky)线,是在 10～14kV 下发出的放射线,波长介于短波紫外线及长波 X 线之间,大部分在皮肤浅层被吸收,到皮肤的 0.4mm 深度时只剩一半,到毛乳头时只剩 1% 左右,因而境界放射线只适用于浅表的皮肤病,常用照射量为 50～100r,每周一次,总量为 800～1000r,对于容易复发的皮肤病如局部瘙痒症、慢性单纯苔藓(限局性神经皮炎)或慢性湿疹等局限的皮损可以屡次照射而无多大害处,甚至于可照射阴囊而不像 X 线妨碍精子产生。不良副作用是可引起发痒疼痛甚至红肿的暂时性反应及持久的色素沉着;多次照射也可引起毛细血管扩张及皮肤萎缩。

3. 同位素 ^{32}磷(^{32}P)及^{90}锶(^{90}Sr)都放出 β 线。^{32}磷治疗毛细血管痣多半有效,治疗限界性神经性皮炎及慢性湿疹也常有效,痊愈后约有半数复发。^{90}锶的半衰期较长(19.9 年)而可长久备用,对慢性湿疹及限局性神经性皮炎等也可应用,但现今常用其他疗法代替同位素。

4. 电子束 在 1.5~3.5 百万伏特下加速器放出的电子束可以大范围地治疗真皮浅部的恶性病变而不严重影响表皮,现已被人应用于蕈样肉芽肿及 Sezary 综合征。

二、紫 外 线

包括短波(UVC)、中波(UVB)及长波(UVA)紫外线。石英灯等紫外线灯的照射可扩张毛细血管、刺激神经末梢及促使黑色素生成,还可能加快表皮细胞递变过程而促使皮肤脱屑,它也可有限制皮肤表面细菌的繁殖生长的作用。

皮肤经足量的紫外线照射后,经数小时可发生红斑,以后数日内脱屑和发生色素沉着,反应剧烈时,照射部位红肿起疱。最小红斑量是紫外线灯在50cm 距离处照射使 12h 后发生最轻微红斑所需秒数。但各人的红斑量不同,皮肤白或干燥者发生红斑所需照射时间较短,而在夏秋季节,由于皮肤常受日晒而需较大的红斑量。开始用紫外线照射时红斑量较小,以后陆续用紫外线治疗时,皮肤的耐受性逐渐增高,照射时间也应相应地延长。此外身体各部位的皮肤对紫外线的敏感性可不同,手掌及足底的需红斑量大于别处。

UVA 曾经长期应用于玫瑰糠疹、慢性湿疹、全身性瘙痒症及斑秃等皮肤病,每隔日或数日照射一次,全身性照射时用较小的红斑量或亚红斑量,局部照射时可用较大的红斑量但不应使皮肤起疱。现时 UVA 虽已不常应用,但仍常和光致敏药煤焦油制剂结合应用于银屑病,特别是 UVA 的光化学疗法是银屑病的一种盛行的疗法。UVA 照射时要注意保护患者的眼睛。

窄波 UVB,波长为 311nm±1nm,目前在临床应用最为广泛。由于波长单一,从而防止了紫外线的许多不良反应,治疗作用相对增强。窄波 UVB是治疗银屑病、白癜风等疾病的最佳疗法之一,比光化学疗法(PUVA)更有效。

紫外线禁忌证是各种感光过敏或受光线影响的疾病,包括夏季痒疹、红斑狼疮、着色性干皮病及陪拉格。UVA虽可使银屑病症状改善,但对急性发作的患者可使寻常银屑病转变成银屑病性红皮症而应注意。UVA也不宜应用于皮肤萎缩的疾病。此外,UVA对严重心肾疾病及糖尿病患者要慎重,特别是做全身照射时,结核病患者体内的结核病灶可变活动。

三、光化学疗法(photo-chemotherapy,PUVA)

在服用补骨脂素的光致敏性药物后,用放出长波紫外线(UVA)的黑光灯照射皮肤,可发生光化学反应而抑制表皮细胞内DNA合成,从而延缓表皮细胞的转换周期,原理为光敏剂在UVA的照射下与DNA中的胸腺嘧啶形成光化合物,抑制DNA的复制,从而抑制细胞增生和炎症。

在治疗时,患者先服8-甲氧补骨脂素,口服量为0.5~0.6mg/kg。2小时后,用黑光灯照射患处,开始照射时用最小光毒量,相当于最小红斑量,以后每隔2~3天照射一次并酌情延长时间,有时照射时间达两个最小光毒量。

在照射时,患者应戴有色塑料眼镜以保护眼睛,当天也应避免强烈日晒以防照射的皮肤发生强烈反应。长期照射而致癌的可能性似乎不大,有人认为致癌率高于普通人群而应注意观察。禁忌证为年老体衰、肺结核及对光线过敏者。8-甲氧补骨脂素可以引起恶心、呕吐、眩晕、头痛、失眠、皮肤痒觉等不良反应,反应严重时减量或暂停治疗。

光化学疗法是银屑病的有效疗法,一般在治疗20~30次后,皮损可全消退而遗留暂时的色素沉着,但痊愈后复发率很高,如果每隔周治疗一次,可能防止或减少复发。

除了银屑病外,光化学疗法也可应用于白癜风、蕈样肉芽肿及sezary综合征。

四、临床常用激光

1. CO_2 激光工作介质为 CO_2 气体,属于气体激光,波长10 600nm,属远红外不可见光,这种激光主要被水吸收,可以连续波方式输出也可以脉冲方式输出,是目前在皮肤科应用最为广泛的激光之一。

(1)连续性 CO_2 激光:通过水对其能量的吸收从而达到对靶组织的非特异性热损伤,在临床上常用来作为切割的工具和治疗真皮表皮的各种肿瘤和增生物。因其是非选择性激光,不仅对靶组织具有损伤作用,对周围的皮肤组织同样具有损伤作用,在操作过程中容易产生瘢痕及色素的改变。

（2）脉冲模式的 CO_2 激光：以在治疗时减少焦痂的形成，并减少热弥散和热损伤。皮肤的热弛豫时间被认为是在 1ms 以内，当激光照射皮肤的时间在 $250\mu s \sim 1ms$ 之间时，可避免组织受到不希望的损伤，从而避免瘢痕的形成。

（3）超脉冲 CO_2 激光：是一款多功能、多科室手术治疗设备。配置单模、连续和脉冲三种激光输出方式，满足临床切割、切除和凝固的需要；高精确的激光光束确保精确治疗，术后无瘢痕；切口精细，激光对组织的气化深度仅为 0.01（mm），手术具有不出血、时间短、无痛苦、愈合快、无炭化、并发症少等优点。皮肤科临床适应证主要有色素痣、脂溢性角化、毛发上皮瘤、汗管瘤、睑黄瘤、雀斑等。

但是，尽管采用了新的技术，目前的这种脉冲激光还是可以发生瘢痕、皮肤质地改变、色素改变、感染以及其他的副作用，尤其是在治疗一些特殊体质的患者时更是如此。

2. 掺钇钕石榴石激光（Nd∶YAG）　是一种固体激光，波长 1064nm，属近红外光，可以被黑素较好的吸收，是色素激光设备中穿透力最强的激光。以连续性、Q 开关、长脉宽等方式输出。

（1）连续性 Nd∶YAG 激光：输出功率大，止血及凝固效果比 CO_2 激光好，切割血管丰富的组织，大大减少出血，组织穿透力较深，适用于深在良性肿物切除。

（2）Q 开关 Nd∶YAG 激光：Nd∶YAG 激光器采用调 Q 技术后，其峰值功率可达连续输出的 $40 \sim 100$ 倍，形成巨脉冲，具有高强度低能量的特点，选择性地使一些吸收热能的小颗粒（文身墨、黑色素等）骤然受热而发生破损，不损伤周围组织，对深层的蓝、黑色素性病变，如太田痣、文身、文眉等疗效显著。

（3）长脉宽 Nd∶YAG 激光：输出 1064nm 的红外波长，具有深穿透性和低黑色素吸收率，所以减少了黑色素吸收引起的激光能量损耗，更能保护皮肤，这些优点使它可以治疗直径在 $2 \sim 3mm$ 的血管。长脉冲 Nd∶YAG 激光与长脉冲可调脉宽倍频 Nd∶YAG 激光相比，前者更适合于较粗血管的治疗，后者对于较细的血管疗效较佳。

当脉宽超过毛囊的热弛豫时间 $1 \sim 400ms$ 时，可以达到脱毛的治疗效果。由于 1064nm 被表皮黑色素吸收较少，因此这类激光比较适合肤色较深的患者脱毛治疗。

（4）倍频 Nd∶YAG（532nm）激光（KTP 激光）：当 1064nm 激光通过一个钛酰磷酸钾晶体后，获得倍频效果产生 532nm 绿激光，所以倍频后的这种激光有时也称为 KTP 激光。

1）Q 开关倍频 Nd:YAG 激光:可被黑色素、文身颗粒强烈吸收,对表浅型黑色素细胞增生,如雀斑、脂溢性角化病、咖啡斑、雀斑样痣等皮肤病达到较好的治疗效果。

2）长脉宽可调倍频 Nd:YAG 激光:波长 532nm 绿光,因其在皮肤中的穿透深度较浅,一般适合治疗面颈部等浅表的血管性疾病。可根据靶血管直径选择脉宽治疗。

3. 翠绿宝石激光 其工作介质是翠绿宝石晶体,波长 755nm,属红色激光,能被黑色素较好吸收。

（1）Q 开关模式,脉宽 50~100ns,皮肤内的黑色素或黑、蓝、绿色异物对其吸收好,可用于去除文身、文眉、文眼线等文饰及表浅的褐色斑、老年斑、雀斑和太田痣等。治疗真皮部位色素疾病时,能量密度 5.0~8.0J/cm^2,治疗时皮肤的即刻反应为灰白色。

（2）长脉冲模式,脉宽为 2~40ms,能有效去除身体多余毛发,临床上通常采用低能量密度、多次治疗达到满意效果。

4. 红宝石激光 其工作介质是固体的红宝石晶体棒,波长 694nm,属红色激光,黑色素对其吸收率较高。

（1）Q-开关模式:脉宽 20~40ns,可以治疗各种色素性疾病。

（2）长脉冲模式:可透射至真皮较深处,温度足以破坏毛囊,同时表皮温度低于损伤阈值,达到永久性去除身体多余毛发。

5. 脉冲染料激光 属液体激光,工作物质为染料,临床主要用于治疗鲜红斑痣、毛细血管瘤、红血丝、蜘蛛痣、酒渣鼻等多种血管性病变。常用的脉冲是 595nm、585nm、510nm 的激光。其中,585nm 与血红蛋白的吸收峰吻合,被认为是治疗鲜红斑痣和小管径毛细血管扩张的较好方法。长脉宽 595nm 染料激光对鲜红斑痣治疗也有效,但因为波长的增加,使其穿透深度随之增加,在临床上治疗腿部等静脉曲张疗效较好。510nm 染料激光是绿色可见光,主要被黑色素或文身颗粒吸收,用于治疗雀斑、色斑和太田痣等体表色素性疾病和文身。630nm 染料激光是红色可见光,是临床上用于治疗葡萄酒色斑、体表肿瘤等浅表血管性疾病的光动力学治疗的光敏光源。

适应证:痤疮、红斑痤疮（酒渣鼻）、血管瘤、化脓性肉芽肿、鲜红斑痣、面部和腿部毛细血管扩张、红斑性瘢痕、增生性瘢痕、瘢痕疙瘩、妊娠纹、皱纹、扁平疣、寻常疣、激光嫩肤等。

6. 铒激光 铒激光（Er:YAG）是一种固体脉冲激光,其结构与 Nd:YAG 激光相仿,在 YAG 晶体中掺入铒（Er）元素,输出激光波长为 2940nm,属中红外光。接近水的吸收峰值波长,铒激光作用于皮肤组织时,水能大量吸收热量,使得光的穿透性很浅,引起浅层皮肤的快速升温,导致组织的瞬

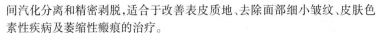

间汽化分离和精密剥脱,适合于改善表皮质地、去除面部细小皱纹、皮肤色素性疾病及萎缩性瘢痕的治疗。

7. 钛氧磷酸钾激光(KTP)　KTP 激光输出波长为 532nm 的绿光,能被血红蛋白和黑素吸收,光波可穿透进入人体皮肤,加热局部甚至更深部的靶组织从而达到预期的治疗作用。在临床上,这种激光主要用于治疗皮肤血管性疾病,安全而有效,但由于穿透深度较浅,对于深部血管性疾病效果欠佳。

8. 半导体激光　工作物质有砷化镓(GaAs)、砷化铟(InAs)、锡化铟(InSn)、铝镓砷(GaAIAs)等,输出波有 800nm、810nm、850nm、980nm 等,属于红色激光。临床常选用波长为 800nm 的半导体激光用于脱毛治疗。半导体激光是众多激光中比较理想的脱毛激光,尤其是深色皮肤的脱毛治疗,这类激光具有明显的优势。

9. 铜蒸汽激光　能释放 511nm 的绿色激光及 578nm 的黄色激光,该激光是脉冲激光,但这些脉冲无法分开,其结果与连续激光非常类似,因此被称为半连续激光或准连续激光。因 578nm 的波长与氧合血红蛋白的光吸收峰值波长相一致,因此曾被用来治疗血管的病变。而 511nm 则用来治疗色素性病变。578nm 激光看上去较少引起表皮的损害,对真皮的损伤也只局限在血管及其周围组织。

10. 氪激光　能释放 568nm、521nm 和 532nm 的激光,当滤掉后两种波长后,568nm 激光能用于治疗血管性病变。在光动力治疗中有时也被选择应用于临床。

11. 准分子激光与准分子光

(1) 准分子激光:308nm 准分子激光是准分子激光的一种,是由氯化氙(XeCl)为激光工作物质而产生的波长为 308nm 的紫外线激光,属连续的脉冲气体激光,其波长在 UVB 范围内,脉冲宽度一般为 10 ~ 30ns 左右。

在正常情况下氯和氙是不会发生反应的,在自然界中也不存在氯和氙的化合物,但在高压和强电场作用下氯可以接受氙的一个电子,形成氯化氙分子,氯化氙不稳定维持的时间很短,很快会解离成为氯和氙,这种不稳定的分子称为准分子,由不稳定的氯化氙准分子受激发而产生的激光即为波长 308nm 的准分子激光。

治疗皮肤病的原理:①诱导 T 细胞死亡;②刺激黑素细胞增生;③促进黑素细胞合成更多黑素;④促进维生素 D_3 生成,维生素 D_3 和黑素细胞、角质形成细胞功能有密切关系;⑤激活假性过氧化氢酶;⑥刺激角质形成细胞合成和分泌炎症因子,间接促进黑素细胞增生和黑素合成。

目前用于皮肤科临床治疗的 308nm 准分子激光治疗白癜风、银屑病、顽固性湿疹、顽固性肛周瘙痒症等与 T 淋巴细胞有关的皮肤疾病。

（2）准分子光：308nm 准分子光是以氯化氙气体为照射源的准分子光，可诱导 T 细胞凋亡，并促进色素的合成，是紫外光治疗白癜风和银屑病的最佳波长。具有能量高、波长单一、疗效佳、见效快、疗程短、不良反应少等特点，被认为是治疗白癜风、银屑病等皮肤病的最有效手段。

与 308nm 准分子激光的不同：①光斑面积：308nm 准分子激光其波长单一性更强，但因其发光源限制致其光斑较小，所以大面积治疗时不方便，而 308nm 准分子光光斑面积最大可达 264cm^2。②耗材：308nm 准分子激光因需光纤传导，耗材成本高，308nm 准分子光无耗材。③能量损失：308nm 准分子激光因光纤传导能量损失较大，而 308nm 准分子光由灯管直接照射能量无损耗。

12. 点阵激光　近年来，通过局灶性光热作用，引起皮肤真皮胶原的再生和重塑。适用于皮肤表面重塑、面部细小皱纹的去除、萎缩性痤疮瘢痕的治疗。

点阵激光分为剥脱性点阵激光和非剥脱性点阵激光。

（1）剥脱性点阵激光：能汽化、剥脱一部分老旧皮肤，再刺激新生胶原蛋白、弹力蛋白和透明质酸，以达到"激光焕肤"的目的。在组织中，铒激光的穿透深度为 3μm，CO_2 激光的穿透深度为 20μm，因此 CO_2 激光治疗效果可能比铒激光更明显，但铒激光的最大的优势被认为是愈合时间短，引起色素沉着等并发症的可能性较小。

（2）非剥脱性点阵激光：顾名思义，也就是不脱皮、不结痂的点阵激光。此类激光的作用原理依旧是点阵式光热作用理论，即矩阵样排列的微小光束，刺激皮肤产生热效应，启动损伤修复机制，促进真皮合成胶原纤维及弹力纤维，再生重塑，从而达到紧肤嫩肤去皱的目的。

五、电解（electrolysis）

可以破坏毛囊上皮而拔除毛发，可以闭塞扩张的小血管而可应用于酒渣鼻及微小血管瘤，也可破坏寻常疣及传染性软疣等小皮损。

电解针作为直流电的阴极由毛囊插入毛球后，接通 1～1.5mA 电流约 10～20 秒或更久，针头附近就产生氢氧化钠及微小的氢气泡，能破坏毛囊及乳头而可将毛拔出。在消除疣损害时，电解针刺入损害基部后通电 1.0～2.0mA 约 2～3 分钟，可见附近皮肤略隆起，关闭电路后将针拔出即可。治疗失败时可酌增电流量或重复进行 2～3 次。

六、电干燥术(electrodesiccation)及电凝固术(electrocoagulation)

由电极产生高热以灼毁皮损。电干燥术是电极接触皮损后,电流可毁除寻常疣、尖锐湿疣、传染性软疣、日光性角化病及皮赘等损害。电凝固术的无效电极是一块用盐水纱布包裹的铅板,放在患者手臂上或别的部位,而起治疗作用的有效电极放在皮损处。电凝固术电流的电压比电灼术的电压低,而安培量较大,比电干燥术及电灼术放出更多的热而可灼毁更多的组织,可以毁除大的肿瘤如较深的基底细胞癌,在凝固接近骨或软骨的组织时需要小心,尤其不宜应用于缺乏皮下脂肪的眼皮及耳朵等处。仅通小量电流的电凝固器可以治疗蛛形血管痣及毛细血管扩张,也可拔除多余的毛发。

电灼术(electrofulguration)很常用。在距离皮肤1~2mm处,有效电极放出电火花,可以灼毁疣类、蛛形血管痣、皮赘及脂溢性角化病等显然是良性的小损害。有时,在施行刮术后续用电灼术,可以止血或毁除刮术不能达到的较深组织。

七、冷冻疗法(cryotherapy)

固体二氧化碳及液氮气化时吸收大量的热而使组织冷冻并破坏,可以治疗寻常疣、单纯血管瘤、限界性淋巴管瘤、化脓性肉芽肿、瘢痕疙瘩、日光性角化病、脂溢性角化病、黑子病、黏膜白斑病、鸡眼、胼胝及结节性痒疹等。

固体二氧化碳在工业上称为干冰,沸点为$-78.5℃$。羊皮或鹿皮所收集的二氧化碳雪压成棒状后压抵皮损约数秒至数十秒钟,对黏膜白斑病等黏膜损害及皮肤柔嫩的婴幼儿皮损都不可压迫太久,对指关节、耳朵、指趾端等距离骨及软骨很近的部位的皮损也不可施力太大及时间过久,以防骨膜及软骨坏死,但对角质层很厚的寻常疣及跖疣等就须压迫较久,常需1~2分钟。

液氮的沸点较低($-195.8℃$),效果较好,应用方便,因而现时常用。液氮放置于保温瓶内,可用长柄棉球蘸液氮涂于患处,皮损迅速冷冻而发白,每经数秒钟可搽一次,对浅损害只治疗数秒钟,对深损害可多次涂搽而达2~3分钟之久,反应轻微时仅有红斑,反应剧烈时发生浆液性大疱并有剧痛,疼痛经1~2天即可停止。皮损范围较广且表面凹凸不平时,最好改用液氮喷射,但应小心保护皮损附近的正常皮肤。液氮冷冻器是盛放液氮的保温瓶连接金属管,管端在液氮逸出变冷时抵压患处,根据皮损性质及深度决定施压的强弱及时间的长短。对于表面角质较厚的损害如跖疣及寻常疣,先刀片消除或用角质松解剂软化角质,然后冷冻,才常有满意的效果,化脓性肉芽肿等赘生物在完全冷冻后才能全部坏死而脱落。冷冻组织融化时水肿疼痛,经 1~2d 即消失,严重冷冻的可发生大疱或血疱,要注意保护以防继发性感染,疱液将在数日内干涸而结痂,痂脱落而愈。如果一次治疗的效果不能令人满意,3 周以后可再施行。

八、磨削术(dermabrasion)

最初,人们在局部麻醉下用砂纸或浮石摩擦瘢痕以图改善患者的容貌,现在改用以电为动力的磨削术。但目前磨削术多被二氧化碳点阵激光所替代。

磨削术的工具是带有摩擦器如不锈钢丝刷的高速旋转机器,可用牙医用电钻装置摩擦器或用电动及气动的手持机器。术前患者可服镇静剂,必要时施行全身性麻醉。术时用纱布遮盖患者的眼及唇部,在无菌操作下用氯乙烷或氟里昂施行局部冷冻麻醉后,开动磨削器摩擦到点状出血的适当深度,用压迫法止血后以无菌敷料扎,10 日内即可愈合。摩擦后出现的红斑将在数周甚至数月内消退,而色素变化可更持久,皮色较深者易有色素沉着,但有的尤其皮色嫩白者易有色素减少,其他并发症少见,主要为继发感染及肥厚性瘢痕。

适应证包括天花或水痘后瘢痕、痤疮的萎缩性瘢痕、文身、日光性角化病、结节性硬化病的皮脂腺瘤、疣状痣、老年性眶周黑头粉刺、脂溢性角化病、鼻赘及白癜风的色素移植等。禁忌证包括瘢痕疙瘩、射线皮炎的瘢痕及活动性细菌或病毒感染如脓皮病及扁平疣。患有出血性疾病及精神失常者都不宜应用磨削术。

九、其　　他

除了磨削术外、还有其他各种外科手术应用于痈疖、脓肿、疣、角化疾病、鼻赘、腋臭、溃疡及麻风畸形等,包括切开引流、刮术、切除术、腋臭剥离术、鼻赘整形术、植毛术、皮肤移植术以及各种矫形手术如施行于麻风患者的皮瓣转移等手术。

物理疗法中,除了电干燥术、电灼术、电凝固术及外科电切术等外科透热法以外,还有红外线、超短波电疗法、温泉浴、热石蜡敷贴、电热吹风等各种透热疗法。

第三章 病毒、立克次体及衣原体所致的疾病

病毒(virus) 病毒侵入人体,可以引起多种皮肤病,常见的如单纯疱疹、带状疱疹及各种疣,还有各种出疹的传染病如风疹、麻疹、水痘等。

病毒很小,引起皮肤病的病毒直径在 10~300nm 之间,在电子显微镜下可见的形态包括方形、圆形、卵圆形或棘球形等,因病毒种类而异。病毒的外壳是蛋白质,而内部含有使病毒具有生命力、繁殖力、感染活力及遗传特性的核酸。根据病毒所具有核酸的不同,将病毒分为 RNA 病毒及 DNA 病毒两大类。

病毒在宿主细胞内繁殖生长,对宿主的组织往往有所选择。例如,乳头瘤病毒侵犯上皮细胞,而带状疱疹的病毒喜欢侵犯神经系统尤其周围神经。病毒可引起多种疾病。

单纯疱疹(herpes simplex)

单纯疱疹常见于面部、唇部及外生殖器部位,成群水疱突然出现,经1~2 周即可自然痊愈,以后往往复发,特别在有发热性疾病时容易复发,俗称为"热疮"。

【症状】皮损可以出现于任何部位,特别常见于唇部、鼻部、耳部附近、颊部或颏部等处。

皮损处先有烧灼或紧张感,然后发红,红斑上迅速出现透明的水疱,由针头到豆粒大,有数个或十几个,往往聚集成群或分成数群(图3-1),相邻的水疱可以汇聚成较大的水疱,以后疱液变成稀薄的浆性脓液,在1~2 周内干涸结痂而愈,一般不遗留痕迹或是只留下不明显的浅瘢痕,一段时间以后往往复发,复发时病程往往较短。在病程中,区域性淋巴结肿大。

单纯疱疹也可出现于臀部、乳房或手指等处,属于接种性单纯疱疹(in-

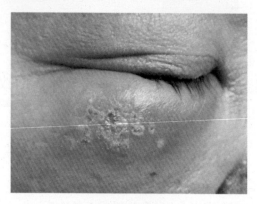

图 3-1　单纯疱疹

oculation herpes simples)，若接种于手指，则发生疼痛性深在性水疱，水疱融合可形成大疱，称为疱疹性瘭疽(herpetic whitlow)(图 3-2)。

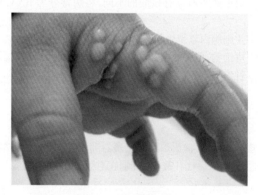

图 3-2　疱疹性瘭疽

生殖器疱疹(herpetic genitalis)常见于包皮(图 3-3)、冠状沟或阴茎,甚至出现于尿道内,急性疱疹性女阴阴道炎(acute herpetic vulvo-vaginitis)是迅速发生于阴唇、阴道以及阴蒂或宫颈的生殖器疱疹。由于生殖器的皮肤黏膜易受摩擦,水疱迅速破裂而成疼痛的糜烂。生殖器疱疹往往伴有发热等轻微的全身症状,附近淋巴结肿大;有疱疹性阴道炎时阴道分泌物增加,有疱疹性尿道炎时排尿困难及疼痛。阴道的疱疹可以引起流产或早产,胎

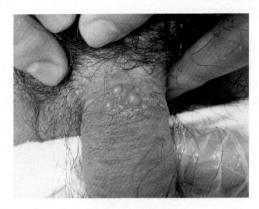

图3-3 生殖器疱疹

儿可以畸形,胎儿可因内脏受损而死亡。

疱疹病毒偶尔侵犯内脏而可发生严重的后果。单纯疱疹病毒所致的疱疹性脑炎有很高的死亡率,幸存者往往有脑的后遗症,口腔黏膜、食管或气管的单纯疱疹病毒偶尔引起疱疹性肺炎而引起肺症状甚至致命。

疱疹性湿疹(eczema herpeticum)常是婴儿异位性皮炎的并发症。湿疹患处感染单纯疱疹病毒后有严重的卡波西(Kaposi)水痘样疹,伴有发热等全身症状而可致命。

【病因】 单纯疱疹病毒(herpes simplex virus,HSV),以人类为唯一的自然宿主,一旦感染持续终生。病毒的传播途径是皮肤伤口、口腔黏膜或外生殖器,可以长期存在于黏膜、唾液、血液及其他组织,尤其感觉神经节等神经组织内,一旦抵抗力降低,病毒就可活动往往沿周围神经纤维到表皮而发生皮损。

疱疹复发的诱因很多,包括外伤、擦破、日晒、病灶感染、感冒、胃肠功能紊乱、月经失调、情绪变化或某种变态反应等,特别在有其他感染而发热时,体内所潜伏的病毒可迅速活动而引起单纯疱疹出现或复发。

【组织病理】 表皮细胞变性而发生表皮内水疱,有的表皮细胞发生核分裂,变成巨大而多核的气球细胞,细胞核内有嗜酸性小体即病毒包涵体。气球细胞多半在水疱基部,有的漂泊于疱液内。相邻的表皮细胞可因表皮内水肿及细胞破裂而汇合成多房性网状水疱。真皮浅部水肿并有炎性浸润。

【鉴别】 和脓疱疮、带状疱疹及钱币状湿疹不难鉴别,但应注意糜烂性龟头炎或固定性药疹相鉴别。

【治疗】 单纯疱疹可自然痊愈,但应防止继发性感染,通常用抗生素软膏或干扰素溶液涂搽。外生殖器或黏膜损害可用过氧化氢溶液等经常消毒苯扎氯铵溶液消毒;疱疹性龈炎口炎可引起剧痛而妨碍进食,可在饭前10分钟局部涂搽1%西罗卡因溶液可有效减轻疼痛。疱疹性角膜结膜炎的有效药物是0.1%碘溶液或阿昔洛韦眼药水,每小时1次,黏膜疱疹及生殖器疱疹也可局部应用干扰素。

对于复发频繁的生殖器疱疹,即每年大于6~8次者,可试用长期抑制疗法,伐昔洛韦500mg,每天1次;或泛昔洛韦250mg,每日2次,连续用1年。

带状疱疹(herpes zoster)

带状疱疹是成群水疱出现于红斑上,患处有神经痛。损害为一侧神经支配区,呈带状分布。痊愈后一般不复发。

【症状】 患者往往先有轻度发热、疲倦的全身症状。皮损将要出现处往往痒痛或感觉过敏,有的患者有剧痛而易误认为急腹症、冠心病或胸膜炎等病,但有的患者没有任何前驱症状。

初起皮损是形态不规则的红斑,局部淋巴结往往肿大疼痛。在数小时内,红斑处出现水疱,以后渐多而聚集成群,邻近的水疱可相汇合而成较大的水疱或大疱。水疱往往是1~2群或3~5群,也可以连接成一大片而呈带状(图3-4)。数日后透明疱液变混而成脓疱,逐渐吸收或是破裂而成糜

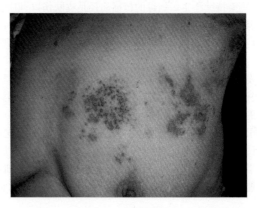

图3-4 带状疱疹

烂,以后干燥结痂,痂脱后遗留暂时性红斑或色素沉着,重者可有瘢痕形成,全病程约为 2~3 周,愈后复发的少见。

皮损一般发生于单侧并沿受侵的周围神经支配区分布,发生于两侧的极少。除了皮肤以外,一侧的结膜、角膜、口及鼻黏膜甚至于阴道或膀胱的黏膜都可发生疱疹,特别是眼带状疱疹(zoster ophthalmicus)除了常侵犯角膜及结膜外,还可侵犯眼部其他组织,严重时可发生溃疡性角膜炎或全眼球炎而使一只眼睛失明,偶尔并发病毒性脑膜炎而可致命。

神经痛多发生在皮损出现以前或与皮损同时发生,也可发生在皮损出现以后,有的患者略觉疼痛,有的剧痛难忍。疼痛绝大部分在 45 天内缓解,极少数老年人或免疫功能低下的患者疼痛会延续,可称为疱疹后遗神经痛(post-zoster neuralgia),可延续数月甚至数年之久。少数患者还有暂时的运动神经障碍而软弱无力或轻度瘫痪,约经 3~6 个月才逐渐恢复,肢体完全瘫痪者很难恢复。儿童发生带状疱疹时一般无疼痛,炎性反应也较轻。

带状疱疹的临床表现可不典型。有的带状疱疹患者虽有明显的疱疹,而神经痛很轻或几乎没有,但顿挫性带状疱疹(zoster abortivus)有神经痛及轻微红斑而无明显的水疱。大疱性带状疱疹(zoster bullosus)的疱疹大如鸡蛋或是更大(图 3-5)。出血性带状疱疹(zoster haemorrhagicus)的疱疹含有血液(图 3-6)。坏疽性带状疱疹(zoster gangrenosus)常发生于老年人或营养不良的患者,皮损可坏死,愈后留有瘢痕。泛发性带状疱疹(zoster generalisatus)或水痘样带状疱疹(zoster varicellosus)是疱疹出现 1~2 天后,全身有散在的水痘样水疱。除了上述不典型表现外,皮肤黏膜以外的组织器官

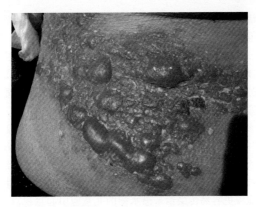

图 3-5 大疱性带状疱疹

可以偶尔发生损害。三叉神经受病毒感染后经4~6周,牙齿可以脱落,上颌骨或下颌骨可发生骨坏死及大块骨片脱落。有时,病毒由三叉神经节扩展到脑膜而发生病毒性脑膜炎。2%贝尔(Bell)面瘫的病例是由于带状疱疹病毒感染所致。拉姆齐-亨特综合征(Ramsay-Hunt syndrome)是由于病毒侵犯膝状神经节,第七脑神经的运动及感觉神经纤维被干扰而引起面瘫、耳痛并有疱疹,有时波及听神经而引起恶心、眩晕、呕吐及眼球震颤甚至于耳聋(图3-7)。

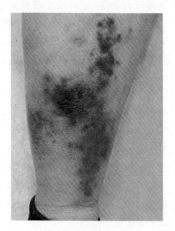

图3-6 出血性带状疱疹

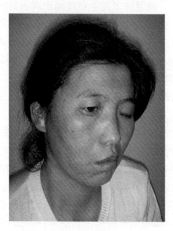

图3-7 Ramsay-Hunt 综合征

内脏带状疱疹是病毒由脊髓后根神经节侵及交感神经及副交感神经的内脏神经纤维,引起胃肠道及泌尿道症状,腰腹部受损可发生局限性肠炎,表现腹胀,可1周无大便而后腹泻。腰骶部受损可发生单侧性膀胱黏膜溃疡,患者可出现神经源性膀胱、排尿困难或尿潴留等症状。当侵犯腹膜、胸膜时,则可在这些部位发生刺激性积液。另有肛门括约肌收缩无力及肢体的肌肉部分瘫痪等,病毒引起脑炎或脑脊髓炎的罕见。

带状疱疹发生于妊娠妇女时,病毒虽可在妊娠早期经胎盘进入胎儿体内,但胎儿体内有来自母体的抗体,因而胎儿的发育一般不受影响。

带状疱疹有一定的传染性。皮损处含高浓度的 VZV,可经空气传播或直接皮肤接种导致发病,特别是较重或泛发性带状疱疹传染性更强。暴露部位的带状疱疹更容易传染给未患水痘的儿童应引起重视,尽量和孩子减少接触,以免被感染(图3-8)。

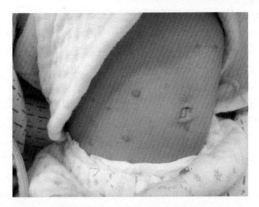

图 3-8 外祖母带状疱疹传染给 9 个月儿童水痘

【病因】 带状疱疹是由水痘-带状疱疹病毒（varicella-zoster virus，VZV）所致。初次感染表现为水痘或隐性感染，体内 IgG、IgM 和 IgA 抗体很快出现，一些 IgG 抗体可以维持终生，但其余抗体逐渐消失。在某些诱因作用下，如疾病、创伤、劳累、机体在应急情况下，病毒基因组被激活，活动的病毒可引起后根神经节发炎及下行性神经炎，沿周围感觉神经纤维到达皮肤，使神经支配区表皮细胞发生变性，引起带状疱疹及神经痛。

【组织病理】 初起时，表皮有多房性水疱，以后变为单房性但疱壁不规则，疱液透明，含有纤维蛋白、嗜中性粒细胞及上皮细胞，有时有一些或较多的红细胞，在疱液内尤其疱底有气球细胞，表皮有显著的细胞内及细胞间水肿。真皮浅部水肿及血管扩张，血管附近有细胞浸润，主要为淋巴细胞，还有嗜中性粒细胞。嗜酸性包涵体存在于气球细胞核内，也可见于表皮细胞、成纤维细胞或血管壁上增生的内皮细胞核内。

【鉴别】 本病按感觉神经支配区分布，通常是一侧性，伴有阵发性神经痛，可和单纯疱疹鉴别。在皮疹出现前或无疱疹的带状疱疹只有神经痛时，可被误诊为其他内脏疾病。

【治疗】

1. 伐昔洛韦或泛昔洛韦，这类抗病毒药物口服吸收好，半衰期较长，伐昔洛韦每次 300mg，每日 2 次，服用 7 天。泛昔洛韦每次 250mg，每日 3 次，服用 7 天。

2. 减轻神经痛 应用阿司匹林及吲哚美辛等镇痛剂甚至临时口服可待因才能暂时止痛。加巴喷丁在治疗疱疹后神经痛的效果比较确切，普瑞巴林结构与加巴喷丁相似,作用机制也一致,控制疼痛症状更为快速。

糖皮质激素药如泼尼松可以减轻炎症及神经痛。除了免疫功能有缺陷或显著低下外,一般不易促使病毒扩散,应在第1周内早日应用,一般在第1周服泼尼松30mg/d,第2周服20mg/d,第3周服10mg/d,然后停药。

3. 抑制病毒 皮疹出现后,注射转移因子或大量丙球蛋白可能有益。对于免疫功能低下尤其有淋巴瘤等恶性肿瘤及先天性免疫缺陷的患者应用带状疱疹免疫球蛋白(ZIG)及抗病毒的干扰素可以防止病毒扩散及减轻严重的病情。

4. 局部治疗 应用无菌敷料以保护患处免受外伤及继发性感染,有细菌性感染时应用抗生素。疱疹将自然吸收而不应挑破,如果是饱满的大疱而须排放疱液,应在挑破后用无菌纱布或涂抗菌外用药以防止细菌性感染。

氧化锌或炉甘石洗剂等简单外用药可使患处舒适,有糜烂时可用1:5000高锰酸钾溶液湿敷。也可外用3%阿昔洛韦霜剂,可使病情减轻,并可缩短病程。阿昔洛韦眼药水对带状疱疹性角膜炎及结膜炎有效,每日可滴眼数次。

复方利多卡因乳膏可以快速渗透入完整的皮肤,作用时间可维持5小时。对局部皮肤灼痛或痛觉过敏的患者效果很好,对阵发性刺痛、跳痛的效果次之,而对持续性深部疼痛效果稍差。

辣椒碱是天然的植物碱,局部应用对于缓解疼痛效果显著,其作用机制主要使神经末梢的P物质和其他神经递质贮存耗竭,使感受伤害的轴突末梢脱敏,减少或消除疼痛刺激从周围神经到中枢神经的传递而起作用。

氦氖激光、紫外线、红外线等局部照射可缓解疼痛,促进水疱干燥和结痂。

对于严重的持续性疼痛,可以考虑神经阻滞治疗。蛛网膜下腔给药是近年来出现的一种新型治疗带状疱疹后遗神经痛的方法。国外研究发现,鞘内注射糖皮质激素和利多卡因对于缓解带状疱疹后神经痛有较好疗效。但出于对其安全性的担心,鞘内注药尚未得到广泛应用。

水痘(varicella)

水痘是常见于幼儿的传染病,只偶尔出现于婴儿或成人。潜伏期为2～3周。

【症状】初起时体温升高,一般不到39℃,经过1～3天即恢复正常。皮损和发热几乎同时出现或略晚,先是红色小丘疹,在每日之间迅速变成米粒到豆粒大的圆形或卵圆形水疱,周围有红晕(图3-9)多半散布于头部及躯干,而发生于四肢的较少,更少见于手掌及足底,新的红丘疹及水疱可在3~5天内陆续发生或分批出现,水疱逐渐干涸,中心可凹陷为脐窝状,以后结痂,因而丘疹、水疱及痂往往同时存在,在2~3周内,痂全脱落而愈。结膜及口咽黏膜都可发生水疱,口咽黏膜的水疱容易破裂而成浅溃疡(图3-10)。

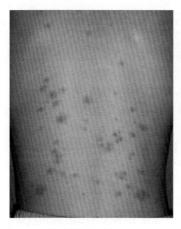 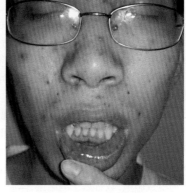

图 3-9　水痘　　　　　　　　图 3-10　水痘黏膜损害

本病并发症很少见,预后良好,但极少数病儿的水痘为广泛出血性或有高热而衰竭甚至危及生命,主要机制是由于播散性血管内凝血。已证实获得性蛋白S及蛋白C缺乏是水痘相关的暴发性紫癜的发病机制。仅有极少数发生病毒性肺炎、脑炎或脑脊髓炎而能致人死亡。

先天性水痘综合征(congenital varicella syndrome)在新生儿出世时就被发现,皮肤有瘢痕,分布部位可像带状疱疹。眼损害包括眼萎缩、脑视网膜炎、小眼及白内障,神经损害有脑皮质萎缩及癫痫,此外有肢体发育不良等畸形。本病是由于妊娠妇女缺少对水痘-带状疱疹病毒的免疫力而在妊娠初期8~15周内患水痘,病毒传给缺乏抗体的胎儿而使胎儿发生畸形。如果妊娠妇女在妊娠期的最末2周内才发生水痘,此时胎儿已是发育健全的临产儿,虽被传染但不发生畸形,但可患严重的水痘而有致命的危险性。

【病因】　水痘的病原体是水痘-带状疱疹病毒,存在于患者的皮疹及呼吸道内,主要由飞沫传播而易传染其他免疫力低的幼儿,痊愈后有终生免疫性。

【病理】在病理组织学方面，水痘和带状疱疹基本相同。水疱一般为单房性并有气球细胞，气球细胞内常有包涵体，水疱边缘及顶部的表皮细胞发生网状变性。

【治疗】本病经2～3周自然痊愈，除继发感染外愈后不遗留瘢痕。因此以预防感染为主，对症治疗，加强护理，卧床休息。可以口服清热解毒的中药制剂，较大儿童或成年人可以考虑用阿昔洛韦类抗病毒药物。

卡波西水痘样疹（Kaposi varicelliform eruption）

湿疹或皮炎患处受单纯疱疹病毒感染，并有发热等全身中毒症状，称为卡波西水痘样疹，包括单纯疱疹病毒所引起的疱疹性湿疹（eczema herpeticum）及柯萨奇病毒引起的柯萨奇湿疹（eczema coxsackium）。

【症状】患者通常是患有湿疹或异位性皮炎的婴儿及儿童，偶尔是有慢性皮炎的成人。

皮损是迅速发生的成群水疱，出现于面部、肩部或臀部等原先患有湿疹性皮疹处，少数损害也可出现于外观正常的皮肤上。皮损出现前，常有高热、头痛等全身性中毒症状。在3～4天或1周内，豆粒大的圆形水疱性损害往往分批出现，中央可凹陷，疱的基部发炎，相邻的皮损可以融合，不久后水疱变成脓疱，数日后干涸结痂，体温也恢复正常，痊愈后往往遗留浅瘢痕及暂时性色素沉着（图3-11）。

除了皮损外，口腔黏膜可有少数水疱而迅速破裂成糜烂。局部淋巴结

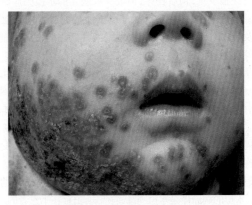

图3-11　卡波西水痘样疹

往往肿大。眼部被波及时发生结膜炎及角膜炎或角膜溃疡。少数患者有头痛、大小便失禁、颈部强直等脑炎、脑膜炎的神经症状甚至引起死亡。有的发生出血性腹泻、尿闭、急性水肿、中性粒细胞缺乏或紫癜,但最常见的并发症是各种继发性感染,尤其肺炎及败血症往往致命。

【病因】 本病是由于异位性皮炎等皮肤病感染了人疱疹病毒或柯萨奇A16病毒,多半发生于3岁以内幼儿或婴儿,在发病以前,常有明显的直接或间接接触单纯疱疹或带状疱疹的病史,皮肤棘细胞层的受损可能是容易感染病毒而发生本病的条件之一。

【治疗】 支持疗法及症状治疗包括多饮水及退热镇静剂等。抗生素的应用可防止及控制继发性细菌感染,已使死亡率下降到3%~4%以内。

抗病毒疗法可应用于本病的早期。可用伐昔洛韦、更昔洛韦等。也可应用丙种球蛋白。

幼儿急疹(exanthema subitum)

幼儿急疹又称婴儿玫瑰疹(roseola infantum),是婴幼儿的一种急性发疹性热病。在发热数天后体温骤然下降时,风疹样皮疹出现,经2~3天后即消退。

【症状】 病儿突然发热,食欲缺乏,在数小时内,体温迅速上升到39~40℃,甚至超过40℃而易引起惊厥。鼻咽黏膜可轻微发红但不明显发炎,可有恶心、呕吐或咳嗽,但精神状态较好,颈部及枕骨下淋巴结可略肿大但无疼痛或压痛。

病儿的热度持续2~5天后骤然下降而在24小时内恢复正常,热退时没有大量出汗的现象。体温恢复正常或即将正常时,直径约1~5cm的玫瑰色斑丘疹开始迅速出现,往往对称地广泛分布颈部、躯干上部,骶尾部的皮疹往往融合(图3-12)。以后,面部及四肢也有皮疹,但不易波及鼻部、颊部及肘膝以下的部位,尤其难见于掌跖。皮疹周围有红晕而像风疹或麻疹,偶尔类似荨麻疹或猩红热的皮疹,皮损在24小时内发展到高峰,再经1~2天即消退,既不脱屑也不遗留色素沉着。

【实验室检查】 血液白细胞总数可较正常略低,嗜中性粒细胞往往减少,而淋巴细胞可达70%~90%。在退热后数日内,白细胞总数即渐恢复正常。

【病因】 本病通常发生于3~4个月到3~5岁的婴幼儿,其中以0.5~1.5岁者占多数,1988年Yamanishi等自4例急性期患儿的外周血淋巴细胞中分离出一种病毒,证实为人类疱疹病毒6型(HHV-6),后得到普遍公认,

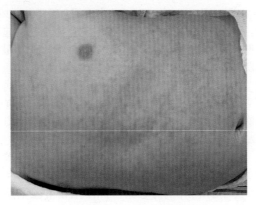

图3-12　幼儿急疹

此病毒可通过空气飞沫传染。

【治疗】主要是对症处理,如发热时卧床休息及补充液体。各种抗菌药物无效。

传染性软疣(molluscum contagiosum)

传染性软疣皮损是边界清楚的圆形丘疹,中央有乳酪状栓样物,一般人称为"水瘊子"。

【症状】初起损害是正常皮色的小丘疹,由针头扩展到豆粒大,成为半

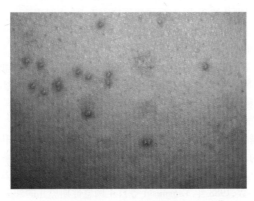

图3-13　传染性软疣

球形或表面略平的坚实丘疹,有蜡样光泽,边界清楚(图3-13),中央有脐状凹窝,内含乳酪状白色物并易挤出。损害的数目不定,可由数个逐渐或迅速增加到数十个,分布部位也不定,往往零星或成群地散布于面部、臀部、颈部或躯干等处。相邻损害不互相融合,往往长期存在,有时自然消失,不引起自觉症状或是只有轻微的痒感。损害消退时不遗留痕迹。口腔黏膜或结膜偶尔发生损害。

因性接触感染者常发生在外阴部、股内侧、肛门周围、臀部和生殖器等部位(图3-14)。

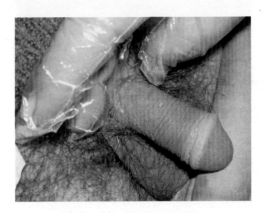

图3-14　生殖器部位传染性软疣

角化性传染性软疣(molluscum contagiosum cornuatum)是有角质硬物的传染性软疣(图3-15)。巨大软疣(molluscum giganteum)比一般的传染性软疣大,容易有继发性细菌感染。

【病因】引起本病的病毒属于痘病毒类,可在人类之间传播,并可自身接种而陆续发生。在性活跃的年轻人中因身体接触尤其性接触而多发生于外阴部。公共浴室及游泳池等公共场所能传播此种病毒。潜伏期大约为数周,儿童更易患传染性软疣。

【组织病理】表皮可成数小叶并向下延伸而挤压真皮的纤维组织,成为梨形囊状体。由基底层开始,表皮细胞逐渐变性,愈向上部的变性程度愈大。变性细胞内可见嗜酸性包涵体又称软疣小体,变性表皮细胞上方的颗粒层及角质层肥厚,顶部构成不规则的囊状腔,一些变性的细胞脱落于腔内。软疣小体内含有很多病毒。

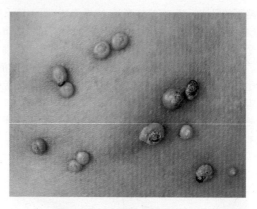

图 3-15　角化性传染性软疣

【鉴别】　寻常疣表面为角质而无蜡样光泽,中央没有凹窝,也没有乳酪状小栓。毛囊炎是发生于毛囊部位的红色炎性丘疹,中央可有脓疱,但没有脐凹。

【治疗】　最简单的方法是用镊子将损害中央的乳酪状物质挤出,再用牙签蘸苯酚或碘酊滴入挤空的损害内,1周以后就会痊愈,不留痕迹。如果损害是小丘疹,就用牙签蘸苯酚点涂至发白为止,必要时2~3天再点涂,不需挤出白色软疣小体,一般经10天左右就能痊愈。对于众多而微小的损害,也可以用其他化学腐蚀药点涂,如冰醋酸及30%三氯醋酸溶液等。

其他的治疗方法有冷冻疗法、电凝固疗法等。

挤奶(乳)人结节(milker nodules)

本病又称副牛痘(paravaccinia)。挤奶或宰牛人和病牛的乳房接触后,经过5~14天,手部、腕部或前臂等和牛乳房接触处开始出现一个炎性小丘疹,以后发展成豆粒大或较大的半球形结节,表面光滑并呈褐红色,以后因顶部有水疱或脓疱于干涸后结痂,容易误认为化脓性肉芽肿(图3-16)。有时,损害附近有2~3个新损害出现,或是结节发生后1~2周出现广泛的丘疱疹、风团或多形红斑状皮损。损害没有自觉症状,或是只有轻微的痒感或疼痛,区域性淋巴结往往轻度肿大。患者在数周内自然痊愈。

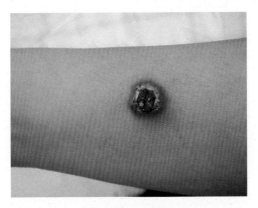

图3-16　副牛痘

寻常疣（verruca vulgaris）

寻常疣是独立的坚实丘疹，表面是粗糙的角质，没有炎症及自觉症状，一般称为"瘊子"。

【症状】初起损害是针头大小的扁平角质丘疹，逐渐变大，数周或数月以后，往往成为豆粒大小的圆形隆起物，表面有角质而粗糙不平，呈灰褐色或苍白色，或是正常皮色。数目不定，往往先是一个"母疣"，以后增多，可散布于手背、手指（图3-17）或任何其他部位，甚至于出现于鼻孔内、舌表面、耳道内及唇内侧。有的发生于甲游离缘处指尖（图3-18），逐渐扩展，并易发生裂口而引起疼痛及继发性感染，有时向甲床发展而引起剧痛。

寻常疣最常见于儿童及青年，但可出现于任何年龄，但成人的皮损不多，一般只有2~3个。寻常疣长期存在，不引起自觉症状，有的迅速地自然消退而不遗留痕迹。

丝状疣（verruca filiformis）是寻常疣的特型，细长小疣的顶端有角质像一个长度1cm的小钉倒立在皮肤上，最常见于面部尤其眼皮上，也常见于颈部，往往仅有一个。

指状疣（verruca digitata）是寻常疣的另一特型，常出现于头皮或面部等处，数目不定，通常只有1个或2~3个。损害的大小和豆粒差不多，由几个指状突起聚集而成，虽较柔软，但顶端有角质物，基部较细而呈蒂状。指状突起往往互相合拢而像含苞待放的花蕾，或是互相散开而像一朵开花的荷

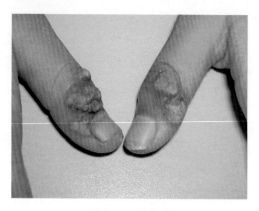

图3-17 寻常疣

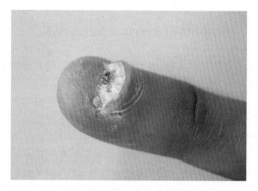

图3-18 甲下疣

花(图3-19)。

【病因】病原体是人类乳头瘤病毒(human papilloma virus, HPV),现已知人类乳头瘤病毒的基因型已超过120种。引起寻常疣的是 I 型(HPV1)、Ⅱ 型(HPV2)、Ⅳ 型(HPV4)、Ⅶ 型(HPV7)及 26~29 基因型所致,通过皮肤的直接接触而传染,也可自身接种而发生新损害。

【组织病理】表面凸凹不平,角质层显著地角化过度并角化不全。棘细胞层也肥厚而成乳头瘤样增生,棘细胞层浅部及颗粒层都有大空泡性细胞,细胞核呈圆形,染色很深,而核周围细胞浆透明而成空泡状。

【治疗】疗法有多种,要根据疣的部位、数目、大小、有无继发性感染及

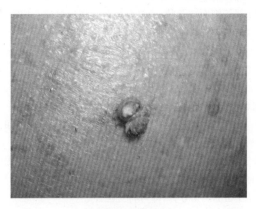

图3-19　指状疣

以往治疗等情况选用电干燥法、冷冻疗法、刮除术、光动力治疗、手术切除或腐蚀剂等疗法。寻常疣是表皮的良性赘生物,对人的害处不大,不应因治疗而引起显著瘢痕等不良后果。

寻常疣往往在2~3年内自然消失。有时,在1~2个损害被消除后,其他可随后消失。

1. 强碱疗法　氢氧化钾及氢氧化钠有很强的腐蚀性,可以将疣销毁。在祖国医学中,将生石灰(氧化钙)和浓碱水(碳酸钠)混合后加入糯米,糯米膨胀透明时捣烂成"水晶膏",由于生石灰与浓碱水发生化学反应而产生氢氧化钠,因而有腐蚀作用。

2. 水杨酸疗法　常被应用的有40%水杨酸硬膏或水杨酸火棉胶(水杨酸4g加入弹性火棉胶15g)或火棉胶内添加入乳酸(水杨酸2g,乳酸2ml,弹性火棉胶8g)。较简单的方法是按疣的大小将氧化锌橡皮膏剪孔贴在患处,疣损害露出于孔外,撒敷水杨酸后盖上一片橡皮膏,数日后即可揭除覆盖物,疣损害便易刮除。市面上有"鸡眼药膏",系水杨酸放置于附着橡皮膏的橡皮圈内。

3. 物理疗法　冷冻疗法常被应用。用棉签蘸液氮或用液氮冷冻器的冷头抵压疣损害,冷冻时间及所施压力按损害的大小及深度而定,一般为5~30秒,如果一次治疗不成功,可在2~3周后再冷冻一次。

激光、电干燥术及电灼术都能立即销毁损害,要注意烧灼的深度,特别要注意手指关节等处正常组织不可过分毁坏,以免以后发生严重瘢痕而妨碍手指活动。特别是甲周寻常疣时,容易损伤甲母而引起甲畸形。指状疣及丝状疣的基部较细而成蒂状,容易在根蒂处将疣剪掉或切除,然后用苯酚或电灼术凝固剪切面,可以防止复发。

4. 其他疗法 三氯醋酸及冰醋酸或含 10% 水杨酸的冰醋酸在刀修角质物后点涂在疣上,可以将疣腐蚀,但可引起灼痛。

用刀修削角质物后,将含 0.7% 斑蝥素的丙酮点涂于疣上,干燥后用橡皮膏贴盖,次日即可将疣除掉。此法也能引起刺痛或灼痛。

维 A 酸注射液或 0.1% 争光霉素溶液等药物注射于损害的根基,一周后即可将疣刮除,但注射后有局部疼痛。

中草药的鸦胆子(苦参子)仁捣烂后密封于疣上,数日后揭去敷料即可将疣剔除。有人将鸦胆子仁 60g、生石灰 500g 及血竭 30g 混合后研成细粉,放在疣上搓揉 1 分钟~3 分钟,即可将疣搓掉。

跖疣(verruca plantaris)

跖疣发生于一侧或两侧足底尤其易见于跖前部,走路时有压痛。损害数目不定,往往只有 1~2 个,也可很多而散布于足底各处,或是密集而称镶嵌疣(mosaic warts)。

【症状】损害上方的皮肤过度角化,特别是发生于足底受压部位的跖疣常为胼胝状淡黄色大片角质性斑块所覆盖,用刀片修除角质物后,可见露出的跖疣有疏松的苍白色角质芯,芯周有些微小血块所成的黑点,是由于乳头层小血管破裂出血后血液凝固而成(图 3-20)。

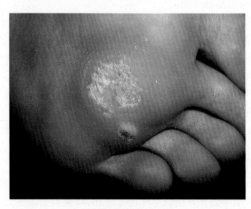

图 3-20 跖疣

【病因】跖疣是人类乳头瘤病毒Ⅰ型（HPV-1）或Ⅳ型（HPV-4）引起，也有其他型的报告。在临床上应和圆形角质的鸡眼及没有明显压痛的胼胝区别。

【组织病理】组织变化和寻常疣相似，但角质层很厚，角化不全较显著，棘细胞层浅部及颗粒层有较多的空泡性细胞。

【治疗】治疗跖疣应根据损害的大小、部位及疼痛程度等情况而定，为了减轻或消除行路时压痛，鞋底要柔软或是将鞋垫掏孔，孔的部位及大小和跖疣相适合。不受压的跖疣常可自然消失。较小的跖疣可由激光、液氮或电凝固法毁除。切除术容易引起瘢痕且切除后容易复发，瘢痕的挛缩甚至于妨碍走路，因而不应任意施行。

博来霉素注射疣体根部，见效快，效果好，且痛苦小。

局部治疗同寻常疣，损害很多尤其患有镶嵌疣时，可先用凡士林或氧化锌软膏遍涂跖疣以外的正常皮肤，然后患足底浸于盛有稀释10倍的甲醛溶液浅盆中，每次10~30分钟，泡毕用清水冲净，每日1次。每隔几天就用小刀修削角质物，数周后可以痊愈。

另一方法是先用橡皮膏保护附近正常皮肤，然后涂搽10%~20%甲醛溶液软膏，或是涂搽10%甲醛溶液后用40%水杨酸橡皮膏贴盖，每经3~4天换药一次并用刀片修薄损害，直到痊愈为止。5%氟尿嘧啶软膏或霜剂的局部应用也可有效。

目前治疗跖疣最常用的是冷冻疗法，此法方便，但疗程较长。每次治疗后均需经过红肿、起疱、干燥、结痂、脱落等过程，往往需4~6周。痂脱落后如疣体未脱落，还需进行第2次或多次治疗。特别是对于多发性损害，冷冻后水疱往往会融合成很大的水疱，给患者带来不便。因此对多发性损害的治疗要有一定的间距，不要面面俱到，对小的损害可暂时放弃，有时大的损害治愈时，小的损害可在不知不觉中消失。

扁平疣（verruca planae）

扁平疣损害是数目往往较多的扁平小丘疹，最常发生于青少年的面部，也可出现于手背等处。

【症状】损害是略微隆起的扁平丘疹，一般只有芝麻或米粒大小，呈圆形、卵圆形或不太规则的多边形，边界清楚，有时，损害是显著隆起而呈圆顶状。颜色不定，通常是淡褐色或褐色，或是和正常皮肤颜色基本相同。数目不定，多半是分散或聚集成群的多个损害，相邻的损害可以互相融合，有时排列成行(图 3-21)。损害发生于成人或儿童,特别常见于青少年,通常出现于面部及手背,也可见于颈部、腕部或前臂,无自觉症状,有时轻微发痒。扁平疣往往长期存在,有时自然地迅速消失,消失后不遗留痕迹。

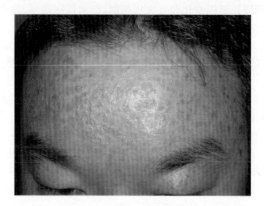

图 3-21　扁平疣

泛发性疣病(generalized verrucosis)的损害比一般常见的扁平疣大而多,分布较广泛,同时往往并发多个寻常疣(图 3-22、23),有的并发霍奇金病或非霍奇金淋巴瘤等免疫功能尤其细胞免疫功能低下的疾病。

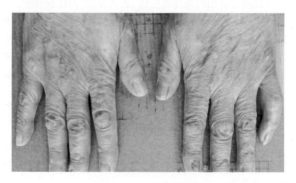

图 3-22　泛发性疣病

【病因】扁平疣可和寻常疣同时存在,属同一病毒所致,由于发生部位及个人免疫力的差异而有不同的临床表现。引起扁平疣的通常是 HPV-2、3 或 10 型病毒,偶有 HPV-5 型引起。

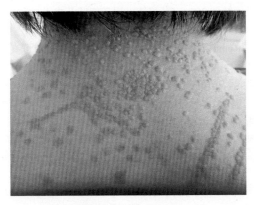

图 3-23　泛发性疣病

【组织病理】角化过度及棘细胞层肥厚，表皮突可略延伸，表皮细胞尤其棘细胞层浅部及颗粒层有显著的空泡细胞，细胞中央的细胞核凝缩；角质层因角质细胞有很大的空泡而呈网袋形。

【鉴别】脂溢性角化、脂溢性皮炎、扁平苔藓、疣状肢端角化病、雀斑等应和本病鉴别。

【治疗】应该劝止患者摩擦、搔抓患处，以防新损害发生，男患者的面部尤其胡须部位有皮损时不要用剃须刀刮脸，只能用电剃刀或剪刀剪除胡须。

扁平疣虽常持久，但可自然消失，消退前皮损常出现轻度红肿，有时在消除少数损害后，其余损害可以突然消退而不留痕迹。各种暗示疗法的精神作用可能影响免疫系统而有疗效，因此，患者要对治疗抱有充分的信心。

1. 全身治疗　各种内服药不能消灭扁平疣的病毒，可能都是只起暗示作用。

有人选用维生素 A，每日 5 万～10 万 U，连服数周，可不利于病毒而促使损害消退。

2. 局部治疗　常被应用，但不可引起瘢痕形成等不良后果。

CO_2 激光、液氮冷冻、高频电刀、电离子治疗或微波治疗等物理疗法治疗扁平疣非常有效，治疗中出现轻度疼痛。点阵激光或者 532 激光治疗疼痛反应轻，疗效确切。一般无不良对于不耐受疼痛者可以预先外涂复方利多卡因乳膏适度局麻。注意治疗中不要损伤过深，以免遗留瘢痕。

每日涂搽维 A 酸溶液、霜剂或凝胶可使损害发红脱屑而后消退，水杨酸制剂及溶于丙二醇的 2% 氟脲嘧啶(5-FU)溶液都可应用，但常有刺激性。

溶于丙二醇及酒精的 2% 5-FU 溶液可用于四肢及成人,而 1% 溶液应用于面部及儿童为宜。

含硫钙(Vieminck)溶液这一传统的用药尤其热溶液可有良好疗效,处方是升华硫 25g,氢氧化钙 16.5g,蒸馏水加到 100ml 后加热。

二硝基氯苯(DNCB)免疫疗法对寻常疣及跖疣尤其扁平疣往往有效,但费时较久。一般先用溶于丙酮的 2% DNCB 溶液 0.15ml 滴于前臂,以后致敏时于损害上点涂浓度较低的溶液或软膏。

著者常用中药大青叶、板蓝根、生薏米、苦参水煎服,每日 1 次,药渣敷在皮损上轻轻揉搓,致皮肤发红为止。4~5 天皮损发红肿胀者一周后多能治愈。

疣状表皮发育不良(epidermodysplasia verruciformis)

扁平疣及寻常疣状损害在儿童时期迅速出现,往往对称地广泛分布,多年不变,称为疣状表皮发育不良。部分患者的少数损害终于发展成鳞状细胞癌。

【症状】损害是直径约 2~5cm 的疣状扁平丘疹,往往迅速出现于儿童,但可在任何年龄开始发生,甚至在婴儿时期,手足背侧及肘膝等处就已有扁平的疣状丘疹。出现于面部及颈部的扁平丘疹呈淡红色、褐红色或正常皮色,表面光滑及边界清楚,和扁平疣不能区别,而出现于四肢及躯干的丘疹往往较大较硬而像寻常疣甚至于是典型的寻常疣,手指及掌跖的损害可像播散性掌跖角化病(图 3-24)。相邻的损害可以不规则地融合成较大的成片斑块或排列成线状,常呈暗红或褐色,表面可有油脂状鳞屑,移除鳞屑时露出淡红色基部。重者损害几乎散布于全身各处,仅腋部及腹股沟等处小片皮肤没有疣状损害。唇红缘及尿道等处黏膜偶尔发生小疣。

损害长期存在而多年不变,几乎永不消失,约 20% 病例的一个或数个损害终于发展成鳞状细胞癌,甚至于在 20 岁以前或损害出现后 10 年内就发生恶变,多半发生于暴露部位而可和日光性刺激有关。

有的患者可有掌跖角化病、毛细血管扩张、黑子、先天性免疫缺陷或智力低下等并发症。

【病因】疣病毒是病因,而基因是决定性因素,但遗传方式不规则,似乎为常染色体隐性遗传,有的却有常染色体显性遗传的家族史。

引起本病最常见的是人类乳头瘤病毒 HPV-3、5、10 型病毒,很多 HPV 亚型也可引起该病。30%~50% 的患者发展为鳞状细胞癌,本病相关的皮肤肿瘤大部分与 HPV-5 和 8 有关。

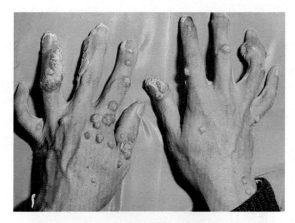

图 3-24　疣状表皮发育不良

　　扁平疣尤其泛发性疣病的发生同免疫功能降低有关,但尚未发现疣状表皮发育不良的细胞免疫及体液免疫功能有何改变。

　　【组织病理】HPV-3 所致皮损和扁平疣的组织变化基本相同。角化过度及棘细胞层肥厚,颗粒细胞及棘细胞尤其浅层棘细胞都有空泡,细胞浆几乎不见,细胞核凝缩并常在细胞的一侧,因细胞几乎都有空泡,表皮上部呈篮球网状。

　　HPV-5、8 所致皮损中整个颗粒层及棘细胞层的细胞核发生空泡变性,有明显的核仁而呈颗粒状,细胞浆匀一嗜酸性而如毛玻璃。

　　发生恶变的皮损内表皮细胞的排列紊乱,大小不一致,有异常的丝状核分裂,部分细胞角化不良,以后发展成典型鳞状细胞癌。

　　【鉴别】应和疣状肢端角化病,特别要和无遗传性但有免疫功能障碍的泛发性疣病相鉴别。

　　【治疗】电干燥法等虽可毁除个别损害,但常因皮疹广泛而难施行,其他各种治疗寻常疣和扁平疣的方法一般没有良好的效果,氟尿嘧啶软膏也可试用。口服维 A 酸类有效。损害可以恶变而应长期密切观察,一旦发生恶性肿瘤,要及时切除。

尖锐湿疣(condyloma acuminata)

　　尖锐湿疣多数发生于包皮、龟头、女阴或肛门附近等部位。损害先是红肿而柔软的丘疹,往往逐渐增多,也常扩展而显著隆起,表面可有疣状颗粒,巨大尖锐湿疣可像菜花状。

【症状】初起损害是柔软的红色丘疹,顶端往往较尖而呈圆锥形。损害逐渐变大而显著隆起,通常出现于温暖潮湿的黏膜和皮肤交界处,在男患者常发生于包皮、冠状沟、尿道口或肛门附近,在女患者常见于阴唇内侧、阴道、宫颈、会阴或肛门旁边(图3-25~图3-28);潮湿多汗的阴囊、腋窝、脐窝或趾间皮肤以及尿道、阴道或子宫颈黏膜可以偶然发生损害。

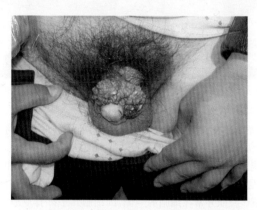

图 3-25　巨大尖锐湿疣

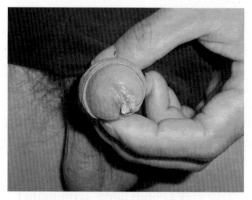

图 3-26　尿道口尖锐湿疣

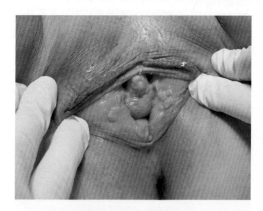

图 3-27 女阴尖锐湿疣

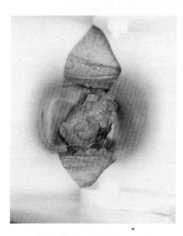

图 3-28 宫颈尖锐湿疣

巨大尖锐湿疣的表面有很多淡红、暗红或污灰色疣状颗粒,巨大的损害可像菜花状,特别是妇女阴部的尖锐湿疣常受阴道分泌液或脓液刺激而往往很大,腐烂分解的上皮细胞及分泌物常使患处放出很臭的气味。较大较深的巨大尖锐湿疣较易发展成鳞状细胞癌及原位癌。

本病损害往往成年累月地存在而难以自然消退,痊愈后容易复发。

【病因】 本病的病原体是人类乳头瘤病毒,90% 病毒株是 HPV-6 和 11 型,少数是 HPV16、18 型,也可由其他型引起,如 30 ~ 33、35、39、41 ~ 45、51 ~ 56 和 59 型引起。通常由性传播,潜伏期约为 3 周 ~ 8 个月。有利于病毒繁殖生长的潮湿温暖的肛门生殖器部位和个人免疫力低弱都是致病的条件。

女性患者宫颈上皮瘤的危险明显增高,与宫颈癌相关的基因型多是 HPV-16、18、31 ~ 33,也有少数报告为 35、39、42、51 ~ 54。

【组织病理】 角质层增厚角化不全。表皮呈假上皮瘤样增生,粗大的表皮突向下延伸并常分支,表皮细胞可不典型或有丝状核分裂,但细胞排列尚整齐,很多表皮细胞较大,细胞浆较浅淡,细胞核染色较深,细胞内常有空泡。真皮浅部有浓密的慢性炎症细胞浸润(图3-29)。

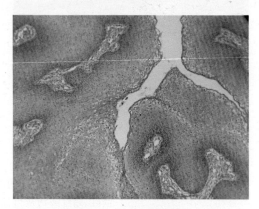

图 3-29　尖锐湿疣病理

【鉴别】应鉴别的有痣细胞痣、脂溢性角化病及鲍温病样丘疹病等。巨大尖锐湿疣须与鲍温(Bowen)病及鳞状细胞癌区别。

【治疗】保持患处干燥清洁,可常用过氧化氢或高锰酸钾溶液洗净,干燥后敷搽粉剂。特别是女患者有女阴阴道炎而常有大量分泌物,应该按病因适当处理以消除分泌物。此外,配偶的生殖器也有损害时应该同时治疗。

二氧化碳激光、液氮的冷冻疗法、电干燥法或电凝固法都可销毁损害而可酌情选用。

由95%酒精或丙二醇配制的0.5%足叶草毒素酊(即0.5%鬼臼毒素酊),适用于治疗直径≤10mm的尖锐湿疣。用药疣体总面积不应超过10cm^2,日用药总量不应超过0.5ml。用药后应待局部药物自然干燥,注意保护皮损周围的正常皮肤和黏膜。副作用以局部刺激为主,可有瘙痒、灼痛、红肿、糜烂及坏死。此药有致畸作用,妊娠妇女忌用。

5%咪喹莫特霜治疗尖锐湿疣每周患者自行涂药3次,每次用药后6~10小时洗去,连用16周,该疗法的优点是复发率低,约为13%。副作用可有瘙痒、灼痛、红斑、糜烂。咪喹莫特是外用免疫增强剂,可以刺激干扰素及其他细胞因子的产生,但起效较慢。目前多与冷冻、CO$_2$激光、光动力疗法或其他疗法联合使用,对疣体去除后预防复发有一定的应用价值。妊娠期咪喹莫特的安全性尚未确立,妊娠妇女忌用。

5%氟尿嘧啶(5-FU)霜或溶于丙二醇的2%氟尿嘧啶溶液可每日局部应用于少数损害。

5-氨基酮戊酸光动力疗法(ALA-PDT)用于尖锐湿疣的物理治疗后。该疗法安全性较高而刺激性小,且治愈率高,复发率低,但因光敏剂价格昂贵等因素降低了患者的依从性。

【预防】 使用安全套可以降低生殖道HPV感染的危险性,但是HPV感染可以发生在未被安全套覆盖或保护的区域,如阴囊,阴唇或肛周。

在美国有2种HPV疫苗获得了生产许可:一个是包含HPV16和18的2价疫苗(Cervarix),另一种是包含HPV6,11,16和18的4价疫苗(Gardasil)。这两种疫苗都能保护机体不被HPV 16和18感染,70%的宫颈癌都是这两型引起。4价的疫苗还可以保护机体不被HPV6、11感染,90%的尖锐湿疣都是这两型引起。两种疫苗在处于性活跃期之前注射效果是最好的,已经通过了儿童疫苗接种计划,可以用于小于19岁的儿童和青少年。国内HPV疫苗尚属研究阶段,尚未进入临床应用。

鲍温样丘疹病(Bowenoid papulosis)

鲍温样丘疹病损害是多个褐红或青紫色丘疹,有时呈疣状,出现于成人尤其青年的阴茎、龟头或阴唇,特别易见于妇女的外阴。

【症状】 本病发生于性活跃的年轻人,发生在生殖器及肛门周围,损害是快速增长的隆起性丘疹,褐红或紫色丘疹(图3-30),有时有鳞屑,直径0.5~1cm,大多数患者无自觉症状,偶有瘙痒。发生于女阴的常为对称性,融合性,并常有色素增多,被称为多中心色素性Bowen病。

本病良性经过,可自行消退,但可复发。有报告女性患者和男性患者的性伴侣宫颈上皮瘤的风险增加。

【病因】 鲍温样丘疹病是由于HPV感染引起,特别是16型,也有6型、11型等其他型的报告,部分患者

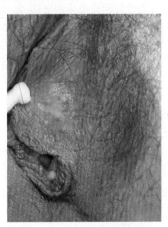

图3-30 鲍温样丘疹病

同时合并尖锐湿疣，或者曾有尖锐湿疣病史。也有报道皮损处检出巨细胞病毒（CMV）、单纯疱疹病毒（HSV-Ⅱ）等。发病可能与 T4 细胞水平降低有关。

【组织病理】组织变化和原位癌近似，有时可见到挖空细胞（图 3-31）。用免疫组织化学可证实 HPV 组特异抗原的存在，电子显微镜超微结构检查发现其皮损的角质形成细胞中见到病毒颗粒。

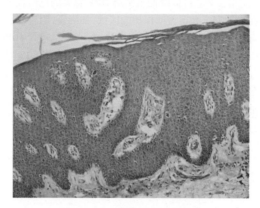

图 3-31　鲍温样丘疹病病理

【治疗】治疗可采用电灼、激光等，5% 咪喹莫特霜或 5-FU 霜可外用。近年来，光动力治疗鲍温样丘疹病的报道逐渐增多，效果良好。

手足口病（hand-foot-mouth disease）

手足口病的特点是口腔黏膜及手足有粟粒到豆粒大小的水疱，周围有红晕，数天后消失，多半发生于儿童，也有少数成人发病。本病在 20 世纪 80 年代才在我国发现。

【症状】大多数患者是 5 岁以内幼儿，少数是 10 岁内儿童，而青少年及成年患者罕见。患者可有轻微发热、咳嗽、流涕、咽痛、食欲缺乏、恶心等轻微的先驱症状。

皮损是数目不定的淡红色斑疹或斑丘疹，迅速变成粟粒至豆粒大小的圆形或卵圆形水疱，周围有红晕，多半发生于两侧手足部尤其常见于指趾屈侧面及侧缘和掌跖部位（图 3-32、33），有时也发生于下肢、肘膝附近或大腿内侧甚至臀部(图3-34),没有自觉症状。颊部、软颚及牙齿等处口腔黏膜以及舌部尤其舌缘有些带红晕的水疱,容易破裂而成糜烂或疼痛的浅溃疡(图3-35)。黏膜及皮肤损害往往同时出现,但可单独发生。

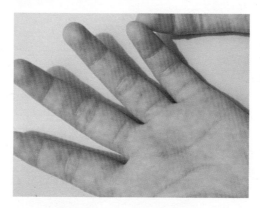

图3-32　手足口病　手掌水疱

　　患者一般没有或仅有轻微的全身症状。约40%的患儿有37～38℃的低热,约1～3天,10%患者的颈淋巴结肿大,有的有流涕、咳嗽等表现,或食欲缺乏、恶心、腹泻等胃肠道症状,少数有轻度脑膜刺激症状,偶尔有共济失调或四肢轻度麻痹等中枢神经系统紊乱的表现,不久即恢复。

　　在3～7天内,患者自然痊愈。皮疹消退后不遗留色素沉着,也不脱屑。

　　【病因】　本病流行于夏秋季节,90%的患者是5岁以内婴幼儿,成人患本病的很少。

　　病原体是小核糖核酸病毒,主要是柯萨奇A16。此外,被人分离出的

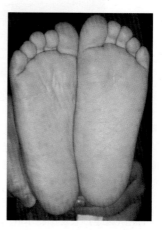

图3-33　手足口病　足部水疱

还有A5、A10等A组和B2、B5、B6等B组柯萨奇病毒。少数肠病毒尤其E71可为病因,并可使10%患者产生严重肺部和中枢神经系统的并发症,甚

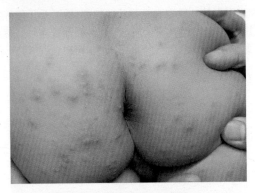

图 3-34　手足口病　臀部水疱

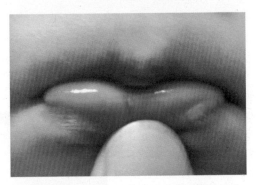

图 3-35　手足口病　唇黏膜损害

至死亡,提示这些感染潜在的严重性。

　　传染途径是由口到口,也可能通过皮肤进入体内,由粪便、疱液或直肠及咽黏膜可培养及分离出病毒。甚至患者及携带者的手及其所摸过的器物可使病毒通过饮食等而传染别人。粪便所污染的饮水常为重要的传染途径,特别是肠病毒的 E71 容易存在于污水中。

　　【组织病理】表皮细胞水肿,棘细胞发生网状变性而形成多房性水疱,表皮深部有气球变性。陈旧的水疱可位于表皮下。水疱底及真皮有炎性浸润,疱壁棘细胞有坏死现象,疱内有坏死碎物。

　　【鉴别】应鉴别的有足及口病、汗疱疹、多形红斑及疱疹样皮炎,特别要同水痘、疱疹性咽峡炎及阿弗他口炎区别。

【防治】在托儿所和幼儿园内,要注意早期隔离可以预防及控制流行。

患者在数日之内痊愈,且病情轻微,一般不需治疗,有时应作对症处理,例如,1%丁卡因溶液涂于口腔黏膜溃疡可使疼痛减轻,体温太高时可服退热药。

足及口病(foot-mouth disease)

足及口病即是动物的口蹄疫,口蹄疫是动物的一种严重传染病,在牧区中流行时可使牛、马、猪、羊等动物大批死亡,偶尔传染给人而引起症状轻得多的足及口病。

免疫力低弱的人在和病兽及其污染物接触或饮用污染牛乳后可以感染此病,潜伏期是2~5天,最多约10天。初起时,发热及周身不适,口腔黏膜充血并有干燥及灼热感。2~3天以后,口腔黏膜、鼻黏膜、结膜及连接黏膜的皮肤发生水疱,此时,发热等全身症状开始消退。水疱直径约数毫米,往往增多融合而成大疱,疱液清亮或略混浊,以后化脓或破裂而成浅溃疡。水疱除发生于口鼻黏膜及结膜和皮肤黏膜交界处外,也常出现于手足部位尤其指趾端的掌面及侧面,有时发生于前臂或偶尔出现于阴部或乳房等处,水疱出现前常有痒热感。在1周到1个月内,本病即自然痊愈。

病原体是鼻病毒(rhinovirus),容易在牛舌或其他牛组织中培养。

本病症状轻微,患者不会死亡而将自然痊愈。除了保持口腔清洁及防止继发感染外,不需特殊治疗。

疱疹性咽峡炎(herpangina)

体温骤然升高到38.5~40℃,伴有头痛、喉痛及食欲缺乏、呕吐或腹痛。喉部有丘疱疹或水疱,直径为1~2cm,呈淡黄白色,周围有红晕,由1~2个到十几或几十个,散布于舌颚弓、扁桃体、悬壅垂或软颚等处。严重时咽部黏膜有很多损害,往往成群出现并相融合,以后成片糜烂或发展成灰黄色浅溃疡。体温在数日内恢复正常,而咽喉黏膜的损害持续5~10d或更久。

本病常于夏秋季节流行,多半发生于儿童,也可发生于成人。病原体是柯萨奇A型病毒,可包括柯萨奇A2、A3、A5、A6、A8及A10,可通过喉部抹取及粪便培养出来,由中和抗体、补体结合试验及血凝集抑制试验等免疫学方法可鉴定各种病毒的类型。病毒可能经饮食或呼吸道而在人与人之间互相传染，或由蝇类传播给人。

除了柯萨奇 A 型病毒引起疱疹性咽峡炎外，柯萨奇 A16 可引起卡波西（Kaposi）水痘样疹，柯萨奇 A4 可引起泛发性水疱，柯萨奇 A9 可引起水疱或风团性皮疹，柯萨奇 B5 也能引起水疱性口炎（vesicular stomatitis）。

埃可病毒疹（Echovirus exanthema）

埃可病毒（Echo）有 31 型，可暂时存在于人的消化道内。埃可病毒容易在天热季节由粪便及口分泌液散播而使人感染。患者多半为年幼儿童，病毒可由喉抹取物、粪便、血液及脑脊液分离出来，在发病最初 4 天内及以后第 2、3 周可以查出血清中有特殊性中和抗体。

埃可病毒疹患者除有皮疹外，还有发热及其他器官损害，全身性症状包括食欲缺乏、恶心、呕吐及腹痛等胃肠障碍，喉痛及咳嗽、结膜炎、无菌性脑膜炎、蛋白尿或血尿等表现。约 1/3 患者发生风疹样皮损，先出现于面部及颈中，以后扩展到躯干及四肢，经 4～5 天后消失。口腔黏膜可发生类似 Koplik 斑的白色斑点。

波士顿疹病（Boston exanthem）最先在美国波士顿发现，由埃可病毒 16 引起。皮肤有稀疏散布的淡红斑及斑丘疹，也可为麻疹样红斑，较重的发生水疱性损害，最常见于胸部及背部。软腭及扁桃体可发生斑丘疹或浅溃疡而像疱疹性咽峡炎。病程为 2～3 周。

麻疹（measles，rubeola）

麻疹是急性传染病之一，一般发生于儿童，多半于春末流行。初起时有发热及流涕等感冒样症状，发热第 4 天时出疹，以后皮疹消退时脱屑并有暂时的色素沉着。

【症状】体温突然或迅速升高，伴有食欲缺乏、周身不适、眼红流泪、畏光、咽部充血、流涕及咳嗽等类似感冒的症状，达 3～5 天之久。唇内侧及颊部黏膜有白色小点或呈网状而称 Koplik 斑（图 3-36），周围有红晕，是早期诊断麻疹的重要依据之一。这种麻疹性口腔黏膜斑可迅速增多而弥漫散布于颊黏膜，直到以后皮疹发展到高峰时才消退。

皮疹在发热第 4 天出现于耳后及颈部等处，以后扩展到前额及颊部而迅速分布于全身各处。初起皮疹是玫瑰色斑丘疹（图 3-37），以后不断增加，相邻的往往互相融合，颜色也渐加深而呈深红色，严重时出血，黏膜可有

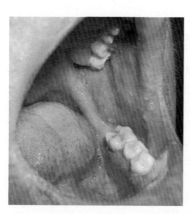
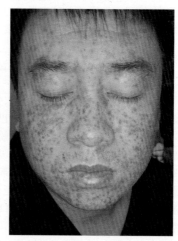

图 3-36　Koplik 斑　　　　　　图 3-37　麻疹

瘀点,四肢可有水疱。皮疹完全发展时,热度可高达 40℃,咽部红肿疼痛,舌部乳头肿大鲜红,脾脏往往肿大。皮疹经 1~4 天后,逐渐按发生次序由面部开始消退,热度下降,皮疹消失处脱屑及遗留暂时的色素沉着。

　　并发症包括喉炎、支气管肺炎、中耳炎、肺结核、结膜炎、角膜炎或角膜溃疡、坏疽性皮炎或肾炎等。支气管肺炎等严重并发症可使患儿死亡。

　　部分患者接种麻疹疫苗若干年后,血中抗体水平下降,再感染麻疹病毒后产生非典型麻疹的临床表现。发病过程和皮损与麻疹相似,腭部可见有瘀点,但无 Koplik 斑。称为非典型麻疹样综合征(Atypical Measles Syndrome)。确诊往往需要血清学检测,如麻疹抗体滴度检测等。一旦确诊隔离与治疗同麻疹。

　　【病因】麻疹的传染性很强,常在春末流行,通常发生于幼儿及学龄前儿童。病原体是副黏液病毒的一种,存在于病儿的口腔黏膜、鼻黏膜及结膜的分泌物内,分泌物可通过直接接触或媒介物的间接传播而传染其他儿童,直到皮疹已出现 5~7 天时黏膜已无分泌物,才失去传染性。

　　【防治】麻疹在幼儿园等处儿童群中容易流行,潜伏期为 10~14 天。病儿应被隔离到出疹已 5 天之后为止。为了增强 6 个月~12 岁易感儿童的免疫力,由皮下注射麻疹减毒活疫苗 0.2ml 一次,免疫力可维持数年之久。在流行时期应用胎盘球蛋白或丙球蛋白可使儿童被动免疫 3~4 周,可以暂时预防本病或使发病时症状变轻。

在护理病儿时,要注意室温、病儿营养及眼、鼻、口腔卫生。应注意预防并发症,有继发性感染时须用抗生素。

风疹(rubella,german measles)

风疹是儿童的急性传染病之一,先是上呼吸道有轻度发炎的表现,然后发热,皮肤有淡红色斑丘疹,枕后淋巴结肿大。潜伏期为 10～21 天。

【症状】初起时,患儿流涕、咳嗽及喉痛,也可有食欲缺乏及恶心呕吐等轻微胃肠道症状,在半天或 1～2 天内有 38～39℃ 的低热,同时有皮疹出现。皮疹是小于麻疹的淡红色略隆起的斑丘疹(图 3-38),开始出现于面部及颈后,在数小时内迅速增加而广泛分布全身,但不出现于手掌及足底,相邻的皮疹可以融合。耳后及颈部淋巴结肿大是另一临床特征(图 3-39)。经过 2～4 天或更久以后,皮疹消退,不发生鳞屑或是只有细薄的糠状鳞屑,少数患者在第 4～5 天继发暂时的色素性斑点。

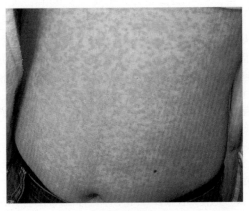

图 3-38 风疹

在发作期间,血液中白细胞总数减少,而淋巴细胞增多。

先天性风疹综合征(congenital rubella syndrome)是胎儿受风疹病毒感染后发生多种先天性异常。在妊娠初期 3 个月内,妊娠妇女感染风疹时病毒可干扰胎儿的发育,新生儿在出生时已可发生先天性白内障、心脏缺损、耳聋、青光眼、脑小及其他内脏异常。皮肤可有血小板减少性紫癜,鼻翼、前额及颊部可有色素沉着,皮脂溢出或粉刺,面部及四肢可有网状红斑或风疹

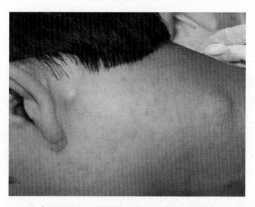

图3-39 风疹肿大的淋巴结

块。为了避免生出畸形胎儿,妊娠妇女在妊娠第3个月内患风疹时应该接受人工流产术。

【病因】 风疹的病原体是直径120~280nm的一种较大的RNA病毒,一般认为属于副黏液病毒类,可由口、鼻黏膜及眼部分泌物直接传染别人,0.5~5岁的婴幼儿特别容易感染,往往在冬季及春季流行,病愈后有终生免疫性。

流行性出血热(epidemic hemorrhagic fever)

是野生啮齿动物所传播的一种病毒性疾病,常于冬季流行于林区、山区、草地或沼泽地区,主要侵犯青壮年。潜伏期为5天到1.5个月,平均约2周。我国农业区、野外、林区和居民区中流行性出血热的主要传染源分别为黑线姬鼠、大林姬鼠和褐家鼠,我国东北尤其林区是本病的主要流行区。

头痛、食欲缺乏及周身无力是常有的前驱症状。体温骤然升高至40℃左右而经5~6天之久。面部、颈部、肩部及胸部皮肤发红,瘀点及瘀斑出现于口腔黏膜及结膜,以后可依次发生于腋部、胸背、颈部及上肢等处。伴有恶心、呕吐及腹泻等消化道症状,头痛、腰痛及眼眶疼痛,球结膜及眼睑水肿,心情烦躁或谵语,血压降低,先是尿少,以后尿多。约3~4周后患者才痊愈,5%~10%患者因出血、肾衰竭或继发性感染而死亡。

阿司匹林等退热药禁用或慎用,以防体温骤然下降及大量出汗而引起休克,体温太高时可施行物理治疗。糖皮质激素、环磷酰胺的应用可能降低病死率。

登革热(dengue fever)

在夏末秋初流行于气候温热的热带及亚热带,病毒由蚊传播,儿童最易感染,潜伏期为 2 ~ 15 天。

初起时,体温骤然升到 39℃ 左右,皮肤在开始发热后 24 ~ 48 小时内弥漫潮红,常有剧烈肌痛及关节痛和恶心、呕吐等胃肠症状。发热 3 ~ 4 天后缓解,1 ~ 2 天又再发热而成双峰热。在发热第 4 天时,面部、四肢及躯干发生麻疹样或猩红热样红斑,经过 1 ~ 5 天后消退而脱屑,体温也恢复正常。

登革出血热(Dengue hemorrhagic fever)

是登革热病毒感染所引起的剧烈反应,最易发生于儿童,除了有登革热症状外,前额及四肢等处发生斑丘疹、瘀点及瘀斑,口唇及四肢发绀,血液浓缩,血浆蛋白降低,血小板减少,出血及凝血时间延长,患者可发生休克甚至死亡。

白蛉热(sandfly fever)

巴浦白蛉(phlebotomus papatasii)的雌蛉将直径仅 25nm 的一种虫媒病毒传播给人而引起白蛉热,曾经流行于我国、前苏联、印度及地中海地区。

白蛉叮螫人的皮肤后不久,发痒的小丘疹出现于叮螫处,约经 10d 左右,患者发热、头痛、周身不适、结膜充血、食欲缺乏及恶心或突然腹痛,颈部可以僵直,面部及颈部发生猩红热样皮疹,以后多次发热,终于自然痊愈。

埃博拉病毒(Ebola virus)

埃博拉病毒被称为非洲出血热(African hemorrhagic fever)。

近期暴发在西非的埃博拉病毒致死率很高,90% 的感染患者都会死亡。目前该病毒在利比里亚、塞拉利昂和几内亚三个西非小国肆虐,尼日利亚也出现了埃博拉病例。埃博拉病毒的特征往往是起病急,有发热、极度虚弱、肌肉疼痛、头痛和咽喉痛症状。随后会出现呕吐、腹泻、皮疹、肾脏和肝脏功能受损,某些情况下会有内出血和外出血。而在死亡前 3 天左右,患者全身高热颤抖,持续性呕吐越来越厉害。死亡前 1 天,人体胶原开始溶解,皮下组织溶化,皮肤与人体剥离,全身脏器和体表出血,全身痉挛,死在血泊之中。

埃博拉病毒是迄今发现的致死率最高的病毒之一,尚无有效治疗方法。潜伏期可达20天。目前感染埃博拉病毒的已知主要渠道是直接接触感染者的血液、分泌物及其他体液,或接触死亡感染者的尸体。

传染性红斑(erythema infectiosum)

传染性红斑一直被人认为一种出疹性传染病,通常流行于春季而常见于4~12岁的儿童,但只零星发生,潜伏期可能是6~14天。有人在患儿的血清中检测到细小病毒B19的IgM及IgG抗体,皮疹中检测细小病毒B19的DNA。因此认为此种病毒就是引起传染性红斑的病因。

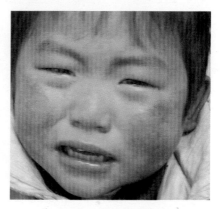

图3-40 传染性红斑

【症状】 两侧颊部有边界清楚的玫瑰色红斑,而唇部附近的皮肤正常,一般不伴有全身症状,或是只有38~39℃的低热及咽痛,结膜及咽部黏膜可轻度充血。

两侧颊部的红斑略微肿胀而易误认为丹毒,红斑附近可有零星散布的红色斑点(图3-40),在1~2天内,躯干及四肢往往发生点状、麻疹样、猩红热样或荨麻疹样红斑。经过6~8天后,皮疹按出疹次序依次消退,面部红斑先消失,以后,其他部位的红斑往往由皮损中央开始消退而呈环形或弧形。皮疹消失后,不遗留鳞屑或色素性变化。

【实验室检查】 血液中白细胞总数正常或略减少,淋巴细胞及嗜酸性细胞的百分数往往较高。

小儿丘疹性肢端皮炎(papular acrodermatitis of childhood)

小儿丘疹性肢端皮炎,红斑丘疹或斑丘疹对称分布于幼儿的四肢,也可出现于面部及臀部,浅部淋巴结肿大,同时有非黄疸性肝炎,又称加诺提-克罗斯蒂综合征(Gianotti-Crosti syndrome)。

【症状】很多的红色或褐红色扁平丘疹迅速出现而对称分布于四肢,特别多见于四肢伸面及远侧端,有时也出现于面部及臀部。丘疹为针头至绿豆大,一般不融合,没有明显的自觉症状,有时丘疹间有一些苔藓样及紫癜性损害,在本病早期常有类似银屑病的同形反应,新损害可相继出现而呈线形(图3-41)。在数日内,皮损停止发展,约经15~20天后,皮损自然消退,以后不复发。

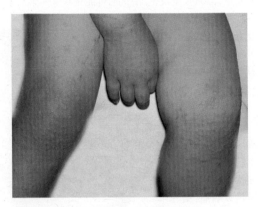

图3-41 小儿丘疹性肢端皮炎

一般患者没有发热等全身症状或是只有周身不适感。浅部淋巴结尤其腹股沟及腋部淋巴结往往轻度或中度肿大,经2~3周之后,或是与皮疹同时发生,有时在皮损消退时才有。肝脏轻微肿大,仅少数年龄较大的患儿在皮疹出现20多天后有轻度黄疸,有时脾脏暂时肿大。经过1~2个月或更久以后,增高的转氨酶、醛缩酶及碱性磷酸酶等恢复正常,少数患儿的肝炎可持续数月甚至数年之久。

【实验室检查】外周血液中血红蛋白低于正常,白细胞总数正常或略有增减,而单核细胞往往增加,可达20%。α_2 及 β 球蛋白都常增高。

血清如转氨酶、醛缩酶及碱性磷酸酶水平都增高,1~2个月后开始下降,也有的经年累月也不能恢复正常。

在出现皮疹数日以后,可检测血清中所含的乙型肝炎病毒表面抗原(surface antigen of hepatitis B virus,HBsAg)。血清中 HBsAg 在3个月内变成阴性,也有的在 1 年以后仍为阳性,转氨酶虽已恢复正常,仍可查出 HB-sAg。

在电镜下,可以查见皮疹组织内有多形球状、管状和双壳小粒,和乙型肝炎病毒的形态完全相同。

【病因】大多数患者是 2～6 岁的儿童,在感染乙型肝炎病毒后,发生特征性皮损并有轻度急性肝炎及淋巴结肿大的表现。

病毒性肝炎是常见的传染病,而 Gianotti-Crosti 综合征较少见。而且,在托儿所、幼儿园及家庭中,患儿虽和其他儿童密切接触,而患本病的很少,可由于婴幼儿的免疫反应和成人有所不同。因肝炎病毒感染而出现特殊的皮肤表现可由于免疫状态尚未成熟的缘故,也可能和基因有关。

本病往往自然出现而无静脉注射、输血或其他传染史,患儿的家属也可为病毒携带者。

【组织病理】真皮浅部有淋巴细胞、单核细胞及组织细胞浸润,主要在毛细血管周围,毛细管壁有内皮细胞增生。

【治疗】本病预后良好,皮疹消失后将不复发。皮疹不引起自觉症状,一般经 2～3 周后即消退而不需治疗。

幼年性丘疹性皮炎(juvenile papular dermatitis)

幼年性丘疹性皮炎其独立的苔藓样小丘疹发生于数岁儿童的四肢,通常出现于手部及前臂,有时对称发生于小腿及股部,偶见于臀部及躯干,在 2～3 周内由少而多,不伴有全身症状,一般经 1～2 个月即可痊愈。病因不明,有人认为某种感染所致,但未发现任何微生物,组织变化为非特殊性炎症。

本病的临床表现虽像 Gianotti-Crosti 综合征,但为不同的疾病。

Gianotti 提出儿童有一种原因未定的丘疹性肢端皮炎,临床可分为三型:A 型皮损是对称分布而不融合的玫瑰色半球形小丘疹;B 型丘疹发痒并可融合成片;C 型是隆起红斑及不痒的密集丘疹而像多形性红斑。可有紫癜性皮损,病程较久。

病毒疹(viral exanthemata)

引起病毒疹的病毒有多种,有些病毒可引起典型的临床表现,如麻疹、风疹、水痘等。也有一些疾病是以病毒命名的,如柯萨奇病毒疹、埃克病毒疹等,这些疾病早期很难做出诊断,确诊往往需要病毒的分离或是在疾病的恢复期查血清抗体或补体结合试验。还有一些病毒引起的是非特异性斑丘疹。这就给临床诊断带来困难。这些发疹可能是病毒引起的原发性皮肤损害,但大多数情况下是由于病毒感染引起的一种发生在皮肤的免疫反应。这些疾病通过病毒培养、免疫学试验、PCR 或 DNA 杂交,有可能检测到引起皮疹的病毒,但有时可为阴性。由于其繁琐的检测过程常受条件所限,即使检测条件充足,待结果出现时,往往大部分患者均已自愈。因此认为在排除药疹的可能性时,应建立病毒疹的诊断。

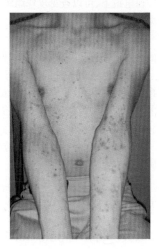

图 3-42 病毒疹

大部分病毒疹均有前驱症状,可有不同程度的发热、咽痛、乏力等。而后出现均匀对称非典型斑丘疹,可有麻疹或风疹样皮损,也可有小的丘疱疹或瘀点(图 3-42),一般不痒。咽部或上腭可见针尖大小的瘀点(图 3-43)。白细胞常低于正常值。

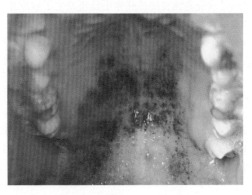

图 3-43 病毒疹 上腭瘀点

诊断病毒疹首先应排除麻疹、风疹、猩红热、幼儿急疹等传染性疾病,最大的问题是排除药疹,与药疹的鉴别是药疹的皮疹分布主要呈相对对称性,通常一侧偏重,皮疹较密,另一侧偏轻,皮疹呈疏密相间状态,即在某局部可见稀疏皮疹与密集皮疹交互存在,随处可见。而病毒感染性发疹多绝对对称,在同一部位上的分布比较均匀,即使能见到疏密不均现象也有一定规律可循,如近心端密集而远心端稀疏或与此相反,而位置相对固定。更重要的是绝大部分的药疹均有不同程度的瘙痒,白细胞往往升高。尽管如此临床上有时很难鉴别。特别是对儿童在难以鉴别时应考虑到药疹的可能性。

获得性免疫缺陷综合征(acquired immunodeficiency syndrome,AIDS,艾滋病)

艾滋病(AIDS)是获得性免疫缺陷综合征的简称,是由人类免疫缺陷病毒(human immunodeficiency virus,HIV)引起的一种性传播疾病。HIV 主要侵犯辅助 T 淋巴细胞,引起人细胞免疫严重受损,继而发生条件致病菌感染、恶性肿瘤等,死亡率极高。本病于 1981 年在美国首先发现以来,现已流行到世界各地,其传播速度快,病死率高,且目前尚无治愈该病的方法。

【症状】艾滋病临床表现十分复杂,HIV 感染人体后,从无临床症状到严重病变,形成多系统、多样化表现。

(一)"窗口期"与潜伏期

1. "窗口期" 是指从患者感染 HIV 到形成抗体所需的时间。一般感染 HIV 后人体产生血清抗体的平均时间为 45 天或更短,通过输血感染者出现血清抗体阳性的时间为 2～8 周,性交感染者出现血清抗体阳性时间为 2～3 周。窗口期内患者也具有传染性。

2. 潜伏期 是指从感染 HIV 起,至出现艾滋病症状和体征的时间。一般是 2～15 年,平均 7～10 年,最长达 14.2 年,最短仅 6 日(输入血液制品而感染的急性病例)。潜伏期患者是重要的传染源。

(二)HIV 感染的临床表现

1. 急性 HIV 感染期 多数人在感染初期无任何症状与体征,少数患者感染后 3～4 周出现急性 HIV 感染的临床表现,但是其表现多在 1 个月内消失:

(1)非特异性症状:包括发热、乏力、肌痛、畏食、恶心、腹泻、咽痛等;

(2)亦可出现头痛、皮疹、脑膜炎或急性多发性神经炎;

(3)颈、腋及枕部有肿大的淋巴结;

(4)肝脾肿大。

2. 无症状 HIV 感染期 常无任何症状及体征。

3. 艾滋病

（1）原因不明的免疫功能低下；

（2）持续不规则低热>1 个月；

（3）持续不明原因的全身浅表淋巴结肿大；

（4）慢性腹泻>4～5 次/日,3 个月内体重下降>10%；

（5）合并有口腔念珠菌感染、卡氏肺囊虫肺炎、巨细胞病毒感染、弓形虫病、隐球菌脑膜炎、进展迅速的肺结核、皮肤 Kaposi 肉瘤、淋巴瘤等；

（6）中青年患者出现痴呆。

【病因与发病机制】 HIV 是 AIDS 的病原体。HIV 属于 RNA 反转录病毒,典型的病毒颗粒呈球形,直径约为 100～140nm。病毒核心由单链 RNA、反转录酶及结构蛋白组成。HIV 可分为 HIV-1 和 HIV-2 两种血清型,其中 HIV-1 是艾滋病的主要流行型,HIV-2 主要在非洲的少数国家呈限局性流行。HIV 对外界抵抗力较弱,离开人体后不易存活。

HIV 侵入人体血液后,可以攻击多种细胞,包括淋巴细胞、巨噬细胞、朗格汉斯细胞及中枢神经系统中的细胞。但 HIV 对淋巴细胞有特殊的趋向性,其主要的靶细胞是表面有 CD4$^+$ 受体的辅助 T 淋巴细胞及其前体细胞,主要是 CD4$^+$ T 淋巴细胞。当 HIV 在宿主细胞中大量复制,导致宿主 CD4$^+$ T 淋巴细胞功能的损害和大量死亡,随着体内病毒复制量的增加,CD4$^+$ T 淋巴细胞计数呈进行性或不规则地下降。当 CD4$^+$ T 淋巴细胞计数低于 0.2×10^9/L($<$正常低限的 50%)时,患者的免疫功能遭到严重破坏,导致免疫缺陷,使各种条件性感染和继发性恶性肿瘤的发生率急剧增加,引起相应的临床表现。

【传染源与传播途径】

1. 传染源　直接传染源是艾滋病患者及 HIV 感染者。目前已知从艾滋病患者的血液、精液、阴道分泌物、宫颈黏液、唾液、眼泪、脑脊液、肺泡液、乳汁、羊水和尿液中都分离出 HIV。但流行病学只证明血液和精液有传播作用,乳汁也可使婴儿受感染。

2. 传播途径

（1）性接触传播:是 AIDS 的主要传播途径,包括同性与异性之间的性接触,尤其是同性恋患者感染的几率更大。目前,国外性接触传播的病例占 3/4,在我国约为 1/2。

（2）血液传播:包括:①输了污染 HIV 的血液、血液成分或血液制品；②与静脉药瘾者共用污染 HIV 的针头、注射器；③移植或接受 HIV 感染者的器官、组织或精液；④医疗器具消毒不严等。目前在我国少数地区经血液传播是主要的传播途径。

（3）母婴传播：也称围生期传播，即感染 HIV 的母亲通过胎盘、产道、产后母乳哺养时传染给新生儿。母婴传播几率约为15%～30%。

目前尚不能证明呼吸道、食物、汗液、泪液、昆虫叮咬、餐具、握手、刷牙等途径能传染 HIV。

【实验室检查】

1. HIV 检测　我国现阶段 HIV 实验室检测主要是检测 HIV 抗体，HIV 抗体检测需要经过初筛试验和确认试验，包括：①酶联免疫吸附试验；②明胶颗粒凝集试验；③免疫荧光检测法；④蛋白印记试验（WB）。前三项是初筛试验，须重复两次阳性，才能确定阳性，后一项是确认试验。

2. 免疫功能检查　包括：①外周血淋巴细胞计数；②CD4$^+$ T 淋巴细胞计数；③CD4$^+$/CD8$^+$ T 淋巴细胞比值；④微球蛋白测定等。

3. 条件致病菌感染的病原微生物检查　根据不同的临床表现进行相应的病原微生物检查。

【诊断标准】艾滋病的诊断主要靠病史、临床表现和实验室检查结果三个方面，无论处于哪一期的 HIV 感染，必须要有抗 HIV 抗体阳性或者 HIV 抗原阳性的实验室检查结果。其诊断标准参照卫生部2000年颁布的《性病诊断标准和处理原则》。

1. 急性 HIV 感染

（1）流行病学史

1）同性恋或异性恋有多个性伴侣史，或配偶或性伴侣抗 HIV 抗体阳性；

2）静脉吸毒史；

3）用过进口的第Ⅷ因子；

4）与 HIV/AIDS 患者有密切接触史；

5）有过梅毒、淋病、非淋菌性尿道炎等性病史；

6）出国史；

7）抗 HIV(+)者所生的子女；

8）输入未经抗 HIV 检测的血液。

（2）临床表现：见前"临床表现"1。

（3）实验室检查

1）周围血 WBC 及淋巴细胞总数起病后下降，以后淋巴细胞总数上升，可见异型淋巴细胞；

2）CD4/CD8 比值大于1；

3）抗 HIV 抗体由阴性转阳性者,一般经 2~3 个月才阳转,最长可达 6 个月,在感染窗口期抗体阴性;

4）少数患者初期 P_{24} 抗原阳性。

2. 无症状 HIV 感染

（1）流行病学史:同急性 HIV 感染。

（2）临床表现:见前"临床表现"2。

（3）实验室检查

1）抗 HIV 抗体阳性,经确诊实验证实者;

2）CD4 淋巴细胞总数正常,CD4/CD8 比值大于 1;

3）血清 P_{24} 抗原阴性。

3. AIDS

（1）流行病学史:同急性 HIV 感染。

（2）临床表现:见前"临床表现"3。

（3）实验室检查

1）抗 HIV 抗体阳性,经确诊实验实者;

2）血清 P_{24} 抗原阳性;

3）CD4 淋巴细胞总数小于 $200/mm^3$ 或 $200~500/mm^3$;

4）CD4/CD8 比值小于 1;

5）周围血 WBC、Hb 下降;

6）β_2 微球蛋白水平增高;

7）可找到上述各种合并感染的病原体或肿瘤的病理依据。

【治疗】治疗原则:对于急性 HIV 感染和无症状的 HIV 感染,一般不需要特殊药物治疗,注意休息,加强营养,避免传染给其他人。对于 AIDS 的患者主要是针对病原学和并发症的治疗,也包括支持、免疫调节及心理治疗等。

1. 抗 HIV 治疗　阻止 HIV 在体内复制、繁殖,包括:①核苷类反转录酶抑制剂,②非核苷类反反转录酶抑制剂,③蛋白酶抑制剂,④融合抑制剂（抑制趋化因子受体 CCR5 与病毒的结合）,⑤整合酶抑制剂。

治疗时机选择:成年及青少年患者急性期和 AIDS 期均须抗病毒治疗,在无症状 HIV-1 感染者中启动高效抗反转录病毒治疗的时机是 2010 年以后的研究热点。既往对无症状感染者仅在 $CD4^+$ T 淋巴细胞计数 $<200/mm^3$ 时开始治疗,在 $200~350/mm^3$ 时考虑治疗,>350 个 $/mm^3$ 不建议治疗。近年研究发现早期治疗的益处大于风险,因此目前当患者 $CD4^+$ T 淋巴细胞计数 $<350/mm^3$ 时即可开始治疗。早期治疗策略逐渐成为共识。

2. 免疫调节疗法　应用干扰素、白介素 2、丙种球蛋白等。

3. 常见并发症的治疗　针对各种机会性感染和肿瘤的治疗。

4. 中医药治疗　应用人参、雷公藤、当归、甘草甜素等治疗。

【预防】艾滋病到目前为止还没有有效的治疗药物和方法,疫苗研究尚未成功,因此预防很关键。

1. 普及艾滋病的预防知识;

2. 提倡安全性行为,推广使用避孕套;

3. 确保安全的输液供应;

4. 禁止静脉药瘾者共用针头、注射器;

5. 艾滋病或者 HIV 感染者应避免妊娠,出生婴儿应避免母乳喂养;

6. 防止医源性感染,严格消毒制度。

衣原体性疾病

衣原体是类似病毒的微生物,但有较复杂的结构并对抗生素敏感,因而更像立克次体。性病性淋巴肉芽肿是衣原体所致的性病,猫抓病的病原体被疑为衣原体。

性病性淋巴肉芽肿(lymphogranuloma venereum)

性病性淋巴肉芽肿是性病之一,最常见于热带与亚热带,主要流行于亚洲、非洲及南美洲的部分地区。通常发生于外生殖器上,区域性腹股沟淋巴结发炎而化脓溃破,深部淋巴结炎可使女患者发生肛门直肠的症状。

【症状】感染后经过数天到一个多月,一般约为 3 周以后,一个针头到豆粒大小的水疱、脓疱或糜烂,或是一个略微隆起的小丘疹出现于男性的龟头或包皮,或是女性的子宫颈或后穹隆,没有疼痛等明显的自觉症状而常被忽略,特别是发生于子宫颈等处时不能被人察觉。偶尔出现于扁桃体或舌部等非生殖器部位或是发生于尿道内而引起尿道炎的症状。不久以后,损害自然消退而遗留微小瘢痕。

感染 2 个月左右时,腹股沟淋巴结开始肿大,大多数是一侧性。初起时,淋巴结坚硬肿痛,逐渐变大而连续成较大肿块并和皮肤粘连,局部皮肤红肿并有压痛,以后淋巴结溃烂,上方的皮肤多处破溃,淡黄色浆性脓液从溃破处不断地流出体外。常有周身不适、食欲减退、发热、关节疼痛及贫血等全身症状达数周之久,有的并发角膜炎、结膜炎、脑炎或脑膜炎,或有肝脾肿大或蛋白尿。肿大溃破的腹股沟淋巴结炎一般被人称为横痃(bubo),经过数周或数月后,往往自然愈合而遗留肥厚性瘢痕。

女患者的皮损及腹股沟淋巴结炎都不常见。病原体主要经过女阴的淋巴管进入直肠下段附近的淋巴结内,这些淋巴结发炎溃烂,终于挛缩性瘢痕大量形成而压迫直肠,于是排出粪便呈细条状或排便困难,直肠及乙状结肠都可发炎溃破,甚至肛门周围发生瘘管及瘘孔,X线检查或肛门指诊往往发现肛门上方4~6cm处直肠狭窄如环或成细管状,长久以后,外生殖器可发生慢性淋巴水肿而逐渐发展成象皮病,大小阴唇都肿胀坚硬,阴蒂也明显肿大,有时肿胀处溃破而有不规则的瘢痕形成。男患者的阴囊及阴茎发生象皮病的很少,直肠变窄等肛门直肠症状更难发生。

【病因】病原体属于沙眼衣原体类,有 L_1、L_2 及 L_3 三种血清型。本病的衣原体能在鸡胚卵黄囊中培养,也可有接种于猴及小鼠而引起脑膜脑炎。性交是主要的传染途径。

【组织病理】组织变化是有脓肿的感染性肉芽肿,中央是淋巴细胞、上皮样细胞及嗜中性粒细胞和其他组织坏死的脓肿,外围有很多上皮样细胞,往往排列成栅状,脓肿的范围可以越过外围的上皮样细胞而达表皮。表皮坏死及溃破。陈旧损害的组织内常有较多的浆细胞,也可有异物巨细胞。

【实验室检查】患者往往贫血,血液中白细胞总数正常或是略有增减,红细胞沉降率加快,球蛋白增高而可使 A/G 倒置,梅毒血清试验可呈假阳性反应。

Frei 试验曾经是诊断本病的主要实验室方法。皮内注射 Frei 抗原后呈现结核菌素型延迟过敏反应,这种阳性反应开始出现于发生淋巴结炎数周以后,患者终生对此试验阳性。现今诊断本病应用单克隆抗体的直接免疫荧光技术,既经济快速,结果又较可靠。

感染衣原体一个月后,补体结合试验可呈阳性反应。在电镜下容易发现衣原体。

【鉴别】外生殖器的损害要和软下疳、龟头炎和生殖器疱疹区别,腹股沟淋巴结炎可被误认为梅毒性或是为足部外伤后感染或生殖器或肛门及腹部恶性肿瘤所引起,或是由于结核性淋巴结炎或白血病等病。女患者的直肠肛门症状容易误认为恶性肿瘤或溃疡性结肠炎所致。

【治疗】磺胺药类有效,可服每片含磺胺甲基异噁唑(SMZ)400mg 及抗菌增效剂(TMP)80mg 的磺胺甲基异噁唑片,每次服 2 片,每日 2 次,连服

3~4周。四环素族抗生素中四环素常被应用，每次口服500mg，每日4次，连服3~4周，或是每次口服二甲胺四环素100mg，每日2次。多西环素100mg，口服，每日2次，连用3周。腹股沟淋巴结积脓时不应切开引流，但可将脓液抽出，然后将抗生素溶液注射入淋巴结内。

鹦鹉热(psittacosis)

鹦鹉及人所饲养的鸽、鸭等禽鸟感染衣原体后，衣原体可随鸟粪等排泄物污染土而可被人吸入，污染的羽毛、患者的痰液或呼吸道分泌物都可含有衣原体而有传染性，因而本病又称饲鸟病(ornithosis)，饲鸟病这一病名因不限于鹦鹉的媒介而常较适用。

症状不定，通常只有呼吸道感染的表现，病轻的仅咳嗽及喉痛数天即愈，病重的可有严重肺炎而发生发绀及虚脱。此外，肝脏可以受损而引起黄疸，心肌及脑症状可以出现甚至于致命。皮肤可有淡红色小点而像伤寒的玫瑰疹，有的发生结节性红斑或伴有多形红斑。

四环素族抗生素是首选药物。每次口服四环素500mg，每日4~6次，2天后便可生效，应连服10天。

猫抓病(cat-scratch disease)

一般认为本病可能由于没有疾病的猫携带衣原体而使人感染，但难证明确是由猫传播，也从来未曾分离出衣原体，直到最近才明确其感染性病原体为亨氏巴尔通体，是一种脆弱的革兰阴性杆菌，猫是这种杆菌的原始宿主，也是主要的传播媒介。

患者多半是儿童及青少年，常有皮肤被猫抓伤，偶尔有被狗咬或猴子抓破的历史。经过数日或数周后，被抓处发生炎性丘疹或脓疱(图3-44)，或是成片红肿，1~2周后皮损消退，而区域性淋巴结逐渐肿大并有压痛，上方皮肤发红严重时有波动感而可破裂流脓，经过2周或2个月甚至半年左右才痊愈。部分患者有发热、周身不适、食欲缺乏、头痛及咳嗽等症状，腮腺及脾脏可肿大，皮肤可出现红斑、麻疹样红斑、结节性红斑、多形红斑、紫癜或并发带状疱疹。

在淋巴结急性发炎时，血沉变快。在感染已1个月后，用感染淋巴结的抽取液所制抗原作皮肤试验，结果阳性，表现为结核菌素型迟发过敏反应。

组织变化主要为真皮有一处或数处坏死或渐进性坏死，周围有上皮样

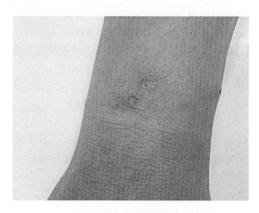

图 3-44 猫抓病

细胞、淋巴细胞及少数巨细胞;区域性淋巴结有中心坏死的多个脓肿,脓肿周围有上皮样细胞、淋巴细胞及巨细胞。

抗生素如四环素等都不见效。症状治疗如镇痛药可减轻疼痛。淋巴结化脓时可抽出脓液但不应切开引流。

第四章　细菌性皮肤病

一、球菌性疾病

正常皮肤菌株分为常驻菌(resident flora)和皮肤暂住菌(transient flora)两大类。常驻菌是一般不致病的表皮葡萄球菌(白色葡萄球菌)、微球菌、类白喉杆菌及棒状杆菌等,而引起脓皮病的化脓菌主要是皮肤暂住菌,包括金黄色葡萄球菌、八叠球菌、链球菌等。

脓疱疮(impetigo)

脓疱疮俗称"黄水疮",往往在夏秋季节发病,好发于儿童的暴露部位,由于接触化脓菌而传染,又称传染性脓疱疮(impetigo contagiosa)。

【症状】初起皮损是一个或多个微小的红点或浅水疱,以后迅速扩展而成含有草黄色脓液的脓疱,周围有红晕,疱膜容易破裂而糜烂结痂,迅速扩展及融合,附近常有一些较小的脓疱(图4-1)。

脓疱往往变成指甲或核桃大小或是更大,疱的上部液体清亮而疱底部为淡黄色脓性浆液,可称为大疱性脓疱疮(impetigo

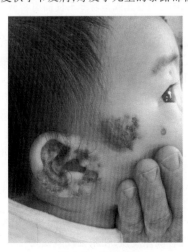

图4-1　脓疱疮

bullosa)（图 4-2）。有时,大疱很大而像手掌大小或更大,脓疱稀薄,疱中央脓液很少,脓疱边缘呈环形而称环形脓疱疮(impetigo circinata)。

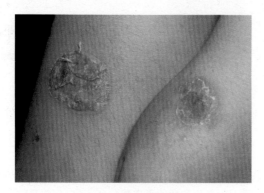

图 4-2　大疱性脓疱疮

　　发生于新生儿的大疱性脓疱疮曾被称为新生儿天疱疮(pemphigus neonatorum)或新生儿脓疱疮(impetigo neonatorum),发病急骤,传染性强。先为饱满的大疱,以后扩展而松弛,疱膜容易破裂而成潮湿、光滑发红的糜烂,以后结成薄痂,别处又出现新的大疱,而像寻常天疱疮。患儿往往是出生后 4~10 天的婴儿或是营养不良而有胃肠障碍的新生儿,少数并发急性肾小球肾炎或因败血症而死亡。

　　【病因】病原体往往是凝固酶阳性的葡萄球菌及甲类 β-溶血性链球菌,或是葡萄球菌与链球菌同时存在。最常见的是凝酶阳性葡萄球菌嗜菌型Ⅱ类 71 型菌株,而凝酶阴性葡萄球菌很少见。

　　化脓菌最易侵入皮脂不多及娇嫩的婴幼儿皮肤,儿童喜爱玩耍而常弄污及擦破皮肤,昆虫叮咬因搔抓更容易感染。

　　【组织病理】脓疱在角质层下方,含有血清、大量嗜中性粒细胞及少量单一核细胞,表皮有显著的细胞间水肿并有嗜中性粒细胞。真皮有明显的水肿及扩张的血管,血管附近有浸润,主要为嗜中性粒细胞。

　　【治疗】注意保持皮肤清洁干燥。内衣要常换洗,避免搔抓以免自身传染而使病程延长。

　　清除脓痂及疱膜很重要,可每日用肥皂及清水、过氧化氢溶液或生理盐水轻轻洗擦皮损,在脓痂较多或大片糜烂时可用 1∶5000 高锰酸钾溶液湿敷。脓痂除尽后,可涂擦抗生素类制剂包括夫西地酸、莫匹罗星、氯碘羟喹乳膏等。

　　病情较重特别是有发热、淋巴结炎或广泛感染时,应该口服或注射抗生素。

葡萄球菌性烫伤样皮肤综合征(staphylococcal scalded skin syndrome,SSSS)

　　葡萄球菌性烫伤样皮肤综合征,曾经被称为里特病(Ritter disease),通常只发生于4～5岁以内的婴幼儿,尤其常见于新生儿,又曾称为新生儿剥脱性皮炎(dermatitis exfoliativa neonatorum),只偶尔发生于成人。

　　【症状】初起时,大片红斑出现于任何部位,往往先发生于面部,尤其口唇附近可显著发红,以后发生松弛性大疱并迅速扩展,在2～3d内,全身皮肤几乎都变红色,疱膜如纸,撕剥后露出鲜红光滑的大片剥脱面而像烫伤(图4-3)。

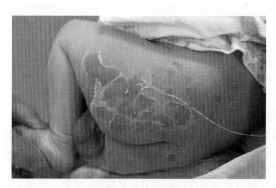

图4-3　葡萄球菌性烫伤样皮肤综合征

　　口角及鼻孔附近容易发生皲裂及结痂。这种放射状皲裂,有特殊诊断意义。患者往往发热,有的热度很高而可有抽搐、昏迷等表现。一般经1～2周后恢复,皮肤脱屑而愈(图4-4),有的因败血症或肺感染等并发症而死亡。

　　依临床表现本病可分为全身型、顿挫型和局限型。

　　全身型:全身性皮肤烫伤样综合征(新生儿剥脱性皮炎)。

　　顿挫型:葡萄球菌性猩红热,表现为猩红热样皮疹,而无猩红热的特殊表现。

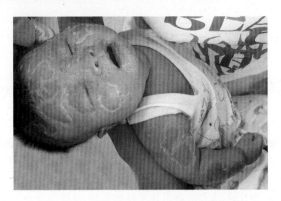

图4-4 葡萄球菌性烫伤样皮肤综合征

局限型:大疱性脓疱疮,大疱可达2~5cm,在新生儿可以迅速扩散,也称新生儿天疱疮。

【病因】本病由葡萄球菌嗜菌型Ⅱ类71型引起,此种菌可产生一种可溶性毒素-表皮松解毒素,即剥脱毒素(exfoliative toxin),可造成皮肤损伤。患儿常有和脓疱疮患者接触史。或有其他感染灶。剥脱毒素不能引起体内产生抗体,但使皮肤发生烫伤样大疱,而大疱处未必都有葡萄球菌,在原发感染处才能培养出致病金黄色葡萄球菌。本病主要发生于婴幼儿,可由于免疫功能尚未达到成人水平。免疫功能有缺陷的成人也可发生本病。

【组织病理】角质层可呈网状。颗粒层下方的棘细胞层浅部有裂隙,没有坏死松解的现象,不像中毒性表皮坏死松解症的大疱在表皮下方和真皮交界处,也不像后者的全部表皮发生坏死松解。棘细胞可有空泡及核凝缩,真皮水肿充血,血管周围有中度浸润。

【鉴别】SSSS易误诊为中毒型表皮松解症(TEN),但TEN主要发生于成人,多与用药有关,常为全身性松弛性大疱,尼氏征仅皮损处阳性,常伴口腔黏膜损害,且全身中毒症状及内脏受累严重。

剥脱皮肤冷冻切片可证实SSSS中颗粒层发生裂隙。新鲜剥脱皮的Tzanck涂片有助于诊断,在SSSS中有大量核大的上皮细胞,但无炎症细胞,而TEN中仅有少数圆形上皮细胞,但有大量炎症细胞。

【治疗】本病虽然可在1~2周内自然痊愈,但须应用抗生素,否则,死亡率可高达25%~50%。应首选耐β-内酰胺酶半合成青霉素,但目前耐β-内酰胺酶的金黄色葡萄球菌(MRSA)感染率在增加,并存在青霉素类皮试的困难,因此对万古霉素的应用在增加,并且取得肯定的疗效。

糖皮质激素类一般不用,更不可单独应用,仅在全身性中毒症状严重时。在足量有效抗生素治疗的同时,加用糖皮质激素以有效中和表皮毒素,减少毒素的致病作用,且具有较强的抗炎作用,可缩短病程。但应用过程中应严格掌握剂量,病情得到有效控制后,应及时减量停药。

还应注意维持患者体内水及电解质平衡,及时补充丢失的液体和电解质。

皮肤创面的护理非常重要,保持创面清洁干燥,局部皮肤感染可用无刺激并有收敛、消炎和杀菌作用的药物,如炉甘石洗剂、莫匹罗星软膏、0.5%～1%新霉素乳剂等,无并发症者一般治疗需7～10d。

SSSS在小儿中的病死率约3%,并发症可有败血症、肺炎、蜂窝织炎等。早期有效治疗,治愈率可大大提高。

深脓疱疮(ecthyma)

深脓疱疮其脓疱性损害侵犯皮肤较深时成为有痂的溃疡,又称溃疡性脓疱疮(ulcerative impetigo)。

初起损害是顶端有水疱或浆液性脓疱的炎性小结节,呈卵圆形或形状不规则,边界清楚,周围有红晕,有1～2个至10～20个以上,可发生于小腿或任何其他部位。以后,皮损逐渐扩展而成豆粒或指甲大小或更大,数日内有暗褐色厚痂形成,痂渐干硬而紧紧附着于皮肤,痂下是蝶形浅溃疡(图4-5),区域性淋巴结往往肿大。数周以后,坏死的组织脱落,溃疡渐为肉芽组

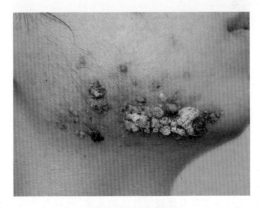

图4-5 深脓疱疮

织所代替,终于瘢痕形成而痊愈,瘢痕周围常有轻度色素沉着。

本病多半发生于儿童,病原体是β-溶血性链球菌。促使本病发生的因素如外伤、体内感染灶、环境卫生不良、皮肤不清洁、营养不良或衰弱多病而使身体抵抗力降低。有的患者皮肤原先有疥疮、虱病或其他虫咬症。

患者要注意保持皮肤清洁,注意营养等以改善全身的健康。局部处理和脓疱疮相同,更重要的是应用青霉素等抗生素,可以促使患者痊愈,又可预防肾小球肾炎。

脓疱性毛囊炎(pustular folliculitis)

脓疱性毛囊炎,又称毛囊性脓疱疮(impetigo folliculitis)。

【症状】初起时,毛囊口处皮肤发红,并有灼痛。以后,含有浓稠液的圆锥形或半球形黄色脓疱出现于毛囊口处,由小米到豌豆大小,边缘有红晕,中央有一根毛发穿出(图4-6)。几天以后,脓液逐渐干涸而结痂,红晕也消退,痂脱落处遗留一圈细薄的白色鳞屑,鳞屑终于脱落而不遗留痕迹,有时,损害偶尔向深处发展成皮下脓肿或疖病。本病主要侵犯毛发较多的患者,好发于头部及四肢,尤以股部和小腿最为常见。

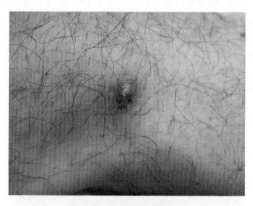

图4-6 脓疱性毛囊炎

【病因】本病是金黄色葡萄球菌所引起的一种急性浅表毛囊炎,常发生于不注意皮肤清洁及常有擦破等外伤的儿童,而最常出现于四肢等暴露部位,搔抓、摩擦及污染的衣服可以自身接种金黄色葡萄球菌而使损害陆续发生。本病往往是疥疮及虫咬症等皮肤病被搔抓后的一种继发感染。

【治疗】注意寻找及消除诱发因素,皮肤应该保持清洁,每日可用肥皂及清水洗涤数次,既可除去脓痂,又能减少皮肤上致病的凝固酶阳性葡萄球菌。

首选耐β-内酰胺酶半合成青霉素,对青霉素过敏的患者可用红霉素口服10~14天,为了选择敏感的抗生素,可作抗生素敏感试验以供参考。

外用药包括莫匹罗星软膏、夫西地酸软膏、氯碘羟喹软膏、0.5%~1%新霉素乳剂。

项部硬结性毛囊炎(folliculitis scleroticans nuchae)

颈后枕骨下方发生一种慢性深部毛囊炎(chronic deep folliculitis),逐渐发展成瘢痕疙瘩状硬块,又称瘢痕疙瘩样毛囊炎(folliculitis keloidalis)、项部瘢痕疙瘩性痤疮(acne keloidica nuchae)、或头部乳头状皮炎(dermatitis papillaris capillitii)。

【症状】初起时头后部发缘附近发生以毛囊为中心的散在的针头大小的红色小丘疹和脓疱互相融合,逐渐发展成瘢痕状硬结,以后可相融合而成较大的硬块,可达鸡蛋大小,呈圆形、卵圆形、不规则形或条索状,像木块似的坚硬,表面光滑萎缩,呈淡红色或正常皮色,有时,巨大硬块附近有些黑头粉刺、痤疮样红色丘疹或小硬结。皮损处头发稀少或完全脱落,在硬块之间或边缘处常有数根或数十根聚结簇状的短发或断发,从发根处可挤出少许脓液或是皮下有脓肿形成(图4-7)。皮损缓慢发展,病程很长而难自然痊愈,硬块几乎不能消退。

【病因】本病发病机制不清,曾认为是一种葡萄球菌性毛囊炎,但有人认为分离出的病原体可能只是继发现象。可和机体的超敏反应及瘢痕体质有关,因此可能为一种假性毛囊炎。

【组织病理】组织变化是毛囊及附近有炎性浸润,毛囊口常被皮脂物质堵塞,以后,含有浆细胞、淋巴细胞及成纤维细胞的肉芽组织逐渐形成,毛囊常被破坏,可有异物巨细胞反应及含有大量葡萄球菌和脓液的脓肿,结缔组织大量生成而呈瘢痕疙瘩状。

【治疗】急性发炎时,内用抗生素及局部应用氯碘喹啉霜、糖皮质激素软膏、维A酸乳膏、硫黄-鱼石脂软膏或抗生素软膏,对慢性患者应用自身菌苗。葡萄球菌疫苗或葡萄球菌类毒素可能有益。对于硬块可按瘢痕疙瘩疗

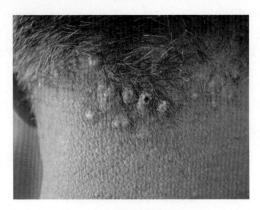

图4-7 项部硬结性毛囊炎

法,每月用曲安西龙等糖皮质激素类混悬剂注射入损害内1~2次,或是局部先施行冷冻疗法,在融解时作损害内注射,硬块很大时可施行切除及植皮术。

头部脓肿性穿掘性毛囊周围炎(perifolliculitis capitis abscedens et suffodiens)

本病又称为头部毛囊周围炎(perifollicutitis. capititis),头皮有多个深脓肿,相邻的往往串通,局部头发稀少或脱光,最后瘢痕形成,是一种少见的头顶部慢性化脓性皮病。

【症状】初起时,头皮有毛囊性丘疹,逐渐发展成豆粒到核桃大小的炎性结节,以后多半发展成有波动的脓肿,含有浆性脓液或带血的褐红色脓液,相邻的脓腔往往互相通连,探针可以插到另一脓肿内甚至深达皮下组织。形状不规则及大小不定的多个脓肿往往发生于头部后侧,很多时可以布满于头皮,脓肿上方的头发稀少或完全脱落。病情缓慢进行,脓肿很难自然消失,有的逐渐吸收后形成瘢痕,但别处又有新损害陆续发生,因而病程极久,一般没有明显的自觉症状(图4-8)。

【病因】本病和化脓性汗腺炎及聚合性痤疮有相似之处,毛囊深部附近发炎,有浆细胞及异物巨细胞等浸润所构成的肉芽肿。毛囊破坏并有脓肿,脓液内有葡萄球菌,有时细菌很少,甚至于不能查见,因而本病除为凝固酶阳性葡萄球菌感染外,也是一种异物反应和免疫反应性疾病。

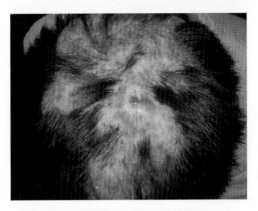

图4-8 头部脓肿性穿掘性毛囊周围炎

【治疗】抗生素的内用可以控制急性炎症,但往往效果不大。局部可应用抗菌外用药。脓肿内注射糖皮质激素类如曲安西龙混悬剂可以促进吸收。脓肿成熟而有大量脓液时可切开引流。瘢痕形成时可进行糖皮质激素皮损内注射,同时联合应用异维 A 酸,剂量为 0.5 ~ 1.5mg/(kg·d),连用6 ~ 12 个月,可使病情好转。

著者目前采用联合疗法:米诺环素 50mg 每日 2 次、泼尼松 10mg 每日 2 次、白芍总苷 600mg 或雷公藤 200mg 每日 2 次,窄波紫外线局部照射隔日 1 次,两周内均能控制病情,随病情好转逐渐减量,长期维持。如脓肿内注射糖皮质激素类,可不用口服泼尼松或改用复方甘草酸苷。

脱发性毛囊炎(folliculitis decalvans)

葡萄球菌所致的另一种慢性深部毛囊炎是头皮的多处毛囊炎引起瘢痕及永久性脱发。

初起时,头皮有毛囊性小丘疹,以后化脓而结痂,发生萎缩性瘢痕,瘢痕处头发脱尽。瘢痕边缘的毛囊渐被波及而发生新损害。毛囊炎处结痂和萎缩性瘢痕逐渐扩大,相邻的瘢痕可以融合成更大的瘢痕,表面光滑无发,不引起自觉症状(图4-9)。有时,瘢痕边缘处没有明显的毛囊性丘疹或脓疱,而是深部炎症融合而成连续隆起的边缘。少数瘢痕的边缘偶尔发生粉刺状毛囊栓而可挤出。严重病例的头皮有广泛的萎缩性瘢痕,其中往往有些残留的成簇头发。本病多发生于青壮年,除发生于头皮外,尚可发生于胡须

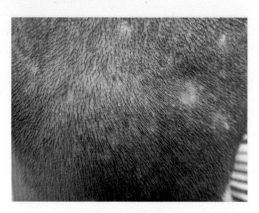

图 4-9 脱发毛囊炎

部、腋毛及阴毛等处,病程缓慢,可经过数年或数十年。需和盘型红斑狼疮、假性斑秃、限局性硬皮病及黄癣等瘢痕性脱发疾病鉴别。

凝酶阳性葡萄球菌常能从脓疱分离出来,但有时不能查见或是只分离出非"致病"型葡萄球菌,有人认为本病和免疫功能尤其细胞免疫功能减弱有关,可内用及外用抗生素并应用糖皮质激素类,但一般不易治愈。近来有人用夫西地酸治疗有效。

坏死性痤疮(acne necrotica)

多半发生于成年男性,被认为一种慢性浅表毛囊炎,常可查见葡萄球菌,但培养结果未必都是阳性,有人认为本病是葡萄球菌抗原所致的过敏反应。

持久的褐色丘疹脓疱往往发生于前额,也可发生于头皮、颊部、耳部或鼻部等处。每个丘疹脓疱损害有一根毳毛穿出,以后中心坏死而结成痂,痂脱后遗留萎缩性小瘢痕。以后常有新皮损出现,没有明显的自觉症状,但病程可达数年之久,愈后容易复发。

发生于头皮的粟粒性坏死性痤疮(acne necrotica miliaris)又称脓疱性毛囊周围炎(pustalar perifolliculitis),主要发生于成年男性。头皮有米粒大小的丘疹或脓疱性损害,中间有一根头发。皮损为一个或数个,有时多达数十个,中心迅速坏死及结痂(图4-10),皮损虽不大,但引起剧痒,患者往往剧烈搔抓而引起出血并结成血痂。皮损很难愈合,病程可达多年之久,愈后容

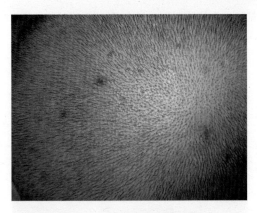

图 4-10　脓疱性毛囊周围炎

易复发。

治疗方法包括内用抗生素，局部应用抗生素软膏，3% 氯碘喹啉霜或含有 1% 氢化可的松的氯碘喹啉霜。液氮也可应用。

穿破性鼻孔毛囊炎（folliculitis nares perforans）

通常发生于接近鼻尖的鼻前庭处鼻毛根部，毛根部附近因葡萄球菌感染而发炎化脓，以后结痂，痂下的毛球附近有黏稠的脓液，揭除脓痂时常可将鼻毛带出。炎症可向深处发展甚至抵达鼻翼处皮肤而出现一个炎性丘疹或脓疱，以后干涸而结痂。由于炎症已损坏鼻翼的组织，摘除皮肤表面脓痂时甚至能将鼻毛连根拔出。拔除患处鼻毛后涂搽抗菌外用药即可痊愈。

须疮（sycosis）

须疮其炎性丘疹或脓疱发生于胡须部位，是慢性深部毛囊炎之一，但炎性丘疹或脓疱也可发生于眉毛、睫毛、腋毛或阴毛部位，或是和须疮同时存在，因此，除了胡须部位以外，其他有毛部位发生此种皮损时称为毛疮较适当。

【症状】初起皮损往往是一片轻微肿胀的红斑，发生于唇的胡须处，有灼热及瘙痒。以后，红斑上出现若干小脓疱，脓疱中央有一根容易拔出的胡须，疱膜较薄，在洗擦面部或剃刮胡须时容易弄破而留下湿润的红色小点。

新脓疱往往陆续发生,相邻的可以融合,脓液干涸时结成黄色污痂,痂下是湿润的红色糜烂(图 4-11)。

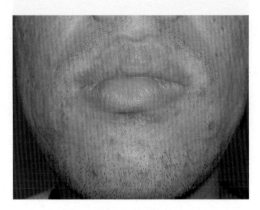

图 4-11　须疮

除了脓疱以外,患处往往发红脱屑或有湿疹样变化,多半发生于上唇,也可出现于颊部及下唇的有毛部位,有时发生于眉毛、睫毛、腋毛或阴毛等所在处,可有灼热感、刺痒及疼痛,或是几乎没有自觉症状,有时,须疮并发睑缘炎及结膜炎。病程持久,很难自然痊愈,愈后可遗留瘢痕。

狼疮样须疮(sycosis lupoides),继发于须疮或是一种特型。胡须部位发生脓疱及结痂,逐渐增多而扩展到大部甚至全部胡须部位,可发生浸润性斑块,其上有小丘疹、脓疱、小结节,破坏的毛囊逐渐发生萎缩性瘢痕,皮损边缘常隆起容易误诊为寻常狼疮或盘型红斑狼疮,但只限于胡须部位(图 4-12)。

【病因】引起须疮的葡萄球菌往往来源于脓疱疮、疖病、痈及其他毛囊炎或脓皮病,或是来自鼻腔的脓性分泌液。污染的剃刀可以间接传染。

须疮顽固难愈。除了由于葡萄球菌感染而发生丘疹脓疱外,还有红斑及湿疹的改变。组织有肉芽肿性变化,可认为葡萄球菌抗原所引起的过敏反应。

【组织病理】主要变化是毛囊及其附近的化脓性炎症。真皮内血管扩张,周围有浸润,毛囊有小脓肿,有时,毛囊周围没有脓肿,但毛囊附近或真皮浅部有嗜中性粒细胞、浆细胞、淋巴细胞浸润及增生的成纤维组织。除了毛囊常被破坏外,皮脂腺也可波及,纤维组织往往变性,有时可见异物巨细胞。狼疮样须疮的主要组织变化是肉芽肿。

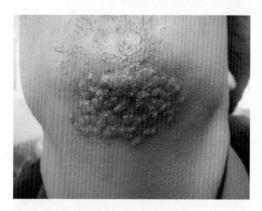

图 4-12　狼疮样须疮

【鉴别】须疮要和较易发生于颏部的痤疮区别,有时要与盘型红斑狼疮、寻常狼疮、接触性皮炎、脂溢性皮炎或脓疱疮相鉴别。

【治疗】寻找及消除口腔或鼻腔等处可能存在的感染灶,可用剪刀将胡须剪去,但不要用剃刀刮脸,病须可用镊子拔出。内用及局部应用抗菌药物有效。狼疮样须疮除抗生素外需加少量泼尼松或雷公藤联合应用。

假性毛囊炎(pseudofolliculitis)

假性毛囊炎只发生于胡须卷曲的男人,卷曲的胡须转向皮肤表面生长。剃刀刮脸时,很短的胡须残根埋在皮肤内,可退缩到皮肤表面之下并进入毛囊壁而引起炎症及继发性细菌感染,因此,本病又称入肉毛(pili incarnati, ingrowing hair)。

屈曲的胡须断根刺激皮内组织而引起反应,也易感染而发生瘙痒的丘疹及脓疱,长久以后才能吸收,消失后可遗留瘢痕。

患者不应再用剃刀剃须,但可用电推子或剪刀,可让切断须毛在皮肤表面露出而不缩入毛囊内。糖皮质激素类制剂的局部应用可使炎症减轻。有继发性感染时应用抗生素。

疖(boil ,furuncle)

疖是红色半球形疼痛结节,可以自然吸收,但常坏死而溃破流脓。疖反复发作时称疖病（furunculosis），是金黄色葡萄球菌侵入毛囊而发生的急性深部毛囊炎（acute deep folliculitis），可多次复发而被称为慢性疖病（chronic furunculosis）。

【症状】初起损害是略微隆起的红色疼痛小结，迅速发展成半球形坚实结节，结节上方的皮肤红肿疼痛，边界不很清楚，附近淋巴结肿大。以后，结节渐渐变软而有波动，结节上方皮肤变薄，隆起的皮肤中央出现一个淡黄点，不久后溃破成孔，坏死组织及脓液所构成的脓栓由此孔排出时（图4-13），局部疼痛立即减轻，红肿现象也渐消退，数日内即可愈合，遗留瘢痕而愈。有时，疼痛而坚实的红色结节既不化脓也不溃破，可自然吸收。

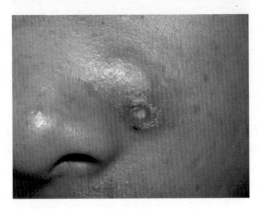

图4-13　疖

疖可发生于任何部位，较常见于颈后、腋部、臀部、面部及头部等处，发生于面部的疖，尤其鼻孔和上唇者，因面部有丰富的淋巴管和血管网，且和颅内血管相通，故易引起海绵窦血栓性静脉炎、败血症，甚至脑脓肿等。慢性疖病患者的疖多次复发，往往伴有贫血、糖尿病或免疫功能下的疾病，抵抗力增强时才易痊愈。

【病因】葡萄球菌由毛囊口侵入而发生疖，而没有毛囊的部位如掌跖等处从不发生疖病。

疖病多发生于夏秋季节，和湿热或肥胖、多汗及皮肤不清洁等因素有关。摩擦及搔抓等外伤甚至肉眼不可见的轻微皲裂都为葡萄球菌提供入口。

慢性疖病常有其他部位的葡萄球菌性病灶，或是因有贫血、营养不良、维生素缺乏、糖尿病、低丙球蛋白血症等全身性疾病而降低对葡萄球菌的抵抗力。

【组织病理】毛囊附近的脓肿内有葡萄球菌及大量嗜中性粒细胞,脓肿附近有淋巴细胞及嗜中性粒细胞浸润。久病时还可有少数浆细胞及异物巨细胞。脓液、纤维蛋白、栓塞及坏死的血管、坏死的腺体及其附近组织构成一团腐物而于皮肤溃破时排出,所留下的空腔将由肉芽等组织充填。

【鉴别】多发性汗腺脓肿及痈都应和本病鉴别。

【治疗】损害附近的正常皮肤要保持清洁,应常清洁,可用酒精或1%碘甘油擦拭。对于急性发炎尤其未熟的硬疖不可挤压,更不可切开,疖已溃破时也不可用挤捏的方法排脓,以免病菌扩散,特别是发生于上唇的疖被挤捏后,血栓可进入颅内海绵窦而有致命的危险。

抗生素的内用可以阻止疖的发展及促使消退。局部治疗可用盐水热敷法,红外线的热幅射也能减轻疼痛及促进吸收,同时内用及局部应用抗生素制剂,传统的外用药有鱼石脂或鱼石脂软膏等。疖已成熟而有波动时,可切开引流以排出脓液及腐物。

痈(carbuncle)

痈和疖都是葡萄球菌侵入毛囊后引起的急性深部毛囊周围炎,但痈较大,有多个脓栓,脓液由多个溃破的孔口排出,可以认为是多个疖肿损害聚集而成。

初起损害常是一个红肿疼痛的炎性硬块,可发生于任何部位。以后,硬块渐大而可达手掌大小,在1~2周内化脓溃破,皮肤有好几个溃破口(图4-14),脓液及腐败组织充填,终于瘢痕形成而愈,严重时整个患处坏死而脱落,成为深而巨大的不规则溃疡,痈引起剧烈疼痛和触痛,伴有体温增高及寒战等全身症状,患者可因衰竭、血栓形成或败血症而致命,尤其是患有糖尿病、肾炎、营养不良、心力衰竭、低丙球蛋白血症及长期使用糖皮质激素、免疫功能低下和年老体衰者。

组织病理变化主要是多房性脓肿及弥漫的浸润,有很多的嗜中性粒细胞。脓肿间有纤维组织间隔或在增生的纤维组织下方互相通连,脓液从多个皮肤溃破口排出。

痈和疖的疗法基本相同。内用抗生素,局部施行热敷等热疗法,敷搽鱼石脂或抗生素软膏,痈变软化脓时切开引流,巨大溃疡在肉芽组织形成后施行植皮术。

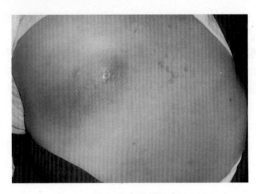

图 4-14　痈

化脓性汗腺炎（hydradenitis suppuratva）

　　化脓性汗腺炎是由葡萄球菌引起的顶泌汗腺脓肿，出现于腋窝、外阴或肛门周围等顶泌汗腺分布区，多半发生于一侧的腋部。先是疼痛红肿的炎性结节，以后，化脓溃破而成难愈的溃疡。

　　【症状】皮损通常发生于一侧的腋窝，有的发生于两侧，偶尔出现于肛门周围、外生殖器、乳晕或腹股沟等顶泌汗腺所在处。

　　初起时，患处不适或略疼痛，表皮下方有坚实而有触痛的小结节，可被推动。数日以后，皮肤红肿，疼痛加重，手臂运动时往往更痛，结节也变大而与上方的皮肤粘连，皮肤表面可显著隆起，相邻的结节互相融合。以后，结节变软化脓，皮肤可溃破，脓液由溃破口流出时疼痛立即减轻，溃疡往往长期不愈，新损害往往陆续发生，附近淋巴结往往肿大甚至化脓，长久以后，溃疡逐渐愈合而遗留瘢痕（图 4-15）。

　　【病因】本病多半发生于青年或中年妇女，腋部的顶泌汗腺较多较大而最易患病，其他部位如肛门周围、腹股

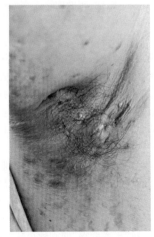

图 4-15　化脓性汗腺炎

沟及外阴部等都只偶尔波及。引起化脓性汗腺炎的细菌一般是葡萄球菌，有时是链球菌，而大肠埃希菌、变形杆菌及铜绿假单胞菌可为条件致菌，偶尔成为病因。

诱发本病的因素包括皮肤不清洁、外伤、肥胖多汗使局部经常浸渍及常用去臭剂等。毛囊角化过度而堵塞顶泌汗腺口时使顶泌汗腺扩张，细菌侵入后也易发炎。

【组织病理】葡萄球菌或其他细菌由毛囊口及顶泌汗腺管进入皮肤后，可沿淋巴管穿过皮下脂肪而达其他顶泌汗腺。早期损害的顶泌汗腺附近有大量中性粒细胞和密集成群的葡萄球菌，有时还侵及小汗腺，炎症渐渐由深部蔓延到真皮浅部，除有大量嗜中性粒细胞及脓液外，附近的淋巴细胞也增多，还常有巨细胞及较多的浆细胞。最后，表皮溃破而成溃疡，溃疡渐为纤维组织所代替而有瘢痕形成。

【鉴别】须和本病鉴别的有疖病、痈及淋巴结炎等。

【治疗】早期治疗可使损害较快地消退及阻止脓肿产生，常能避免溃疡及瘢痕形成。

在本病早期常应内用抗生素，例如，口服四环素 2g/d，或米诺环素 100mg/d，可获疗效。结节消退后可用维持量，四环素每次服 250mg，每日 2 次即可，为了防止复发，可连服 3～4 周甚至数月之久。有时葡萄球菌有耐药性，可参考抗生素敏感试验选用敏感性高的抗生素。同时，可用曲安西龙激素混悬剂注射入损害内以促使炎症吸收。

当损害为坚实疼痛结节时，局部可涂搽鱼石脂软膏及热敷或其他热疗法。结节化脓变软而成脓肿时，应该切开引流及局部应用抗生素制剂，溃破口难愈或有大块瘢痕时常需切除及植皮。

多发性汗腺脓肿(multiple abscesses of sweat gland)

在湿热的夏秋季节，痱子及脓疱都较常见，往往同时有多个炎性红色结节或脓肿，虽像疖病，但没有黄色脓头及脓栓，疼痛程度较轻，多半出现于妇女及儿童尤其婴幼儿的头发及面部，也可出现于颈部及躯干等处，称为多发性汗腺脓肿。

初起皮损是炎性丘疹或丘疱疹，不久以后，扩展成豆粒到鸡蛋大小或更大的红色或紫红色结节，新损害陆续发生，以后结节可自然吸收，但常软化而成脓肿，溃破时排出黏稠的黄色脓液，将来愈合时有瘢痕形成。结节附近或远处常有很多痱子以及又称为葡萄球菌性汗孔周围炎(periporitis staphylgenes)的浅小脓疱,这些脓疱发生于汗孔处,含有化脓性葡萄球菌,以后干涸结痂而消失。

痱子、脓疱、结节和脓肿往往同时存在,和天热、多汗及皮肤不清洁有关。患者应该保持皮肤清洁,室内要通风凉爽,勤洗澡及洗澡后擦干皮肤,可常搽粉剂。本病是由于化脓性葡萄球菌侵入汗孔,往往是由脓皮病患者直接或间接传染。除内用抗生素外,应该切开脓肿及引流。

猩红热(scarlatina,scarlet fever)

猩红热是一种急性传染病,通常由口、鼻黏膜的 β-溶血性链球菌引起,高热骤然发生,皮肤在 24 小时内弥漫发红及满布猩红色小点,口周苍白,咽部显著充血,舌因舌乳头红肿而呈杨梅状。出疹后经 5~7 天,红斑开始消退,以后皮肤脱屑。

【症状】初起时,体温骤然升高,可达 39~40℃ 以上,咽部充血或扁桃体肿大并有脓液,颈淋巴结肿大,当天或一昼夜以后,颈部有弥漫散布的猩红色小点,红点之间皮肤发红,指压时消退可达十几秒钟之久。以后,皮损蔓延到躯干及上肢,以后达下肢。在肘窝、腹股沟等皮肤褶纹处特别明显而呈红线状,称为帕氏(Pastia)线纹,患处轻度水肿,可有白痱或瘀点,束臂试验强阳性。面部有淡红斑,而口唇附近的皮肤几乎正常,称为"环口苍白圈",在皮损发生后第 3~4 天时,舌苔消失而露出红肿的舌乳头,被称为杨梅舌(草莓舌,strawberry tongue)(图 4-16)。皮损在48h 内发展到高峰,此时皮疹呈弥漫性的猩红色,病情严重者可有出血性皮疹。随之体温开始下降,皮损经 5~7 天后开始消退,自面部及颈部先脱屑,以后,胸部、背部及四肢相继脱屑,以掌跖鳞屑最厚,鳞屑脱落往往经 2~4 周,有的脱屑数次而绵延 1~2 个月之久(图 4-17)。

症状轻微的患者可以只轻度发热 1~2 天,皮疹较小或不太明显,经1~3 日后即可消失,咽部充血程度较轻,皮损消退时鳞屑脱落也不多,但指趾间较明显;症状严重的有高热、呕吐、腹泻、惊厥、谵妄及昏迷等全身症状,皮损迅速发展并有很多斑点,在数日之内患者可以死亡。

少数患者并发心肌炎、心内膜炎、急性肾小球肾炎或风湿热等。

【实验室检查】白细胞总数及嗜中性粒细胞增多,发病 2~3 天后嗜酸性细胞开始增加,咽部拭抹物培养分离出 A 组 β 溶血性链球菌。抗红疹毒素抗体皮损处注射,可使红斑消退(Schultz-Charlton 实验阳性)。晚期并发

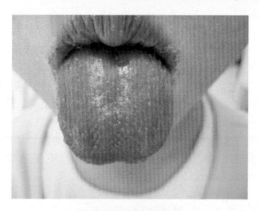

图 4-16　杨梅舌

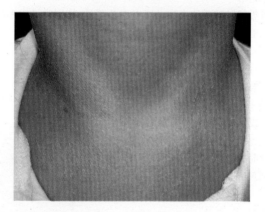

图 4-17　猩红热脱屑

急性肾小球肾炎时尿液有病理性改变。

【病因】猩红热是急性传染病之一，主要流行于温带，在我国最常见于北方地区，多半发生于5~15岁的儿童及少年，但少见于老人及婴儿，潜伏期为2~7天。

β-溶血性链球菌主要由患者或带菌者鼻及咽黏膜含菌的排泄物传播，常由飞沫传染。

外科性猩红热及产褥性猩红热是由于β-溶血性链球菌经皮肤或阴道创口侵入。

【组织病理】主要变化是真皮小血管扩张而充血,有水肿及嗜中性粒细泡浸润。黏膜充血发炎,常有红细胞渗出血管。

【鉴别】需鉴别的是金黄色葡萄球菌的引起的葡萄球菌性猩红热,有时还要和猩红热红斑、麻疹、风疹及猩红热型药疹相区别。

【防治】患者应该隔离,直到鼻咽分泌物培养3次皆呈阴性为止,一般隔离3~4周以上。患者衣被要晒洗,用具、食具随之消毒。注意口腔清洁护理。

青霉素是首选药物,至少须应用10d,症状严重的要加大剂量和(或)其他抗生素同时应用,对青霉素过敏的患者可改用四环素、红霉素或克林霉素,也可应用磺胺药物。

丹毒(erysipelas)

丹毒可见红肿的成片炎症迅速出现及蔓延,特别常见于小腿、面部,可有水疱或大疱甚至发展成坏疽,同时有发热等全身症状。

【症状】初起时往往是一个小红斑,迅速扩展而成水肿性大片红斑,局部有灼热感,同时体温骤然升高,可达39~40℃,患处红、肿、热,并有触痛,表面紧张而有光泽,边界常较清楚。可发生于任何部位,特别常见于一侧小腿胫前(图4-18),婴儿好发于腹部,其他部位亦可发生。有些老年患者在高热时并未发现皮损,1~2天后自觉下肢疼痛时才发现下肢的肿胀性红斑。发生在面部时,常由一侧的鼻部或耳部附近扩展到颊部,迅速越过鼻部而达另一侧,因而呈蝶形分布。眼皮往往显著水肿而难睁眼。

有时红肿处可有含浆液性的水疱、大疱,甚至血疱,称大疱性丹毒(erysipelas bullosum)(图4-19)。严重时红肿的患处迅速坏死而脱落,成为境界清楚的坏疽,称为坏疽性丹毒(erysipelas gangrenosum)(图4-20),往往并发败血症而可致命。

经过数日后,体温开始下降,皮损也渐消退,终于遗留少许鳞屑而愈。但部分患者的皮损边消退,边发展,在

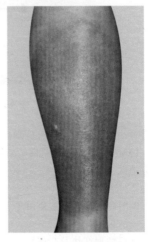

图4-18　小腿丹毒

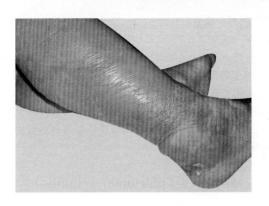

图 4-19 大疱性丹毒

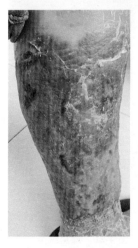

图 4-20 坏疽性丹毒

某处消失后又在别处出现,病程往往绵延数周而可称为迁移性丹毒(erysipelas migrans)。有的患者在急性丹毒痊愈后,每隔几周、几月甚至于几年就再发一次,被称为再发性丹毒(erysipelas recidivans),再发的症状较轻,最常见于下肢,由于反复发作,皮肤淋巴管受损被阻塞,日久可继发象皮肿。此种反复发作者称为慢性复发性丹毒。

【实验室检查】血液白细胞总数增多,嗜中性粒细胞的比例增加。尿液可含蛋白和(或)管型。

【病因】β-溶血性链球菌可因外伤甚至虫咬、擦破或抓破的轻微外伤侵入皮肤而引起丹毒。有时,鼻腔、外耳道、耳下等处皮肤或黏膜的微细而难察觉的皲裂是细菌的入口,鼻窦或牙齿的链球菌感染灶或足趾、肛门附近的微小皲裂常是再发性丹毒多次复发的原因。足癣和鼻炎常是引起小腿和面部丹毒的主要诱因。

【组织病理】表皮显著水肿,有时发生水疱或大疱,真皮水肿,血管扩张,血管附近有淋巴细胞及大量嗜中性粒细胞,可查出革兰阳性的链球菌。

淋巴管有增生的内皮细胞。

【鉴别】须和接触性皮炎、血管性水肿、系统性红斑狼疮、传染性红斑、类丹毒、多形日光疹等疾病相鉴别。

【防治】除了卧床休息、抬高患肢及对症状治疗外,要及时应用抗生素,通常应用大量青霉素或头孢类抗生素。

再发性丹毒往往因多次复发而易引起慢性淋巴水肿甚至象皮病,应该及早治疗,不要过早停药。鼻窦、牙齿或扁桃体等处有感染灶、足趾有足癣或肛门附近有肛门裂时都应治疗。

蜂窝织炎(phlegmon,cellulitis)

松弛结缔组织尤其皮下组织是疏松的蜂窝状组织,溶血性链球菌的侵入引起发炎,局部红、肿、痛、热,并有周身不适、寒战及发热等全身症状。患处炎症迅速扩展和加重,局部有显著指压性水肿及触痛,但边界不如丹毒那样清楚。以后,坚实的损害中央往往化脓而变软,以后皮肤溃破而排出坏死组织及脓液(图4-21)。常有的并发症是区域性淋巴结炎、淋巴管炎、皮肤坏疽、转移性脓肿或严重的败血症。

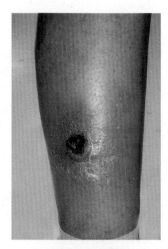

图4-21 蜂窝织炎

蜂窝织炎可像再发性丹毒屡次复发,可称为复发性蜂窝织炎(recurrent cellulitis),最常见于唇部或面颊,患处不定期的肿胀但皮肤仅轻微发红或是近似正常皮色,全身症状也很轻甚至没有,数日后即可消退,在临床上常被误认为血管性水肿,多次复发后可以逐渐发生慢性淋巴水肿。

蜂窝织炎是由β-溶血性链球菌引起,和丹毒基本相同,但炎症较深,边界不太清楚。肺炎双球菌及流感嗜血杆菌的皮肤感染偶尔为蜂窝织炎的表现。婴儿发生流感后,面部或上肢偶尔发生紫红蜂窝织炎性皮损,同时有高热及上呼吸道感染的症状,而附近淋巴结一般不累及。

治疗:应加强营养,可给予维生素、止痛、退热等药。局部疗法:局部热敷,患肢休息,可用紫外线或超短波物理疗法。

青霉素、先锋霉素等应该及早应用,脓肿形成时需切开引流。

溶血链球菌性坏疽(hemolytic streptococcus gangrene)

迅速发展的暴发性链球菌感染使血管栓塞,局部红肿而坏死,伴有发热及衰竭症状,但不引起淋巴管炎及淋巴结炎。

皮肤常先有外伤或针刺、虫咬或擦破等轻微损伤而成病菌的入口,但有的无任何外伤史。初起时,局部红肿痛热,体温迅速上升而常为高热,并伴有极度衰竭。在第2~4天,迅速扩展的发炎处呈青灰色,往往起疱,以后患处发生不规则的出血性坏死,终于腐肉分离,形成较深的溃疡。以后皮肤可有转移的感染。

由皮损边缘或疱液容易查见溶血性链球菌,血培养结果阳性,但剧烈的组织反应可能是一种符合许瓦兹曼(Schwartzman)现象的过敏反应。本病的死亡率较高,有的患者本来患有动脉粥样硬化或糖尿病而更易死亡。

除了支持疗法外,须大量应用青霉素或头孢类等其他抗生素,坏死组织应被切除直达深筋膜处,以后植皮。

坏死性筋膜炎(necrotizing fasciitis)

是暴发性浅部及深部筋膜感染,而引起皮下血管栓塞及组织坏死,和溶血链球菌性坏疽是相同或重叠的疾病,所培养出的病菌是β-溶血性链球菌,但也曾被人培养出溶血性葡萄球菌、肠球菌,假单胞菌等多种其他细菌。

坏死性筋膜炎多半发生于下肢,和溶血链球菌性坏疽的表现相似。皮肤外伤处先红肿,边界不太清楚,以后迅速扩展,体温上升常为高热,在2~3d内,发炎处变灰青色,可有出血性大疱,在第4~5天发生坏疽(图4-22),病程晚期时疼痛减轻或消失,少数病例的患处在扪摸时发生捻发音,X线显示组织内有气泡。

溶血性链球菌可引起急性溃疡而应和溶血链球菌坏疽或坏死性筋膜炎相鉴别,链球菌性溃疡最常见于小腿及足部,虫咬或擦破等外伤可以引起多年不愈的慢性溃疡,在湿热地区是常见的脓皮病。

治疗与溶血链球菌性坏疽相同。

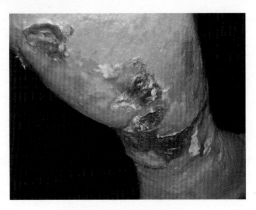

图4-22 坏死性筋膜炎

淋病(gonorrhea)

主要通过性传播途径而在人与人之间直接传染,是主要的性病之一,通常只侵犯泌尿生殖器官的黏膜,偶尔侵入肛门或咽及口黏膜。

引起淋病的淋病奈瑟菌(Neisseria gonorrhoeae)是在白细胞之内或之外的革兰阴性双球菌(图4-23),通常都由性交引起直接传染,偶尔由内衣、衬裤、浴盆、浴巾等用品间接传染,潜伏期平均为2~5天。

男性受染后发生尿道炎。尿道前部有灼热感,排尿时有灼痛,常有脓液由尿道口流出(图4-24),此外,包皮腺及龟头都可发炎,腹股沟淋巴结常肿大。此后,炎症蔓延到尿道后部而起尿频、血尿及尿液的后部分含脓,可并发前列腺炎、精囊炎及附睾炎。

妇女感染后外阴红肿,阴道口排脓(图4-25),宫颈往往红肿糜烂,尿道口有少量脓性分泌物,排尿困难,可并发前庭

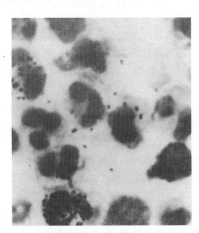

图4-23 淋菌涂片

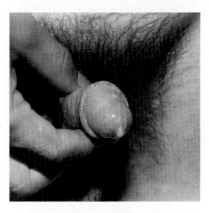

图 4-24　淋病

大腺炎,严重者形成脓肿。如感染未及时控制,淋病奈瑟菌上行可并发子宫内膜炎、输卵管炎或盆腔炎,发生不育或异位妊娠。

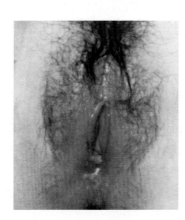

图 4-25　淋病

幼女因阴道发育不完全,阴道黏膜仍由柱状上皮组成,因此发生间接传染的可能性较大。阴道口有脓性分泌物,因幼女子宫及宫颈发育不全,上行感染的可能性很小。

淋病分泌物污染附近皮肤时,偶尔引起淋病奈瑟菌性皮肤感染(gonococcal dermatitis),而皮损原发于皮肤的极少,皮疹是多个圆形或卵圆形红色糜烂,直径约 0.5～2.0cm,周围有红晕,皮肤偶尔有脓疱或浅溃疡。

淋病奈瑟菌性败血症(gonococcal septicemia)极为少见。患者发热、关节疼痛或有关节炎,四肢等处可有红色斑点及紫癜,可成水疱或脓疱甚至中心坏死,愈后遗留浅瘢痕及色素沉着。此外,淋菌性脑膜炎、淋病奈瑟菌性心内膜炎或淋病奈瑟菌性眼炎可以发生。

治疗　首选抗生素治疗。淋病有效的最低标准是,治疗无并发症淋病治愈率应达95%以上,临床医师应有所考虑。

第三代头孢菌素,如头孢曲松、头孢噻肟、头孢克肟及头孢曲松,治疗无并发症淋病,单次肌注,治愈率均在99%以上,值得注意的是淋病奈瑟菌对头孢菌素敏感性有所下降已见报道,但未证实有治疗失败的病例。

大观霉素治疗无并发症的淋病治愈率为98.2%,对宫颈和直肠淋病奈瑟菌感染治愈率分别为95%及100%,但对咽部淋菌的感染疗效欠佳83%,低于头孢曲松(100%)。

无并发症的淋病可口服头孢呋辛酯500mg,每日2次,3~6天。

喹诺酮类药物在西太平洋地区许多国家不再有效,东南亚包括我国的耐药率也非常高。

阿奇霉素治疗淋病的有效剂量2g,单次口服,1g剂量处于亚治疗水平,不足以清除体内的淋病奈瑟菌,易诱导耐药性。

二、皮肤结核病(tuberculosis cutis)

皮肤结核病(tuberculosis cutis)是结核分枝杆菌(结核病分枝杆菌,mycobacterium tuberculosis)所致,往往同时有体内结核病,最常见的是肺结核,其次是淋巴结核及骨结核,较少见的是肠结核、泌尿生殖系统结核及其他结核病。近年来,皮肤结核病已不多见。

引起皮肤结核病的结核分枝杆菌主要是人型,其次是牛型,可接种于皮肤黏膜,经血流扩散或局部扩展而致病。

(一)皮肤结核病的分类

由于个体的免疫力或变态反应,皮肤结核病有各种临床表现而有不同的病名,分类法不一致,也没有公认的满意的分类法,一般认为皮肤结核病包括真正皮肤结核病及结核疹。

1. 真正皮肤结核病

(1)局部接种:原发性接种结核病(结核性下疳)、寻常狼疮、疣状皮肤结核病。

(2)血流散播:播散性粟粒性皮肤结核病、寻常狼疮。

(3)局部扩散:皮肤瘰疬,腔口皮肤结核。

2. 结核疹 有较强的免疫力,结核菌素试验呈强阳性反应。结核分枝杆菌可能由血流扩散,但不能查见。

以往认为丘疹性结核疹包括面部播散性粟粒性狼疮、丘疹坏死性结核及瘰疬性苔藓,结节性结核疹是硬红斑。硬红斑目前研究认为两种类型:一种为 Bazin 硬红斑,为血源性皮肤结核;另一种为 Whitfield 硬红斑,认为是血管炎。现在,很多人认为面部粟粒性狼疮是一种"狼疮样"酒渣鼻,或是原因不明的丘疹性皮肤病。

(二)皮肤结核病的组织变化

皮肤结核病有多种,组织病理变化不一致,主要为结核性肉芽肿和非特异性炎症。典型的结核性变化是结核性浸润(tuberculous infiltration):上皮样细胞聚集成群,周围有密集的淋巴细胞,在上皮细胞之间有少数以郎罕巨细胞为主的巨细胞,浸润中心有干酪样坏死。干酪样坏死常不明显或不完全,不像身体别处的结核有显著的干酪化及钙化现象,皮肤结核病中仅原发性接种结核病、皮肤瘰疬及硬红斑有明显的干酪形成。

有的皮肤结核病没有巨细胞及干酪样坏死,仅有散乱但成群的上皮样细胞及炎性浸润,被称为结核样浸润(tuberculoid infiltration)。

(三)皮肤结核病的免疫反应

结核菌素试验(tuberculin test)是测定结核分枝杆菌所致迟发性过敏反应的方法。用由人型结核分枝杆菌分离而来的纯化蛋白衍化物(purified protein derivative,PPD),由皮内注射 0.1ml,24~72 小时后,局部无红晕硬块为(-);发生的硬块直径是 0.5~0.9cm 时为(+);1~1.9cm 时为(++);2cm 以上时为(+++);除了红晕及硬块外,还有水疱或坏死时为(++++)。在皮肤结核病中,寻常狼疮、疣状皮肤结核病、皮肤瘰疬的患者对此试验常呈强阳性反应,丘疹坏死性皮肤结核及早期的结核性初疮都是阴性。结核菌素试验反应的强弱不能反映皮肤结核病灶的大小及其活动性。

结核菌素试验呈阴性反应的人应该接种卡介苗以增加身体对结核分枝杆菌的免疫力。卡介苗(Bacillus Calmette Guerin,BCG)是牛型结核分枝杆菌的减毒活菌,接种后使结核菌素试验结果转变为阳性达若干年月之久,于是对结核分枝杆菌缺少免疫力的人有部分免疫力。

原发性接种结核病(primary inoculation tuberculosis)

原发性接种结核病又称结核性初疮(tuberculous chancre),体内原先未有任何结核感染,一旦结核分枝杆菌侵入皮肤,接种处将发生一个褐红色丘疹,以后发展成硬结或斑块而可溃破。

【症状】患者通常是儿童,偶尔是结核菌素试验阴性的成人。结核分枝杆菌侵入皮肤处发生一个褐红色丘疹,逐渐扩大而成硬块或不大的斑块,往往溃破成无痛的溃疡,附近的区域性淋巴结肿大,并可发生干酪样坏死而成脓肿,以后可以溃破,由溃破的皮肤及淋巴结都容易查见结核分枝杆菌,数周以后,本病即可痊愈(图4-26)。

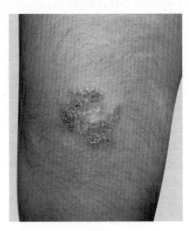

图4-26 卡介苗接种结核性初疮

【病因】 本病很少见,是由于结核分枝杆菌接种于从未受过结核菌感染的人皮肤内,通常发生于结核菌素试验阴性的儿童,最易出现于面部及四肢,常由于结核分枝杆菌由搔抓、针刺或摩擦等微不足道的外伤接种于皮肤内,卡介苗的接种也可引起。

【组织病理】 早期损害是有干酪样坏死的急性炎症,以后可成溃疡,溃疡的脓液内有嗜中性粒细胞及大量结核分枝杆菌。约经2周后,单一核细胞及组织细胞增多;3~6周后,上皮样细胞及郎罕巨细胞开始出现,结核菌减少。附近被侵的区域性淋巴结和皮损有相同的组织变化。

【鉴别】 各种感染性疾病如组织胞浆菌病、球孢子菌病、诺卡菌病、皮肤利什曼病、土拉伦斯菌病、非典型分枝杆菌病、梅毒或雅司的初疮特别是孢子丝菌病可和本病混淆。

【治疗】 抗结核药如异烟肼、链霉素、利福平、对氨基水杨酸及乙胺丁醇可单独或联合应用,即能治愈本病。肿大的淋巴结可以溃破而难愈,有时须施行切除术。

寻常狼疮(lupus vulgaris)

寻常狼疮其皮损是柔软的浸润性斑块,表皮萎缩并有鳞屑,真皮有苹果酱色小结节。皮损呈棕红色,有清楚的边界并缓慢扩展,可以溃破或增殖并有瘢痕部分形成而常损毁容貌。附近的黏膜及软骨等组织可被波及。

【症状】 初起时,皮肤内有直径约1~2cm的红褐色半透明"狼疮结节",结节逐渐增多并可融合成大片浸润性损害,边界清楚并渐向四周扩展,按压时可见群集的淡黄色或棕黄色的小点而有利于诊断(图4-27)。损害往往发生于暴露部位特别是面部,成年累月地缓慢扩展,直径可达10~20cm,没有自觉症状,往往在扩展过程中部分皮损或中央部分逐渐消退而成柔软的萎缩性瘢痕,部分皮损可以溃破而排出少量稀薄脓液,干燥后结成黄褐色污痂,常与鳞屑混合而成鳞屑痂,痂下是褐红色肉芽组织。

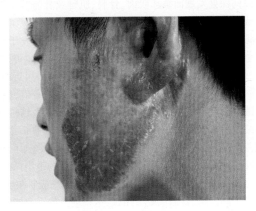

图4-27 寻常狼疮

寻常狼疮有多种临床表现:

1. 扁平寻常狼疮(lupus vulgaris planus)表面扁平光滑,有些细薄的鳞屑,皮肤充血而呈暗红色。表皮薄嫩如纸,针尖容易刺破而易出血。

2. 剥脱性狼疮(lupus exfoliativus)表面扁平很多鳞屑,鳞屑较大较厚而呈叶片状。

3. 肥厚性狼疮(lupus hypertrophicus)狼疮结节大量集结而成结节或隆起肿块,表面显著隆起。

4. 血管瘤样狼疮(lupus angiomatous)弥漫充血及脱屑而像盘状红斑狼疮。鼻部等处皮损可显著充血而像冻疮甚至于像血管瘤。

5. 硬化性狼疮(lupus sclerosus)因有大量结缔组织而较硬。

6. 疣状狼疮(lupus verrucosus)呈疣状增殖,表面有渗出液而结痂,有时表面呈颗粒状。

7. 溃疡性狼疮(lupus exulcerans)有圆或环形溃疡,溃疡向内凿入,边缘往往不规则,溃疡内有红褐色肉芽组织及少量稀薄脓液,脓液干燥时结成黄褐色污痂,溃疡往往长期不能愈合,有的愈合后,附近又出现新溃疡。

8. 匐行性狼疮(lupus serpiginosus)多半发生于躯干及四肢,成片皮损或溃疡性损害蜿蜒进展或呈地图状。

9. 残毁性狼疮(lupus mutilans)破坏皮肤及下方的组织。鼻部的损害可以破坏鼻软骨及损毁鼻翼而使鼻孔明显露出。耳部的狼疮性损害可使外耳残缺不全甚至完全毁坏,只剩余耳孔。

损害可以向深处发展而破坏肌肉、骨膜、肌腱及骨骼等组织,手指或足趾可以断落或残缺,瘢痕的形成也可使肢体挛缩而发生畸形。

10. 黏膜狼疮(lupus mucosae)波及黏膜,特别容易原发于鼻黏膜,可以沿鼻泪管向上延伸到泪囊,甚至蔓延到结膜;鼻黏膜狼疮也可向后蔓延到鼻咽部。结膜、颊黏膜、唇黏膜、龈部、颚部黏膜的狼疮可由附近的皮损蔓延而来,而舌黏膜一般不被波及。有时,颊部皮肤的狼疮性瘢痕,肢端处皮损的结核分枝杆菌可沿淋巴管扩展到前臂或小腿等处而发生结核性淋巴管炎,常有紫红色结节沿淋巴管散布,以后可化脓而溃破成慢性溃疡。

【病因】结核分枝杆菌侵入皮肤而引起寻常狼疮,常由于结核分枝杆菌由跌破、撞破、文身和种痘等创伤进入皮肤。带菌的手指抓破脓疱或挖刮鼻孔也是常见的病因,结核分枝杆菌可由鼻黏膜等黏膜扩展到皮肤。寻常狼疮可以继发于淋巴结、骨骼或关节结核,这些崩溃的干酪样坏死结核灶中结核分枝杆菌可以扩散到上方的皮肤,有时,结核分枝杆菌由鼻喉黏膜或颈部淋巴结的结核灶经淋巴管到皮肤,或是由结核灶经血流扩散到皮肤。

【组织病理】表皮萎缩或肥厚而符合临床的表现。真皮内有成群的上皮样细胞及少数郎罕巨细胞构成结核,结核中央可有轻度或完全没有干酪样坏死,结核周围有较多的淋巴细胞,也常有些浆细胞,不能查见或只偶尔发现结核分枝杆菌。

【鉴别】除了瘰疬性、疣状或溃疡性皮肤结核病外,有时要和麻风、须疮、酒渣鼻、银屑病及盘状红斑狼疮鉴别。基底细胞癌也常发生于面部及溃破,但边缘坚硬并卷起。

【治疗】寻找及清除体内潜藏的结核灶。治疗原则为早期、联合、适量、规则、全程。

1. 抗结核药 首选药和是异烟肼、链霉素、利福平及乙胺丁醇。

异烟肼可以长期服用,但久用可引起耐药性,常和链霉素或利福平合用。成人口服 0.1g/d,每天 3 次,总量为 40~60g,不宜超过 100g,肝炎患者不宜长期口服。

链霉素常和异烟肼合用,久用可以引起耐药性及听神经损害等不良反应,一般肌注 1g/d 或每周 2~3g,只应用 2~3 个月。

利福平的效果良好,和异烟肼合用时更好,而且毒性很低,仅少数患者有胃肠道反应,转氨酶暂时增高或血小板暂时减少。成人口服600mg/d,肝病患者不宜口服。

乙胺丁醇的疗效较差,主要应用于对异烟肼、链霉素或利福平有耐药性的病例,最好和这些药物联合应用,用量为15mg/(kg·d)。少数可引起肝功能异常,偶尔引起球后视神经炎。

近年来,中药治疗皮肤结核受到重视,许多中药对结核菌有抑制和杀灭作用,且可以增强抗结核药物的治疗效果,当化疗过程中合并肝功能异常时,更适合辅以中药治疗。水车前、猫爪草、苦参碱、优福宁、小檗碱及大蒜素等单味中药的有效成分已获批准文号应用于临床治疗结核病。

2. 局部治疗　初起时损害不大,最好在周围正常皮肤处切除。有人用1%普鲁卡因溶液1ml加入2.5%异烟肼溶液2ml中,在损害四周作环形皮下注射,或用链霉素0.2~0.4g和普鲁卡因溶液混合后注射于皮损内,每4~6天注射一次。

疣状皮肤结核(tuberculosis verrucosa cutis)

疣状皮肤结核始为暗红色的丘疹,逐渐发展成疣状增殖,表面有凹凸不平的角质物及厚痂,疣状突起间有少量脓液渗出。皮损周围有暗红晕,中央常渐消平而遗留萎缩性瘢痕。

【症状】初起皮损是一个暗红色小丘疹,最常见于臀部或四肢伸面,也常发生于手指或手背。丘疹逐渐向外扩大,表面粗糙不平并有少量脓液渗出而结痂(图4-28),边界清楚并有暗红晕,附近淋巴结往往肿大。圆形或卵圆形疣状损害经年累月地缓慢扩展成不规则的增殖性斑块,表面有坚实的颗粒或鳞屑痂,而中央部分逐渐消退而成萎缩性瘢痕,瘢痕处色素增多或减少,损害只向周围蔓延而不向深处发展,也不破溃而成溃疡。不觉疼痛或只轻微瘙痒,多年不愈,仅少数患者可以自然痊愈而遗留瘢痕,或是因淋巴管阻塞而发生淋巴水肿。

【病因】本病是结核分枝杆菌接种于皮肤所引起,因而往往发生于手指及手背等暴露部位,也常见于四肢伸面及颈部等处,特别常见于儿童的一侧臀部,发生于臀部的占35.6%之多。结核分枝杆菌由体外侵入皮肤后,由于身体已有一定的免疫力而不能迅速扩散,可能由于毒力较低或患者抵抗力较强的缘故而只引起小量浆性脓液渗出和疣状增殖。

【组织病理】角化过度,棘细胞层肥厚,并常分叉及向真皮延伸而成假

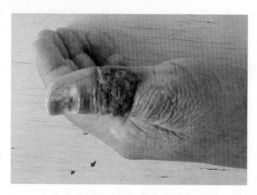

图 4-28 疣状皮肤结核

上皮瘤样增生,真皮有大量毛细血管和嗜中性粒细胞及淋巴细胞性浸润,上皮样细胞聚集成群,常有郎罕巨细胞。

【鉴别】需和有继发性感染的寻常疣、芽生菌病、着色真菌病、疣状扁平苔藓、增殖性溴疹和增殖性天疱疮相鉴别。

【治疗】在早期时皮损不大,完全切除即可,损害范围较广而难切除时,内用异烟肼及链霉素等抗结核药。

皮肤瘰疬(scrofuloderma)

皮肤有结核性溃疡及皮下脓肿,称皮肤瘰疬,通常继发于结核性淋巴结炎,也可来源于下方骨骼或关节的干酪样结核灶。

【症状】真皮或皮下组织内有不痛的坚硬结节,通常发生于颈部及胸部上方,也可出现于腹股沟或四肢及面部等处。以后,结节变大而接近表面时,局部皮肤隆起并呈青红色,常有细菌的鳞屑。结节中央逐渐变软而化脓。脓肿溃破而成溃疡时,含有结核分枝杆菌及干酪样坏死物质的稀薄脓液即由溃破口排出。溃疡的边缘不整齐并呈青红色,溃破口往往不大,但溃疡常较大较深而像口袋,或有数条瘘管而互相沟通,瘘管上方皮肤常呈青红色并有几个溃破口。溃疡往往多年不能愈合,有的由柔软的肉芽组织逐渐充填而形成不规则的萎缩性和(或)肥厚性瘢痕,瘢痕萎缩处陷落成凹坑,肥厚处隆起像纽扣或扭曲像绳索,瘢痕常有色素沉着或减少的变化。一部分溃疡形成瘢痕而愈合时,附近又有新溃疡陆续出现,因而本病经年累月而不痊愈,也不引起自觉症状。

　　蕈状皮肤结核(tuberculosis fungosa cutis)：是蕈状增殖的皮肤结核病，往往发生于结核性瘘孔处，瘘管和下方的骨结核灶相通，因而蕈状皮肤结核可被认为皮肤瘰疬的一型，但寻常狼疮的皮损也可有蕈状增殖。

　　瘰疬性树胶肿(scrofulous gumma)：是结核分枝杆菌经血流或淋巴管散播而引起的皮下硬块，更常由于硬块下方有淋巴结、骨骼或关节结核灶。硬块多半发生于四肢及胸骨部位等处，逐渐变软化脓并破溃，成为不痛而难愈的溃疡，含有结核分枝杆菌、脓液及坏死组织，溃疡可深陷而成囊状，边缘柔软并呈紫红色。

　　【病因】本病是结核性肉芽肿，多半是儿童或青年时期开始发生。患处下方有结核性淋巴结炎、骨炎或关节炎，病灶内结核分枝杆菌扩展到皮肤而发生本病。

　　【组织病理】真皮深部或皮下组织的结核性浸润中央有干酪样坏死，液化后成为囊肿及瘘管通到皮肤的溃疡而排出血清、脓液、细菌及坏死组织。瘢痕处有纤维变性，肥厚处常有乳头瘤样增生。

　　【鉴别】须和皮肤瘰疬、蕈状皮结核相鉴别，瘰疬性树胶肿要和寻常狼疮、孢子丝菌病、放线菌病、球孢子菌病、硬红斑、性病淋巴性肉芽肿或梅毒性树胶肿等病鉴别。

　　【治疗】除了适当休息及充足营养和改善一般健康外，须应用抗结核药如异烟肼、链霉素及利福平。在各种皮肤结核病中，异烟肼类治疗寻常狼疮和皮肤瘰疬的效果都较良好。

　　损害下方的结核性淋巴结炎、骨炎或关节炎常需要由外科处理，溃疡内腐死组织要常清除。

腔口皮肤结核(tuberculosis cutis orificialis)

　　内脏结核的结核分枝杆菌随排泄物排出体外时，偶尔侵入体孔附近的皮肤及黏膜而引起浅溃疡，称腔口皮肤结核。

　　【症状】初起损害是口唇、鼻部、肛门周围、尿道口或口黏膜附近的皮肤和/或黏膜有一个或数个暗红色隆起结节，以后溃破，成为卵圆形或不规则形浅溃疡，直径一般为1~2cm，溃疡边缘柔软，溃疡面凹凸不平并有少量脓性渗出液(图4-29)，脓液中有结核分枝杆菌，溃疡面及边缘常有干酪样黄色小粒，区域性淋巴结往往肿大。溃疡很难愈合，也不疼痛，但被摩擦或受其他刺激时往往很痛，因而损害发生于口黏膜时可引起咀嚼及吞咽困难，发生于尿道口处可使排尿困难，发生于肛门处可使患者排便时痛苦。

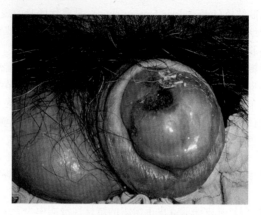

图 4-29　腔口皮肤结核

【病因】患者对结核分枝杆菌的抵抗力较低,体内带菌的排泄物经体孔排出体外时,腔口的黏膜或附近的皮肤可以受染,或是结核分枝杆菌接种于黏膜后蔓延到皮肤黏膜交界处或附近皮肤。

【组织病理】组织变化常为非特殊性炎症而无诊断价值,但抗酸染色时可发现结核分枝杆菌。有时,真皮深部有结核性浸润。

【鉴别】须和梅毒性初疮、女阴溃疡、软下疳、性病性淋巴肉芽肿、坏疽性龟头炎等疾病相鉴别。

【治疗】寻找感染的来源及应用抗结核药。

播散性粟粒性皮肤结核(tuberculosis cutis miliaris disseminata)

播散性粟粒性皮肤结核通常是粟粒性结核病的皮损,红色小丘疹或丘疱疹广泛分布,可成小溃疡,含有结核分枝杆菌。

【症状】数目不定但常较多的褐红色小丘疹或丘疱疹迅速出现而广泛分布。患者往往是衰弱的婴儿或儿童,有的在患麻疹或猩红热之后发生全身性粟粒性结核。

皮损是粟粒到芝麻大小的褐红色小丘疹,有的顶端有水疱或小脓疱而结痂,或是出血性,不引起自觉症状。皮损可以坏死而成很多微小溃疡,这些圆形小溃疡有暗红色边缘,溃疡面有肉芽组织及浆性脓液,可查见结核分枝杆菌。有的患者皮下有多个结核树胶肿,最易出现于四肢,也可发生于躯干,以后软化而有波动感,终于溃破而成瘘管及溃疡。

患者体内有多处粟粒性结核灶而有发热、寒战、衰弱、消瘦、头痛、肌痛及夜间盗汗等全身症状,有的因结核性脑膜炎或粟粒性肺结核等严重感染而死亡。

【病因】 本病多半发生于羸弱的婴幼儿,结核菌素试验呈阴性反应。大量结核菌由肺结核等感染灶经血流扩散而发生粟粒性结核。长期应用免疫抑制药或患有免疫缺陷性疾病且体内已有慢性结核病的成人,可以偶尔发生本病。结核性血栓由血流播散到包括皮肤的全身各处。结核性树胶肿是由于结核分枝杆菌由某处感染灶经血流扩散到皮下组织内。

【组织病理】 真皮的毛细血管扩张,血管附近有中性多核白细胞及淋巴细胞和少量浆细胞所构成的非特殊性炎症,血管内及血管外都有结核分枝杆菌。以后,真皮内有结核样浸润及坏死。

【治疗】 需及时应用抗结核疗法。

丘疹坏死性结核疹(papulonecrotic tuberculids)

中心坏死的小丘疹往往对称分布于四肢的伸侧,通常发生于别处有慢性结核病的儿童或青年,先为丘疱疹,以后化脓或发展成不痛的坚实结节。

【症状】 皮损是散在但常聚集成群的圆形扁平而独立的坚实丘疹,由米粒到豆粒大小,呈浅褐色或青红色,边界清楚,周围常有很窄的红晕。丘疹为毛囊性,少则数个,多则成十成百,往往分批地陆续出现,对称分布于两侧肢体的伸侧,尤其常见于肘部、膝部及手足背侧,有时也发生于面部及躯干(图4-30)。

皮损中央逐渐软化而化脓坏死及结痂,痂下有不痛的小坑状溃疡,相邻的可聚合成较大的不规则溃疡,经过数周或数月后才自然愈合,遗留凹陷的萎缩性瘢痕及色素沉着,但别处新损害陆续发生而使病程绵延数年之久。

【病因】 本病被认为结核疹之一,往往伴有其他结核病或结核疹,可能是体内结核的细菌性血栓经血流散播到皮肤所致。有人认为是结核分枝杆菌所引起的一种阿瑟斯(Arthus)反应,以后引起延迟过敏反应而抑制结核菌的生长活动,表现为淋巴组织细胞性血管炎。有人根据其血管的变化认为本病可能是血管炎的一种类型,与急性痘疮样苔藓样糠疹相类似,也可能为同一疾病。

【组织病理】 本病早期表现为白细胞碎裂性血管炎,而后单核细胞在血管周围浸润,真皮有炎症,或有结核性浸润而发生液化性坏死,血管可有

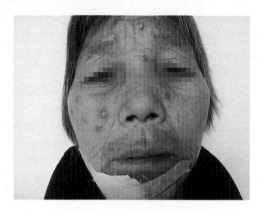

图 4-30　丘疹坏死性结核疹

血管内膜炎,血管内常有血栓形成,以后局部坏死而溃破,毛囊及血管周围和坏死区附近都有炎性浸润。

【鉴别】 须和变应性血管炎、急性痘疮样苔藓样糠疹、穿通性环状肉芽肿鉴别,有时还要和寻常痤疮、天花样痤疮或丘疹性梅毒疹区别。

【治疗】 本病可自然痊愈。发现结核性感染灶时要应用抗结核治疗。抗生素软膏的局部应用可防止继发性感染。较重患者可用氨苯砜或雷公藤,严重的病例可用泼尼松 20~30mg/d,也可与上述药物联合应用。

瘰疬性苔藓(lichen scrofulosorum)

本病被认为结核疹之一,常伴发淋巴结、骨骼、关节或其他皮肤结核,而患肺结核的极少。

【症状】 针头到粟粒大小的毛囊性圆形丘疹对称分布于躯干,尤其常见于肩部、腰部及臀部,也可发生于四肢。丘疹扁平或尖锐,常有糠状鳞屑,有的顶端有微小脓疱,呈淡黄色、褐红色或正常皮色,可以聚集成圆形、椭圆形或环形,不引起自觉症状或是只有轻微痒觉,经年累月之后自然消失而不遗留痕迹,或是遗留浅小瘢痕或暂时性色素沉着,以后可以复发。

【病因】 本病的临床表现及组织学变化都和苔藓样或小丘疹性类肉瘤病相似,但结核菌素试验一般呈强阳性反应,正常人的皮肤接种结核菌素时偶尔发生本病的皮损。

【组织病理】 真皮毛囊或汗腺附近有肉芽肿性浸润,由上皮样细胞及一些郎罕巨细胞构成,外围有淋巴细胞。干酪样坏死可以存在或不见,但不能查见结核分枝杆菌。

【鉴别】须和光泽苔藓、小棘苔藓、维生素 A 缺乏病、丘疹性湿疹、丘疹型环状肉芽肿、二期梅毒疹及药疹相鉴别。

【治疗】本病将自然痊愈,发现体内结核灶时应用抗结核药。

硬红斑(erythema induratum)

持久的坚硬而不痛的斑块或结节多半发生于青年及中年妇女的小腿尤其腓肠肌部位,以后往往溃破,称硬红斑,又称巴赞(Bazin)病。

【症状】初起时,皮肤深部有豌豆到指头大小的硬结,往往对称发生于青年或中年妇女两侧小腿的外侧或后侧,有时也见于前侧,只偶尔出现于臂部或别处。

结节的数目及大小不定,一般为数个到数十个,逐渐变大而接近皮肤表面。小的硬结可隐藏在皮肤深部,硬结变大时可与皮肤粘连并使皮肤轻微隆起,成为边界不太清楚的红色或暗红色坚硬斑块,不引起自觉症状,或是只有轻微的胀痛或触痛,数月后可渐消退而遗留色素沉着,但常逐渐软化而溃破,成为陷落的深溃疡,边缘不整齐,溃疡面有柔软的暗红色肉芽组织,周围有炎性浸润(图 4-31)。溃疡不易愈合,以后愈合时遗留色素增多或减少的萎缩性瘢痕。新损害可陆续发生,病程缓慢进行而经年累月,愈后可以复发,尤其在寒冷季节较易复发。

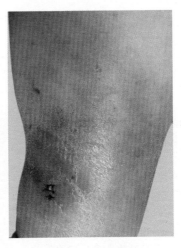

图 4-31　硬红斑

【病因】病理组织内有结核样浸润及干酪样坏死,结核菌素试验常呈强阳性反应,多数患者或家属有结核病史,但在皮损处不能查见结核分枝杆菌而被认为结核疹,抗结核治疗通常无效,都和丘疹坏死性结核疹相同。糖皮质激素类药物对硬红斑有效,从而使人相信本病为皮下动脉及静脉的血管炎性反应而引起结核样浸润及脂肪坏死。

硬红斑与结节性血管炎的关系在学术界已争论多年,而硬红斑与结核感染的关系也一直争论不休。目前的文献倾向于硬红斑与活动性结核有关,但对多数病例来说两种名称是同义词(见结节性血管炎)。

【组织病理】主要组织变化是结核样肉芽肿性浸润,伴有血管变化及干酪样坏死。弹力纤维、胶原纤维及脂肪细胞都可萎缩变性,脂肪细胞常为浸润所代替。动脉及静脉壁变厚,血管内皮细胞增生,且管腔常有血栓而使血管闭塞,附近组织发生成片的干酪样坏死,以后发生溃疡及纤维变性。

【鉴别】须和结节性红斑、皮肤瘰疬、结节性多动脉炎、梅毒性或结核性树胶肿、坠积性溃疡及下肢有溃疡形成的肉芽肿性疾病相鉴别。

【治疗】抗结核药常被人应用,但可没有明显的疗效,而泼尼松等糖皮质激素类常可使症状减轻。醋酸曲安西龙混悬剂之类氟化糖皮质激素制剂注射于未溃破的硬结内,常有更好的效果,但停药后不久往往复发。糖皮质激素类药物可与雷公藤、白芍总苷、氨苯砜等药合用。

阴茎结核疹(penis tuberculids)

阴茎结核疹曾认为是结核疹之一,多半发生于年轻人,是较少见的慢性皮肤病。

【症状】本病是小米到豆粒大的丘疹,表面呈红色或正常皮色,触之较韧,以后化脓破溃,形成圆形或不规则形的浅溃疡,溃疡基底部常有灰色的坏死苔及脓样分泌物,有时可形成灰褐色结痂。溃疡周围有浸润性红晕,不引起自觉症状。损害常出现于龟头或冠状沟,有时也可发生于包皮内侧,数目不定,相邻的可以融合成较大的溃疡,经过数月或1～2年后自然痊愈,遗留萎缩性瘢痕(图4-32)。

【病因】本病以往认为是结核疹之一,可能是发生于龟头的丘疹坏死性结核疹或是溃疡性皮

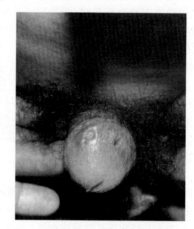

图4-32 阴茎结核疹

肤结核,但损害内找不到结核分枝杆菌,抗结核治疗也无效。近年来有人根据皮肤活检中血管的变化,认为可能是血管炎的一种类型。

【病理】真皮上部和整个表皮有限局性坏死,坏死组织周围有非特异性炎细胞浸润,其周围有结核样结构,血管壁有炎细胞浸润及血管壁增厚或血栓形成。

【治疗】抗结核治疗无效,泼尼松治疗有效,也可用雷公藤或氨苯砜。

三、麻风及其他杆菌性疾病

麻风(leprosy,lepra)

麻风是由麻风分枝杆菌(mycobacterium leprae)引起的一种慢性传染病,主要侵犯皮肤和周围神经,是引起畸残的主要疾病之一。

【麻风的分型】麻风分类法已经改革数次,1962年,Ridley和Jopling首先提出了"光谱分类法",即五级分类法。此分类方法按免疫力的强弱而依次为结核样型(tuberculoid type,TT)、界线类偏结核样型(borderline tuberculoid type,BT)、中间界线类(borderline type,BB)、界线类偏瘤型(borderline lepromatous type,BL)、瘤型(lepromatous type,LL)。这一麻风光谱以结核样型及瘤型为两极,另外三型是过渡的不稳定类型。这种临床类型的差别是由机体免疫力、麻风杆菌量及类型演变所决定的。总的趋势是:体液免疫水平和麻风杆菌量LL>BL>BB>BT>TT,细胞免疫反应强度TT>BT>BB>BL>LL。此外,未定类Ⅰ型(indeterminate group)是各型麻风的早期变化,可演变成免疫光谱中的任何一个类型。在免疫光谱中,最稳定的是TT和LL,其他三型都不太稳定。从TT、BT、BB、BL到LL像一片连续的光谱,各类型麻风之间是连续移行,可以演变的。当细胞免疫力增强时可向T端转化(升级反应),当细胞免疫力降低时向L端转化(降级反应)。这种五级分类法有利于诊断、隔离、预防、治疗及预后,已为广大麻风防治工作者及皮肤科医师所接受。

【症状】临床表现因麻风类型而不同。

(一)结核样型麻风(tuberculoid type,TT)

1. 皮肤损害 一片或数片红色斑块不对称地出现于面部、四肢或躯干,一般不发生于头皮、腋部、腹股沟及会阴部,皮损中央逐渐消退而平坦,颜色也变淡或近似正常皮色,而坚实的边缘缓慢扩展及隆起,常有鳞屑,往往呈弧形或环形,并有清楚的边界。

大结核样性损害是范围较大的斑块及显著的结节,而小结核样性损害是由小丘疹及小结节聚集及融合而成的斑块。

除了斑块、丘疹或结节外,结核样型麻风也可有一片或数片色素减少斑,或是淡红或褐红斑,常有细薄的鳞屑,干燥无汗,常没有毳毛。斑性损害分布不对称,缓慢扩展或持久不变,有清楚的边界(图4-33、34)。

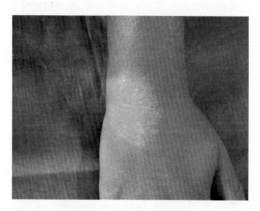

图4-33　麻风色素脱失斑

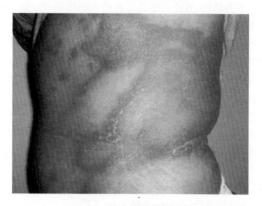

图4-34　中间界线类麻风

结核样型皮损的浅感觉障碍出现早而明显,触觉及痛、温觉消失,往往针刺时麻木不痛,但位于面部的皮损浅感觉障碍比较轻微。

2. 神经损害　多限于1~2条周围神经,常较严重,也常不对称。受损的周围神经如桡、尺、腓总、耳大、正中等神经干,可比正常粗好几倍,像是坚硬的绳索,特别是颈部的耳大神经很粗,扭转头部即可显而易见。有时,神经干的某段特别粗大而成结节状,在肘关节处尺神经可成梭形。

受损神经所支配的皮肤及皮疹可有感觉异常、感觉过敏、灼痛或刺痛,先失去冷觉及浅触觉,以后痛觉消失,最后,深触觉也失去而完全麻木(图4-35)。

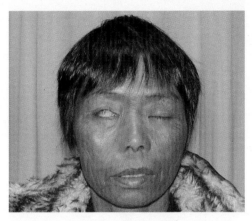

图4-35　麻风神经麻痹

受损神经也影响所供给的肌肉,特别是下眼皮的震颤常可帮助早期诊断。手足或面部的某些肌肉可逐渐萎缩。前臂的伸肌和手部骨间肌萎缩瘫痪,以致手指不能伸直,手指固定于微屈的部位而成鸟爪状,可称"爪形手"。大小鱼际肌萎缩,不能完成拇指对掌运动,使手掌变平而成猿猴手掌的形状,被人称为"猿手"。面部及眼睑肌肉的瘫痪可使面部缺乏表情,眼角下垂,面斜口歪,下睑外翻或是眼睑不能完全闭合,腓肠肌等腿部肌肉的瘫痪萎缩可使行动困难,有的出现足部下垂的表现(图4-36、37)。

神经受损也引起营养性障碍,手指足趾可因指趾骨的骨质吸收而残毁,可称为残毁性麻风(lepra mutilans)。由于神经的营养性障碍,皮肤容易发生极难愈合的溃疡,尤其在麻木的踝部及足底等常受压迫摩擦的部位往往发生无痛的穿孔性溃疡(malum perforans),常流出腐臭的稀薄脓液,有时有死骨形成(图4-38)。

结核样型麻风缓慢发展,皮损持久,可以自然消退而遗留色素性变化及

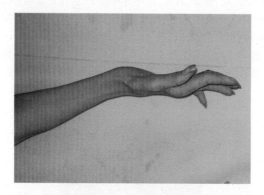

图 4-36 麻风爪形手

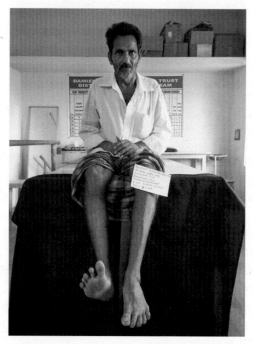

图 4-37 麻风足部下垂

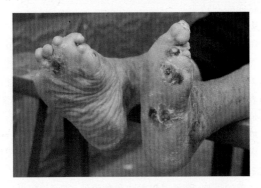

图 4-38　麻风神经损伤营养障碍性溃疡

瘢痕。损害内有结核样结构,不见麻风杆菌或是极少,麻风菌素试验强阳性。免疫力降低时,结核型可转变为界线类偏结核样型。

(二) 界线类偏结核样型(borderline tuberculoid type,BT)

有淡黄、褐黄或褐红色斑疹及略微隆起的斑块,较结核样型损害小而多,边界清楚程度较差,表面较平坦,鳞屑较少,分布较广但不对称。有时,皮损中央皮肤较正常而成"空白区"或"打洞区",内外缘都较清楚,或是皮损附近有卫星状较小斑疹或丘疹,相邻的可以融合。神经损害往往为多发性,虽不对称,但不像结核样型粗硬,感觉障碍的出现往往较晚。皮损查菌时可见少数麻风杆菌。麻风菌素试验的晚期反应阴性、可疑或弱阳性。

(三) 中间界线类(borderline type,BB)

皮损有多种形态和颜色。同一患者可有斑疹、斑块、浸润和结节同时存在,皮损数量及形态介于瘤型及结核样型之间。有的近似界线类偏结核样型而有卫星状皮损,有的近似界线类偏瘤型而有较多的结节。有时,同一皮损既有瘤型表现,也有结核样型表现。

皮损分布往往较广,不太对称,表面平滑,边界可清楚或部分模糊。皮损颜色不定,呈橘黄色、黄褐色、红色或紫红色。同一皮损可以同时有两种以上颜色,不同颜色可为同心形而成多色环,有的呈靶状,有的可呈徽章形,或是皮损中央为近似正常皮色的"空白区"或"打洞区",其内缘清楚并常隆起,外缘渐平而呈斜坡状,部分清楚及部分不清楚。多数浅神经粗大但不太硬,知觉障碍往往较轻。鼻黏膜往往充血,眉毛外侧部分往往稀少,腹股沟及腋窝等处浅淋巴结常肿大。

细菌涂片上有较多的麻风杆菌。麻风菌素试验的晚期反应阴性或可疑。大多数将向瘤型转变。

（四）界线类偏瘤型（borderline lepromatous type，BL）

皮损为斑疹、斑块、浸润、丘疹及结节，数目较多，广泛分布而不十分对称。皮损表面光滑而无鳞屑，有时，中央有内缘清楚而外缘模糊的"空白区"。面部常有浸润，鼻黏膜充血肿胀，到了晚期，面部可有瘤型的狮面脸甚至鞍鼻的表现，有的有角膜炎或鼻黏膜溃疡，眉毛尤其外侧部分、睫毛及头发都常稀疏或脱落。浅部淋巴结肿大，有的甚至有内脏损害。

浅神经均匀地粗大但不硬，两侧对称，伴有感觉变化。

查菌结果是阳性，麻风杆菌很多，而麻风菌素试验呈阴性反应。

（五）瘤型（lepromatous type，LL）

是症状严重的极型，除了侵犯皮肤和黏膜处，还可侵犯淋巴结、骨髓、肝脾等单核-吞噬细胞系统和眼球及睾丸等器官，但个人症状的严重程度不同。

症状较轻的，皮肤干燥，有红斑、丘疹，眉毛部分地脱落，神经粗大，有感觉障碍，大、小鱼际肌可以轻度萎缩。

症状较重的，有红斑、浸润性斑块、弥漫性浸润及结节。黏膜充血，可有结节及浅溃疡。神经粗大，肌肉萎缩，有感觉障碍及运动障碍，常引起穿孔性溃疡等神经营养性损害。眼球前部常有小结节及浸润性损害。淋巴结、肝、脾及睾丸皆可肿大。

症状严重的，有斑块、弥漫性浸润、结节、大疱、溃疡等皮损，面貌变形而成"狮面脸"。神经损害引起显著的感觉及运动障碍。肌肉瘫痪萎缩。骨骼残毁畸形，男子女性型乳房，眼可失明，淋巴结肿大，肝、脾、睾丸、肾脏及卵巢等器官都可波及而发生相应的症状。

瘤型很稳定，向界线类逆转的可能性不大，更不能自然痊愈，病理组织内有大量泡沫状组织细胞及麻风杆菌，麻风菌素试验呈阴性反应。

【麻风反应】麻风反应是指在治疗前、治疗中、治疗后，由于机体免疫状态的改变，而突然出现的麻风症状和体征。临床上可出现原有皮损红肿、扩大或骤然出现许多新皮损，或有剧烈的周围神经肿胀、疼痛，虹膜睫状体炎、淋巴结炎、睾丸炎或发热等全身症状。麻风反应可出现麻风病所有的急性症状，而麻风反应引起的症状常是麻风患者就诊的首要原因。

【流行病学】麻风的传染性很强，而致病性低，多数人在感染后临床症状不明显，仅一小部分人在感染后经2~5年甚至10年以上才有临床表现，通常由瘤型或界线类传染而来，麻风菌素试验阴性者较易感染。

1. 传染源 到目前为止，麻风病公认的传染源是未经治疗的麻风患者,主要是多菌型(MB)的患者。其皮肤及黏膜损害处含有大量的麻风杆菌。

2. 传染途径　麻风主要由直接接触而传染。皮肤及黏膜带菌者特别是皮肤及口、鼻黏膜破溃的瘤型与界线类患者的唾液鼻涕及飞沫可以侵入正常人的口、鼻黏膜,皮肤及黏膜排出的细菌也可经微小伤口进入正常人的皮肤。间接接触传染的可能性较小。

3. 易感人群　麻风杆菌侵入人体后,是否发病及发病后的表现,取决于被感染者机体对麻风杆菌的特异性细胞免疫力。绝大多数人对麻风杆菌有特异性免疫力,只有少数有细胞免疫缺陷的人感染麻风杆菌后有可能发病。

【组织病理】麻风杆菌侵入皮肤或黏膜后,由血流或经淋巴管扩散,由于免疫力的大小差异,而有不同的组织病理学变化。

（一）未定类

皮肤、黏膜、神经及淋巴结内有单纯炎性浸润,血管、神经纤维、毛囊、汗腺和皮脂腺附近有些淋巴细胞、少量的组织细胞及成纤维细胞。

（二）结核样型

血管附近有灶性浸润,主要为淋巴细胞、上皮样细胞及成纤维细胞,先出现于真皮浅部,以后扩展到深部。浸润灶逐渐发展成结核性浸润,有时可见郎罕巨细胞。上皮样细胞群的外围是淋巴细胞及成纤维细胞。浸润可接表皮而没有带状无浸润区,毛囊、汗腺及皮脂腺附近常有浸润。

（三）界线类

界线类偏结核样型类似结核样型,但麻风杆菌略多,表皮下方开始出现无浸润带。真皮内,上皮样细胞较松散,淋巴细胞已见减少,神经纤维间可有组织细胞及上皮样细胞浸润,周围有些淋巴细胞。组织内有微细的脂粒,类脂质染色弱阳性。

界线类偏瘤型有肉芽肿性变化,主要由组织细胞构成,有的组织细胞呈泡沫状。上皮样细胞很少,淋巴细胞也不多,可环绕神经,神经纤维往往变性。皮损内有很多麻风杆菌,神经纤维间大量麻风杆菌沿神经干排列而呈鱼群逆水而游的状态。

（四）瘤型

含有麻风杆菌的组织细胞构成肉芽肿。由于细胞免疫反应低弱,组织细胞不像在结核样型中可以完全消化麻风杆菌而变成上皮样细胞,麻风杆菌反而在组织细胞浆内繁殖生长,于是组织细胞变大而呈泡沫状,可称为麻风细胞(lepra cell),耐酸性染色的麻风杆菌在细胞浆内聚集成菌球,细菌的蜡状外壳衍化而成的类脂质使胞浆呈泡沫状,染色较淡的细胞核呈圆形或卵圆形。在组织细胞之外尤其血管及神经附近也常有不少麻风杆菌,麻风细胞之间常有一些成纤维细胞及分散的少数淋巴细胞。

【实验室检查】

(一)细菌学检查

对已经确诊或诊断可疑的患者应该定期对皮损进行细菌学检查。

对于未定类、结核样型及界线类偏结核样型,应在2~3个不同皮损处取材;对于中间界线类、界线类偏瘤型或瘤型,常应在眉弓、颧部、下颌、耳垂及其他浸润明显处,选取6~8处取材,也常需要由黏膜特别是鼻黏膜取材,必要时穿刺淋巴结,由抽出液查找麻风杆菌。

取材时先戴消毒手套,用酒精对取材处皮肤消毒后,左手拇指及示指紧捏取材处皮肤,使该处贫血而苍白以防取材时出血。然后右手持消毒手术刀,在左手拇指及示指间所捏的皮肤上作一切口,深度约为2mm而达真皮,切口长度约3~5mm。此时,用刀尖刮取切口两侧的组织液涂搽于玻璃片上,涂成不带血的圆形薄膜,厚度适当而均匀。对鼻黏膜取材时,先用消毒棉沾生理盐水拭净鼻黏膜,然后用刀尖轻轻刮取鼻中隔前下方鼻黏膜的组织液,涂片后送到化验室染色查菌。

涂片上麻风杆菌的密度分为6级:

在100个视野内,细菌平均数为1~10条……1+;

在10个视野内,细菌平均数为1~10条……2+;

一个视野内细菌为1~10条……3+;

一个视野内细菌超过10条……4+;

一个视野内细菌超过100条……5+;

一个视野内细菌超过1000条……6+。

细菌密度指数(BI)=加号数总和÷检查涂片数(包括未见细菌的涂片)。所得结果只取整数及小数点后二位数。

细菌形态指数(MI)=所有涂片上完整细菌的总和÷所有涂片上分散细菌的总和。所得结果只取整数而不取小数点后数字。

检查细菌形态指数的目的是观察抗麻风药的疗效、细菌的耐药性及麻风反应的影响。砜类等药物的应用及免疫力的增强能使麻风杆菌由完整的形态变成断裂或颗粒状态;在抗麻风药治疗半年后,MI是零时表明疗效良好,否则就该改换药物。

(二)麻风菌素试验

此试验表明身体对麻风的免疫力,试验结果呈阳性反应的麻风患者愈后良好,治疗后不能由阴性变阳性是疗效不良的表现。

麻风菌素试验是用麻风菌素 0.1ml 在前臂或上臂内侧作皮内试验,经 24~48 小时后,局部往往出现浸润性红斑而像结核菌素试验的反应,表明身体对麻风杆菌有较高的敏感性,可能是细胞免疫的延迟过敏性反应,红斑的直径为 5~10mm 时为可疑(±),10~15mm 时是弱阳性(+),15~20mm 时是阳性(++),20mm 以上时是强阳性(+++)。

（三）免疫学检查

近年来随着免疫学的进展,在麻风诊断方面也有一些新的方法。

1. 麻风抗体吸收试验　与梅毒螺旋体吸收试验基本相同,只是以麻风杆菌为抗原,检测人体血清中是否存在麻风杆菌的特异性抗体,并可测定其滴度。此法的特异性及敏感性均较高,特别是对麻风的早期诊断具有参考意义。

2. 酶联免疫吸附法　此法是以麻风杆菌提取的特异性抗原(酚糖脂)采用酶标方法检测患者血清中有无此抗体。此法有较高的特异性,其滴度与体内麻风杆菌的数量成正比,治疗后其滴度可随之下降。

3. 聚合酶链式反应(PCR)　2001 年麻风菌全基因组测序完成,对麻风的分型提供了依据。因此 PCR 技术检测麻风菌 DNA 的研究已进入临床。PCR 具有很高的敏感性与特异性,特别是对麻风基因分型的研究,对流行病学和对于复发和再感染的鉴别具有积极意义。

【临床试验】组胺试验:此试验能显示皮肤中自主神经的损伤。常用的简便方法是将一滴 1:1000 二磷酸组胺溶液滴在麻木斑或色素减少斑上,另一滴滴在邻近的正常皮肤上作为对照。然后,用针尖轻刺滴处多次,在 1~2 分钟内,对照的正常皮肤被刺处水肿并有鲜明的红晕,而未定类、结核样型及界线类麻风的色素或感觉减退斑没有或只轻微潮红。

（一）出汗试验

此试验表明皮肤的交感神经控制汗腺的能力。试验时,选取麻风皮损及正常皮损各一处,分别涂搽米罗溶液,此溶液是含有 2% 碘及 10% 蓖麻油的无水酒精。干燥以后,分别用 1:1000 毛果芸香碱 0.1ml、1% 氯化甲基胆碱 0.1ml 作皮内注射,然后均匀地撒敷一层淀粉。在数分钟内,由于汗液使淀粉和碘变湿而发生作用,对照的正常皮肤处淀粉由白色变成蓝色,而无汗的受试处淀粉不变色。

（二）立毛肌试验

立毛肌试验以 1/10 万苦味酸烟碱 0.1ml 分别注于皮损和正常皮肤的皮内,前者立毛肌不能收缩,无"鸡皮"现象,表明神经末梢受损。后者则有

"鸡皮"出现,表明神经末梢未受损。

(三) 皮肤感觉的检查

检查皮肤的轻触觉时,嘱咐患者闭眼,用棉花轻触皮损及相对正常的皮肤,并要患者用手指指出接触部位。手指所指的部位与棉花轻触的检查位置距离在 5cm 以内,为轻触觉正常;否则为轻触觉障碍或缺失。试验温度觉时,可用一个盛冰水的试管及一个热水试管触试皮肤,观察能否区别冷热。试验痛觉时,可用针尖轻刺。

【鉴别】

1. 斑疹 应与白癜风、银屑病、药疹、离心性环状红斑等红斑、结节性红斑、药疹或多形性红斑鉴别。

2. 丘疹及斑块 应与银屑病、类肉瘤病、环状肉芽肿、蕈样肉芽肿、盘状红斑狼疮、寻常狼疮、持久隆起红斑、播散性环状肉芽肿、扁平苔藓、利什曼疹、皮肤淋巴瘤、皮肤淋巴细胞浸润及各种感染性肉芽肿鉴别。

3. 结节 应与结节性梅毒疹、结节性红斑、皮肤淋巴瘤、蕈样肉芽肿、利什曼疹、类肉瘤病、组织细胞增生病、胫前黏液性水肿及黏液水肿性苔藓鉴别。

4. 神经障碍 应与有神经障碍的其他疾病包括脊髓灰质炎、中毒性或多发性周围神经炎、股外侧感觉异常鉴别。穿孔性溃疡可出现于糖尿病、脊髓痨和脊髓空洞症鉴别。

【治疗】WHO 于 1981 年推荐对麻风病采用联合化疗,即 MDT 方案。MDT 是采用两种或两种以上作用机制不同的有效杀菌性化学药物治疗。

(一) 多菌型(MB)麻风治疗方案

监服利福平,每月 1 次,每次 600mg(每公斤体重 10mg),体重不到 35kg 者每次服 450mg。自服氨苯砜,100mg/d。监服氯法齐明,每月 1 次,每次 300mg。同时,每日自服一次,每次 50mg,拒服氯法齐明者可改服乙硫异烟胺,自服 300mg/d。总疗程为 24 个月。

(二) 少菌型麻风治疗方案

自服氨苯砜,100mg/d。

监服利福平,每次 600mg,每月 1 次。

疗程为 6 个月。

在多菌型及少菌型麻风治疗过程中出现麻风反应时,一般不应中断治疗,但应根据反应的严重程度给予适当的处理,对于有严重反应特别是有神经疼痛或神经功能明显障碍者以及皮肤症状明显而有破溃危险者,可短期停用氨苯砜及利福平,而氯法齐明可继续使用。

在临床方面,治疗前明确诊断和分型。治疗过程中,多菌型麻风每 3 个月复查 1 次,少菌型每半年 1 次,记录病情变化、麻风反应和药物副作用。

在细菌方面,治疗前查菌计算细菌密度指数和形态指数,治疗过程中,多菌型麻风每半年查菌 1 次,阴转后 3 个月 1 次,少菌型麻风菌阴性者每年查菌 1 次,阳性者至少每 6 个月查菌 1 次。

在组织病理方面,治疗前活检 1 次,在治疗过程中,细菌阴转的多菌型及接近临床治愈患者的原活检处再取标本作组织病理学检查,对疗效作出评价。

(三) 未定类

治疗前细菌结果阳性者,按瘤型麻风临床治愈标准判定,治疗前细菌检查结果阴性者,按结核型麻风临床治愈标准判定。

【麻风反应的治疗】 麻风反应的处理:麻风反应严重的患者常需要卧床休息。砜类药物可暂时停服或减量。

1. Ⅰ型麻风反应 糖皮质激素类药物是Ⅰ型麻风反应的首选药物。泼尼松 40 ~ 60mg/d,口服,待病情缓解后逐渐减量。治疗持续时间为 4 ~ 6 个月。伴有神经炎的中度或重度Ⅰ型麻风反应,治疗时间可延长至 12 个月左右。雷公藤对轻、中度Ⅰ型麻风反应有效。

2. Ⅱ型麻风反应 沙利度胺(沙利度胺)是Ⅱ型麻风反应的首选药物。开始剂量为 400mg/d,待症状控制后逐渐减量至 25 ~ 50mg/d 为维持量。氯法齐明(B-663)既是抗麻风药,也能控制麻风反应。开始量为口服 100mg/d 一次,以后可逐渐增到 2 ~ 4 次,麻风反应被控制后即可减量,同时可服泼尼松。

3. 神经痛的局部治疗 麻风反应使神经干发炎而剧烈疼痛时,可在疼痛的神经周围注射普鲁卡因溶液,或用透明质酸酶 3ml 溶于生理盐水或 2% 普罗卡因注射液 20ml 中,每周注射 5 ~ 6ml。神经脓肿的存在或神经干过度肿大都可使神经鞘压迫神经而引起剧烈的疼痛,切开神经鞘或是割去一小片,疼痛立即减轻或消失。尺神经受压而疼痛时,可以行手术移到肘前。

【预防】 麻风是可以预防的慢性传染病。在流行地区,要向群众宣传防治麻风的知识,消除群众麻风恐惧和对麻风患者歧视的心理。

对麻风患者家属及密切接触者应该定期检查,麻风菌素试验阴性的家属尤其儿童以及麻风防治人员最好接种卡介苗。对多菌型麻风病患者密切接触者利福平预防服药。对密切接触者进行医学检查排除麻风病和利福平禁忌证后,每例对象服 600mg/次,10 ~ 14 岁服用 450mg/次,每年一次顿服,连续四年。

非典型分枝杆菌病(atypical mycobacteriosis)

非典型分枝杆菌是具有独特生物学特性的一类分枝杆菌,既不能归属结核分枝杆菌,又不能归属腐物寄生性分枝杆菌。引起疾病的非结核及非麻风分枝杆菌可引起称为慢性肉芽肿的临床表现,组织变化常和结核相似,但抗结核药常不敏感。

1. 游泳池肉芽肿(swimming pool granuloma)是由海分枝杆菌感染导致的皮肤和皮下组织炎症性疾病,约占非结核分枝杆菌感染的 50% ~ 80%。多发于游泳者或在海水或淡水鱼塘中工作者,皮肤被擦破而有海鱼分枝杆菌(M. arinum)侵入后,经过 3 周左右的潜伏期,侵入处发生慢性肉芽肿。

【症状】 本病最常见呈感染性肉芽肿表现。皮损初为单纯皮肤感染,也可侵犯其他组织。初发是一个豌豆大小的淡红色丘疹或脓疱,偶尔不止一个,通常出现于手背、足背、肘部或膝部等在 3 周前曾被擦破的部位,有的溃破而有褐痂覆盖(图 4-39),没有疼痛或其他自觉症状。本病有时还有深部组织感染,呈孢子丝菌病样皮损。少数患者可发展为脓肿和形成播散性感染。多半在数月或 1 ~ 2 年内自然痊愈。结核菌素试验呈阳性反应。个别病例呈慢性经过,可迁延数年以上。

【病因】 海鱼分枝杆菌又称包菜分枝杆菌(M. balnei),由耐酸染色法染色,菌体比结核分枝杆菌宽而长。海鱼分枝杆菌自然栖息于水中,可致水

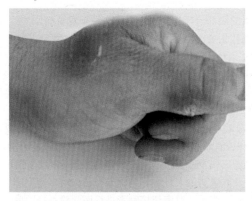

图 4-39 游泳池肉芽肿

中变温动物如鱼类、海豚、虾、蛇、水蚤等患病,对人类为条件致病菌。

【组织病理】早期的组织变化是角化过度和棘层肥厚,真皮有炎性细胞浸润,主要有淋巴细胞、中性粒细胞、组织细胞浸润。

陈旧病灶为典型的由上皮样细胞和朗汉斯巨细胞构成的结核样结构,无典型干酪样坏死,肉芽肿反应也可侵犯真皮深层和皮下组织。组织抗酸染色可找到抗酸杆菌,但一般数量很少。而组织、脓液培养阳性率较高。常规结核菌素试验阳性率较高,可达82%。

【治疗】海鱼分枝杆菌对各种抗结核药有耐药性,可采用联合化疗方案:多西环素100mg,每日2次,加复方磺胺甲噁唑1g,每日2次;或利福平600mg/d加乙胺丁醇15mg/kg·d,总疗程至少3个月。如患部并用红外线、温湿敷、透热等理疗方法可增加疗效。

最有效的疗法是用切除术、激光、液氮或电灼术。

2. 孢子丝菌病样分枝杆菌病(sporotrichoid mycobacteriosis) 除了海鱼分枝杆菌外,堪萨斯分枝杆菌(M. kansasii)等也能引起孢子丝菌病样皮疹。

皮肤及皮下组织有坚实的肉芽肿性结节,最易发生于四肢尤其肢端,以后沿上行的皮下淋巴管发生结节,结节可以溃破而流出浆性脓液,极易误认为孢子丝菌病。

海鱼分枝杆菌对多种抗结核药有耐药性,其他分枝杆菌可对某些抗结核药敏感。在应用利福平及链霉素等抗生素时应该先作细菌敏感试验。可选用利福平加阿米卡星或乙胺丁醇加复方磺胺甲噁唑,疗程4~6周,结合手术清创。

3. 泛发性皮肤非典型分枝杆菌病(generalized cutaneous atypical mycobacteriosis) 由海鱼分枝杆菌(M. marinum)引起。疣状结节性损害广泛分布于四肢躯干,色素可增多,没有自觉症状。

4. 分枝杆菌性溃疡(mycobacterial ulcer) 本病只偶尔发生于热带地区,由溃疡分枝杆菌(M. ulcenrans)引起的皮肤和软组织感染,早期为无痛性的皮下硬结,逐渐长大。病灶中心部的浅层表皮迅速坏死,溶解形成无痛性溃疡。可侵及皮下脂肪,有时溃疡底可见覆盖有黄色薄膜的脂肪层(黄色坏死物),有时伤及骨膜,严重引起骨髓炎。周围皮肤隆起变硬,色素沉着,溃疡可持续十几年或更长时间,长期持续的病灶可引起肢体的畸形和功能障碍。

最有效的疗法是长期应用链霉素及利福平,切除皮损,皮损范围广泛时在切除后植皮。有人报告抗结核药如氨苯吩嗪及利福平常无明显的疗效,可和复方磺胺甲噁唑并用。局部治疗为40℃热敷法,溃破时可涂敷1%氯法齐明软膏。

炭疽（anthrax）

炭疽是由炭疽芽孢杆菌引起的一种人畜共患的烈性传染病。根据炭疽杆菌的芽孢进入人体内的途径，临床上可分为原发性炭疽和继发性炭疽。原发性炭疽包括皮肤炭疽、肠炭疽、肺炭疽。继发性炭疽主要表现为败血症型和脑膜炎型。

【症状】

（一）皮肤炭疽

皮肤炭疽最多见，占所有炭疽病例的95%～99%。平均潜伏期5～7天。初起皮损是一个炎性丘疹，最易出现于手部、面部、颈部或肩部等露出部位。丘疹迅速变成顶端扁平的水疱，可扩展成大疱，含有清亮或带血的浆液，疱周水肿潮红。以后疱液化脓，溃破时流出浆液或脓液，中心部分疱液坏死而结成坚硬的黑色干痂，痂的四周有疱液而呈环状。有时，患处显著红肿而像蜂窝织炎，但中央有坏死结痂的大疱或脓疱，或是只明显红肿而不出现大疱或坏疽。区域性淋巴结红肿疼痛。

轻型患者可没有显著的全身症状。坏死的组织脱落而成溃疡，以后愈合时遗留瘢痕。多数皮肤炭疽患者有持续性高热，可有恶心、呕吐及全身酸痛等中毒症状，在数日或数周内，内脏如肺、肠、脾及脑等器官的病变引起多种临床表现，死亡率可达50%左右，早期治疗可使死亡率大大降低。

（二）肠炭疽

潜伏期1～6天。部分病例仅发生口咽部炭疽，严重者表现为剧烈腹痛、恶心、呕吐、腹泻、血样便、严重的腹胀伴血性腹水，常伴败血症、腹膜炎、虚脱及脾脏肿大等症状，患者多半在短期内死亡。

（三）肺炭疽

潜伏期1～43天，可长达60天。潜伏期的长短可能与吸入的炭疽杆菌数量有关。吸入的炭疽杆菌芽孢经吞噬细胞吞入后进入纵隔和支气管周围淋巴结，引起出血性纵隔炎和出血性淋巴结坏死。伴有高热、畏寒、咳嗽、胸痛，严重时出现呼吸困难、咯血和痰多等气管炎或支气管肺炎的表现。X线胸片检查见纵隔增宽、胸腔积液（以血性为主）、肺部浸润。可继发败血症、脑膜炎和蛛网膜下腔出血。因早期表现缺乏特异性易导致延误治疗，病死率达85%以上。

（四）继发性炭疽

继发性炭疽包括败血症型和脑膜炎型,由原发性炭疽播散引起,病情危重,病死率极高。

【病因】炭疽芽孢杆菌属于芽孢杆菌属(Bacillus),当环境不适合其生长时,炭疽芽孢杆菌才会在菌体内形成内生孢子即为芽孢。芽孢具有极强的抵抗力,可在环境中生存数十年乃至数百年。炭疽是牛、马、羊、猪等家畜的一种烈性传染病。动物在吃食含有炭疽杆菌或其芽孢的饲料后,可在数小时之内或数日之内惊厥或因高热窒息而死亡。

人类的炭疽传染途径主要是皮肤。患者往往是牧民,偶尔是屠宰工人或是制革、硝皮、制鬃、挑选笔毛和搬运皮毛等处理畜产品的工人。炭疽杆菌芽孢可以附着于皮革、羊毛或马鬃等畜产品而生存多年,因此,毛刷等毛革制品在消毒后才可应用。此外,污染的饮食可引起肠炭疽。护理炭疽患者和(或)患者直接接触都有受染的危险,蝇虻叮螫皮肤也有传染炭疽的可能性。

【组织病理】皮损处表皮毁坏,坏死组织附近的表皮有水疱及真皮发生水肿而使胶原纤维束离散,真皮及皮下组织有大量嗜中性粒细胞、红细胞、扩张血管与炭疽杆菌。尸检可见内脏有广泛的炎症及很多炭疽杆菌,肺脏有淤血,脾脏肿大,肠壁有坏死区等。

【鉴别】皮肤炭疽常应和丹毒、蜂窝织炎、疖及痈等相鉴别,由疱液及血液涂片或肉汤培养都易查见炭疽杆菌,豚鼠或小白鼠的接种可以鉴定毒性。

【防治】在流行区给牲畜注射炭疽疫苗,病兽应该杀死及焚毁,污染用品也须销毁,可能污染的畜产品如皮带及兽毛都应消毒。处理死畜及护理患者都需注意隔离,患者的敷料和排泄物都需焚毁或彻底消毒。

【治疗】一般认为抗生素治疗只在暴露后48小时之内有效。治疗如不及时,即便抗生素杀灭了大部分繁殖体,而治疗前细菌分泌的外毒素也足以引起宿主死亡。对于无全身症状的皮肤炭疽,用青霉素240～320万 U/d,分2～3次静脉注射,疗程7～10d。若感染部位在颈部或伴有严重水肿者、吸入性炭疽、胃肠型炭疽、脑膜炎及败血症者,需用大剂量青霉素(400～800万 U,每6h一次)治疗,同时加用1～2种其他抗菌药物,疗程2～3周。由于对青霉素耐药菌株及可诱导β-内酰胺酶菌株的报道,故欧美国家推荐环丙沙星和多西环素作为一线治疗炭疽感染的药物。

类丹毒(erysipeloid)

类丹毒是动物特别是猪的一种急性传染病,可以传染给人而引起丹毒样皮损,通常发生于手部尤其手指或手背,往往伴有发热等全身症状。

【症状】潜伏期数小时至 5 天。根据临床特点分为局限型、弥漫型及败血症型。

局限型最常见,好发于手指等病菌易侵入部位。起初为红斑,继而成为局限性紫红或青红色斑,边缘清楚,其表面肿胀明显,触之有浸润感,红斑逐渐向周围扩展,中央部分消退,边缘微隆起而成环状。局部症状轻微,有时伴阵发性胀痛、灼痛、跳痛或瘙痒。无全身症状或仅有低热。一般 2~4 周可自然痊愈。

弥漫型少见,皮损呈全身性或弥漫性,炎症更明显,形成环状或地图形皮疹,伴发热及关节症状,患指肿胀明显、疼痛剧烈,指和掌关节可有重度活动受限。有些呈游走性,旧皮损附近不断出现紫红斑,可延至整个手部,病程迁延至数月(图 4-40)。

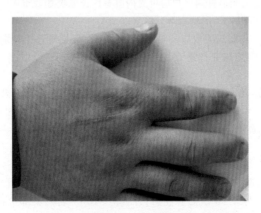

图 4-40　类丹毒

败血症型罕见,皮疹以全身出现的红色盘状红斑为特点,常可发生紫癜样皮疹以及出现关节症状。全身反应为发热、畏寒、全身乏力、患肢酸痛等毒血症样表现,部分患者可伴发心肌炎或急性心内膜炎。如治疗不及时,可致死。

【病因】病原体是隐袭丹毒丝菌（Erysipelothrix insidiosa）原称（猪）红斑丹毒丝菌（Erysipelothrix rhusiopathiae），是不能运动的短杆状革兰阳性菌。通常在猪群中流行而引起猪丹毒，健康的猪可为带菌者。兽医、饲养员、屠宰员或猪肉加工者的皮肤隐袭丹毒丝菌可以侵入皮肤而引起类丹毒，少数捕鱼或卖鱼的人可以受染而发生本病。

【鉴别】要和丹毒、蜂窝织类、接触性皮炎等疾病相鉴别。

【治疗】青霉素有良好的疗效，肌注 200～300 万 U/d，7～10 天，不能应用青霉素时可改用红霉素、链霉素及四环素等其他抗生素。

足菌肿（mycetoma）

足菌肿其临床表现主要为肿块、化脓瘘及谷粒状小颗粒，通常发生于足部，流行于热带及亚热带地区，多半发生于赤足走路的男性体力劳动者。

【症状】初起时，往往是足部先有一个微小创伤，愈合后，局部逐渐出现一个不痛的圆顶形坚硬丘疹或结节，附近又陆续出现新损害，互相融合而可成为凹凸不平的大肿块。损害通常发生于足部尤其足底，偶尔发生于手部、膝部或阴囊等其他部位，缓慢发展而化脓变软，溃破后流出黏滞而带血的稀薄脓液，脓液内有"谷粒"，是病菌集团所构成的微小颗粒，因菌种不同而呈白色、黄褐色、红色或黑色，由细丝交织而成。有些"谷粒"聚集在一起而成不规则的小团。

皮损经年累月地缓慢进行，有时缓解，有时加重。损害内脓肿渐成深瘘，可抵达下方的皮下组织，甚至波及筋膜、肌肉及骨骼而引起坏死，但不大疼痛，也不转移。结节和瘘逐渐增多，患处甚至整个足部肿大，点缀着凹凸不平及大小不等的暗红色结节及流脓的瘘孔，有的可部分愈合而发生挛缩的不规则瘢痕，于是足底发生畸形而奇形怪状，往往妨碍行动，但不影响健康，也不威胁生命，但继发性感染可引起败血症及死亡。

【病因】足菌肿是有脓瘘的慢性肉芽肿，病原菌可为星状诺卡菌或巴西诺卡菌等而引起诺卡菌性足菌肿，病原体附着于土壤或植物，可经皮肤外伤侵入人体，特别常侵犯赤足行路者的足部，通常对人无害，在免疫力降低的条件下才能致病而为条件致病菌。

放线菌性及真菌性足菌肿的临床表现相同，菌种因地区而异。

【组织病理】组织变化主要为发生脓肿及瘘的非特殊慢性肉芽肿，以后有纤维化。

脓液有白色、黄色、红色或黑色小颗粒，可在显微镜下看清。是否为真菌或细菌要由不同培养基培养才能鉴定,在我国西部所见足菌肿病例是星状诺卡菌所致。

【治疗】治疗放线菌性足菌肿的药物包括磺胺类、氨苯砜及抗生素,疗效很慢而应长期治疗,每日口服磺胺甲噁唑直到痊愈,一般应连服数月之久,愈后应续服数周。诺卡菌性足菌肿可用氨苯砜治疗,量由50mg/d增到200mg/d,症状减轻后改用维持量,常需要连服几个月。青霉素、链霉素或四环素等可单独或联合应用,也可和磺胺药或氨苯砜合用,加用碘化钾可能促使损害吸收。经上述治疗无效者,唯一疗法是全部切除,必要时做整形术或截肢术。

红癣(erythrasma)

红癣是淡黄、淡褐或淡红褐色斑片或斑块出现于腹股沟附近、腋窝或趾间等温暖潮湿的部位,有细薄的鳞屑,边界清楚,曾经被认为一种真菌性感染。

【症状】皮损是淡褐色红斑,也可为淡黄色,呈圆形、卵圆形或不规则形,缓慢扩展,相邻的可相融合而成片,表面可略高于正常皮肤,有细薄的鳞屑,没有丘疹或水疱,也没有炎症,但有清楚的边界(图4-41)。通常发生于腹股沟和与阴囊接近的股部,也常见于腋窝、臀部中央或乳房下方等褶叠部位或趾蹼,尤其常见于第3~4或第4~5足趾之间,引起裂口、脱屑及浸渍而易误认为足癣。有时,皮损广泛分布于躯干及四肢近侧尤其屈侧及脐部

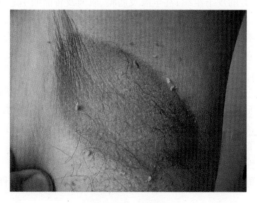

图4-41 红癣

附近。

皮损往往多次缓解或加重而经多年之久,尤其在天热季节容易扩展,不引起任何自觉症状,仅在天热出汗时可略觉痒。

【病因】 病原菌是微细棒状杆菌(Corynebacterium minutissimum),是一种革兰阳性杆菌,可在特殊培养基中培养。本病传染性不强,通常在热带或亚热带地区流行,最易发生于温暖潮湿或多汗的部位。糖尿病或某些衰耗性疾病可以促使本病发生。

【诊断】 在革兰染色的涂片上,可以查见革兰阳性杆菌,有的呈扭曲的细丝状。在特殊培养基上,可见小而光亮的半透明菌落。在伍德滤过紫外线(Wood 光)下,由于微细棒状杆菌产生卟啉物质而使患处呈现珊瑚红色荧光。

【治疗】 任何抗菌外用药几乎都有效,例如红霉素软膏、5% 硫黄 3% 水杨酸软膏、10% 十一烯酸酊及 20% ~40% 硫代硫酸钠溶液等。局部治疗的效果不佳时,可服四环素或红霉素,每次 250mg,一日 4 次,往往经一周左右后皮损即可消退,可连服 2 ~3 周。

腋毛菌病(trichomycosis axillaris lepothrix)

腋毛菌病曾经误认为真菌性感染,实际上是一种杆菌性疾病。中文名称以腋毛菌病为宜。

病原体是一种类白喉杆菌,被称为纤细棒状杆菌(Corynebacterium tenuis),喜欢在温暖潮湿的环境中生长繁殖,往往集结于腋毛的毛干上,也常附着于阴毛,可有三个菌种单独或同时存在而成红色、黄色或黑色集结物(图 4-42)。集结物微小,形状不规则,紧密地附着或包裹毛干,因菌种不同而成红色、黄色或黑色小结节,以黄色最常见,其次为红色,以黑色最少见。杆菌的集结使毛干粗糙而无光泽,并可侵犯毛表皮而使毛干变脆,但毛干并不因此而易折断。附近的皮肤及所接触的衣服可被染色,腋部的汗液常可染成黄色、红色或黑色而易误认为色汗症。毛根及附近皮肤都不受影响,既不发炎,也无自觉症状,但多汗的腋部可有臭味。

检查时,将受染的毛干放在玻片上,加上一滴 10% 氢氧化钾溶液,略微加热后在显微镜下观察,可以查见毛干上小结节是由无数的细短杆菌所构成。

各种抗菌外用药都可应用,例如 2% 甲醛溶液溶液等。患处应保持清洁干燥以防复发,必要时可剪除受染的毛干。

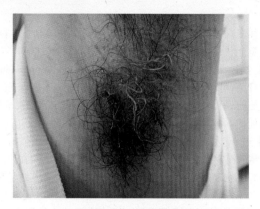

图4-42 腋毛菌病

坑状角质松解症(pitted keratolysis)

坑状角质松解症最先被称为沟状跖部角化病(keratoma plantare sulcatum),以后称为沟状跖部角质松解(keratolysis plantare sulcatum)。

【症状】临床表现是足底尤其跖前部及足跟和趾侧皮肤的角质层肥厚,常呈淡褐色而像肮脏的皮肤,其中有直径约1~5mm的火山口样浅坑,往往不规则地密集而成蜂窝状,有时融合成片或排列成多环形,边缘不整齐而如虫蚀,严重时足跟边缘有条状沟纹而曾经称为沟状跖部角化病或沟状跖部角质松解。坑状、片状及条状凹陷可以混杂地存在,只限于角化过度的角质层而不引起炎症及自觉症状,皮损较重者行路太久时可以感觉不适或有轻度压痛。少数患者的趾蹼、趾背及足背甚至手掌也有角质性小坑,多汗者趾间可以浸渍糜烂。

【病因】棒状杆菌类是主要致病菌,患者往往是经常赤脚走路尤其足部多汗者,泥土中微生物容易侵入摩擦受损而潮湿的角质层。在组织切片中,可以查见坑壁及坑底有大量杆状或球状微生物排成分支的细丝。

【治疗】患者保持足部干燥及离开湿热环境后,即可逐渐自然痊愈。多种抗菌药如6%水杨酸12%苯甲酸软膏或5%甲醛溶液溶液都可有效。

铜绿假单胞菌感染(pseudomonas aeruginosa infection)

　　铜绿假单胞菌感染是指铜绿假单胞菌引起的感染性皮肤病。铜绿假单胞菌(绿脓假单胞菌,Pseudomonas aeruginosa)是革兰阴性需氧杆菌,可存在于土壤、水源甚至非杀菌的外用药中,在烧伤、烫伤、溃疡或湿润的皮肤上繁殖生长而可无害,但在身体抵抗力降低时可以致病。铜绿假单胞菌可产生溶血素、角质溶解性蛋白酶等多种酶,还有蓝色和绿色色素而在伍德(Wood)光下呈现淡绿色荧光。

　　1. 急性外耳道炎　70%以上耳道炎患处有铜绿假单胞菌,用庆大霉素或多粘霉素 B 滴耳常可治愈,特别是慢性化脓或湿疹性外耳道炎所培养出的细菌常只为铜绿假单胞菌,可引起剧烈的疼痛,损害偶尔波及乳突而使细菌扩散或引起脑膜炎。

　　2. 甲沟炎　甲端及甲侧处甲褶可藏纳铜绿假单胞菌及白念珠菌等微生物而引起急性或慢性甲周炎(图4-43),特别是手脚常在水中浸泡的人可因铜绿假单胞菌感染而发生绿甲综合征,有时,甲床有绿色横带或是并发甲分离。

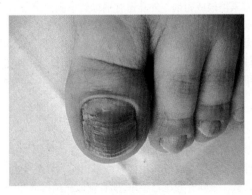

图4-43　假单胞菌甲沟炎

　　3. 趾蹼感染　趾蹼处皮肤浸渍发白或肥厚脱屑。趾蹼可呈淡绿色,在伍德(Wood)光下呈现淡绿色荧光,某些抗革兰阳性菌抗生素的局部应用反而有利于铜绿假单胞菌的繁殖。

4. 腹股沟感染　铜绿假单胞菌和白念珠菌感染可以同时存在,或是先有念珠菌病,后有铜绿假单胞菌感染,常有剧烈的疼痛和较念珠菌病为深的糜烂。

5. 铜绿假单胞菌性脓皮病　烧伤、溃疡或外科伤口可因铜绿假单胞菌感染而有蓝绿色脓液及鼠臭味,或有足菌肿样表现。

衰弱的人尤其营养不良的儿童可发生铜绿假单胞菌性毛囊炎(P aeruginosa folliculisis),有直径约 0.2～2cm 的毛囊性斑丘疹、水疱或脓疱,往往成十成百地散布或聚集成群,但不侵犯黏膜,多半在 1 周左右后痊愈。

6. 铜绿假单胞菌性败血症　压疮、烧烫伤、外科伤口、坏疽或外耳道病灶偶尔波及乳突而使皮肤糜烂,铜绿假单胞菌可经皮肤进入血流,有时,铜绿假单胞菌也可经胃肠道或尿道黏膜进入血流而引起败血症,血培养阳性,有发热等全身症状而常致命。皮肤损害为疼痛的出血性成群水疱或浆液性脓疱、瘀点或类似伤寒患者玫瑰点的红色小点。晚期癌瘤、白血病或其他衰耗性慢性疾病的患者可发生较严重的坏疽性深脓疱疮,在数小时内,迅速发展成直径可达数厘米的坏死出血性大疱而成坏疽,坏疽内脓液不多,中心发黑坏死,发生于婴儿时容易误诊为婴儿坏疽性皮炎,坏死可扩展到肌肉。

局限性感染的治疗是注意保持患处清洁干燥,外用 1% 醋酸或布罗(Burow)稀释液以降低局部皮肤的 pH,常用的抗菌外用药为 0.1% 多黏菌素 B 或庆大霉素溶液或霜剂。外耳道有铜绿假单胞菌感染时,每隔两小时可用多黏菌素或庆大霉素溶液滴耳一次。在烧伤等患处可用 0.5% 硝酸银溶液湿敷。患甲沟炎的指趾可在 0.1% 多黏菌素 B 溶液或 1% 醋酸中浸泡一小时,每日两次,或用含 3% 麝香草酚的无水酒精每日涂擦两次。

铜绿假单胞菌败血症患者须大量注射庆大霉素或多黏菌素。

软下疳(chancroid,ulcus molle)

软下疳是杆菌所致的性病。疼痛的化脓性溃疡一般发生于外生殖器,由于自身接种而可增多。腹股沟的区域性淋巴结往往发炎而红肿疼痛,以后可以化脓溃破。该病在我国已罕见,偶有疑似病例报道,但无确诊病例。

【症状】在性交后 2～3 天到 2 周内,外生殖器有一个炎性斑点,在 24 小时内迅速变成脓疱。脓疱变大及疱膜破裂发展成溃疡。溃疡的深度不定,边缘柔软发红且不规则,溃疡壁陡直或向内陷入,基部容易出血并有污秽的脓性渗出物;有时,基部肿胀隆起,脓液较少,被称为隆起软下疳(ulcus molle elevatum)。

损害通常是一个,以后可因自身接种而陆续发生数个,有疼痛及触痛,多半发生于男性的包皮、阴茎、龟头或系带和女性的女阴,尤其阴唇及阴唇系带,也可以发生于子宫颈及尿道内。非生殖器软下疳非常少见,可以出现于肛门旁而成糜烂或溃疡,偶尔发生于手部、口部、眼皮或唇部等处。

崩蚀性溃疡(phagedena)多半发生于衰弱的男性患者。崩蚀溃疡性软下疳发展迅速,毁坏性大,可以损毁生殖器的大部分。包皮往往先红肿、疼痛、流脓、迅速坏死,阴茎严重破坏时可有尿道瘘管形成,溃疡甚至扩展到会阴部、腹部及股部,从损害中可分离出梭状杆菌及奋森螺旋体。

有些软下疳病例的损害是多个浅小溃疡而像生殖器疱疹,数天以后即可愈合,约2周后淋巴结肿大而易误认为性病淋巴肉芽肿。

软下疳可并发其他性传播疾病,并发梅毒下疳时可成为"混合下疳"(mixed chancre)。10%~30%软下疳患者的腹股沟淋巴结群及淋巴结周围组织发炎而称横痃,通常是一侧性,也可为两侧性,发炎的淋巴结及其附近组织及皮肤粘连而成疼痛发红的肿块,以后化脓溃烂而流出浓稠发臭的带血脓液。腹股沟脓肿的溃破及迅速扩展可成为巨大的溃疡性损害。

【病因】本病流行于世界各地,通常由性接触而传染,愈后因缺乏免疫力而可再感染。女性的软下疳常在阴道内而较难发现。

病原体为杜克雷嗜血杆菌(Haemophilus ducreyi),是卵圆短棒状革兰阴性菌,可集成群,连结成链而常平行排列成行。实验室培养要用特殊培养基。

【组织病理】溃疡基部为坏死组织,含有纤维蛋白、红细胞及嗜中性粒细胞。下方是水肿区,血管的内皮细胞增生。深部是弥漫的浆细胞及淋巴细胞浸润。在损害附近的组织内,成纤维细胞增生及组织间水肿。

【鉴别】含有梅毒螺旋体的梅毒下疳是坚实的无痛性损害,有较长的潜伏期,但软下疳可和梅毒同时感染发生混合下疳,应该追踪观察,每个软下疳患者应在6个月内作梅毒血清试验。

性病淋巴肉芽肿的初发疹可和软下疳相似,但常为糜烂、丘疹、脓疱或疱疹样损害而不发展成疼痛的溃疡,腹股沟淋巴结炎溃破时脓液较少。

【治疗】磺胺类是首选药物,应治疗1~2周或3~4周,可每日口服磺胺异噁唑2~4g,以后每6小时服1g,最好同时口服四环素,每次0.5g,每6小时1次,至少应服15天。

抗生素如红霉素及四环素类都可应用,开始量为2g,以后每6小时服0.5g直到痊愈。

三代头孢类,因其敏感,疗程短,目前多被选用。

局部处理为注意保持清洁,可常用过氧化氢或高锰酸钾溶液浸洗患处。

腹股沟肉芽肿(granuloma inguinale)

腹股沟肉芽肿主要由性接触传染而常出现于外生殖器及其附近,又称性病性肉芽肿(granuloma venereum),病原体为肉芽肿荚膜杆菌(Calymmato-bacterium granulomatis)。本病常见于印度、巴布亚新几内亚、澳大利亚、南非和巴西以及其他热带和亚热带地区,主要发生于黑人,我国极为罕见。

【症状】本病可分为结节型、溃疡增殖型、肥厚型及瘢痕型,多半发生于青中年,偶尔出现于婴儿或老人,主要发生于肛门附近、外生殖器或会阴,也可发生于子宫颈、尿道、口、唇或咽喉黏膜。别处皮肤偶尔波及。

（一）结节型

初起损害是一个隆起的淡红色柔软结节,以后逐渐扩大而长期存在,可以偶尔地自然消失。

（二）溃疡增殖型

最为常见。首先是一个隆起的淡红色柔软结节,以后表皮剥蚀及浸渍,逐渐发展成柔软的增殖性结节,容易出血及溃破,逐渐扩展,表面不平并有发臭的浆性脓液及灰污色肉芽组织,常伴有发热及周身不适等全身症状。有时,溃疡很深而可毁坏阴茎、阴唇或阴道的大部分。

（三）肥厚型

增殖性损害显著隆起而像癌瘤,高度可达数厘米,表面有很臭的浆性脓液,淋巴管的阻塞可使患处发生淋巴水肿而渐成象皮病。

（四）瘢痕型

损害缓慢发展,大量纤维组织形成而可像瘢痕瘤。

腹股沟肉芽肿缓慢进行,部分损害因瘢痕不规则地形成而挛缩。常有色素变化,但损害几乎没有自觉症状。附近的区域性淋巴结正常。也可有炎症甚至成为脓肿。

【病因】本病通常认为由性交传染,潜伏期为 2 天到 3 个月,但有的没有性接触史,甚至于婴儿可患此病。有人认为阴虱可以是媒介。病原体是肉芽肿克雷白杆菌(Klebsiella granulomatis),是一种短杆状革兰阴性菌,有荚膜及颗粒,两极染色,不能运动。

【组织病理】表皮有假上皮瘤样增生及溃破。真皮内有浓密的细胞浸润,主要由组织细胞及浆细胞构成,浸润内散布着中性粒细胞所构成的小脓肿,淋巴样细胞往往不多。吉姆萨法或银染色法明显地染出巨噬细胞内杆菌聚集所形成的卵圆形小体,被称为杜诺凡小体(Donovan bodies),这些小体所寄生的巨噬细胞有丰富的细胞浆并呈多泡状,每个泡内有一个微小的小体。

【鉴别】 需要与梅毒、皮肤结核、性病淋巴肉芽肿、软下疳、阿米巴病、丝虫病、真菌性肉芽肿、化脓性汗腺炎、增殖性及坏疽性脓皮病及鳞状细胞癌鉴别。

【治疗】 四环素、红霉素及氨苄西林都有效,须应用2~3周或更久。链霉素可以应用,但病菌可有耐药性。磺胺甲噁唑也被人应用。庆大霉素及氯霉素可能是疗效最好的药物,大多数皮损可在3周内消退。青霉素无效。较小的损害可由电干燥法销毁,大损害可切除。

第五章　真菌性皮肤病

（一）真菌种类和人类疾病

真菌属是有细胞壁,没有叶绿素,主要由孢子繁殖的真核细胞生物。在自然界中,真菌的种类很多,但绝大多数对人无害。只有少数是致病菌,如红色毛癣菌等;有些是条件致病菌,在适当的环境和条件下才偶尔引起某些人感染。

根据最初感染的部位可分为以下几大类:

1. 浅部真菌病　浅部真菌病是由对人致病的皮肤癣菌和条件致病菌引起皮肤表皮的角质层,毛发和甲板,黏膜的感染,引起或不引起炎性反应,通常称为癣病。

2. 皮下组织真菌病　皮下组织真菌病是指侵犯真皮和深部组织的真菌感染。临床上,常见病为着色真菌病和孢子丝菌病。

3. 深部真菌病　侵犯表皮及其附属器以外的组织和器官的病原性真菌或机会致病性真菌称为深部真菌。感染常通过吸入致病菌孢子感染,但也可以播散到全身许多器官。常见的是感染免疫力低下的患者。

4. 念珠菌病　念珠菌病是念珠菌属的某些菌种引起的感染疾病。最常见的菌种是白念珠菌,热带念珠菌,光滑念珠菌,克柔念珠菌,其中白念珠菌还是人类消化道的正常菌群成员。通常情况下,它们是不会致病的,只有当人体免疫力低下时,可引起黏膜,皮肤和深部的组织器官感染。

（二）真菌病实验室诊断和方法

1. 伍德(Wood)光检查　主要应用于头癣的常规检查。该项检查主要基于紫外线滤过含氧化镍玻璃所发出的光可在暗室下使某些真菌呈现有色的荧光,如小孢子菌呈现亮绿色荧光,黄癣菌有暗绿色荧光,而毛癣菌几乎没有荧光出现。因而伍德光在头癣的诊断、治疗、观察及预防工作中有重要的价值。花斑癣也呈现荧光,但为黄色或黄褐色。

2. 直接显微镜检查　刮取皮损边缘的鳞屑,或用刀片刮取病变部位的甲碎屑或甲下垢物,放于玻片上,加 10% ~15% 氢氧化钾溶液 1 ~2 滴,放置 15 ~20 分钟或将玻片在酒精灯火焰上通过数次以促使角质溶解,然后在镜下观察菌丝及孢子。

3. 真菌的培养　除了少数真菌需特殊培养基或厌氧培养外,一般真菌均可采用沙堡弱氯霉素或沙堡弱氯霉素放线菌酮(Sabouraud)培养基进行培养。常用浅部真菌病的鳞屑、痂、疱膜或毛发接种后,在 26℃ 左右培养,一般在 7 ~10 日左右可见菌落生长。根据菌落生长速度,菌落生长形态,显微镜下分生孢子生长的形态,即可初步确定真菌的种类。

花斑癣(tinea versicolor)

花斑癣又称花斑糠疹(pityriasis versicolor),俗称汗斑。

【症状】初起皮损是针头大小的淡黄褐色、淡褐色或黑褐色小点,逐渐扩展而成豆粒或指甲大小,或是融合而成大的圆形或形状不规则的斑片(图 5-1、2),表面平滑,容易搔刮而刮成细薄的糠状鳞屑,露出略红的基部或几乎正常的皮肤。皮损有清楚的边界,数目不定,相邻的互相融合,多半分布于胸部、背部及腋下,也常出现于颈部、上臂、腹部及股部内侧,不引起

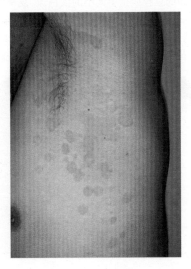

图 5-1　花斑癣

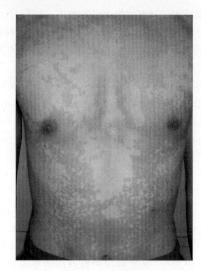

图 5-2　花斑癣

自觉症状,有时轻微瘙痒。

　　有的患者有散布的豆粒或指甲大小的淡白斑,夏季时因附近皮肤晒黑而更明显,皮肤颜色较深者白斑也较显著,相邻的可相融合而成范围较广的白斑,没有自觉症状及鳞屑,往往分布于胸部、背部及颈部,被称为白色花斑糠疹或色素减少性花斑癣(图 5-3、4)。伴色素加深的花斑癣较色素减退型

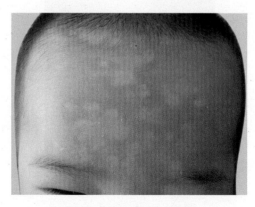

图 5-3　色素减少性花斑癣

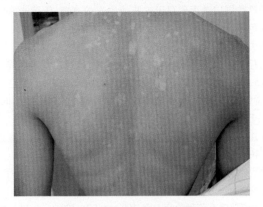

图5-4 色素减少性花斑癣

容易治疗。色素减退者的色素恢复正常需2~3个月。

【**病因**】病原菌寄生于表皮角质层内,刮取患处碎屑置玻片上,加一滴10%氢氧化钾溶液,即可在显微镜下查见大量菌丝及成群孢子,菌丝型病原菌被称为糠秕马拉色菌(Malassezia furfur)。在含脂培养基上,可培养出奶油色圆形菌落,再接种于其他培养基而长出酵母菌样球形细胞及短粗菌丝。近年来对花斑癣有了许多新的认识。

易感因素:易感或使其加重的因素

(1)外因:高温、高湿,衣服封闭,热带国家居民喜用棕榈油或其他脂类物质涂沫身体,可促发菌体形成。

(2)内因:有阳性家族史,多为一级亲属患本病,属多基因遗传。油性皮肤,多汗症或多汗,免疫功能受损,如全身应用糖皮质激素及免疫抑制剂等。

目前认为,花斑癣并非具有接触传染性,人体皮肤带菌不一定发病,但易感者只要促发因素存在即可发病。

白色花斑癣可能由于此种微生物的产物或其释放的酶,促使表皮的不饱和脂肪酸中双链键被氧化成二羟酸类化合物,可以抑制酪氨酸酶及损伤黑素细胞而使色素减少。

【**鉴别**】花斑癣常应和红癣、脂溢性皮炎或玫瑰糠疹区别,色素减少性花斑癣更易误认为白色糠疹及白癜风。除了依赖真菌学检查外,花斑癣患处在伍德(Wood)光下呈现淡黄色或淡黄褐色荧光。

【**治疗**】多种抗真菌外用药都可有效,为了防止复发,在损害消失后,应该继续治疗数周以消灭残存于皮肤或内衣的真菌,伍德光常能表明治疗的效果。白色花斑糠疹经治疗后虽已无菌,常需要经数周或数月甚至更久,白斑才能消失。

局部治疗常用20%～40%硫代硫酸钠溶液或处方:硫代硫酸钠20,甘油4,酒精15,水加到100。2.5%硫化硒(selenium sulfide)混悬液也为患者所喜用,睡觉前遍擦患处,次晨洗净,或是每周擦1～2次,半小时后洗净,不可局部应用于外生殖器及肛门,一般应治疗3～4周。

其他外用药有1%克霉唑、益康唑、咪康唑、酮康唑霜,5%过氧苯甲酰凝胶,6%～10%冰醋酸,含1%碘的2%水杨酸酊等。

红斑量紫外线的照射使皮肤脱屑而有疗效。单纯外用药治疗不佳者可口服抗真菌药如氟康唑、伊曲康唑等。最近有人提出采用氟康唑300mg 顿服治疗花斑癣。伊曲康唑曾有三种治疗方案:100mg/d×7d,100mg/d×14d,200mg/d×7d,经临床观察200mg/d×7d 效果最好。预防复发,每月服用一次,400mg。

马拉色菌相关性皮肤病(malassezia furfur associated skin disease,MASD)

马拉色菌属正常的皮肤寄生真菌。多发生于青春期前后,但也可以从婴儿及儿童的体表分离出来。近年来,对马拉色菌感染有了许多新的发现,有人将此称为马拉色菌相关性皮肤病。

(一) 马拉色菌性毛囊炎

是一种以瘙痒性毛囊性丘疹和脓疱为特征的慢性病。皮损为圆顶形丘疹或脓丘疹,表面光泽,暗红或鲜红色(图5-5、6),主要发生于躯干上部、颈及双臂,散发或密集分布。组织病理和真菌检查显示在毛囊部位有大量孢子,而菌丝少见。

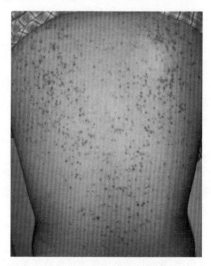

图5-5 马拉色菌性毛囊炎

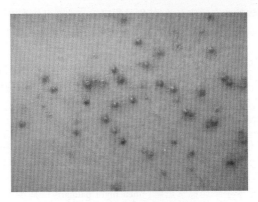

图5-6 马拉色菌性毛囊炎

促发因素有炎热、潮湿、毛孔堵塞、糖尿病以及应用抗生素、糖皮质激素和免疫抑制等。本病对抗真菌治疗效果明显，但疗程较长并容易复发。有人建议有必要每周1~2次使用外用药进行预防治疗。

（二）马拉色菌性甲真菌病

马拉色菌也被发现是甲真菌病的病原之一。其临床特征及易感因素与念珠菌性甲真菌病相仿。表现为指（趾）甲增厚、粗糙，可呈黑褐色外观。伊曲康唑200mg，1次/天，口服，共3~6个月治疗效果良好。

（三）马拉色菌新生儿脓疱病

1991年，Aracdn等首次报道了由马拉色菌引起的新生儿脓疱病。其临床特点是：①面、颈部脓疱；②起病时年龄<1个月；③脓疱直接镜检可发现真菌，但应区别是寄生还是感染；④排除引起新生儿脓疱病的其他原因；⑤外用酮康唑有效。

（四）其他

1. 马拉色菌性间擦疹 表现为鳞屑性红斑，炎性反应较轻，可见中心消失倾向，好发于间擦部位，一般无自觉症状，鳞屑中真菌镜检和培养可阳性。

2. 特应性皮炎 对于病损位于头面颈部的特应性皮炎患者，特别是成年患者，马拉色菌可能是其重要的病原。机体对马拉色菌的变态反应可能为某些患者的致病因素，有报告在特应性皮炎体内发现了抗马拉色菌的IgE抗体。有时这些患者应用抗真菌药物可缓解病情。

3. 脂溢性皮炎 有许多报道提出，脂溢性皮炎，包括头皮屑过多都与马拉色菌所致的变态反应有关,特别是酮康唑等洗剂可使头皮屑减少,也间接证实与其有关。预防性治疗可减少复发率。孢子数量的多少与疗效和复发有关联。

4. 皮肤垢着病 从1964年正式命名以来,一直被认为与精神因素、外伤、长期未擦洗、内分泌失调等有关。1999年,夏清等第一次报道此病与马拉色菌有关,用伊曲康唑治疗有效,但有复发倾向。

此外,有报道提出,马拉色菌可能参与包皮龟头炎的发病。

黑癣(tinea nigra)

一般发生于手掌而称掌黑癣(tinea nigra palmaris),是不痒的褐斑或黑斑,有细薄的糠状鳞屑,主要流行于中美洲及南美洲,也常见于印度及东南亚地区。

损害是形状、大小及数目不定的淡褐色、褐色或黑色斑片,相邻的互相融合,没有丘疹、水疱或炎症,也没有隆起的边缘,有时表面扁平而略隆起,像是褐色或黑色纸片贴在皮肤上,不引起任何自觉症状,搔抓时有细薄的糠状鳞屑,通常发生于手掌,偶尔发生于足底、背部、胸部及其他部位。

本病的致病菌是分枝孢子菌。

局部治疗如涂擦复方水杨酸软膏、硫黄-水杨酸软膏或碘酊。

毛干结节病(piedra)

头发、眉毛、睫毛或胡须等毛干上有圆形或卵圆形坚硬小结节,附着于毛干一侧或包裹毛干而像虮卵,但在肉眼下不易看清,用手指搓摸时,可觉毛干上有不规则分布的硬粒而像砂粒。

流行于南美洲等热带地区的毛干结节病是黑色而称黑砂毛(black piedra),是由何太毛干结节菌(Piedrai hotai)引起,有黑色菌丝及卵圆形孢子囊,培养出的菌落是由菌丝及厚膜孢子构成,菌落扁平发黑并有皱纹。流行于温带地区的一般是白色毛干结节病而称白砂毛(white piedra),病原菌是白吉里毛孢子菌(Trichosporon beigelii),又称皮肤毛孢子菌(T. cutaneum),由菌丝及关节孢子构成小结节,培养出的奶油色菌落有芽生孢子及可能分裂成关节孢子的有隔菌丝。

有人报告白吉里毛孢子菌偶尔由皮肤经血流扩散,或是吸入后经血流散播,在身体抵抗力降低时可波及多处内脏器官,须用两性霉素B或氟康唑或两者治疗。

毛干结节病可以局部病毛剃光,外用3%硫黄乳膏治疗。

头癣(tinea capitis, tinea tonsurans)

头癣是由于真菌感染头皮和毛发引起的疾病。

【症状】

(一) 黄癣(favus)

主要发生于儿童的头皮而为一种头皮癣(ringworm of the scalp)。我国人常称为秃疮,有时,黄癣侵犯光滑皮肤或甲。

发生于儿童时期,病程很久,有的到成年时期还不能自然痊愈。初起时,毛囊口周围有炎性淡红点及少量鳞屑,以后,逐渐发展成由病原菌、表皮角质及干燥皮脂等物所形成的黄癣痂(scutula)。黄癣痂是碟状圆形淡黄痂,中央有数根头发穿出,以后扩展成或融合而为成片的硫黄样厚痂,紧贴于头皮,有臭味(图5-7)。长久以后,由于空气的氧化,黄癣痂可变灰白色,患处头发干燥晦暗而无光泽,有的脱落,未脱落的继续生长而不折断,终于黄癣痂下皮肤发生不规则的萎缩性瘢痕,毛囊被破坏而永久脱发。

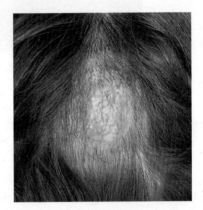

图 5-7　黄癣
河北工程大学附属医院　苗国英

有些患者身体别处如躯干可伴有苔藓样小丘疹,不含癣菌,被认为黄癣菌疹(favid)。

黄癣可以出现于头皮以外的光滑皮肤。往往继发于黄癣性头癣,是边界常不清楚的不规则性红斑,表面有些鳞屑,或是边界清楚的红斑,边缘有丘疹或水疱,最常见的是黄癣痂,零星散布,相邻的互相融合,黄癣损害很多而广泛分布时被称为泛发性黄癣(favus generalisatus)。

(二) 白癣(小孢子菌性头癣)

只发生于几岁到10岁左右的儿童,到成年时期自然痊愈。初起时,头皮上有一两个或少数灰白色鳞屑性小点,渐渐扩展及增厚而成边界清楚的鳞屑性圆形损害,有时边缘略呈环形。病发灰暗变脆而无光泽。在离皮肤表面2~3mm处即常折断而成高低不齐的发桩,发桩下部有灰白色菌鞘(图5-8)。

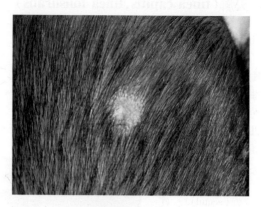

图5-8 白癣

头皮附近的皮肤可有体癣而为盘状或环状鳞屑性皮损,头皮以外的皮肤也可有针头或粟粒大小的毛囊性苔藓样癣菌疹,多半发生于肩部、背部等躯干部位或四肢尤其伸侧。

（三）黑点癣

头皮先有范围很小的细薄鳞屑,被侵的发干在离头皮不远处即折断,残留的发根呈黑点状,较长的发根可有鞘状白色鳞屑但不是白癣常有的菌鞘。患处通常为1~3片,呈圆形、卵圆形或不规则形,皮损处有白色糠状鳞屑,可轻度发炎,也可分布成点状或滴状而无明显炎症或鳞屑(图5-9)。病情发展缓慢,病程较久,甚至直到成年时期还不能自然痊愈。

（四）脓癣

头皮的某处或数处毛囊附近发炎而成痈状隆起的肿块,肿块表面可有毛囊性脓疱,相邻的可相融合,破裂时有少量脓液,用刀片切开肿块时只流出少量浆液或浆性脓液。患处头发容易折断或脱落(图5-10),也易拔出。患处虽有显著炎症,但以后痊愈时将有新发长出,而永久性脱发及显著的瘢痕形成往往是由于继发性细菌感染。

脓癣常伴发区域性淋巴结炎,颈后淋巴结往往肿大,同时常有真菌所致变应性反应而发生的癣菌疹,通常是毛囊性丘疹、丘疱疹或水疱出现于头皮

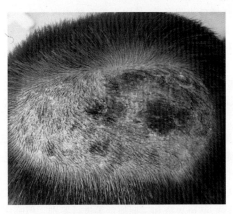

图5-9 黑点癣
河北工程大学附属医院 苗国英

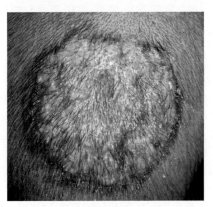

图5-10 脓癣
杭州市第三人民医院 郭波

以外的部位,最易发生于肩部、胸背或四肢。癣菌疹出现后不久,脓癣往往自然痊愈。

【病因】头癣通常出现于10岁以下的儿童,可由于儿童之间直接接触而传染,更常由于枕头被褥、理发工具及梳子和帽子等日用品间接接触而传染。

黄癣病原菌是许兰毛癣菌(Trichophyton schönleini),白癣的致病菌在我国各地主要为铁锈色小孢子菌,其次为羊毛样小孢子菌。黑点癣的主要致病菌是紫色毛癣菌,其次是断发毛癣菌等。脓癣的主要致病菌是羊毛样小孢子菌和石膏样毛癣菌,其次是铁锈色小孢子菌及石膏样小孢子菌,偶尔是紫色毛癣菌。

【临床检查】病发及鳞屑的直接镜检和真菌的培养能确定诊断及鉴定菌种,伍德(Wood)光的检查还可帮助发现早期病例、了解感染的范围和观察治疗的结果。

发外形感染的小孢子菌,圆形关节孢子大量密集于发外而呈镶嵌状。

发内型引起黄癣样的许兰毛癣菌及引起黑点癣的堇色毛癣菌等关节孢子在发干内生长繁殖而纵向排列成链状。

【鉴别】头癣要与脂溢性皮炎、石棉状糠疹、头皮糠疹、银屑病、湿疹、脓皮病、扁平苔藓、红斑狼疮和二期梅毒等进行鉴别。但临床主要根据真菌学检查明确诊断。

【治疗】头癣的病菌深藏在毛囊及发内,很难用外用药消灭,因此采取综合治疗方法。一般是服药、洗头、搽药、剪发、消毒5方针治疗方案。

1. 口服药物 灰黄霉素曾是治疗黄癣等头癣的主要药物。但因副作用等原因,目前少用。服用足量的灰黄霉素2~3周就可消灭发根内的真菌。儿童口服量可按12~20mg/(kg·d)计算,成人口服0.6~0.8g/d,连服10~15天,损害范围很广时可服20~25天。

因种种原因不能使用灰黄霉素者,可考虑服用新的抗真菌药,如伊曲康唑儿童3~5mg/(kg·d),成人200mg/d、特比萘芬体重<20kg者,62.5mg/d、体重20~40kg者,125mg/d,成人250mg/d或氟康唑3~5mg/(kg·d),成人50mg/d,口服4~6周以上。

2. 搽药 每日涂擦2%碘酊、水杨酸-苯甲酸软膏、硫黄-水杨酸软膏或其他抗真菌药,每天1~2次,连续2月。

3. 洗头 用硫黄皂等洗头,每天1次,连续2月。

4. 剪发 将病发剃除,每周1次,连续2月。

5. 消毒 患者使用过的毛巾等物品及理发工具要煮沸消毒。脱落的鳞屑及病发要及时焚毁,防止再感染。

脓癣治疗同时切忌切开。

伍德(Wood)光证实病损范围很小且仅为数小片时,可以只用镊子拔除病发而不必口服药。拔发时不应将病发折断,附近1~2mm处正常头发也应拔去,拔下后立即烧毁,每周拔发1次,连续治疗3~4周即可痊愈。

须癣(tinea barbae)

须癣发生于成年男人的胡须部位,通常是理发时被污染的刀剪间接传染,偶尔由于豢养的患癣家畜如猫及狗直接传染。

体癣型须癣常由铁锈色小孢子菌及紫色毛癣菌等癣菌引起。皮损是边界清楚的轻度炎症性斑片,逐渐向外扩展而像体癣,有程度不定的痒觉。患处胡须干燥稀疏,容易折断,接近毛根的毛干处有白色鳞屑。

炎症型须癣常由嗜动物真菌的石膏样毛癣菌(须癣性毛癣菌)、羊毛样小孢子菌或疣状毛癣菌引起,多半发生于嘴唇下方的胡子部位。表面有些脓疱及渗出液而常结痂及放出臭味,按压时可挤出少量脓液或浆液性脓液(图5-11)。患处胡须变脆,容易折断或脱落,常伴有细菌性继发感染,以后可发生萎缩性瘢痕及永久性脱毛。

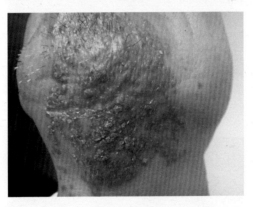

图5-11 须癣

口服伊曲康唑、特比萘芬,用药方法和疗程类似于一般头癣。急性发炎时,可用布罗(Burow)溶液或高锰酸钾稀释液湿敷,外用氯碘羟喹软膏。炎症消退或消失后可局部应用抗真菌药。

体癣(tinea corporis)

体癣(tinea corporis)是除头皮、毛发、掌跖和甲以外光滑皮肤的浅部真菌感染;股癣(tinea cruris)指腹股沟、会阴、肛周和臀部的皮肤癣菌感染,属于发生在特殊部位的体癣。

【症状】常见的典型损害是干燥的斑性环癣。先是一个淡红色小点,逐渐向外扩展而呈圆形、卵圆形或不规则形,有轻度炎症及细薄鳞屑,通常是一片或数片,有时较多而成播散状。大小不定,边界清楚;边缘的炎症较重,鳞屑较多,比附近皮肤及损害中央略微隆起而呈环状,常有一些小丘疹及水疱而发痒(图5-12、13)。

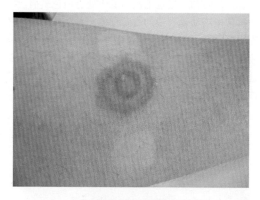

图5-12 体癣

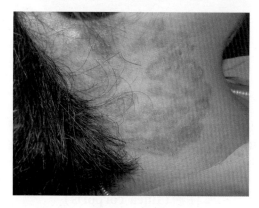

图5-13 体癣

有时体癣有较重的炎症,边缘有断断续续的水疱及脓疱排列成弧形或环形,疱膜破裂后有渗液而结痂,新水疱可在外围陆续出现,此型体癣常为嗜动物真菌引起,直径往往不超过2cm,以后容易自然痊愈,但病程长可合并湿疹样改变。

湿疹型体癣的皮损发红脱屑并有浸润,损害中央消退不明显。药物及搔抓等外界刺激可使体癣发生慢性湿疹样变化,特别是体癣常被非专业医生误认为皮炎或湿疹而常局部应用糖皮质激素类制剂,可使体癣炎症减轻而改变形态,边界往往模糊不清及鳞屑变少而不像体癣,被称为难辨认癣(tinea incognita),往往更迅速地向四周蔓延(图5-14、15)。

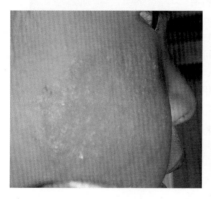

图 5-14 体癣

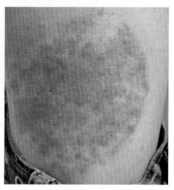

图 5-15 体癣

脓癣型体癣被称为深癣(tinea profunda),是炎症显著的脓癣状肿块,呈暗红色,常有脓液渗出及鳞屑痂,通常是由疣状毛癣菌或须癣性毛癣菌等嗜动物真菌引起。损害化脓被认为真菌本身所引起的反应,但以后可因继发的细菌性感染而化脓甚至溃破。在数月以内自然痊愈,可遗留瘢痕。

体癣偶尔为略微隆起的慢性斑块或结节,炎症比脓癣型体癣轻,较易出现于热带地区,往往是由毛癣菌属尤其红色毛癣菌引起,被称为毛癣菌性肉芽肿(granuloma trichophyticum),数月以后,可以消退,或是坏死而于愈后遗留凹陷的瘢痕。

【病因】体癣由毛癣菌属、小孢子菌属或表皮癣菌属引起。最常见的是红色毛癣菌。

体癣是由于人与人直接接触,或是由于间接接触污染衣物用品而传染,癣菌也可在患者皮肤上自身接种和繁殖生长而播散及蔓延。患病的猫狗等家畜也可将嗜动物癣菌传给人而引起炎症较重的体癣,但较易痊愈。

【鉴别】需要和玫瑰糠疹、钱币状湿疹、脂溢性皮炎、银屑病或脓皮病等相鉴别,真菌直接镜检是鉴别诊断的依据(图5-16)。

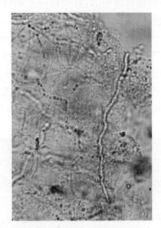

图 5-16　体癣真菌镜检

【治疗】治疗以外用药物治疗为主,皮损面积广泛或外用药疗效差者可考虑口服药物进行治疗。

治疗体癣的抗真菌药包括 1% 克霉唑、益康唑、咪康唑、联苯苄唑或酮康唑溶液,稀碘酊,10% 冰醋酸溶液等,有继发性感染时可用 3% 氯碘羟喹软膏或抗生素制剂。此外,水杨酸、硫黄、苯甲酸、十一烯酸等都是抗真菌药,可按下列处方配成成品。

复方水杨酸酊:水杨酸 3g,苯甲酸 6g,稀酒精加到 100ml。

硫黄-水杨酸软膏:硫黄 5 ~ 10g,水杨酸 3 ~ 5g,凡士林加到 100g。

复方水杨酸软膏:水杨酸 6g,苯甲酸 12g,凡士林加到 100g。

复方十一烯酸软膏:十一烯酸 5ml,十一烯酸锌 20g,羊毛脂 10g,液体石蜡 10ml,凡士林加到 100g。

对泛发性或炎症较重皮损可服用特比萘芬 250mg/d,1 ~ 2 周,或伊曲康唑 200mg/d,1 ~ 2 周,也可用氟康唑。

股癣(tinea cruris)

股癣(tinea cruris)指腹股沟、会阴、肛周和臀部的皮肤癣菌感染。

【症状】先是腹股沟下方或与外阴褶叠的部位发生发红脱屑的斑片,有明显的边缘并常结痂或有水疱,往往先为一侧性,而后发生于两侧,可沿股部向下或沿腹股沟向上蔓延甚至可达下腹部(图5-17),也可波及阴囊或包皮(图5-18),或由会阴部向后扩展到肛门附近及臀部。由于患处温暖而潮湿多汗,又易常被摩擦,皮损容易糜烂或发生湿疹性变化,更常发生苔藓样化,有时继发化脓性感染。

由于糖皮质激素类制剂的长期局部应用,股癣常像体癣一样地成为难

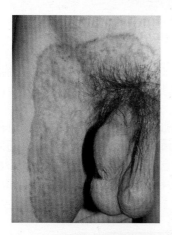

图 5-17　股癣

辨认癣。

【病因】 股癣多半发生于成人，以男患者较多。由于真菌容易在温暖潮湿的条件下生长繁殖，因而发生于温暖多汗部位的股癣是常见的癣病，也常在夏季复发或迅速扩展。致病菌常为絮状表皮癣菌、红色毛癣菌或石膏样毛癣菌。

【鉴别】 须和褶烂、红癣、念珠菌病、脂溢性皮炎或湿疹等相鉴别。

【治疗】 除了在渗出液较多的急性炎症期宜用湿敷法外，可涂擦克霉唑、益康唑、咪康唑、酮康唑、联苯苄唑等溶液或霜剂，干燥脱屑而炎症较轻时可涂擦5%硫黄3%水杨酸软膏或泥膏，患处多汗潮湿时可涂含有2%十一烯酸及20%十一烯酸锌的粉剂。氯碘羟喹霜也有效，还可控制继发的细菌感染。

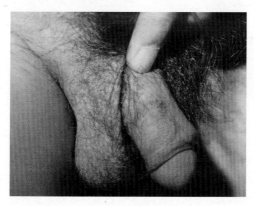

图 5-18　包皮癣

特比萘芬或伊曲康唑口服常有良效，尤其适用于皮损广泛的股癣。

叠瓦癣(tinea imbricata)

　　有细薄鳞屑的炎症性皮损排列成多环形、漩涡状或屋瓦排列状,因而被称为涡状癣或叠瓦癣,不断扩展及互相融合而广泛分布,长期不愈,主要流行于热带及亚热带地区。

　　【症状】初起皮损是一个或数个圆形褐色小点,往往出现于胸部、背部或臀部,也可发生于别处。小点有细薄鳞屑,扩展成环形,鳞屑附着于边缘而向心游离,但环中心又出现一个淡褐色小点,也渐扩散成环,如此下去而成若干同心排列的鳞屑性损害,有轻度炎症而瘙痒。相邻的同心环可相融合,或白色细薄鳞屑翘起,呈漩涡状(图5-19)。

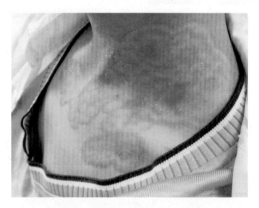

图5-19　叠瓦癣
沈阳市中国医科大学附属一院 韦方丽

　　皮损可发生于任何部位,不侵入毛发,一般不波及掌跖部位。有人发现本病可损伤指甲。损害不断扩展及融合,在温热季节中蔓延较快,往往范围很广,不能自然痊愈。日久以后,患处有色素沉着而呈灰褐色,往往伴有苔藓样化。

　　【病因】本病在人与人之间直接或间接传染,但传染性不太大,家庭中同病的不多。

　　病原菌是同心毛癣菌(T. concentricum),广泛流行于热带及亚热带,也可发生于温带地区。在我国早已有人发现,最常见于男性中青年。抗真菌药的局部应用常难彻底治愈此病,治愈后容易复发,自从口服抗真菌药物广泛应用以来,此病几乎很少发生。

【治疗】灰黄霉素、氟康唑、伊曲康唑、特比萘芬很有效,症状可在几天以内减轻,服药3~4周后就难查见真菌,平均疗程约需1个月,剂量基本同于手足癣。同时局部应用抗真菌制剂可能缩短疗程,至少可以消灭体表癣菌而可避免复发或传染别人。

足癣(tinea pedis)

足癣是癣病中最常见的浅部真菌病,按主要的临床表现可分为水疱型、浸渍糜烂型及鳞屑型(角化型),指甲往往同时有甲癣。

【症状】

1. 水疱型　足底及趾间皮肤有疱膜较厚的自然溃破的水疱,往往聚集成群,相邻的可以融合成大疱。水疱发痒,以后可自然吸收,抓破的水疱形成的溃疡可呈蜂窝状,有时因继发细菌性感染而成周围有红晕的脓疱,或是并发丹毒或淋巴管炎。

2. 浸渍糜烂型　趾间皮肤浸渍而有腐烂发白的鳞屑(图5-20),常因剧痒而被患者搓擦而露出潮红的糜烂面,容易并发淋巴管炎、丹毒或蜂窝织炎等继发性感染。除了趾间皮肤糜烂外,附近皮肤也常糜烂脱屑或有水疱。

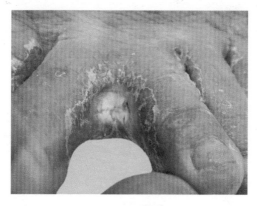

图 5-20　足癣

3. 鳞屑型及角化型　趾间皮肤不糜烂或只有浸渍发白的表皮或小片鳞屑,但足底有很多鳞屑。角化型足癣的足底角质层弥漫增厚,颜色淡黄而像胼胝,皮肤沟纹处容易发生裂口而疼痛(图5-21),以后可因继发性感染而使腹股沟淋巴结肿大。

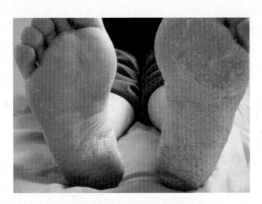

图 5-21　角化型足癣

甲癣往往和足癣同时存在,也是足癣常难彻底治愈及容易复发的主要原因。有的足癣患者有癣菌疹,最常见的是掌跖及指(趾)侧的汗疱疹,疱壁较厚而难破裂,常有剧痒,以后干燥结痂或自然吸收。其他癣菌疹可以表现为湿疹、多形性红斑或丹毒样红斑而出现于腿部等处(图5-22)。

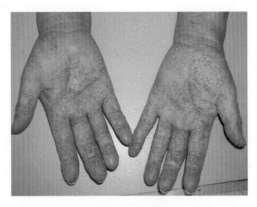

图 5-22　癣菌疹

【病因】足癣在人们之间直接或间接传染,主要由于足底及趾间皮肤潮湿多汗,为致病菌提供良好的生存和繁殖环境,而且足底缺乏皮脂腺而无足够的不饱和脂肪酸以抑制癣菌。足癣的发生和个人的多汗程度及免疫力的强弱等因素有关。

致病菌是多种毛癣菌或表皮癣菌,也可为白念珠菌。常见的是红色毛癣菌、絮状表皮癣菌、石膏样毛癣菌,近年来,白念珠菌感染报道增多。

【治疗】

1. 口服药物治疗　可口服伊曲康唑 200mg/d,顿服,疗程 2～4 周,或特比萘芬 250mg/d,疗程 2～4 周。足癣继发细菌感染时应用抗生素,同时局部用 0.1% 依沙吖啶或 1∶5000 高锰酸钾溶液湿敷;引发癣菌疹时,应在积极治疗活动性病灶的同时给予抗过敏药物。

2. 局部治疗　常用的抗真菌外用药包括各种溶液、酊剂、霜剂及软膏,鳞屑角化显著时可擦硫黄水杨酸软膏或复方水杨酸软膏等,可于热水洗脚而移除厚屑后涂擦。其他外用药如克霉唑、益康唑、咪康唑、联苯卡唑、特比萘芬霜、十一烯酸各种制剂及 10% 冰醋酸等。

手癣(tinea manum)

手癣常因足癣或甲癣传染手部而引起,常和足癣及甲癣同时存在,主要是皮肤癣菌感染手掌、掌侧及指间发生。

手癣和足癣相似,也可分为水疱型、浸渍糜烂型及鳞屑型或角化型,但分型不明显。

水疱性损害以水疱为主,散布或聚集于手掌及手指侧面或屈侧,逐渐变大增多,相邻的可融合成大疱,可因继发性感染而成脓疱。疱液可以自然吸收或干燥后脱屑。

浸渍糜烂型损害通常是白念珠菌所致的指间糜烂,常发生于第三及第四指之间的皮肤,糜烂浸渍,以后可以扩展到其他指间。

鳞屑型或角化型最常见,手掌有粗糙的鳞屑,角质层肥厚,常有痒觉,但无水疱或脓疱,也不糜烂。皮肤深纹处容易发生皲裂,尤其在天气寒冷时,裂口往往很深而引起疼痛。

环形或形状不规则的鳞屑性红斑或丘疱疹往往出现于一侧的手掌或手指,逐渐扩展,边界清楚,可以扩展到手背甚至腕部(图 5-23),以后,另一侧的手部可被传染而有相似的损害,指甲也可波及而发生甲癣。

手癣和足癣有很多相似处,但手癣多半为持久的鳞屑角化性损害,通常

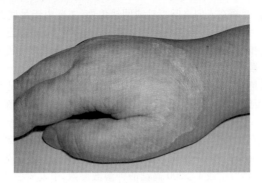

图 5-23　手癣

为红色毛癣菌引起。白念珠菌所致的指间糜烂也很少见。常见的手部水疱往往是汗疱,可以是疱液不含癣菌的癣菌疹。

治疗方法和足癣的疗法相同,并发足癣和甲癣时应该同时处理。口服特比萘芬或伊曲康唑有效,但常见的鳞屑角化性损害很顽固,常需服药 3 ~ 4 周左右才能痊愈。

甲真菌病(onychomycosis)

凡是由真菌引起的甲板或甲下组织感染统称为甲真菌病,临床上描述的甲癣(tinea unguium)主要指皮肤癣菌所致的甲感染,它是甲真菌病的一种,常和手癣或足癣并发。

【症状】损害逐渐发展,通常由指甲或趾甲的游离缘或侧缘向甲根方向蔓延,以后可由一两个病甲波及其他甚至所有指甲或趾甲。患甲变脆,失去正常光泽,也不透明,呈污褐、浊黄或灰白色,不规则地肥厚及凹凸不平,边缘往往残缺不齐而像虫蛀。甲床上常有角质物堆积而使甲板翘起,有时,甲板几乎完全毁坏,甲床上只有增生的角质物。

目前甲真菌病被分为四型

1. 远端-侧位甲下型(distal and lateral subungual onychomycosis,DLSO)真菌感染从侵犯甲的远端前、侧缘引起并发生相应病变。

2. 白色浅表型(superficial white onychomycosis,SWO)真菌感染从甲板表面直接侵入引发。

3. 近端甲下型(proximal subungual onychomycosisi,PSO)多因为损伤甲

小皮后感染甲板及甲床引起。

4. 全甲毁损型(total dystrophic onychomycosis,TDO)此型临床表现为整个甲板受到真菌感染。

以上分型只是真菌从不同部位侵入甲内或是疾病的不同时期(图5-24~28),实用于临床观察。

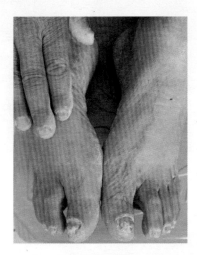

图5-24　甲癣

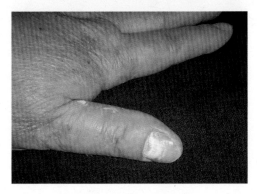

图5-25　白色浅表型

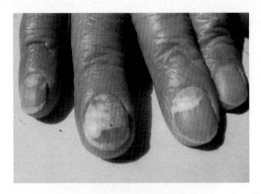

图 5-26　近端甲下型

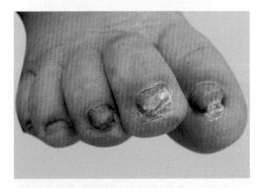

图 5-27　全甲毁损型

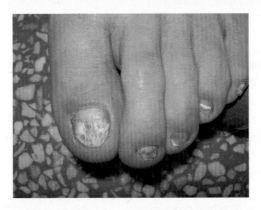

图5-28 远端甲下型

【病因】甲真菌病感染往往是由于手癣或足癣的传染而来。侵犯指甲的最常见的是红色毛癣菌,其他如石膏样毛癣菌及许兰毛癣菌都很少见。近年来,酵母菌和非皮肤癣菌性霉菌感染甲报道增多。

【鉴别】许多疾病均可引起指甲的改变,如银屑病和扁平苔藓的甲病、甲营养不良、慢性湿疹、先天性甲病等都可以出现相应甲病变。附近炎症都可影响甲的生长而使甲变形或变色,结合真菌镜检和真菌培养可以鉴别。

【治疗】

1. 口服抗真菌药 甲癣是皮癣菌病中最顽固难治的一种,特比萘芬杀菌,伊曲康唑抑菌,但两药对真菌的孢子相均无效,须较长时间的治疗。

特比萘芬250mg/d 连续服用。也可于第 2 周始改用特比萘芬 250mg,隔日一次,约需 3 ~ 4 个月。

伊曲康唑 200mg,每日 2 次,连服 7 天,休息 21 天为一疗程,连续 3 ~ 4 个疗程。

氟康唑每周 1 ~ 2 次,每次 150mg,连续 4 个月以上。

2. 局部抗真菌治疗

（1）局部外用药治疗:真菌使甲质松脆而易用刀修削,患者每日刮修可使真菌失去掩蔽及脱失,然后擦药,至少须坚持治疗 3 个月以上。局部应用的抗真菌制剂包括克霉唑、咪康唑,酮康唑,特比萘芬、十一烯酸的霜剂或溶剂。30% 冰醋酸或 10% 碘酊也可涂擦,其他酊剂如:

水杨酸6g,苯甲酸12g,丙酮及酒精各半加到100ml。

麝香草酚 1g,碘 10g,碘化钾 8g,水杨酸 10g,丙酮 10ml,酒精加到 100ml。

麝香草酚 0.1g,水杨酸 6g,浓碘酊 12ml,丙酮 8ml,二甲苯 4g,酒精加到 100ml。

(2) 药物软化病甲疗法:先用氧化锌橡皮膏或火棉胶等成膜材料保护病甲周围的正常皮肤,然后在病甲上敷擦下列软膏之一:

水杨酸 12g,乳酸 6g,凡士林加到 100g。

水杨酸 6g,苯甲酸 12g,凡士林加到 100g。

水杨酸 6g,硫黄 12g,凡士林加到 100g。

碘 5g,碘化钾 10g,凡士林加到 100g。

涂药后用橡皮膏或塑料薄膜覆盖,然后用绷带包扎,每 1~2 日换药一次,数次以后,病甲即可软化。常能轻易地拔去病甲,以后,每日在甲床上涂擦抗真菌制剂,直到新甲长成为止。

(3) 环吡酮胺和阿莫罗芬:环吡酮胺是经美国 FDA 批准的甲真菌病局部治疗药物,属于羟基吡啶类抗真菌药,一般 8% 环吡酮胺甲涂剂每日使用 1 次,持续 6 个月以上。

(4) 可用二氧化碳点阵激光将病甲打成无数密集的微孔,有利于外用药的渗透。

念珠菌病(candidiasis,candidosis)

念珠菌病是由念珠菌属引起急性或慢性感染,常见于皮肤黏膜处,也可以发生在内脏器官,偶尔为泛发性或系统性。

【症状】

(一) 皮肤念珠菌病

皮肤念珠菌病最易发生于温暖而常受摩擦的褶叠部位,包括腹股沟、腋窝、脐窝、趾或指间皮肤、臀部中央、阴囊和股部接触处、妇女悬垂乳房和胸部皮肤褶叠部位。损害是边界清楚的红斑,表面浸渍糜烂或有微小水疱及脓疱,有的渗出而像湿疹性损害,逐渐向四周扩展,边缘常有灰白色细薄鳞屑。发生于肛门附近的肛周念珠菌常起源于胃肠道念珠菌感染,患处浸渍、潮湿发红并常发痒,也可因有裂口而疼痛,有时可见白色小脓疱或因继发性感染而化脓。婴儿的肛周念珠菌病往往蔓延到包裹尿布的部位。阴唇附近的湿疹性皮损往往由于念珠菌性女阴阴道炎。有的儿童口周有边界清楚的湿疹样损害,往往是由于口腔黏膜有念珠菌性感染。

指间糜烂(erosio interdigitalis)也是一种念珠菌性褶烂,几乎都发生于中指与环指之间的褶叠皮肤,损害浸渍糜烂发白,常呈卵圆形,中央容易有裂口,边缘常有白色线状鳞屑,擦拭腐物就可露出潮湿鲜红的光滑表面(图5-29)。

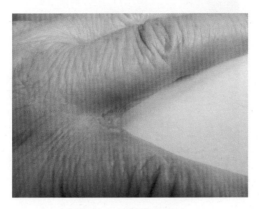

图5-29 皮肤念珠菌病

念珠菌性甲沟炎(Candidal paronychia)往往发生于常做家务的妇女和糖尿病患者等浸水工作时间长者,一般发生于手部尤其右手的指部。指甲周围的皮肤红肿发炎,可伴发水疱,有时,由甲沟处挤压出少量稀薄脓液,以后渐成亚急性或慢性甲沟炎,甲沟处皮肤肥厚并常有浸渍。

念珠菌性甲真菌病(Candidal onychomycosis)表现为甲板呈灰污色,甲肥厚不平并由甲缘及甲两侧逐渐向后蔓延,和其他真菌所致的甲癣相似,但不太松脆易碎,有的甲横沟或凹凸不平,但甲表面仍光滑,甲下角质增厚堆积或致甲剥离。

泛发性皮肤念珠菌病偶尔发生于营养不良的婴儿及儿童。皮损先为散布的浅小水疱或浆液性脓疱,不断向四周扩展并相融合,成为大片的脂溢性皮炎样损害,边界清楚但不规则,边缘可略隆起并有细薄的鳞屑及鳞屑痂,附近常有零散的水疱或白色小脓疱。皮损往往广泛分布于外生殖器及股部之间、肛门附近及臀部及腋窝等处。

(二)黏膜念珠菌病

口念珠菌病(oral candidiasis)最易发生于体弱婴儿的口腔黏膜尤其颊部及舌部黏膜,又称鹅口疮。舌、龈、颊、唇和(或)咽黏膜有形状及大小不定的灰白或乳白色膜状物,像凝固的牛乳附着于黏膜,拭抹后局部黏膜可轻度出血(图5-30)。

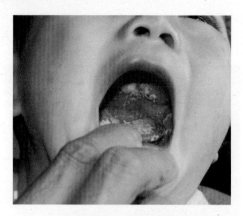

图 5-30 口腔念珠菌病
福建省安溪县湖头镇 朱海波

念珠菌性女阴阴道炎（candidal vulvovaginitis）通常发生于成年妇女尤其发生于常服避孕药或长期应用广谱抗生素或糖皮质激素类药物者、糖尿病患者及妊娠妇女或是性交对象的包皮龟头有念珠菌感染。患者外阴浸渍发红及剧痒，宫颈充血肿胀及糜烂，可有小水疱，阴道分泌液不多但较黏稠。

念珠菌性包皮龟头炎（candidal balanoposthitis）好发于龟头、冠状沟及包皮内侧。表现为红斑，表面光滑，周边有卫星状分布针尖大小的丘疱疹或小脓疱，逐渐向四周扩大，自觉瘙痒。严重者冠状沟及包皮内侧呈糜烂渗液，病程久者红斑上可有很薄的鳞屑（图 5-32）。有时本病可表现为包皮内侧轻度水肿呈粉红色，表面有一层很薄的灰白色假膜，搓洗时容易去掉。此时真菌学镜检往往阴性，可能为念珠菌感染引起的过敏性炎症，属皮肤迟发性过敏反应。

（三）慢性黏膜皮肤念珠菌病（chronic mucocutaneous candidiasis）

初起损害往往是念珠菌性褶烂、鹅口疮、念珠菌性甲沟炎或甲

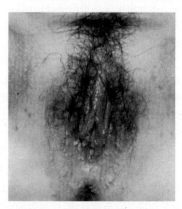

图 5-31 念珠菌性女阴阴道炎

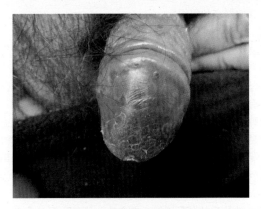

图5-32 霉菌性包皮龟头炎

床炎,婴幼儿时期开始发生,常密布于面部,可向上扩展到额部及头皮而常使头发脱落,也可扩散到四肢、躯干等处或是波及口鼻黏膜、外阴或肛门等处黏膜。过度角化而显著隆起的肉芽肿性损害缓慢进行,相邻的互相融合而成奇形怪状,表面有黄褐或黑褐色蛎壳样厚痂,痂内有无数的白念珠菌,损害周围有暗红晕。移除坚硬的厚痂时,露出下方发红糜烂的肉芽组织,以后愈合时瘢痕形成。

患者常并发免疫性缺陷特别是影响淋巴细胞功能的先天性胸腺疾病,偶尔发生本病的成人通常是胸腺瘤患者。有的并发免疫功能低下的其他疾病,或是伴有甲状旁腺或肾上腺功能减退或糖尿病等内分泌性障碍,也有的同时有系统性念珠菌病。

（四） 全身性念珠菌病（systemic candidiasis）

免疫力低弱尤其长期应用广谱抗生素或糖皮质激素类的慢性衰耗患者可因念珠菌性败血症而有散播性内脏念珠菌病,最常见的是念珠菌病支气管炎及肺炎。

念珠菌性中枢神经系统感染常为念珠菌性脑膜炎,有头痛等脑膜刺激症状,颅压增高及视神经乳头水肿,脑脊液内有大量白念珠菌。

念珠菌病常侵犯消化道。鹅口疮可继发念珠菌性食管炎而较易发生于婴幼儿。念珠菌进入胃肠而可引起念珠菌性胃肠炎。

泌尿系统的念珠菌病常由于念珠菌由尿道经膀胱至肾盂的上行感染,有时是念珠菌败血症所致,引起尿路感染的症状如尿频尿痛等。

念珠菌性败血症可损伤肝、脾、肺及肾等其他内脏,也可波及心内膜、骨骼及关节等其他器官和组织。

【病因】

1. 致病菌 念珠菌是出芽生殖的酵母样单细胞真菌,侵犯组织后,有的变长并排列成链状而被称为假菌丝(pseudohyphae),有的发展成真正菌丝。处于酵母菌状态的念珠菌是对人无害的共生菌,在组织内发展成真正菌丝时才可有致病性。

念珠菌种类很多,只有少数几种在适当条件下可使人发生念珠菌病,其中最主要的是白念珠菌(Candida albicans),其他的如热带念珠菌(C. tropicalis)、假热带念珠菌(C. pseudotropicalis)、星状念珠菌(C. stellatoidea)、近平滑念珠菌(C. parapsilosis)、季也蒙念珠菌(C. guilliermondii)、葡萄牙念珠菌(C. lusitaniae)和乳酒念珠菌(C. Kefyr)等。

2. 诱发念珠菌病的各种因素 白念珠菌虽是主要致病菌,但可存在于正常人的咽喉黏膜、阴道和肠黏膜上,从黏膜分泌物及粪便可以分离出来。当宿主的抵抗力降低时,在适当条件下就使人发生某种类型的念珠菌病而为条件致病菌。

3. 全身性因素的影响 多种因素可降低身体对念珠菌的抵抗力。例如,营养不良、缺铁性贫血、维生素 B 缺乏、低钙血症、血液循环不良、恶性肿瘤等消耗性疾病、糖尿病等都可促使念珠菌病发生。

慢性黏膜皮肤念珠菌病通常发生于细胞免疫功能尚不健全的婴幼儿尤其有先天性胸腺疾病等免疫缺陷者,有的并发甲状旁腺或肾上腺功能低下等疾病。

4. 医源性念珠菌病(iatrogenic candidiasis) 长期应用抗生素可干扰微生物间的正常平衡,长期应用糖皮质激素类制剂及免疫抑制剂,也都减弱身体对白念珠菌的抵抗力。

5. 环境和某些局部因素的影响 接触传染、潮湿和温暖都是引起皮肤及黏膜念珠菌病的主要条件。

【诊断】 由患处取材涂片检查,可以查见略呈椭圆形的出芽孢子,还有和芽孢相接的假菌丝,革兰染色阳性。系统性念珠菌患者的血液、尿液、痰液或脑脊液要经多次培养并经真菌学鉴别才能证实为念珠菌感染。

【鉴别】 皮肤念珠菌病要和细菌性褶烂、尿布皮炎、湿疹或脂溢性皮炎区别。念珠菌性甲沟炎的炎症一般比化脓性甲沟炎轻,念珠菌性甲癣应和其他真菌所致的甲癣鉴别。

【治疗】 念珠菌病在一定条件下发生,应该寻找及消除各种致病因素。

1. 皮肤念珠菌病 局部应用抗念珠菌制剂,通常应用的有制霉菌素

5～10万 U/ml 的混悬液或含 5～10万 U/g 的霜剂,1% 克霉唑、益康唑、咪康唑、联苯苄唑或酮康唑溶液或霜剂,2% 两性霉素 B 溶液或洗剂或 3% 氯碘羟喹霜等。

2. 黏膜念珠菌病　口腔黏膜感染(鹅口疮)可局部应用制霉菌素。制霉菌素片可于压碎后加水而成为 10万 U/ml 的混悬剂,每次口含 5ml,数分钟后咽下,婴儿可含 2ml,一日数次。

念珠菌性女阴炎可局部应用制霉菌素、克霉唑、益康唑、咪康唑,酮康唑或两性霉素 B 制剂。

严重患者可口服氟康唑 150mg/d,连用 4 天。也可用伊曲康唑 200mg/d,连用 7 天。

3. 慢性黏膜皮肤念珠菌病　由于免疫功能尤其细胞免疫功能低下,肌内注射转移因子可以有益,但应同时口服抗真菌药。外用药包括咪康唑、益康唑、克霉唑、酮康唑、联苯苄唑、5-氟胞嘧啶或两性霉素 B 等溶液或霜剂。

4. 系统性念珠菌病　首选氟康唑静脉滴注有很好的疗效,氟康唑 200～400mg/d。两性霉素 B 由静脉滴注也有较好的疗效,但副作用常较大,对两性霉素 B 常规治疗不能耐受的患者,则改用两性霉素 B 脂质体治疗,可以提高疗效。

孢子丝菌病(sporotrichosis)

本病是皮下真菌病,可分为淋巴管型、固定型及血源型,最常见的是淋巴管型。发生于其他组织或内脏的非皮肤性孢子丝菌病极为罕见。

【症状】

(一) 淋巴管型(淋巴管-皮肤型)

病原菌往往由一侧尤其右侧手指或手部的微小创伤侵入皮肤,经过8～20 天甚至 2～3 个月以后,侵入处发生一个可被推动的皮下结节,坚硬而有弹性,不疼痛也无压痛,被称为孢子丝菌性初疮(sporotrichotic chancre)(图5-33)。以后,结节变大而和上方皮肤粘连,皮肤渐由淡红变紫红色,终于结节变软而溃破,成为基部坏死的慢性溃疡,流出少量稀薄脓液。在初疮出现后若干天或数周内,相似的皮下新损害沿淋巴管上行的行径而陆续出现于同侧臂部,数目及间距不定,但一个个地成串排列(图5-34)。这些不同的红色或紫红色结节软化及溃破后流出稀薄脓液,有的持久结痂或是自然愈合而遗留瘢痕。

淋巴管型损害可为结节性或增殖的斑块。上行的淋巴管炎型孢子丝菌

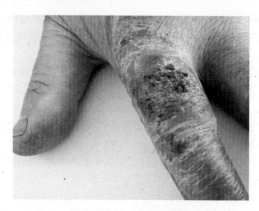

图5-33 孢子丝菌性初疮

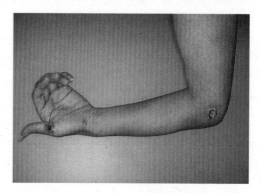

图5-34 孢子丝菌病

病所沿经的淋巴管粗厚而如绳索,连接结节的淋巴管有时可被扪及,但区域性淋巴结通常不肿大。

（二）固定型

感染被限于病原菌侵入处,不向别处转移,因而皮损仅为初疮。最常见的是厚痂覆盖的溃疡,缓慢发展,可有疣状增殖。常见于面部的疣状斑块可被误认为皮肤结核或有脓痂而像脓皮病,偶尔先为痤疮样丘疹,以后溃破及结痂,或是不溃破的浸润性斑块(图5-35、36)。

（三）播散型孢子丝菌病

播散型孢子丝菌病(disseminated ssporotrichosis)孢子丝菌病感染引起

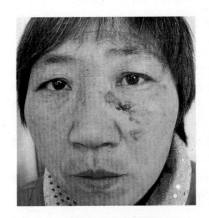

图 5-35 孢子丝菌病

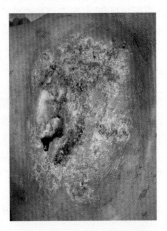

图 5-36 固定型孢子丝菌病

的系统受累,主要经血流播散到皮肤同时波及重要器官。

皮肤以外孢子丝菌病(extracutaneous sporotrichosis)极为罕见。肺部可以吸入飞尘中的病原体而发生原发性肺孢子丝菌病,临床表现很像结核或像急性或慢性肺炎。皮肤或肺部感染灶内病原体可经血流散播到内脏或其他器官,可波及皮肤(血源型孢子丝菌病)、肺、肾、骨、眼、脑、脑膜、肝、脾、胸膜、睾丸或附睾等而引起相应症状,有时可以致命。

【病因】 病原菌是申克孢子丝菌(Sporothrix schenckii),常附着于土壤、木材、树叶、树皮或花草等植物,容易侵犯农民、工人或园林工作者。污染飞尘的孢子丝菌可被吸入肺内而引起有症状或无症状的原发性孢子丝菌病。有人认为消化道也可成为申克孢子丝菌侵入的门户,可随水果及蔬菜等食物进入肠道而侵入黏膜,在免疫力低弱时可经血流播散。

【组织病理】 典型的组织变化是皮下组织及真皮内有浓密的浸润,大致分为内、中、外三层。成为核心的内层是慢性化脓区,有很多嗜中性粒细胞和少数淋巴细胞及组织细胞。中层是结核样浸润区,有很多上皮样细胞,可见少数郎罕巨细胞。外层是梅毒样浸润区,由浆细胞、淋巴细胞及成纤维细胞构成。内、中、外三层之间常没有很明显的界限。孢子丝菌的孢子存在于组织内特别常见于组织细胞内,但一般难于鉴定。

【实验室检查】 先从未破的结节抽取脓液以后接种于沙堡弱培养基,在37℃下培养3~5天即可长出菌落。菌落先呈乳酪色,表面湿润并有皱褶而像酵母菌,久后渐变黑褐色。在显微镜下,可见孢子丝菌细小分枝的有隔菌丝,菌丝侧支末端有三五成群的梨形小分生孢子。

【鉴别】需和梅毒性树胶肿、皮肤结核、鼻疽、增殖性溴疹、脓皮病、足菌肿、诺卡菌病、放线菌病、着色真菌病或芽生菌病等深部真菌病鉴别。

【治疗】碘化钾是首选药物,通常于饭后口服 10% 或饱和碘化钾溶液,每日酌情增量,由 1～1.5g/d 递增至 6～8g/d,最多不超过 9～12g/d,皮损于数日后显著减轻,消退后减量续服 2～4 周以防复发,一般应治疗 1～2 个月。有较重的胃刺激反应时,可改用碘化钠注射液由静脉注射,1g/d。

碘化钾的治疗失败或患者不能耐受时,可应用特比萘芬、伊曲康唑。病情严重者可用氟康唑或两性霉素 B 静点。

溃疡的局部治疗为涂擦碘化钾溶液或碘软膏,或是常用稀释的复方碘溶液湿敷或冲洗。2% 两性霉素 B 溶液是良好的外用药。

着色真菌病(chromomycosis)

着色真菌病是皮肤深部组织的一种慢性真菌病,偶尔侵犯中枢神经系统或其他器官。本病散发于世界各地尤其多见于热带及亚热带,在我国南北各省尤其是山东省某些地区常有病例发现,多数是赤足的农民。

【症状】皮肤型是主要侵犯表皮和真皮的疣状皮炎,多半发生于一侧下肢,特别常见于小腿及足背,偶尔发生于手腕或其他部位。初起损害是小丘疹或水疱,缓慢发展成隆起的斑块或结节,以后溃破而成痂的浅溃疡,痂下有凹凸不平的柔软肉芽组织而成疣状突起,在疣状突起之间,常有少量发臭的稀薄脓液渗出,脓液内含有显微镜下可见的棕黄色厚壁的圆形真菌细胞。损害往往密集成群,大小不定,逐渐扩展,呈暗红或紫红色,相邻的互相融合,损害巨大时可像花椰菜,没有明显的疼痛和痒觉。经过若干年月以后,部分损害可以自然消退而遗留色素沉着及瘢痕,有时,患肢因继发性细菌感染而化脓溃疡,或因慢性炎症及纤维变性而使淋巴管阻塞,可发生慢性淋巴水肿或象皮病(图 5-37、38)。

脑型偶尔发生,病原体侵入中枢神经系统可引起慢性纤维性脑膜炎等变化,脑组织受侵后死亡率很高。

【病因】本病是由不同的暗色孢科真菌引起,这些微生物栖居于泥土及腐朽树木等处,可经皮肤的微小创伤侵入。皮肤型的致病菌主要是由裴氏着色霉(*Fonsecaea pedrosoi*)、疣状瓶霉(*Phialophora verrucosa*)、卡氏枝孢霉(*Cladosporium carrionii*)和紧密着色霉(*Fonsecaea compacta*)。

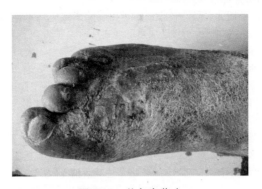

图 5-37 着色真菌病

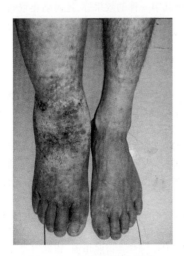

图 5-38 着色真菌病所致
慢性淋巴水肿

皮下型的致病菌通常是戈基洛蒂瓶霉（P. gougerotti）及棘瓶霉（P. spinifera）。脑型的致病菌常是裴罗索瓶霉、皮炎瓶霉、疣状瓶霉或斑蒂安分支孢子菌（C. bantianum）。真菌细胞由细胞中间分裂的方式繁殖而不是出芽繁殖。在沙堡弱培养基上，黑色菌落缓慢生长，按分生孢子柄的形态而分类。

【组织病理】表皮的组织变化为假上皮瘤性增生。真皮有浓密的肉芽肿性浸润，包括组织细胞、淋巴细胞、浆细胞、嗜中性粒细胞及少数嗜酸性细胞和郎罕巨细胞，还常有些小脓肿，时有嗜中性粒细胞构成，周围常有聚集的上皮样细胞。在皮肤型及皮下型的组织内及巨细胞内尤其脓肿内有零散或聚集的暗褐或棕黄色卵圆或球形厚壁真菌细胞，原浆内有色素性粗粒。

【鉴别】本病应与足菌肿、寻常狼疮、疣状皮结核、皮肤利什曼病、孢子丝菌病、南美及北美芽生菌病、增殖性溴疹及碘疹、雅司、梅毒、肿瘤及其他真菌性肉芽肿鉴别。

【治疗】 早期的局限性较小损害可由切除术或电灼术彻底去除,切除范围较大时常需要植皮。另外,加热可抑制真菌。局部蜡疗、热疗等方法可使局部加温至40℃~50℃,可抑制真菌生长。

氟胞嘧啶被认为较有效的药物,口服150~200mg/(kg·d),分4次服。

两性霉素 B 40mg 与 2% 普鲁卡因溶液5ml 混合后,直接注射入损害内,皮损较浅时可应用无针注射法,每周注射1次,连续注射3个月以上,总量不超过3g。

噻苯达唑有效,常和5-氟胞嘧啶共同应用于皮损广泛且病程已久的病例。剂量为25mg/(kg·d),分3次嚼服,成人可服2g/d,连服3~6个月或更久,同时可用溶于二甲亚砜的2%噻苯达唑溶液涂擦患处。

目前,氟康唑、伊曲康唑、两性霉素 B、氟胞嘧啶等药物对多数患者有良效,但对皮损广泛有肥厚瘢痕者欠佳,一般认为与氟胞嘧啶及两性霉素 B 有协同作用而可同时应用,比单独应用其中一种的效果好,还可防止致病真菌发生耐药性。

毛霉菌病(mucormycosis)

毛霉菌病又称藻菌病(phycomycosis),流行于印度尼西亚等东南亚国家及非洲等热带地区,偶见于我国。可侵犯肺、中枢神经系统及其他器官,虽很少见,但可致命,若干病例在尸检时才被确诊。

【症状】 初起症状很像细菌性鼻窦炎。患者有低热,鼻窦疼痛,鼻腔分泌物是带血的稀薄脓液。以后,结膜水肿,眼球突出,视物模糊,眶部可有蜂窝织炎,眼肌运动不灵活,甚至眼肌瘫痪,鼻甲或硬颚往往发黑。若干日以后,感染侵入脑内,引起头痛,患者可昏迷或发生海绵窦栓塞而在几天或几周内死亡。

肺毛霉菌病是另一型。患者有高热,呼吸短促,可有支气管炎、肺炎或心肌梗死的表现,并可有全身中毒症状。

胃肠道毛霉菌病症状是腹部疼痛、呕吐、腹泻、胃肠出血,胃肠可穿孔而引起腹膜炎。

皮肤毛霉菌病不多见,可继发于烧伤。皮肤发生丘疹、结节、脓肿、溃疡或是癣菌肿样损害(图5-39)。口腔黏膜可被波及。

播散型毛霉菌病也很罕见。肾、肝、脾等内脏器官可有损害而有相应的症状。

【病因】 病原菌主要是藻菌纲中根霉菌属(Rhizopus)、毛霉菌属(Mucor)或梨头霉菌属(Absidia)中某些真菌引起。藻菌种类很多,是常见的腐烂有机物中腐生菌,一般不能致病,仅少数藻菌在人体抵抗力降低时可

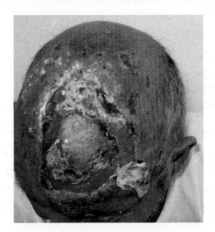

图 5-39　毛霉菌病
根霉菌感染-山东省广饶县　朱宝国

成为致病菌,而某些藻菌可以是条件致病菌。

　　病原菌常由鼻腔侵入鼻窦,可蔓延到眶内,以后可以侵犯中枢神经系统
而发生脑膜脑炎。孢子也可通过呼吸道吸入肺内而引起肺毛霉菌病,或是
随饮食入口而进入胃肠道,偶尔侵入皮肤黏膜伤口而引起原发性皮肤及黏
膜毛霉菌病。

　　【组织病理】主要的皮肤组织病理变化是肉芽肿及化脓性坏死。真皮
内有大量嗜中性粒细胞,此外有异物巨细胞及嗜酸性细胞等,并有菌丝侵入
血管而常有血栓形成,引起局部缺血及出血而可发生坏死及小脓肿,其中常
含有较粗的分枝菌丝。菌丝不分隔,一般没有孢子。

　　【诊断】本病主要侵犯鼻窦、脑、肺等处,容易诊断为鼻窦炎、蜂窝织炎
及肺炎等疾病,皮损也无特征。虽可由溃疡、痰液、鼻腔分泌物等标本检出
藻菌,但藻菌类在自然界中广泛存在,即使培养出毛霉菌等,但常是实验室
中污染菌。因此,往往在死后进行尸检时才能确诊。

　　组织病理学检查中查出不分隔的粗菌丝后,应取标本培养,对真菌进行
鉴定。

　　【治疗】并发的糖尿病等应该治疗。因患其他疾病而久用抗生素、糖
皮质激素类药物或免疫抑制者要限制应用或停用。

　　氟康唑等咪唑化合物可被应用,两性霉素 B 应由静脉滴注。局限的肉
芽肿性皮损最好切除。

第六章　螺旋体性疾病

致病的螺旋体有多种,在密螺旋体(Treponema)所引起的密螺旋体病中,最重要的是遍布于世界的梅毒;梅毒是主要的性传播疾病。

梅毒(syphilis)

梅毒主要由性交传染而发生于成人,在子宫内感染的胎儿所发生的梅毒是胎传梅毒。除常侵犯皮肤黏膜外,体内任何组织器官都可波及,但很多患者在一生中没有或只是暂时有临床表现。

【病程及分期】　个人的免疫性不同而有不同的病程,可按感染时间及临床特点分期,有的人在感染后自然"痊愈"。

获得性梅毒(acquired syphilis)是后天梅毒,是指由性接触直接感染或者由其他方式间接感染的梅毒,分为早期及晚期。胎传梅毒(遗传梅毒,congenital syphilis,prenatal syphilis)是患有梅毒的妊娠妇女通过胎盘使胎儿感染梅毒,也分早期及晚期。

(一)获得性梅毒

1. 早期梅毒(early syphilis)　一般以梅毒感染后2年之内为早期,以后是晚期,但在临床表现方面,有的早期延长到2~3年之久,也有1年后出现晚期梅毒的表现。

(1)一期梅毒(primary syphilis):经过3周左右(1~10周)的潜伏期后,初期的损害出现,梅毒初疮被称为硬下疳(chancre)。

(2)二期梅毒(secondary syphilis):硬下疳出现后经1~2个月左右,皮肤有广泛的损害,硬下疳已经消失或尚未消退,伴有淋巴结肿大及其他全身症状,梅毒血清试验由阴性变阳性。

2. 晚期梅毒(late syphilis):又称三期梅毒(tertiary syphilis),临床表现

一般出现于感染 2 年之后,也可出现于多年以后,典型损害是梅毒性树胶肿,往往发生纤维变性或坏死而损毁局部组织或器官,妨碍身体功能或致命。

皮肤、黏膜及骨骼的损害不至于危及生命而称良性晚期梅毒。神经梅毒包括全身性轻瘫及脊髓痨,通常在感染 7 ~ 20 年之后才能出现。而无症状神经梅毒可在二期梅毒中出现。心血管梅毒包括梅毒性心脏病及动脉瘤,出现也较晚。肝梅毒及其他内脏梅毒都较少见。

3. 潜伏梅毒(隐性梅毒):是指患者感染了梅毒而未经治疗,或者治疗不规范,患者临床上无症状,但梅毒血清反应阳性,同时没有其他可以引起梅毒血清反应阳性的疾病存在,脑脊液正常者,称为潜伏梅毒。感染期限在 2 年以内者为早期潜伏梅毒(early latent syphilis),感染期在 2 年以上者称为晚期潜伏梅毒(late latent syphilis),晚期潜伏梅毒复发损害少见,但是女性感染梅毒后,尽管是隐性,至少 5 年内可以传染给胎儿。无论是早期还是晚期潜伏梅毒均有复发的可能,出现相应的各期临床表现。复发后梅毒还可变为潜伏梅毒。潜伏梅毒如不治疗,部分患者可以发生晚期梅毒,晚期潜伏梅毒也可以发生心血管梅毒或神经梅毒。

(二) 胎传梅毒

分为早期胎传梅毒(early congenital syphilis)及晚期胎传梅毒(late congenital syphilis),但往往不能明显分期。胎儿在妊娠期未被感染,经产道感染者不属于胎传梅毒,而属获得性梅毒。

早期胎传梅毒的皮肤表现一般在出生后第 3 周到第 3 个月时出现。晚期胎传梅毒一般发生于 2 岁以后,有的到 8 ~ 15 岁甚至成年以后才有某些特征性表现。

胎传梅毒患者常无临床表现,仅梅毒血清试验呈阳性反应,被称为潜伏性胎传梅毒(latent congenital syphilis),2 年内为早期,2 年后为晚期潜伏胎传梅毒。

【症状】

一、获得性梅毒

(一) 初期梅毒

人体被梅毒螺旋体感染后,约经过 4 周左右潜伏期,在螺旋体首先侵入处,发生一个红色至暗红色豌豆大小的硬结,稍隆起于皮肤或黏膜表面。硬结几天后很快表面糜烂,形成浅溃疡(图6-1),叫硬下疳(ulcus durum)。如不经治疗,溃疡可在数周自行愈合,不遗留瘢痕或仅有轻度萎缩性瘢痕。在硬下疳出现 1 ~ 2 周后,区域性淋巴结往往肿胀坚硬,但不疼痛也不化脓破溃。

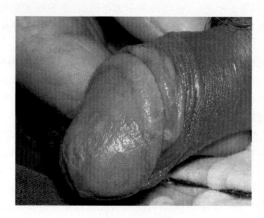

图 6-1　硬下疳

　　硬下疳一般发生于外生殖器。在男性,常发生于冠状沟、包皮系带的一侧或包皮内侧,有时发生于阴茎、阴囊或尿道口处,偶尔发生于尿道内而为不痛的小硬结。在女性,多半发生于大阴唇、小阴唇或阴唇系带,偶可发生于阴蒂或阴道口处,女性的硬下疳最易发生于阴道黏膜或子宫颈处而难以发现。由其他性行为或由于污染器物的间接传染,硬下疳可发生于生殖器之外,如口唇、舌、颊、咽、牙龈、上颚、肛门及其附近(图6-2)。

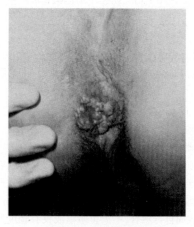

图 6-2　肛门硬下疳

皮肤组织松弛处的下疳可使局部皮肤及皮下组织长期水肿,似橡皮样坚实而有弹性,此种特殊反应被称为硬性水肿(oedema indurativum)。继发性化脓菌感染可使下疳处组织坏死而称崩蚀溃疡性下疳(phagedemic chancre)。有时,梅毒与软下疳混合发生而称混合下疳(mixed chancre),软下疳的发生较早,因而以后出现的梅毒性下疳易被掩盖及忽略。

(二) 二期梅毒

在下疳出现后约3周(9~90天),往往发生广泛的梅毒疹(syphilids),但约有1/3左右患者的下疳尚未完全消退。

二期梅毒在感染后半年内发生,通常出现于第6~8周,有多种临床表现。初起时,患者往往像流感。可全身淋巴结肿大,也可同时伴有肝脾肿大。有些患者的全身症状很轻而未被察觉,数日以后,可以迅速出现广泛而对称的梅毒疹。

1. 斑疹性梅毒疹(syphilid maculosa) 在发生下疳后约经6~8周,淡红或玫瑰色圆形斑疹对称出现于躯干、四肢尤其常见于上肢的屈侧,又称梅毒性玫瑰疹(roseola syphilitica),损害孤立而不融合,不痒或轻微瘙痒,经过几天或较久以后损害自然消退而不留瘢痕,或是有暂时的色素沉着或少量细薄的鳞屑。

2. 斑丘疹性梅毒疹(syphilid papulo-maculosa) 有时斑疹的颜色变成淡红褐色,略微隆起,对称分布于全身各处,也常散布于掌跖部位,呈火腿色,边界清楚,不相融合,不痛不痒,皮损中央的颜色往往较深,可有轻微脱屑,表面可发生角化。常为二期梅毒疹的一种特征性表现。称掌跖梅毒疹(syphilid palmaris et plantaris)(图6-3~6)。

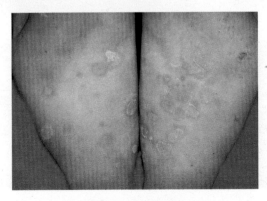

图6-3 掌跖梅毒疹

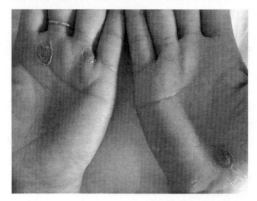

图 6-4　掌跖梅毒疹

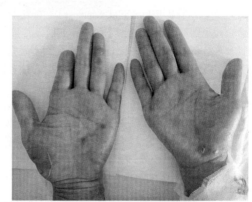

图 6-5　掌跖梅毒疹

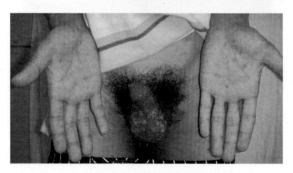

图 6-6　掌跖和阴囊梅毒疹

3. 丘疹性梅毒疹(syphilid papulosa)　往往出现较晚,是孤立的铜红色或牛肉色坚实丘疹,没有自觉症状,以后自然消失,但消失较慢。在丘疹性梅毒疹中常见的是大丘疹性梅毒疹,直径为2~5mm或更大而如豆粒大小,表面光滑,常对称分布于面部、躯干及四肢尤其臀部屈侧等处(图6-7、8、9)。掌跖部位常有扁平而浸润较深的暗红色梅毒疹,可有鳞屑,以后消失时遗留较持久的色素沉着斑。

扁平湿疣(condyloma lata)是扁平隆起的斑块状肉芽肿,发生于潮湿温暖的皮肤皱褶部位或皮肤及黏膜连接处,最常见于外生殖器及肛门附近,偶见于腋窝或舌部等处。损害柔软而隆起,表面滑润(图6-10),含有大量梅毒

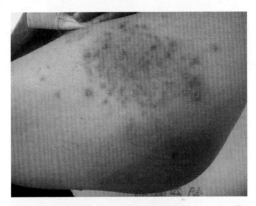

图6-7　丘疹性梅毒疹

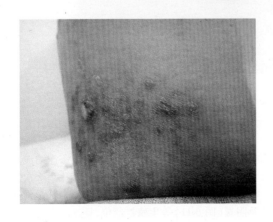

图6-8　丘疹性豆状
梅毒疹

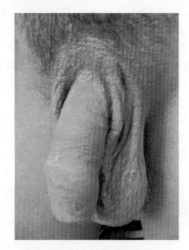

图6-9　丘疹鳞屑性梅毒疹

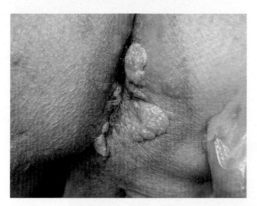

图6-10　扁平湿疣

螺旋体,呈褐红色或因浸渍而苍白,常因摩擦而糜烂,有的溃破而有浅溃疡。

　　环形梅毒疹(syphilid annularis)是多数扁平的斑丘疹或丘疹连结成环形、弧形、回形或匐行状,多半出现于二期梅毒的晚期,也可于消失后多次复发而为复发性二期梅毒疹。丘疹排列成串,有的几乎融合而难分辨,最常见于面部,也可出现于阴茎及阴囊(图6-11)等生殖器部位,复发的损害往往较大较隆起,颜色也常较深。

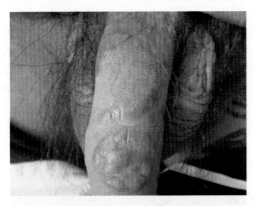

图6-11 环形梅毒疹

4. 脓疱性梅毒疹(syphilid pustulosa) 是症状最重的少见梅毒疹,可散布于躯干、四肢及面部尤其前额等处,也常发生于掌跖部位及甲附近,都是孤立而不融合的化脓性丘疹,可被误诊为脓疱疮。

脓疱性梅毒疹发生于面部时称痤疮样梅毒疹(syphilid acniformis);皮损中心凹陷成脐凹状时被称为天花样梅毒疹(syphilid varioliformis),有时皮损中央溃破结痂像深脓疱疮,称为梅毒性深脓疱疮(ecthyma syphilitica)(图6-12);损害基部发红并可形成浅溃疡,以后逐渐结痂,痂层重叠而成蛎壳疮

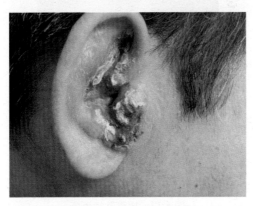

图6-12 梅毒性深脓疱疮

样坚硬厚痂,称梅毒性蛎壳疮(rupia syphilitica)(图6-13~15)。

5. 其他二期梅毒的皮肤表现及黏膜损害　丘疹性梅毒疹散布于前额发缘等处时,可引起色素沉着或减退斑;有时在成片的弥漫色素沉着斑中散在分布有边界不太明显的圆形或卵圆形色素减退斑,多半发生于颈后及颈侧而称颈白皮病(leukoderma colli),长期存在,不因抗梅毒治疗而消退。

梅毒性脱发(alopecia syphilitica)可出现于二期梅毒,可能由于颈交感神经有梅毒性损害或毛囊有梅毒性浸润,头发一片片地不规则脱落,因而头

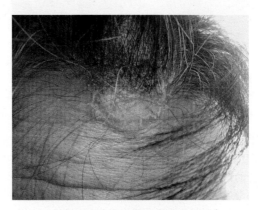

图6-13　梅毒性蛎壳疮

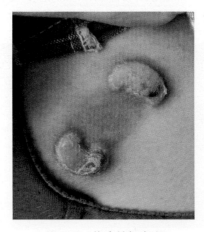

图6-14　梅毒性蛎壳疮

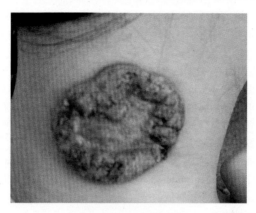

图 6-15　梅毒性蛎壳疮

发不整齐而如虫蛀状,又称梅毒虫蛀状脱发。眉毛、胡须、腋毛或阴毛也可成片脱落,造成毛发参差不齐。

　　梅毒性甲床炎或梅毒性甲沟炎有时发生,甲板可因局部炎症或梅毒的全身性影响而变形,甲肥厚弯曲及表面不平。

　　在二期梅毒的晚期,黏膜斑(mucous patch)可以出现于舌、咽、颚及颊黏膜,或是发生于女性的小阴唇、阴道或子宫颈,也可发生于男性包皮或龟头。典型黏膜斑是红褐色圆形或卵圆形扁平丘疹,边缘略隆起,表面浸渍糜烂,有湿润的淡灰色假膜,直径约为0.5cm,有时有浅表的溃疡,含有较多的梅毒螺旋体。

　　6. 复发性二期梅毒(relapsing secondary syphilis)　二期梅毒疹可以自然消失,抗梅毒治疗后消失较快。有时是治疗不规范,经1~2年或更久以后,出现复发性梅毒疹。复发的斑丘疹性梅毒疹往往较大,浸润较明显,数目较少,红色较深而常为褐红色,可呈环形或有匐行的边缘。发生于腋下、肛门或女阴等处的常为扁平湿疣。

　　7. 淋巴结、骨骼、脑膜、眼及其他变化　全身淋巴结肿大,但不疼痛;不和皮肤粘连,也不引起表面皮肤红肿,更不会化脓。

　　骨损害包括骨膜炎(占骨损害75%)、骨炎(占骨损害4%)和骨髓炎;关节方面包括关节炎(约占25%)、滑囊炎和腱鞘炎。

　　二期梅毒能损害神经系统,多是无症状神经梅毒,但脑脊液有异常变化;另一类为显发神经梅毒,不仅脑脊液有异常变化,临床表现有明显症状,包括梅毒性脑膜炎和脑血管梅毒。

　　二期梅毒可以侵犯听神经而引起耳鸣及听觉障碍,也可波及眼底而发生视神经网膜炎。梅毒性急性虹膜炎、虹膜睫状体炎及脉络膜炎,也可能发生视神经炎、梅毒性结膜炎、角膜炎等,甚至影响患者视力。

(三) 晚期梅毒(三期梅毒)

　　二期梅毒症状完全消失后,梅毒血清试验仍呈阳性反应称为潜伏梅毒,病程超过 2 年为晚期潜伏梅毒,可以终生没有临床表现,也可在若干年内,患者皮肤、黏膜、骨骼、心血管、中枢神经系统或其他内脏器官可因梅毒破坏局部组织而发生各种症状。

　　1. 晚期梅毒疹　主要为结节型梅毒疹(syphilid tuberculosa,syphilid nodosa)及梅毒性树胶肿(syphilitic gumma),比复发性二期梅毒疹更局限及集中,分布不对称,成为缓慢扩展的结节或肿块,几乎不含病原体,以后可以溃破及发生萎缩性瘢痕。

　　(1) 结节性梅毒疹:先是红褐色圆形坚实丘疹或结节,直径约数毫米,无疼痛及压痛,表面常有紧附的鳞屑或结痂,痂下是浅表溃疡;逐渐向四周扩展,中央愈合发生萎缩或色素沉着;边缘坚实,溃破结痂(图 6-16 ~ 18)。新损害可在附近出现,相邻的损害可以融合,因而结节、瘢痕、色素沉着及溃疡往往同时存在,可排列成环形或弧形尤其易呈肾形,最常出现于上肢伸侧及躯干尤其背部,发生于面部时易误认为是寻常狼疮。溃疡壁呈穿凿状,迁延多年不愈合。有的经数月后自然愈合,遗留周围有色素沉着的瘢痕。

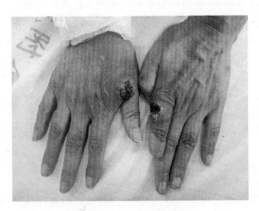

图6-16　结节性梅毒疹

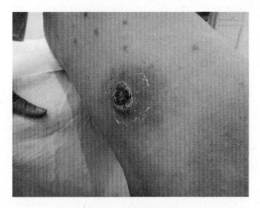

图6-17 结节性梅毒疹

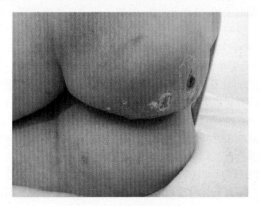

图6-18 结节性梅毒疹

(2)梅毒性树胶肿:可发生在任何部位,皮肤或皮下组织有单个或多个坚实结节,逐渐扩大,以后中心坏死而成不同的深溃疡,溃疡壁陡直或是略微内陷,溃疡内有坏死组织而有腐物的臭味(图6-19),溃疡缓慢扩展,部分愈合而呈不规则形态。经过数月或数年后,溃疡自然愈合时发生萎缩性瘢痕。梅毒性树胶肿也可以不形成深溃疡,而仅为轻微脱屑的无痛性红褐色斑块,逐渐变平,遗留萎缩。

近关节结节可能是梅毒性树胶肿的特殊表现,发生于少数晚期梅毒患者,也可出现于晚期胎传梅毒,含有变性的致密纤维组织似纤维瘤,通常对

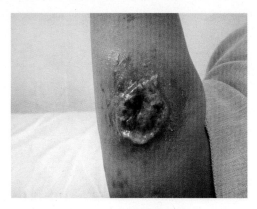

图 6-19　梅毒性树胶肿

称发生于双侧肘关节、股骨大粗隆、骶髂关节或坐骨关节等大关节的伸侧面,数目不定,少则 1 个,多的可达十余个。近关节结节是坚实的皮下结节,逐渐发展,直径可达 2～3cm 或更大,与周围组织无粘连,表面皮肤外观正常,持续多年无变化,既不溃破或坏死,也不引起任何自觉症状。

2. 晚期梅毒性黏膜损害　舌部晚期梅毒为局限性或弥漫性变化,为单个或数个梅毒性树胶肿,起初是坚韧不痛的圆形或卵圆形褐红色肿块,以后中央坏死而有波动,最终破溃形成边缘陡直的无痛性溃疡。舌部弥漫性树胶肿往往发展成慢性间质性舌炎。有时黏膜白斑病和舌部坚韧肥大表面不平的慢性间质性舌炎同时存在,被称为鹅卵石舌。

3. 晚期骨梅毒　口鼻咽喉的梅毒性树胶肿可以毁坏软骨及硬骨。最常见的是鼻中隔穿孔或鼻梁塌落而成鞍鼻,严重时鼻骨及鼻部软组织都坏死脱落,鼻部成为一个奇特的圆形空洞。

梅毒性关节炎可发生于膝关节或肘关节,无疼痛,可同时伴发梅毒性滑膜炎。夏科关节(charcot joint)最常见的是膝关节,关节肿胀,关节腔内积液,形成骨赘,韧带及关节面软骨破坏,关节变形,易发生脱位及病理性骨折,是晚期神经梅毒脊髓痨的一种特殊表现。

4. 晚期心血管梅毒　梅毒螺旋体对心血管的不可逆损害是晚期梅毒重要的致死原因之一。在晚期内脏梅毒中心血管梅毒占 90% 以上。其中85% 的病例为梅毒性主动脉炎。晚期心血管梅毒患者可因心力衰弱、主动脉瘤破裂或急性心肌梗死而发生猝死。

5. 晚期神经梅毒　感染梅毒后常在早期就侵犯了神经系统,二期梅毒就有了多种神经损伤。在早期梅毒中,神经梅毒占14.4%,在晚期梅毒中占16.8%。早期神经梅毒主要为梅毒性脑膜炎,而晚期梅毒的树胶肿可以侵犯脑膜、血管、脑实质及脑神经以及脊髓而引起多种神经症状。

(1) 无症状神经梅毒:是指没有神经系统疾病的症状和体征,脑脊液梅毒血清反应呈阳性,可有或无其他器官或系统的梅毒表现;

(2) 脑膜血管梅毒:急性或亚急性无菌性脑脊膜炎可出现在一期梅毒之后,通常在感染后1年内,可引起单侧或双侧脑神经麻痹。脑血管意外的症状和体征通常在感染5~10年内发生;

(3) 脊髓痨:是一种慢性进行性疾病,累及脊髓后柱和后根,出现闪电样疼痛、下肢感觉异常、腱反射减弱和消失、触痛及温度觉障碍、深感觉减退和消失等。脊髓痨发生在感染梅毒10~30年,一般多见于男性;

(4) 麻痹性痴呆:是一种慢性脑膜炎引起的渐进性脑皮质功能丧失,一般在感染后10~20年发病。在精神方面有激动、易倦、头痛、健忘和人格改变。神经方面有震颤,运动失调,特别是唇、舌、手、瞳孔反射异常、口吃和发声不清,癫痫发作、四肢瘫痪及大小便失禁等。

6. 其他晚期梅毒　树胶肿可发生于体内任何器官及组织而模拟各科疾病。

(1) 呼吸道:咽喉可发生一个或多个树胶肿而被误诊为肿瘤,气管及支气管受损而发生哮喘,肺部树胶肿可有被误认诊为肺癌或弥漫性支气管肺炎,胸膜可发生树胶肿及纤维变性。

(2) 消化道:食管黏膜下偶发树胶肿而影响吞咽,胃壁可有树胶肿或弥漫性浸润引起腹痛、恶心及呕吐,小肠及结肠壁可有局限性线状梅毒性浸润,直肠可有孤立的树胶肿或弥漫的梅毒性浸润。

(3) 肝脾及淋巴结:局限性树胶肿引起肝脏肿大,也可阻塞胆管或肝脏血管而引起腹水或黄疸。弥漫的梅毒性浸润引起间质性肝炎,肝脾可同时肿大发硬,淋巴结如颈部浅淋巴结可因树胶肿而呈无痛性肿大。

(4) 生殖泌尿系统:睾丸可发生局限性树胶肿或弥漫的间质性睾丸炎而逐渐肿大及变硬,但不疼痛,往往是一侧性,以后可以出现坏死和溃疡,溃疡愈合时睾丸萎缩,有时睾丸鞘膜可伴有积液。其他器官如附睾、肾脏、膀胱及前列腺等都可发生树胶肿,但不常见。

(5) 内分泌系统:树胶肿可发生于内分泌系统而引起内分泌紊乱,如肾上腺皮质功能减退所致艾迪生病的色素沉着,甲状腺及垂体受累时可有功能低下的表现。

(6) 眼及耳:眼梅毒可表现为树胶肿性虹膜炎、巩膜炎或视网膜炎等,眶内树胶肿引起眼球突出,晚期梅毒常引起视神经炎或视神经萎缩而严重影响视觉。耳梅毒可为梅毒性骨膜炎,也可累及内耳。

二、胎传梅毒(先天梅毒、遗传梅毒)

在妊娠4个月后,胎儿可感染梅毒螺旋体而死亡或流产,也可早产,或是在出生后不久发病。有的在出生时已有症状,但有的没有任何症状,直到儿童或成年时期才有临床表现,而潜伏胎传梅毒患者在一生中完全健康,仅梅毒血清试验的结果始终是阳性。

(一) 早期胎传梅毒

1. 皮肤及黏膜损害 患儿在出生时一般状态往往正常,或是瘦弱的早产儿,多半在出生后第3周左右,或在2~3个月甚至一年多后才有皮肤黏膜损害,出生时就已发现的较为少见。

常见的初起黏膜损害是鼻炎,带血黏液阻塞鼻孔,因而呼吸不畅而发鼻音,甚至影响吮乳,严重的有鼻腔内溃疡甚至鼻骨缺损导致鞍鼻或鼻中隔穿孔。皮损常是鲜红或紫红色斑丘疹,以后变为铜红色。皮损也可是较大的浸润性丘疹,伴鳞屑,或有广泛的脓疱性梅毒疹。

弥漫性浸润是早期胎传梅毒的特征之一。手掌足底以及肛门和阴唇附近的皮肤因弥漫性浸润而变厚,表面光滑并呈红褐色,边界不清。口唇附近的皮肤因弥漫性浸润而失去弹性,口唇活动使唇角及唇红缘附近发生辐射状皲裂,愈合后遗留辐射状瘢痕。

早期胎传梅毒也可出现豆粒到樱桃大小的大疱,被称为梅毒性天疱疮(pemphigus syphiliticus),基底有红褐色浸润,疱壁破裂糜烂后结痂。此种损害不常见,可与斑丘疹性梅毒疹伴随出现,多见于手掌足底,也可见于腕部、踝部及指趾或其他部位。

2. 口部及女阴等处可有类似获得性梅毒的黏膜斑,肛门等皱褶部位可有较大丘疹或扁平湿疣。在出生后第2~3年内,可以发生复发性梅毒疹,往往为丘疹脓疱性,可排列成环形。此外,丘疹或脓疱性损害可成为梅毒性甲沟炎或甲床炎,毛发可成片地不规则地脱落。

3. 其他损害 较常见的骨损害是梅毒性指炎,一个或数个手指弥漫肿大而成梭形。桡骨等长骨可有梅毒性骨髓炎,活动时疼痛,因而患儿不肯移动患肢而像瘫痪。梅毒性骨炎、软骨炎、骨骺炎、骨膜炎及骨髓炎等骨梅毒往往在胎儿时期已经存在,在患儿出生后6个月内,由X线检查长骨的骨干及骨骺线对胎传梅毒常有诊断价值。

梅毒胎儿的肺脏可有弥漫性浸润,在出生时不能扩张以至患儿窒息而不能成活,尸检时可证实为间质性肺浸润而被称为白色肺炎。

梅毒性脑膜炎较常见,症状很像结核性脑膜炎但体温正常或仅略高。最常见的无症状性神经梅毒,仅脑脊液的梅毒血清试验呈阳性反应,其他神经性损害如脑水肿、瘫痪及视神经萎缩等都较少见。

全身淋巴结及肝脾都可肿大,尸检时可查见肝脏间质有梅毒性浸润,眼部可发生梅毒性虹膜炎,睾丸等其他器官也可波及。

(二)晚期胎传梅毒

在患儿满两岁以后,胎传梅毒进入晚期,可有不同的临床表现。

1. 皮肤及黏膜 皮肤及黏膜损害往往不能截然的分期,应列为早期梅毒的扁平湿疣等梅毒疹常和属于晚期梅毒的树胶肿及结节性梅毒疹同时存在。

2. 牙齿 在6岁以后恒牙长出时,上排牙齿的中央一对切牙(门齿)下端比上端小,前后直径(厚度)可和两侧直径(宽度)几乎相等,因而形状有点和瓶塞相似。切牙的下缘中央常有个半月形缺口,这种牙齿被称为楔状牙或哈钦森牙(Hutchinson teeth),两侧及下排切牙偶也有此种变化。

3. 骨骼 骨骼尤其长骨常易发生梅毒性骨膜炎,骨膜可弥漫肥厚而粗糙不平。额骨容易发生局限性骨膜炎而有圆形凸起,称为帕洛特额隆起(frontal bossae of Parrot)。胫骨的前侧及中段常因梅毒性骨膜炎而显著突起,像军刀而被称为军刀状胫(saber-shin),X线显示胫骨前侧肥厚。

梅毒性鼻炎可扩展到上颌骨而妨碍骨骼正常发育,上颌骨变短而使面部中心凹陷成浅碟状。上颌骨的发育不良可使颚弓升高。有时由于上颌骨变小,下颌骨又大又长而使下巴突出。早期胎传梅毒所发生的梅毒性鼻炎也可在此后毁坏鼻骨及鼻软骨而引起鼻梁凹陷成鞍状。

舟状肩胛(scaphoid scapula)是肩胛骨内侧部分凹陷,肩胛因胸骨缘凹下而外缘隆起而成船形,虽是晚期胎传梅毒的一个常见特征,但不能因此便确立诊断。

克勒顿关节(Clutton joint)偶见于青春期,两侧膝关节有较多积液而肿大,虽有僵硬但不疼痛。抗梅毒治疗无效,而系统应用或关节内注射糖皮质激素类有显著的疗效。

4. 眼 晚期胎传梅毒特征是间质性角膜炎,多半在5~25岁时发生。往往先有虹膜睫状体炎而出现疼痛、流泪及畏光,以后双眼角膜同时或先后弥漫混浊,小血管进入角膜及其表面。经过数月或1~2年后,角膜症状可渐好转而消退,角膜可遗留白斑。部分角膜永久混浊,或是全部角膜永久混浊而致盲。梅毒性巩膜炎、视网膜炎及虹膜炎都可发生。

5. 神经系统 梅毒性脑膜炎、脑血管梅毒、轻瘫或脊髓痨都可发生,但和获得性梅毒损害的临床表现不尽相同。

脑膜或脑膜血管梅毒往往是一个或几个肢体瘫痪或某一脑神经麻痹。最常见的是第八脑神经受损而引起耳聋,是晚期胎传梅毒常有的特征,在耳聋前常先有长期的眩晕,多半发生于儿童和青少年罕见于成年以后;神经性耳聋、哈钦森牙和间质性角膜炎同时存在时被称为哈钦森三联症(Hutchinson's triad)。

6. 其他 其他器官受损的症状常比获得性梅毒轻,既不明显,也不常见。心血管系统受累时,主动脉区可有舒张期杂音,可发生梅毒性心肌炎。肝脏可有树胶肿或弥漫性肝硬化。肾脏可有蛋白尿等表现。垂体、肾上腺及卵巢等内分泌腺的功能可降低。

【病因】 梅毒的病原体是苍白螺旋体(Spirochaeta pallida)。梅毒是世界上广泛流行的一种慢性传染病,人是梅毒的唯一传染源,主要通过性交途径及胎盘直接传染。未经消毒的医用尤其是牙科手术器械有可能导致间接传染。医务人员在手术过程中不慎弄破手套并损伤皮肤或污染的针头刺破自己的手指时被感染,实际是很少见的。

【组织病理】 硬下疳组织中有淋巴样细胞、浆细胞及成纤维细胞分布于血管周围,也可弥漫分布,也可以见到巨细胞,血管内皮细胞增生,血管壁增厚,血管闭塞。硬下疳溃破时有大量中性粒细胞浸润。

二期梅毒疹的真皮血管附近有单一核细胞及浆细胞浸润,在复发或发生较晚的梅毒疹中浸润致密,还可见到多核巨细胞,血管扩张,血管壁增厚变性,有动脉全层炎。

小结节型晚期梅毒疹及树胶肿的真皮及皮下有大量浆细胞、淋巴细胞、上皮样细胞、成纤维细胞及巨细胞浸润,血管壁变厚,血管腔变窄,有不同程度的闭塞性动脉内膜炎。

【实验室检查】

(一)梅毒螺旋体的检查

1. 暗视野检查法(dark field examination) 下疳、扁平湿疣、黏膜斑及梅毒性淋巴结内可在暗视野显微镜下观察到梅毒螺旋体。先用生理盐水清洁下疳、扁平湿疣或黏膜斑表面,戴上手套后轻轻挤出组织液,沾于玻片上,置于暗视野显微镜下,可查见黑暗背景下闪烁光亮的活动螺旋体(图6-20)。

2. 直接免疫荧光抗体试验法(direct fluorescent antibody test) 暗视野检查法于取材后需立即进行,而直接免疫荧光抗体试验法取材后可干燥保存,以后送到化验室检查梅毒螺旋体。干燥标本用荧光标记的梅毒螺旋体

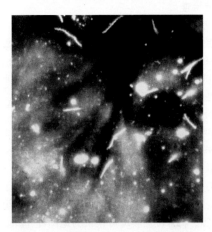

图6-20 暗视野显微镜下梅毒螺旋体

抗体处理后染色,即可检出有荧光的梅毒螺旋体。

(二) 梅毒血清试验

梅毒及其他螺旋体病的血清学试验可分为非螺旋体抗原试验及螺旋体抗原试验。非螺旋体抗原试验是类脂质抗原试验,被称为标准血清学试验,即通常所称的梅毒血清试验。

1. 非梅毒螺旋体抗原血清试验 是应用心磷脂作抗原,测定血清中抗心磷脂抗体(亦称反应素)。主要包括性病研究实验室试验(VDRL)、不加热血清反应素试验(USR)、血浆反应素环状卡片试验,如梅毒血浆反应素快速试验(RPR)和甲苯胺红不加热血清反应素试验(TRUST)等。这类试验敏感性高,也有一定的特异性,且其方法简易、快速,成本低,适于基层推广和人群调查,故可作为梅毒的筛查。早期梅毒硬下疳出现 1~2 周可呈阳性,经治疗后血清滴度可下降并阴转,能作为疗效观察、判愈、复发或再感染的指征。

2. 梅毒螺旋体抗原血清试验 本类试验是采用活的或死的梅毒螺旋体或其成分作抗原,测定抗螺旋体抗体。常用的有梅毒螺旋体血球凝集试验(TPHA)、梅毒螺旋体明胶颗粒凝集试验(TPPA)、荧光梅毒螺旋体抗体吸收试验(FTA-ABS)、19S-IgM 梅毒螺旋体血球凝集试验(19S-IgM TPHA)、梅毒螺旋体微量血凝试验(MHA-TP)等。本类试验的敏感性和特异性均较高,是诊断梅毒的确诊试验。

（三）脑脊液检查

有的梅毒患者虽没有神经系统症状,但脑脊液不正常而为无症状性神经梅毒,往往是治疗后梅毒血清试验由阴性变阳性(血清复发)或持续为阳性(血清不应性)的原因,因而梅毒特别是神经梅毒患者在治疗前后要进行脑脊液的检查。脑脊液的检查包括脑脊液压力及颜色的观察、细胞及蛋白质的含量,最重要的是梅毒血清试验。

（四）其他检查

梅毒螺旋体可以侵犯任何组织和器官而模拟各科的多种疾病,临床各科要根据具体情况进行各种检查。

【鉴别】皮肤黏膜损害要区别的疾病也不少。

硬下疳:龟头炎、皮肤肿瘤、软下疳、单纯疱疹等。

二期梅毒疹:花斑癣、玫瑰糠疹、脂溢性皮炎、风疹、药疹、多形红斑、银屑病及副银屑病等。梅毒性黏膜斑可误认为地图舌、滤泡性口炎或口腔念珠菌病等黏膜疾病。

晚期梅毒疹:皮肤肿瘤、皮肤瘰疬、慢性溃疡、放线菌病及孢子丝菌病等。

【治疗】

（一）抗梅毒疗法

目前青霉素仍是最好的抗梅毒药物,从未发现梅毒螺旋体对青霉素有耐药性,但青霉素可引起变态反应如药物热或药疹等,最严重的是过敏性休克,在注射前应做皮肤试验,并应做好一旦发生过敏性休克时迅速抢救的准备。

现今治疗梅毒的青霉素通常是苄星青霉素(benzathine penicillin G),肌内注射240万U,分注于两侧臀部,每周注射一次。治疗各种梅毒可按下列方案:

1. 早期梅毒 包括一期、二期和早期潜伏梅毒,但不包括神经梅毒。

苄星青霉素240万U,肌注,1周后再注射一次,总量为480万U。

普鲁卡因青霉素80万U,肌内注射,每日1次,连续10天。

对青霉素过敏者改用四环素口服,每次0.5g,每日4次,共服15天;或每次口服多西环素0.1g,每日2次,共服15天。

2. 晚期梅毒 包括晚期潜伏梅毒。对不能确定病期的潜伏梅毒及晚二期的复发性梅毒应按晚期梅毒治疗。

普鲁卡因青霉素800万U,肌内注射,每日1次,共20天。也可考虑给第二疗程,疗程之间间隔2周。

苄星青霉素,240 万 U,肌注,每周 1 次,共 3 次。

对青霉素过敏者可用四环素、红霉素、多西环素,连服 30 天。

3. 神经梅毒　应住院治疗,为了避免发生吉-海反应,可在青霉素注射前一天口服泼尼松或泼尼松龙 10mg,每日 2 次,连续服 3 天,之后再给青霉素。水剂青霉素每日 1200～2400 万 U,静脉滴注,即 200～400 万 U 一次,分 4～6 次静滴,连续 10～14 天,继以苄星青霉素 240 万 U,每周一次,肌内注射,连续三次。另一种方案:普鲁卡因青霉素 240 万 U 肌注,每日一次,同时口服丙磺舒 0.5g,每日 4 次,共 10～14 天,继以苄星青霉素 240 万 U,每周一次,肌注,连续三次。青霉素过敏者可选用口服四环素 500mg,每日 4 次,连续 30 天;或多西环素 100mg,每日 2 次,口服 30 天。

4. 心血管梅毒　应住院治疗,如有心力衰竭,需控制心力衰竭后再开始驱梅毒治疗。在治疗前,为了避免吉-海反应的发生,造成病情加剧或死亡,口服泼尼松或泼尼松龙 10mg,每日 2 次,连服 3 天,之后再给青霉素。不用苄星青霉素,而是用水剂青霉素,从小剂量开始,逐渐增加剂量,首日 10 万 U 肌注,次日 10 万 U 肌注,每日 2 次,第 3 日 20 万 U 肌注,每日 2 次;自第 4 日起用普鲁卡因青霉素 80 万 U,肌注,每日 1 次,连续 15 天为一疗程,总量 1200 万 U,共用两个疗程,疗程间停药 2 周。必要时还可增加疗程。青霉素过敏者,可用以下方案:四环素 500mg,每日 4 次,口服,连服 30 天。

5. 胎传梅毒　普鲁卡因青霉素,可每日肌注 1 次,5 万 U/(kg·d),每天总量为 10 万～25 万 U。一般是肌注 10 万 U/d,每天 1 次,共 10 次,总量为 100 万 U。如果应用苄星青霉素,一次肌注 10 万 U/kg,或是分 2 次注射,注射间隔期为 1 周。

为了预防胎传梅毒,凡妊娠妇女的梅毒血清试验呈阳性反应而未曾接受抗梅毒治疗者都应在妊娠初期 3 个月内,注射青霉素一疗程。妊娠后期 3 个月注射一疗程。妊娠期未用青霉素治疗者,其所生婴儿应用青霉素补治,2～10 岁患儿的青霉素用量一般为成人的半量。

6. 梅毒的替代疗法　半个多世纪以来,梅毒螺旋体对青霉素的敏感性没有改变。青霉素虽有效果,但有一定的局限性,首先是过敏,尽管记录的过敏反应仅为 4‰,但冒险的代价过高。其次青霉素一般剂量不能透过血-脑屏障,治疗神经梅毒和内脏损害时要用大剂量青霉素,同时服用丙磺舒以阻断肾脏排出,因此研究者一直在积极寻找其他替代药物。

目前常用的是多西环素、四环素或红霉素类药物,尽管有效,但影响胎儿骨骼及牙齿发育,所以妊娠妇女不能使用。红霉素治疗大部分无效,而且有肝毒性,肝脏受损者受到限制。

1982年世界卫生组织推荐治疗梅毒可用某些头孢类药物,包括头孢噻肟、头孢曲松等。头孢曲松2g,静脉滴注,共7~10天。但该药对青霉素过敏者有交叉反应(估计在3%~7%),严重青霉素过敏者中可发生严重的头孢曲松过敏,应引起重视。

有人报道克拉霉素的抗菌谱与红霉素相同,但胃肠道反应轻,口服每次0.5g,每日2次,连用15天,可作为早期梅毒的替代治疗药物。

著者在治疗二例二期梅毒患者时由于青霉素皮试阳性,改用口服头孢呋辛酯,每次0.5g,每日2次,连用15天,结果二例患者均在4小时后发生较严重的吉-赫反应。目前已观察梅毒患者20余例,一期梅毒效果显著,部分RPR已转阴,二期梅毒RPR滴度均有不同程度的下降,正在随访中。头孢呋辛酯有可能成为继三代头孢后治疗梅毒简单、有效的替代性药物。

(二) 吉-赫反应(Jarisch-Herxheimer reaction)

吉-赫反应或赫克海默(Herxheimer)反应又称治疗休克(therapeutic shock)。早期梅毒患者在第1次注射青霉素后4小时内,突然发生寒战、发热、头痛及关节痛等全身症状,梅毒疹鲜红水肿,容易被患者误认为青霉素过敏反应,可卧床数小时,口服阿司匹林之类的药物。以后再注射青霉素后不再发生此反应。用四环素或红霉素代替青霉素治疗梅毒的患者很少发生吉-赫反应。为了预防晚期梅毒尤其心血管梅毒及神经梅毒发生吉-赫反应而有意外的危险,在第1次注射青霉素前2~3日内,口服泼尼松20~30mg/d,治疗已进行2~3天而未发生此种反应或所发生的反应很轻微时,即可减量或停用泼尼松。

(三) 治疗后追踪观察

梅毒的疗程结束后2~3年要继续观察临床和梅毒血清试验的变化。

具体观察方法是:

治疗结束后复查一次作为基数,因部分患者治疗后梅毒血浆反应素可暂时增高(特别是发生吉-赫反应的患者)。

第1年:每3个月复查一次。

第2年:每半年复查一次。

第3年:只在第3年末复查一次。

随访中补体结合定量试验的滴定度要下降至少两个滴度,即滴定度降低4倍以上,否则应该重治。再感染的二期梅毒患者在治疗后血清阴转往往较慢,有的在治疗结束后已过两年,梅毒血清试验还未转阴。

晚期获得性及胎传性梅毒的治疗目的是减轻症状及阻止病情发展,有明显的临床复发时才考虑再治疗。血清固定是常见的,除神经梅毒不应因此而强行治疗。

著者对 3 例血清固定并在北京地坛医院排除神经梅毒的患者,由于患者的强烈要求再治疗,被迫采用甲泼尼龙 8mg、雷公藤 20mg、白芍总苷 600mg、日 2 次、共 10 天,结果 RPR 均有下降,但未完全转阴。提示上述药物可加速 RPR 滴度的下降。

神经梅毒在抗梅毒治疗结束后 3 年内,每隔半年~1 年应检查脑脊液一次,细胞数及蛋白总量渐趋正常,而补体结合试验结果往往在数年以后才可呈阴性。包括螺旋体制动(TPI)试验及荧光螺旋体抗体吸收(FTA-ABS)试验的特殊螺旋体抗原试验只能证实过去感染史及排除假阳性梅毒血清反应,治疗后的追踪观察要依赖标准血清学试验,主要是补体结合定量试验。

非性病性梅毒(bejel)

在中东地区的某些游牧部落及非洲某些生活原始的土著居民中流行一种螺旋体所致的疾病,住在这些环境及卫生条件不良的干燥沙漠地区的居民称呼此病为贝介尔,主要发生于婴幼儿,家属中常有相同的患者。

本病的发生往往是由于婴幼儿在喂乳时感染,授乳母亲是儿童期未患过此病的妇女,喂乳的乳房可有下疳。经过 5 周左右以后,婴儿的唇黏膜、硬颚、软腭、舌或咽等处可出现黏膜斑而被人发现,以后,患儿皮肤有泛发的斑丘疹及丘疹,肛门生殖器处可有丘疹融合而成的扁平湿疣,口角常有发裂的扁平丘疹,全身淋巴结肿大,骨骼尤其胫骨可出现骨膜炎损害。皮疹可复发数次。

以后,临床症状消失,而梅毒血清试验呈阳性反应,此时本病处于潜伏阶段。

在感染 4 年后为晚期。晚期时,皮肤可发生树胶肿而溃破,鼻部可被损毁,硬颚可穿孔,但未有人发现心血管及神经等晚期梅毒的表现。

有人称所见的螺旋体为苍白螺旋体Ⅱ型(Treponema pallidum Ⅱ),但其形态与免疫学性质完全和引起梅毒的苍白螺旋体相同,临床表现也像获得性梅毒,但不是性病性,没有明显的初期阶段,因而被称为非性病性梅毒或地方性梅毒(endemic syphilis),主要发生于婴幼儿,在家庭中被家属传染而患此病,口中食物吐哺幼儿及共用污染的饮水杯等都可使此病扩散。

治疗和梅毒一样。

品他(pinta)

是美洲的热带及亚热带地区的地方性流行病,主要发生于墨西哥、哥伦比亚、委内瑞拉、巴西、秘鲁等一些中美洲及南美洲国家的贫穷落后地区,多半发生于儿童,是由形态及免疫学性质和梅毒螺旋体相同的品他密螺旋体(Treponema carateum)所引起。

品他只有皮肤症状而无其他器官受损的表现,可因皮肤同皮肤的接触而传播,螺旋体经微小伤口如抓伤或擦伤侵入皮肤,也可经昆虫的叮蜇而传染。潜伏期平均约3周(9~90天),临床表现分为初期、二期及晚期,但在某些流行区,少数人的梅毒血清试验阳性但无品他的临床表现,可认为品他处于潜伏阶段。

初期:初起皮损是一个扁平的红色小丘疹,有少许鳞屑,最易出现于四肢及躯干尤其小腿等暴露部位,在3个月到1年内逐渐发展成边界不太清楚的红斑鳞屑性斑块。在感染后第5个月左右,斑块附近可有卫星状分布的小丘疹,逐渐扩展并可和原斑块互相融合成银屑病样损害,以后消退时往往遗留色素减少斑。梅毒血清试验呈阴性反应。

二期:二期与初期损害往往同时存在而难认清二期于何时开始,一般在初期后5个月到1年左右,类似银屑病、体癣、湿疹、梅毒或麻风的红斑鳞屑性损害分批出现于四肢及面部等处,分布不对称,先是鲜红色,以后变成紫红色带有鳞屑的斑疹,成为二期的品他疹,以后消退时有色素减少斑。日晒部位常有由灰色、黄色到褐色的色素异常性损害,色素增多斑与色素减少斑的出现使皮肤斑驳。全身淋巴结肿大发硬而不痛,很像二期梅毒的淋巴。60%患者的梅毒血清试验呈阳性反应。

晚期:皮肤的色素性变化非常显著,可在品他疹发生后3个月甚至10年以后出现。面部、腕部及踝部等处逐渐发生缓慢扩展的青灰斑,色素斑处可有类似白癜风的色素脱失斑,面部、颈部、四肢及躯干甚至口黏膜及甲床有广泛分布的色素脱失与色素增多混杂出现的损害。手掌及足底可以轻度的过度角化。患者的梅毒血清试验结果几乎都是强阳性反应。

本病可按梅毒治疗。苄星青霉素也可每4天由肌内注射120万U一次,共4次。数月以后,梅毒血清试验可变阴性,色素增多的青灰斑逐渐消退,而色素减少的白斑消失很慢。

雅司(yaws)

雅司主要流行于湿热的热带地区,在抗日战争时期,曾在江苏等地流行,以后未再见人报告,在我国似乎早已绝迹。

本病是螺旋体病之一,病程可分为早期、二期及晚期而像梅毒,多半发生于儿童而非性病,典型皮损呈草莓状,因而又称热带莓疮(frambesia tropica)。

【症状】 患者多半是 2～3 岁以上的儿童,感染后平均约 3 周(9～90天),局部发生初疮,感染经 1～3 个月发生二期皮损,以后自然痊愈,但有的发生树胶肿性损害而进入晚期。

(一) 初期

初期损害相当于梅毒的初疮而称"母雅司"。在螺旋体进入皮肤处发生一个湿润的红丘疹,以后附近可出现多个丘疹,扩展而融合成较大的损害,以后溃破,渗出液结成淡黄痂,痂下溃疡渐发生乳头瘤或增殖性变化而呈圆形或卵圆形的隆起,溃疡上有颗粒状突起而呈草莓状,表面的浆性液内含有螺旋体。患者没有或只有轻微的全身症状,区域性淋巴结肿大,但不疼痛。母雅司经 2～6 个月后自然痊愈,可遗留一个周围颜色较深的色素减少性萎缩瘢痕。

(二) 二期

雅司初疮出现后经数周或数月,二期雅司疹出现,此时雅司初疮已经消失或是仍然存在。

初起时,数个或较多的淡红色小丘疹分批的或同时发生,顶部结痂。数周以后,有的消退而遗留少量糠状鳞屑,有的逐渐扩大而成柔软的草莓状结节,表面有颗粒状突起并由稀薄脓液结成淡褐或琥珀色黄痂,分布于面部、躯干及四肢等处。

不典型的二期雅司疹有多种。在体孔附近或别处的损害可融合及排列成环形而像体癣,在肘窝、腹股沟及臀中沟等处可有扁平湿润的大丘疹而像扁平湿疣,趾背可有疣状皮损,掌跖可有角化过度性斑块或中央有很厚角质栓的坚硬扁平丘疹及结节,指端可有甲沟炎而使甲褶变形,眼皮可有成片黄痂。有时,成群的红色粟粒性角化丘疹可发生于肩部等处而称雅司性苔藓(lichen frambesianus),有糠状鳞屑,有的可发展成典型的二期雅司疹。

(三) 晚期(三期)

二期雅司疹消失后本病痊愈,但有人在 3～4 年以后发生树胶肿性晚期损害,树胶肿溃破时成为边壁陡直或向内陷入的不痛溃疡,溃疡可相融合而成匐行状,以后溃疡愈合而遗留晚期梅毒状瘢痕。掌跖于二期可发生角化过度的丘疹及斑块也可出现于晚期,掌跖角化的存在常可帮助诊断。

西印度群岛居民所称的甘戈沙(gangosa)是毁形性鼻咽炎(rhinopharyngitis multilans),软腭及腭垂等处往往先溃烂,以后逐渐蔓延到硬腭、鼻腔、咽部及面部。发展缓慢,有时停止进行,数年以后,鼻咽部、喉部、上颚、鼻翼及鼻部其他部分都可毁坏,常有臭液,痊愈部分有瘢痕形成,面貌变形而丑陋。

除了鼻骨及上颚骨等可损毁外,其他骨骼如胫骨等可发生骨膜炎、骨骺炎及慢性滑囊炎,常伴发骨质疏松或多发性囊肿样骨炎。骨膜肥厚的胫骨可像梅毒的军刀状胫。骨损害常为多发性,指骨常因多发性指骨炎而成畸形。西非洲居民所称的根度病(goundou)多半是雅司使鼻骨及上颚骨发生的肥厚性骨炎,多半发生于儿童或青少年。患者先觉鼻痛及头痛,以后,带血的分泌液由鼻孔流出,鼻部两侧骨骼逐渐隆起,数月后鼻腔分泌液及头痛可消失,而鼻侧骨骼继续耸起,终于鼻部眶部骨骼严重损毁,别处骨骼也可发生增生性骨炎。

类似梅毒的近关节结节是不痛不破的皮下纤维性结节,最常见于长骨及股骨关节附近的伸侧。轻瘫及脊髓痨等神经系统损害和主动脉炎及主动脉瘤等心血管损害都罕见于雅司。

【病因】雅司螺旋体被称为细弱螺旋体(Spirochaeta pertenuis),有 6～20 个螺旋,在暗视野显微镜下迅速运动,不能和梅毒螺旋体区别。

雅司主要流行于热带地区,多半发生于环境不卫生及不注意清洁的人尤其 10 岁以下的儿童。传染是由于皮肤的直接接触或污染物品的间接接触,雅司螺旋体通过擦伤或抓伤等轻微创口而侵入皮肤,在皮肤内繁殖生长,以后可入淋巴管而进入血流。有人在蝇的前肠内发现雅司螺旋体,认为蝇等昆虫可以是传染媒介。雅司不属于性病,也不像梅毒可以胎传。人体在感染后逐渐发生免疫力。在二期阶段,雅司即可完全自然痊愈,以后不易再感染。

【组织病理】雅司和梅毒的组织变化很相似,但雅司组织中浆细胞常很多,而血管的变化往往较轻。

【鉴别】脓疱疮、麻风、体癣、银屑病、寻常狼疮、瘰疬性苔藓及掌跖角化病等皮肤病要和雅司鉴别,特别是梅毒在临床表现和血清学试验方面又都相似,但雅司主要发生于某些地区儿童的暴露部位,典型皮损呈草莓状。

【治疗】青霉素很有效,注射总量比治疗梅毒所需量小,疗效较快,可一次肌注 120 万 U,或是肌注普鲁卡因青霉素水悬剂 40 万 U/d,治疗 10 次即可。对青霉素过敏的人可服红霉素、四环素或多西环素。

鼠咬热(rat bite fever)

由螺旋体或链杆菌引起,在我国所发现的鼠咬热都是由于鼠咬热螺旋体,多半发生于夜间睡眠时被鼠咬伤的婴儿。

1. 鼠咬热螺旋体(Spirochaeta morsus-muris),长1.6~3.0μm,宽0.4~0.5μm,有2~6个螺旋,两端尖锐并各有一根鞭毛,受染鼠在夜间咬啮婴儿皮肤后,经过数日或数周的潜伏期,鼠咬热开始发生。

已经愈合的鼠咬处皮肤发红水肿而像丹毒或蜂窝织炎,有时,红肿处起水疱或坏死而成边界明显的溃疡。同时,寒战发热,体温可达39℃~40℃以上,周身不适,关节疼痛,淋巴结肿大。经过3~7天后体温正常,再经2~7天后又发热而像回归热。四肢及躯干往往发生广泛的红斑或结节,或是有多形红斑或结节性红斑,常随体温的升降而加重或减轻。屡次发作可经数月之久,终于自然痊愈。

鼠咬热螺旋体存在于鼠咬伤处、皮损及淋巴结和血液内,发热时取血容易接种于豚鼠或鼠,血液涂片染色后可发现大量螺旋体。梅毒血清试验可呈阳性反应。

青霉素、四环素及红霉素治疗都有效。

2. 流行性关节炎性红斑(erythema arthriticum epidemicum)是联珠状链杆菌(Streptobacillus moniliformis)所引起的鼠咬热,是家鼠、野鼠、松鼠或其他动物趁人睡眠时咬人所致的细菌性败血症。

鼠咬后约经12天(数天至1个月)的潜伏期,已经愈合的咬伤处开始发炎而像蜂窝织炎或丹毒,伴有发热、周身不适、食欲减退、关节疼痛及淋巴管炎,腹部先有玫瑰点状红斑,以后广泛发生,在面部及胸部常最显著。皮损逐渐呈紫红色并渐变大而成坚实的斑块。不化脓的游走性多关节炎及心膜炎可以发生。如不治疗,病程可绵延半年之久。

联珠状链杆菌是革兰阴性梭形喜氧菌,栖居于鼠类上呼吸道内。在人被鼠咬而感染时,白细胞数增高,可达15~20×10^9/ml,血液中嗜酸性细胞增多。

青霉素、四环素或链霉素都有疗效。

钩端螺旋体病(leptospirasis)

钩端螺旋体病是一种急性热病,由多种钩端螺旋体(Leptospira)引起,以猫、犬、猪、牛及鼠类等动物及家畜为自然宿主,寄生于鼠类的主要是黄疸出血性钩端螺旋体(L. icterohaemorrhagica)。寄生于猫狗的往往是犬钩端螺旋体(L. canicola),寄生于猪、牛的往往是波摩那螺旋体(L. pomona)。

钩端螺旋体由动物宿主的尿液排出,人的黏膜或擦破皮肤和污染尿液接触,或是饮用污染的水,或是接触污染的泥土或在污染的水中游泳,都可感染本病,因而本病常在田间鼠类活动较多及天热多雨的麦秋季节流行。钩端螺旋体的种类要由血清学试验鉴定,我国已发现很多类型,以 13 个血清群及 14 个血清型作为我国标准菌株。

经过 10 天(2 ~ 12 天)左右的潜伏期,寒战、高热、食欲缺乏、恶心、呕吐、腹泻、肌痛及结膜充血等症状发生,按主要临床表现可分为黄疸出血型、脑膜脑炎型、流感伤寒型、肺出血型及肾衰竭型等型,血液中白细胞先减少,以后常增多。患者将自然痊愈,但可致命,尤其肝脏发生坏死而有黄疸的人容易死亡。老年患者的死亡率较高。

不足半数的患者有皮肤损害。在发病的第四天,可发生孤立或融合的红斑,常略隆起,直径约为 2 ~ 5cm。有些患者的皮肤及黏膜有瘀点或较大的紫癜性损害。胫前有对称分布的红斑,但也可广泛发生于别处。

根据流行情况、血清学试验及钩端螺旋体的检查可以确诊本病。在发病的早期即前 10 天内,用血液涂片后染色,或用血液或脑脊液进行人工培养,可检出钩端螺旋体;在发病 2 ~ 4 周后,也可用尿液检查。

在流行地区,除了防鼠灭鼠剂保护水源等预防措施外,家畜饲养员等可用当地流行菌型的多价死菌菌苗作预防注射两次。在发病的前四天内就应开始治疗,可每天肌注青霉素 240 万 U,至少一周,在初次注射青霉素后常有类似治疗梅毒时的吉-赫反应。青霉素过敏时可改用四环素或红霉素,每日口服 2g。咪唑酸酯在我国试用于人体证实有疗效。病情严重时应该加大抗生素用量,发生黄疸及出血时要加用糖皮质激素类及止血药,发生肝性脑病时可应用谷氨酸钠,肾衰竭时可施行透析法。

回归热(relapsing fever)

在世界上广泛流行的回归热是由一种或数种包柔螺旋体(borrelia)引起,由蜱传播,而埃塞俄比亚的回归热是蚤所传播的地方性流行病,病原体是回归热包柔螺旋体。这两种回归热的临床表现相同,潜伏期约为一周(4 ~ 18 天)。

患者突然寒战,发生高热、头痛、肌痛、咳嗽、呕吐、腹痛等症状,肝脏肿大并可有黄疸,结膜充血并畏光,经过 3 ~ 5 天后,热度下降并出汗,此时,不到半数的患者有泛发或局限性皮疹,可为类似伤寒的玫瑰点,或为斑疹或丘疹性瘀点,不久即消退,以后再发热时往往不再有皮损。

血液中单核细胞增多,血液涂片后用吉姆萨(Giemsa)法染色可查见包柔螺旋体。

四环素或红霉素的疗效可能比青霉素更好。类似梅毒的吉-赫反应往往发生,在初用青霉素前可服用泼尼松或其他糖皮质激素类。

莱姆病(lyme disease)

最先出现于欧洲,以后在美国的康涅狄格州的莱姆市小流行而被称为莱姆病。

患者发热、周身不适及头痛。关节有短期的疼痛,关节炎屡次发作,不对称的肿胀,最常见于膝关节,大多数患者在关节炎出现前数周或数月有皮疹。此外,常有不同程度的心肌及神经损害或淋巴细胞性脑膜炎。

大多数患者先有蜱咬史,叮蜇处有一小红点,以后逐渐扩展成环形红斑而和慢性迁移性红斑相同。环形红斑逐渐扩展,直径可达 40 ~ 50cm,边界清楚并略水肿,环内皮肤呈青褐或淡褐色,可有灼热感,多半发生于股部、臀部或上肢等处,以后自然消退。

由组织病理及血液和脑脊髓检查,已经多次发现螺旋体,在欧洲常由其他硬蜱传播。95% 患者有慢性迁移性红斑,在红斑发生后 1 ~ 4 周,90% 以上患者有抗螺旋体的特殊 IgM 抗体,滴定度可在 1∶128 以上,94% 晚期患者可有滴定度相似的 IgG 抗体,表明红斑是螺旋体感染所致的过敏反应。

青霉素的注射可以促使红斑消退,减少以后关节炎的发生,至少应连续治疗 10 ~ 14 天。晚期有心脏、神经等损害的一线治疗药物为头孢曲松,成人 2g/d,儿童 75 ~ 100mg/(kg·d)。早期患者也可应用多西环素、四环素,疗程为 21 天,也可根据病情适当延长。

第七章　原虫及节肢动物性疾病

原虫及蠕虫外,很多动物生活于人体之外,有的动物如蚊及臭虫为了生活而叮蜇人的皮肤吮取血液,有的动物如蜂及蚁为了自卫才偶尔袭击人体。人体皮肤受害的程度和侵袭动物的种类、数量及其毒性有关,临床表现可因个体的反应性而不同,有的人在叮蜇后皮肤毫无反应,而有的人发生广泛而瘙痒的风团,极度敏感的人在叮蜇后,可迅速发生过敏性休克而有呼吸困难、发绀及虚脱甚至循环及呼吸衰竭而死亡。

滴虫病(trichomoniasis)

原虫中滴虫最易引起阴道毛滴虫病(Vaginal Trichomoniasis),主要是通过性行为传播,也可通过间接接触传染。

阴道毛滴虫(Trichomonas vaginalis)是有鞭毛的梨状原虫,引起滴虫性阴道炎或滴虫性女阴阴道炎,阴道黏膜鲜红并有假膜样斑点,排出泡沫状阴道分泌物并有灼热感,女阴常有剧痒。滴虫可以侵入尿道、膀胱及前庭大腺,也可使男性发生滴虫性尿道炎及前列腺炎,尿道黏膜有灼热感,排尿频繁或困难。滴虫性阴道炎最常见于青中年妇女,往往是在浴池、游泳池、浴盆中传染而来,也可由性交或未消毒的医疗器械而感染。

甲硝唑有良效,每次服200mg,每日3次,连服7~10天,在妊娠期间禁服,但在妊娠后半期可应用甲硝唑阴道栓,连用10天。也可用替硝唑睡前一次性口服2g,丈夫和性伴同时使用,1周后再服用一次。

蛲虫病(oxyuriasis)

蛲虫病又称肠线虫病(enterobiasis),病原体是蠕形肠线虫(Enterobius

vermicularis），是长约 5～15mm 的线状白色小虫，俗称蛲虫或线头虫，寄生于人的小肠、盲肠及大肠内。宿主多半是儿童，在夜间睡眠时，由于肛门括约肌松弛，成熟的雌虫爬出肛门产卵，使肛门附近皮肤觉痒而引起搔抓，可发生皮肤抓破、血痂、继发性细菌感染或湿疹性变化，蛲虫也可侵袭阴道女阴而引起女阴瘙痒症。在夜晚间，常可见到肛门处有白色线状蠕虫，肛门附近皮肤的虫卵可用透明胶纸粘取后放在显微镜下检查。

患儿用手指搔抓发痒的皮肤时，虫卵可藏在甲缘下方或附着于指端，以手取食时随食物入口而进入肠黏膜，在 2～4 周内发育成成虫。虫卵也可附着于衣服、被褥、玩具等器物而由手指带入口内，甚至可能附着于飞扬的尘埃而入咽，以后咽入消化道内。因此，本病容易再感染和自身感染，为了防止再感染，患者要常剪指甲，饭前便后要洗手，禁止患儿吮吸手指及搔抓肛门，此外，要常烫洗内衣衬裤及被褥，注意清洁卫生。

驱蛔灵是常用的肠道驱虫药。儿童口服 50mg/(kg·d)，1 次或分 2 次口服，每日量不超过 2g，连服 7～10 天。驱虫净的用量是 1～2mg/kg，成人口服量为 100mg，睡前一次服下，连服 3～7 天。驱蛲净的剂量为 5mg/kg，饭后 1～2 小时一次服下，不可将药片咬碎。

局部可用蛲虫膏（内含 30% 百部浸膏及 0.2% 甲紫），挤入肛门，连用 4～5 次。

皮肤游走性幼虫病
（cutaneous larva migrans）

又称潜行疹（匐行疹，creeping eruption），是线虫所致的游走性蠕虫病，或是各种蝇类所致的游走性蝇蛆病。在美国东南和巴西等南美的热带地区，病原体是寄生于猫及狗的巴西钩虫（Ancylostoma braziliense）的幼虫，其次是犬钩虫（Ancylostoma canium）的幼虫，成虫长 8～10mm，而幼虫长度只约 0.5mm。受染动物的粪便排到地上后，粪便中虫卵在温湿的泥土中孵化而成幼虫，人尤其儿童的皮肤接触污染的泥土后，幼虫即可钻入皮肤，在皮肤内游走而成线形损害。颚口线虫（Gnathostoma）的幼虫所致的皮肤颚口线虫病也可表现为皮肤游走性幼虫病。蝇类幼虫如马蝇幼虫（Gastrophilus hemorrhadalis，Gastrophilus intestinalis）比线虫的幼虫大，有体节及吸盘，钻入皮肤的蝇蛆病可为游走的线状。在我国新疆所报告一例是由于黑角胃蝇（Gastrophilus nigricornis）的幼虫。

幼虫钻入皮肤后，钻入处在数小时内出现一个淡红色丘疹，通常发生于手臂或腿部及足部等露出处,也可出现于臀部或外生殖器等其他部位。经过数日或数周,幼虫向前缓慢移动,每日可掘进 2cm 左右,有时停顿数天甚至数周。掘进时常引起间歇性刺痛,所形成的隧道为扭曲的线状,先是红色或淡红色,日久以后变成暗红色或褐色,宽约 2~4mm,可略隆起,有程度不定的瘙痒,常因搔抓而有水疱等湿疹样变化或因继发性感染而化脓。线形损害弯弯曲曲地蜿蜒伸展,幼虫在线端而使皮肤隆起成丘疹,有时因患者搔抓而被抓失。幼虫的数目不定,较多时可见多条不规则的曲线。幼虫往往在数周内于皮肤内死亡。

本病常用噻苯哒唑,每次口服 25mg,每日 2 次,连服 2 天,经 2 日后可服第 2 疗程,一般在服药后 1 周内,自觉症状消失,皮损停止发展,在治疗期中应该注意肝脏、肾脏及中枢神经系统的不良副作用。10% 噻苯哒唑溶液或溶于 90% 二甲亚砜的 2% 溶液可以局部应用,每日 4 次,涂擦丘疹约 1 周。其他局部疗法为液氮冷冻或氯乙烷喷射 0.5~1 分钟。

丝虫病(filariasis)

丝虫病流行于南美、亚洲及非洲等热带及亚热带地区,也常见于东南亚,在我国多半发生于山东以南的沿海及江湖较多的地区尤其长江下流及太湖附近,由吸血昆虫传播。患者先有周期性发作的淋巴结炎与淋巴管炎、丹毒样红斑、丝虫热及精索炎等,以后有淋巴管扩张、阴囊及鞘膜淋巴积液、乳糜尿及腹水,晚期发生象皮病(elephantiasis)。

【症状】急性期的临床表现为淋巴管炎、淋巴结炎及丹毒样皮炎等。淋巴管炎的特征为逆行性,发作时可见皮下一条红线离心性地发展,累及四肢,但以下肢为多见。流行区女性乳房受累也很常见。当炎症波及皮肤浅表微细淋巴管时,局部皮肤出现弥漫性红肿,表面光亮,有压痛及灼热感,即为丹毒样皮炎,同时伴有寒战和发热,每次发作时局部红肿疼痛,数日或数周后消退但遗留水肿,发作次数愈多,水肿愈明显,皮肤也渐肥厚,终于成为皮肤硬而厚的丝虫性象皮病,患肢很肥大,阴茎甚至完全被肥大的阴囊所包埋而不可见。坚实肥厚的皮肤常由正常颜色变成淡褐色或紫红色,表面光滑或轻微脱屑,或是有扩张淋巴管所形成的水疱或大疱,也可有密集的疣赘或结节。睾丸及附睾可以多次发炎而肿胀疼痛,乳糜尿往往发生而使尿液呈乳白色或因带血而呈淡红色,腹股沟及腋部等处淋巴结往往肿大,血液中嗜酸性细胞增多,慢性荨麻疹也常见,有的有腹水。

【病因】我国流行的丝虫病病原体为斑克罗夫特氏吴策线虫(斑氏丝

虫,Wuchereria Bancrofti)和马来布鲁丝虫(马来丝虫,Wuchereria malayi),前者更常见。

丝虫是乳白色圆体线状虫,长数厘米,丝虫的幼虫在蚊子体内、成虫在人体内发育。成虫不产卵,直接产生幼虫而称微丝蚴,体长 250~300μm,停留在淋巴管内或进入血流,在夜间定期进入皮肤浅血管,蚊子吸血时微丝蚴进入蚊胃,以后由蚊传播给别人,移行到淋巴结,并逐步发育为成虫,可存活 10~15 年。可以阻塞淋巴管,形成慢性淋巴水肿,终于发展成象皮病。血液、乳糜尿或淋巴积液中微丝蚴可被查出,成虫钙化后可由 X 线显示。

【组织病理】 主要变化是淋巴管炎及纤维变性,虫体附近的血管常有血栓形成;淋巴管显著扩张,淋巴液瘀滞而引起水肿。血管周围有成群的淋巴细胞及成纤维细胞,还常有上皮样细胞、异物巨细胞及嗜酸性粒细胞。

【治疗】 乙胺嗪由小剂量开始,三周疗法是第 1 日服 50mg,第 2 日为 50mg 服 3 次,第 3 日为 100mg 服 3 次,第 4~21 日为服 3mg/kg,每日 3 次。微丝蚴大量死亡后可引起发热、周身不适、恶心、呕吐等反应,可服抗组胺药。左旋咪唑可以有效。有水肿时可穿着弹性袜。有象皮病时可考虑外科手术。

稻田皮炎(paddy-field dermatitis)

农民在稻田中劳动时,以牛及鸭为主要宿主的禽畜类血吸虫尾蚴可在水中侵袭皮肤或由稻田中物理化学因素而致病,称为稻田皮炎。以皮肤瘙痒、发热、继发丘疹、水疱、糜烂、渗液为主要症状。

【症状】 依据病因分为尾蚴皮炎型及浸渍糜烂型,多半发生于插秧季节。

(一) 尾蚴皮炎型

接触水田或河边池塘水体的数分钟或半小时内,和水接触的皮肤开始剧痒或刺痛,可见芝麻大小的红点,经过 1~2 天左右,可以发展成绿豆到黄豆大小的红色丘疹、水肿性斑丘疹或丘疱疹,散在或密集,皮疹中央常有针头大的瘀点,严重时患处明显红肿,有的发生广泛荨麻疹。尾蚴初次侵入皮肤时,入侵处立即发生暂时性丘疹,往往经过 1 周左右才因过敏反应的发生而有明显的炎症。由于身体已有敏感性,尾蚴再侵袭皮肤时,在数小时内即可出现又红又痒的炎性丘疹,侵袭次数愈多,反应往往愈强烈,丘疹出现愈早,风团也愈显著,甚至伴发淋巴管炎及区域性淋巴结炎。皮损通常发生于浸在水中的小腿和踝部,也常出现于手背及前臂等处,而陷在泥里的足部一般不发生皮疹。皮疹通常于数日内自愈。

（二）浸渍糜烂型

连续水田工作数天后，指（趾）间和两侧皮肤浸渍发白、起皱和糜烂，自觉疼痛或瘙痒，可有浆液渗出，有时因继发性感染而化脓，掌跖皮肤干燥时肥厚脱屑，容易发生皲裂而疼痛，常出现化脓或发生丹毒、淋巴管炎、蜂窝织炎、淋巴结炎或甲沟炎。如无继发性感染，避免田水接触后数日自愈。

【病因】

1. 尾蚴皮炎型　目前已知两类确能引起此种皮炎，以牛为终宿主的是鸟毕血吸虫（Ornithobilharzia），以鸭为终宿主的是毛毕血吸虫（Trichobilharzia）。

成虫寄生于牛及鸭的门静脉和肠系膜小静脉内，虫卵随粪便入水，在适宜温度下孵化成毛蚴而钻入椎实螺内，先后演变成母胞蚴及子胞蚴，最后发育成尾蚴而逸出椎实螺，在稻田的水中自由游动，以后钻入涉水的牛或鸭而发育为成虫。尾蚴在离开椎实螺后，浮游于田水的浅处，可生存48～60小时之久，钻入在田中劳动的农民皮肤后引起稻田皮炎，但不能进入血流及侵犯体内组织及器官，因而不能影响全身健康。

2. 浸渍糜烂型　多半发生于湿热的夏季，除由于手足在田水中浸泡时间太久外，也和水温增高、大气湿度太大、田水碱性太强及机械性摩擦等因素有关。

【预防】

1. 尾蚴皮炎型　为了消灭传染来源，水牛及鸭子的粪便经过无害化处理后，才能作为粪肥入田，还应防止鸭子进入稻田。在水田中劳动时可穿防水裤及防水套袖。或是穿用氯硝柳胺（Yomesan）浸泡过的棉制肢套。防护剂有松香火棉胶（火棉胶含松香及蓖麻油各10%）、20%松香的酒精溶液及硅胶防护剂等；市售的防稻田皮炎剂是由邻苯二甲酸二丁酯490g及乳化剂10ml混合而成，临用时以6倍水加入及摇匀而成15%乳剂，涂于皮肤上，干燥后形成薄膜，可以保护皮肤达4小时左右。

2. 浸渍糜烂型　应该尽量缩短在水中浸泡的时间，插秧时宜戴防水手套，工作完毕后洗净手脚，在含有明矾12.5%及食盐3%的水中浸泡或用此液涂擦，以后任其自然干燥。

【治疗】尾蚴皮炎在数日之内即痊愈，有剧痒尤其泛发的荨麻疹时可涂擦炉甘石洗剂及内服抗组胺药。硫黄鱼石脂泥膏（硫黄3～5g，鱼石脂10g，氧化锌30g，凡士林加到100g）可达到止痒及防止继发感染的目的。手脚浸渍糜烂时可敷擦收敛性粉剂，有继发感染时应用抗菌药物。

血吸虫（裂体吸虫）皮炎
（schistosomal dermatitis）

侵袭人体的血吸虫病（schistosomiasis）可为内脏血吸虫病和尾蚴皮炎（cercarial dermatitis）。

（一）内脏血吸虫病

在我国，血吸虫病主要流行于长江以南的地区，病原体是日本血吸虫，成虫寄生于肠系膜静脉内，部分虫卵随粪便排出，在水中孵出的毛蚴以钉螺为中间宿主，发育繁殖后逸入水中而为尾蚴，钻入皮肤变为童虫，以后进入静脉或淋巴管，移行至肠系膜静脉中，直至发育为成虫，再产卵。

尾蚴入侵处发生蚤咬状小红点，以后的过程是尾蚴成熟而引起全身性反应，然后成虫排卵而有痢疾症状，最后是肝脏硬化。在尾蚴逐渐发育成熟时，有发热、周身不适及关节疼痛等全身症状，血液嗜酸性粒细胞增多，皮肤常有广泛而巨大的风团。在感染后一个月左右，成虫开始排卵，由粪便可查见虫卵，多数患者开始发生腹痛腹泻等痢疾症状，虫卵也常分布于肝脏等器官及真皮等处。虫卵存于皮肤时引起丘疹及脓疱，常是数个到十数个绿豆大小的淡红色硬丘疹，发痒并有轻微压痛。患者逐渐消瘦，肝脾都渐肿大，最后发生肝硬化。

常用的是硝噻哒唑（niridazole）或六氯对二甲苯（hexachloro paraxylene，血防846），尤其吡喹酮（Praziquantel）是较新的良药，毒性低，治愈率高达98%。

（二）皮肤血吸虫病

又称尾蚴皮炎（cercarial dermatitis），包括我国所称为尾蚴皮炎型稻田皮炎，尾蚴侵入人皮肤后，个人反应常不同，有的完全没有反应，有的有轻度瘙痒或暂时的小红斑点，但有人发生剧烈反应而局部红肿或有广泛的巨大风团，这种差异可能由于敏感性不同。

疥疮（scabies）

疥疮是由疥螨俗称疥虫引起。皮损是发痒的丘疹及水疱，最常见于指间皮肤、屈侧面及腹部等处。除婴儿外，皮损一般不见于头皮及面部。

【症状】疥螨所引起的小丘疹和（或）水疱有剧痒，特别在晚间最痒。最常见的部位是：指间及腕部屈侧面（图7-1）、肘窝、腋窝、女性乳房下、下腹、臀部、股内侧及男性外生殖器。皮损不发生于头皮及面部,几乎不见于颈部,但幼儿及婴儿的头部及颈部都可有丘疹或小米大小的水疱,掌跖可发生大疱。

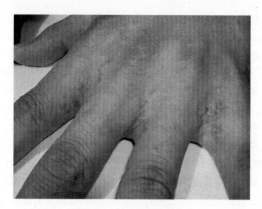

图7-1 疥疮指间皮损

疥螨在角质层中行进时所遗留的灰白色线状浅隧道是本病的特征。疥疮隧道蜿蜒扭曲,长约数毫米,肉眼可见,在指间、男性的阴茎及女性的乳房等处较易看到,有时,隧道中有淡灰色小点而列成虚线状。疥螨在隧道的一端,可用针头挑出,是一个针头大小的灰白色微粒。有时隧道不易发现,可用钢笔笔尖轻拭可疑处,笔尖处墨水即可渗入隧道内,拭净皮肤即可明显的显出完整的或断断续续的线状扭曲隧道。

另一种较特殊的疥疮性损害是淡红褐色到暗红色的半球状坚实结节,由豆粒到指头大小,剧烈的发痒且很持久,最常见于男性外生殖器尤其阴茎及阴囊,也可出现于臀部、腹股沟或腋部等皱褶部位(图7-2、3),在某些患者是疥疮的唯一表现。治疗疥疮后,结节可以继续存在数周或数月之久。

"挪威疥疮"(Norwegian scabies),较为少见,一般发生于免疫功能低下的慢性病患者或是精神失常尤其无人照顾的老人。头皮、面部及躯干等处有结痂脱屑的慢性湿疹样斑块,掌跖皮肤往往不规则的肥厚并有渗液及结痂,指关节及手部尺侧常有厚痂而成疣状,甲板可以肥厚变色,甲下常有污碎的角质物,毛发干燥而污秽。血液嗜酸性粒细胞可增多,淋巴结往往肿大。疥螨往往成群的聚集于角质层内,极易查见,但患者往往只有轻微的痒觉。

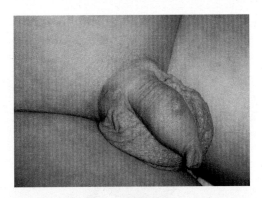

图 7-2　疥疮结节

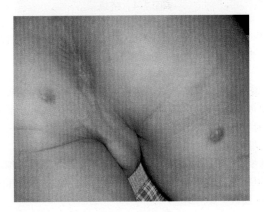

图 7-3　疥疮结节

"难辨认"疥疮（scabies "incognito"）是由于疥疮患者常局部应用糖皮质激素类制剂,疥疮皮损的形态及分布也不典型而难辨识,但外周血液嗜酸性粒细胞多在 20% 以上。

【病因】疥螨在人与人之间直接或间接传播的是人疥螨（图 7-4）。在狗、马等动物间传播的疥螨可以侵袭家禽等鸟类,偶尔侵犯人体而引起数目不多及痒觉轻微的损害,疥螨常难找见。

疥螨在家庭内或集体生活中容易流行,同床共卧,甚至握手等皮肤直接接触都易传染,被褥及内衣等可成为传播的媒介,疥疮也是一种性传播疾病。

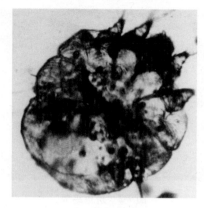

图 7-4　疥螨

"挪威疥疮"多半发生于精神不正常尤其老人或是患有白血病或糖尿病等慢性病患者，可能和免疫功能降低或营养不良尤其维生素 A 缺乏有关。

【组织病理】肥厚的角质层内可有疥螨或虫卵，或可见到疥螨排泄物所形成的褐色颗粒。组织变化是急性炎症。棘细胞层不规则的肥厚并有海绵形成，有时可见表皮内水疱，疱液可含嗜中性及嗜酸性粒细胞。真皮的血管周围有炎性浸润。

结节性损害的真皮内有浓密的浸润，包括组织细胞、淋巴细胞及嗜酸性粒细胞，可以扩展到皮下组织。"挪威疥疮"的角化过度及角化不全很显著，有较多的渗液干燥后结痂。

【鉴别】丘疹或隧道尽头处刮取物放于玻片上，或加一滴 10% 氢氧化钾溶液，在低倍镜下即可查见活动的疥螨，有时也见卵圆形虫卵，即可确诊为本病。

常需鉴别的有虱病、痒疹、瘙痒症及疱疹样皮炎。

【治疗】自颈部以下，全身涂擦杀疥螨药才能彻底消灭疥螨，同居者或家属患有疥疮时应该同时治疗以防复发及相互侵染。

1. 硫黄制剂　10% 硫黄软膏应用于成人，5% 硫黄软膏应用于婴儿。治疗方法是自颈部以下全身涂擦，早晚各一次，连擦 3 天。第 4 天洗澡，更换清洁衣服及床单，换下的衣服床单需洗净煮烫，毛制品可熨烫。两周后如仍发现疥螨，应按此法再治疗一次。

2. 硫代硫酸钠溶液及稀盐酸　用 40% 硫代硫酸钠溶液遍擦颈部以下的全身皮肤,药液干燥后再擦一次,10 分钟后改用 4% 盐酸溶液涂擦全身,每隔 5 分钟一次,共擦 4 次,如此连续治疗 3～4 天。以后如仍发现疥螨,可再应用 1～2 个疗程。

3. γ-六六六(γ-666,Lindane)　1% 洗剂、乳剂或霜剂有很强的杀疥螨力。使用时从颈部至脚外用,使药持续保留在体表 6～12 小时后洗掉,1 次用药有效率可达 96% 以上。婴幼儿的皮肤容易吸收而可引起癫痫发作等神经中毒症状,甚至有致命的危险。因其毒性较大,目前多不被使用。

4. 克罗他米通(Crotamiton,Eurax)　既有很强的杀疥螨作用,又能止痒,由颈部揉擦到足部,一日后再擦一次,次日更换衣服及床单,第二次涂擦后经 2 天后洗澡。我国产品优力肤是 10% 霜剂,应于 24 小时后再擦一次。优力肤一个疗程治愈率可达 70% 以上,但其无任何全身毒性反应,故临床较为常用。

5. 苯甲酸苄酯(benzyl benzoate)　20%～25% 苯甲酸苄酯乳剂或霜剂(①苯甲酸苄酯 20ml,硬脂酸 20g,三乙醇胺 6ml,连同蒸馏水按乳剂制备法配制 100g;②苯甲酸苄酯 25ml,三乙醇胺 0.5ml,油酸 2ml,加水混合成100ml。)是良好杀疥螨药,无刺激性或致敏性。治疗方法是自颈部以下遍擦全身,次日再遍擦一次,经 1～2 天后洗澡即可。

目前治疗疥疮的首选药物是 5% 二氯苯醚菊酯,安全刺激性小,也可用于儿童。

疥疮治疗后,发痒的皮疹往往继续存在若干时日,局部应用炉甘石洗剂或薄荷脑(0.25%～0.5%)及苯酚(1%～2%)洗剂等止痒药即可,有继发性感染时可应用抗生素。

疥疮的结节很难消退,局部涂擦糖皮质激素类制剂能暂时减轻痒觉,最好用曲安西龙及地塞米松等混悬剂局部注射可有较强的作用。曲安奈德新霉素贴膏局部外贴也有一定疗效。液氮的冷冻可使疥疮结节在 7～10 天后消退,需要时可再治疗一次。二氧化碳激光也可以应用。

螨虫皮炎(acarodermatitis)

螨虫皮炎多发生在秋收季节接触谷物的农民,故又称谷痒症(grain itch)。凡因螨虫叮咬引起的皮炎统称螨虫皮炎。

【症状】皮损常是玫瑰色丘疹或斑丘疹,顶部常有针头大小的水疱,以后可变脓疱,有的皮损中心是一个瘀点。有时,皮损是丘疹、水疱及风团而为丘疹性荨麻疹的表现。皮损呈圆形、卵圆形或不规则形,由粟粒到豆粒大小,往往很多,散布于四肢尤其前臂和小腿,也常见于躯干尤其胸部、背部及臀部等处(图7-5、6、7、8),有时皮损周围可见小的苍白环,晚间往往最痒而影响睡眠。数日以后,皮损即可消退。血液中嗜酸性粒细胞可以增多。

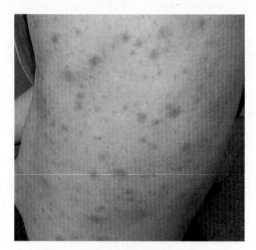

图 7-5 螨虫皮炎

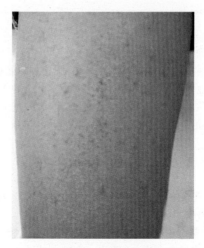

图 7-6 螨虫皮炎

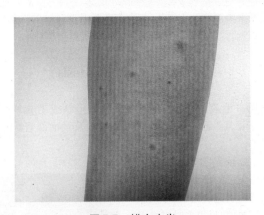

图 7-7 螨虫皮炎

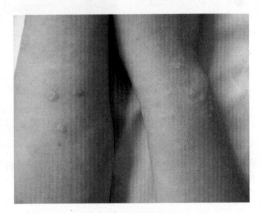

图 7-8 鼠螨皮炎

【病因】本病一般发生于夏秋季节,是由袋形虱螨(Pediculoides ventricosus)引起,栖居于稻、麦等谷类或草褥、棉籽、稻草袋、蒲茸枕心及麻袋等处,也可寄生于谷类或其他农作物的昆虫幼虫身上,因而谷类、稻草、棉花及豆类植物有大量害虫时,袋形虱螨往往很多,最常侵袭农民的皮肤,但不长久停留在皮肤上。

【治疗】防止侵袭及杀螨的外用药如 10% 硫黄软膏或含有 5% 萘酚的硫黄软膏及苯甲酸苄酯乳剂等杀虫剂都可应用。带螨物品如草褥等应喷杀六氯苯等杀虫药或应用煮烫等杀螨方法。

糖皮质激素类制剂及止痒药,如含有苯酚及薄荷脑的洗剂、溶液、酊剂或霜剂可使痒觉暂时减轻,内服药如赛庚啶等抗组胺药有止痒的作用。

蠕形螨病(demodicidosis)

蠕形螨病由毛囊虫引起,毛囊虫又称蠕形螨或毛囊螨(hair follicle mites),存在于正常人的毛囊尤其皮脂腺分泌旺盛的面部毛囊内,特别多见于额部及鼻部。

【症状】关于蠕形螨的致病性,迄今没有确信无疑的证据,但很多人相信蠕形螨有时引起红斑、丘疹或脓疱等皮损,特别是数目很多时容易引起蠕形螨病,最常见于面部尤其鼻部、额部及颊部,难和酒渣鼻区别,可以伴有睑缘炎,口角附近可有脓疱性损害(图7-9)。

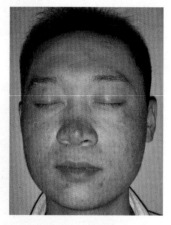

图7-9 蠕形螨病

毛囊性糠疹(pityriasis folliculum)可能是蠕形螨病的一种表现。主要是面部中央及光秃的额顶部头皮有白色细薄或成片干燥的鳞屑及毛囊栓,常伴有红斑及脓疱。

面部有酒渣鼻或其他皮肤病时,蠕形螨检出率远较正常人高。

【病因】蠕形螨可存在于皮肤的毛囊内,特别在皮脂分泌旺盛的青年人面部尤其鼻部、鼻唇沟、颊部及额部容易发现,在正常男性成人的检出率超过女性一倍,15岁以上者侵染率高达70%以上,而在婴儿及幼童的皮肤内几乎不能检出。蠕形螨在潮湿纱布中能存活48~132小时之久,可以表明日用毛巾等洗脸用具是传播蠕形螨的重要媒介。

著者认为蠕形螨病不是独立性疾病,可能是使其基础性疾病如酒渣鼻、痤疮等面部皮肤病加重,但不是唯一的病因。

【实验室检查】在玻片上放置一滴甘油或液状石蜡,放入由皮脂毛囊孔挤出物,在低倍镜下观察,即可查见活动的蠕形螨。

【治疗】有酒渣鼻样损害而认定为蠕形螨病时,可服甲硝唑0.2g,每日3次,连服7~10天,在数日之内,皮损可以减轻或消失。有人认为近期有效率可达80%以上。8%甲硝唑霜可局部应用。

10%硫黄软膏、5%过氧苯甲酰洗剂等都能杀灭蠕形螨。

蜱叮蜇(tick bite)

是指蜱附着于人体时,头部口器埋入皮肤以吮吸血液,一般称蜱为扁虱。吸血时常不引起症状而未被人觉察,吸足血液后比正常体积大数倍,以后才离开皮肤。

【症状】 蜱附着于皮肤时,口器刺入真皮以吮吸血液,当时不引起症状,吸足血液后经过若干天才离去(图7-10)。有的在叮蜇后逐渐发生持久而发痒的环状或弧形红斑或有迁移性慢性红斑达数周之久。有的在叮蜇处发生持久的瘙痒性结节或斑块,多半是由于将蜱从皮肤拨落时,蜱的口器折断而留在皮肤内后所发生的异物反应。蜱的叮蜇可以引起丘疹性荨麻疹的表现或广泛的风团,偶尔伴发热寒战、头痛腹痛及呕吐等全身中毒症状。头皮被蜇处附近的头发可有片状脱发。

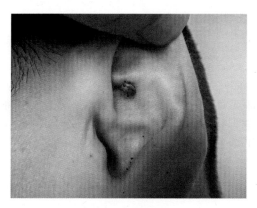

图7-10　蜱叮蜇

蜱瘫痪(tick paralysis)是由于某些蜱的口器分泌神经毒素,较多见于婴儿或儿童,叮蜇后经数天肌肉发生弛张性瘫痪,由小腿上行至臀部,可扩展到颈部,发生延髓麻痹而波及呼吸中枢时可以致命。蜱在皮肤移除后,瘫痪症状即可显著消退。

蜱可以是传播森林脑炎、出血热、土拉菌病、鼠疫、波状热或回归热的媒介。

【病因】蜱有多种,可附着于人类、动物及鸟类皮肤而吮吸血液(图7-11),有的口器可分泌抗凝或其他毒素而引起出血、风团、斑块或结节,有时引起蜱瘫痪,但组织反应和个人敏感性有关。迁移性慢性红斑(erythema chronicum migrans)被认为蜱传播螺旋体所致,有人认为萎缩性慢性肢端皮炎可和此病有关。

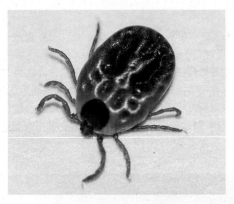

图7-11　蜱(倪海洋)

【治疗】蜱附着于皮肤切不可用力拔蜱,只能用点燃的火柴或纸烟头接近蜱的头部,或是用凡士林涂擦或用煤油、汽油、苯、乙醚或哥罗仿等挥发物滴于头部,蜱即可脱落。糖皮质激素类及抗组胺药可使症状减轻,剧痒时局部应用止痒剂。

蝎蜇(scorpion sting)

蝎有四对足和一对强大的巨爪,头部较短,腹部分前腹及后腹,后腹细长而成尾状,最后一节的末端有锐利的弯钩和毒腺相通,毒腺分泌酸性毒液。在夜晚间,蝎蜇伏于墙角等黑暗处,接触人的皮肤时,尾部弯钩刺入皮肤并放出毒液,引起大片红肿及剧痛,区域性淋巴结及附近淋巴管往往发炎,严重时引起寒战、发热、恶心、呕吐、头痛及周身不适等全身症状,或是发生过敏性休克,甚至引起出血、痉挛、昏睡或呼吸中枢麻痹而死亡。

蝎蜇以后,应该立即扩大创口并用高锰酸钾溶液或氨水冲洗,可用吸乳器或拔火罐尽量吸出毒液,手部或足部被蜇时立即扎紧肢部以阻止毒液进入血流,每隔 15~30 分钟应放松一次以免局部血液供给不足而发生坏死。可用盐酸依米丁注射液 1ml(含药 30ml)加生理盐水或无菌蒸馏水 4~9ml 稀释后,皮下注射于蜇处近侧端,也可用未稀释的盐酸吐根注射液做深部皮下注射能减轻肿痛。有中毒性症状时,可应用泼尼松、抗组胺药及肾上腺素等。

蜘蛛咬伤(arachnidism)

蜘蛛种类很多,一般对人无害,而热带及亚热带地区的黑寡妇蜘蛛(Latrodectus mactans)在自卫时可以蜇人。蜇人时放出毒液,毒液内含有比响尾蛇毒强 15 倍的神经毒。蜇处皮肤肿胀并有叮蜇后的 2 个小红点,有灼热及针刺感,以后,肌肉可有痉挛性疼痛,腹肌可强直,患者往往烦躁不安,恶心多汗,经 2~3 天后恢复,致命的很少。

美洲的黄褐色毒蛛蜇人后引起毒蛛中毒(loxoscelism)。叮蜇处迅速出现红斑及发硬,经 3~4 天后发生坏死,可伴有发热、恶心及呕吐等全身症状,有时引起血管内溶血而发生血尿或贫血,偶尔引起死亡。

蜘蛛咬伤治疗同蝎蜇伤。应及早使用抗组胺药及皮质类固醇。有肌肉痉挛时可静脉注射 10% 葡萄糖酸钙 10ml,每日 1 次。也有用新斯的明解除肌肉痉挛及用吗啡止痛。对皮肤发生坏死者,可考虑坏死区皮肤切除。

蜈蚣叮蜇(centipede)

蜈蚣是多足纲(Myriapoda)的唇足亚纲(Chilopoda)节肢动物,有 21 个体节,成对的脚对称分布于体节的两侧,最前 1 对足有连通毒腺的毒爪,用以自卫或杀死俘获物。

蜈蚣的 1 对毒爪刺蜇人的皮肤时放出毒汁,刺蜇处出现两个瘀点,周围红肿并有强烈的刺痛,往往伴有淋巴结及淋巴管炎,有时伴有发热、头痛、心悸或痉挛等中毒性全身症状,经过 2~3 周以上,红肿才消退,偶尔局部发生坏死。

0.5% 普鲁卡因注射液注射于叮蜇处附近可以减轻剧痛,或用 1% 盐酸依米丁注射液 3ml 皮下注射于蜇处近心端。南通蛇药片可每次服 5 片,每日 3 次。

虱病（pediculosis,phthiriasis）

虱病是由虱引起的,虱是昆虫纲中虱科(Pediculidae)昆虫,侵袭人体的头虱、体虱及阴虱分别寄生于头发、内衣及阴毛,口器刺入皮肤,吮吸人血以维持生活,叮蜇时放出温和的毒素而刺激局部发生瘀点,多次叮蜇后可引起皮肤敏感而有程度不定的炎性反应。

（一）头虱病（Pediculosis capitis）

头虱呈深灰色,雌虱长约3mm,雄虱略小。雌虱生命约为1个月之久,每日产卵数枚,虱卵外部是透明的甲质囊,囊的一端包裹发干。虱卵是针头大的卵圆形灰白色小粒,表面光滑,一根头发上常有好几个虱卵,不易摘除。8天后孵化成若虫(稚虫)而吮吸人血,在24小时内如不吸血即可死去。在8天内,若虫蜕皮3次而成熟,即能交配产卵。

头虱栖居于头皮尤其多见于枕骨部位及耳后发根处,叮蜇皮肤后引起瘙痒症的表现,剧痒时猛力搔抓,常引起皮抓破及血痂,有时因继发性感染而发生脓疱疮或疖病及淋巴结炎。

50%百部酊、25%苯甲酸苄酯乳都能杀死头虱,在7~10天后应再用一次以消灭虱卵孵出的若虫。

附着于头发的虱卵很难摘除,可用食醋或10%醋酸涂擦有虱卵的头发,然后用细齿梳子或篦子梳理,虱卵即易由发干移到发稍而被抹掉。梳篦于应用后放在煤酚皂溶液(来苏,Lysol)中浸泡一小时即可杀死虱及虱卵。枕巾及帽子的虱卵可用沸水烫死。

（二）体虱病（pediculosis corporis）

体虱栖居于内衣的皱褶及衣缝内,又称衣虱(pediculus vestimenti,clothes louse),比头虱大些,足部也较长。附着于贴身的内衣上尤其衣领及裤腰的衣缝内,虱卵很多,8日后孵化成稚虫,再经8日后发育为成虫。

体虱叮蜇后引起剧痒,在肩部、肩胛间及腰部等处常可发现发痒的红斑或风团,搔抓可引起线状皮抓破或血痂,有时因继发性感染而有脓疱疮或疖病。日久以后,皮肤可发生苔藓样化及色素沉着斑。

体虱及虱卵一般附着于内衣,虱卵也可附于体毛粗长者的体毛毛干上,如不勤换衣服,体虱虽只生存1个月左右,但因虱卵陆续孵化而可长期繁殖。有体虱及虱卵的内衣要用沸水煮或熨斗烫,或将内衣放置1个月左右,体虱及虱卵孵出的稚虫因不能吮吸人血而将自然死亡。

（三）阴虱病（pediculosis pubis）

阴虱宽而短,胸部及腹部分界不明显,腹部短而宽（图7-12）。阴虱一般只栖居于阴毛部位,也可在下腹部有毛区,巨爪紧抓着阴毛,有时爬伏在皮肤上而为不易被人发现的灰黄色小粒,偶尔附着于腋毛,甚至于可附着于眉毛或睫毛而引起睫虱病（phthiriasis palpebrarum）。虱卵斜附于阴毛而为铁锈色或淡红色小粒（图7-13）。虱卵经1周后孵化成若虫,再经2周后变成有繁殖能力的成虫,成虫可生存1个月。由虱卵发育为成虫共需20～26天。

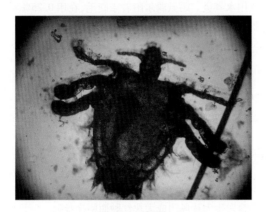

图7-12　阴虱

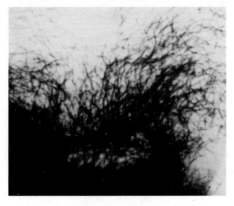

图7-13　阴虱病

阴虱往往由性交直接传播,也可由内裤、床垫或厕所座位间接传播,使阴毛部位及附近剧痒难忍,搔抓常引起皮抓破、血痂或脓疱疮等继发性感染。浅色内裤常可见到点状血迹。有的患者股内侧、腹部及腰部等处发生灰青或淡青色的青斑,直径约 0.5cm,无自觉症状,指压时不褪色,被认为阴虱吸血时,唾液进入皮肤血管而使血液的血红蛋白变色的缘故,虱咬处微量出血而成青斑,青斑往往长期存在而达数月之久。

1% 马拉硫磷(malathion)粉有效,50% 百部的酒精浸液可使阴虱在数分钟内死去。较简单的疗法是每日厚涂凡士林 2 次,连续应用 8 天。此外,内裤应该熨烫或用水煮烫。阴虱偶尔附着于睫毛,在用 0.25% 毒扁豆碱溶液点涂后即可脱落。本病夫妻要同时治疗。

臭虫痒症(cimicosis)

叮蜇皮肤的臭虫在温带地区为温带臭虫(Cimex lectularias),臭虫是椭圆形褐红色昆虫,体长 0.5cm,宽约 0.3cm,被压碎时闻到特殊臭味(图 18-14)。在白昼中,它们隐藏在床榻、墙壁或地板缝内,夜晚间爬行到人的皮肤上吮吸血液,吮血时放出有毒物质,多在肢体外侧引起风团或丘疹性荨麻疹(图 7-15),叮蜇处常有一个瘀点,但个人的反应程度不同,有的人在夜间被蜇后完全不觉,直到次晨发现床单有血迹时,才知臭虫已曾吸血,但有的人在叮咬后迅速发生大片风团或大块红肿而剧痒难眠。一只臭虫往往陆续叮蜇数处而引起一连串的损害,严重时可发生广泛的红斑。

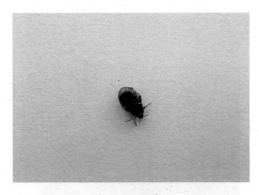

图 7-14 臭虫

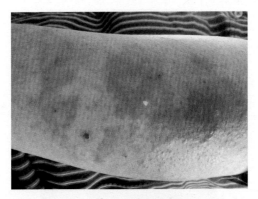

图7-15　臭虫叮蜇

臭虫有很强的生命力,放置一年而不能吮吸人血也不会饿死。一般臭虫不传播疾病,但有人认为它们可能是传播乙型肝炎病毒的一种媒介。

敌敌畏、六氯苯、滴滴涕、除虫菊或马拉硫磷等杀虫剂撒放在墙角、地板缝及床脚等臭虫经常隐藏或爬行之处,可以杀灭臭虫,或是施行杀虫剂喷雾法或烟熏法。

蚤病(pulicosis)

善于跳跃,一般称为跳蚤,分布于世界各地,侵袭人体的主要是人蚤(Pulex irritans),栖居于犬及猫等动物的犬蚤和猫蚤,都可叮蜇人的皮肤。鼠蚤是传播鼠疫及斑疹伤寒的主要媒介。

蚤躲藏于墙壁缝、地板缝及床下等处,在接近人或动物时,跳跃到皮肤上吮吸血液以维持生活,如果无法觅食,虽经好几个月而不至于饿死。蚤最常附着于人的下半身特别是小腿及腰带部位,在用口器刺入皮肤吮吸人血时,放出有毒素的液体,使局部皮肤发生红斑或风团,叮蜇的中心处有一针头大小的瘀点(图7-16)。损害往往三五成群或排列成行,因发痒而常被搔抓,使皮肤抓破或有血痂,也易因继发性感染而化脓。有的患者有较高的敏感性而起水疱或血疱,有剧痒的丘疹及成片的风团。

除了局部应用止痒剂外,要注意灭蚤及灭鼠。

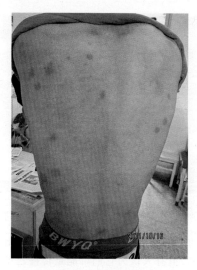

图 7-16 跳蚤叮咬

皮肤蝇蛆病 (cutaneous myiasis)

蝇的种类很多,有的可叮蜇人类或马、牛等动物的皮肤以吮吸血液,引起丘疹及瘀斑等损害。蛆是蝇的幼虫,可侵入皮肤而引起皮肤蝇蛆病,蝇蛆可出现于腐臭的皮肤伤口或溃疡,可以钻入皮下组织而引起疖状结节,有时在皮肤内游走而引起游走性幼虫病的线状损害。

【症状】 在腐臭不洁的伤口或溃疡内,绿蝇、马蝇或肉蝇(麻蝇)叮食腐物及产卵,以后孵出很多幼虫(蛆),在腐物中爬行蠕动。

某些蝇类尤其常见于牧区的皮蝇属(Dermatobia)中纹皮蝇或牛皮蝇等幼虫可引起皮下蝇蛆病(subcutaneous myiasis)。皮下蝇蛆病是表面呈淡红色或正常皮色的风团样肿块,大小如杏核或由鸽蛋到鸡蛋大,有压痛及疼痛,中央常有一个小孔而流出脓血,容易误认为疖病,可伴有低热、恶心、头痛及周身不适等症状,血液嗜酸性粒细胞可高达 20%~40% 以上。结节发生于腰部、腹部、唇部或眼睑等皮肤薄软处时,蛆较易穿出皮肤,在钻出前,局部更痛而如锥刺,数小时后,肿块中心有疱壁紧张的紫红色血性水疱,破溃后,少量黄红色黏液及蛆排出,或在疱壁被弄破后挤出,疼痛立即减轻,不久以后痊愈(图 7-17 ~ 19)。

马蝇等的卵孵化而成的蛆于钻入皮肤后,逐渐向前移动而如游走性幼虫病,有扭曲的线状红色损害,终端有水疱,蛆在水疱的前方,被称为线状蝇蛆病(myiasis linearis)或游走性线状皮肤蝇蛆病(dermatomyiasis linearis migrans)。

【**病因**】蝇类有多种。厩蝇叮蜇牛马,也可叮蜇人的皮肤吮吸血液而引起刺痛及皮损。肉蝇及绿蝇等在腐臭创口及溃疡产卵生蛆而引起外伤性蝇蛆病。蚊皮蝇等的卵可在正常皮肤上孵化成蛆,以后钻入皮肤尤其褶叠

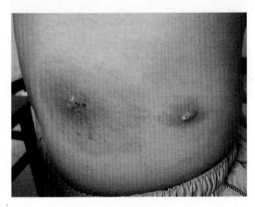

图 7-17　皮肤蝇蛆病(苗国英)

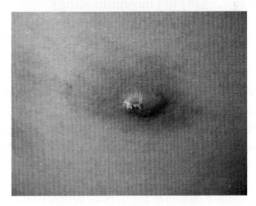

图 7-18　皮肤蝇蛆病(苗国英)

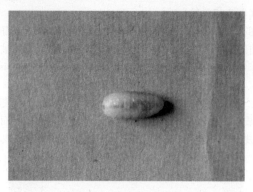

图7-19　蝇蛆（苗国英）

处，可以进入皮下组织。有时，蝇卵附着于蚊、厕蝇或臭虫等昆虫身上，以后随昆虫的叮蜇而带给人，由卵孵出的蛆可能经叮蜇的微小伤口侵入皮肤。

【治疗】预防措施主要是灭蝇及个人卫生。皮下蝇蛆病常由叮蜇牛马的皮蝇类引起，在牧区应搞好马厩牛棚的卫生，常用滴滴涕或六氯苯等为牛马灭蝇。

皮肤创口或溃疡所继发的外伤性蝇蛆病除消毒灭菌外，用镊子取出蝇蛆。皮下蝇蛆病常需切除。线状蝇蛆病应按游走性幼虫病处理。可试用氯喹250mg，每日2次，共服2～3天。

蚊叮蜇（mosquito sting）

蚊于夏秋季节隐藏于暗处，每到夜晚飞出，叮蜇皮肤以吮吸人血，引起针刺痛、痒而干扰睡眠，有的人在蜇后无明显皮疹，有的人发生红斑、丘疹或风团，损害中央有一个瘀点，严重时成片红肿甚至发生大片瘀斑。

蚊有多种，是传播疟疾、丝虫病、流行性乙型脑炎及黄热病的媒介。

除了药物熏及喷雾等法灭蚊及排除积水污水以消除蚊的幼虫孑孓外，在多蚊的夜晚特别是野外工作或行路的人可涂避虫剂于暴露部位，可以避免蚊及其他昆虫叮蜇达数小时之久。常用的避虫剂为2.5%间甲苯酰二乙胺（diethyltoluamide）酒精溶液、30%～60%酞酸甲酯（邻苯二甲酸二丁酯，dimethyl phthalate）或酞酸丁酯（邻苯二丁酸二丁酯，dibutyl phthalate）乳剂、霜剂或粉剂，例如处方：酞酸甲酯40g，石蜡4g，硬脂酸10g，三乙醇胺5g，蒸馏水41ml，配制成霜剂。

白蛉叮蜇(sandfly stings)

白蛉是灰黄或浅灰色双翅小虫,全身有细毛,体长1.5~4mm,停息时双翅竖立。白蛉可传播黑热病、白蛉热及东方疖,在我国传播黑热病的主要是中华白蛉(phlebotomus chinensis),也可由于蒙古白蛉(P. sergentivar mongolensis),多半分布于长江以北地区。

白蛉在墙角、砖缝、洞穴、阴沟等处孳生,卵、幼虫和蛹则在泥土中发育。雄蛉以植物的汁液为食料,而雌蛉喜欢藏在暗处,在夏秋季节的夜晚飞出,叮蜇人及家畜以吮吸血液,可引起局部丘疹及风团,不久即可消退。

蠓叮蜇(midge stings)

又称蠛蠓,是较小的黑色或黑褐色小飞虫,往往于夏秋季节的清晨或黄昏在空中离地数尺处成群飞翔,可以叮蜇人及家畜,我国东北地区一般称为"小咬"。在夏季早晨,农民下田劳动时,蠓常在水田或积水潮湿的离地面1m以下飞舞,叮蜇人的面部及颈部,可以引起绿豆到黄豆大的痒丘疹(图7-20)。反应严重时,叮蜇处成片红肿或有风团,也可发生很痒的水疱。

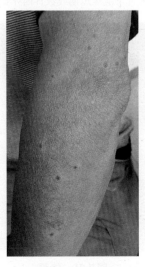

图7-20 蠓叮蜇

蚋叮蜇(gnat stings)

蚋是短而粗的蚋科蝇状黑色昆虫,有人称为黑蝇(black fly),体长1.5~5mm,在流水中水草、枝叶或石块上产卵后孵化成幼虫,卵及幼虫都在水中或冰下越冬,次年天暖时变成蛹而发育为成虫。

蚋常栖息于草丛或河边灌木林中,以植物的汁液为食料,雌蚋还可在野外侵袭人及畜类皮肤吮取血液,以后,叮蜇处疼痛,往往红肿发炎,严重时溃烂。

在非洲和北美洲流行的盘尾丝虫病以某种蚋为媒介。

蜜蜂叮蜇(bee stings)

雌蜂腹部的后数节内有分泌蜂毒素(apitoxin)的毒腺和蜂尾的毒刺通连。蜜蜂在接触人的皮肤时,为了自卫而用毒刺刺入皮肤,毒腺释放出含有蚁醛及神经毒素的液体,有时毒刺被折断于皮肤内。

个人对蜂蜇的反应不同。反应较轻的仅是蜇处出现红色斑丘疹或略红肿,中央常有一个刺蜇所致的瘀点;较重的是叮蜇处一片红肿,引起剧痒及疼痛,同时可有水疱或大疱。敏感性很强的特别是被一群蜜蜂叮蜇的人可以发生头晕、恶心、呕吐等症状,甚至有脉搏细弱、血压下降的虚脱现象(图7-21),如不积极抢救,患者可能在短期或数日内死亡。

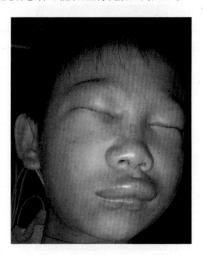

图7-21　蜂蜇

蜂蜇以后,应即检查有无毒刺折断于皮肤内,查出后用镊子小心拔出,如有毒腺囊附着,可用刀尖挑出而不使用镊子以免将毒汁挤入组织而使反应更重,然后涂擦酒精以防止感染。局部应用炉甘石洗剂或糖皮质激素类制剂能使痒觉暂时减轻,剧烈红肿时可用布罗(Burow)溶液稀释后湿敷。曲安西龙混悬剂注射入肿痛的损害内可使症状迅速减轻,用稀释或未稀释的盐酸依米丁注射液由皮下注射于患处近侧端也有效。内服药包括抗组胺药及镇痛药,有全身症状时应用糖皮质激素类,有过敏休克反应时应用肾上腺素注射液等积极抢救。

黄蜂叮蜇(wasp stings)

俗称胡蜂或马蜂,单独飞行或成群飞翔,往往为了自卫才蜇人,特别是在捅捣蜂窝时,大量黄蜂飞出而袭击捣蜂窝者,可引起严重的皮肤损害,也可引起迟发性血清病型反应或速发性过敏反应。严重时在1~2分钟内发生过敏性休克而死亡。

蚂蚁叮蜇(ant stings)

蚂蚁中兵蚁可以刺蜇人的皮肤而引起疼痛、风团及蜇处瘀点。在南美洲常有一种黑色和一种红色蚂蚁蜇人而引起局部皮损,偶尔引起蜂蜇后所出现的全身性过敏反应,特别是火蚁(fire ant)有一种溶血及损伤细胞的剧毒。1999年在中国台湾发现火蚁,近年来我国南方已发现入侵的红火蚁。在火蚁用下颌抓紧皮肤时,腹部蜇器以头部为枢而转动刺蜇,多个被蜇处排列成环形,以后,蜇处有小风团,在4小时内发生水疱,疱液迅速混浊,次日变成基部红肿的脐凹状无菌脓疱,数日后才消退,可遗留色素沉着、纤维性结节及瘢痕形成。

隐翅虫皮炎(paederus dermatitis)

隐翅虫皮炎是由隐翅虫引起,虫体长约0.6~0.8cm,没有毒刺或毒腺,躲藏于草丛或树间等阴暗处,夜晚飞出,喜欢在灯光附近飞行,可在人的皮肤上爬行,被挤压后引起皮肤炎症。

【症状】皮损常发生在暴露部位,当虫体接触皮肤时有爬行感,患者自觉或不自觉地拍打挤压隐翅虫,经2~4小时后皮肤上出现成片的条索状红斑肿胀(图7-22),并有灼热疼痛感,约12小时后红斑处出现水疱或脓疱(图7-23),并有鲜红色糜烂,严重患者可发生表浅性坏死。1~2周以后干燥脱痂而愈,留有色素沉着。

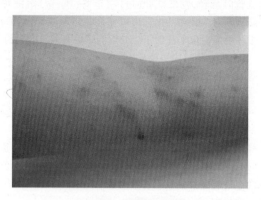

图7-22 隐翅虫皮炎

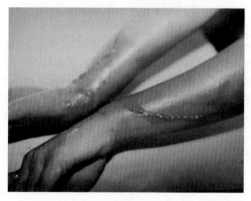

图7-23 隐翅虫皮炎

【病因】隐翅虫是斑蝥一类的发疱甲虫(图7-24),所含起疱物质不是斑蝥素,但有相同的作用。隐翅虫在人的皮肤上爬行时不引起反应,但在挤压虫体或隐翅虫的酒精浸液接触皮肤时,就能引起损害,可以表明隐翅虫皮炎不是由于虫爬于皮肤上分泌毒汁,而是由于患者自觉或不自觉地拍打挤压隐翅虫而使受损虫体释放毒素所致。

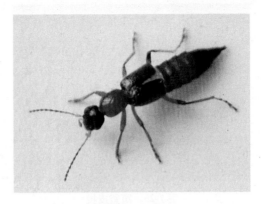

图 7-24　隐翅虫
谢立夏　苏州大学附属二院皮肤科

【治疗】隐翅虫附着于皮肤时不可用手指揉捏,最好用嘴吹掉或用器物拨落,然后弄死,隐翅虫爬过的皮肤要用水及肥皂洗净,或是涂擦氨溶液等碱性溶液。局部治疗包括湿敷及无刺激的炉甘石洗剂等或消炎的类固醇激素类制剂。

斑蝥皮炎(blister beetle dermatitis)

斑蝥皮炎又称甲虫皮炎。斑蝥是有斑纹的起疱甲虫,夏季成熟,冬季消失。体内有毒素—斑蝥素(cantharidin),弥漫分布尤其生殖器官中含量很多,可使皮肤起疱及发生剧烈的刺痛。

斑蝥通常夜晚飞出,在人体上爬走时既不叮蜇也不分泌毒液,一旦被人拍击或轻微受压,前胸、膝关节及生殖器等处立即渗出含有斑蝥素的琥珀色清液,数分钟后引起烧灼感及刺痛,8~12小时后发生大疱,疱周围没有炎症,如果虫体被压碎,所起的疱往往很大(图7-25、26)。

斑蝥依靠植物生活,因而斑蝥皮炎多半发生于常和植物接触的农业工作者或农民的暴露部位,有线状或成片的红斑水疱或大疱并有刺痛。斑蝥体内有高浓度的斑蝥素,酒精浸液使皮肤发红起疱而可作为局部刺激剂。内服时若剂量偏大可引起口腔、食管、胃黏膜的红肿甚至出血,可出现不同程度的心、肝、肺、肾等损害,应慎重使用。

治疗时可挑破大疱及施行冷湿敷,糖皮质激素类可以应用。

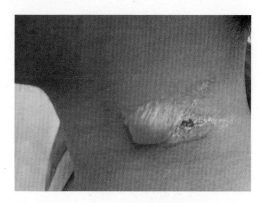

图 7-25　斑蝥皮炎

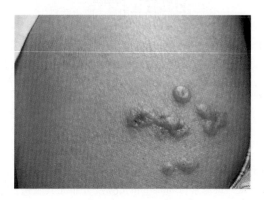

图 7-26　斑蝥皮炎

毛虫皮炎（caterpillar dermatitis）

　　毛虫是体表满布刺毛的蝶蛾幼虫，依附于树叶、树干及草叶等处，人的皮肤接触刺毛时发生刺痛难忍的皮炎，称为毛虫皮炎。

　　【症状】皮损是米粒到豆粒大小的红斑、丘疱疹或风团甚至大片红肿，有剧痒及刺痛，中心可有瘀点，发生于接触刺毛的部位如颈后、颈侧、肩部、胸部、背部及四肢屈侧等处。刺毛可大量的附着于内衣而引起广泛的皮炎，搔抓可使刺毛更深的刺入皮肤，使刺痛更重而难忍，刺毛入眼时引起严重的角膜炎及结膜炎。清除刺毛后,经数日或 1~2 周后即可痊愈。

【病因】 毛虫的刺毛有些小棘,游离端可如箭,中心有含毒汁的小管,刺毛放出的毒汁呈碱性。栖居于杨柳等树上的黄刺蛾或绿刺蛾的幼虫俗称杨辣子,常使树下乘凉或接触刺毛的人发生毛虫皮炎。

桑毛虫(Euproctis similis)是桑毒蛾或纹白毒蛾的幼虫,俗称为金毛虫,附在杨柳尤其常见于桑树的树干或树叶上,也可以附着于草叶甚至电线杆或墙壁上,在夏秋季节,针状刺毛可以飘落在树下裸露皮肤者而引起皮炎。刺毛有弱碱性毒液而对皮肤有原发性刺激。

松毛虫(Dendrolimus spectabilis butt)及马尾松毛虫(D. punctatus)主要在林区的树木上,容易使林业劳动者发生松毛虫皮炎。刺毛也可飘落于柴草等处而使接触者发生皮炎。

茶毛虫(Euproctis pseudoconspersa)附着于茶区的茶树上,可使采茶人发生毛虫皮炎。

【预防】 在夏季,不要在有毛虫的树下及其下风处乘凉。最简便且最彻底的预防方法是向树上喷射灭虫剂如 1:800~1000 美曲磷酯溶液,加水稀释成 800~1000 倍的 5%~10% 滴滴涕(DDT)乳剂,稀释成 200~400 倍的 6% 可湿性六氯苯(666)水悬剂。桑毛虫的天敌是寄生蜂和寄生蝇,松毛虫的天敌是赤眼蜂、红头小茧蜂及燕雀等鸟类,应该保护这些毛虫的天敌,可为它们提供栖息繁殖的场所。

【治疗】 毛虫皮炎发生后,可用橡皮膏粘贴以清除皮肤上毛虫的刺毛,局部应用止痒药或施行湿敷法,内服泼尼松及抗组胺药可使症状减轻。在我国民间,常用马齿苋等煎液或用捣烂的马齿苋外敷。

千足虫(millipede)

属于多足纲的倍足亚纲(Diplopoda),每 1 体节有两对足,不叮蜇人的皮肤,也没有分泌毒汁的结构,但被侵扰时,虫体可分泌有毒物质,主要成分为苯醌类及酚衍化物,也可有氰化氢,在人的皮肤上可引起化学灼伤样皮损,接触的皮肤变黄或紫褐色,以后起水疱,侵入眼内时流泪及灼痛,发生结膜炎及球结膜水肿。

国内有人报告千足虫皮炎 14 例,皮炎的表现是发痒疼痛的红肿及大小不等的水疱及糜烂,往往排列成线条状(图 7-27、28),继发性感染可使损害类似坏疽性带状疱疹。

在千足虫引起皮炎或在皮肤上爬过后,应该立即用水冲洗。

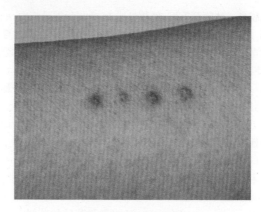

图 7-27 多脚虫皮炎

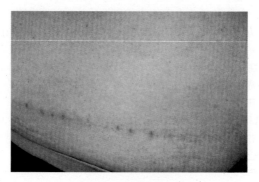

图 7-28 多脚虫皮炎

刺胞皮炎(nematocyst dermatitis)

海洋中腔肠动物很多,包括水母、水螅、海葵、海胆及珊瑚等,大多数有成千上万的刺胞,每一刺胞都有一根卷成螺旋圈状刺丝,刺胞受激惹后弹出刺丝,刺入人的皮肤内并放出毒汁,毒汁含有蛋白质、肽类、组胺及5-羟色胺等物质,几分钟后,局部皮肤有电击状刺痛,发生红斑、斑丘疹或风团,甚至于皮下出血而成点状、线状或地图状,1~2天内可起水疱或发生大疱,经1~2周才痊愈。蜇处很多时被蜇者可在数分钟到半小时内倦怠不适,肌肉疼痛、胸闷口渴、呼吸急促、恶心呕吐或腹泻以及失眠盗汗等症状。对毒汁高度敏感者可发生呼吸困难、肺水肿、血压降低以致休克而死亡。

渔民、养殖工人、在海域作业或海边游泳的人常被腔肠动物的刺胞所放出的刺丝蜇伤。有人发现黄海及渤海的海水中离体的单个刺胞也能弹出刺丝而伤人。

水母(jelly fish)一般被称为海蜇,常引起水母皮炎(jellyfish dermatitis),严重时引起全身性症状甚至于致命。海葵(sea anemone)通常生活在珊瑚礁上,刺丝放出海葵毒素而可引起皮炎及全身症状。珊瑚及海绵等腔肠动物都可放出毒汁而伤人。

海胆(sea-urchin)属于腔肠动物门的海胆纲,呈卵圆形或球状,外壳有棘刺而可蜇人皮肤并放出毒汁,引起局部刺痛红肿,经 1~2 周才消退。如果棘刺折断而留在皮肤伤口内,数月后引起局部发生肉芽肿,往往是直径约 2~5mm 的坚实结节,先呈粉红或淡青色,后变黄褐色,中央可有脐凹,较严重时成为持久的青红色硬块。

在易受腔肠动物刺蜇的海域中工作的人,在操作时可穿戴橡皮防护服,皮肤被刺蜇后可涂糖皮质激素类外用药,口服抗组胺药及泼尼松之类,全身症状严重时可进行输液及注射肾上腺素等措施。海胆的棘刺可引起肉芽肿性反应时,应该拔除皮肤内断刺并用醋酸曲安西龙之类混悬液注射入肉芽肿性损害内。

水蛭皮炎(leech dermatitis)

水蛭又称蚂蟥,属于环节动物,身体的伸缩力很强,在稻田、水塘或小河中快速的游动。当人涉水或游泳时,水蛭的口吸盘吸附在皮肤上吸血,同时,口部腺体放出分泌物,其中有阻止血液凝固的水蛭素(hirudin)及促使血管扩张的组胺样物质。

水蛭往往附于浸在水中的小腿及足背等处,吸附处发生丘疹或风疹块,中央有个瘀点。如果用力把水蛭摘除,吸附处往往流血不止。小的水蛭偶尔侵袭阴道或鼻腔而引起阴道出血或鼻出血。水蛭附着于皮肤吸血但不会钻入皮肤。水蛭吸血时,不要用手猛烈摘除,只用手掌拍击皮肤,或是用米醋、酒、浓盐水或旱烟油涂抹虫体及吸附处,可以使它松开吸盘而自行脱落。

如果水蛭偶尔侵入阴道或鼻腔,可涂蜂蜜或香油以诱水蛭伸出,然后摘除。用棉花球浸湿含肾上腺素(0.1%)的 2% 盐酸普鲁卡因溶液塞入鼻孔内,能使鼻内水蛭麻醉而易取出。

蛇咬伤(snake bite)

我国的蛇咬伤不少见,多半发生在南方各省,对人有害的是毒蛇。

毒蛇的唇腭有毒腺和毒牙相通,蛇咬人时,蛇毒经毒牙进入皮肤伤口内,引起局部及全身症状,可使人死亡。

【症状】 毒蛇咬伤皮肤后,咬处发生瘀斑,由鲜红色渐变暗紫色,局部肿硬,附近也渐红肿疼痛,严重时局部发生坏死。淋巴管炎及淋巴结炎往往同时发生。有些患者的皮肤损害轻微,但被咬肢体迅速麻木,以后出现神经系统症状等。

全身症状因毒蛇种类而有不同,不同毒蛇有不同的蛇毒,蛇毒可分神经毒及血液循环毒两类。有的患者主要表现为神经系统中毒,肢体麻木甚至瘫痪,眼睑下垂,眼球不灵活,肌肉关节疼痛,视觉、嗅觉、听觉异常或减退,吞咽、言语及呼吸都感困难,各种反射减退或消失,脉搏细弱,血压下降,最后呼吸麻痹而死亡。有的患者主要有溶血症状,口腔、鼻腔及胃肠出血,有血尿、鼻出血、便血、吐血,皮肤咬伤处血流不止;有的有凝血症状,患肢青紫发凉,呼吸困难,心力衰竭,血压下降及休克。有的患者兼有神经毒及血液循环毒引起的症状,有运动失调、昏睡、呼吸缓慢、溶血、出血、抽搐等多种表现。

大多数患者在蛇咬后几秒钟或几分钟内即感觉恶心、口渴、呕吐、腹泻、晕眩、倦怠及胸腹疼痛等,据人统计,眩晕占80%,心烦呕吐、嗜睡、倦怠、恶寒发热等约占50%。

【病因】 我国的毒蛇有多种,各地毒蛇种类不全相同,致病力也不同,如银环蛇、眼镜蛇等有神经毒,五步蛇、蝰蛇等有血液循环毒,蝮蛇、竹叶青蛇、眼镜蛇等兼有神经毒及血液循环毒。

神经毒作用于延髓和脊髓,引起肌肉瘫痪、神经麻木、呼吸中枢麻痹等表现。

血液循环毒引起出血、溶血或凝血,血管舒缩功能发生障碍。

【治疗】

1. 急救措施 蛇咬以后,要立即用口吮吸毒汁后吐出,并用带子将下肢蛇咬处近侧端绑扎,每15~30分钟放松带子一次以免肢体因血流中断太久而坏死,局部实行冷敷可减缓毒汁的吸收及扩散,也可用吸乳器或拔火罐尽量吸出毒汁,有时须灼毁或切除咬伤处。患者发生休克时,立即给予肾上腺素注射液以及输液和静脉滴注氢化可的松等抗休克疗法。

胰蛋白酶可以分解蛇毒蛋白质,防止组织坏死,可用1000~6000U稀释于0.25%~0.5%普鲁卡因溶液或注射用水4~20ml中,在蛇咬伤口和周围做浸润注射,也可在肿胀部位近侧端作环状封闭(环绕肢体注射一圈),每日一次。

2. 解毒疗法　多价抗蛇毒血清及糖皮质激素类药物要从速应用。抗蛇毒血清要有符合蛇毒种类的抗毒力,例如,蝮蛇是我国最常见的毒蛇,注射抗蝮蛇毒血清即可,首次肌内注射4ml,以后每次2ml,每日4~6次。

我国蛇药有南通蛇药、上海蛇药及云南蛇药等。

3. 症状疗法　根据症状进行适当的内科处理。例如,出血溶血时输血,呼吸衰竭时吸氧,疼痛时给止痛药而不给予吗啡或哌替啶。

第八章　物理性疾病

　　压迫、摩擦、温度、光线和放射线等物理性刺激都能作用于人体皮肤，当这些刺激超过某种强度或某些原因导致皮肤对这些刺激的耐受性下降时，即产生物理性疾病。这类疾病具有个体上的差异。

鸡眼（clavus，corn）

　　鸡眼通常发生于小趾外侧或趾间，是扁平的圆形角质硬物，外界的磨压引起难忍的疼痛。

　　【症状】皮损是淡黄或黄色坚硬的圆形角质物，表面光滑并和附近皮肤表面相平或略隆起，像豌豆大或更大，边界清楚（图8-1）。数目不定，通常仅是1~2个，行走时因挤压摩擦而疼痛。

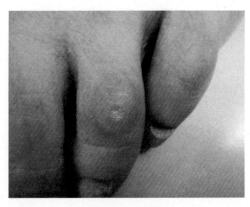

图8-1　鸡眼

鸡眼有"硬"、"软"两种,硬鸡眼一般出现于鞋靴易挤压摩擦的足部突出处,常见于小趾外侧或跗指内侧,有时发生于趾背及足跟,偶尔出现于手部。软鸡眼发生于相邻足趾的互相压迫处,皮损浸渍变软成为灰白色并可有臭味。

【病因】 鸡眼最易发生于脚趾的受压处,鞋靴紧小,足骨畸形等促使受压部位发生鸡眼。由于局部长期经受挤压或摩擦,角质层逐渐变厚而形成圆锥形角质物,锥体的底部露出而像鸡眼,坚硬的锥体顶端嵌入真皮而呈楔状,可刺激乳头部的感觉神经末梢,在走路时引起疼痛。

【组织病理】 损害是同心角质层围绕一个致密角质物所形成的圆锥体,楔状顶端压迫真皮而使乳头变平,真皮内被压处有少许细胞浸润。

【鉴别】 本病要和胼胝及跖疣区别。胼胝形状不规则并且较广泛,走路及挤压不引起明显的疼痛。跖疣成群或不规则地出现于足底受压或不受压部位,削除角质层时露出很多刺状松软疣体。

【治疗】 鸡眼如果不受外力的挤压或摩擦,可以自然痊愈。用热水泡足,半个小时左右,鸡眼就可泡软,此时,用小刀削剔角质的损害,再用有孔的棉垫将损害罩在孔内,以避免外压或摩擦,此后,损害往往自然脱落;或是像治疗寻常疣或跖疣一样应用水晶膏或氢氧化钾糊状剂,或是应用鸡眼膏、水杨酸火棉胶等高浓度水杨酸制剂。也可用液氮冷冻治疗。

胼胝(callositas , callosity)

胼胝俗称老茧,常发生于体力劳动者的手部足部受压及摩擦的部位,一般不引起疼痛。

【症状】 胼胝主要发生于手部及足部长期受压及摩擦的部位,偶尔发生于髂骨上方或其他骨隆突出,明显的只限于常受外界摩压之处。其大小根据摩压部位的范围而定(图8-2)。

损害是略隆起的角质斑块,扁平坚硬,表面光滑,呈半透明的黄白色或淡黄褐色,干燥少汗,感觉不灵敏,越接近边缘的部分越薄。在行走或受压时,可有压迫感或轻微的压痛。

【病因】 胼胝常见于皮肤长期受压的部位,最常发生于劳动者的两侧手掌及足底。化学物质及高热的长期刺激,不合脚的鞋子或足骨畸形都可成为致病因素。

【组织病理】 表皮角化过度,颗粒层增厚,乳头变平。由于刺激,真皮内有轻度炎性细胞浸润。

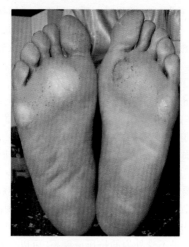

图 8-2 胼胝
重庆市垫江县人民医院 皮超

【鉴别】

1. 掌跖角化病 往往在幼年时期开始出现。角化弥漫于手掌足底,不限于摩压部位。

2. 鸡眼 是顶端向内的圆锥体状角质物,露出圆形硬面,有显著的压痛。

3. 跖疣 发生于足底的跖疣可有显著的胼胝状角质增生,但削去表面角质物即露出跖疣。

【治疗】一般不需治疗。如果角质物太厚太硬,可用热水浸泡使其变软,然后用刀片修削。涂擦40%水杨酸硬膏或其他角质松解剂以及浓度较大的尿素软膏都可软化角质。用塑料薄膜覆盖药物,可使角质厚物逐渐变软,疗效更佳,足跟等处有裂口时更值得应用。如果足骨畸形并和胼胝有关,可手术矫正。鞋与鞋垫要柔软合脚。

手足皲裂(rhagades of hands and feet)

手足皮肤干燥并有皲裂及鳞屑,可出现于慢性湿疹、手癣及皮脂缺乏等疾病,而不是独立疾病,有时被人概称为鹅掌风。

【症状】手掌足底皮肤干燥粗糙,常有鳞屑并易皲裂,皮纹处容易发生疼痛的较深裂口,手部裂口往往在劳动时更痛而影响劳动,足底裂口可以妨碍行走(图8-3),裂口容易感染而可引起丹毒、淋巴管炎或淋巴结炎等并发症。

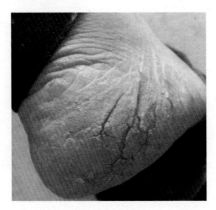

图 8-3 皲裂
河南省邓州市彭桥卫生院 井从贤

【病因】 在寒冷季节中,皮脂腺及汗腺的分泌减少,皮肤干燥,因而手足皲裂容易发生。本病与职业有明显的关系,常受到摩擦等机械性刺激;工人的手常接触机器油,有机溶剂、碱性溶液或是接触各种粉尘,皆常发生皲裂。手足皲裂出现于多种皮肤病,如慢性湿疹、慢性接触性皮炎、手癣、足癣、掌跖角化病、更年期角化病及鱼鳞病等。

【治疗】 局部用药通常是温和的软膏,如5%硫黄软膏、2%水杨酸软膏、0.05%维A酸软膏、10%尿素软膏。10%硝酸银溶液涂在裂口内,可形成保护膜而防止继发感染。用橡皮膏或火棉胶封闭裂口,可帮助裂口愈合。

摩擦性苔藓样疹
(frictional lichenoid eruption)

摩擦性苔藓样疹又称童年摩擦性皮炎,常见于3~10岁儿童尤其男孩,被认为娇嫩皮肤因沙土等摩擦而发生的非特殊性反应。在温暖季节中,儿童常在室外玩弄沙土,双手尤其手背、腕部及前臂可发生多个分散的苔藓样丘疹(图8-4),有时也出现于肘部、膝部及股部,只有针头或粟粒大小,不引起自觉症状,或只轻微觉痒。在避免接触沙土或粗糙物品后,丘疹即可在数周内自然消失。

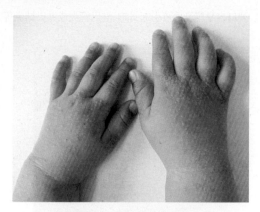

图 8-4 摩擦性苔藓样疹

黑踵(black heel)

又称跟部瘀点(calcaneal petechiae)。成群的黑色小点突然出现于一侧或两侧足跟的后缘,有时发生于趾端下方(图 8-5、6),可以扩大融合而易误诊为色素痣或黑素瘤,不引起压痛或疼痛。黑点是由于剧烈摩擦引起出血,通常发生于运动员尤其是足球、网球及篮球等运动员。在坚硬场地上奔跑摩压尤其足跟与鞋底后部剧烈摩擦时,真皮乳头层的毛细血管破裂而出血,

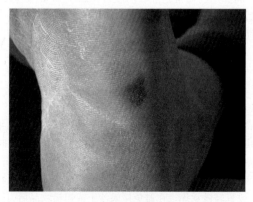

图 8-5 黑踵

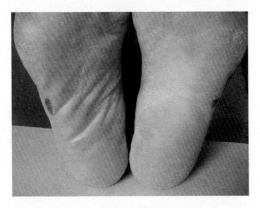

图 8-6　黑踵

可随汗管进入表皮而达角质层,镜下可见肥厚的角质层内有成块的淡红色或棕色无定形物质,这是血液溶解后所形成的血块,多见于汗管附近。举重运动员的手掌后部偶尔有相同的皮损。血小板减少性紫癜也有黑色斑点,但不限于足跟部位。

本病不需治疗。减少局部摩擦,改穿舒适的布鞋或软鞋,皮损就易逐渐消失。

烧伤(burn)

烧伤是火焰等极强的干热能使皮肤发生红斑、水疱、大疱甚至于坏死。严重烧伤的患者有全身性症状。

【症状】轻的只有红斑,重的起疱,严重的是组织坏死枯焦,根据程度可分Ⅲ度。

Ⅰ度烧伤只有炎性红斑。患处发红水肿,有灼热感及剧痛,经 1~2 日或 3~4 日后消退,可有暂时的色素沉着。

Ⅱ度烧伤是红斑上出现大疱。

浅Ⅱ度烧伤除有水肿疼痛的红斑外,还有疱液透明淡黄的大疱,有时疱液带血。疱膜破裂或擦破后露出疼痛的糜烂面,以后干燥结痂而愈,在 1~2 周内完全痊愈(图 8-7)。

深Ⅱ度烧伤有显著的红斑大疱,水疱数目较少,真皮深部受损而苍白或焦黄,且有瘀点(图 8-8)。患处疼痛较轻,以后有薄痂,脱痂后有轻度瘢痕,全病程约 2~4 周。

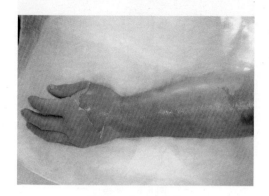

图 8-7　浅 Ⅱ 度烧伤

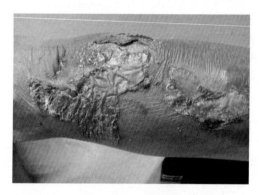

图 8-8　深 Ⅱ 度烧伤

　　Ⅲ度烧伤最严重,组织坏死,可成焦痂。受伤皮肤及深部组织坏死,可呈黄褐或黑褐色焦痂,附近皮肤常有 Ⅰ 度或 Ⅱ 度烧伤。约经 3 周后,焦痂及坏死组织与附近组织分离而脱落,于是发生溃疡。以后,溃疡由逐渐生长的肉芽组织填满,遗留萎缩性瘢痕或不规则的肥厚性瘢痕,因而在四肢处常限制关节的活动。

　　烧伤引起剧痛,过分疼痛时可使患者休克(初期休克),但神经末梢全毁处失去痛觉。损毁组织被吸收后引起毒血症,以后可昏迷痉挛、呼吸困难、体温下降而可死亡。患者在严重烧伤后 10~20 小时,容易脱水而发生休克。

【预后】病情严重程度和烧伤的深度及面积有关。Ⅱ度烧伤面积在10%以下时是轻度烧伤。Ⅲ度烧伤面积在10%以下或烧伤总面积是11%～30%时是中度烧伤。Ⅲ度烧伤面积达11%～20%或烧伤总面积达31%～50%时是重度烧伤。Ⅲ度烧伤面积在20%以上或烧伤总面积超过50%时是特重度烧伤。

严重烧伤致命原因主要是血浆蛋白质丢失太多，血液循环不良，使组织缺氧而引起休克，其他原因是水及电解质失去平衡，损毁组织的毒素损伤肝细胞，肺炎或肾炎等并发症等。

【治疗】烧伤一般由烧伤科或外科处理。程度轻微的只需局部处理，严重的要施行急救如输液、给氧、处理休克等。对简单的皮肤烧伤可涂擦无刺激的外用药如炉甘石洗剂、钙搽剂等。

火激红斑（erythema ab igne）

局部皮肤长期遇热后，可发生网状红斑及色素沉着，称为火激红斑。冬天坐在炉前或火盆旁烤火者的小腿前侧皮肤因热辐射而充血，可成网状红斑（图8-9），以后，渐渐由淡红色变成紫红色及紫褐色，终于成为网状色素沉着（图8-10），到天气转热时才渐渐消失。长期卧在热炕上及用热水袋作热敷的慢性病患者偶尔发生此种变化。

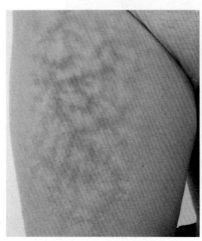 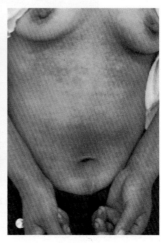

图8-9 火激红斑　　　　图8-10 火激红斑

在炼铁厂、玻璃厂等工厂的高温车间里,工人长期遭受炙热的刺激,面部、臀部及前胸等部位可以红肿脱屑,最后皮肤肿胀,呈现持久的褐红色热激红斑(erythema caloricum)。

冻伤(frostbite)

在极度寒冷的环境中,身体浅部的软组织凝冻,局部缺少血液供给而发生红斑以至坏疽性损伤,称为冻伤。

【症状】根据症状的严重程度,冻伤被分为Ⅲ度。

Ⅰ度(红斑性冻伤):患部被冻时间较短,皮肤苍白及失去知觉,解冻后,局部发红水肿,皮肤温度较正常皮肤高,并且发瘙痒疼痛。数日以后发生鳞屑而愈。

Ⅱ度(大疱性冻伤):较Ⅰ度症状重,皮肤青紫水肿,发生水疱或大疱(图8-11),疱内含有草黄色浆液,有时带血,数日后就可痊愈。

Ⅲ度(坏疽性冻伤):患部皮肤苍白,完全失去知觉,有时有含血的大疱,皮肤及皮下组织坏死,肌腱、骨膜、骨骼及神经皆可被毁,甚至于整个受冻的肢体完全坏死。在短期内,分界线出现,坏疽部分分离而脱落,有些患者因败血病而死亡。

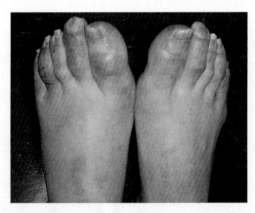

图8-11　冻伤

【病因】冻伤发生于极度寒冷的往往为零下10℃~40℃的天气中。患部为手指足趾等血液循环较慢的部位。衣鞋不暖、鞋袜太紧、长久站立或是有血管硬化病或多汗症,冻伤尤易发生。

【治疗】冻伤的基本治疗是迅速复温及恢复血液循环。患者一旦脱离冷的环境,就需要快速的水浴复温,水温度应在40℃。用雪擦拭冻僵的肢体、过高的水温、干热或缓慢复温都是禁忌,被冻的组织就容易坏死。

无条件时可用衣服覆盖,用暖手或人的体温使患部温度逐渐升高,不要摩擦患处以免损伤组织。对严重的冻伤患者要立即给与肝素,每次100mg作肌内注射,每天4次,连续应用7~10天,可以防止血栓及坏疽发生。如果用肝素注射液作静脉注射,2000ml生理盐水中应含肝素300mg,以每分钟20~25滴的速度缓慢滴注,血凝时间最好保持在30~60分钟之间,连续治疗7~10天。

罂粟碱、烟酸、烟酸肌醇酯、苯甲唑啉(苄唑啉,priscoline)皆可使血管痉挛减轻。已发现己酮可可碱、甲泼尼龙、甲巯咪唑和阿司匹林也有疗效。有Ⅱ~Ⅲ度冻伤时可用清洁的消毒敷料但不要包扎太紧。对严重的患者,有时须输入血浆、水解蛋白或输血。抗生素可以预防感染。有坏疽时要进行外科处理,必要时作截肢术。

冻疮(perniosis,chilblain)

冻疮又称冻疮红斑(erythema pernio),发生于寒冷季节,通常为手指足趾等处所出现的紫色或紫蓝色损害,遇热以后,常常发生痒、灼热感和疼痛,严重时可发生大疱、瘀斑或溃疡。

【症状】在寒冷季节中,手、脚及外耳最容易发生冻疮,有皮肤发凉的红色或紫红色柔软肿块,压之褪色。当患者烤火或是晚间睡在热被窝中时,患处温度突然升高,引起发瘙痒、灼痛或针刺感。皮损严重时,毛细血管受损较重,皮肤显著红肿,青紫,还可有大疱及瘀斑(图8-12),手指等患处也容易发生皲裂;有的发生很难愈合的溃疡,以后愈合时遗留萎缩性瘢痕。天气转暖时开始好转并自然痊愈,血液循环不太良好的患者直到天气较热时才能痊愈。每到寒冷季节,冻疮容易复发。

有一种特殊类型的冻疮发生于妇女的股部外侧,多见于肥胖的妇女或单纯追求"美丽冻人"的年轻女性。股臀部呈特征性的对称性的蓝红色斑,偶可发生溃疡。但应与冷球蛋白血症股外侧皮肤血管炎鉴别。

【病因】冻疮往往在初冬开始出现于手足及外耳等部位,较易发生于天气并不太冷但湿度较大的温带地区,多见于儿童、青年妇女或周围血液循环不良者,可由于冷刺激及神经反射使小血管痉挛而妨碍局部血液循环,以

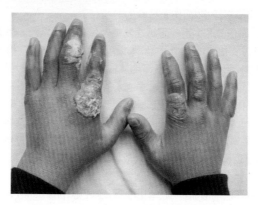

图8-12 冻疮

后,血管发生反应性扩张并使血清由小血管渗入附近组织内而引起红肿。严重患者的患处血液供给不足而可发生难愈的溃疡。外界温度变化、家族易感性、营养不良、皮肤潮湿多汗、鞋靴紧窄或自主神经功能紊乱等因素都可和冻疮的发生有关。

【鉴别】 冻疮常需要和硬红斑、多形红斑及红斑性狼疮区别,尤其需和盘形红斑狼疮的冻疮性狼疮损害及类肉瘤病鉴别。冻疮皮肤温度低,出现于寒冷季节及肢端,遇暖就红肿瘙痒。

【防治】 当冬季到来时,鞋袜要温暖宽松,手足要保持干燥,适当的户外运动,食物要有充足的脂肪、蛋白质和维生素。烤火甚至于用热水袋温暖手脚,也能促使冻疮发生。

血管扩张药如烟酸等可以改善末梢血液循环,烟酸肌醇酯也可应用。基础代谢率较低者口服小量甲状腺片可以有益。胡萝卜素、维生素A及C常可应用。病情严重者可口服泼尼松。局部治疗包括润泽、保护及收敛剂如鱼石脂软膏、樟脑醋等,我国民间常用蜂蜜涂擦或采用油拌烧焦柿子皮外敷等方法。入冬时可用红斑量紫外线每周照射一次,照射3次可以有益。

日光皮炎(dermatitis solaris)

强烈的日晒引起,又称晒伤(sunburn)。个人对日晒的反应不同,肤色较白的人可有较重的症状。症状较轻的,皮肤发红疼痛,较重的发生大疱。红斑或大疱消失后,皮色变深。

【症状】强烈日晒后,在数小时内或次日,被晒的皮肤发红肿胀(图8-13),并有灼热感及刺痛,在日晒后12~24小时,症状达到极点。病情较轻的,在几天以后,红斑及灼痛才开始消退,发生成片的鳞屑及较深的褐斑。症状严重的患者除了被晒处显著红肿外,还发生水疱、大疱,灼痛很剧烈,衣服摩擦时疼痛难忍。

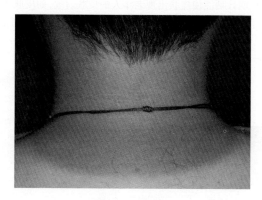

图8-13　晒伤

有些人除了发生严重的皮炎外,还有恶心、呕吐、发热、心跳加快甚至于休克的中暑症状。

【病因】日光皮炎最易发生于春末夏初,此时皮肤还没有足够的黑色素以保护皮肤避免强烈的日光刺激,一次强烈的日晒就可引起日光皮炎,严重程度与光线的强弱、照晒时间和范围有关,更和个人的敏感性有关。衣服及阳伞等可遮盖日光而避免晒伤,但水面、雪地及沙漠都能反射日光,仍可发生日光皮炎。

【预防】为了逐渐增强皮肤对日光的耐受力,可在不大强烈的日光下逐渐延长曝晒时间,使皮肤渐渐晒黑而加强抗光能力。皮肤容易晒伤但须在日光下工作的人可涂遮光剂有暂时的防光作用。

【治疗】外用药如炉甘石洗剂、锌霜等。有严重的急性皮炎时,最好用稀释的复方硫酸铝溶液或用冷牛乳湿敷,即可使患者舒适。

糖皮质激素类药物配制的洗剂、喷雾剂或霜剂可使炎症及疼痛减轻。0.1%吲哚美辛的酒精溶液可以涂擦,有人认为吲哚美辛可在皮内抑制前列腺素合成酶而能阻止前列腺素E的形成,从而阻止UVB引起红斑。

晒伤严重时,可口服泼尼松等糖皮质激素类药物,阿司匹林可使疼痛减轻。

慢性光化性皮炎(chronic actinic dermatitis)

慢性光化性皮炎常见于农民、渔民或船员等长期在户外工作尤其肤色较白的人。长期日晒能使皮肤出现老年人的皮肤表现,如皮肤干燥萎缩、皱纹增多、弹性降低、毛细血管扩张、色素沉着斑或白色萎缩的斑点(图8-14、15)。

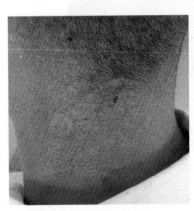

图 8-14　慢性光化性皮炎

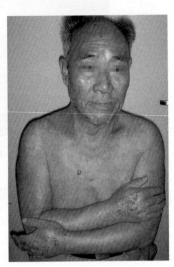

图 8-15　慢性光化性皮炎

慢性光化性皮炎患者较正常人容易发生基底细胞癌及鳞状细胞癌,可以促使白癜风、毛细血管扩张症、光线性角化病等发生。

临床诊断标准:①光暴露部位出现皮炎湿疹样损害和(或)浸润性丘疹、斑块,偶呈红皮病样;②皮损持续3个月以上;反复发作,逐渐加重;③好发于中老年男性。同时满足上述3个条件者,经过长期随访和光生物学试验的验证,95%符合慢性光化性皮炎的诊断。如果没有条件作光生物学试验和组织病理检查时,可考虑依据以上3条进行判断。

光线性唇炎(actinic cheilitis)多半发生于下唇,长期日晒引起唇部皮肤干燥、脱屑、萎缩及毛细血管扩张,容易发生裂口,可并发黏膜白斑病及癌瘤。

光线性角化病(actinic keratosis)又称日光角化病(solar keratosis),是癌前驱期疾病之一。面部及手背等露出部位有独立的疣状或角质性皮疹,扁平或略隆起,呈正常皮色或红色。

光化性弹力纤维增生(actinic elastosis)又称老年性弹力纤维增生(senile elastosis),是长期日晒后面部等露出部位发生淡黄色小丘疹或斑块。

项部菱形皮肤(cutis rhomboidalis nuchae)是长期日晒使颈后皮肤出现深纹及肥厚。

结节性弹力纤维样物质增生(nodular elastoidosis)又称费弗尔-雷柯克特(Favre-Racouchot)综合征,多半发生于老年人尤其男性老人的眼部周围及颊部。损害是巨大的黑头粉刺、毛囊皮脂囊肿、皱纹很深的发黄皮肤,可伴有项部菱形皮肤、光化性角化病及癌瘤等其他由于日光而变性的疾病。本病和长期风吹日晒有关,每晚可擦 0.05% 维 A 酸霜。

播散浅表性光线性汗孔角化病(disseminated superficial actinic porokeratosis)是褐黄或褐色多个圆锥形丘疹,直径为 1~3mm,往往环绕有角质栓的毛囊而成略隆起的角质环,最易发生于 20~40 岁妇女的面部等暴露部位,日晒可使皮疹瘙痒也可以引起新皮损。组织变化和一般的汗孔角化病相同。本病由常染色体显性遗传。

食入致敏性日光皮炎
(ingestion sensitizing solar dermatitis)

某些食入物,尤其灰菜等能使皮肤对光线敏感而发生急性日光皮炎,称为食入性致敏性日光皮炎,列为一个独立疾病,不包括某些药物或化学性光致敏物所引起的光线性皮肤病。

【症状】典型的临床表现是吃食灰菜并经强烈日晒后所发生的急性皮炎。初起时,面部及手背等露出部位红痒及肿胀,尤其眼皮、颊部、唇部及手背等皮肤组织松弛的部位迅速肿胀,眼皮可以肿胀如球,以致患者不能睁眼,皮内出血而引起密集的瘀点或瘀斑,严重时发生水疱或大疱甚至于皮肤坏死而有溃疡形成(图8-16)。皮疹引起麻刺感或剧烈的灼痛,可以伴有发热、头晕、头痛、全身无力等全身症状。在几天以内,红肿渐消,而瘀点或瘀斑消失较慢,如果发生溃疡及化脓,较久以后才能痊愈。

【病因】灰菜(Chenopodium album)是一种常见的野菜,有很强的光致敏作用,食后在烈日下可以迅速发生剧烈的日光皮炎,农民常称为灰菜中毒。

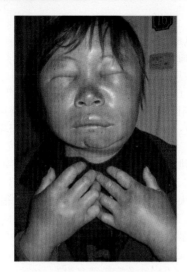

图 8-16　食入致敏性日光皮炎
襄樊市中心医院　皮肤科　王润

　　除了灰菜外,可食的榆叶、紫云英(红花草)及槐花等也含有光致敏物质,但这些植物仅是偶尔被人尝食。吃食动物性食品而引起光敏感反应的很少,但泥螺引起日光皮炎不少见。

　　【鉴别】应鉴别的有陪拉格及接触性皮炎。

　　【治疗】口服泼尼松等皮质类固醇类药物可使炎症迅速减轻。急性炎症时可用醋酸铝或高锰酸钾稀溶液湿敷,炎症减轻时局部应用糖皮质激素类制剂或炉甘石洗剂等。

植物性光线皮炎(phytophoto dermatitis)

　　皮肤和植物接触部位在日晒后数小时内发生晒伤样皮炎,称为植物性光线皮炎。多种植物有光致敏作用,例如,无花果、野樱草、苜蓿、茴香、佛手柑、防风、沙参、独活、白芷及菩提树叶等。

　　日晒时,皮肤接触植物处发生灼痛的红斑,以后水肿起水疱,相邻的水疱可扩大融合而成大疱。人躺在草地上裸身晒太阳,或是光着腿在牧场或草地上行走,并在烈日下照晒时,皮肤受植物碰擦处发生线状或条状排列的不规则水疱或大疱(图 8-17),特别在皮肤潮湿时容易发生这种"草地皮炎"

（"meadow dermatitis"）。以后疱液干涸,遗留色素沉着。

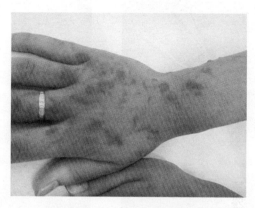

图 8-17　植物日光皮炎

无花果或某些植物的汁液淌流到人的皮肤上,日晒后汁液流经处呈褐色,很像浓咖啡等褐色液体沾染皮肤,但不能洗去,这种色素性线状皮损被人称为色素性皮炎(pigmentary dermatitis)。表皮的角质形成细胞内黑色素增多,而真皮正常,噬黑素细胞几乎不见。

多形日光疹(polymorphous light eruption)

多形日光疹是原因不明的光敏感性皮肤病,多种形态的皮疹反复出现,在暴露部位最显著。

【症状】红斑、丘疹、水疱、湿疹性或红斑狼疮样损害可在日晒后数小时出现于面部、颈部、手背、胸前三角区及前臂等处尤其前额、颧部或耳朵外缘(图 8-18、19),而颏下及皱纹内皮肤一般不累及。有时,身体其他部位甚至遮蔽部位也有些皮疹。

多形日光疹往往在春末夏初开始出现,多半发生于成人,也可出现于儿童,到冬季时显著减轻或消退,但有的在冬季时,病情仍较严重。可以持续多年。

【病因】多形日光疹是有多种表现的光线性皮肤病,此病还没有共同认可的明确含义,一般常用多形日光疹这一名称代表一些特发性光线性皮肤病。原因不明,约15%患者的家族有对光线敏感史,因而遗传可为发病

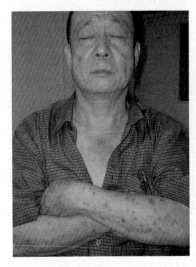

图 8-18　多形日光疹

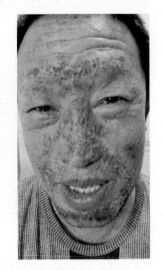

图 8-19　多形日光疹

因素之一。

【组织病理】丘疹、丘疱疹、湿疹及弥漫性红斑的组织变化为非特异性炎症。斑块的组织变化很像早期红斑狼疮,有成片淋巴细胞浸润,但易存在于血管周围而不多见于毛囊附近。水疱性损害是真皮浅部显著水肿并有稀疏的胶原纤维。

【鉴别】红斑狼疮、皮肤淋巴细胞浸润、蕈样肉芽肿、痒疹、类肉瘤病、多形红斑、湿疹、卟啉症及接触性皮炎等都要和本病鉴别。

【治疗】紫外线或 PUVA 可用于多形性日光疹的治疗,特别是当症状顽固、药物治疗无效时可以考虑。羟氯喹 200mg/d 内服常可有效,尤其对红斑狼疮样或斑块性损害常有较好的疗效。

沙利度胺(酞胺哌啶酮,thalidomide)口服 50～200mg/d,可连服 2～6月,应禁用于妊娠妇女以防胎儿发生畸形。

烟酰胺 100～150mg/d 及 β-胡萝卜素 10mg/d 都可有益。赛庚啶为抗组胺药并拮抗 5-羟色胺可减轻剧痒。症状严重时可酌量暂用泼尼松。对极严重的患者其他治疗无效时,可口服硫唑嘌呤,75～150mg/d,连续服用 2～3 个月,治疗中应定期复查血常规。

遮光剂如 5% 对氨苯甲酸酊剂或物理性遮光药可以应用。其他如炉甘石洗剂、氢化可的松霜等可使局部症状暂时减轻。

痘样水疱病（hydroa vacciniforme）

痘样水疱病于儿童时期开始出现，是和日光有关的一种皮肤病，有人将本病列入多形日光疹的范围。

【症状】 本病常在 2～3 岁时开始出现。每逢天热季节，皮疹就在暴露部位出现或加重，多半对称分布于面部及四肢伸面，主要分布于鼻部、颊部及手背，有时广泛散布但较轻微。

初起时是成片红斑，以后红斑上水疱出现，相邻的水疱互相融合而成松弛大疱，数日后干燥，或是破裂而结痂。有时，水疱性损害中央有脐凹而像痘，可变脓疱，中央可发黑，迅速结成黑色厚痂，以后脱落时遗留略凹陷的萎缩性瘢痕（图 8-20）。本病出现于儿童时期，以男孩较多。病情随年龄增长而渐减轻，到青年时期即可停止发生。

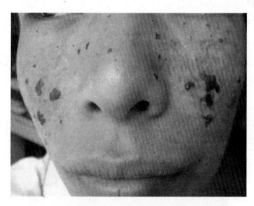

图 8-20　痘样水疱病

夏季水疱病（hydroa aestivale）和本病很相似，有人认为是轻型痘样水疱病，但常发生于成人。初起可为风团样丘疹，以后发生水疱，可有痒感，但不发生痘样损害，消失后也不遗留瘢痕。

【病因】 强烈的日光为本病诱因。约 10% 患者有家族史，且本病通常在幼年时期出现，因而和遗传有关。有的患者有卟啉尿。在滤过紫外线下，尿液呈现荧光而和遗传性卟啉症相似。

【组织病理】 表皮内有多房性水疱,以后,水疱融合扩展而可成单房性。水疱下方的真皮浅部有炎症,血管可发生栓塞并出血,血管周围有细胞浸润。以后,炎症处可坏死,染色均匀和嗜酸性,最后,坏死区为大量结缔组织所代替。

【治疗】 避免强烈日晒,可局部应用遮光药物。每日可服小量氯喹。糖皮质激素霜剂可使症状减轻。也可联合应用雷公藤加氯喹或沙利度胺加皮质激素。

放射线皮炎(radio dermatitis)

X线、镭及核素等放射线的应用如果不适当,会使皮肤发生不良反应,导致放射性皮炎。

【症状】

（一）急性放射线皮炎

按病情严重程度可分Ⅲ度:

Ⅰ度:Ⅰ度是最轻的炎症反应。经过潜伏期后,被照射的部位发生红斑(图8-21),有轻微的烧灼感及痒感,数日或数周后消失,不遗留任何痕迹,但也可发生脱毛、色素沉着,汗腺及皮脂腺的分泌暂时减少甚至于永久减少而使皮肤短期或永久干燥。部分在1年后,皮肤发生轻度萎缩及毛细血管扩张。

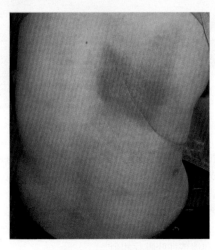

图8-21　放射线皮炎

Ⅱ度：Ⅱ度是较重的炎症反应，患处有显著的红斑和水肿，痒及灼痛也较Ⅰ度剧烈。数日后水肿加重，引起渗液、水疱及表皮糜烂，终于干燥结痂（图8-22）。约经3周后，照射处毛发脱落，皮脂腺及汗腺的功能也多半不能恢复。数月之后，皮肤往往萎缩并发生毛细血管扩张，长久以后，还可能发生色素性斑点及角化病，甚至进一步发展成癌瘤。

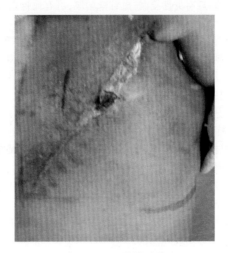

图8-22　放射线皮炎

Ⅲ度：是最严重的反应。除剧烈红肿疼痛及较多的水疱外，照射处发生坏死及溃疡，长期不能甚至于永不愈合的溃疡。溃疡愈合后将遗留萎缩性瘢痕，表面干燥光滑，没有毛发，并发生毛细血管扩张，轻微外伤时就容易溃破，有时会自然溃破。长久以后可以发生恶性肿瘤。

（二）慢性放射线皮炎

屡次长期接受较小量的照射后，可发生慢性放射线皮炎。施用X线或镭的技术人员手部可发生职业性放射线皮炎。患部皮肤萎缩干燥，并可发生雀斑状斑点或弥漫性色素沉着。发生于手部的慢性放射线皮炎往往使指甲发生沟纹，甲有颜色改变，往往变脆，生长也很缓慢。日久以后，患部发生毛细血管扩张及瘀点，也可发生干硬的暗褐或黑色角化病，角化病是一种不太大的角质栓，可以摘除而留下一个凹窝，以后，又有角质栓从凹窝中渐渐长出，如果受到外伤或感染就易发生溃疡。长期存在的角化病也可转变为恶性肿瘤。

【病因】放射线皮炎的发生和放射量、照射率及个人体质等因素有关。此外,技术人员的手部长期与放射线接触后容易发生慢性放射线皮炎。

【组织病理】

1. 急性放射线皮炎　表皮细胞水肿,以后细胞核变性,血管的内皮细胞、毛囊的上皮细胞、皮脂腺及汗腺的上皮细胞皆发生同样变化。真皮各处尤其皮肤附件的附近有炎性浸润;血管壁增厚,可有血栓形成;毛细血管显著扩张。成纤维细胞核肿胀及分裂,胶原纤维变性。

2. 慢性放射线皮炎　表皮往往萎缩,有的有棘层肥厚和角化过度的现象,棘细胞常不典型,细胞排列不整齐,个别细胞可角化不良,有丝核分裂现象明显。表皮不规则的向下延伸,最后可以变成鳞状细胞癌。少数病例可发展成基底细胞癌或肉瘤。

【治疗】对急性放射线皮炎要注意避免任何外伤,防止及控制继发性感染,有剧烈疼痛时可服镇静止痛药,炎症剧烈时可应用泼尼松等类固醇激素。局部治疗根据皮炎情况而定,醋酸铝溶液或高锰酸钾稀溶液可以湿敷,炉甘石洗剂、钙擦剂、锌霜等可以涂擦,氟氢化可的松霜或氟轻松霜等类固醇激素制剂都可外用。

慢性放射线皮炎有溃疡时很难治愈,可试用剥去外皮的鲜芦荟叶子敷贴在溃疡面上。局部撒敷食糖及内服适量泼尼松可能促使溃疡愈合,可配合氦氖激光照射,又大又深的溃疡可以切除及植皮。液氮、电干燥法及切除术可将角化皮损去除,已癌变时应该切除。

第九章 湿疹、皮炎类疾病

湿疹是对化学品、细菌、真菌、食物或某种蛋白质过敏而发生的皮肤炎症,曾有人把湿疹和皮炎混为一谈或当作同义字,如特应性湿疹又称特应性皮炎,脂溢性湿疹又称脂溢性皮炎。虽然湿疹和多种皮炎在急性、亚急性和慢性阶段都有相似的病理组织变化,但皮炎不能成为一个独立的病名,皮炎是广义的皮肤炎症,更像是病理上的诊断,各种皮炎有各种名称,如接触性皮炎、日光皮炎、脂溢性皮炎,而有的皮炎如疱疹样皮炎和一般皮炎的差别很大。

目前,对于湿疹的病因还不完全了解,更多的是形态学的诊断,部分已经了解的疾病如接触性皮炎、特应性皮炎等,由于对病因学或有特定的临床表现,而逐渐从湿疹中分离,而成独立性疾病。另有一些疾病本不属于湿疹,如手部的慢性湿疹多是慢性接触性皮炎,但其致敏物质尚未确定,临床仍习惯诊断为"湿疹"。正是由于湿疹大部分的病因还不完全了解,因此这一病名在未来一段时间内还很难抛弃。

湿疹(eczema)

湿疹是病因不确定的多种内外因素引起的过敏性炎症反应。自觉瘙痒,皮损为多形性,有渗出倾向,慢性期皮损增厚,易反复发作。

【症状】湿疹按皮损表现分为三期:

1. 急性湿疹(acute eczema) 主要表现为红斑、散在或成群的红色丘疹、肉眼难见的水疱,严重时渗液较多,露出红润潮湿的糜烂面(图9-1)。急性湿疹可发生于体表任何部位,多对称分布,常见于头面、耳后、四肢远端、手足、阴囊、女阴、肛门等处。

2. 亚急性湿疹(subacute eczema) 急性湿疹可以长久不愈而成亚急

性,渗出液减少,表面结痂,且鳞屑较多(图9-2)。

3. 慢性湿疹(chronic eczema) 可由急性或亚急性湿疹变成,渗液已消失,但有苔藓样化、鳞屑及色素性变化,皮肤增厚,表面粗糙(图9-3)。常见发病部位是小腿、手足、肘窝、腘窝、外阴、肛门等处。

手掌及足底的慢性湿疹:因角化过度而像胼胝,皮纹处容易形成皲裂(图9-4),临床习惯称为皲裂性湿疹。但此型多是发生在手、足的神经性皮炎,应注意肘部的皮损。

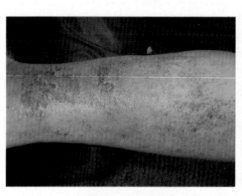

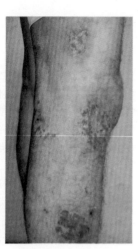

图9-1 急性湿疹　　　　　　图9-2 亚急性湿疹

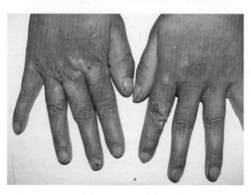

图9-3 慢性湿疹

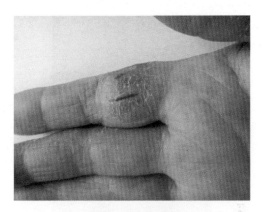

图 9-4　皲裂性湿疹

特殊类型湿疹：

钱币形状湿疹(nummular eczema)是边界较清楚钱币大小的红斑、水疱或丘疱疹聚成斑块状(图9-5)，或是结痂脱屑而为局限的亚急性湿疹，引起剧痒，通常发生于四肢伸面、足背、肩部或臀部等处。

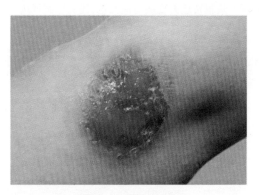

图 9-5　钱币形湿疹

坠积性湿疹(hypostatic eczema)是下肢尤其小腿有渗液、结痂、鳞屑及色素沉着等湿疹性损害，通常发生于静脉曲张患者而又称静脉曲张性湿疹(图9-6)。

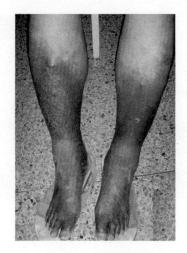

图 9-6　坠积性湿疹

乏脂性湿疹（asteatotic eczema）：多发生在秋、冬、春三季，由于气候干燥、皮肤水分脱失、皮脂分泌减少所致。多见于老年人，好发于小腿，也发生于双上肢、躯干。皮损特点为皮肤呈淡红色，浅表皲裂性皮肤类似"碎瓷"伴轻度脱屑（图9-7）。

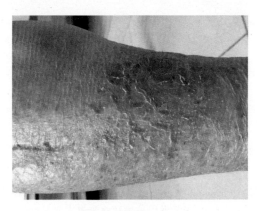

图 9-7　乏脂性湿疹

自体敏感性皮炎(autosensitization dermatitis)。是患者原发湿疹局部感染的细菌产物或局部应用的药物和皮肤蛋白质结合成变应原后所引起的自身变态反应。表现为附近及远处皮肤发生散在或群集的斑丘疹、丘疹、水疱或丘疱疹等广泛的湿疹性皮损,皮损可排列成线性(图9-8),远处皮损对称分布于四肢及躯干等处,发痒或有灼热感,浅部淋巴结可肿大。

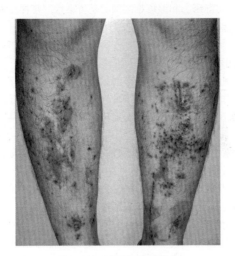

图9-8 自体敏感性皮炎

【病因】发病原因复杂且不十分明确,一般认为和下列因素相关:

致敏因素:湿疹是皮肤过敏反应,受某些体内外刺激因素的影响并和身体反应性有关。刺激致敏因素可以是物理或化学性外因,也可以是各种内在的刺激或是食物、空气中花粉、羊毛等吸入物。

神经精神因素:忧愁、恐怖、抑郁等情绪的变化可能引起湿疹的发作或使症状加重,精神紧张、失眠、过度劳累及自主神经功能紊乱也可使湿疹加重。

个体因素:先天性素质、神经系统的功能、营养或新陈代谢的障碍以及皮肤本身的特性等各种因素皆可影响人体的反应性。

【组织病理】急性湿疹的主要表皮变化是水疱形成,同时有细胞内及细胞间水肿。真皮浅部毛细血管扩张和充血,血管及附属器周围常有淋巴样细胞浸润,也可有嗜中性粒细胞,有的白细胞可侵入水肿的表皮内。

亚急性湿疹的组织中也有海绵形成、细胞内水肿及水疱,棘细胞层中度肥厚,角质层有不同程度的角化不全和结痂。真皮内有炎性细胞浸润。

慢性湿疹的棘细胞层肥厚,有轻度海绵形成。角质层角化过度,也可以显著的角化不全,黑色素可增多,有苔藓样化时表皮起皱。真皮内有弥漫的细胞浸润,主要为单核细胞及成纤维细胞。

【鉴别】 湿疹是常见的皮肤病,有渗出液、红斑、丘疹及水疱等发痒皮损时,往往要考虑湿疹。和湿疹难区别的是传染性湿疹样皮炎、原发刺激性或变态反应性接触性皮炎、药疹及特应性皮炎等。

【治疗】

（一）内用药物

第一代抗组胺药常被应用,如苯海拉明、氯苯那敏、安其敏、异丙嗪、阿利马嗪等,安替根（赛庚啶）效果有时较好。瘙痒是常有的自觉症状,可以应用安泰乐、安宁、安定、氯氮草等安定药,必要时可用氯丙嗪或沙利度胺等镇静药。

糖皮质激素类如泼尼松能使症状在短期内显著减轻或消失,但停药后常迅速复发,如长期应用,将引起各种副作用,一般只应用于皮疹广泛或严重的急性患者,开始量较大,症状减轻后减到维持量,以后停药。严重患者可以考虑用免疫抑制剂,但应注意其副作用。

（二）局部治疗

在急性阶段,渗出液较多的情况下,最好是用醋酸铝溶液稀释后湿敷,其他湿敷剂如 1∶5000～10 000 高锰酸钾溶液、1%～2% 雷琐辛溶液等也可应用。

皮肤红痒而无糜烂及渗液时,可擦炉甘石洗剂、锌洗剂、炉甘石搽剂及锌霜等,其中可含 5% 煤焦油溶液、鱼石脂或氢化可的松等药物,也可加入薄荷脑及苯酚等止痒药。

对亚急性湿疹常用糖皮质激素类乳剂或霜剂。焦油类制剂如黑豆馏油、糠馏油、煤焦油等乳剂、霜剂或泥膏也可应用或加入糖皮质激素类药物。

慢性湿疹也常局部应用各种糖皮质激素类及焦油类制剂,有时加入尿素或维 A 酸等药物以增加疗效,涂药后用塑料薄膜覆盖,疗效往往更好。

乏脂性湿疹在好发季节沐浴后外用润肤霜或保湿霜。

传染性湿疹样皮炎
（dermatitis eczematoides infectiosa）

传染性湿疹样皮炎起源于局部的化脓性感染,是一种限局性急性湿疹样皮炎。

【症状】 初起时为一个水疱或脓疱,或是一个渗液的红斑,往往不对称的发生于露出部位。有时,最早的损害为溃破的脓肿、疖、鼻窦炎或溃疡,或是慢性中耳炎(图 9-9)、压疮及瘘孔等。

以后,由初起损害处渐向周围蔓延,成为一片片有浆性脓液的湿疹样皮疹,表面结痂。如病情较重,患处可以肿胀及流出渗液,附近常有水疱及脓疱,区域性淋巴结肿大。

【病因】 患者先有局部葡萄球菌感染,向附近扩张蔓延,不仅是自身接种过程,也是自体敏感的表现。

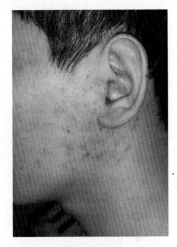

图 9-9 传染性湿疹样皮炎

附近皮肤可对病灶渗出物的细菌或其产物或是受损组织产生过敏反应,于是发生湿疹样皮炎。

【组织病理】 表皮的棘细胞层肥厚及水肿。真皮的乳头层水肿充血,有炎性细胞浸润。

【鉴别】 本病应和接触性皮炎、湿疹、脓疱疮及脂溢性皮炎区别。

【治疗】 要注意清除原发的感染病灶,可作抗生素敏感试验以便选用抗生素。

在急性渗出期,可用 1:5000～8000 高锰酸钾溶液、稀释 20～40 倍的复方硫酸铝溶液、稀释 15～25 倍的复方硫酸铜溶液湿敷。渗液减少时,可擦抗生素溶液、洗剂或乳剂。在渗液很少的慢性皮炎状态下,也可外擦鱼石脂或氯碘羟喹等制剂。内服泼尼松可使严重的急性炎症迅速减轻,但抗生素应同时应用。

婴儿湿疹(eczama infantum)

婴儿湿疹是发生于婴儿的湿疹,占一切湿疹病例的 40.5%,大多数是发生于婴儿的特应性皮炎,往往开始发生于 2～3 个月婴儿的面部及头部,也可以散布于其他部位,反复发生到 2 岁左右时多半痊愈。

【症状】 婴儿湿疹被分为渗出型、干燥型及脂溢型。

　　常见的婴儿湿疹为渗出型,多发生于营养好肥胖的婴儿。初起时为鲜明的红斑,分布在额部和两颊(图 9-10),边界不太明显;以后,密集的小丘疹、水疱迅速出现,有时,四肢或躯干也有散布的损害。患部有剧痒,患者的头部或面部时常在枕头上或母亲的衣襟上摩擦,往往发生成片的糜烂,流出淡黄色透明的浆液,干燥以后,结成米黄色薄痂。

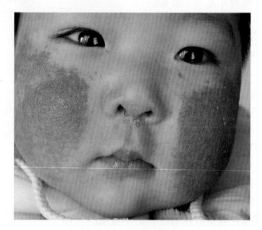

图 9-10　婴儿湿疹

　　湿疹也可发生于营养不良的瘦弱婴儿,皮损常较干燥。或是红斑上有灰白色糠样薄屑,头部有较厚的灰黄色鳞屑与头发编结在一起,时常流出发臭的污液。

　　另一些病例的早期损害是不很痒的淡红斑,有少量的渗液,以后干燥形成油脂状结痂,往往开始发生于头皮及前额而类似脂溢性皮炎。

　　婴儿湿疹往往在出生后数周或 2~3 个月时出现,症状时轻时重,或是暂时消失,但易复发,到 2 岁左右时多半痊愈,少数患者直到儿童时期仍然不愈,应该属于特应性皮炎。

　　【病因】　一般认为婴儿湿疹和婴儿特应性皮炎是同义字,但有人认为大多数虽是特应性反应,少数病例相当于成人的接触性皮炎、传染性湿疹样皮炎或钱币状湿疹等病。

　　食物是主要的原因之一。不少婴儿对鸡蛋、番茄、柑橘、牛奶、鱼或鱼肝油等食物过敏。

　　吸入物是另一重要因素,例如,室内尘螨及飞尘中所含毛织品纤维或春

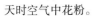

天时空气中花粉。

少数婴儿与某些外界物品接触后发生皮炎,例如毛织品、肥皂、润肤油膏及有色衣服。

体外的各种刺激及某些体内因素可能引起婴儿湿疹复发或加重,如冷热刺激或是喂食过多、消化不良和便秘等。

【治疗】

（一）内用药

氯苯那敏等抗组胺药可使痒觉减轻。严重患者可服泼尼松,但停药后容易复发。有继发性感染时应用抗生素。

（二）局部治疗

有较厚鳞屑结痂时可用液状石蜡或植物油泡软,然后轻轻抹除。渗液较多时,最好用 1∶5000 高锰酸钾溶液湿敷。渗液显著减少或消失时,可擦氢化可的松霜或 0.03% 他克莫司软膏等,或是涂擦没有刺激性的炉甘石搽剂或锌霜,有继发性感染时可擦 3% 氯碘羟喹霜。

特应性皮炎（atopic dermatitis，AD）

特应性皮炎是常有家族过敏性的一种湿疹性皮炎,与遗传相关,具有慢性复发性特点,往往剧烈瘙痒。

【症状】临床表现是由婴儿湿疹到成人的苔藓样皮炎,在不同的年龄段有不同的特点,可分为三期:

婴儿期:在出生后约 2～3 个月时,渗出型、干燥型或脂溢型婴儿湿疹对称分布于面部尤其颊部等处,引起剧痒。

儿童期:在 2～10 岁左右,亚急性或慢性湿疹样损害常出现于肘部和膝部的屈侧,也可出现于面部及颈部等处,往往伴发哮喘等过敏性疾病。水疱、丘疹、丘疱疹及浸润性损害可成片发生,渗液往往不多,但常有细薄鳞屑及苔藓样化,往往因剧痒而剧烈搔抓,引起皮抓破及血痂。

青年及成人期:在青少年时期,颈侧、肘部屈侧及腘部等处可有限局性红斑及丘疱疹,常有鳞屑、苔藓样化及色素沉着而呈慢性湿疹样表现（图 9-11、12、13）。在成人时期,丘疹、鳞屑、结痂、色素沉着及苔藓样化性损害可广泛分布,尤其多见于四肢伸面,患者常因剧痒而搔抓,易有血痂或继发性感染。

【并发症】患者常有其他过敏性疾病,可暂时或长期并发哮喘、枯草热、荨麻疹或过敏性鼻炎。70% 以上特应性皮炎患者有上述疾病家族史。

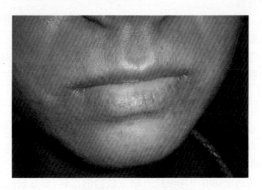

图 9-11 特应性皮炎

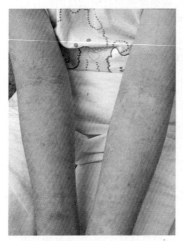

图 9-12 特应性皮炎

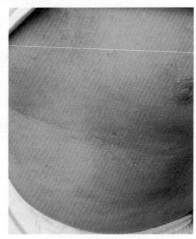

图 9-13 特应性皮炎

患者常比正常人容易对药物发生过敏或休克性反应。

　　患者容易有眼缺陷。最常见的是幼年性白内障，有的并发角膜增厚的圆锥形角膜，春季性结膜炎或视网膜剥离，有的患者有这些眼病的家族史。

　　【实验室检查】周围血管的反应　在用火柴之类钝端尖物划写特应性皮炎患者的皮肤时所出现的路易士(Lewis)三联反应中第二反应不是鲜红而是苍白的划纹，称为白色皮肤划痕现象(white dermatographism)。

免疫学检查 血清 IgE 水平常增高,C_3 及携带 IgE 淋巴细胞也增多,而 C_4 往往减少。但每人的 IgE 未必都高,约 20% 成年患者的 IgE 正常甚至较低。皮炎的严重程度和 IgE 水平也无明显关系,皮炎缓解时 IgE 常不下降。血液中嗜酸性细胞往往增多。嗜酸性细胞增加的超过半数。

【病因】 患者常有家族过敏史,遗传方式不明,一般认为多基因遗传,$HLA-A_3$ 及 $HLA-A_9$ 的出现率增高。抗原多半为花粉、尘螨、兽毛及真菌芽孢等吸入物,或是牛乳、鸡蛋及鱼虾等食入物。特别是皮损上的皮肤有金黄色葡萄球菌的定植,并起了超抗原的作用,目前也从患者血中测出这些超抗原的特异性 IgE。近来还有报告在 AD 体内也发现了抗马拉色菌的 IgE 抗体。

【组织病理】 组织变化为非特征性皮炎而和湿疹相同。

【鉴别】 特应性皮炎有对称分布和瘙痒的皮损,异常的血管反应及免疫学变化,本人及家属常有特应性反应史,但和湿疹仍常不易区别。

【治疗】

1. 强调家长在治疗方案中起重要支柱作用。减少环境中变应原,如灰尘、螨虫、皮毛、人造纤维及真菌等。饮食注意合理喂养,排除过敏性食物或进行脱敏。

2. 有效治疗的主要环节是改善和控制皮肤干燥和瘙痒。不要用碱性大的肥皂,温热沐浴后 3~5 分钟内即可使用润肤剂。

3. 渗液较多时,最好用稀释的醋酸铝溶液或 1:5000 高锰酸钾溶液湿敷。渗液显著减少或消失时,可擦类固醇激素制剂如氢化可的松霜等,或是涂擦炉甘石搽剂或锌霜。

4. 合理外用糖皮质激素制剂。皮质激素仍然是局部疗法中重要的抗炎止痒药。躯干、四肢皮损有肥厚浸润者可用皮质激素。但颜面及会阴部,即使中、弱效类激素也不宜轻易长期使用。

5. 免疫抑制剂的应用 对头颈部皮损,不能耐受或依赖于外用糖皮质激素的患者,0.1% 他克莫司软膏,儿童可用 0.03% 他克莫司软膏,每日 2 次,3 周疗程中其疗效与 1% 丁酸氢化可的松疗效相同。

1% 吡美莫司乳膏,其作用与他克莫司有相似之处,药物疗效也较好。在婴儿、儿童和成人进行的短期和长期研究证明可防止复发,减少皮质激素的应用。

环孢素,作用机制是对 T 辅助淋巴细胞(Th)的选择性抑制,适用于其他治疗无效的患者控制症状。常用量为 2.5~5mg/(kg·d)。起效时间约为 2 周,平均 10 周左右达到最佳疗效。

6. 止痒方法 瘙痒主要是由于外周血管及神经两者共同引起,故抗组胺药对控制瘙痒多无良效,仅为镇静作用,西替利嗪止痒效果尚好。可通过"习惯改变"法代替搔抓,如转移注意力或通过轻拍瘙痒处皮肤而不作搔抓。

7. 细菌感染有黄色结痂的湿疹性病变、糜烂、脓疱等,屡有金黄色葡萄球菌感染,宜外用3%氯碘羟喹霜或短期口服抗生素。

8. 注意饮食等与发病的关系 一般认为,食物过敏常会引起荨麻疹样损害而很少诱发湿疹,因此对于患者不要盲目地限制一切蛋白类食物,要多品种搭配进食,但对已知的牛乳、鸡蛋及鱼虾等使病情加重的要限制。

9. 中药或 PUVA 等治疗。

汗疱疹(pompholyx)

汗疱疹是容易复发的瘙痒性水疱,有时是大疱,对称出现于两侧手掌及手指侧面,也可发生于足底而称足汗疱(podopompholyx)。

【症状】初起损害是散布或成群的深部水疱,患处常有烧灼感,或是发生剧烈瘙痒。水疱往往分布于手掌及手指的侧面,有时可发生于足底及足趾两侧,多对称分布于两侧,但有些患者的水疱在一侧的手掌或足底较多。

水疱含有清液,表面皮肤往往略微隆起。有时,相邻水疱聚合成大疱,表面皮肤隆起而成半球形,不能自然破裂,常引起剧烈瘙痒甚至疼痛(图9-14)。水疱可自然吸收。较大汗疱的疱液消失后,疱膜容易用手撕去而露出颜色鲜红的新生皮肤。以后,水疱容易复发,因而病程往往绵延数周或数月之久。

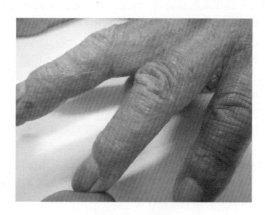

图9-14 汗疱疹

患者往往手掌或足底多汗,少数患者因搔抓而有化脓性继发感染。

【病因】 汗疱疹有不同的病因:①汗疱疹可以是湿疹的一种特殊表现;②精神因素是发病因素之一,焦虑不安或情绪紧张可引起汗疱出现,患者常有由于精神紧张所致的手足多汗症;③约 10% 汗疱是癣菌疹的表现之一,尤其手汗疱疹常由于足癣的存在;④少数病例的汗疱疹是真正的出汗不良症,由于汗管不通畅,出汗过多而潴留于汗管内,于是形成汗疱。

【组织病理】 一种组织变化是类似湿疹,棘细胞层显著水肿而有水疱,真皮浅部有炎性浸润。另一种组织变化是水疱和汗腺管通连。

【鉴别】 汗疱疹不难诊断,有时要和接触性皮炎、手癣、掌跖脓疱病或药疹相区别。

【治疗】 精神紧张尤其伴有手足多汗的患者应保持情绪稳定,必要时应用安定剂或镇静剂。并发手足多汗症应该处理,如涂擦 25% 三氯化铝等收敛药,必要时口服溴本辛或溴丙胺太林。

自来水离子导入疗法治疗手足多汗症是离子导入疗法在皮肤科最成功的应用,也可以导入抗胆碱能药物来治疗手足多汗症。

汗疱疹常是一种癣菌疹,治愈足癣等后,汗疱可自然消失。汗疱偶然是对某种食物、细菌感染或药物过敏的表现,移除这些病因后,汗疱也常自然痊愈。

常用的外用药包括氟轻松或其他类固醇激素霜剂、类固醇激素和煤焦油或糠馏油配制的霜剂、5% 水杨酸的酒精液、3% 氯碘羟喹霜等。手足有汗疱尤其多汗时,每日在 1:5000 高锰酸钾溶液中浸泡半个小时可有益。汗疱疹严重时可口服泼尼松。

接触性皮炎(contact dermatitis)

接触性皮炎是皮肤和外界的动物性、植物性或化学性物质直接接触后所发生的炎症反应。大多数病例是变态反应性接触性皮炎(allergic contact dermatitis),少数是原发刺激性接触性皮炎(primary irritant contact dermatitis)。

【症状】

(一) 变应性接触性皮炎

初起时,致病物接触的部位瘙痒,起红斑,如果接触时间较长或反应较强,可以迅速加重而红肿,并有发痒的小丘疹,以后成为明显的水疱(图 9-15~20),水疱破裂时,表面渗湿糜烂及结痂。如果炎症很剧烈,红肿发痒的部位可以发生大疱,有继发性感染时可变成脓疱。如果患处不再接触致敏物质,也没有并发症,则皮疹可在 2~3 周内消失。在接触时往往复发或加重。

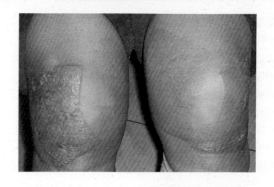

图 9-15 膏药所致
接触性皮炎

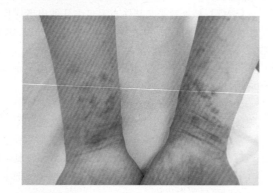

图 9-16 接触性植
物皮炎

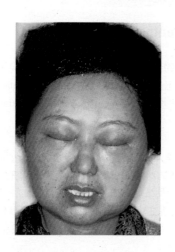

图 9-17 染发接触性皮炎

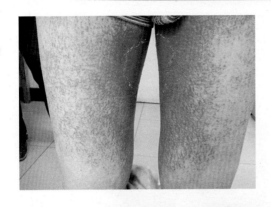

图 9-18　搬运工的
接触性皮炎

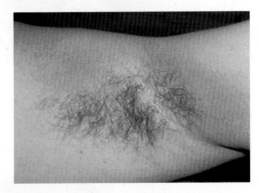

图 9-19　花露水接触
性皮炎

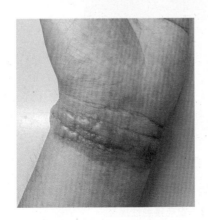

图 9-20　手镯接触性皮炎

接触性皮炎一般是急性皮炎,如果患者屡次和致病物接触或是长期和致病物质接触,皮炎可以长期不退,成为皮肤肥厚并有鳞屑的慢性皮炎(图9-21),但有些患者屡次或长期接触后,敏感性逐渐降低,不再发生皮炎。

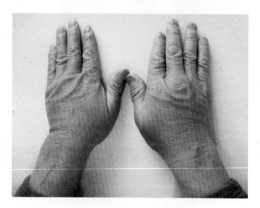

图9-21　慢性接触性皮炎

(二)原发刺激性接触性皮炎

酸类、碱类、水泥及溶剂等多种化学品可以刺激正常人的皮肤而引起皮炎(图9-22、23、24),在工矿企业中最为常见。

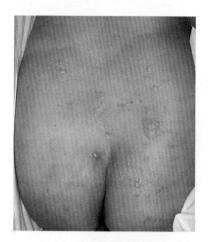

图9-22　农药接触性皮炎

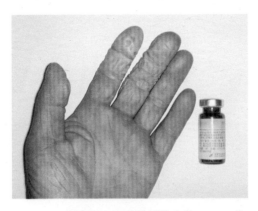

图9-23　农药接触性皮炎

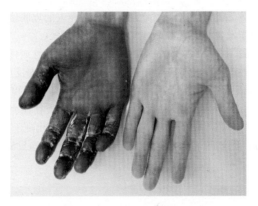

图9-24　原发刺激性接触性皮炎

　　家庭妇女的手经常接触热水、肥皂及去污剂、洗涤剂等，手指、手背、腕部及前臂的皮肤可以红痒，日久后干燥粗糙及脱屑，可有裂口而易有继发性感染，属于慢性接触性皮炎。在我国称为手足皲裂，在日本称为进行性指掌角化症，在西方国家称为"主妇手"的也属于原发刺激接触性皮炎（图9-25）。

　　【病因】变应性接触性皮炎是Ⅳ型变态反应（迟发性变态反应），即T细胞参与作用的细胞免疫反应。仅是少数过敏体质的人发生皮炎。引起变应性接触性皮炎的半抗原常是较易吸收的低分子量化学物质。原发刺激性接触性皮炎，是皮肤对外界刺激的直接反应。如芥子、辣椒、斑蝥等有机物

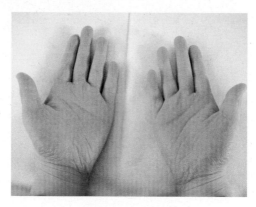

图 9-25 主妇手

及强酸、强碱等无机物及其他腐蚀性化学品,任何人的皮肤接触后,都能引起皮炎,甚至于发生坏死或溃疡。

【组织病理】 接触性皮炎一般是急性,有的是亚急性或慢性,组织变化和急性、亚急性或慢性湿疹基本相同。原发刺激性和变态反应性接触性皮炎的病理组织变化往往不能区别,但原发性刺激可以严重的毁坏表皮。

【鉴别】 接触性皮炎需和湿疹鉴别。接触性皮炎往往突然发作,可有大疱、剧痒及灼热感等较剧烈的发炎症状。而且,损害出现于身体上容易受到外界刺激的部位,患者往常有接触某物的历史,可由斑贴试验确定病原(图 9-26、27)。

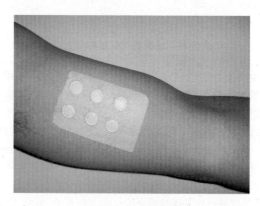

图 9-26 斑贴试验

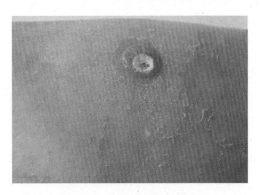

图 9-27　斑贴试验肥皂所致

【治疗】避免和引起皮炎的物质继续接触。

（一）内用药

泼尼松之类的类固醇激素类能使症状迅速减轻,尤其适用于严重的急性患者,一般的开始量为 30～40mg/d 或更多,症状减轻后减量,在 2～3 周内可自然痊愈,此时也可停药,停药时如皮炎还未全部消尽,可搽类固醇激素类外用药如氢化可的松霜等。

（二）外用药

滥用刺激性外用药可使炎症加重,有时引起过敏而加重症状及延长病程。急性期最好施行冷湿敷法,通常用稀释的醋酸铝溶液或 1∶5000～10 000高锰酸钾溶液,每日数次。渗出液消失后,可用氢化可的松霜等,或涂搽锌洗剂或炉甘石洗剂,痒觉剧烈时可加止痒药,处方如下:

薄荷脑 0.5g,氢化可的松 1g,嗜水软膏加到 100g。

薄荷脑 0.5g,苯酚 0.5g,氧化锌 15g,滑石粉 15g,甘油 10ml,酒精 40ml,水加到 100ml。

季节性接触性皮炎
（Seasonal Contact Dermatitis）

本病是一种季节性反复发生,由花粉引起的接触性皮炎,好发于春秋季,女性多发。有报告患者 IgE 水平增高,花粉斑贴阳性。

临床表现颜面、颈部轻度红斑,水肿,伴有米粒大红色水肿性小丘疹,后期可有糠秕样鳞屑。可伴有瘙痒,每年反复发生,可自行消退。

但需注意,在春季不少儿童和女性由于空气干燥、多风使面部脱水导致皮肤保护能力降低,洗涤过频,环境干燥,风吹等因素造成的面部,特别是颊部轻度红斑,有细小鳞屑,重者可有小的裂痕,伴有轻度疼痛。此病应与季节性接触性皮炎区别,建议将后者称为季节性面部皮炎。

颜面再发性皮炎
(Facial Recurrent Dermatitis)

发病多与尘埃、花粉、化妆品、日光刺激、精神紧张、疲劳以及消化功能紊乱等有关。多见于 20～40 岁女性,以春秋季节为主,突然发病,自觉瘙痒。皮损初起于眼睑周围,渐次扩展至面部。多为轻度的限局性红斑,和轻度肿胀,有米糠样的细小鳞屑,但不发生水疱、丘疹以及浸润和苔藓化(图9-28)。约经一周左右消退,但可再发。

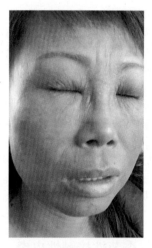

图9-28　颜面再发性皮炎

口周皮炎(perioral dermatitis)

口部附近有散布或成群的红色丘疹或丘疱疹,多半发生于成年妇女,有人称为酒渣鼻样皮炎(rosacea-like dermatitis)。

【症状】皮损是直径约 1 ~ 2mm 的红色丘疹,有时伴有丘疱疹或小脓疱,成群或分散地出现于口周的颊部、颈部及上唇,也可分布于鼻唇沟、鼻部甚至额部,而距离唇红缘约 0.5cm 的范围内没有皮损(图 9-29)。皮损表面常有少许鳞屑,鼻唇沟处可有鳞屑、结痂,可像酒渣鼻、脂溢性皮炎,也可像寻常痤疮但不见粉刺。皮损不瘙痒,或是有轻微痒觉或灼热感,以后皮损自然消失但可复发。

【病因】本病的病因不明,日光、寒风及温度突然变化都可使症状迅速加重,有人认为本病是

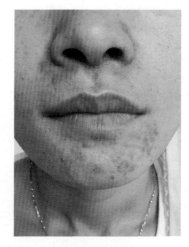

图 9-29 口周皮炎

不典型的酒渣鼻或脂溢性皮炎,或是与酒渣鼻和脂溢性皮炎同时存在的一种表现。其他可疑因素有肥皂、牙膏或化妆品的刺激,神经系统、内分泌或消化道的紊乱,蠕形螨、梭形细菌或白念珠菌的感染等。近年来,有学者认为该病与胃黏膜幽门螺杆菌(Hp)感染有关。有的患者在发病前常搽含氟糖皮质激素类外用药而被认为是重要病因,因此认为本病同属类固醇皮炎。

【组织病理】真皮内血管扩张,毛囊及血管周围有轻度炎性细胞浸润。

【治疗】四环素可试服 8 ~ 12 周,每次 250mg,每日 2 ~ 3 次,禁用于妊娠妇女。口周皮炎患者中若检测出幽门螺杆菌抗体,进行抗幽门螺杆菌治疗皮疹会明显改善。氟轻松及倍他米松等含氟类固醇激素药物不可局部应用,而含有氢化可的松或红霉素等抗生素的霜剂可以涂搽,硫黄洗剂等也可应用。近年来外用免疫调节剂,如吡美莫司与他克莫司治疗本病取得了较好的效果。

尿布皮炎(diaper dermatitis)

尿布皮炎是婴儿尤其数月以内新生儿最易发生的皮肤病。婴儿臀部等处皮肤因尿布刺激而发生红斑及糜烂。

【症状】损害是弥漫性红斑,只限局于臀部凸面、背部下端、股部背侧、会阴、阴囊或阴唇等和尿布直接接触的部位。损害严重时,红斑上发生水

疱,容易擦破而露出成片的糜烂面,有时臀部等患处出现豆大的红色扁平丘疹,也可出现脓疱及浅溃疡。有时,腹股沟部位并发褶烂(图 9-30)。当尿布不洁而有很浓气味时,尿布皮炎很易发生,腹泻婴儿更易发生皮炎。如果尿布不常更换,婴儿可在 1～2 小时之内发生皮损,如果常换,皮炎会迅速消退。

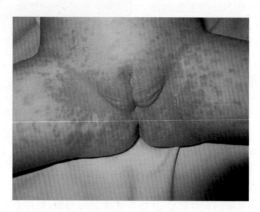

图 9-30　尿布皮炎

【病因】婴儿的皮肤柔嫩,如果尿布不常换洗,由于湿热及尿液的刺激而易发红。潮湿尿布内往往有很多随粪便排出的腐物寄生菌,有的腐物寄生菌能分解尿素而放出大量氨气,氨气对皮肤有强烈刺激性,腹泻时稀粪所含酵素也可刺激皮肤。有继发性感染时就易出现丘疹、脓疱或溃疡。

【鉴别】根据部位及皮疹形态,尿布皮炎容易和婴儿的胎传梅毒、褶烂(褶烂红斑)、褶烂型念珠菌病及接触性皮炎鉴别。

【预防】最重要的是保持尿布干燥和清洁。婴儿的母亲、产房的护理人员或托儿所的保育员要常检查婴儿臀部,及时更换平整干燥的清洁尿布,并常洗净臀部及拭干。

【治疗】臀部发红糜烂时,不能用热水及肥皂擦洗,可用花生油或生理盐水沾棉球轻轻拭净患处,然后用稀释的醋酸铝溶液或高锰酸钾溶液湿敷。渗出液减少后,可根据皮疹状态外用石灰油乳剂、锌霜、炉甘石洗剂或糖皮质激素制剂外用常能迅速消炎。如果皮肤只发红而不糜烂,最好敷搽粉剂、炉甘石洗剂或锌洗剂。有继发感染时要内用或外用抗菌药物。

间擦疹(intertrigo)

间擦疹(擦烂、褶烂)发生于皮肤褶叠部位,有时发生于黏膜皮肤交界处。患处潮湿发红或浸渍糜烂,又称褶烂湿疹(eczema intertrigo)。

【**症状**】 皮损只限于皮肤经常互相接触的腋窝、脐窝、腹股沟、阴囊与股部间的褶叠部位,或是出现于关节屈侧及肛门周围,也常发生于婴儿的颈部皮肤皱褶处,尤其常见妇女乳房与胸部皮肤折叠处或胖人皮肤下垂所成的皱纹内(图9-31)。这些部位多汗潮湿,红肿浸渍,容易糜烂及擦破;折角处皮肤常有线状皲裂,肛门周围可有疼痛的辐射状裂口。边界往往清楚,可有红晕,附近皮肤可有少数水疱或小脓疱。痒觉不定或有灼热感。

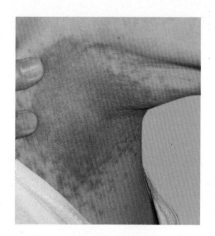

图9-31　间擦疹

【**病因**】 间擦疹是由于湿热的褶叠皮肤互相摩擦,并和感染有关,往往发生于糖尿病患者、肥胖妇女或婴儿。这些部位的皮肤较柔嫩,出汗较多且汗液不易蒸发,因而表皮浸渍,又经常的互相摩擦局部充血糜烂,细菌也易侵入和繁殖。侵入的微生物包括葡萄球菌、链球菌、绿脓假单胞菌、棒状杆菌及真菌等,特别是白念珠菌往往侵入而可引起念珠菌病。

【**治疗**】 常用1:5000高锰酸钾溶液洗净,干燥后敷搽单纯粉剂或其他粉剂,炉甘石洗剂等。如下:

氧化锌16g,樟脑粉6g,滑石粉加到50g。

滑石粉 50g,水杨酸 0.5g,碳酸镁 15g。

氧化锌 10g,硼酸 10ml,滑石粉 10g。

鞣酸 10g,氧化锌 10g,滑石粉 10g。

用干纱布条或脱脂棉夹在褶叠部位,可以阻止有褶烂的皮肤互相接触而减少摩擦,便于通风而保持患处干燥,能促使损害消失。

炎症显著时,可搽 1% ~2% 硝酸银,或 3% 氯碘羟喹洗剂。如损害是念珠菌性,可搽含有制霉菌素的粉剂或每毫升含 10 万 U 的混悬液,也可用 3% 氯碘羟喹乳膏。

第十章　药物性皮炎

药疹（drug eruption）

药疹亦称药物性皮炎（dermatitis medicamentosa），是指药物通过口服、注射、吸入、栓剂使用、灌肠或外用药吸收等途径进入机体后，在皮肤黏膜上引起的炎症性皮损，严重者可累及机体的其他系统，甚至可危及生命。

【症状】不同药物可引起同种类型药疹，而同一种药物对不同患者，或同一患者在不同时期也可引起不同的皮损和表现。药疹的临床表现繁多，常见类型如下：

1. 大疱性表皮松解型药疹（drug-induced bullosa epidermalysis）　即药物引起的中毒性表皮坏死症（toxic epidermal necrolvsis，TEN）是重症药疹中最严重的一型。起病急骤，进展快。皮损是广泛的暗紫色皮损及表皮剥脱，面积>30% 或暗紫色皮损及表皮剥脱面积>10% 而不伴任何散在的皮损。在红斑处出现大小不等的松弛性水疱或大疱，疱壁常呈褐红色或紫黑色，也可呈水波纹样覆于糜烂面上，稍用力表皮即可剥脱，形成大面积的糜烂及大量渗出，触痛明显（图10-1）。全身中毒表现较重，伴高热、乏力、恶心、呕吐、腹泻等表现；口腔、呼吸道、胃肠道黏膜也可糜烂、溃疡；严重者常因继发感染、肝肾衰竭、电解质紊乱、内脏出血、蛋白尿甚至氮质血症等而危及生命。

2. 剥脱性皮炎型药疹（drug-induced exfolialive dermatitis）　重症药疹之一，临床表现以全身皮肤弥漫性潮红、继之大量剥脱为特征。此型药疹多是长期用药后发生，首次发病者潜伏期约20 日左右。有的患者皮损初呈麻疹样或猩红热样，逐渐加重，融合成全身弥漫性潮红、肿胀，尤以面部及手足为

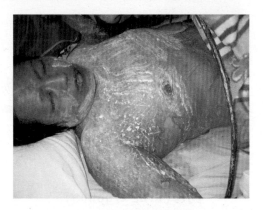

图 10-1　中毒性表皮坏死症

重,继而全身出现大量鳞片状或落叶状脱屑(图 10-2),手足部则呈手套或袜套状剥脱;头发、指(趾)甲可脱落(病愈可再生);黏膜可有损害,多有全身浅表淋巴结肿大,常有畏寒、发热甚至高热;严重者可体温降低,可伴有药物性肝炎,外周血白细胞可显著增高或降低,可因全身衰竭或继发感染而危及生命。

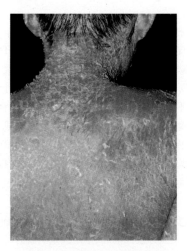

图 10-2　剥脱性皮炎型药疹

再次用药时皮损常在同一部位发生并扩大,但随着复发次数增加,皮损数目亦可增多;反复发生皮损的部位易遗留灰黑色色素沉着斑,不易消退。

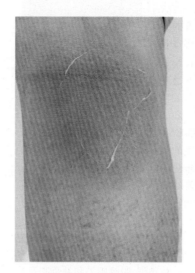

图 10-12　固定型药疹

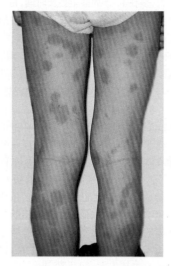

图 10-13　固定型药疹

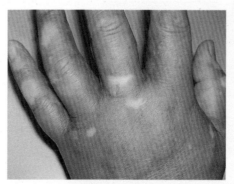

图 10-14　固定型药疹

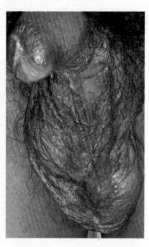

图 10-15　固定型药疹

7. 湿疹型药疹(eczematous drug eruption)

首次发疹的潜伏期依不同的药物长短差别较大,多在1~3周甚至更长时间,再次发作者潜伏期可明显缩短。皮损表现为多形性的湿疹样损害,大小不等的红斑、丘疹、丘疱疹和小水疱,常融合成片,可有糜烂、渗出、脱屑(图10-16);常见于四肢、面颈部,但可泛发全身。常有不同程度的瘙痒,病程较长。

8. 光敏型药疹(photosensitive drug eruption) 是由于系统应用光敏性药物并暴露于阳光达一定时间后,在皮肤发生的急性皮肤炎症反应。可分为光毒性和光变应性二类。前者是药物增加皮肤吸收紫外线的能量导致组织细胞毒性损伤,系药物直接光化学作用所致,任何个体的皮肤内有足够

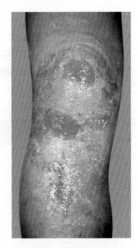

图10-16 湿疹型药疹

浓度的药物,在适当波长的紫外线作用下均可引起光毒性反应。皮损主要位于曝光区,表现类似晒斑,严重者可形成大疱(图10-17)。常见药物包括喹诺酮类抗生素、四环素、非甾体抗炎药、胺碘酮、吩噻嗪类和补骨脂及其衍生物。而光变态反应性是光敏性药物吸收紫外线能量使药物分子与载体蛋白形成完全抗原,通过变态反应而发生的皮损,仅有少数个体发病,有一定的潜伏期,属迟发型变态反应。皮损类似于湿疹样皮炎,皮损可位于非曝光区;常见药物为磺胺类、噻嗪类利尿剂和补骨脂及其衍生物等。

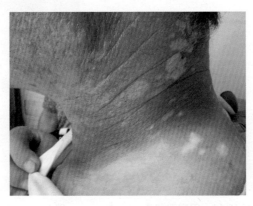

图10-17 光敏剂致光敏型药疹

9. 紫癜型药疹(purpuric drug eruption)　临床并不少见,常为Ⅱ或Ⅲ型变态反应引起,可有血小板减少性紫癜或血管炎性紫癜。轻者表现为双侧小腿出现红色瘀点或瘀斑,散在或密集分布,可略微隆起,压之不褪色,有时可伴发风团或中心发生小水疱或血疱(图10-18);重者四肢躯干均可累及,可伴有关节肿痛、腹痛、血尿、便血甚至黏膜出血、贫血等。

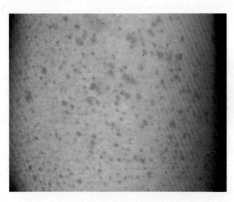

图10-18　紫癜型药疹

10. 血管炎型药疹　药物引起的变应性血管炎可以只限于皮肤,也可累及全身。皮肤表现为红斑、斑丘疹、紫癜、大疱或坏死等(图10-19)。皮肤变应性血管炎可伴有发热、全身不适、肌痛、关节痛、头痛、腹痛、呼吸困难

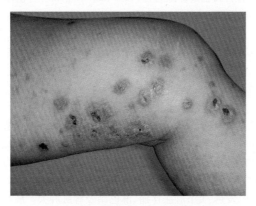

图10-19　药物引起的变应性血管炎

或周围神经性病变,也可伴有肝肾损害。

11. 脓疱型药疹(pustular drug eruption) 又称急性泛发性发疹性脓疱病(acute generalized exanthematous pustulosis)较少见,皮疹常始于面部及皱褶处,以后泛发于躯干、四肢。初期皮损表现为广泛性红斑,继之迅速出现大量表浅无菌性小脓疱,重者脓疱可形成脓湖,可有多形红斑样靶形红斑、紫癜等皮损(图 10-20);持续 1 ~ 2 周后变为干涸脱屑。可伴发热及轻度全身不适。

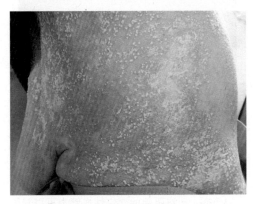

图 10-20 急性泛发性发疹性脓疱病

12. 系统性红斑狼疮样综合征(SLE-like syndrome) 出现于使用肼屈嗪或灰黄霉素等药物以后,最先被认为是药物引起的严重反应,但临床表现和组织变化与真正的系统性红斑狼疮相同,患者有发热、皮疹、关节痛、胸膜炎、心包炎、粒细胞减少、红斑狼疮细胞阳性等各种系统性红斑狼疮症状,因此,系统性红斑狼疮样综合征被认为药物诱发的系统性红斑狼疮。病情轻的在停药后数月内恢复,病情进展的可因狼疮性肾炎或其他红斑狼疮性损害而死亡。

13. 血清病样反应(serum sickness-like reaction) 可以是猩红热样或麻疹样红斑,同时伴有紫癜,也可伴有肾小球肾炎及侵犯各处小血管的过敏性血管炎。血清病样反应常由于青霉素等药物所致,和注射动物血清所致血清病的表现相同。在用药后 2 ~ 3 天到 2 ~ 3 周(一般是 7 ~ 12 天)后,患者感觉周身不适、发热、关节肿胀疼痛、淋巴结及脾脏肿大。最常见的皮疹是荨麻疹、血管性水肿及多形红斑样损害,也可有嗜酸性粒细胞增多,血沉加快。

14. 药物超敏综合征(drug hypersensitivity syndrome,DHS)　其特征为发病急骤,全身症状明显,有内脏受累和血液学异常,皮疹大多为急性红斑水肿、紫癜、水疱或血疱样发疹。皮损可有疼痛。肌肉、关节疼痛。

DHS主要的症状和体征有:①持续性发热和皮疹(≥5天);②嗜酸性粒细胞增多(≥10×10⁹/L);③肝损害(转氨酶≥正常2倍);④淋巴结肿大(>2cm);⑤其他血液学异常;⑥脾肿大;⑦肌痛、关节痛;⑧咽炎等。

导致DHS的药物:①抗惊厥药,如苯妥英钠、卡马西平、苯巴比妥、拉莫三嗪;②磺胺药;③米诺环素;④氨苯砜;⑤别嘌醇;⑥金制剂;⑦其他,如环孢素等。

DHS是一种特殊的特应性药物反应,病情严重,病死率为10%。主要死因是由于严重的内脏受累,病死率的高低取决于停用药物的时间。

【病因】绝大部分药物都可能在部分个体发生药疹,常见引起不同类型药疹的药物见表10-1。

表10-1　引起药疹的常见药物

药疹类型	常见药物
大疱性表皮松解型药疹	苯妥英钠、非甾体抗炎药、别嘌醇、磺胺、呋喃妥因、柳氮磺吡啶、青霉素、链霉素、阿莫西林、盐酸哌唑嗪、噻苯达唑等
剥脱性皮炎型药疹	青霉素、磺胺、对氨基水杨酸、砷剂、金化合物、汞制剂、异烟肼、氯磺丙舒、吩噻嗪等
多形红斑型药疹	青霉素、氨苄西林、链霉素、磺胺、柳氮磺吡啶、四环素、二甲胺四环素、灰黄霉素、酮康唑、苯妥英钠、吩噻嗪、非甾体抗炎药、甲氨蝶呤、炔雌醇、可待因、甲氰咪胍、呋塞米、别嘌醇等
麻疹型、猩红热型药疹	青霉素、氨苄西林、链霉素、四环素、氯霉素、磺胺、灰黄霉素、氨基水杨酸、抗惊厥药、抗组胺药、氯噻嗪、胰岛素、白消安、吩噻嗪类、砜、硫氧嘧啶、别嘌醇等
荨麻疹型药疹	青霉素、氯霉素、链霉素、四环素、磺胺、灰黄霉素、水杨酸盐、吩噻嗪、胰岛素、巴比妥酸盐、吲哚美辛等

续表

药疹类型	常见药物
固定型药疹	四环素、二甲胺四环素、磺胺、三甲氧苄啶、甲硝唑、口服避孕药、巴比妥酸盐、水杨酸盐、非那西汀、吩噻嗪、安替比林、奈普生、格鲁米特、甲喹酮、金、奎尼丁等
湿疹型药疹	肿凡纳明、氯丙嗪、异丙嗪、氯噻嗪、水合氯醛、甲丙氨酯、新霉素、青霉素、链霉素、磺胺、庆大霉素、卡那霉素、普鲁卡因、雷锁辛、维生素 B_1、碘化物、氯磺丙脲、甲苯磺丁脲、氨茶碱等
紫癜型药疹	抗生素类、巴比妥类、非甾体抗炎药、利尿药、奎宁等
痤疮型药疹	皮质激素、口服避孕药、雄激素、苯妥英钠、异烟肼、氟哌啶醇等
脓疱型药疹	大环内酯抗生素、β-内酰胺抗生素、某些生物制剂如粒细胞、巨噬细胞集落刺激因子等

发病机制 一般认为药疹的发生主要是通过免疫反应和非免疫反应两种机制引起。

1. 免疫性药物反应 包括各型变态反应、肉芽肿反应和光敏反应。

(1) Ⅰ型变态反应:即 IgE 依赖性速发性药物反应。包括荨麻疹、血管性水肿、某些湿疹性皮炎及过敏性休克。常见于青霉素、头孢类及生物制剂等。

(2) Ⅱ型变态反应:即细胞毒性药物诱导的反应。抗原特异性 IgG 或 IgM 抗体与进入细胞膜的药物抗原相互作用,在补体的作用下引起溶血性贫血或血小板减少性紫癜。

(3) Ⅲ型变态反应:即免疫复合物介导的药物反应。循环免疫复合物沉积于组织,活化补体系统引起的组织损伤称为血清病样反应,包括发热、关节炎、肾炎、神经炎、水肿和荨麻疹等。部分药热、血管炎可能涉及此型反应。

(4) Ⅳ型变态反应:即细胞介导的药物反应。属于Ⅳ型的有药物接触性皮炎、剥脱性皮炎、大疱性表皮坏死型及湿疹型药疹等。移植排斥反应、结核菌素试验及麻风菌素试验也是Ⅳ型反应。

2. 非免疫性药物反应   是药物效应途径的非免疫性活化、过量、积蓄毒性、代谢变化等发生的药疹，无免疫系统参与，其可能发生机制有：

（1）效应途径的非免疫性活化：一些药物反应在临床上酷似变态反应，但其为非抗体依赖性，如某些药物（如阿司匹林、多黏菌素 B 等）可通过直接导致肥大细胞释放炎症介质引起荨麻疹和血管性水肿；造影剂可能启动补体依赖性效应途径而引起荨麻疹反应；某些药物（如阿司匹林等非甾体抗炎药）可通过抑制环氧化酶而导致白三烯（LT）生成过多，引起炎性反应。

（2）药物过量：用药剂量过大引起的药疹称为中毒性药疹，常表现为一种增强的药理作用，此种情况以老年人和肝、肾功能不良者多见。

（3）累积毒性：有些药物排泄较慢或者药物剂量不大，但用药时间过久可造成药物在体内及皮肤中累积过多而诱发药疹，如碘化物、溴化物引起的痤疮型药疹，其发生机制仍未明确。

（4）药物相互作用：可通过三种机制引起药疹：①药物竞争相同的血浆蛋白结合部位，如保泰松、阿司匹林可从结合部位上取代香豆素导致出血；②药物刺激或抑制自身降解有关的代谢酶或其他药物的代谢酶；③一种药物干扰另一种药物的排泄，如丙磺舒可减少青霉素在肾脏的排泄。

（5）光变态反应：某些药物吸收后经光线的作用转变成抗原，引起变态反应而发生药疹。大多数光敏药物的作用光谱为 UVA，氯丙嗪、硫利达嗪、磺胺、磺酰脲类及噻嗪类既可引起光变应性反应药疹，又可导致光毒性反应。

【诊断】药疹的诊断可依据：①有明确服药史；②有一定潜伏期；③除固定型药疹外，皮损多对称分布，颜色鲜红；④瘙痒明显；⑤排除与皮损相似的其他皮肤病及发疹性传染病。如患者服用两种以上的药物，准确判断致敏药将更为困难，应根据患者过去服药史、有无药疹史、此次用药与发病的关系以及所发疹型最常由何种药物引起等加以分析。

值得注意的是目前部分食物与药物已很难区分，因某种原因驱使食物中添加药物的案例已经无法统计，笔者曾见到一患者每次吃同一种"涮锅"后出现典型的固定药疹。

【鉴别】因皮损表现多样，药疹的临床鉴别诊断甚为复杂。是否有服药史是区别药疹与其他皮肤病的关键之处。特别应注意与传染性发疹性疾病的鉴别。

【治疗】药疹治疗原则如下：

1. 停用致敏药物   为治疗之首要措施。多数轻症药疹及时停药，药疹可在一定的时间内自限并逐渐减退,用药治疗效果也只有在停药的情况下才能充分发挥治疗药物的疗效。

2. 防止药敏的多价过敏及交叉过敏 药疹患者往往处于一种高敏状态,易对原来不过敏的药物发生过敏或对结构相似的药物发生过敏,因此在治疗药疹用药宜尽量简单,不用无关紧要的药。

3. 促进药物排泄 治疗药疹重要措施之一。方法包括多饮水和静脉供给合适的液体量以降低药物的血液浓度,成人的补液量一般在 3000 ~ 4000ml/d,必要时可适当使用一些利尿剂,以提高药物的排泄效果,但应注意水电解质平衡和纠正酸碱代谢紊乱。

4. 积极抗过敏治疗 药物包括抗组胺药和糖皮质激素,早期足量应用糖皮质激素是治疗药疹,特别是重症药疹的重要措施,一般说来,轻症药疹用小剂量,重症药疹用大剂量,应用小剂量激素多用泼尼松 0.5 ~ 1mg/(kg·d) 口服,应用大剂量激素多选用地塞米松 10 ~ 20mg/d 静脉滴注,3 ~ 5 天内如不能控制病情,则应加大原剂量的甲泼尼龙静脉滴注 80 ~ 120mg/d,或选用甲泼尼龙静脉滴注 250 ~ 500mg/d 的冲击疗法,连用 3 天,临床表现改善后尽快逐渐减量。大剂量糖皮质激素应用时应密切注意其不良反应。

5. 积极的支持疗法 主要包括两个方面,其一是充足的营养补充,如鼓励患者进食合适饮食,严重者酌情补充白蛋白、血浆或新鲜血等,不能进食者应行鼻饲疗法;另一方面是给予良好的皮肤护理,轻型无渗液者用炉甘石洗剂等外用,有收敛、消热、保护皮肤、预防感染、加速皮损消退等作用;有糜烂渗出者要注意创面的清洁保护,可用 3% 硼酸溶液或生理盐水湿敷,湿敷间歇期间外用氧化锌油;对重型多形红斑、大疱性表皮松解型药疹则应作保护性隔离,可用创面暴露疗法,每天进行创面清洁,清洁后可选用 0.2% 庆大霉素盐水、阿米卡星喷雾剂喷创面,每天 2 次以预防感染;对眼、口、外阴黏膜损害的患者,应参照以上皮肤的处理方法;对并发细菌感染明显者应系统应用抗生素,药物选择应尽量参照细菌培养及药敏结果,但应注意避开过敏药物,尚无药敏结果时可选用第三代头孢菌素、红霉素类等,如抗生素疗效不佳,应注意真菌感染的可能,应及时进行真菌镜检及培养并尽快抗真菌治疗;出现肝肾损害者应同时给予相应治疗。

第十一章　红斑及荨麻疹

红斑(erythema)是皮肤颜色改变的一种表现,主要是由于血管扩张所致。红斑的变化很大,可以为淡红色、暗红色、紫色。可以是暂时性的、也可以是持久性的。但用手指按压,皆能暂时褪色。红斑消失以后,有的不留任何痕迹,有的可发生色素沉着和鳞屑。

猩红热样红斑
(erythema scarlatiniforme)

猩红热样红斑又称类猩红热红斑(erythema scarlatinoide),属于症状性红斑。是类似猩红热的弥漫性红斑,皮疹往往突然发生,为细小红斑,密集成片,迅速扩展,数小时或 2~3 天内,鲜红斑片扩大融合布满全身,但患者一般无发热等全身症状,口腔黏膜往往正常,无猩红热患者具有的"杨梅舌",但口腔、舌及舌黏膜可以充血,扁桃体可以发炎肿大。数天以内,表皮有明显的脱屑,头发可以稀疏,指甲也可发生变化。在数天或数周内痊愈,有的可复发。自觉症状轻微,有的在红斑出现前发痒,有针刺或烧灼感,以后逐渐减轻。猩红热样红斑可以是败血症、各种毒血症、肾脏疾病、腹膜炎、风湿热或某些传染性疾病的一种皮肤表现,也可以是血清、疫苗或奎宁等药物所引起的药疹。特别是化脓性金黄色葡萄球菌嗜菌体 Ⅱ 型能产生红疹毒素,在感染 3~5 天后,患者可发生猩红热样红斑,伴有发热等严重的全身中毒症状,和真正的猩红热不易区别,严重患者可因溶血而发生黄疸,有人称为葡萄球菌性猩红热(staphylococcal scarlatina)。

毒性红斑(erythema toxicum)

毒性红斑也属于症状性红斑,往往是较广泛的红斑,通常由体内某因素引起。鱼虾等食物、血清、磺胺药或巴比妥等药物,体内某些疾病尤其脑膜炎、波状热、风湿热、传染性单核细胞增多症、疟疾或肺炎等感染性疾病都可能引起皮肤的变态反应而有红斑。感染性疾病引起的红斑有多种表现:伤寒的玫瑰疹常出现于腹部等处,二期梅毒有广泛对称的玫瑰疹,白喉、脑膜炎、斑疹伤寒、链球菌及葡萄球菌感染常有广泛的红斑;传染性单核细胞增多症患者往往有类似伤寒的玫瑰点或风疹样红斑,也可有荨麻疹性、结节性红斑状或多形红斑性皮疹。败血症患者可有玫瑰点、红色斑块、多形红斑样或血栓性损害,也可有紫癜性、荨麻疹样、麻疹或猩红热样红斑;细菌性心内膜炎患者常有瘀点,有时有红斑或结节性红斑;风湿热患者可有瘀点、风疹块、多形红斑或结节红斑性损害,或有风湿性结节。因此,毒性红斑这一名称极含糊不清,如果是某病的表现,可称为症状性红斑(erythema symptomatica)。

新生儿毒性红斑
(erythema toxicum neonatorum)

本病多发生在健康、足月的新生儿。通常发生在出生后 3~4 天内,表现为多发的粟粒或米粒大的红斑、丘疹和/或脓疱,广泛分布于躯干等处(图 11-1、2),常有大片的红斑而无任何全身症状。经过 7~10 天后,本病可自愈。

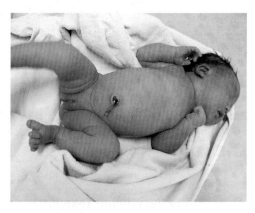

图 11-1 新生儿毒性红斑

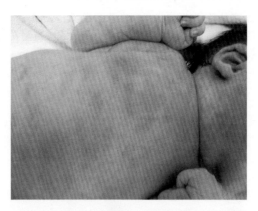

图 11-2　新生儿毒性红斑

　　病因不明,可能为外界刺激引起的非特异性反应,或母体某些抗原物质所致的变态反应。有人怀疑为病毒感染,但不能证实。

　　病理组织内有大量嗜酸性粒细胞,充满嗜伊红细胞的脓疱存在于毛囊部位;在丘疹及红斑性损害的组织内,仅真皮上部的血管周围有少数嗜酸性粒细胞。脓疱内有大量嗜酸性粒细胞而不是嗜中性粒细胞,因而和脓疱疮及脓疱性痱子不同。

多形红斑(erythema multiforme)

　　多形红斑是形态及大小不定的红色皮疹,通常是紫红或深红色斑疹或丘疹,也常有水疱或大疱,有时有紫癜等损害。这些急性损害的组织内有较多的渗出液,因此,多形红斑又称渗出性多形红斑(erythema multiforme exudativum)。

　　【**症状**】初起皮损往往是形态不定的暗红或紫红色皮疹,迅速出现,往往对称出现于面部、颈部、前臂、小腿及手足的背侧(图 11-3、4、5);有时口腔及鼻黏膜和结膜也发生损害。虹膜红斑(erythema iris)是特有的一种表现,往往出现于腕部、踝部及手背上。损害是圆形红斑,中央有较暗的紫红色圆斑而像"猫眼";中央紫红斑处常起大疱。多形红斑皮疹的形态多样,常以其中 1~2 种较显著,一般无或只有轻微的痒感。有些患者以水疱性红斑(erythema vesiculosum)或大疱性红斑(erythema bullosum)为主要皮损,分散成群,多半发生于手部足部,发生于黏膜的疱膜容易破裂而糜烂。经过

2~3周或1个多月后,皮损往往完全消退,不留痕迹,或有暂时的鳞屑及色素沉着。以后,每年可多次复发,尤其在春季及秋季容易复发,有的经过多年才停止复发。

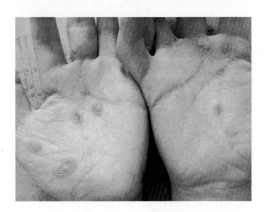

图 11-3　虹膜红斑

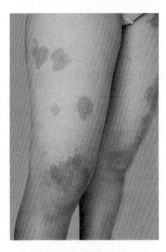

图 11-4　多形红斑

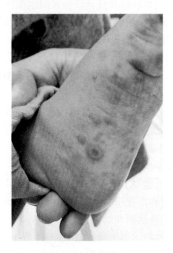

图 11-5　多形红斑

【病因】一般认为是变态反应性疾病。约半数多形红斑无可疑的诱因。有人应用 Raji 细胞放射免疫法检测到其免疫复合物内含有 HSV 抗原及 HSV 抗体,并指出抗原为病毒产物,而非完整的病毒颗粒。可能是皮肤血管对于体内潜在的病毒产物、链球菌及其产物、结核病灶、肺炎支原体等感染所发生的过敏反应。

药物如水杨酸盐类、巴比妥类、磺胺类、溴化物、奎宁等常引起多形红斑型药疹。

体内疾病如风湿热、恶性肿瘤、胃肠疾病、系统性红斑狼疮、结节性多动脉炎、类肉瘤病等可伴发多形红斑。

妊娠妇女尤其在妊娠后半期容易发生多形红斑。子宫有某种疾病或是胎儿在子宫内死亡时皮肤也可发生多形红斑。

【组织病理】 多形红斑有各种不同的皮疹,组织病理变化也不相同。

真皮型:有显著的真皮变化。血管周围有显著的单核性细胞浸润,混杂着一些嗜酸性及嗜中性粒细胞。真皮乳头水肿,严重时成为表皮下水疱或大疱,疱液内含有一些白细胞,还有构成网状的纤维蛋白。

真皮表皮混合型:此型最常见。在丘疹性、斑块样及虹膜红斑性损害内,表皮的角质形成细胞发生坏死,有的细胞无核或核凝缩,胞浆染色较红。细胞间及细胞内水肿,可形成表皮内水疱。基底细胞液化变性,伴有灶性表皮坏死,可形成表皮下水疱或大疱。真皮上部及血管周围有淋巴细胞浸润。

表皮型:成群的表皮细胞胞浆较红,真皮的浅层血管周围只有轻度单核细胞浸润。严重时,基底细胞明显的液化变性,可使表皮和真皮分离。有时,表皮内出现裂隙而和中毒性表皮坏死松解症的组织变化相同。

【鉴别】 多形红斑有多种临床表现,要和多种皮肤病区别,特别要和多形红斑型药疹鉴别,后者多为泛发性。

【治疗】 尽量消除诱使复发的可疑因素:如病灶感染等。用药要注意,特别是容易引起多形红斑的药物如镇痛催眠剂、磺胺药等应该慎用或避用,以免复发或交叉敏感。

泼尼松等糖皮质激素类可迅速减轻症状。抗组胺药、氨苯砜及维生素 C 常被应用。沙利度胺(酞咪哌啶酮)可口服 100~200mg/d,禁用于妊娠妇女以免引起畸胎。

外用药包括糖皮质激素制剂及炉甘石洗剂等。口腔黏膜糜烂时,可以常用硼酸溶液漱口,涂搽每 30ml 含四环素 250mg 的混悬液。饭前喷涂 1%~2% 丁卡因或 2%~5% 赛罗卡因溶液可以减轻或消除进食时的疼痛。

持久性色素异常红斑
(erythema dyschromicum perstans)

本病为一种少见的慢性色素异常性皮肤病,皮肤呈奇形怪状的灰色或略紫红的色素斑,有时夹杂色素减少斑,又称灰皮病(ashy dermatasis)。

【症状】皮损呈圆形、卵圆形、多环形或不规则形,边界清楚。边缘较红而如红线,不隆起或略隆起,逐渐扩展(图11-6、7),在数周或数月内褪色,而灰色斑片可持续1~2年之久。皮损无自觉症状或只轻微发痒。

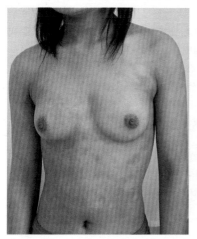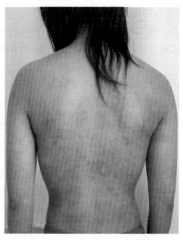

图 11-6　持久性色素异常红斑　　　图 11-7　持久性色素异常红斑

【病因】本病可发生于任何年龄,但以青壮年居多,女性多于男性。病因不明。Polijacki等提出可能与摄入硝酸铵类、氯化钴过敏、炎症后色素沉着及环境污染有关。有的可能与日光、虫咬或瑞尔(Riehl)黑变病有关。Techen认为在本病活动期具有苔藓样反应,导致色素失禁,可能与色素性扁平苔藓为同一或相关疾病。

【组织病理】组织变化是棘细胞发生空泡性变性。在红色线状边缘处,基底层发生液化变性并有色素失禁现象。灰色皮损的表皮缺乏黑色素。真皮的乳头层水肿,毛细血管周围有淋巴细胞、噬黑素细胞及组织细胞浸润。

【治疗】本病无特效疗法,可自然痊愈。有人试用大量维生素 C 治疗。

回状单纯红斑
(erythema simplex gyratum)

回状单纯红斑是不规则的环状或回旋的淡红或鲜红色线状红斑(图11-8);在红色线环内,皮肤大致正常。皮损的范围不定,多半发生于四肢,很少发生于面部、头部及掌跖部位;患者大多为 20 岁左右的青年,无自觉症状或轻度瘙痒。皮疹于 1～2 天,最迟 7～8 天消退,消退后不留痕迹,但新疹可陆续出现,病程延续数月至数年。本病原因不明,食物、药物、月经失调或胃肠障碍可和本病有关。

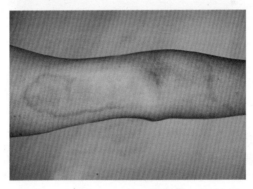

图 11-8　回状单纯红斑

组织病理:真皮乳头部血管扩张,有少量淋巴细胞浸润。

离心性环状红斑
(erythema annulare centrifugum,EAC)

是一种原因不明慢性反复发作的环状红斑性皮肤病,常并发其他疾病。目前 EAC 渐渐成为一种排他诊断。

【症状】表现为大小不定的环状及回状损害,初起时是丘疹,以后逐渐扩大,中央消退而成环状,边缘隆起,呈淡红或淡黄色。相邻皮损可互相融合成花边形、弧形、多环形或回形(图 11-9);有时,中央部位出现新皮损,又逐渐向外扩展,因而成为同心环状。损害多半发生于躯干,形态不断改变,有的还有一些瘀点、毛细管扩张或少量鳞屑;患者一般无症状,或是轻微发痒,本病可持续数周后消退,遗留暂时的色素沉着。

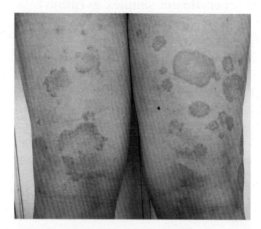

图11-9　离心性环状红斑

【病因】 本病病因不明。有推断可能是对多种抗原的一种"超敏反应"。该病与感染因素有关,有人认为本病是真菌、病毒、细菌、寄生虫引起的变态反应,或与扁虱叮咬有关。也有人认为是某些药物过敏。

【治疗】 治疗包括病因治疗,对症治疗。局部可外用糖皮质激素,口服抗组胺药等。可试用氨苯砜治疗。

匐行性回状红斑
(erythema gyratum repens)

初起皮损呈红色斑丘疹,逐渐扩展成环形,环内陆续发生新皮损,环状红斑发展较快,每天超过1cm,并逐渐形成鲜红或紫红色同心环,彼此往往衔接,于是皮损成脑回状、图案状或波浪形等形态,广泛分布于躯干等处,引起轻微的痒感。皮损边缘可略隆起而内缘常有菲薄鳞屑,边扩展,边消退,因而皮损形态不断变化甚至每日不同,消退处可遗留色素沉着。

实验室检查显示皮肤及血液嗜酸性粒细胞增多,皮损和外观正常皮肤的基底膜带有 IgG 及 C_3、C_4 沉积。

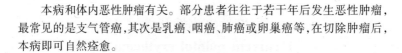

本病和体内恶性肿瘤有关。部分患者往往于若干年后发生恶性肿瘤，最常见的是支气管癌，其次是乳癌、咽癌、肺癌或卵巢癌等，在切除肿瘤后，本病即可自然痊愈。

慢性游走性红斑
（erythema chronicum migrans）

又称游走性红斑（erythema migrans），为莱姆病（Lyme disease）皮肤表现之一。病原体为包柔螺旋体，主要在春夏季节，蜱为传播媒介。

莱姆病分为3期，临床上一期表现为游走性红斑，皮疹出现在叮咬后1～36天，平均9天，最初在叮咬部位或邻近部位出现红斑、风团或出血性皮损，由于螺旋体局部扩散，红斑不断扩大，经过数周后直径可达15cm以上，斑中央逐渐消退，形成环状，环边宽度较宽，内缘可附鳞屑，皮损内可查到螺旋体。陈旧性损害呈暗红色、暗蓝色，由于边缘扩展，可出现靶形损害，或"牛眼样"外观，伴轻度瘙痒或灼热感，局部淋巴结肿大，经数周后，皮损消退。临床上要与风湿性环状红斑、离心性环状红斑、接触性皮炎鉴别。

治疗要注意防护，防止蜱叮咬。一旦发现被蜱叮咬应及时处理。口服多西环素、阿莫西林，或静脉注射头孢曲松钠。

风湿性环状红斑
（erythema annulare rheumaticum）

本病为风湿热的皮肤症状之一，发生于风湿热活动期，是诊断风湿热的症状之一。

风湿热是一种侵犯多系统的免疫性疾病，由A组β溶血性链球菌感染后引起的自身免疫反应。本病为风湿热的皮肤表现之一，发生在急性风湿热活动期。

皮损为红斑，淡红色或红色，向四周扩大，直径1～3cm，境界清楚，中央消退后形成环状，亦可相互融合成多环状，无自觉症状，红斑变化快，可在数小时或1～2天内消失，但在其他部位又可发作。皮疹分布于躯干或四肢近端部位，皮疹无鳞屑，消退后不留色素沉着。

治疗按风湿热治疗，皮疹可自行消退。

复发性疼痛性红斑
（recurrent painful erythema）

由 Tasboi 在 1988 年报道。为一过性红斑,有严重自发痛。好发于中年妇女,主要分布于四肢伸面、腹部。物理性损伤或扭伤可诱发,红斑发作虽非进行性,但可反复发生持续多年。由于每次发作时疼痛难忍,患者常用钝器顶压患处而形成色素沉着与皮肤肥厚(图 11-10)。

泼尼松治疗有效。

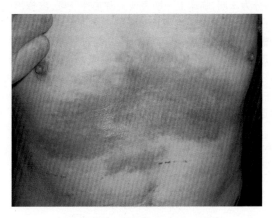

图 11-10 复发性疼痛性红斑
重庆市垫江县人民医院 皮超

Stevens-Johnson 综合征(SJS)

Stevens-Johnson 综合征又称恶性大疱性红斑(erythema bullosum malignans),常是一种严重的药疹。皮肤有突然泛发的红斑、大疱、黏膜糜烂,并有发热等全身症状,和多形红斑及中毒性表皮坏死松解症(toxic epidermal necrolusis TEN)很相似,目前把 Stevens-Johnson 综合征看作重症多形红斑,或称为大疱性多形红斑(erythema multiforme bullosum)。

【**症状**】发作很急。患者突然感觉全身不适,头部、关节、口腔及喉部皆痛,体温迅速上升,常到 39～40℃左右。全身皮肤有广泛发生的大疱,疱液清亮,疱基紫红,疱膜紧张。疱膜擦破后露出湿红的糜烂面,相邻大疱可相融合形成不规则的大疱(图11-11、12)。

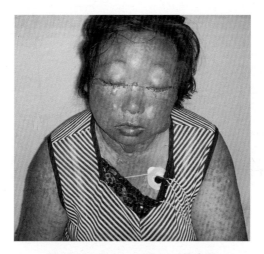

图11-11　Stevens-Johnson 综合征

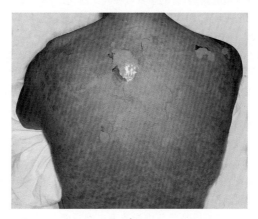

图11-12　Stevens-Johnson 综合征

　　口腔、舌及唇黏膜皆常发炎起疱,疱膜容易破裂而糜烂(图11-13)。口腔黏膜可糜烂、出血,甚至发生溃疡,饮食时引起剧烈疼痛,往往不能吞咽;唇红缘常糜烂结痂,容易破溃出血;鼻黏膜也常出血及结痂。结膜及角膜充血,可以发生溃疡;患者畏光流泪,甚至全眼发炎而致失明。尿道黏膜可以发炎糜烂,排尿时疼痛;阴道、阴唇、阴囊、龟头皆常糜烂,可以发生溃疡。

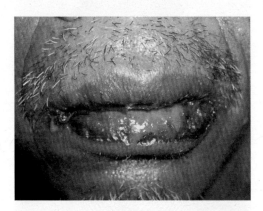

图 11-13   Stevens-Johnson 综合征口腔黏膜糜烂

患者常有持续的高热,有的患者可在几天内死亡,大多数患者经过 10 ~ 14 天后,温度迅速下降,大疱吸收,糜烂的表皮及黏膜也逐渐恢复,在发病 2 ~ 3 周后痊愈。

【病因】本病常是一种严重的药疹,常由安替匹林、磺胺类、巴比妥类、苯妥英钠、三甲双酮等引起。有的患者无用药史,但目前食物与药物已很难区分,真正病因常难肯定。由于病因不定并和多形红斑相似,目前认为本病是多形红斑的严重型。

【组织病理】表皮水肿,大疱在表皮下方;真皮的乳头层水肿,血管扩张,有些红细胞渗出,真皮内有轻度炎性浸润。

【鉴别】Bastuj-Garin 等于 1993 年提出 SJS 的诊断是黏膜糜烂加广泛的暗红色皮损及表皮剥脱面积 <10% 。SJS 与 TEN 重叠时为广泛的暗红色皮损及表皮剥脱面积达 10% ~ 30% ,而诊断 TEN 则应是广泛的暗紫色皮损及表皮剥脱面积 >30% 或暗紫色皮损及表皮剥脱面积 >10% 而不伴任何散在的皮损。本病还应和泛发性大疱性固定性药疹、接触性皮炎、葡萄球菌烫伤样综合征、大疱性类天疱疮、寻常天疱疮区别。

【治疗】原则为及时抢救、降低死亡率、减少并发症、缩短病程。

1. 及早足量使用糖皮质激素   一般可给氢化可的松 300 ~ 400mg/d,静滴,或用地塞米松 10~20mg/d,分 2 次静滴,病情应在 3~5 天内控制,如未满意控制应加大剂量(增加原剂量的 1/3~1/2);待皮损颜色转淡、无新发皮损、体温下降后可逐渐减量。

2. 防治继发感染　应强调消毒隔离,抗生素并非常规预防感染的唯一手段;如有感染存在,可结合细菌学检查结果,选用过敏反应发生较少的抗生素。如抗生素治疗效果不佳,应注意有无真菌感染的可能,如确诊应尽快加用抗真菌药物。

3. 加强支持疗法　由于高热、进食困难、创面大量渗出或皮肤大片剥脱等常导致低蛋白血症、水电解质紊乱,应及时加以纠正,必要时可输入新鲜血液、血浆或白蛋白以维持胶体渗透压,可有效减少渗出;若伴有肝脏损害,应加强保肝治疗。

4. 加强护理及外用药物治疗　对皮损面积广、糜烂渗出重者应注意保暖,可每天更换无菌被单,局部可用 3% 硼酸溶液或生理盐水湿敷,同时注意防止压疮的发生。累及黏膜者应特别注意眼睛的护理,需定期冲洗以减少感染及防止球睑结膜粘连,闭眼困难者可用油纱布覆盖,以防角膜长久暴露而损伤。

5. 对于口腔黏膜损害,可以常用硼酸溶液漱口,抑制及防止继发感染。进食以前,涂搽 1%~2% 丁卡因或 2%~5% 赛罗卡因溶液,能消除进食时疼痛。

中毒性表皮坏死松解症
(toxic epidermal necrolusis,TEN)

中毒性表皮坏死松解症常是药疹的一种严重表现,皮肤突然发生松弛而广泛的大疱及红斑,疱膜容易擦破而糜烂,像是大范围的烫伤;并有高热等全身症状,又称烫伤样皮肤综合征(scalded skin syndrome)。

【症状】患者先觉疲倦,可有咽痛、呕吐、腹痛或腹泻,然后发热,在几小时以内,体温可以迅速上升到 40℃ 或更高,严重时患者昏迷。

皮肤先突然成片发红,可有出血性损害。红斑上迅速出现松弛大疱,皮肤很易擦破,像纸一样容易撕落,露出湿润鲜红并有灼痛的表面,很像烧烫伤(图 11-14)。在 1~2 天内皮肤损害发展到顶点,如不继发感染上皮重新形成往往需要 3 周。黏膜可正常,有的发生结膜炎,口颊黏膜发红糜烂,咽部及扁桃体发炎,眼睑边缘红肿,包皮及龟头糜烂;唇部红肿,唇红缘往往有皲裂。

严重患者的水盐代谢常因液体及电解质大量流失而紊乱,可在几天之内死亡。有的因肾脏严重受损而死于尿毒症。本病如不及时治疗,死亡率可达25% ~50%。

【病因】本病突然发作,有范围很大的松弛大疱及严重的全身症状,很像SJS,但更严重,有人认为两病是同一疾病的不同表现,都可由三甲双酮、磺胺药、苯妥英钠、保泰松、对氨基水杨酸钠、安替比林等药物引起。有人认为抗组胺药、硼酸、呋喃妥因、水杨酸盐、青霉素、四环素及氯霉素等常用药也能引起 TEN。有些 TEN 患者中没有明显药物史,但不排除食物中化学性添加剂的致敏。

【组织病理】表皮细胞肿胀,细胞核凝缩,表皮和真皮之间有空隙,有基底层坏死,真皮水肿及血管扩张,血管周围有炎性浸润,主要为淋巴细胞。

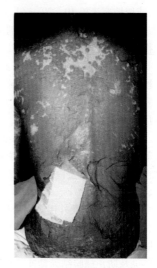

图 11-14　中毒性表皮坏死松解症

【鉴别】症状相似的新生儿剥脱性皮炎被称为葡萄球菌性烫伤样皮肤综合征,后者是一种感染性皮肤病,应视为两种不同疾病。

【治疗】同 Stevens-Johnson 综合征。

结节性红斑(erythema nodosum)

结节性红斑的皮肤损害是红色或紫红色皮下结节,有压痛,最常见于小腿,表面可略隆起,不会破溃,数周后即可自然消退,以后容易复发。结节性红斑容易发生于春秋季,有自限性,最常见于青年女性。

【症状】发病期间,患者往往有低热或关节肌肉疼痛;有的患者有真正的风湿热,心脏可有风湿性损害。皮疹迅速出现,常发生于两侧小腿前侧的中部,有时也发生于臂部伸侧、股部,甚至臀部。初起损害是有触痛的皮下结节,表面为边界不太明显的圆形或椭圆形淡红斑(图 11-15)。以后,结节渐渐增大而隆起,皮肤表面平滑鲜红,触痛更加显著并有疼痛。

结节的直径约为 1 ~5cm,数目不定,通常有数个至数十个,散布在两侧,多少不对称,相邻损害可以聚合成较大硬块,容易使患部附近尤其小腿下部发生水肿。几天以内,皮疹由红色变成紫红或暗红色;数周后结节可渐

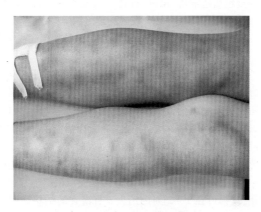

图 11-15　结节性红斑

消失,一般不遗留痕迹,但也可遗留暂时的淡褐斑及少量鳞屑,有时新损害陆续出现而使病程延长。有的患者以后复发。

【病因】结节性红斑是类似多形红斑的一种过敏性疾病,和感染、药物、某种全身性或内脏疾病等多种因素有关,但是,约半数患者不能查出病因。

药物性皮炎可以表现为结节性红斑,常见的是青霉素、磺胺药、溴化物、碘化物、砜类药物、水杨酸盐、避孕药、雌激素类化合物等。

结节性多动脉炎、风湿性关节炎、系统性红斑狼疮、类肉瘤病、溃疡性结肠炎、局限性肠炎或其他炎性肠病、急性女阴溃疡、白塞(Behcet)综合征等患者及妊娠妇女都可伴发本病。

结节性红斑有人认为可能是机体对某些病原微生物抗原的一种迟发性过敏反应。但也有人认为是一种免疫复合物反应。患处血管有免疫球蛋白及补体沉积,血液中可有免疫复合物。

【组织病理】早期损害在浅部皮下组织内,有散的细胞浸润,主要是嗜中性粒细胞及淋巴细胞,还有组织细胞,偶尔看到嗜酸性粒细胞;以后,血管尤其较大的小静脉的内皮细胞增生,炎性浸润可以侵入管壁,但不发生闭塞,也没有血栓。晚期损害的嗜中性粒细胞减少,而淋巴细胞增多。异物巨细胞及上皮样细胞可以出现而易误认为结核性变化。

【诊断】在询问病史及体格检查时,应该注意患者有无服药史、关节痛或感染等全身性疾病。

实验室检查包括血常规、血沉、抗链球菌凝集素、尿常规及咽培养,此外,必要时作结核菌素试验、胸部 X 线或病理组织学检查。

结节性红斑常需和硬红斑、梅毒性树胶肿、孢子丝菌病或结节性血管炎等鉴别。

【治疗】 急性发作期要卧床休息。应该寻找病因,然后进行适当处理。

为了减轻压痛和关节痛,患者可服吲哚美辛、水杨酸钠或阿司匹林等镇痛剂,例如,每次服阿司匹林 0.5 ~ 0.6g。碘化钾可服 0.36 ~ 0.9g/d,或是加入牛乳中,饭后口服,每日 1 次,往往在 2 天以后,症状即可减轻,2 周后可痊愈,应连服 3 ~ 4 周以免停药过早而易复发。

如果碘化钾等药物无效,可用小量糖皮质激素类混悬液注射于结节内,结节常在 2 ~ 3 天内消退。严重患者可应用糖皮质激素治疗,雷公藤、白芍总苷可以应用,皮损可在 1 ~ 2 周内消失。有潜在的结核病时应该慎用或禁用。

荨麻疹(urticaria)

荨麻疹的损害是迅速出现及消退的风疹块,临床称为风团,通常在 2 ~ 24 小时内消退,但反复发生新的皮疹。迁延数日至数月。有 15% ~ 20% 的人一生中至少发作过一次荨麻疹。

【症状】 损害是迅速出现的风团(图 11-16),局部常发痒或有麻刺感。风团扁平发红,或是苍白的水肿性斑块,而边缘有红晕。有时风团呈环形,几个相邻的环状损害可以融合成地图状,偶有风团形成水疱、大疱,水疱周围常有红晕,易发生于儿童。风团消失后,皮肤恢复正常,在 24 小时内同一部位一般不再发生新损害。

风团的大小及数目不定,可出现任何部位的皮肤,出现于唇部、眼睑可使患处显著肿

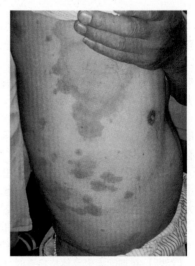

图 11-16　荨麻疹

胀。舌、口腔或咽喉等处黏膜都可累及。呼吸道症状表现为哮喘或喉头水肿,严重的喉头水肿可引起呼吸困难甚至窒息。胃肠道症状有恶心、呕吐、腹痛、腹泻。严重的患者有头痛、发热等全身症状,尤其急性荨麻疹患者可发热达40℃左右,血压可降低,甚至发生昏厥或休克。

风团的病程不定。有的患者经过几天或1~2周至数周后停止发作,可称为急性荨麻疹(urticaria acuta)。若反复发作连续6周以上者称为慢性荨麻疹(urticaria chronica)。

荨麻疹有几种特殊类型:

1. 人工荨麻疹(urticaria factitia) 又称皮肤划痕征(dermatographism)。用钝的硬物尖端如铅笔尖或牙签之类在皮肤上划写,表现为清晰的红线状隆起风团(图11-17),而别处并无自然出现的风团。不久以后,皮肤划痕逐渐自然消失。可与其他类型荨麻疹同时存在。

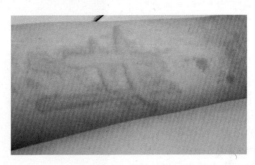

图11-17　皮肤划痕征

2. 压迫性荨麻疹(pressure urticaria) 出现于摩擦或受压的部位,局部大范围肿胀似血管性水肿,易发生于掌跖、臀部,也可发生于衣服、皮带、腰带等束压处。轻度压力即可使受压部位在4~6小时后发生肿胀和深处疼痛的风疹块,经8~24小时才消失。

3. 接触性荨麻疹(contact urticaria) 皮肤接触某些变应原后发生风团和发红,最常见的致敏物质是食物、药物、禾本科植物、动物、橡胶和某些化学品等。风团往往发生于口周围及手部,也可泛发。发生在特应性皮炎的儿童中,常伴有哮喘等其他过敏症状。

4. 寒冷性荨麻疹(cold urticaria) 分遗传性及获得性两种。

遗传性寒冷性荨麻疹为常染色体显性遗传,在婴儿时期即出现,以后可持续终生。患者遇冷后0.5~4小时左右发生不太痒但有烧灼感的风疹块。

获得性寒冷性荨麻疹，在气温突然降低、浸泡冷水或接触寒冷物后，接触或暴露部位发生水肿和风团，严重时也可出现于身体其他部位。患者常有冷球蛋白血症、冷溶血素血症、冷凝集素血症、冷纤维蛋白原血症、结缔组织疾病、血管炎疾病或造血系统恶性病变等。

5. **热性荨麻疹**（heat urticaria） 较少见。在任何形式的皮肤受热（43℃）后几分钟，局部发生瘙痒和风团，持续1小时左右，与胆碱能性荨麻疹不同。全身突然遇热时也可发生昏厥或休克。

6. **水源性荨麻疹**（aquagenic urticaria） 皮肤接触任何温度的水后，数分钟至30分钟内均可引发微小的点状毛囊周围风团，伴有瘙痒，持续30~45分钟。应与水源性瘙痒症区别，后者是在水接触后发生瘙痒而无明显皮损。

7. **日光荨麻疹**（solar urticaria） 在阳光照射后数分钟内，日晒部位发生刺痛及发痒的红斑和风疹块（图11-18），风团也可波及非暴露部位，特别是衣服单薄遮盖较差的部位。避免日晒后经一至数小时消退。反应严重时可伴有寒战、腹痛甚至休克。紫外线、可见光线或不可见的红外线都能引起此种荨麻疹，对波长为300nm的紫外线尤易发生

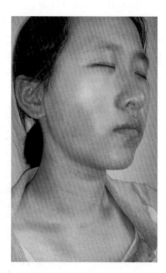

图11-18 日光荨麻疹

8. **血管性水肿**（angioedema） 原称血管神经性水肿或巨大荨麻疹，遗传性血管性水肿（hereditary angioedema）又称慢性家族性巨大荨麻疹，都被认为是荨麻疹的特型。

9. **胆碱能性荨麻疹**（cholinergic urticaria） 在情绪激动、剧烈运动或摄入热饮食时出现，皮疹是直径约1~3mm的发痒风团，周围有红晕，可广泛分布于身体任何部位，但不见于掌跖。严重时伴有头晕、头痛、腹痛、腹泻甚至休克等症状。风团经半小时到1~2小时后消退。

10. **肾上腺素能性荨麻疹**（adrenergic urticaria） 是一种精神应激诱发的荨麻疹，伴有血清儿茶酚胺增多。发生在情绪应激之后。风团大小类似于胆碱能性荨麻疹，周围包绕苍白晕而非红斑是两者的差别。肾上腺素能

受体阻滞剂如普萘洛尔(普萘洛尔)等治疗有良好疗效。

11. **血清病性荨麻疹**(serum sickness urticaria) 外源性血清、药物和动物性疫苗是常见病因。常在注射部位出现红斑和水肿反应。广泛性淋巴结肿大,体温常升高。50%的患者出现关节疼痛和僵硬。少数患者可发生外周神经炎,有时可伴肾损害。嗜酸性粒细胞升高。

12. **荨麻疹性血管炎**(urtcarial vasculitis) 荨麻疹损害和坏死性血管炎是临床特征,皮损持续24~72小时,可遗留紫癜、鳞屑和色素沉着,并可伴有明显的烧灼感和疼痛(图11-19、20)。有时可有发热及关节痛症状。实验室检查:低补体血症,30%的患者抗核抗体阳性,血沉快。皮肤活检显示白细胞碎裂性血管炎改变。

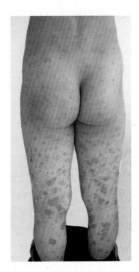

图 11-19 荨麻疹性血管炎

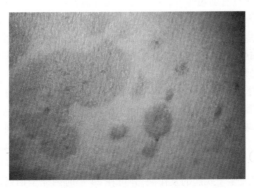

图 11-20 荨麻疹性血管炎

13. **蛋白胨性荨麻疹**(peptone urticaria) 在暴饮暴食并有精神激动和大量饮酒时,食物中的蛋白胨未被消化即经胃肠道吸收而引起发病。此型荨麻疹主要表现皮肤广泛充血、发红,有较小的风团。可伴有头痛、乏力。病程很短,一般为1~2天。

14. **伴有神经症状的荨麻疹(urticaria with nervous symptom)** 引起荨麻疹的一些化学介质影响了血-脑屏障,使脑部毛细血管通透性增高而发生脑水肿,或发生脑膜刺激症状,出现头痛、恶心、呕吐,严重者抽搐、昏迷,甚至发生脑疝而死亡。

15. **心脏性荨麻疹(cardiac urticaria)** 具有典型的荨麻疹皮损同时伴发心脏功能性改变。可表现为心悸、心慌不适、胸痛、胸闷、气急、心律失常等,心电图有明显的非特异性改变。心脏性改变随皮疹消退而恢复正常。

16. **关节、肌肉型荨麻疹(articular and musular urticaria)** 皮损可全身泛发,肌肉症状表现为肌肉疼痛、肿胀和压痛及四肢活动障碍。关节疼痛,活动受限,但无肿胀。症状随皮疹消退缓解或持续数天消失。发病机制可能与某些致炎、致痛介质共同作用有关。

17. **胃肠型荨麻疹(gastroenterologic urticaria)** 典型荨麻疹症状伴有恶心、呕吐、腹痛、腹泻,偶有少量腹水形成。腹痛范围广,无固定压痛点,腹泻一般为水泻。治疗除用抗组胺药外,可口服阿托品或颠茄,糖皮质激素治疗是必要的。

18. **花生四烯酸介导性荨麻疹(arachidonic acid mediated urticaria)** 阿司匹林是慢性荨麻疹的常见原因,但有时被忽视。此型荨麻疹为花生四烯酸介导性荨麻疹。许多患者不能耐受非甾体类抗炎药、防腐剂、偶氮染料、食品添加剂及具有阿司匹林特性的工业化合物等。

19. **继发性荨麻疹(secondary urticaria)** 继发于其他疾病者,如药物性荨麻疹样疹。一些感染性疾病如乙肝和丙肝、莱姆病、传染性单核细胞增多症等;高丙种球蛋白血症、血液系统疾病;自身免疫病的红斑狼疮、干燥综合征、其他恶性肿瘤等。

20. **自身免疫性荨麻疹(autoimmune urticaria)** 所谓自身免疫性荨麻疹是指非外源性所致,而是自身抗体通过与高亲和性 IgE 受体交联,激活肥大细胞和嗜碱性粒细胞释放组胺而引起荨麻疹。研究发现,将慢性特发性荨麻疹(CIU)患者自身血清注射在外观正常的皮肤可引起风团及潮红反应,这种试验被称为自身血清皮肤试验(autologous serum skin test,ASST)。ASST 试验仅发生于疾病的发作期,并可在 24 小时内完全消退。约 50% ~ 60% 发作期的 CIU 患者的 ASST 反应阳性。ASST 并不是自身免疫性荨麻疹的特异性试验,但它仍然是检测慢性荨麻疹患者血清中内源性血管活化因子的最好方法,可作为简单的筛选试验。

【病因及发病机制】

(一)病因

引起荨麻疹发生的因素很多,如食物及食物添加剂、药物、感染、虫咬、寄生虫、吸入物等。但80%～90%患者的真正诱因不能找到,有的可和精神因素及内分泌改变有关,而冷、热、紫外线等仅偶尔成为病因。此外,其他疾病如体内感染、结缔组织病、血管炎、恶性肿瘤、肝炎等容易伴发慢性荨麻疹。

(二) 发病机制

荨麻疹有不同的发病原理。一种是抗原抗体相作用的变态反应,大多数荨麻疹尤其急性荨麻疹是这种免疫学反应。另一种是不经免疫学机制而使肥大细胞和嗜碱性粒细胞放出组胺等介质所引起的荨麻疹。第三种是某些因素直接使皮肤血管扩张而产生的荨麻疹。另有少数患者的荨麻疹和遗传有关。因此,发病机制可有变态反应、非变态反应、血管刺激反应、遗传性及自身免疫反应五类。

【组织病理】表皮有细胞内水肿,真皮内小血管扩张,大量血清由毛细血管渗出,挤压已扩张的血管而可减少血量。真皮的水肿使胶原纤维及胶原束彼此分离,水肿剧烈而扩展到皮下组织时则成血管性水肿(巨大荨麻疹)。血管周围有轻度的嗜酸性粒细胞、嗜中性粒细胞、肥大细胞及淋巴细胞浸润。

【诊断】本病诊断容易,因为风团是荨麻疹唯一的皮肤损害。确定荨麻疹的病因很难,必须详细询问病史,注意患者的饮食、药物、病灶感染、接触物、吸入或滴入物、内脏疾病、生活习惯及精神状态等。在体格检查时,要注意患者有无肝病、鼻窦炎、扁桃体炎等感染病灶以及内脏疾病等。慢性特发性荨麻疹可疑自身免疫性荨麻疹时可做 ASST 进行筛选。

【治疗】应该尽量寻找及移除病因。

(一) 内用药:第一代、第二代抗组胺药是治疗各种荨麻疹的重要药物。长期应用一种抗组胺药后容易引起耐药性,可交替或联合应用。抗组胺药有各种副作用,尤其对高空作业、驾驶员及精密仪器工人等要选择无中枢镇静的抗组胺药,以免发生事故或影响工作。

糖皮质激素类药物一般只短期应用于严重的急性荨麻疹和血清病,荨麻疹并发过敏性休克时应立即应用。但对于慢性荨麻疹不能滥用激素,也不建议长期应用激素治疗。

肾上腺素、麻黄碱及氨茶碱能使肥大细胞内 cAMP 增多而抑制组胺的释放,能迅速促使急性荨麻疹或巨大荨麻疹的风团或水肿消退,通常用1:1000肾上腺素 0.3～0.5ml 作皮下注射,每经 15～20 分钟可再注射,对过敏性休克或并发哮喘、腹痛的患者尤其适用。

其他药物如氯喹和孟鲁司特被分别应用于日光性荨麻疹和慢性荨麻

疹,6-氨基己酸可用于寒冷性荨麻疹和巨大荨麻疹(血管性水肿),阿托品或普鲁本新及氯丙嗪可用于胆碱能性荨麻疹,柳氮磺吡啶对压力性荨麻疹有一定的疗效。

自身免疫性荨麻疹的治疗,一线药物:抗组胺药以依巴斯汀为首选;二线药物:可使用如泼尼松 30～40mg/d;羟氯喹 200～400mg/d;氨苯砜 50～100mg/d;雷公藤多苷 30～60mg/d;白芍总苷 1200～1800mg/d;秋水仙碱 0.5mg,每日 2 次;达那唑200mg/d。三线药物:用于疗效不佳严重患者,可选用如环孢素 100mg,每日 3 次;静脉用免疫球蛋白;也可选用硫唑嘌呤或甲氨蝶呤。

（二）局部治疗:常用的外用药如氧化锌洗剂、炉甘石洗剂或下列洗剂:

苯酚 0.5g,薄荷脑 0.25g,炉甘石 15g,氧化锌 15g,酒精 30g,水加到 100ml。

丘疹性荨麻疹(papular urticaria)

丘疹性荨麻疹又称风团性苔藓(lichen urticatus),多见于婴幼儿及儿童。往往同一家庭中有多人同时发病。本病有季节性。常有剧痒,一般无全身症状。

【症状】 皮肤损害是突然发生的豌豆到指头大小的风团性红斑,中央有针头到豆大的丘疹。后风团性红斑逐渐消退,而丘疹可继续存在 1～2 周。皮损的数目不定,一般是 10 个左右,三五成群或零星散布。丘疹顶端可有水疱、脓疱或结痂(图 11-21),有的患者丘疹不多,另一些含清亮液体的大疱,有的为出血性水疱或风团。因而风团、丘疹及大疱可同时存在。经过 2～3 天或 1～2 周后,皮疹即消失,可遗留暂时的色素沉着。

损害往往分批发生于四肢尤其臀部、腰部及下肢,也可出现于颈部及躯干,往往季节性的复发,也常在晚间出现或加重,引起剧痒而妨碍睡眠;剧烈搔抓引起皮抓破、血痂或继发性感染,有时引起湿疹化或苔藓样化。有的患者成年累月的不愈而可转变成痒疹。

【病因】 患者若变换生活环境,不久即愈或停止发病,表明环境中有某些致敏物。因而有所谓"水土不服"说法。人蚤、犬蚤、猫蚤、虱、蚊、蠓、蚋、螨,特别是跳蚤的叮咬是主要的病因,有人用蚤及臭虫制成抗原做皮肤试验,90% 患者呈阳性反应。

【治疗】 预防是消除昆虫如猫、狗上的蚤,人蚤及臭虫等,在室内床铺、

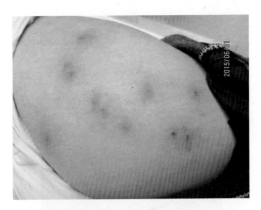

图11-21　丘疹性荨麻疹

家具、草垫、墙角等处喷洒杀虫药。

内服抗组胺药如苯海拉明、氯苯那敏等，外搽止痒的洗剂如含有苯酚的炉甘石洗剂等，或是外涂皮质类固醇类霜剂；发生继发性感染时要应用抗菌药物。

血管性水肿（angioedema）

血管性水肿曾名血管神经性水肿（angioneuroticum oedema），是荨麻疹的一种特型，可称为巨大性荨麻疹（giant urticaria）。

【症状】损害为突然出现的限局性水肿，最容易发生于皮下组织疏松的部位如眼睑、口唇（图11-22）、耳垂、外阴部或是口腔及消化道的黏膜或结膜，有时也发生于手足部背侧、面部及四肢，多半出现于夜间，当患者次晨睡醒时，才发现突如其来的肿胀。有时，风疹块与本病同时出现。

损害可发生于一处，或是同时出现于数处；通常是单侧，也可见于两侧。患处肿胀并有弹性，没有明显的指凹性水肿，表面淡红或苍白，或是正常皮色，边缘不清，大小不定。损害发生于眼睑或包皮时，肿胀尤其剧烈，上下眼睑往往闭拢而不能睁开，包皮可膨大成球状。在几十分钟或几小时内，肿胀会逐渐缩小而消失，不遗留痕迹，以后可以复发。

患部常觉痒或有轻度灼热及紧张感。也有同时伴发腹痛等胃肠障碍。如果损害发生于口腔或咽喉，可以引起吞咽或呼吸困难；有的患者突然发生喉头水肿而窒息，甚至死亡。

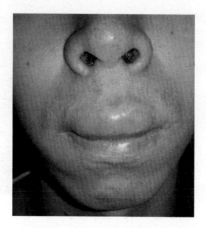

图 11-22　血管性水肿

【病因】血管性水肿是荨麻疹的一型，是由于血管通透性增高所致的皮肤和皮下组织深层水肿。它与一般性荨麻疹损害的区别仅在于累及的程度，两者常同时发生。发作严重时有致命的危险。血管性水肿分为遗传性和获得性两种类型。

1. 遗传性血管性水肿(见遗传性血管性水肿)。

2. 获得性血管性水肿　急性型多见于由于药物、食物、花粉、昆虫毒素、造影剂等激发 IgE，介导生物活性介质生成而发作；而慢性复发性血管性水肿则可见于以下几种情况：

(1) 特发性：病例较多，但原因不明；

(2) 获得性 C1 脂酶抑制物缺乏症：可见于恶性肿瘤或自身免疫性疾病者；

(3) 血管性水肿嗜酸性粒细胞增多综合征：表现为血管性水肿、荨麻疹、肌痛少尿、发热等周期性发作，伴有白细胞和嗜酸性粒细胞增多。

【鉴别】本病需和肾炎性水肿、接触性皮炎、丹毒及蜂窝织炎鉴别。

【治疗】皮下注射 1:1000 肾上腺素 0.3 ~ 0.5ml 有明显的效果。也可肌内注射肾上腺素或麻黄碱，也可舌下含用异丙基肾上腺素，但这些药物对高血压病或心脏病患者要慎用。

糖皮质激素制剂可作肌肉或静脉注射，同时可皮下或肌内注射苯海拉明等抗组胺药。

有喉头水肿的紧急情况时，要由静脉注射肾上腺素。而有窒息危险时，

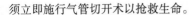

须立即施行气管切开术以抢救生命。

遗传性血管性水肿
(hereditary angioedema, HAE)

遗传性血管性水肿曾称为遗传性血管神经性水肿(hereditary angioneurotic edema)。

【症状】本病常开始发生于儿童时期,或在 20～40 岁时出现。皮肤损害是突然发生的局限性水肿,和一般的血管性水肿相同,不久即可消退。发作次数不定,有的在短期内发作多次,有的每 1～2 周一次,但也有发作一次后不再发作的,常伴胃肠道水肿而引起恶心、呕吐、腹痛,可误诊为阑尾炎等急腹症。喉头水肿也可发生,急性呼吸道阻塞可导致窒息,甚至引起死亡。

【病因】本病多数有家族史,为常染色体显性遗传病。患者血清中显著缺少或没有能抑制补体(C_1、C_2、C_4)-脂酶作用的抑制物,1 型占 85%,存在 C_1 脂酶抑制物缺乏;而 2 型占 15%,则只是有 C1 脂酶抑制物的功能障碍,此种抑制物是 α2 神经氨基糖原蛋白质(α2 neuraminoglycoprotein)。外伤、环境温度突然变化、情绪突然紧张、月经或避孕药使雌激素水平增高,都能激活补体对脂酶的作用,引起血管的渗透性增加而发生水肿。

【治疗】肾上腺素是最有效的药物,患者应随身携带以便及时自用。达那唑 0.2～0.6g/d、司坦唑醇(司坦唑醇)2mg 次,每天 1 次,疗程 1 个月,以后改为 5d 服药、5d 停药交替进行,并调整剂量至预防急性发作为准。甲基睾酮、6-氨基己酸、凝血酸或新鲜冰冻血浆也被应用,而糖皮质激素类药物及抗组胺药一般无效。

第十二章　神经精神性皮肤病

神经系统的功能障碍常影响皮肤，例如麻风及骨髓空洞症的神经损害使皮肤发生知觉改变。某些皮肤病的发生、复发或加重可受精神因素的影响，例如皮肤瘙痒症、神经性皮炎等病，其他如斑秃、酒渣鼻、多汗症、白发、舌灼痛、某些湿疹或荨麻疹都可和情绪有关，完全是神经功能紊乱的有螨恐怖、拔毛狂、人工皮炎、神经症性皮抓伤、咬甲癖等。

瘙痒症（pruritus）

瘙痒症原发的症状是皮肤发痒，可有针刺、灼热或爬行感。由于搔抓、摩擦或感染，往往继发充血、皮抓破、苔藓样化、色素沉着、脓疱或淋巴结炎等损害。

【症状】　全身性瘙痒症（pruritus universalis）：患者全身各处皆有痒的感觉，往往不是全身同时发痒，而是由一处移到另一处。发痒的程度不定，往往以晚间最重。多数患者因为发痒难忍而剧烈搔抓，引起成条的抓伤，皮肤抓破并有点状血痂，有的发展成湿疹。长期搔抓往往引起片状色素沉着或苔藓样化。抓伤的皮肤也容易继发感染而发生各种脓皮病。

瘙痒多为阵发性。每次瘙痒的时间不定，短的只有几分钟，长的可达数小时之久；情绪的激动、寒风的侵袭、被褥太暖及衣服的摩擦等各种影响皆可引起发作或使痒觉加重。

老年瘙痒症（pruritus senilis）：发生于老年人，往往以躯干最痒。冬季瘙痒症（pruritus hiemalis）出现于寒冷的季节，患者常在脱衣睡觉时，开始感觉股部前内侧、小腿胫前及前臂等处发痒。

局限性瘙痒症（pruritus localis）：局限性瘙痒症多半局限于肛门、女阴及阴囊，偶然发生于手掌、面部及头皮。

肛门瘙痒症(pruritus ani)是最常见的局限性瘙痒症,多半发生于30岁以上的男人,往往局限于肛门附近约一寸宽的范围之内,有时向前蔓延至阴囊,向后至臀中央沟,女患者的女阴往往同时瘙痒。肛门附近的皮肤常呈灰白或浅白色及浸渍,肛门皱襞肥厚,因擦破或抓伤而发生疼痛的辐射状皲裂,易有继发性感染;长久以后,皮肤粗厚而成苔藓样化。肛门瘙痒症多为阵发性,摩擦及湿热皆可使痒觉突然发生,有的患者因为晚间剧痒难忍而失眠。

阴囊瘙痒症(pruritus scroti)及女阴瘙痒症(pruritus vulvae)往往引起苔藓样化、表皮剥脱及湿疹脓疱等继发的变化,症状可以时轻时重而长期存在。阴囊及女阴瘙痒症往往扩展到肛门附近,衣服太紧、湿热、出汗及久坐可以使痒觉加重。

【病因】瘙痒症的基本临床表现是皮肤发痒,若干内外刺激如温度变化及情绪激动等都能引起。思想分散、紧张、焦急、恐怖、心理创伤等都能降低痒阈,而精神不紧张时痒觉可加重。不少瘙痒症患者在上床前脱衣时往往最痒。

(一)内因

1. 内脏疾病 胃、肠、肝、肾、膀胱、子宫或卵巢等内脏疾病,尤其糖尿病、肾病及发生黄疸的肝脏患者常发痒,可能和皮肤中胆盐、胆色素、尿素或其他代谢产物的增多有关。

2. 肿瘤 白血病、霍奇金病及蕈样肉芽肿等淋巴瘤以及恶性肿瘤患者的皮肤瘙痒,可以是最早的症状和(或)肿瘤同时存在。

3. 神经系统障碍 精神紧张、忧郁或焦急不安的人可有全身性或局限性瘙痒症;有的神经症患者有某种幻觉,例如幻想皮肤内有虫而觉痒;瘙痒也可以是条件反射。

4. 内分泌障碍 妊娠妇女常有瘙痒症或妊娠痒疹,一般在产后消失;经闭、月经紊乱或卵巢疾病常引起女阴瘙痒症。甲状腺毒症患者可以有瘙痒症。

5. 病灶感染 胆囊炎、龋齿及牙龈炎等。

6. 饮食、药物及寄生虫 有的人在饮酒后觉痒。缺乏核黄素时,阴囊可以觉痒;冬季瘙痒症患者服用维生素A后,症状可以减轻;肠内寄生虫,尤其蛲虫往往引起肛门瘙痒,蛲虫及阴道的滴虫常引起女阴瘙痒。

7. 瘙痒症常发生于老年人,和皮肤干燥萎缩有关,也可能是性激素等内分泌功能减退的影响。

(二)外因

温度的突然改变,例如被褥太热,突然受热或遇寒皆可能引起瘙痒症发作。

冬季瘙痒症同气候的干燥有关,其他可能因素为对羊毛敏感、碱性太强肥皂的刺激、洗浴太勤或不常洗澡等。

机械性摩擦也可引起局部瘙痒。粗糙的毛制衬裤可为冬季瘙痒的病因之一。辣椒等辛辣的食品能刺激肛门而引起肛门瘙痒症或使症状加重。

消毒剂、杀虫剂、去臭剂、染料等刺激物,植物、花粉或分解的表皮细胞等致敏物都能使局部皮肤瘙痒。肛门及女阴瘙痒症有时由于患直肠炎或阴道炎时分泌物的刺激。

痔疮、肛裂或息肉等外科疾病偶尔引起肛门瘙痒症。

【诊断】皮肤瘙痒症是只有瘙痒而无可见的原发性皮疹。应和虱病鉴别。

【治疗】应寻找及移除病因,移除慢性病灶感染,治疗糖尿病、肾炎或黄疸,纠正慢性便秘。如果肛门或女阴瘙痒症是由于蛲虫或滴虫感染,要应用适当杀虫药。

原因不明的慢性瘙痒症往往和饮食或情绪有关,有的患者改变食物或停止饮酒后,痒觉减轻。精神紧张的患者应放松心情,适当休息。

瘙痒症患者应该尽量避免各种外界刺激,例如,不用碱性很强的肥皂洗澡,穿柔软宽松的内衣,不穿毛织品,不用力摩擦或搔抓发痒的皮肤,但可搽止痒药以解除痛苦。患肛门瘙痒症的患者排便后,要用绵软的卫生纸而不用粗糙的手纸,最好再用清水洗净肛门附近。

1. 内用药物　常需要内用安宁、安泰乐等安定药,有时要用氯丙嗪等镇静药,甚至苯巴比妥等安眠药。抗组胺药如异丙嗪等常被应用,其中赛庚啶还有抗胆碱和抗5-羟色胺的作用而可有较好的止痒效果。

复合维生素B、核黄素、烟酸或烟酰胺可以有益,特别是冬季瘙痒症,尤其皮肤干燥的患者可服维生素A,每日服2.5万单位。

老年瘙痒症可以试用性激素。男患者可每周肌内注射睾酮25～50mg或苯丙酸诺龙25～50mg,每日1～2次。女患者可每日服己烯雌酚0.5～1.0mg。

有临床观察对胆汁淤积瘙痒症患者输注纳洛酮可有效减轻瘙痒程度。短期的纳曲酮治疗可改善尿毒症的瘙痒症状。

2. 局部治疗　热浴疗法对神经系统有镇静作用,淀粉浴可使患者觉得舒爽,矿泉浴也有令人满意的效果。洗浴后应外涂润肤霜或保湿剂。

局部治疗的主要目的是解除或减轻痒觉,所以外用药常含有苯酚、薄荷脑、麝香草酚、樟脑、糠馏油类、煤焦油浴液等止痒药,可以配成粉剂、洗剂、

霜剂等各种剂型,处方如下:

樟脑12g,薄荷脑1g,氧化锌30g,滑石粉加到100g。

薄荷脑0.25g,苯酚2g,甘油20ml,稀酒精加到100ml。

薄荷脑0.25g,苯酚1%~2%,氧化锌洗剂或炉甘石洗剂加到100ml。

氢化可的松(1%),氟氢化可的松(0.1%),地塞米松(0.1%),倍他美松(0.2%),曲安西龙(0.1%)、醋酸氟轻松(0.025%)等霜剂常应用于瘙痒症及局限性瘙痒症。

神经性皮炎(neurodermatitls)

一般所称的神经性皮炎是限界性神经性皮炎(neurodermatitis circum-scripta),称慢性单纯苔藓(lichen simplex chronicus),皮肤成片地发生苔藓样化,有剧烈的痒感。

【症状】神经性皮炎多半发生于后颈部及两侧,也常发生于四肢伸面、肘及膝部、会阴部及上眼睑等任何其他部位。初起时,局部皮肤间歇发痒,以后发生苔藓样化,患部皮肤肥厚,皮纹加深,皮丘很明显,皮肤表面被互相交叉的皮纹划成很多的斜方形、多角形或菱形斑丘疹(图12-1、2),往往有些鳞屑。损害的范围不定,呈圆形、卵圆形、线形或形状不规则,只是1~2片,也可在3~4片以上。与正常皮肤颜色相同,有时为淡红色或略带褐色,色素也可减少而呈白色。

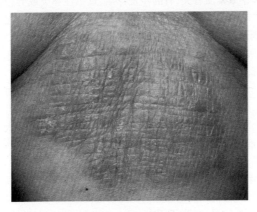

图12-1　神经性皮炎

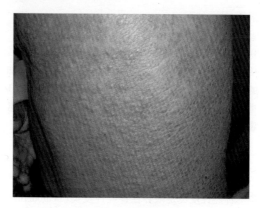

图12-2　神经性皮炎

神经性皮炎常是慢性疾病,发展及扩大至一定程度后,就长期不变,也有在数周之内完全痊愈而不留痕迹,或是只遗留暂时性色素减少的淡白斑。本病容易复发,特别是在夏季。

【病因】神经性皮炎的病因还未完全明了,可能是皮肤在自主神经系统的功能发生紊乱时而发生的一种病变。情绪紧张、工作过劳、恐怖、焦虑不安、生活环境突然变化都可以促使皮疹发生或复发。皮疹常见于颈部背侧及肘弯等处,可和衣领摩擦等机械刺激有关,也可以在曝晒后发生。此外,本病可和个人素质有关,有的伴发哮喘、过敏性鼻炎或异位性皮炎的表现或家族史。

【组织病理】主要是慢性炎症。角化过度及部分的角化不全,棘层肥厚及轻度水肿。真皮略水肿,血管周围有淋巴细胞为主的浸润,有些成纤维细胞,也可有少数肥大细胞及嗜黑素细胞。

【鉴别】苔藓样化可发生于湿疹、痒疹、蕈样肉芽肿、白血病及其他瘙痒性皮肤病,最易和本病混淆的是慢性湿疹。

【治疗】减少精神压力及情绪紧张,避免曝晒,衣领不要太粗太硬以免刺激患处,抗组胺药、安定药及镇静剂可适当应用。劝告患者尽量不搔抓摩擦患处,可搽止痒药等以解除剧痒。

局部外用药包括薄荷脑及苯酚的止痒药都可应用,糠馏油、松馏油、煤焦油、黑豆馏油、核桃仁焦油等焦油类药物更被常用。最常用的外用药是各种糖皮质激素类制剂,例如,氟轻松、曲安西龙、倍他米松、地塞米松、卤米松等软膏或霜剂,涂药后用塑料薄膜封包的效果更好,但夏季易引发毛囊炎。

顽固病例可选择液氮冷冻、磁疗、蜡疗、或曲安西龙混悬剂局部封闭均能收到较好的疗效。

中医也有多种疗法。例如，艾柱熏灸时由皮疹边缘渐向中心移动，每次20~50分钟，每日1~2次。梅花针扣刺患部致隐隐出血，每3~4天1次。有报道皮损处火针加闪罐治疗联合背部膀胱经刺络拔罐治疗神经性皮炎取得良好效果。

痒疹（prurigo）

痒疹的主要皮损是瘙痒的圆顶形丘疹。关于痒疹有不同的病名，没有一致的分类法。在本书中，把痒疹分称为单纯痒疹、轻痒疹及重痒疹。

【症状】

（一）单纯痒疹

损害是独立的圆形丘疹，数目不定，最常发生于躯干及四肢伸面，患者以中年人为较多。丘疹大如绿豆或更大，顶部有微小的水疱，但水疱常被抓破而不见，疱液可变干而使丘疹有薄痂（图12-3）。损害分批出现，引起剧痒。长期摩擦搔抓可以引起皮肤抓破、苔藓样化及色素沉着，往往伴有脓疱及淋巴结炎等继发性感染。急性痒疹的痒丘疹在短期内自然消失。

（二）轻痒疹

损害出现于婴儿或幼童时期，以男孩较多，曾称海伯拉（Hebra）痒疹。初起时有荨麻疹或丘疹性荨麻疹，以后屡次复发，风团性损害消失，而躯干四肢伸面等处发生淡红或正常皮色的丘疹，由小米至

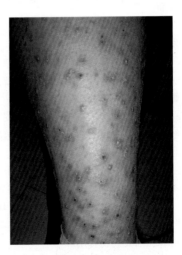

图12-3 痒疹

豌豆大，引起剧痒。丘疹顶部常有水疱，但常抓破或结痂，搔抓也易引起皮抓破、血痂、脓疱、苔藓样化、色素沉着、湿疹样化等继发性变化，甚至于有坑状瘢痕形成。丘疹的数目不定，往往对称分布，时轻时重，经过几年或更久以后，皮疹才能完全消失。

（三）重痒疹

重痒疹又称恶性痒疹，曾经列为海伯拉痒疹的严重型，或由轻痒疹发展而成。发生于中年以上的重痒疹，坚实性丘疹几乎密布全身各处，特别多见于躯干及四肢伸面，也可发生于面部及头皮等处，一般不见于手掌及足底，似乎以男患者占多数。丘疹的边界不太清楚，紧密相接，剧痒难忍。长期搔抓引起皮肤肥厚、苔藓样化、湿疹化及色素沉着，颈部及腹股沟等处淋巴结肿大，血液中嗜酸性粒细胞增多。症状时轻时重，不易痊愈。

【病因】痒疹患者皮肤的敏感性较一般人高，多种物质作皮肤试验的结果是阳性反应，患者血液中嗜酸性粒细胞往往显著增多。痒疹像是变态反应的表现，病因还不太明了。有的有家族过敏史，因而痒疹可以是特应性皮炎的一种表现。有的先有丘疹性荨麻疹，则可与虫咬有关。

【组织病理】病理组织有非特异性慢性炎症，表皮有角化过度及角化不全，棘细胞层肥厚，表皮内水肿，尤其浅部可发生水疱。真皮轻度水肿，结缔组织发生纤维蛋白样变性及肿胀，血管及淋巴管扩张，血管周围有炎性细胞浸润。

【鉴别】轻痒疹的早期表现和丘疹性荨麻疹不能区别，丘疹性荨麻疹可发展成痒疹。

疱疹样皮炎需要和痒疹鉴别，前者皮肤的乳头内有嗜中性细胞的小脓肿。还需鉴别的有夏季痒疹，至于妊娠痒疹（prurigo gestationis）则是发生于妊娠妇女的单纯痒疹。

【治疗】抗组胺药、安宁、安定、安泰乐等安定药可使痒觉减轻并抑制神经兴奋性。对难治病例可用糖皮质激素间歇疗法如每4周肌注曲安西龙混悬液40mg一次。

病情较重者可试用沙利度胺，150mg/d，分3次口服，连续服12周，皮损基本消退后逐渐减量，并维持2~3周后再停药。

外用药常含苯酚及薄荷脑等止痒药（参阅"瘙痒症"及"神经性皮炎"），加入氢化可的松或其他类固醇激素，止痒效果更好。氢化可的松等也可和焦油类药物合用。

糠浴、淀粉浴、硫黄浴、焦油浴等都使痒觉减轻。

妊娠痒疹（prurigo gestationis）

妊娠痒疹被认为是和妊娠有关的单纯痒疹。剧痒的丘疹主要出现于躯干上方及四肢近端，其次为腹部及臀部，在妊娠末期也常见于妊娠纹处，产后甚至扩展到全身,一般在产后 3 周左右逐渐消退。预后良好,在以后的妊娠中是否复发则因人而异。

【症状】目前倾向于将本病分为 3 型,早发型、迟发型和重症型。

1. 早发型 主要发生于妊娠的第 3～4 个月,再次妊娠时皮疹提前出现,躯干及四肢可见瘙痒性丘疹及抓痕,伸侧多见,两侧对称,剧烈瘙痒,夜间为重。

2. 迟发型 常在妊娠的最后 2 个月出现,以分娩前 2 周最多见。丘疹好发于腹部,可局限于妊娠纹上。红色风团性丘疹及斑块也可发生,都引起剧痒,往往先出现于腹部,以后扩展到股部,也可见于臀部及臂部,皮损周围常有狭小的苍白色晕环(图 12-4)。

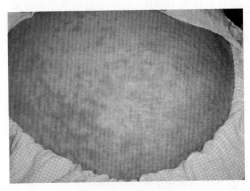

图 12-4 妊娠痒疹

3. 重症型 可发生在妊娠的各时期,皮疹单一,损害为 3～5mm 的红色或暗红色丘疹,顶端尖锐,表面粗糙或呈颗粒状,瘙痒剧烈,散在分布全身,无聚集成群的倾向。出疹后 7～10 天消退,新旧疹同时存在,持续至妊娠终止。本型可和性内分泌紊乱有关,血清中绒毛膜促性腺激素的水平增高,而血浆中皮质醇及雌激素的水平降低。

【组织病理】组织变化主要为真皮的血管周围有淋巴细胞浸润,并有若干嗜酸性粒细胞。表皮正常或有灶性海绵形成,可有鳞屑及痂。免疫荧光阴性,但患处真皮血管壁上有 C_3 沉积。

【病因】妊娠妇女发病率约 1∶300。原因不明,有观点认为这些患者可能就是特应性皮炎;有数例患者 IgE 水平升高。还有报道部分患者有胆汁淤积,提示与妊娠胆汁淤积有重叠。

【治疗】一般可外用止痒剂,重症型泼尼松能迅速减轻症状,可服 40 ~ 60mg/d。

妊娠期相关皮肤病

妊娠疱疹(herpes gestationis,HG):发生于妊娠中或产褥期,初起为水肿性风团样红斑,或为小水疱,水疱可沿红斑边缘呈环状,病理可见水疱位于表皮下,直接免疫荧光检查基底膜处 C_3 沉积,间接免疫荧光检查抗基底膜抗体少数阳性,补体法发现几乎 100% 的妊娠妇女有 HG 因子,免疫电镜示 C_3 沉积于透明板内,与大疱性类天疱疮的 C_3 沉积部位相一致。免疫印迹法表明 HG 抗原分子量为 180kD。治疗可系统应用糖皮质激素、抗组胺药等。

疱疹样脓疱病:主要发生于中年妊娠妇女,妊娠后期居多,易发生在皮肤皱褶部位,对称分布,分批出现,脓疱呈簇集性或环状排列,干燥后形成黄色结痂,痂皮下皮肤潮红,可伴有发热、低钙血症等全身症状,通常不伴有瘙痒,病理可见 Kogoj 海绵状脓疱,愈后留有褐色色素沉着。糖皮质激素是主要治疗药物,严重病例应终止妊娠。

妊娠自身免疫性黄体酮性皮炎:于妊娠最初 2 周发病,为 0.5 ~ 3mm 大小的痤疮样皮疹,初起为丘疹,此后变为脓疱,有压痛,不痒,可伴有关节疼痛,末梢血及组织病理中有嗜酸性粒细胞增多,流产后皮损消失。黄体酮皮内试验阳性(48 小时后有脓疱形成),口服雌激素治疗有显著疗效。

妊娠线状 IgM 皮病:妊娠期在前臂、腹部、大腿及小腿出现毛囊性红色丘疹,剧痒,组织学上虽无特异性改变,但直接免疫荧光检查可见基底膜处有 IgM 线状沉积,血中测不到抗基底膜抗体,皮损在产褥期结束后消退。

妊娠瘙痒症:全身性瘙痒,多在妊娠的后 3 个月,约占全部妊娠妇女的 17%,常无原发性皮疹,其主要原因是由胆汁淤积所致,瘙痒程度常与血及皮肤中的胆酸浓度成正比,瘙痒于产后 1 ~ 2 周内即可消失。

妊娠性黄褐斑:较为常见,在肤色较黑者常较显著。肤色较深的乳晕、腹白线及女阴等处的色素也都加深,有黑色素的色痣往往更黑。

有的妊娠妇女有掌红斑、面部潮红、大理石样皮肤、静脉曲张及蜘蛛痣等血管性变化。也有的在产后 3 个月内,头发稀疏,而妊娠期中毛发往往比平时粗黑。

另外妊娠是使 SLE 加重的因素之一。据报道,活动期 SLE 患者在妊娠期间约有 60%、在分娩后几乎 100% 的人病情加重,非活动期 SLE 患者在妊娠期间及分娩后加重者分别为 25% 和 55% ,均以分娩后加重为明显;天疱疮、系统性硬皮病等也可加重。

妊娠疱疹、妊娠肝内胆汁淤积、疱疹样脓疱病对胎儿有影响,可导致死胎、早产、胎儿呼吸窘迫症,妊娠痒疹、妊娠瘙痒性毛囊炎对胎儿无危险。

渗出性盘状苔藓样皮炎
(exudative discoid lichenoid dermatitis)

渗出性盘状苔藓样皮炎是 Sulzberger 和 Garbe 于 1937 年首先报道的一种心身性疾病,故又称苏兹伯格-加比综合征(Sulzberger-Garbe syndrome)。

【症状】边界清楚的卵圆形及盘状斑块迅速出现,斑块扁平,表面脱屑,或是水肿隆起,可有渗液而结痂,但没有明显可见的水疱。此外,有独立的苔藓样丘疹和苔藓样化,或是有类似慢性湿疹或钱币状湿疹的皮损,往往广泛散布,特别多见于四肢伸面、胸部上方及后背等处,也常波及阴茎、阴囊、腋皱襞及腹部等处,引起阵发性剧痒,特别在夜间很痒而妨碍睡眠,剧烈搔抓往往引起皮抓破、血痂及继发性感染(图 12-5、6、7)。病程很久,经年累月以后才可自然痊愈。Sulzberger 强调阴茎部损害,可作为本病诊断的标准之一。

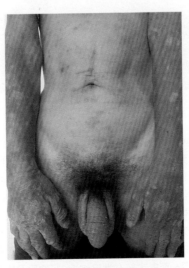

图 12-5 渗出性盘状苔藓样皮炎

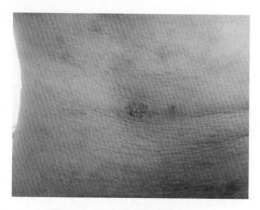

图 12-6 渗出性盘状苔藓样皮炎

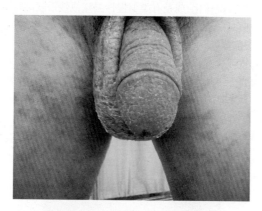

图 12-7 渗出性盘状苔藓样皮炎

【病因】 本病病因不明,多半发生于 40～60 岁以上的男性,血液中嗜酸性粒细胞可增加到 6% 以上。精神创伤、紧张、压力、自身变态反应或环境中飞尘、毛织品、染料等所致变态反应可为致病因素。

【组织病理】 早期的组织学变化是表皮有灶性海绵形成,真皮浅部血管周围浸润,包括淋巴细胞、组织细胞及一些嗜酸性粒细胞,真皮乳头往往水肿。以后,海绵形成及乳头水肿更显著,真皮内细胞浸润更密。长久以后,海绵形成不见,表皮角化过度并有灶性角化不全,真皮乳头因纵向排列的纤维束增多而扩张,真皮浅部有淋巴细胞、浆细胞及组织细胞浸润。

【鉴别】本病应和早期蕈样肉芽肿、泛发性神经性皮炎(特应性皮炎)、痒疹尤其重痒疹、慢性湿疹区别。

【治疗】可常服安定药及抗组胺药,尤其赛庚啶有较好的止痒作用。局部可应用止痒药或糖皮质激素类制剂。淀粉浴、温泉浴或海水浴都可有益。朱德生教授曾用环磷酰胺及泼尼松治疗数例,认为疗效较佳。

结节性痒疹(prurigo nodularis)

结节性痒疹有剧痒的疣状结节,最常发生于四肢尤其小腿伸侧,持久难愈。

【症状】损害是圆顶形坚实结节,约由豌豆到指甲大,一般呈灰褐或红褐色,也可呈淡褐色。表面渐渐角化,由粗糙变成疣状,引起剧痒,患者常猛烈摩擦搔抓,可使疣状结节龟裂或抓破,引起流血及血痂,损害周围的皮肤常有色素沉着及苔藓样化(图12-8~9)。

损害的数目不定,最常发生于四肢尤其小腿的伸侧,也可出现于背部等别处,相邻的损害可融合成斑块。损害有沿着肢体排成纵列的趋向。

痒觉常很剧烈,但只限于皮损,往往每天阵发性的发作,每次瘙痒可经数分钟甚至1~2小时之久。病程很慢,往往旧皮损未退而新皮损出现,成年累月的存在甚至持续10~20年之久,才缓慢消退而遗留浅瘢痕。有的皮损消退后复发。

【病因】本病一般多发生于脾气暴躁的成人,尤其中年妇女占多数,病因不明。本病可同情绪有关,在患者的情绪处于紧张状态时,皮损往往更痒,而且,本病的皮损类似结节型神经性皮炎,因而有人认为本病是限界性神经性皮炎的不典型结节型。

有人报告不吃含有谷胶的饮食而好转的病例,提示本病和谷胶敏

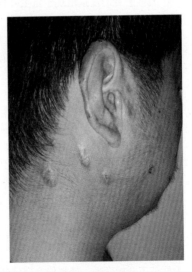

图12-8 结节性痒疹

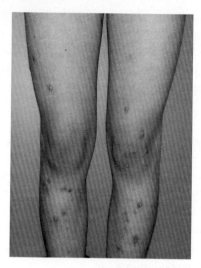

图 12-9　结节性痒疹

感的肠病有关;在临床上,本病和疱疹样皮炎有一些相似之处。

有些患者的皮损出现于昆虫叮蜇之后。此外,消化系统紊乱、女性生殖器疾病、代谢障碍等是否也同本病有关尚需研究。

【组织病理】　表皮有角化过度,棘细胞层不规则的增厚。真皮内血管扩张和增多,周围有淋巴细胞浸润,偶见肥大细胞及少数浆细胞。结节中央或边缘及结节附近有增生的神经细胞,可在电子显微镜下看到真皮内施万(Schwann)细胞增多,神经纤维肥厚增生。

【鉴别】　结节性痒疹容易和丘疹较小的痒疹及不痒的丘疹坏死性结核病鉴别。较难鉴别的是钝头扁平苔藓及疣状扁平苔藓。钝头扁平苔藓有圆形或卵圆形隆起的丘疹,可以伴有典型的扁平苔藓皮疹;疣状扁平苔藓有表面不平及鳞屑的斑块,病理组织变化可以帮助诊断。

【治疗】　内服抗组胺药或安定药,外涂各种止痒药,都常没有令人满意的效果。每周用每毫升含 5～10mg 醋酸曲安西龙混悬液作损害内注射一次也有显著的疗效。

沙利度胺被人应用,但疗效缓慢。服 100mg/d,3 天后增到 200mg/d,往往须连服 6 个月才可见效。国内有人报告服药 3～5 天后痒可减轻,20～30 天后结节开始变平。妊娠妇女应该禁服以免引起畸胎。

著者用甲泼尼龙 8mg、沙利度胺 50mg、雷公藤 20mg、白芍总苷 600mg，日 2 次，能达到理想的效果，但往往停药后复发。

有研究应用阿维 A 联合他扎罗汀凝胶治疗结节性痒疹取得一定疗效。

液氮、电灼、腐蚀药等都被人应用，但腐蚀药易引起溃疡，皮损销毁后往往复发。

人工皮炎（dermatitis factitia）

人工皮炎又称人为性皮炎（dermatitis artefacta），是指患者自己故意伤害自己的皮肤，应用腐蚀性化学品或器械等刺激物以引起单纯红斑甚至坏疽的各种皮炎。

【症状】皮损通常发生于皮肤上为患者右手所触及的部位，因此多半出现于身体的前侧、左手及左臂、下肢、面部及颈部的右侧，只有经常运用左手的人才容易使右手或右臂发生损害（图 12-10）。眼皮、头皮、肩胛之间及足底等处一般不发生损害。

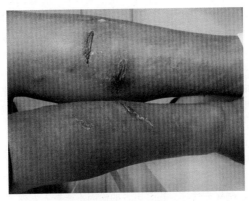

图 12-10　人工皮炎

皮疹按所用的器物而定，皮疹的境界往往很明显及特殊。例如，尖锐器械常引起线形的划伤；腐蚀性液体与皮肤接触后会淌滴至别处，因此引起液体在皮肤上滴流形态的红斑、水疱或溃疡，偶然可发现患者的指甲或衣服等物为此种刺激物所污染。自觉症状往往为疼痛及灼热感，但是，有的患者夸张他的痛苦，也有的患者表现出不大在乎的神情。

【病因】患者故意伤害自己而引起人工皮炎,并有意的隐蔽自己伤害皮肤的行为。有的是由于患者想博取别人的同情和怜悯,或是引起别人的注意;有的是想借此避开所不喜爱的工作或环境,也有的是为达到诬陷别人或其他企图。人工皮炎也往往发生于患神经官能病的人,尤以神经质的妇女较多。刺激物的种类很多,常用的如各种强酸强碱、尖锐或炽热的铁器、火柴、刀片、点燃的香烟等。

【治疗】要注意分析患者的思想状态和动机,有时,不能将诊断明白地告诉患者。局部治疗根据皮损的性质及情况而定,有时要用敷料包扎以免患者再自我伤害。已证明匹莫齐特(pimozide)有部分疗效,抗抑郁药,如氟西汀(fluoxetine)也有效。

皮痛(dermatalgia)

皮痛也称皮肤神经痛(neuralgia cutis),皮肤感觉疼痛而没有可见的损害。

皮痛通常为限局性,有时与感觉过敏同时存在。疼痛的程度不定,由轻微的灼热感至剧烈的疼痛,患者往往诉说他们的皮肤像是被异物摩擦、切刺、撞击或烧灼,或是像有一股热气、冷水或电流骤然侵袭皮肤。患者的皮肤上没有任何可见的损害。痛觉可以限局于头皮、脊骨部位或手掌及足底等处。

灼痛(causalgia)和皮痛不同,最常见于四肢部,尤其一侧上肢。由于周围神经受到外伤,皮肤发凉多汗及光滑,有灼痛及触痛,行动或摩擦时可以疼痛难忍。

皮痛往往发生于中年人,以妇女较多。

神经中枢或神经束的疾病、梅毒、风湿病、运动性共济失调、子宫功能障碍、闭经及脊髓痨皆可引起皮痛。顿挫型带状疱疹患者的周围神经某分布区有感觉过敏、刺痛或灼痛。很多患者的病因不能被人发现,因而本病也可为神经官能病。

维生素 B_1 及 B_{12}、水杨酸盐、安定等安定药、镇静药或镇痛药酌情应用。有时可用热水袋或冰袋甚至热水烫洗,能使疼痛暂时减轻,针灸及理疗有时有效。

灼痛和皮痛不同,可以施行椎旁封闭或交感神经截除术,有人用60%酒精注射于受伤的神经处。

感觉过敏（hyperesthesia）

皮肤感觉因某种局部或内部器官的疾病而增强，例如，在发生输卵管炎或阑尾炎时，同一节段神经所分布的皮肤区域往往有感觉过敏现象。神经本身的疾病也可直接引起感觉过敏，例如，脊髓痨、缺血性神经炎、周围血管性疾患、三叉神经痛及带状疱疹后遗的神经炎。感觉过敏又可以是神经症的一个表现。

根据病因不同，感觉过敏可以是全身性或限局性，发生于一侧或两侧，暂时或永久的存在。

感觉减退（hypoesthesia）

引起感觉减退或感觉缺失（anesthesia）的疾病包括神经炎、麻风、闭塞性周围血管性疾病及神经症等。

脊髓空洞症（syringomyelia）患者脊髓后角因先天性缺陷而有空洞，上肢末端尤其肢端渐渐发生肌肉衰弱及感觉和营养的改变，痛觉及温度觉往往消失，而触觉可以存在。指头及手部常常因神经营养性障碍而萎缩，发生大疱或不痛的溃疡，甚至于手指末节可以坏死脱落。

感觉异常（paraesthesia）

皮肤有烧灼、针刺、麻刺或蚁走等不正常的感觉，可以发生于闭塞性周围血管性疾病及其他神经性疾患。维生素 B_1 的缺乏常使患者足跟有烧灼感。皮肤病恐惧症（dermatophobia）的患者误认身上有虫子在爬，或有某种皮肤病的幻觉而觉痒或有针刺感。

股外侧皮神经炎或感觉异常性股痛（meralgia paraesthetica）股外侧皮神经供给股部外侧下方 2/3 的皮肤，该处可以有持久性疼痛、感觉过度或迟钝、针刺或蚁走等感觉异常，行走或站立时，这些症状往往加重。此病和麻风不同，只有感觉异常而无功能障碍，组胺试验及毛果芸香碱的出汗试验结果皆正常。本病常和腰椎的增生性关节炎、椎盘脱出、平足、酒精中毒、妊娠、盆腔炎或盆腔肿瘤有关，一般不须治疗，针灸、按摩或直流电疗法可以应用。

神经官能性皮抓破
（excoriatio neurotica）

神经官能性皮抓破是神经症的表现。

有的人有搔擦皮肤欲（dermatothalasia），自觉或不自觉的搔抓或揉擦皮肤，可以使右手所能触及的面部、颈部、下肢及左上肢等部位发生皮抓破及感染。

臭汗恐怖（bromidrosiphobia）等皮肤病恐怖患者自信皮肤有狐臭等疾病，也常用手指或器物拭擦或挤捏皮肤而发生损伤。有的人相信皮肤内有异物而用镊子等器械挑刺皮肤，引起皮肤损伤。

拔毛狂（trichotillomania）是精神病的一种表现，患者常用手拔摘毛发，可以使头发稀疏；有的喜欢折断毛发而被称为断发狂（trichokyptomania）。

神经官能性皮抓破及拔毛狂等神经官能病较易发生于神经衰弱的妇女，而人工皮炎患者往往没有神经官能病，他们有意的隐蔽自己伤害皮肤的行为。

螨恐怖（acarophobia）

患者坚认皮肤有虫，感觉皮肤内有小虫爬行或叮咬，他们常用手指搔抓，或用刀剪等锐器挑剔皮肤，引起皮抓破甚至溃疡，可有继发性感染。溃疡愈合后，遗留色素沉着及瘢痕。对于临床医生的诊断非常不满，常收集床单上的皮屑及碎屑样物质要求化验室检查，甚至去生物学研究机构要求鉴定。

咬甲癖（onychophagia）

是神经官能病的表现，患者经常咀咬指甲，容易使手指发生逆剥及慢性甲沟炎（图12-11）。有的婴儿有常咬手指的习惯，如果用奎宁之类味苦的药撒在手指上，就可以逐渐改变这种习惯。

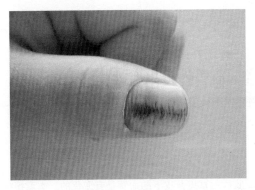

图 12-11 咬甲癣

皮肤垢着病
（cutaneuous dirtadherent disease）

多见于中青年女性，好发于面颊部的正常皮肤，也可继发于面部的其他皮肤病。表现为污垢堆积样褐色痂，并逐渐增厚而发生裂痕，形成无数多角形扁平颗粒，质硬，不易剥离（图 12-12）。本病从 1964 年正式命名以来，一直被认为与精神因素、外伤、长期未擦洗、内分泌失调等有关。1999 年，夏清等第 1 次报道此病可能与马拉色菌有关，用伊曲康唑治疗有效，但有复发倾向。

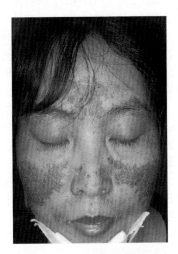

图 12-12 皮肤垢着病

第十三章 血管性及出血性疾病

大多数皮肤病的真皮及皮下的血管是有变化的。本章疾病主要是由于血管神经的失调或血液循环的障碍,个别的是由于血液成分的改变。

遗传性出血性毛细血管扩张
(hereditary hemorrhagic telangiectasia)

成簇的扩张毛细血管广泛分布于皮肤及黏膜,并常伴有黏膜容易出血、内脏动静脉畸形的现象,称为遗传性出血性毛细血管扩张或称为家族性出血性毛细血管扩张(familial hemorrhagic telangiectasia)。

【症状】一群群的扩张毛细血管聚集成点状或线状,有时可像蛛形毛细血管扩张(蜘蛛痣),但没有红色中心小点,扩张毛细血管偶然聚集成小结状。

本病可于幼儿时期开始,但常在青春期以后发病。特别易见于面部、唇部、耳朵、躯干上方、前臂、手掌、手指及甲床,但也可发生于股、足底、趾端或别处。

黏膜损害儿童期少见,至30岁左右多见。最常见于结膜,也发生于唇、舌、口腔、腭、鼻中隔、鼻咽、咽喉、支气管等处黏膜。在显微镜下可见舌部蕈状乳头内扩张的毛细血管,因而舌乳头较大,具有特征性。此外,视网膜及胃肠黏膜等也有毛细血管扩张现象。

另一临床表现是出血,可发生于任何部位,但皮肤出血罕见。在婴儿或幼儿时期常有鼻出血,有的到青春期或成年时才发生。胃、直肠、阴道等处黏膜都易出血。鼻黏膜等出血现象往往和皮肤毛细血管扩张同时出现,或是在多年以后才有皮肤的毛细血管扩张,但有的只有黏膜常出血现象或是只有毛细血管扩张。

肝脏可发生动静脉吻合而发生肝大或肝硬化,脾脏也可肿大或有动脉瘤,肾脏也可有动静脉吻合或有血尿,肺脏可因动静脉吻合的存在而引起呼吸困难、发绀及杵状指,其他器官如眼、胃肠、膀胱、脑及脑膜等处血管都可波及而出血。

【病因】多数患者有家族史且家族中患同病者和患者的发病年龄往往相同或差不多,具有纯合子基因的病情常较严重而易引起死亡。一般认为本病由常染色体显性遗传,至少有两个基因突变,即内皮糖蛋白(endoglin ENG)和激活素受体样激酶-1(activin-receptor-like kinase-1 ALK-1),分别位于染色体 9q33-34 和 12q13。少数患者无家族史,可由于家族中患此病者的损害轻微而不能查明的缘故。

毛细血管扩张可由于皮肤及黏膜微动脉的肌层及弹力纤维先天的柔弱因而收缩能力不强的缘故。黏膜容易出血可由于小动脉生理性收缩功能减退、溶纤维蛋白酶的作用较强,也可能由于凝血方面有先天性异常。

【治疗】冷冻、电灼、电分解或激光等局部疗法可消除局限的毛细血管扩张。

鼻出血是常见的症状,可用压迫法止血。氨基己酸作抗纤溶治疗亦有帮助。内脏的动静脉畸形可作结扎、切除或介入栓塞治疗。

良性遗传性毛细血管扩张(benign hereditary telangiectasia)

本病和遗传性出血性毛细血管扩张都是常染色体显性遗传的疾病,但较多见。扩张的毛细血管聚集成簇,按压时褪色,损害散布成点状、星状、线状或卵圆形等,虽常广泛分布,但常在身体的一侧或某一节段(图 13-1),一

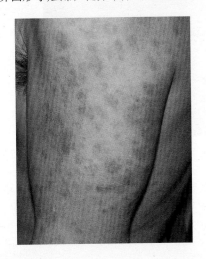

图 13-1　良性遗传性毛细血管扩张

般以双上肢多见。

黏膜及胃肠道都可有毛细血管扩张,而内脏罕有动静脉吻合,也不出血。

泛发性特发性毛细血管扩张(generalized essential telangiectasia)

毛细血管扩张像是纤细的红丝交织成网状或斑状,也可成微小的血管瘤,皮疹范围可渐扩大,可以大片的出现于肢体或躯干,一侧或两侧,按压时褪色,不引起自觉症状。

本病可开始发生于儿童或青年,尤其常见于中年以上的妇女,不并发任何可能有关的全身性疾病,也无家族史,病因不明。家族性发病亦有报道,提示常染色体显性遗传,成为良性遗传性毛细血管扩张症。

继发性毛细血管扩张(secondary telangiectasia)

又称症状性毛细血管扩张(symptomatic telangiectasia)。扩张的毛细血管像纤细红丝织成网状或斑状,按捺时褪色(图 13-2),继发于某些疾病或情况。

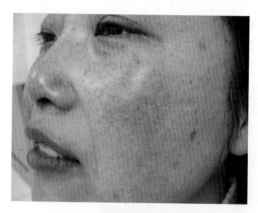

图 13-2 继发性毛细血管扩张

面部是毛细血管继发性扩张的常见部位,可由于涂搽含氟糖皮质激素制剂过久。成人鼻翼可因酒渣鼻而有显著的毛细血管扩张。经常遭受风吹日晒的农民、渔民、船员等面部尤其颧部常有毛细血管扩张,可伴有慢性光化性皮炎。

症状性毛细血管扩张可出现于某些皮肤病,其中如放射线皮炎、红斑狼疮、硬皮病、着色性干皮病、皮肤异色症、毛细血管扩张性环状紫癜、热激红斑等。本病也可发生于某些体内疾病患者的皮肤上,例如,甲状腺功能亢进、妊娠、卵巢及垂体等内分泌疾病,动脉硬化或心脏病,肝硬化等肝脏疾病,铅中毒及神经系统的疾病。

毛细血管扩张可由于血管舒缩神经的功能不良而使血管壁失去张力,或是由于血液循环的障碍,也可由于毒性刺激或内分泌失调等因素。

蛛形毛细血管扩张(spider telangiectasia)

又称蜘蛛痣(nevus araneus, spider nevus),是毛细血管扩张的表现之一。损害中心是一个略微隆起的,针尖至粟粒大小鲜红色丘疹,由动脉性微血管形成,用玻片轻按时,即可显出脉搏。扩张的毛细血管呈红丝状,向四周辐射,直径约一厘米(图13-3),用力按压时即可褪色。损害数目不定,由一个、几个到很多,最易分布于颊部、鼻部、颈部或胸部,也可波及黏膜,较少见于脐部以下部位。

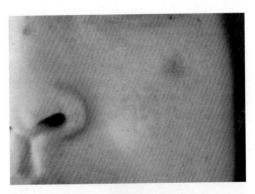

图13-3　蛛形毛细血管扩张

蛛形毛细血管扩张可以出现于任何人的正常皮肤,但较易发生于儿童及妊娠妇女,也可发生于闭经或口服避孕药的妇女,尤易发生于肝炎、肝硬化、肝癌或其他肝病患者,可和血液中雌激素水平增高有关。肝病痊愈或妊娠妇女生产后,本病可以消退。

电分解、电凝固或激光等疗法破坏红色中心小点后,皮损可迅速消失而有利于美观。近年来,脉冲染料激光治疗去除中心痣体,可无瘢痕形成。

雷诺病（Raynaud's disease）

　　雷诺病指两侧肢体尤其上肢末端的动脉发生阵发性或间歇性痉挛,往往使皮肤缺血而呈苍白色,因局部缺氧而发绀,偶然引起坏死。

　　【症状】初起时,两侧手指的末端有阵发性局部缺血,尤其在寒冷侵袭或情绪激动时容易发生,患部变白发凉,约经数分钟至1小时之久。以后,局部缺氧,患部发绀,由青紫至深青色甚至黑褐色,指甲可发乌,同时有麻刺感、刺痛或疼痛,也可有跳动感,血液循环恢复正常时变成鲜红色,跳动感增强,以后恢复正常。皮损通常对称发生于两侧肢体的末端,特别是手指末端,偶然发生于耳朵、鼻端、颊部或颏部,往往成年累月的发作。苍白、发绀及发红这3种颜色相继出现。屡次发作后,血液循环不能复原,患部变凉并持久发紫。局部缺氧可引起坏死,先是手指或足趾末节的一部分失去知觉,以后,小块皮肤发黑,成为疼痛或不痛的坏死性溃疡,有时,在坏死发生前先起大疱。手指(足趾)容易发生各种营养性变化,往往指端变尖或呈杵状,指甲也可扭曲变形(图13-4)。

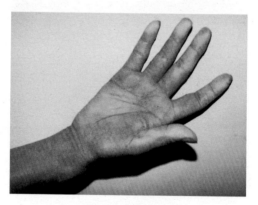

图13-4　雷诺现象

　　雷诺病和雷诺现象(Raynaud's phenomenon)有所不同,但常被人混同。雷诺病和雷诺现象都常发生于寒冷季节,以妇女患者最多,临床表现有苍白(缺血)、发绀(缺氧)、发红(充血)三个阶段,称为三相反应(triphasic reaction),但雷诺现象仅是指(趾)动脉或微动脉发生血管痉挛而已,而雷诺病先有痉挛,以后可有血管改变甚至闭塞;而且,雷诺病的发作仅和寒冷或情绪紧张有关,不像雷诺现象继发于某些疾病或情况或是某种疾病的一种表现,但雷诺现象在原发疾病或情况不明时一般诊断为雷诺病。

雷诺现象易发生于闭经的老年妇女,继发于外伤或某些疾病,如系统性硬化病、皮肌炎、系统性红斑狼疮、类风湿关节炎、阵发性血红蛋白尿、血栓形成、血栓闭塞性血管炎、闭塞性动脉硬化病等动脉闭塞的疾病及神经系统的疾病。

【病因】雷诺病病因不明,可能与多种因素有关,涉及血管 α-2 交感神经受体活性增加,内皮细胞功能障碍。情绪紧张、寒冷甚至不太冷的天气可迅速使小动脉痉挛。多数患者是妇女,可和内分泌障碍或情绪不稳定等有关,其他如吸烟、消化道紊乱及神经系统障碍等因素都可发生影响。

遗传也是因素。有的患者手指先天的阵发性发凉或青紫,有常染色体显性遗传的家族史。有的患者血清中补体 C_7 缺乏,CH_{50} 减少。有的有冷凝集素血症。

【组织病理】皮肤苍白及变凉是由于小动脉痉挛,发绀是由于血液滞留在毛细血管内。在早期时,组织不发生病理变化,以后血管内膜增生及中层肥厚、管腔狭窄及血栓形成。坏死是由于血液供给不足或断绝。

【鉴别】血栓闭塞性脉管炎:损害多半不对称的发生于下肢,足背动脉的脉搏微弱或不显。

闭塞性动脉硬化:多半为 50 岁以上男性。损害皆发生于单侧下肢,动脉往往钙化。

红斑性肢痛症及大理石样皮病等血管性病都容易和本病鉴别,而指端发绀、网状绀斑常易和本病混淆。

雷诺病等四种血管性疾病的鉴别

	雷诺病	肢端发绀	网状绀斑	冻疮
性别及年龄	年轻妇女较多	大多数是年轻妇女	不限	年轻妇女较多
颜色变化	青紫、红、白;斑驳或弥漫	青紫,弥漫	红,青紫,斑驳及网状	青紫,红,限局性
有血管症状的部位	指、趾;耳、鼻很少见	常是两手,偶然是两足	常是小腿,偶然是臀部	暴露部位,尤其手足

续表

	雷诺病	肢端发绀	网状绀斑	冻疮
血管症状持续时间	间歇性	持久	持久	冬天加重
局部症状	刺痛	往往不痛	不痛,或有麻刺感	常有痒及灼痛
遇寒的表现	症状加重	症状加重	颜色青紫	红肿
遇热的表现	颜色变化不显著	无显著变化	紫红	更红,痒痛
改变体位或运动	颜色变化不大	举高时发绀减轻	抬高或运动时减轻	无变化
坏死及溃疡	轻或无,或是限局性	无	严重患者偶然发生	严重患者常有

【治疗】患者要注意全身的健康状态尤其要改善营养及情绪,多吃些脂肪及维生素丰富的食物,少饮浓茶、咖啡,更不应吸烟;有病灶感染时要移除,天冷时应该注意保暖,多穿些衣服。

内用药主要为扩张血管的药物。钙通道阻滞剂:如硝苯地平 5～10mg,每日 3 次,硫氮䓬酮 30～60mg,每日 3 次;α-受体阻滞剂:盐酸妥拉唑林(苄唑啉,tolazoline hydrochloride,priscoline)口服或肌注,每 4～6 小时应用 25mg,禁用于冠状动脉疾病及溃疡病患者。烟酸肌醇(Mesoinositol)可以应用,每次 0.2～0.4g,每天 3 次;羟苯磺酸钙 0.5g,每天 3 次,通过调节微血管壁的生理功能,降低血浆黏稠度,减少血小板聚集等机制,调节微循环功能。

低分子右旋糖酐的静脉滴注可以促进肢端血液流动及溃疡愈合,并可减轻局部缺血性疼痛,可缓慢滴注 2000ml,经 1～3 个月可再滴注一次,不可滴注太勤以免损伤肾功能。

热浴及按摩可改善局部血液循环。高压氧舱疗法可暂时改善局部严重缺氧的状态,必要时由外科施行交感神经截断术可使症状缓解半年到两年之久。

肢端发绀(acrocyanosis)

肢端发绀即肢端青紫症,本病主要发生于少女及年轻妇女,有时可见于男性青年。两侧肢端特别是手部及手指持久发绀,其次为足趾,皮肤温度降低并常多汗,手摸时可觉患处皮肤凉而湿,严重时前臂及踝部上方甚至耳朵及鼻尖可呈暗红或青紫色。天气寒冷时,患处可有肢端缺氧(acroasphyxia)现象而变白发麻,或是症状加重甚至肿胀疼痛。天热时症状减轻,皮肤由青紫变紫红色,但一般不能完全恢复正常(图13-5)。

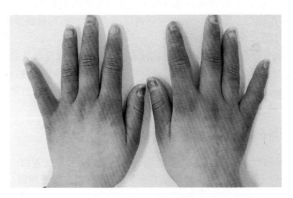

图13-5 指端紫绀

本病是血管舒缩功能紊乱的现象,主要是静脉方面的变化,和寒冷有明显的关系,可由于较小血管尤其乳头下静脉丛扩张。有人认为血液黏稠度增加或精神紧张可和本病有关。有的患者有家族史。有的有冷凝集素血症,血清中含有高价冷凝集素,遇冷后肢端血管内红细胞凝集,冷凝集素是存在于丙球蛋白的一种抗体。

迟缓坏死肢端发绀(remittent necrotizing acrocyanosis)是肢端皮肤发绀变凉及疼痛,以后指或趾部坏死,没有其他或全身症状,可由于血管强烈痉挛或阻塞所致。

本病很持久,有的到成年时好转,患者应保持手足温暖,不要吸烟,少饮浓茶或咖啡。药物治疗和冻疮相同。患有迟缓坏死肢端发绀者可静脉滴注低分子右旋糖酐。

红绀病(erythrocyanosis)

对称发生于两侧小腿,皮肤温度降低并呈淡青红色,通常发生于年轻妇女,天寒时加重。有人认为本病和肢端发绀的性质相同,可以同时存在,可认为同一疾病。

红绀病又称腿部红绀病(erythrocyanosis crurum),通常对称发生于年轻妇女小腿及股部,尤其小腿下部,偶然只发生于一侧。患处皮肤轻微水肿及发绀,皮肤温度较正常低。有些患者的症状不典型,可有红斑、硬块及苔藓样丘疹,有的患者小腿容易在夜间抽筋;有的患者患处脂肪发生坏死性变化,成为有压痛的小结节,以后可溃破而成多个小溃疡,容易误诊为硬红斑;有的患者月经失调,手足多汗。

红绀病可伴发肢端发绀或网状绀(青)斑,有的下肢皮肤浅静脉显著扩张而呈青色线条状,被称为静脉扩张(phlebectasia),静脉扩张往往单独存在于肢体或别处。长久站立的患者患处皮肤可水肿及纤维化。红绀病往往持久,有些年轻患者经数年后自然好转。

网状绀(青)斑(livedo reticularis)

皮损呈斑驳或网状红色或紫红色,斑纹间皮肤正常或苍白。天冷时加重,由紫红色变青紫色,往往对称发生于下肢,有时也出现于前臂(图13-6),

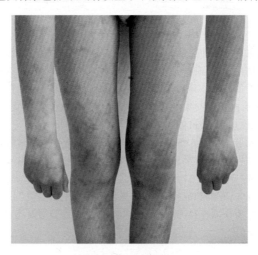

图13-6　网状绀斑

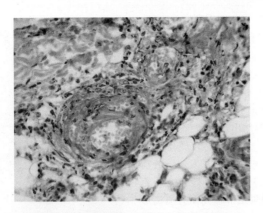

图 13-13　白细胞碎裂性血管炎病理

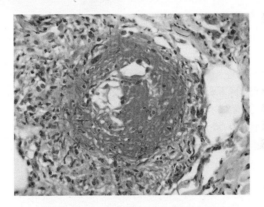

图 13-14　变应性皮肤血管炎病理

非甾体抗炎药可减轻症状。有报道用阿仑单抗、细胞因子抑制剂或拮抗剂、细胞间黏附分子抑制剂治疗有效。

结节性血管炎（nodular vasculitis）

结节性血管炎类似结节性红斑或硬红斑，曾被称为持久性结节性红斑或非结核性硬红斑，Lever 等认为结节性血管炎仅是硬红斑的早期或轻型，病理组织属于血管炎类。

【症状】初起损害是红色小结，逐渐发展成青红色结节，有轻度的疼痛和压痛；红斑性结节较一般的结节性红斑的损害持久，不容易溃破，溃破时也不太痛（图13-15）。通常发生于下肢尤其小腿后侧，常不对称，可以偶然出现于股部或臀部。患者以中年妇女为最多，偶尔是男性。自然痊愈后容易复发。结节消退后不留痕迹，或是患处轻度萎缩及凹陷。如果结节坏死而有溃疡形成，愈合时遗留凹陷性瘢痕及色素沉着。

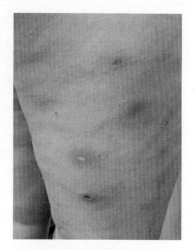

图 13-15 结节性血管炎

【病因】病因不明。结节性血管炎可以被认为是一种过敏反应，其中分枝杆菌抗原可以是一个重要的因素。有的伴有某种细菌感染、静脉炎、趾端发绀、冻疮、网状绀斑或高血压等病。

【组织病理】主要是真皮深部和皮下组织脂肪间隔的小动脉及小静脉管壁增厚，管腔闭塞，管壁及附近结缔组织发生纤维蛋白样变性（图13-16），并有炎性细胞浸润，可有异物巨细胞等。皮下组织内结缔组织可增生，脂肪往往萎缩。

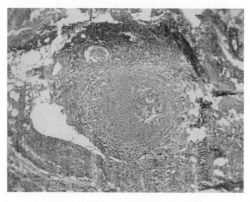

图 13-16 结节性血管炎组织病理

【鉴别】 本病应和硬红斑、结节性红斑、结节性非化脓性脂膜炎、亚急性结节性迁移性脂膜炎、迁移性血栓性静脉炎及结节性多动脉炎尤其皮肤型结节性动脉周围炎鉴别。

【治疗】 抗生素的疗效不定。水杨酸盐等可减轻炎症。泼尼松虽可迅速减轻症状,但停药后易复发。氨苯砜、次水杨酸铋及磺胺吡啶等的疗效都不可靠。小量 10% 碘化钾溶液(369~900mg/d)使某些病例迅速改善。著者常用雷公藤多苷加小量泼尼松取得很好的疗效。

变应性肉芽肿性血管炎
(allergic granulomatous angiitis)

变应性肉芽肿性血管炎又称肉芽肿性变应性血管炎(granulomatous allergic vasculitis)。

【症状】 患者往往先有多年的哮喘,有时发热,血液嗜酸性粒细胞增多(20%~90%)。以后,除常有肺症状外,心脏、肝脏、脾脏、肾脏及小肠等器官都可波及,尤其是溃疡性结肠炎较为常见。游走性多关节病或腹痛可常存在。神经系统受损时,最易发生多发性单纯神经炎(多神经炎)。全身淋巴结可轻度肿大。病程可经多年之久。有的因充血性心力衰竭等而死亡。

多数患者有皮肤损害,可为红斑、丘疹、脓疱、结节及紫癜,偶尔有坏死性皮损,可发生于任何部位。可触及性紫癜和浸润性结节是最常见的皮损。四肢伸面及头皮等处容易发生结节,手背和指尖常有坚实无痛的正常皮色或红色丘疹。

【实验室检查】 常有贫血。白细胞总数可增高,尤其是嗜酸性粒细胞可占总数的 80% 以上。血沉加快。IgE 增高。X 线常显示肺部成片浸润或弥漫性肺间质病,两侧肺部也可有较多的结节性阴影。

【病因】 本病病因不明,可能是反应性肉芽肿病(pathergic granulomatosis)。

【组织病理】 主要变化为小血管有弥漫性血管炎,也累及较大、较深的血管。小动脉及小静脉发生纤维蛋白样变性及坏死,管腔往往闭塞,附近有慢性肉芽肿的浸润,包括淋巴细胞、浆细胞、上皮样细胞及巨细胞,尤其是嗜酸性细胞较多。

【治疗】 氨苯砜可以有益。有感染病灶时可应用抗生素。

糖皮质激素类虽可控制哮喘或减轻其他症状,但不能改善预后,患者常因内脏损害不断发展而终于死亡,最常见的死亡原因是心肌炎引起的充血性心力衰竭。肝脏、肾脏及胃肠道等内脏受累而皮质类固醇类激素的疗效不佳时，可以用环磷酰胺等免疫抑制剂。

韦格内综合征(Wegener's syndrome)

又称韦格内肉芽肿病(Wegener's granulomatosis)或鼻源性肉芽肿(rhinogenic granuloma)。

【症状】患者先有呼吸道症状，常是鼻内、鼻窦甚至肺部发炎，鼻腔经常流涕，有时咳嗽，偶尔吐血及胸痛。患者常常发热。以后，上呼吸道可出现结节，最常见的表现为鼻、咽、气管及支气管发生1个或数个结节。鼻部结节通常形成溃疡，甚至鼻部及面部中央的软骨和骨广泛毁坏，鼻梁可以塌落而成鞍鼻。发生于口腔可形成草莓状齿龈增生，具有特征性。有的发生虹膜角膜炎或虹膜睫状体炎，眼球可突出。

皮肤及黏膜损害，最常见表现为可触及性紫癜，其他包括红斑，丘疹，红色、紫红或正常皮色坚实结节，或是浸润的肿块，其上可有出血性大疱，也常发生坏死而成大小不等的溃疡。这些损害可出现于身体任何部位的皮肤，以四肢多见。

患者的肝脾及淋巴结可以肿大，有的发生心肌炎或心包炎，血压可以增高，神经损害可以引起瘫痪等症状，晚期常发生肾小球肾炎。病情迅速发展，或是自然缓解数月或数周后又加重，在发病后2年内，大多数患者常因肾衰竭而死亡。

【病因】本病病因不明，它和变应性肉芽肿性血管炎都可能是反应性肉芽肿病(pathergic granulomatosis)。

【组织病理】是广泛的坏死性肉芽肿性血管炎，主要侵犯小动脉及小静脉。血管周围的肉芽肿性浸润含有大量嗜中性粒细胞、淋巴细胞、组织细胞、浆细胞及巨细胞，也可有核尘及嗜酸性粒细胞。脂膜炎可以存在。

【实验室检查】患者贫血，血沉常加快，嗜酸性粒细胞增多，血清中白蛋白减少，$\alpha2$ 及 γ 球蛋白增高，IgA 水平较高。50% 病例有类风湿因子。抗中性粒细胞胞质抗体(ANCA)在诊断 Wegener 肉芽肿、多发性微动脉炎、一些坏死性血管炎中有较高的敏感性和特异性。对 Wegener 肉芽肿有明显的特异性，阳性率为 52.3% ~ 58.6%，活动期 Wegener 肉芽肿可达 88%。其对本病的诊断的特异性和敏感性分别为 99% 和 60%。无 ANCA 反应的病例为局限性 Wegener 肉芽肿病，预后比阳性患者要好。

胸部 X 线检查有多种发现，可为散在的多个结节性浸润、弥漫的纤维结节性阴影、单个或多个空洞、胸腔积液、肺不张，或是孤立的"钱币损害"。

【治疗】有效的治疗方法是糖皮质激素联合细胞毒药物，如环磷酰胺、硫唑嘌呤、甲氨蝶呤、苯丁酸氮芥，以环磷酰胺首选。尤其在有严重的肺症状、肾病或眼损害时，加用泼尼松可更有效，一般开始量为60mg/d，以后症状减轻时减量以至停药。

环磷酰胺长期应用可使90%以上患者的病情缓解。一般用量为服1～2mg/(kg·d)，如果血液中白细胞降到$3×10^9$/L以下，应该暂时停药。连续服药两周后，如果疗效不满意，用量可增加25mg/d，2周后可再增加此量，直到见效或白细胞已降到$3×10^9$/L时才不再增加。

对于病情迅速发展的严重患者，如中枢神经系统有血管炎、呼吸衰竭或急性肾衰竭患者，可增加用量，口服或静脉注射环磷酰胺4mg/(kg·d)，3天后迅速减到1～2mg/(kg·d)的常用量。症状消失后，如无严重副作用或禁忌证，应该续服环磷酰胺1年。

甲氧苄啶-磺胺甲噁唑长期治疗可减少该病的复发，可能的机制是减少呼吸系统的感染。

淋巴瘤样肉芽肿病(lymphomatoid granulomatosis)

肺内有多处肉芽肿性浸润，皮肤或肾脏等器官的血管处也常有浸润，包括淋巴细胞、淋巴细胞样及浆细胞样不典型细胞而像淋巴瘤。本病虽是坏死性血管炎的一种全身性严重疾病，可为将发展成真正淋巴瘤的一种过敏反应，也可能是淋巴瘤的一种表现。

【症状】大多数患者有肺部症状，常有咳嗽、气促、胸痛及发热。X线显示两侧肺中叶及肺下叶有多处结节性浸润，肺门淋巴结肿大。

40%患者有皮肤损害。皮疹出现于肺症状之前或之后，或是同时发生，常是红斑、丘疹、环状隆起、水疱、结节或溃疡，可发生于任何部位，可以对称及泛发，往往在数日以内自然消失。结节可因局部血液供给不足而终于溃破。有的患者毛发脱落，皮肤可有鱼鳞病样表现。

约半数患者有肾损害。关节及神经系统也可受侵，有的有脑膜症状，而骨髓、淋巴结及脾脏无变化。

患者常贫血，消瘦倦怠，发热肌痛，肺部容易出血及感染，患者可因呼吸衰竭而死亡。有的因中枢神经疾患而致命。有的最终发生真正的淋巴瘤。

【实验室检查】白细胞数正常或略增多，1/3患者的淋巴细胞数减少，血沉正常或加快。肝脏酶类可略增高。X线常显示两侧肺部的圆形阴影而像转移的肿瘤。

【组织病理】血管附近有多种细胞浸润，包括淋巴细胞及嗜中性粒细胞等;较特殊的是若干不典型的淋巴细胞样及浆细胞样细胞,细胞浆较多,可见于血管附近及血管壁内,可以阻塞管腔,也可以破坏小汗腺、皮脂腺及毛囊,妨碍血液供给而引起组织坏死。

【治疗】 泼尼松和环磷酰胺等免疫抑制剂可以合用。症状缓解后,环磷酰胺应续服1年左右,可按口服 $1 \sim 2mg/(kg \cdot d)$。

持久性隆起红斑
(erythema elevatum diutinum)

持久性隆起红斑的皮损是长期存在的红色、紫红色或带黄色丘疹或隆起斑块,通常对称发生于手背及关节附近。

【症状】 皮损先是红色或紫红色丘疹或结节,以后缓慢扩展,成为浸润性隆起斑块,圆形或卵圆形,也可以不太规则,而表面平滑。初起时较柔软,以后因纤维变性而略硬,不引起自觉症状,或是只有轻微疼痛。皮损多半出现于手背及四肢关节伸侧面,也发生于小腿后侧、臀部或前臂等处,多对称(图13-17、18)。皮损持续存在,不断有新发皮损,绵延数年,可达5~35年,皮损才能消退。皮损消退后可遗留萎缩或色素沉着。

【病因】 病因不明,有的可并发复发性多关节炎或风湿病;与感染有关,将链球菌抗原注射入真皮内可诱出特征性皮损;另外,本病可与高球蛋白血症、B细胞淋巴瘤、乳腺癌等有关。认为其发病机制为免疫复合物沉积所致,血管炎性变化,直接免疫荧光可见在血管壁周围有 IgG、IgM、IgA、补

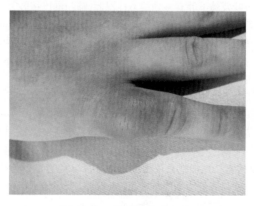

图13-17 持久性隆起红斑

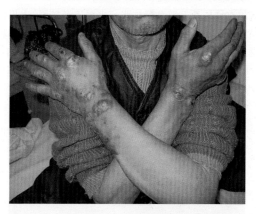

图 13-18　持久性隆起红斑
襄樊市中心医院　王润和

体等沉积。

【组织病理】 在早期,真皮浅部及中部的血管周围有嗜中性粒细胞浸润,可有核碎裂(核尘),另有淋巴细胞及组织细胞,偶有嗜酸性粒细胞及浆细胞。毛细血管增生,血管壁有透明蛋白样变性,周围的网状纤维变性。小血管的内皮细胞增生,血管壁及其附近有纤维蛋白样物质沉积,偶尔有少数红细胞渗出。

【鉴别】 常需和环状肉芽肿、面部肉芽肿、细胞外胆固醇沉着病及风湿性结节或类风湿性结节区别。组织变化虽和环状肉芽肿的变化相似,但没有灶性胶原变性,周围的浸润也不作栅状排列。组织变化也像变应性皮肤血管炎,但毛细血管显著增生,且有透明的外套。此外,和面部肉芽肿的组织变化较难区别,但嗜中性粒细胞远较嗜酸性粒细胞为多。

【治疗】 氨苯砜和磺胺类药物可有显著的疗效,停药后可复发。烟酰胺及四环素被人应用。糖皮质激素混悬剂可做损害内注射,可用曲安西龙混悬液每周注射一次。用于皮肤变应性血管炎的其他治疗方法也适用于本病。

面部肉芽肿(granuloma faciale)

本病病因不明。和持久隆起红斑相似,是发生于面部的嗜酸性粒细胞肉芽肿。

【症状】 多发生于中年及老年人,也可见于儿童,皮肤损害是一个或多个隆起的柔软结节,呈正常皮色或是褐色或紫红色,表面平滑并有光泽,毛囊孔扩张,偶尔有鳞屑及毛细血管扩张。皮损逐渐扩展,边界清楚,中心可略凹陷,因而常为环状斑块(图 13-19),通常发生于面部尤其鼻部、前额及颊部,有时也发生于手背或躯干及别处,不引起自觉症状,有的可略发痒,或是有轻度灼痛,也可有触痛。皮损长期存在,可达 10 ~ 20 年之久。

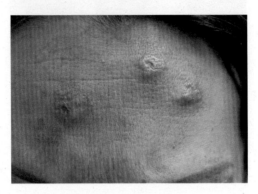

图 13-19 面部肉芽肿

【组织病理】在早期,真皮浅部有密集的肉芽肿性浸润,有大量的嗜酸性及嗜中性粒细胞,还有组织细胞、淋巴细胞、浆细胞及肥大细胞。成片浸润不直接连接表皮及毛囊,其间有带状正常区。白细胞核碎裂现象可存在,血管内皮细胞增生,血管外可有含铁血黄素及泡沫细胞。在晚期,胶原纤维增多,纤维束可排列成条状,而嗜酸性及嗜中性粒细胞减少。

【治疗】曲安西龙等糖皮质激素混悬剂做皮损内注射被认为是最好的疗法。冷冻疗法及磨削术可以应用,切除术不能防止复发。口服保泰松及氨苯砜可以试用。

结节性多动脉炎(polyarteritis nodosa)

结节性多动脉炎曾经称为结节性动脉周围炎,往往侵犯胃肠道、心脏、肾脏、肌肉、皮下等处小或中等大的动脉而引起相应症状。有的患者下肢等处有结节等皮损,但没有明显的内脏损害,有人称为皮肤型结节性动脉周围炎(periarteritis nodosa cutanea)。

【症状】本病可出现于任何年龄,以 40 ~ 50 岁的人较多,男女的发生率约为 4:1。患者往往先有不规则地发热,白细胞增高。约 1/4 ~ 1/3 患者发生皮疹,数目不定,由一个至十几或几十个;形态也不定,可以是红斑或荨麻疹,也可以是多形红斑及结节性红斑,有人发生水肿、紫癜或坏疽。有时,沿着一根浅动脉发生一个或几个结节,触压时往往引起剧烈的疼痛,以后,结节可溃破。有的患者皮肤发生淡青或青紫色斑点,往往表面结痂,痂下皮肤坏死,以后愈合时遗留瘢痕;也有的发生广泛的网状绀斑,环状或结节性浸润以及发痒的点状红斑。口、鼻、咽、眼及生殖器黏膜可以发生红斑、紫癜、结节或溃疡。

全身症状根据损害部位及血管受损程度而不同,症状可轻可重;病情有时缓解,有时加重。消化道系统的症状是常见的,如腹痛、呕吐、血性稀便等;神经系统、肌肉、关节、心肌及肾脏等的损害也常有,尤其肾脏损害占80%。患者往往不规则发热,50%患者的血压升高。

病程不定,有的病情发展很快,在数周之内,患者可以死亡;有的症状屡次加重或缓解,可经数年之久。大多数患者终因肾脏或心脏等器官受损而死亡。

【实验室检查】白细胞增多,1/3患者的嗜酸性粒细胞显著增加。血沉率加快,血清中丙球蛋白增多。尿液中常有蛋白、红细胞及管型而类似肾小球肾炎的变化。

在检查眼底时,有时可以发现高血压性视网膜炎及视网膜分离,中央视网膜动脉可以闭塞。

【病因】本病被认为小动脉或中等大动脉对某种刺激所发生的一种免疫反应,有的患者在一次急性传染病尤其链球菌或乙型肝炎病毒感染之后发病,有的在发病前注射过血清或应用过磺胺药、碘剂、砷剂、硫氧嘧啶、青霉素或苯妥英钠等药物,但不少患者没有任何明显的诱因。

【组织病理】本病的最早阶段动脉血管壁中层已经变性及水肿。以后,血管壁有纤维蛋白样或透明变性,尤其血管中层有显著的变性坏死;血管内膜往往增生,可使管腔闭塞,血管内膜也可坏死。变性坏死的血管壁及血管附近有大量炎性浸润,主要为嗜中性粒细胞,也有嗜酸性粒细胞、淋巴细胞及浆细胞,偶然有异物巨细胞。血管内常有血栓形成;有时,动脉壁的损伤引起珠状小动脉瘤,这些小动脉瘤可以破裂出血。

在晚期,坏死及变性的血管壁为肉芽组织所代替,渐有纤维形成,成纤维细胞增多。最后,血栓发生机化而有小管道出现,但过分增生的结缔组织也可使管腔狭小而妨碍血液对组织的供给,可引起肌萎缩及心脏或肾脏功能不全。

上述组织变化可发生于肾、心、胃、肠、胰、肝等内脏器官以及肠系膜、肌肉、皮肤及神经组织,而肺脏一般正常。

【治疗】泼尼松等糖皮质激素药物能使症状缓解,也可与硫唑嘌呤或雷公藤合用,但不能阻止病变进行,停药后症状可迅速复发。患者常因心脏或肾脏衰竭而死亡。

颞动脉炎(temporal arteritis)

颞动脉炎又称巨细胞动脉炎(giant-cell arteritis)。颅内动脉可有相似病变而称颅动脉炎(cranial arteritis),枕后动脉、面动脉、脑动脉或冠状动脉等中等大的动脉都可同样发炎。

颞动脉发硬肿胀,常有结节,表面皮肤可略发红,患处及前额往往疼痛,可以伴有眩晕、恶心、呕吐或轻度发热,也可有视觉模糊或眼球后部疼痛,患者畏光甚至失明。有的患处瘀斑,以后起疱,终于局部坏死。

本病病程较结节性多动脉炎久,患者年龄一般较大,常见于50岁以上的女性,受损动脉较少,预后较好,几月或一年后缓解,仅少数患者可以死于脑血管栓塞或缺血性心脏病。

病理组织有全层动脉炎,附近有巨细胞等肉芽肿性病变及纤维蛋白样变性,但常无明显的坏死。血管内膜增厚,管腔变窄,偶尔有血栓。

糖皮质激素类药物如泼尼松等被应用。

急性痘疮样苔藓状糠疹
(pityriasis lichenoides et varioliformis acuta)

急性痘疮样苔藓状糠疹曾被认为副银屑病的一种,现被认为是变应性血管炎之一。损害是迅速出现的多形态皮疹,包括斑疹、丘疹、鳞屑、水疱、坏死及出血,数月后可自然痊愈。

【症状】多见于青年男性,损害是突然出现的多形态皮疹,包括直径约2~5mm的鳞屑性红斑,淡黄到红褐色的圆形丘疹,有时也有水痘样水疱。有的结痂、坏死及出血(图13-20、21、22)。

皮疹往往广泛分布,较多见于躯干、上肢屈侧及腋窝等处,一般不发生于手掌足底及黏膜,也没有明显的自觉症状。经过一个月到半年左右,损害消退并遗留略凹的瘢痕,但有的可持续很久甚至几年。

患者的一般健康不受影响,预后良好无恶变倾向。但有的严重患者除有较大的丘疹坏死性皮损外,有低热、疲倦无力、关节疼痛及淋巴结肿大等

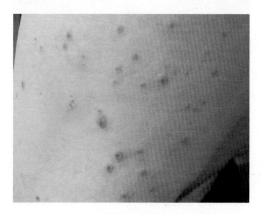

图 13-20　急性痘疮样苔藓状糠疹

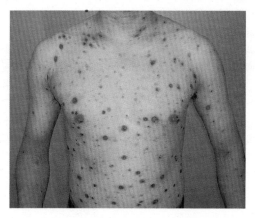

图 13-21　急性痘疮样苔藓状糠疹

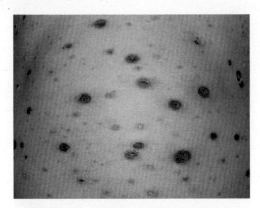

图 13-22　急性痘疮样苔藓状糠疹

全身症状;少数患者的外生殖器及口腔黏膜发生糜烂及溃疡。

【病因】 病因不明。有的患者血液中 EB 病毒抗体水平增高,因而有人认为病毒感染等可为病因。在临床上,皮损近似滴状副银屑病但有水疱及坏死,有人称为急性型苔藓样糠疹,而组织变化显示变应性血管炎。

【组织病理】 在早期损害内,血管周围有组织细胞及大量淋巴细胞,并侵入毛细血管壁内,有红细胞渗出,毛细血管壁的内皮细胞增生可使管腔阻塞。以后,大量淋巴细胞及一些红细胞可进入表皮;表皮显著水肿,可发生水疱及坏死,表皮可以溃破而出现痂及溃疡。因此,病理组织变化和变应性血管炎很相似,但嗜中性粒细胞及嗜酸性粒细胞极少,也不见核尘。

【鉴别】 本病须和丘疹坏死性结核疹、水痘、药疹及变应性皮肤血管炎区别。

【治疗】 光化学疗法(黑光疗法,PUVA)、免疫抑制剂、四环素或氨苯砜都被应用。泼尼松可使症状减轻,可口服 15~20mg/d,停药后容易复发。

恶性萎缩性丘疹病
(papulosis atrophicans maligna)

恶性萎缩性丘疹病又称迪戈斯病(Degos' disease)或致命性皮肤及胃肠小动脉血栓形成(lethal cutaneous and gastrointestinal arteriolar thrombosis),是一种严重而少见的皮肤小肠综合征。除了特殊皮疹外,还有内脏的损害,患者多半死于小肠穿孔所致的腹膜炎。

【症状】初起皮损是略微隆起的淡红色水肿性丘疹,直径约 2～5mm。不久以后,丘疹中心凹陷而成脐状,呈瓷白色。边缘隆起成环状,呈青红色,有扩张的毛细血管,常有细薄的鳞屑。

皮疹缓慢发展,以后可以消退,遗留凹陷的萎缩性瘢痕。损害数目不定,由几个到几十个,常有几个成批出现,多半发生于躯干及四肢近端,一般不引起自觉症状,有时轻微发痒。

急腹症往往突然发生,患者的上腹部疼痛或有肠绞痛,同时发热、吐血及便血。如果开腹探查,往往发现小肠壁上有散布的淡黄色斑点,有的溃破甚至穿孔,患者可因腹膜炎而死亡。

除了皮肤及小肠外,眼、胃、脑、肾、心肌、心包膜及膀胱等皆可发生损害,有的患者因神经系统受损而发生四肢麻木、言语不清、头痛或不全截瘫等表现,往往最终死亡。

【病因】本病是皮肤及肠胃等处小血管发生严重损害的致命疾病。病因不明,可能与凝血异常、纤维溶解抑制功能异常、自身免疫及病毒感染有关。患者多半是 20～40 岁的男人,发病后的平均存活期只约两年。患者的免疫球蛋白 A(IgA)及纤维蛋白原异常增多,组织细胞含有 C_3,血小板有聚集现象,近来发现有的患者血中有抗磷脂抗体。

【组织病理】主要变化是微动脉及小动脉闭塞而发生楔状坏死,但没有明显的炎性浸润。血管的内膜增生而引起血栓,小动脉及微动脉壁发生纤维蛋白样变性,附近结缔组织发生渐进性坏死。表皮萎缩,角化过度。

腹腔器官往往有广泛的损害,肠系膜的血管可有血栓形成,组织可变性坏死而无炎症。膀胱、输尿管、卵巢及大网膜可有广泛的瘀斑及瘀点。

【治疗】泼尼松及免疫抑制剂都无效,各种血管扩张药及凝血药的疗效也不佳。苯乙双胍(phenformin)有溶解纤维蛋白作用而被人应用,可和炔雌醇合用。双嘧达莫(Persantine)、保泰松及阿司匹林能抑制血小板凝集而可有治疗作用。

急性发热性嗜中性皮病
(acute febrile neutrophilic dermatosis)

急性发热性嗜中性皮病又称司威特(Sweet)病或司威特(Sweet)综合征。患者发热,血液及组织内嗜中性粒细胞增多,面部、颈部及四肢等处有疼痛的红色隆起斑块。

【症状】患者多半是中年妇女,皮损是略微隆起的水肿性坚实结节和斑块,呈暗红或褐红色,直径为 0.2~2cm 或更大,边界清楚,呈圆形或卵圆形,或是形状不规则,可以互相融合。数目及大小不定,往往是多个,有时只1~2 个,不对称地发生于面部、颈部及四肢,有时发生于躯干(图 13-23),较少见于腹部。皮损逐渐扩展和增多,颜色渐深,较重时有显著的炎症和触痛。扁平隆起的斑块表面常有坚实颗粒而像水疱(图 13-24);有时斑块中央变平,有鳞屑及色素沉着,而边缘扩展成环状;斑块上也可有小的水疱及

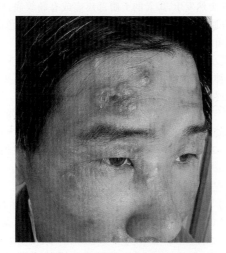

图 13-23 急性发热性嗜中性皮病

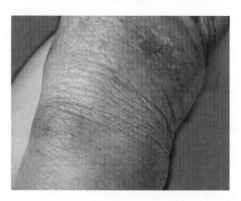

图 13-24 急性发热性嗜中性皮病

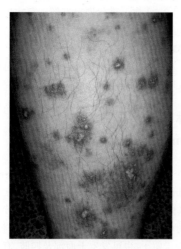

图13-25　急性发热性嗜中性皮病

脓疱(图13-25),以后糜烂结痂但不发生溃疡。经过1~2个月或数月后开始消退,不遗留瘢痕,只有暂时性色素沉着。以后容易复发,病程长达数年。

大多数(85%~90%)患者在皮疹出现前发热,伴有皮损及肌肉疼痛和全身不适。25%~50%患者有关节痛或关节炎,X线可显示出软组织水肿。32%~72%患者在皮疹出现前后发生结膜炎及巩膜炎。11%~72%患者发生肾损害,有蛋白尿、血尿及颗粒管型。

有的患者并发白血病或体内恶性肿瘤。国内报告一例伴有慢性粒细胞性白血病,另一例患有恶性组织细胞增多症。

【实验室检查】血液的白细胞总数可达$10~20×10^9$/L,其中90%是嗜中性粒细胞,或总数不高而嗜中性粒细胞比例增高。血清球蛋白增高,主要是α及γ球蛋白增加。血沉加快。皮疹处直接免疫荧光的阳性率为61.5%,基膜带处IgG及IgA成团沉积,稀疏排列成带状。针刺反应阳性率达80%。

【病因】病因不明,50%与潜在疾病相关。在发作前往往有咽炎、扁桃体炎或支气管炎等上呼吸道感染,因而本病像是感染后发生的阿瑟斯(Arthus)现象,可认为Ⅲ型(血管炎型)变态反应,但有人认为本病是迟发型变态反应。皮疹最常出现于面部及颈部等暴露部位,可能和日光及外伤有关。

【组织病理】表皮一般正常。真皮乳头层水肿,严重时成为表皮下水疱;真皮浅部及中部的毛细血管扩张,血管周围有弥漫浸润,主要是嗜中性粒细胞,也有淋巴细胞、组织细胞及少量嗜酸性粒细胞,并有核碎裂现象。但没有纤维蛋白样沉积或红细胞外渗等血管炎的其他变化。

【鉴别】本病要和多形红斑、持久性隆起红斑、面部肉芽肿、深型红斑狼疮、类肉瘤病、皮肤淋巴细胞浸润、结节性红斑、结节性非化脓性脂膜炎和变应性皮肤血管炎鉴别。

【治疗】糖皮质激素类药物有明显的疗效,而抗生素无效,但四环素可以同时服用。泼尼松口服30mg/d,可使发热、关节痛及皮疹等症状迅速减轻,在1~6周内即可逐渐减量而停服。

氨苯砜有效,每次口服 50mg,每日 2~3 次。碘化钾也有效。每次口服 0.3g,每日 3 次。在 1~2 日内,体温可趋正常;3~5 天后皮疹可以消退。秋水仙碱素 1.5mg/d,症状可在数日内减轻,以后可渐减到 0.5mg/d。雷公藤多苷 50~75mg/d,一般经 4~6 天后,发热等症状及皮疹消退。甲硝唑可服 0.5g/d,有人认为 4 日后皮疹可减轻,10 日后可痊愈。

黏膜皮肤淋巴结综合征
(mucocutaneous lymph node syndrome)

黏膜皮肤淋巴结综合征又称急性发热性皮肤黏膜淋巴结综合征(acute febrile macocutaneous lymph node syndrome)或川崎病(Kawasaki's disease)。

【症状】本病通常发生于 4 岁以内婴幼儿,罕见于成人。患儿持续发热 5 天以上,一般为 7~10 天,严重的可持续较久。发热一两天后,麻疹样、猩红热样或幼儿急疹样红斑开始出现于躯干,也可发生于面部及四肢,有时是多形红斑,但无疱疹,也不结痂。两侧手足背侧及指(趾)端有非指凹性水肿,掌跖和指趾端发红。仅过 1~2 天到 10 天左右,皮疹消退,常从指趾甲褶处开始脱屑,指趾甲可有横沟缓慢出现。口腔和咽黏膜弥漫发红,唇红缘干燥发红并可发生皲裂,舌乳头肿胀发红而呈杨梅舌状。球结膜充血并有清楚可见的扩张毛细血管。

颈部淋巴结显著肿大,直径可超过 1.5cm,有压痛。此外,心肌炎或心包炎可以发生,1%~2% 可因心肌梗死而死亡。有的有呕吐、腹泻、腹痛等消化道症状,或是有关节痛或关节炎,偶尔有轻度黄疸或无菌性脑膜炎。

【实验室检查】血液中白细胞数增多尤其嗜中性粒细胞显著增加,红细胞及血红蛋白可略减少,血沉加快,α2 球蛋白增加,血清转氨酶可轻度增高。有的有蛋白尿,尿沉渣中白细胞增多。心电图显示 P-R 及 Q-T 间期延长,并常有 ST 及 T 波变化。

【病因】病因不明。被认为一种血管炎性变态反应,可和细菌、立克次体、病毒或其他感染有关,也可能受基因的影响。其他可疑因素如环境或食品污染、洗涤剂或药品中毒等。尸检时可见类似结节性多动脉炎的组织变化,或是伴有冠状动脉血栓形成或动脉瘤,冠状动脉损伤常在本病第 9~10 天发生。

【组织病理】有广泛的小动脉炎。动脉内膜肥厚,中膜水肿,血管壁坏死,有纤维蛋白样变性及肉芽肿性浸润。

【鉴别】结节性多动脉炎、风湿热、猩红热、多形红斑、幼儿类风湿关节炎及血清病常需和本病鉴别。

【治疗】在发病后数日内,肌内注射丙球蛋白可促使体温下降及其他症状消退。静脉注射丙球蛋白可以减轻本病对冠状动脉的损伤,可应用400mg/(kg·d),连用5天。抗生素及泼尼松等药物治疗无效,泼尼松的应用甚至促使心肌梗死。阿司匹林有退热及抗凝血作用而常应用。

紫癜(purpuras)

紫癜是出血性疾病,红细胞由毛细血管外渗,在皮肤及黏膜引起瘀点或瘀斑。

紫癜有各种分类法。按炎症分类,可分为炎症性及非炎症性。按病因可分为特发性及继发性或症状性,按血小板数量可分为血小板减少性及非血小板减少性。如按发病机制分类,紫癜可由于血管壁受损或先天脆弱,也可由于血小板发生缺陷,或是由于凝血功能不正常所致。

在紫癜一病内,本书所述的只包括单纯性紫癜、过敏性紫癜、出血性紫癜及症状性紫癜。

【症状】

(一) 单纯性紫癜(purpura simplex)

单纯性紫癜是最轻的一型,是突然出现的瘀点,多半发生于小腿,有时发生于股部及前臂,在儿童也常发生于颈部及躯干,数日后逐渐消退,但皮疹往往分批地陆续出现,约经2~3周之久,以后容易复发,往往在数月或数年后才停止(图13-26)。

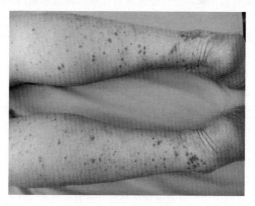

图 13-26 单纯性紫癜

患者以儿童较多，通常没有全身症状，只有少数患者感觉全身不适、轻度发热或关节痛及头痛，偶尔呕吐或腹泻。

（二）过敏性紫癜（anaphylactoid purpura）

有关节痛、腹痛及紫癜。患者以儿童、青年较多。有关节炎症状而没有腹痛的紫癜可称为舍恩莱因紫癜（Schönlein's purpura）或风湿性紫癜（purpura rheumatica）。初起时，患者轻微发热，咽喉及关节疼痛，以后，四肢或关节附近以及躯干等处发生紫癜，紫癜可隆起，也常有荨麻疹及多形红斑样损害，偶尔发生水疱。手、肘、膝及踝关节疼痛，也可肿胀，关节痛常是游走性。手背、面部或其他部位可发生局限性水肿。

有腹部症状时可称腹性紫癜（purpura abdominalis）或亨诺紫癜（Henoch's purpura）。患者也常有风湿性紫癜的各种表现，可称为许兰-亨诺紫癜。

过敏性紫癜患者腹部常有剧烈的绞痛，有时呕吐或腹泻，大便可带血或便血，鼻、口及胃甚至眼黏膜也可出血；尿内常有红细胞。患者也可有血尿、蛋白尿、管型尿、水肿及血压增高等肾炎症状，一般在短期内或持续数月后恢复，偶尔转成慢性肾炎或发生肾衰竭。患者可以发生尿毒症死亡。患者也可因皮肤内脏广泛出血及全身衰竭而死亡。此外，少数患者发生脑出血、肠套叠、肠梗阻或肠坏死。肠可广泛坏死或因肠扭转而坏死或是因肠穿孔而使人死亡。但是，多数患者的预后良好，一般在数周或数月内痊愈，或在数月或数年内多次缓解及复发后终于痊愈。

（三）出血性紫癜（purpura hemorrhagica）

又称原发性血小板减少性紫癜或真性血小板减少病（thrombopenia essentialis）。广泛或局限性瘀点及瘀斑往往自然出现，摩擦、外压或其他外伤也可引起。黏膜也出血，特别常见的是鼻出血，肾脏、膀胱、子宫、肠胃甚至脑或网膜皆可偶然出血。

病程可迅速发展，患者突然发生紫癜，鼻腔、膀胱、肠胃、子宫及肾盂等处黏膜皆出血，在数小时内即可陷于贫血状态。严重病例的全身症状很显著，出血很多，通常成为瘀斑，在数小时至数日以内因贫血及衰竭或脑出血而死亡。这种暴发性紫癜（purpura fulminans）患者往往以儿童较多。有的急性患者在数周内渐渐复原，但以后容易复发。

慢性型较为常见，皮肤及黏膜屡次发生瘀点或瘀斑，但较急性型轻。患者也可发生关节炎、肾炎、呕吐、头痛及发热等全身症状，脾脏往往肿大。症状屡次复发，或是屡次缓解或加重而经数月或数年之久，有的因脑等器官突然大量出血而迅速死亡。

（四）症状性紫癜（purpura symptomatica）

微小瘀点及较大紫癜或成片瘀斑可出现于多种疾病及情况,可以是药物、化学品、感染、放射线或某种系统性疾病所致的血小板减少性紫癜,也可以是中毒性紫癜（toxic purpura）、老年性紫癜、维生素 C 缺乏症或某种感染性疾病等非血小板减少性紫癜。

【病因】

1. 单纯性紫癜　血小板数量、凝血及出血时间和血管渗透性都正常。这种多见于儿童的轻微紫癜没有明显的病因,可能是食物或药物所引起的变态反应。

2. 过敏性紫癜　被认为是皮肤-系统性血管炎的一种,主要由于Ⅲ型变态反应。血液中 IgA 水平往往增高。在外表正常和有紫癜的部位,表皮和真皮交界处及血管壁都有免疫球蛋白、C_3 及纤维蛋白沉积。多数患者的诱因不能查明,最可疑的是病毒。有的在发病或复发前有服用药物史或有喉痛等上呼吸道感染的症状,有的并发风湿性关节炎、肾炎或多形红斑,有的可能和食物或肠内蛋白质分解物的吸收有关。

3. 出血性紫癜　本病被认为一种自身免疫性疾病,体内有抗血小板抗体,可能由于病毒侵入血小板外膜而使血小板成为自身抗原,带病毒的抗原抗体复合物或抗原抗体反应可破坏血小板而引起紫癜。

4. 症状性紫癜　血小板减少或不减少,紫癜可由于血液本身或血管壁的变化造成。系统性疾病、血液病、自身免疫性疾病都易有出血性损害。紫癜可继发于各种感染,药物、食物或化学品可以是病因。老年性紫癜等都可列入症状性紫癜范围内。

【组织病理】 单纯性紫癜血管外有大量红细胞。内皮细胞无任何变化;如出血是由于中毒作用,内皮细胞就发生变性。外伤性及老年性紫癜的血管壁破裂。风湿性及腹性紫癜主要是变应性血管炎。

免疫病理学检查,虽然免疫复合物会介导血管炎发生,但大多情况下很少做直接免疫荧光检查帮助血管炎的诊断。但对于 IgA 相关的血管病,如过敏性紫癜,有些学者认为如果没有 IgA 的沉积则可排除此诊断。

【诊断】 除询问病史及进行必要的全身检查外,常需要做血常规包括血小板计数及测定出血和凝血时间,有时要做骨髓及血液的细胞学检查及测定免疫球蛋白和血清蛋白等。

1. 单纯性紫癜的各项实验室检查正常。

2. 出血性紫癜患者血液中血小板数目显著减少。出血时间延长,凝血时间及凝血酶原时间正常或略延长。在骨髓象中,血小板及生成血小板的巨核细胞减少或不见。

3. 过敏性紫癜患者血液中血小板、出血时间、凝血时间都正常,血清 IgA 水平较高,有肾炎时 IgG 也常增加。尿液可含红细胞、蛋白及管型。

4. 症状性紫癜为血小板减少性紫癜或非血小板减少性紫癜。

【治疗】 本病最好的治疗是最大限度地休息。

单纯性紫癜不引起自觉症状且将自然消失而不需特殊治疗。

过敏性紫癜可应用氨苯砜。泼尼松不能改变病程且常无效,有时可使严重症状暂时减轻。抗组胺药也被人应用,有人认为赛庚啶可以促使皮损消退,而消化道症状及肾病的反应很小。症状治疗包括镇痛剂、抗痉挛药及抗生素等。关节疼痛时可用吲哚美辛或水杨酸钠,大量出血而贫血时输血或给铁剂,腹痛时可用肾上腺素及麻黄碱,有肠套叠或肠穿孔等要由外科处理。

出血性紫癜患者在急性或急性发作期可服泼尼松 60mg/d。必要时输入新鲜血液,可用依地酸钠做抗凝剂,也可应用安特诺新、对羟基苄胺、凝血酸(Trans-AMCA)、凝血质等止血药。每日肌注或静脉滴注辅酶 A 50 单位可帮助增加血小板。血浆置换疗法常有益处。

慢性出血性紫癜患者也可服泼尼松。维生素 B_4、B_6、B_{12},叶酸,辅酶 A 及凝血药都可应用。屡次发作而药物治疗无效时,可用 X 线照射脾区,往往暂时有效,必要时切除脾脏。免疫抑制剂如硫唑嘌呤等被人应用。

对于症状性紫癜要处理原发病及移除病因。毛细管壁脆性增加的可以内服维生素 C 及芦丁等;安特诺新(肾上腺色腙)可能增强毛细管壁的抵抗力,每次 2.5 ~ 5mg,每天 3 次;维生素 K 及其他凝血药以及输血或泼尼松可以酌用。

血栓性血小板减少性紫癜(thrombotic thrombocytopenic purpura)

出现于热病过程中。患者的血小板减少,有溶血性贫血及中枢神经系统症状,常表现为多发性瘀斑、黄疸、黏膜苍白及脾脏肿大等。本病可能是血管广泛受损的疾病,纤维蛋白沉淀于血管壁及血管腔内,往往致命。早期给与大量糖皮质激素类及施行脾切除术可使症状缓解,血浆置换疗法常被应用。

异常蛋白血症性紫癜(dysproteinemic purpura)

属于非血小板缺乏性紫癜,有下列几种:

冷凝球蛋白血症性紫癜(purpura cryoglobulinemia)最常见于多发性骨

髓瘤,也可以发生于系统性红斑狼疮及淋巴瘤类。冷凝球蛋白是异常的血清蛋白,可属于IgG及IgM。主要表现为血管炎的临床症状,可累及多个系统。皮肤表现为散在的红斑、紫癜和瘀斑,可形成坏死、溃疡和瘢痕。冷球蛋白血症性股臀部皮肤血管炎(Cryoproteinemia Associated With Femoro-Gluteal Cutaneous Lesions),是一种冷球蛋白血症和(或)冷纤维蛋白原血症的疾病。临床特征为股臀部发生多形性皮损。分三型:多形红斑型、网状青斑型、红斑结节型,冬季发病,夏季消退,反复发作。好发于中年女性,股臀肥胖者多见(图13-27、28)。有一种特殊类型的冻疮,发生于女性股臀部为蓝红色浸润性斑块,应和本病鉴别。

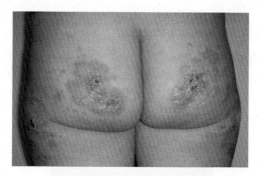

图13-27　股臀部皮肤血管炎

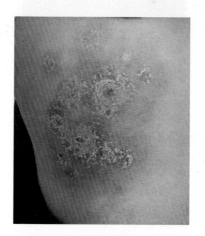

图13-28　股臀部皮肤血管炎

高球蛋白血症性紫癜(purpura hyperglobulinemia)全身各处尤其下肢成批发生瘀点,特别是足背的瘀点最多,通常在长时间走路或站立后发生。丙球蛋白增高,红细胞沉降率加快,类风湿因子阳性。患者差不多皆是妇女,常伴有干燥综合征,也可有冷凝球蛋白血症。在病理组织方面,小血管的周围有单核细胞浸润,并有含铁血黄素沉积。目前无有效治疗方法,可试用糖皮质激素和免疫抑制剂。消除血液淤积是唯一疗法。

巨球蛋白血症(macroglobulinemia)患者的口腔及鼻黏膜流血,淋巴结及肝脾肿大,视网膜出血,偶然有紫癜。巨球蛋白血症多半发生于老年男性,血清黏滞,所含球蛋白的分子量超过一百万。环磷酰胺和糖皮质激素类同时应用是有效的疗法。

瘙痒性紫癜(itching purpura)

瘙痒性紫癜容易在春夏季节发生于男性,橘红色瘀点(图 13-29)先出现于踝部,以后逐渐向上,可散布于全身各处,但不出现于手掌及面部。在两周以内,皮损发展到极点,相邻的可以融合。踝部可水肿。患者有剧烈的痒觉而常引起苔藓化。在 3~6 个月内,本病可以痊愈。

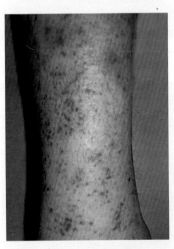

图 13-29 瘙痒性紫癜

病因不明,细菌感染可能和本病有关。

维生素 C 及 K 以及泼尼松有时有效。

血管内压增高性紫癜(purpura due to raised intravascular pressure)

因剧烈,突然及持久的肌肉收缩或局部负压,使小血管内压力骤然升高,小血管破裂出血而产生紫癜。常见的原因有阵咳、呕吐、癫痫,以及因分娩、便秘、吹奏、哭闹等有憋气的动作。紫癜常发生在面部、眼睑周围及颈部,儿童因吸空腔物体,紫癜可发生在口周(图 13-30、31)。

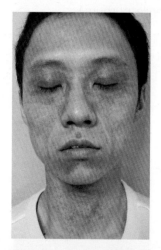

图 13-30 血管内压增高性紫癜

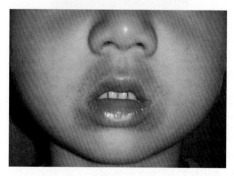

图 13-31 血管内压增高性紫癜

皮质类固醇紫癜(corticosteroid purpura)

是长期应用糖皮质激素类所发生的成片瘀斑,淤积性紫癜(stasis purpura)是由于久立,维生素 C 缺乏症性紫癜(scorbutic purpura)是由于维生素 C 缺乏。脂肪栓瘀点(fat embolism petechiae)出现于长骨骨折以后 24 ~ 36 小时内,前肩、胸、腋及结膜有瘀点,可伴有神经或呼吸系统症状、发热及心跳过速。

老年性紫癜(senile purpura)

是边界清楚而轮廓不规则的青紫斑,主要发生于老年人身体的伸侧、前臂桡侧及手背等处(图 13-32),是由于胶原纤维支持血管乏力,轻微的外伤即可使血管破裂而发生紫癜。日光或光照性紫癜(actinic purpura)被认为同病异名。

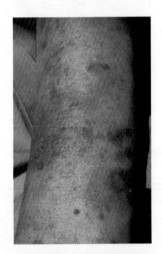

图 13-32 老年性紫癜

疼痛瘀斑综合征(painful bruising syndrome)

疼痛性瘀斑综合征又称自身红细胞敏感(autoerythrocytic sensitization)。患者多半是年轻或中年妇女,有自发的多处瘀斑,伴有触痛,在精神紧张或轻微外伤后即可发生,多半发生于肢体尤其股部,有时也可出现于躯干及面部。先是局部有刺痛及灼热感,在数小时内发生成片的瘀斑,有明显的触痛,经一周或几周后消退。内脏也可出血,例如消化道出血、腹痛、血尿等,神经系统也可因出血而有症状。症状消失后可屡次复发,而预后一般良好。多数患者有精神症状,皮疹发作常和精神因素有关。

皮内注射患者自身的红细胞、磷脂酰-L-丝氨酸(phosphatidal-L-serine)或供结核菌素试验用的纯化蛋白衍化物(PPD),都能引起此病的典型瘀斑。本病虽被认为对自身红细胞敏感的一种自身免疫性疾病,但皮内注射自身红细胞未必都呈阳性反应,注射其他物质也能引起此种瘀斑,而且,自身抗体的存在未能证实,因而病因还须探索。

精神紧张可引起精神性紫癜(psychogenic purpura)而和本病相似,但瘀斑没有触痛,皮内注射患者自身的红细胞不会引起此种瘀斑。赛庚啶被人应用。

色素性紫癜疹(pigmented purpuric eruptions)

色素性紫癜包括三种疾病,都有含铁血黄素沉着和瘀点,缓慢发展,又称进行性色素性紫癜(purpura pigmentosa progressiva),原因不明。

(一)进行性色素性皮病(progressive pigmentary dermatosis)

又称进行性色素性紫癜性皮病(progressive pigmented purpuric dermatosis)。典型皮损是褐黄或褐色斑片,形状不定,往往成群发生(图13-33)。色素斑中有针头大小的红辣椒色小点,若干时日后,红点在褐色斑片中隐没,但损害逐渐向四周扩展,边界部分有较多的小红点,一般无自觉症状,有时可有轻痒。皮损数目及大小不定,也可很多或相融合,主要发生于下肢特

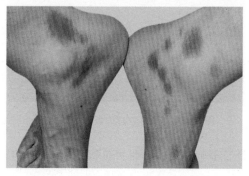

图13-33 进行性色素性紫癜性皮病

别常见于小腿前侧及踝部,也可出现于足背及股部,偶然发生于手背或腕部等处。病情发展缓慢而持久,往往长期不变,经过数月数年或若干年后才自然痊愈。

本病发生于任何年龄,以男性青年及中年人较多,仅少数有家族史。皮损有瘀点及含铁血黄素沉着斑而被认为毛细血管炎,主要发生于下肢,可能和静脉供血不足有关。有的有利尿药或阿司匹林等服药史,有的患者血液中胆固醇水平较高,但未必都是病因。

组织变化是真皮浅部有炎性浸润,毛细血管扩张及内皮细胞增生,管壁有透明变性,附近有红细胞渗出及含铁血黄素沉着。

(二)　毛细血管扩张性环状紫癜(purpura annularis telangiectosis)

初起皮损是扩张毛细血管所形成的淡红或淡青红色斑点,逐渐扩大,直径达1~3cm左右,中央部分渐渐褪色而呈淡褐色或正常皮色,而边区明显,可有辣椒红色瘀点,因而皮损呈环形或半环形,相邻的可融合成多种形状(图13-34),数目不定,对称出现于下肢,往往由足背或小腿逐渐发展到股部,也可出现于躯干,偶尔发生于前臂、臀部或别处,不引起自觉症状,或是只微痒。仅过数月或1~2年,环状损害逐渐褪色,中央部分可略萎缩,毳毛脱落。有时,某处皮损消退而别处有新皮损出现,终于自然痊愈,但容易复发。

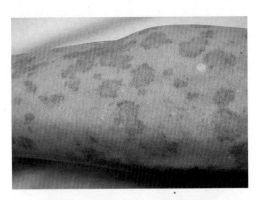

图13-34　毛细血管扩张性环状紫癜

患者以青年男性较多,病因不明,可和某种感染或中毒有关。少数患者有神经痛、风湿痛或心血管性疾病,但大多数的健康状况正常。

组织变化显示本病是毛细血管炎。表皮有轻度海绵形成,真皮浅部毛细血管扩张及内皮细胞增生,附近有少量红细胞渗出及轻度淋巴细胞浸润。陈旧损害中红细胞不再或很少渗出,但有含铁血黄素沉着。萎缩处表皮变平,扩张的毛细血管很少,浸润不见,皮肤附件萎缩。

（三）紫癜性色素性苔藓样皮炎（purpuric pigmented lichenoid dermatitis）

皮损是略微隆起的圆形或多边形小丘疹,直径约 1 ~ 2mm。这些丘疹因有毛细管扩张、红细胞渗出及含铁血黄素沉着而呈鲜红色、橘色或铁锈色,邻近的丘疹可相融合而成斑块。苔藓样丘疹可以伴有和进行性色素性皮病相似的皮损。一般皮损对称出现于两侧下肢,尤其常见于足背及小腿前侧,也可发生于股部,甚至扩展到下腹部及臀部,少数患者的上肢或其他部位也有皮损（图13-35）。患者多半是中年以上男性,没有自觉症状或略觉痒。

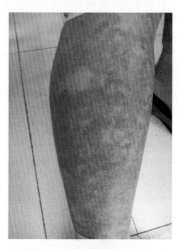

组织变化类似进行性色素性皮病。真皮浅部水肿,毛细血管扩张及内皮细胞增生,红细胞渗出伴有含铁血黄素,管壁有透明变性,附近有浸润。

本组疾病一般不引起自觉症状,可持续数年,对任何治疗均无明显效果。可单纯穿弹力袜。内

图 13-35　色素性紫癜性苔藓样皮炎

服维生素 C、芦丁,外用糖皮质激素制剂主要用于有瘙痒的病例,亦可应用活血化瘀类中药。有报道光化学疗法有效。

婴儿坏疽性皮炎（dermatitis gangraenosa infantum）

婴儿坏疽性皮炎是婴儿抵抗力降低时所发生的溃疡,又称恶病质性坏疽性深脓疱疮（ecthyma gangrenosum cachecticorum）,往往是水痘、麻疹等急性出疹后的并发病,或由泛发痘发展而成,继发于泛发痘的又称坏疽痘（vaccinia gangrenosa）。

婴儿往往先有水痘或其他传染病的出疹,以后,出疹部位逐渐糜烂化脓而成溃疡,周围有炎性红晕。这些较小的溃疡渐渐扩大,相邻的可以互相融

合,成为一片坏疽,坏死的组织终于自然脱落。有的患者并无水痘等出疹,初起时皮肤上只有数个水疱或脓疱,渐渐发展成较浅的溃疡,以后成为较深的坏疽。坏疽性损害往往发生于后背、臀部、腹部及下肢,也常见于头部及颈部。患者往往有衰弱、腹泻、畏寒及发热等全身症状。病期很长,往往经过数周或数月才渐发生瘢痕而愈合,有的患者因败血症而死亡。

本病多发生于 2~3 岁以内婴儿甚至新生儿。有的营养不良,也有的健康状况良好,往往在种痘、发生水痘或麻疹之后发生,也有的并无水痘等出疹。在坏死处常可培养出葡萄球菌,但也可无菌。可能是过量抗原抗体结合而形成的免疫复合物所引起的阿瑟斯(Arthus)现象,可认为一种局部坏死的血管炎性反应(Ⅲ型变态反应),葡萄球菌等微生物仅是之后侵入者。

患处应该保持清洁,可应用适当抗生素。营养不良时应该纠正。

闭塞性动脉硬化(arteriosclerosis obliterans)

老年人的下肢尤其足趾可因闭塞性动脉硬化而发生溃疡或坏疽,称为老年性坏疽(senile gangrene);糖尿病患者也容易因闭塞性动脉硬化而发生坏疽,可称为糖尿病性坏疽(diabetic gangrene)。

(一)老年性坏疽

初起时,一个或数个足趾呈紫红或青紫色,患处皮肤温度降低,当病足高举时,患趾皮肤变成苍白色。足背动脉往往变粗发硬,其脉搏微弱或消失。胫后或腘窝部血管的脉搏也可微弱甚至消失。

神经炎的症状通常存在,患部有蚁走感、刺痛或灼热感,或是对于寒冷的刺激特别敏感;有的发生剧烈的阵发性疼痛,尤其在行走时因血液对肌肉供给不足而更痛,严重患者在休息及睡眠时也痛。足部或小腿尤其足趾的皮肤容易萎缩及角化,也易发生溃疡或干性坏疽。

患者多半为高血压的衰弱老人,X 线检查小腿时可显现钙化的动脉。动脉硬化、动脉中层变性及血管内血栓形成皆使局部组织陷入缺血状态,缺血的皮肤受到鞋袜的摩擦和压迫,轻微的机械或温度性伤害或是化脓性感染时,皆易发生溃疡或坏疽。因此,动脉硬化的老人应该小心保护足部,避免任何机械、化学或温度性损伤,要多休息,不要作过分剧烈的运动。

(二)糖尿病性坏疽

初起时,下肢尤其足趾发绀,静脉充血,患处皮肤有麻刺感,以后渐渐或突然发生湿性坏疽,外生殖器偶然也发生此种坏疽。坏疽的破坏性很大,可以达到骨骼,患者常因败血症而死亡。患者多半在中年以上,动脉发生硬化及钙化而引起缺血现象。轻微外伤或局部感染就能引起坏疽发生,甚至湿疹、足趾的脓疱疮、化脓性褶烂或感染的皲裂、鸡眼以及嵌甲等微小的局部损害也足以引起坏疽。因此,糖尿病患者要小心保护足部,注意足部清洁,有鸡眼或足癣等病时要谨慎地适当治疗。糖尿病的治疗很重要,要由胰岛素及饮食方面控制血糖。

老年性或糖尿病性坏疽常需由外科方法处理,需注意防止继发性感染。

坏疽性脓皮病(pyoderma gangrenosum)

坏疽性脓皮病是沿用已久的一个不确当的病名,不应该认为是一种慢性脓皮病。

【症状】初起损害为皮肤深部的结节,渐渐扩展到浅部而成红肿疼痛的硬块,相邻皮损可相融合,以后溃破成溃疡时常有乳头状或疣状增殖而不平并有脓液。溃疡边缘隆起,呈紫红或污青色,周围有红晕,内缘呈穿凿状并向内陷入,探针探查时可深入数厘米。溃疡边缘偶然起疱,常有疼痛或压痛。患处可有数个瘘孔,常有发臭的黄绿色脓液流出,干燥时结成污痂。患处部分增殖,部分溃破蔓延或愈合而有瘢痕形成,常呈多弧形。有时,瘘孔附近皮肤呈褐红色并少量脱屑(图13-36)。

皮损发生于任何部位,最常见于下肢、臀部或躯干,可由皮肤波及黏膜。数目不定,通常只局限于一处,偶然是多处,或是对称分布的弥漫性损害。病程也不定,可在数日之内,由疼痛的结节发展成坏死性溃疡,也可在数周或数月之内毫无发展,但本病是慢性,往往成年累月地不愈,而患者常无全身症状。

轻微外伤或切取组织标本处及植皮时取皮处甚至皮试部位都可有新损害出现。口服碘化物可使症状加重。经若干时日后溃疡愈合,遗留色素沉着及瘢痕。

40%患者并发溃疡性结肠炎,其次是Crohn病。溃疡病、肠息肉或肠憩室等肠病也可并发。伴有溃疡性结肠炎或类风湿关节炎也较常见。少数患者患白血病或高丙球蛋白血症等病。

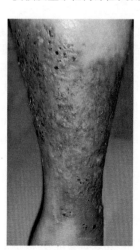

图13-36 坏疽性脓皮病

【病因】 本病病因不明,曾经长期认为是化脓菌所致的一种慢性脓皮病,从溃疡中虽常培养出革兰阳性或阴性细菌等,但不能证实任何细菌是病因,而且,抗菌治疗无效。

约40%患者并发溃疡性结肠炎,有人认为患者粪便中含有溶蛋白酶而可破坏表皮细胞,或是血流中含有和肠病相关的皮肤坏死因子(dermo-necrototic factor)。另有人认为本病也常并发节段性回肠炎或类风湿关节炎等病,血清中免疫球蛋白含量可不正常,认为本病是免疫复合物所引起的变应性血管炎,有部分病例的真皮乳头层和网状层血管壁有 IgM、C_3 和纤维蛋白沉积。二硝基氯苯(DNCB)往往不能致敏,但免疫的研究不能证实本病和细胞免疫有关。

【组织病理】 溃疡边缘呈假上皮瘤性增生,真皮内血管扩张及内皮细胞增生,浅部有炎性浸润和坏死,深部有肉芽肿可达皮下组织。

【鉴别】 须和痈、疣状皮结核病、溴疹及聚合性痤疮区别,有时要和孢子丝菌病、皮肤阿米巴病及非典型分枝杆菌病鉴别。

【治疗】 患者要注意改善一般健康及营养状况,体内有感染病灶时要清除,有并发病时应该处理,特别容易并发的溃疡性结肠炎可用糖皮质激素类及柳氮磺吡啶(azulfidine)等药物。

溃疡应该保持清洁,防止继发性感染,可用 0.25% 醋酸等溶液浸洗,涂敷庆大霉素霜等抗菌药,或是外用 5% ~ 10% 过氧苯甲酰或 3% 氯碘羟喹霜等。

氯苯酚嗪可以有效,口服 300 ~ 400mg/d。病情严重者可口服泼尼松,开始量应较大,可服 40 ~ 80mg/d,症状控制后可迅速减量。如常规剂量控制不佳可试用甲泼尼龙冲击疗法。如果疗效不能令人满意,可加用氨苯砜或加用硫唑嘌呤等免疫抑制剂。氨苯砜可有效,量可达 400mg/d。近年来有应用环孢素的报道,通常剂量小于 5mg/(kg·d) 有效,起效需 1~3 周。

糖皮质激素类混悬剂可做损害内注射,常用每毫升含曲安西龙 10 ~ 20mg 的混悬液注射入溃疡的隆起边缘内,每周 1 次。左旋咪唑及转移因子都被应用。

切除术一般不能施行,切除后植皮往往不能成功,而且取皮处可以发生新溃疡。

静脉曲张综合征(varicose syndrome)

下肢的静脉曲张可以引起多种继发性变化,包括色素沉着、皮炎及湿疹、溃疡、栓塞性静脉炎及淋巴管炎、象皮病及皮肤硬化,不止一种症状合并发生时,可以称为静脉曲张综合征。

【症状】静脉曲张通常发生于下肢的大隐静脉,静脉胀大扭曲,或是膨大而呈结节状。举高患肢时血液容量就会减少,曲张状态就立刻减轻。

静脉压的增高往往使小腿及踝部发生水肿,慢性充血及红细胞的渗出可使小腿发生色素沉着,一部分皮肤变成淡褐色至深褐色(图13-37),较正常皮肤略硬。严重病例的小腿皮肤皆可变成褐色。

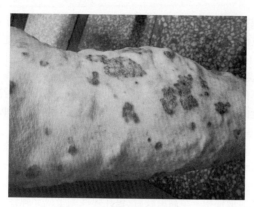

图13-37　静脉曲张综合征

血液循环不良也易引起小腿内侧、外侧或大部分小腿发生湿疹性变化及发痒,以后渐渐成为肥厚脱屑的慢性皮炎,可称为坠积性皮炎(dermatitis hypostatica),也可称为坠积性湿疹(eczema hypostatica)。

轻微外伤容易引起难愈的溃疡,可称为静脉曲张性溃疡(ulcus varicosum),中医称小腿的慢性溃疡为臁疮。静脉曲张性溃疡多半发生于踝部上方的小腿下部1/3处,尤其常见于内侧。溃疡边缘坚实陡直或内陷,溃疡常呈圆形或卵圆形,邻近的溃疡可以融合而成不规则的较大溃疡,附近皮肤常有湿疹性变化。溃疡的大小不定,溃疡上有暗红、紫红或红色肉芽组织,其上覆盖着污灰色腐物及发臭的脓液。痛觉往往很轻,腹股沟淋巴结常肿大。

继发性链球菌感染容易引起血栓性静脉炎及淋巴管炎,局部红肿疼痛,屡次发作后患肢皮肤渐渐肥厚,终于成为象皮病,有些患者的皮肤及皮下组织屡次发炎而有纤维增生,于是皮肤变硬,形成硬化性脂膜炎(sclerosing panniculitis)。

【病因】静脉曲张可与血管的先天素质有关,具有此种素质的人如果执行需要长期站立的工作时,静脉受到血液重力的挤压而扩张。妊娠、巨大的子宫瘤或卵巢囊肿等腹内巨物长期压迫髂静脉时,也可引起静脉曲张。

静脉曲张引起下肢小静脉充血而使血液循环迟缓,因而下肢组织的营养不好,新陈代谢的废物也容易积存在皮肤组织内,引起皮炎或湿疹性变化。皮肤组织的营养不足使局部抵抗力降低,轻微外伤就可引起溃疡,细菌尤其链球菌的侵入容易引起静脉炎、淋巴水肿、深脓疱疮及难愈的小腿溃疡。

【组织病理】 在正常人下肢的静脉内有静脉瓣,将血柱分隔成若干小段,使血液只能向心流动,不至于在站立时因重力的影响而反流。腿部大隐静脉是一条不受肌肉影响的较大的浅静脉,在开始曲张时,往往是上端的静脉瓣先失去关闭血管腔的能力,下部的静脉瓣承受更多的血液本身的重力后,也渐渐不能关闭管腔,终于以下各处静脉瓣顺次敞开,同时静脉壁受压而扩张,附近的静脉也渐扩大,于是血液滞留于小腿而引起水肿等各种继发性变化。这些变化也可和深部静脉曲张或阻塞有关。

【鉴别】 本病有显著曲张的静脉,容易和动脉硬化病、血栓闭塞性脉管炎、硬红斑、梅毒性溃疡、癌瘤及麻风所致的溃疡鉴别。

【治疗】 静脉曲张综合征患者要多休息,不要长期站立,睡时把患肢垫高,可以减轻血液郁积。举高患肢后,包扎弹性绷带或穿弹性医疗袜,可避免行走或站立时血液再充积于曲张的静脉内。

坠积性皮炎的局部处理和湿疹相同,根据症状采用湿敷、洗剂、乳剂、糊剂等外用药。氟氢化可的松霜等常被应用。静脉曲张的现象如不消除,皮炎就难愈合,即使痊愈也易复发。

静脉曲张性溃疡是小腿的慢性溃疡,要保持溃疡的清洁,可用5% ~ 20%过氧苯甲酸溶液热敷,用紫外线、氦氖激光等照射,涂擦红霉素或庆大霉素等抗生素软膏。有时,须切除瘢痕组织或施行植皮手术。抬高患肢及包扎弹性绷带能改善血液循环,促进淋巴液回流而使溃疡较易愈合。

静脉曲张经外科检查而确知深部静脉循环良好后,常应施行静脉结扎术。

慢性溃疡(chronic ulcers)

下肢尤其小腿的慢性溃疡常由于静脉曲张或静脉供血不足,也可由于其他因素。

慢性链球菌性溃疡(chronic streptococcic ulcer)常发生于四肢尤其小腿部位,有明显的炎症,溃疡边缘不规则并内陷,溃疡面不平而呈颗粒状,常排出淡黄色稀薄脓液,可培养出乙型溶血性链球菌。溃疡成年累月地不能愈合。

热带溃疡(tropical ulcer)常发生于身体的暴露部位尤其小腿及臂部,先为炎性丘疹或丘疱疹,以后发展成数目及大小不定的溃疡。溃疡边缘圆滑或不规则,或是向内陷入,可有淡白色假膜或有污厚的痂,溃疡周围有炎症及轻微发痒。热带溃疡通常发生于热带地区的营养不良及不讲卫生的居民,病原体包括梅毒螺旋体、雅司螺旋体、化脓菌、梭形杆菌、奋森(Vincent)梭形杆菌及螺旋体,有的出现于虫咬之后。

沙漠疮(desert sore)流行于中东等处尤其荒芜的沙漠地区,在各地有不同的称呼,常出现于虫咬或外伤之后,可培养出葡萄球菌、链球菌或白喉杆菌等。皮损常见于暴露的肢体尤其胫部、膝部及手背等处。先是簇集的丘疱疹,以后发展成难愈的浅溃疡,溃疡可有白色假膜。溃疡逐渐扩大,直径可达 2cm 以上。

其他慢性溃疡可见于梅毒、皮肤结核病、卡波西(Kaposi)肉瘤、真菌性肉芽肿、雅司、利什曼病、癌瘤、肉瘤、蕈样肉芽肿、动脉粥样硬化、镰状细胞性贫血等恶病质、类风湿关节炎等疾病。

压疮(decubitus,bedsore)

褥疮目前多称为压疮,也是一种慢性溃疡。长期卧床的衰弱患者如不经常翻身,受压部位尤其臀部、肩胛部、肘部或踝部等骨突处皮肤及皮下组织容易溃烂,严重的可以溃烂到骨骼(图 13-38)。

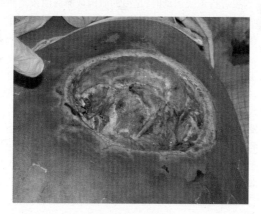

图 13-38　压疮
内蒙古赤峰市翁牛特旗乌敦套海镇中心卫生院 董洪文

衰弱年老、营养不良、血管功能不良、慢性疾病尤其脊髓炎等中枢神经系统受损的患者长期卧床后皆易发生压疮。由于血管受压,皮肤及皮下组织血液供给不足,受到轻微外伤就会发生很难愈合的溃疡。床单潮湿不平、擦伤及感染都能促使压疮发生。

细致的护理工作能预防压疮,应常帮助患者翻身,改变卧床的身体部位,保持皮肤干燥清洁及床单平整洁净,有时要用软垫、气垫或气圈垫放床上以分散身体的压力,水床目前最好。此外,要改善患者营养及全身健康状况和防止继发性感染,有感染时要应用抗菌药物。

过氧苯甲酰(benzoyl peroxide)能促使压疮愈合,可用5%～20%溶液浸湿纱布后放在压疮上,或用20%凝胶剂每日涂一次。食糖或糖水的局部应用可以有效。

闭塞性血栓性脉管炎
(thromboangitis obliterans)

闭塞性血栓性脉管炎又称伯格病(Buerger's disease),多半发生于下肢。动脉及静脉慢性发炎并闭塞引起剧痛。局部组织往往因缺血而发生坏疽,可以使肢体残毁。

【症状】临床症状是由于动脉血液供给不足及血管栓塞,主要发生于下肢尤其左侧下肢。在75%病例中,间歇跛行(intermittent claudication)是最早的症状,当患者行走或运动时,足弓的肌肉或腓肠肌或是膝部以下的肌肉发生痛性痉挛或疼痛,休息后就渐减轻。较严重时,患者在休息时,下肢尤其足趾也有严重的阵发性疼痛,溃疡及坏疽处有跳动性灼痛,在晚间最重。

皮肤往往有颜色的变化。当患肢举高时皮肤苍白,垂下时皮肤发红,尤其肢端最红;如果环境较冷,可变成青紫色。足背动脉、胫后动脉或腘部的动脉搏动很弱或是完全消失,皮肤的温度较正常低。

病情的发展很慢,症状时轻时重,成年累月后发生坏疽及溃疡,趾甲发生营养不良的变化。坏疽多半是干性坏疽,常因轻微的机械、化学或温度性损伤而发生于一个足趾或一侧足部的大部分。血栓性静脉炎也常出现浅部较小静脉一部分突然发炎,成为长约数毫米或数厘米的索状物;皮肤表面发红隆起,有点发硬并有触痛,约经1～3周才消退,以后容易再发,该静脉最终永远闭塞。

【病因】本病好发于25～50岁之间的男性,不容易发生于妇女,更难发生于婴儿或儿童。感染可能与本病有关,但不能证实。遗传、寒冷、潮湿、饮食及代谢障碍可能皆有影响,尤其吸烟被认为一个重要的致病因素,90%以上患者嗜好吸烟。

【组织病理】组织变化为非化脓性动脉炎及静脉炎,血管内有血栓形成,而血管壁不坏死。外伤感染和组织的局部缺血引起萎缩、骨质疏松、趾甲变形、神经炎及坏疽等各种继发性变化。

【鉴别】应该和本病区别的有红斑性肢痛症、闭塞性动脉硬化、冻伤和雷诺病。

【治疗】患者不可吸烟,应该避免剧烈的体力劳动,保护肢体以避免化学或机械性损伤,尤需注意避免寒冷的侵袭。

腰部透热法、热浴疗法及放于肢体上的热袋等方法皆可以扩张血管。烟酸肌醇可以扩张血管及促使血栓溶解,每次 0.2~0.4g,每天 3 次。盐酸妥拉唑林(苄唑啉)也是血管扩张药,口服或肌注 25mg,每天 3 次。盐酸罂粟碱能减轻动脉痉挛,每次口服或注射 30~60mg,但不能常用以免成瘾。腰交感神经截除术可以减轻血管痉挛而改善肢体缺血状态。

坏疽发生时,要清理创口,常需要应用抗生素以控制感染,必要时由外科实行截肢术。

血栓性静脉炎(thrombophlebitis)

血栓性静脉炎是当静脉发生炎症及血栓时,静脉上面的皮肤也可以发炎而红痛肿胀,触诊时可摸出一段索条状硬物,以后炎症消退,患处可遗留硬结或色素沉着。

静脉注射高渗葡萄糖等药物尤其硬化剂等刺激物、细菌感染或附近组织发炎、手术或外伤、静脉曲张及血栓闭塞性血管炎皆可损伤静脉壁而引起血栓性静脉炎;分娩、手术、感染、血液恶病质或充血性心力衰竭使血流速度减慢或引起血液的物理化学变化,也容易引起血栓性静脉炎。

迁移性血栓性静脉炎(thrombophlebitis migrans)是屡次发生的血栓性静脉炎,部位不定,常发生于腿部等处浅静脉。

胸前壁血栓性静脉炎被称为蒙多尔病(Mondor's disease),是皮下可移动的索条状硬物,通常发生于胸前壁尤其腋窝至乳晕之间,也可发生于臂部或上腹部,表面皮肤正常,多半在数月内逐渐消失。它的病因不明,可能和轻微外伤有关。

发生于皮下浅静脉的血栓性静脉炎可用局部热敷法,应该根据病因进行处理,有感染时要用抗生素。不要按摩患处,以免血栓脱落。以后,血栓渐渐出现一些管道而使血液照常通行,因此,血栓性静脉炎不需治疗。

有人用保泰松治疗血栓静脉炎,每次200mg,每日3次,连服6天,如果症状还未缓解,也无不良反应,可减为100mg,每天3次,共服6~12天,饭后服用;有高血压、心肾或肝脏疾病、溃疡病的患者忌服。服用期间,要常检查白细胞,如果低于$4×10^9/L$,应该停用。保泰松对于迁移性血栓性静脉炎也可有效,但此病自然痊愈,不要任意用药以免引起不良反应。

慢性淋巴水肿(chronic lymphedema)

淋巴管尤其细小淋巴管的阻塞可使皮肤及皮下组织逐渐水肿,成为淋巴水肿(lymphedema)或慢性淋巴水肿。以后,病情逐渐严重,患部持久肿胀,皮肤及皮下组织坚硬肥厚,类似象的皮肤时被称为象皮病(elephantiasis),发生于身体的某一部分,最常见于一个肢体或阴囊。

【症状】淋巴水肿及象皮病是由于丝虫病或某种淋巴管性疾病。

炎症性淋巴水肿逐渐出现于蜂窝织炎及淋巴管炎等炎症屡次复发之后,特别常见于慢性再发性丹毒。复发丹毒患处皮肤红肿,局部淋巴结往往肿大,可以同时出现淋巴管炎,患者往往发热或全身不适,过了几天,炎症可以消失,而患处有些水肿。以后,患处屡次发炎,每次发炎后,水肿程度就更重些,皮肤及皮下组织也逐渐变硬,终于可成象皮病,这时皮肤变成淡褐色或褐红色或有色素沉着;皮肤表面往往粗糙不平,有疣状乳头瘤性变化时可称为淋巴淤滞性疣病(lymphosta verrucosis);也有的发生可被压缩的柔软小结节或半透明水疱,含有透明的淋巴液,这是淋巴管扩张(lymphangiectasis)的现象。患部往往是一个肢体,尤其是下肢,也可以是眼睑、鼻、耳、唇或外生殖器(图13-39)。

丝虫性象皮病(filarial elephantiasis)除有上述表现外,常有丝虫热、乳糜尿、乳糜腹水、巨大阴囊等症状。

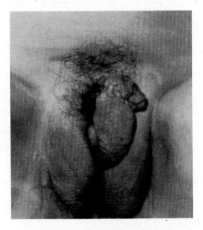

图13-39 外生殖器淋巴水肿

淋巴水肿及象皮病不能自愈,可妨碍肢体活动,也容易继发感染。

非炎症性慢性淋巴水肿包括先天性淋巴水肿及继发于肿瘤堵塞、外科切除淋巴结等的继发性淋巴水肿。

【病因】

（一）炎症性淋巴水肿

往往是慢性再发性丹毒、蜂窝织炎及慢性淋巴管炎的一种并发病。慢性小腿溃疡或屡有继发性感染的湿疹。溃疡性结肠炎或下肢的慢性感染可引起外生殖器发生淋巴水肿,盆腔内慢性炎症及性病性淋巴肉芽肿可使女性外生殖器有淋巴水肿。丝虫除阻塞淋巴管外,更引起淋巴水肿或象皮病。麻风性、结核性或梅毒性淋巴结炎也可引起继发性淋巴水肿。

（二）非炎症性淋巴水肿

可为先天性但多半由于癌瘤转移并压迫淋巴管或癌细胞堵塞淋巴管,例如,转移的乳癌使邻近的上肢发生淋巴水肿。乳房、子宫、前列腺、皮肤、骨骼的恶性肿瘤或霍奇金（Hodgkin）病及卡波西（Kaposi）肉瘤都能引起慢性淋巴水肿。施行外科手术而大量摘除淋巴结或手术后有大量瘢痕组织形成,都能妨碍淋巴液循环而引起本病。

【治疗】肢部有淋巴水肿时可用弹性绷带包扎,唇部等处有淋巴水肿时可试用透明质酸酶或糖皮质激素混悬液做损害内注射,必要时进行手术治疗。淋巴水肿发展时,常做体育活动,施行向心性按摩,应用利尿药,都可有益。

阴茎硬化性淋巴管炎（sclerosing lymphangitis of the penis）

阴茎硬化性淋巴管炎是由于阴茎背侧大淋巴管的纤维增生所引起的一种硬化性皮肤病,病因不明,但可自然消退。

【症状】可突然发病,皮损位于阴茎背侧,表现为弯曲的蚯蚓状,软骨硬度的索状物（图13-40）,紧贴于皮下但与表面皮肤无粘连,可在皮下滑动,皮损表面呈正常皮色或半透明状,有时损害几乎环绕阴茎一周,一般无自觉症状,经2周或更长的时间后自然消退。

【病因】本病病因不明,可能与机械性损伤有关。

【病理】可见大的淋巴管纤维组织增生,淋巴管呈硬化和肥厚性改变,很少有炎细胞浸润。

【治疗】大多有自限性,一般不需要特殊治疗。病程久者,可采用物理疗法。

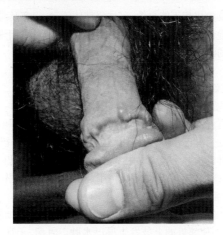

图 13-40 阴茎硬化性淋巴管炎

蓝色橡皮疱样痣综合征
（Blue Rubber Bleb Nevus Syndrome）

蓝色橡皮疱样痣综合征，又称 Bean 综合征，1958 年 Bean 首先将其从异质的皮肤血管瘤中分离出来，并称之蓝色橡皮疱样痣。本病是一种发生在皮肤和胃肠道等部位的多发性静脉畸形，伴胃肠道出血和缺铁性贫血为特征的少见病。

【症状】皮损在出生时已经存在，也可起始于婴儿期，在幼儿时期进一步增多。偶尔成年后发病。损害为红色、紫色、蓝色或黑色的柔软橡皮样结节，或扁平隆起。典型皮损似橡皮乳头，压之退缩，松开后立即恢复原样。损害可单发或数个，多者可达数百个。大的直径可达 5cm。位置深在者呈现皮下肿块，表面皮肤正常或蓝色，有时上有黑点。损害可位于体表任何位置，好发于躯干和四肢。一般无自觉症状，部分患者自觉疼痛，也可有触痛，局部出汗增多。除非外伤，自发性出血罕见。

类似损害可位于舌、颊黏膜、软腭、胃肠道，尤其小肠。胃肠道损害可引起肠套叠、穿孔和便血，导致严重贫血，影响生长发育。

少数患者其他器官可以受累。累及肌肉和骨关节时，产生许多肌肉骨骼病变，病理性骨折、脊椎侧凸、关节腔出血。肺部损害可压迫气管，引起呼吸困难。也可发生消耗性凝血障碍，DIC 和血小板减少是本病严重的并发症。

【实验室检查】患者有缺铁性贫血,大便潜血,纤维内镜检查可见胃肠道内血管瘤性损害,呈葡萄酒色肿块。

【病因】病因不清。本病常散发,许多患者有家族史,提示常染色体显性遗传。

【组织病理】真皮和皮下组织内可见充满血液的大血管腔,较浅表的管腔内衬内皮细胞,深部发育较好血管管壁有平滑肌,管腔内有结缔组织分隔。胃肠道损害组织学与皮肤相似,管腔位于固有层和黏膜下层。

【鉴别】如有典型皮损和内脏损害者应考虑本病,可借助内镜和组织病理检查辅助诊断。也可用 MRI、CT、X 线钡剂造影和血管造影。

本病有胃肠道血管病,但无软骨发育异常,可与 Maffucci 综合征鉴别,其他还应与汗腺血管样错构瘤、弥漫性体部血管角皮瘤鉴别。

【治疗】主要对症处理。皮肤血管瘤可根据病变大小和程度选用冷冻、激光、硬化剂注射,放射性核素^{32}P 敷贴或手术切除病灶。处理并发症,如纠正贫血、补充铁剂和输血。胃肠道出血者可在内镜下烧灼止血,带状结扎,硬化治疗或切除术。不能控制的,也可剖腹做节段性肠切除术。

第十四章　结缔组织病及结缔组织性疾病

　　有些疾病如红斑狼疮、皮肌炎、硬皮病、风湿热、类风湿性关节炎、结节性多动脉炎等曾经被列入胶原病(collagen diseases)的范围内,认为这类疾病的间叶组织广泛变性,主要是胶原纤维发生纤维蛋白样变性。现在,胶原病被改称为结缔组织病(connective tissue diseases),事实上所谓的纤维蛋白样变性是指纤维蛋白样物质沉积,这种变化是继发性的,而主要变化是免疫球蛋白的自身抗体生成。因此,胶原病或结缔组织病都是不适当的名称。

　　在本章内,除了红斑性狼疮、皮肌炎及硬皮病等自身免疫性疾病外,还包括结缔组织有显著变化的硬肿病、硬化萎缩性苔藓、女阴干枯、阴茎干枯、复发性多软骨炎、环状肉芽肿、风湿性结节等。

红斑狼疮(lupus erythematosus)

　　红斑狼疮是一种病因尚不明确,以 B 细胞活化增殖、T 细胞功能缺陷、血清中出现多种自身抗体及多器官系统受累为特征的慢性自身免疫性疾病。分为皮肤型红斑狼疮(cutaneous lupus erythematosus,CLE)及系统性红斑狼疮(systemic lupus erythematosus,SIE),前者主要侵犯皮肤。后者侵犯多处器官,出现各系统病理改变及功能异常,预后往往不良。少数皮肤红斑狼疮病例可以转变成系统性红斑狼疮。

皮肤型红斑狼疮(cuataneous lupus erythematosus,CLE)

　　可分为慢性皮肤红斑狼疮(chonic cuataneous lupus erythematosus,CCLE)、亚急性皮肤红斑狼疮(subacute cuataneous lupus erythematosus,SCLE)、急性皮肤红斑狼疮(acute cutaneous lupus erythematosus,ACLE)。

【症状】

（一）慢性皮肤红斑狼疮

1. 盘状红斑狼疮（discoid lupus erythematosus, DLE） 初起损害是一片或数片红斑或斑块，表面有些不易脱落的鳞屑，以后渐渐扩大，成为不规则的环形斑块，边缘发红，边界明显，往往略微隆起。鳞屑紧附在皮肤上（图14-1、2），用力剥离可露出顶针般的扩张毛囊孔，鳞屑底面有很多刺状角质突起，可为本病的一个特殊表现。

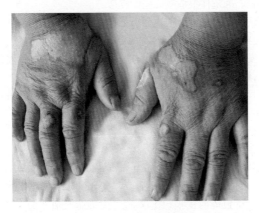

图 14-1　盘状红斑狼疮

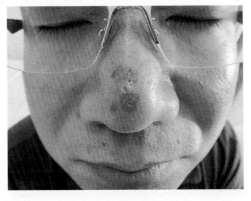

图 14-2　盘型红斑狼疮

皮疹的发展很慢,中央部分渐渐萎缩,发生毛细血管扩张及瘢痕,皮疹不溃破,不易消退,通常没有自觉症状,有的有程度不定的瘙痒。

皮损常见于面部,容易发生于颊部及鼻部而成蝶型分布,往往先是数小片,然后逐渐扩展,可以互相融合而成一片;损害也常发生于头皮,起初为鳞屑及红斑,以后成为脱发的瘢痕,瘢痕略微陷落,可较正常头皮略硬,而边缘往往仍然有浸润及脱屑,某些病人的皮损浸润不太明显而表面覆盖着较厚的角质鳞屑。此外,耳朵、手及手指的背侧可发生持久红斑及鳞屑而类似多形红斑、银屑病、冻疮样狼疮或冻疮的皮疹。

不典型病例的皮疹可以很浅而类似脂溢性皮炎,有时鲜红而像接触性皮炎,有的炎症很轻而呈暗灰色,有的则像白癜风缺少色素。约30%病人的口腔黏膜发生损害。唇红缘往往有萎缩及脱屑的红斑,口腔黏膜可有角化的灰白斑,边缘发红,有时糜烂及遗留淡白色瘢痕。

毛细血管扩张性红斑狼疮(lupus erythematosus telangiectodes)主要发生于面部,大小不定,由针头到手掌大或更大,分布成蝶形,有明显扩张的毛细血管,几乎没有鳞屑。斑片消退后,常遗留暂时的色素沉着,也可遗留不明显的萎缩性瘢痕。

播散性盘状红斑狼疮(disseminated discoid lupus erythematosus)是皮损分布较广的一型,皮损可以扩展到头、耳、鼻、躯干、上肢及外生殖器都可有广泛的盘状红斑狼疮的皮损(图14-3)。白细胞及血小板一般低于正常。皮损可自然消退,有时突然扩散加重。1%~5%的播散性皮损患者最终可转变成系统性红斑狼疮。

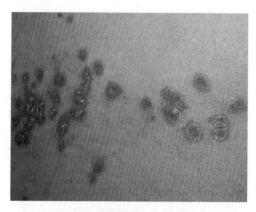

图14-3 播散性盘状红斑狼疮

盘状红斑狼疮通常发生于成人,以 20~40 岁的妇女较多,女性约多一倍,偶见于儿童。

盘状红斑狼疮的病程往往很久,而长期不愈的可有钙盐沉着或偶尔发生鳞状细胞癌。

2. 冻疮样红斑狼疮(chilblain lupus erythematosus) 鼻部、颊部、耳朵及指间等容易发生冻疮的部位先有浸润性红斑,天冷时加重,以后成为青红或紫红色斑块,容易误认为冻疮或冻疮样狼疮("类肉瘤病"),但有附着很松的鳞屑,以后持久存在,中央部分常有萎缩性瘢痕形成(图 14-4)。约 15%的患者发展成 SLE,特别是同时具有盘状皮损的患者。

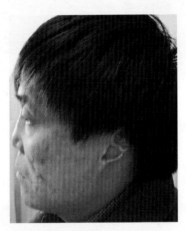

图 14-4 冻疮样红斑狼疮

3. 疣状盘状红斑狼疮(verrucous discoid lupus erythematosus) 大约 2%的慢性盘状红斑狼疮患者出现疣状损害。皮损是丘疹结节或斑块,表面有僵硬的疣状角质物。皮损不痒,多半出现于臂部或手背而易误认为疣状扁平苔藓或疣状痣,但组织变化是盘状红斑狼疮的表现,基底膜带有 IgG 及 C_3 沉积。其他部位可有典型盘状红斑狼疮皮损。

4. 深部红斑狼疮(lupus erythematosus profundus,LEP) 又称狼疮性脂膜炎,皮损可见于任何部位。皮损为结节或斑块,单个或多个,蚕豆大至巴掌大,边缘清楚,质地坚实,皮损表面正常皮色或淡红色。少数局部有疼痛,可伴有短期发热和关节痛,白细胞略低于正常。结节可持续不变,也可逐渐扩大,与邻近皮损融合。结节可液化,有的可吸收,上皮组织凹陷呈杯状;也可向表皮破溃,流出油性液体,形成窦道,以后局部形成萎缩性瘢痕(图 14-5)。本病可单独存在,也可与 DLE 或 SLE 并发,也可向 DLE 或 SLE 转化,发生率为 2% ~ 10%。

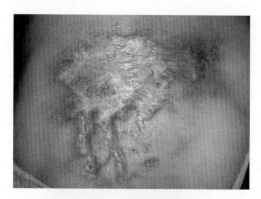

图 14-5　深部红斑狼疮

(二) 亚急性皮肤红斑狼疮(subacute cuataneous lupus erythematosus, SCLE)

SCLE 皮疹分布广泛,可表现为环形、多环形或丘疹、鳞屑形皮损(图 14-6、7)。通常出现一型皮损,好发于暴光部位。有时也可表现为多形红斑

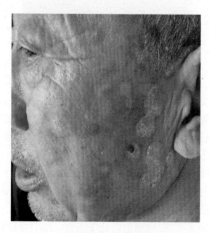

图 14-6　SCLE

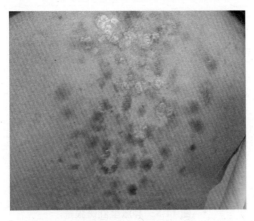

图 14-7　SCLE

样、离心性环状红斑样或毛囊性红斑皮损,甚至呈剥脱性红皮病。85%伴光
敏感,可有脱发、雷诺现象、网状青斑等。50%的患者抗核抗体阳性,常出现
抗 SSA 和抗 SSB 两种抗体为其免疫学特征。随着病程延长,SCLE 转变为
SLE 的概率增大,5 年内为 5%,10 年为 10%,15 年上升到 15%,20 年为
19%,25 年达 25%,最终有 50%的 SCLE 可归于 SLE。

　　肿胀型红斑狼疮(lupus erythematosus tumidus,LET)又称为水肿型红斑
狼疮,是皮肤 LE 一种少见的亚型。不伴有系统表现,主要特点是光敏感,
免疫学指标多数正常,真皮网状层有粘蛋白沉积,直接免疫荧光检查为阴
性。LET 多见于青年男性,皮损为边界清楚、表面光滑的紫红色水肿性斑
块,也可呈荨麻疹外观的结节,表面无毛囊角栓和黏着性鳞屑,部分患者皮
损可呈环形,类似于亚急性皮肤红斑狼疮的皮损(图 14-8),可能是 SCLE 的
亚型。

　　新生儿红斑狼疮(neonatal lupus erythematosus,NLE)和补体缺陷综合
征(complement deficiency syndromes)。为 SCLE 的特殊类型,皮损为 SCLE
样的环状鳞屑性红斑,主要见于头、颈、眼眶周围等暴光部位,非暴光部位
也可受累。SSA 抗体为本病标志,皮损的组织病理和免疫病理具 LE 的
特征。

(三) 急性皮肤红斑狼疮(acute cutaneous lupus erythematosus,ACLE)

　　多发于中青年女性。局限型为面颊和鼻背出现融合性水肿性红斑(蝶
形),可累及额部、颈部、眼眶和颈部 V 形区(光照区)。泛发型为全身对称

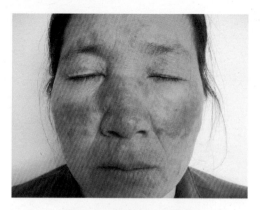

图 14-8　肿胀型红斑狼疮

分布的融合性小斑疹、丘疹,夹杂紫癜,颜色深红或鲜红,可发生于身体任何部位,但中腹部最常见,可伴有瘙痒(图 14-9)。口腔和鼻腔黏膜可见浅溃疡。著者认为此型多是 SLE 的急性发作。

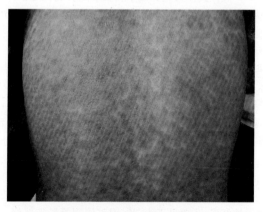

图 14-9　急性皮肤型红斑狼疮

大疱性 LE:属于急性皮肤红斑狼疮,是皮肤 LE 的一种新亚型,但更多见于 SLE 的急性发作。皮损为单个或成群的水疱或大疱,广泛分布,好发于暴露部位,疱壁紧张类似大疱性类天疱疮,也可见松弛性水疱及血疱(图 14-10)。组织病理为含有中性粒细胞的表皮下水疱。免疫病理,真皮浅层

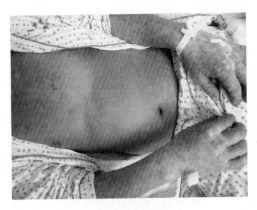

图 14-10　大疱性 LE

有颗粒状 IgG、IgM、IgA 沉积。氨苯砜治疗显效。

【实验室检查】CCLE 患者大多正常,其中 4%~20% 患者 ANA 可以低度阳性;1%~3% 患者抗 SSA 阳性。血液检查少数可有贫血、白细胞下降、血小板减少、血沉增快等。

SCLE 患者 70%~90% 抗 SSA、SSB 抗体阳性;90% 以上 ANA 阳性。少数可出现白细胞减少、血沉加快和蛋白尿。

ACLE 患者 80% 以上患者抗核抗体(ANA)阳性,抗 Sm 抗体、抗双链(ds)DNA、抗 Ro/SSA 和抗 La/SSB 抗体也可以阳性。还可有白细胞减少、贫血、血小板减少、血沉加快、蛋白尿和血尿等。

【组织病理】DLE 病理可见表皮角化过度,灶性角化不全,毛囊口扩张,有角质栓,颗粒层增厚,棘层萎缩,表皮突变平,基底细胞液化变性,有时可见基膜增厚,表皮下层或真皮浅层可见胶样小体,真皮血管和皮肤附属器周围较致密的灶状淋巴细胞浸润(图 14-11)。

SCLE 组织病理和 DLE 相似,但炎性浸润较 DLE 部位浅而轻。无明显角化过度及毛囊角栓。

肿胀性红斑狼疮主要变化是真皮明显的淋巴细胞浸润和黏蛋白沉积。冻疮样狼疮则在真表皮交界处可见空泡形成,真皮血管和毛囊皮脂腺周围大量淋巴细胞浸润。

深部红斑狼疮的表皮正常或基底层发生液化变性。真皮深部及皮下组织浸润而有淋巴细胞、浆细胞及组织细胞,血管壁及胶原纤维发生纤维蛋白样变性或有渐进性坏死,有血管炎性表现。皮下脂肪间隔中可见密集的慢

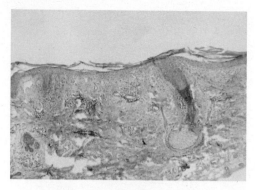

图 14-11　盘状红斑狼疮病理

性炎症细胞浸润,主要为淋巴细胞和少量浆细胞。

【鉴别】　除了系统性红斑狼疮可有盘性状损害外,本病常须和脂溢性皮炎、银屑病、酒渣鼻、多形红斑、多形日光疹、寻常狼疮、面部粟粒性狼疮、类肉瘤病、冻疮及扁平苔藓等病鉴别。皮损处直接免疫荧光(DIF)阳性支持皮肤型红斑狼疮诊断,但 DIF 阴性并不能排除诊断。

【病因】　本病是和基因有关的自身免疫性疾病,某些细胞成分如细胞核内 DNA 及浆细胞内 RNA 等可成为自身抗原而引起自身免疫反应。家族发病与否似因本人的免疫自控系统是否稳定而定。某些因素能诱发本病,包括情绪、外伤、日晒、药物、感染、受寒或妊娠等,这些体内外刺激可能干扰体内免疫机制而促使本病发生。但约 1/3 病人无任何可寻的诱因。

【治疗】

(一)避光

必须告知患者紫外线与其疾病之间的关系,并为其提供详细的日常光防护法。

(二)局部治疗

1. 糖皮质激素　局部外用糖皮质激素能有效减轻各型的炎症反应,但长期应用可以导致皮肤萎缩、毛细血管扩张及激素依赖性皮炎,故应尽量选用低浓度及缩短应用时间来减轻副作用。对于难治性局限性 CCLE,应用 2.5～10mg/ml 曲安西龙溶液皮损内注射可取得良好效果,操作应仔细,避免继发皮下组织萎缩。

2. 钙调神经磷酸酶抑制剂　他克莫司和吡美莫司的应用避免了糖皮质激素外用的副作用。主要的不良反应为可耐受的局部红斑和瘙痒,对系统无明显的不良反应。

（三）系统治疗

1. 抗疟药 抗疟药是系统治疗所有 CLE 亚型的第一线用药,尤其对盘状红斑狼疮、肿胀性红斑狼疮和亚急性皮肤型红斑狼疮的有效率可达 80%以上。羟氯喹(6.5mg/kg/d)持续用药 2 个月后无效可换用氯喹(4mg/kg/d)。抗疟药应维持数月至数年,病情好转后可逐渐减量,每 6 个月减量100mg 直至停药。但有部分病例停药 6 个月可复发,所以需重复间断治疗。长期应用时须注意对视网膜的副作用,应定期进行眼科检查。

2. 氨苯砜 对大疱型红斑狼疮疗效较好,还可作为 DLE 和 SCLE 的替代药物。起始剂量为每天 100mg,1 个月后改为每天 50mg 维持,疗程在 3 个月左右。

3. 沙利度胺 治疗复发或难治性 CLE 的最有效药物之一。抗疟药、糖皮质激素、甲氨蝶呤等免疫抑制剂常规治疗无效的 CLE,使用沙利度胺治疗效果良好,且疗效与剂量无明显相关。外周神经炎是常见副反应,发生时间多在起始治疗后 1 年,停药后 50% 的患者可恢复。近年国外治疗经验显示小剂量(<25 ~ 50mg/d)长疗程(>6 个月)用药,既能充分发挥沙利度胺的疗效又可减轻其毒副作用。

4. 羟氯喹或上述其他药物无效时,尤其皮损播散而严重时可在短期内口服强的松以控制病情,必要时可改用或并用环磷酰胺 50 ~ 100mg/d 或其他免疫抑制剂。

5. 避光和每日使用遮光剂的 LE 患者其 25-羟维生素 D 水平明显低于非避光者,推荐避光者和使用遮光剂的患者每天补充维生素 D3 至少 400IU,系统应用糖皮质激素的患者尤其需要补充维生素 D3,以防止骨质疏松。

系统性红斑狼疮(systemic lupus erythematosus,SLE)

系统性红斑狼疮皮损常为持久的面部蝶形红斑,肢端等部位也常有红斑,并常有发热及关节痛和其他器官受损症状,病情严重程度不定,往往屡次缓解及加重,有的终于死亡。

【症状】

（一）皮肤表现

约 80% 病人有皮损。典型皮损是大小数目不定的鲜红斑点或斑片,主要出现于面部尤其两颊及鼻部而作蝶形分布,两侧对称,边界清楚(图 14-12),有的可发生大疱、结痂或糜烂,面部轻度浮肿。红斑往往持久,以后消退时可遗留鳞屑或色素沉着,有的有轻度皮肤萎缩。盘状红斑狼疮样皮疹

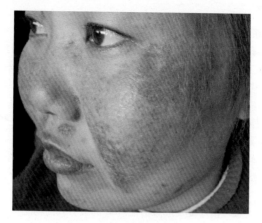

图 14-12 SLE

可以出现于面部等处。

除了面部红斑外,肢体尤其指端皮肤常有边界清楚的鲜红斑,手掌及甲褶都常有毛细血管扩张性或半渗出性红斑,是 SLE 的特异性皮损,其临床意义超过蝶形红斑和盘状损害,具有诊断价值。有时,肢体有血管炎性皮损而有皮下结节、水肿、荨麻疹样红斑、瘀斑或出血性水疱或大疱,有的发生紫癜或网状绀斑(图 14-13 ~ 14)。40% ~ 50% 病人有雷诺(Raynaud)现象。活动期头发往往弥漫脱落而稀疏。口腔黏膜可有瘀点、糜烂或浅溃疡,唇红缘可糜烂、结痂和出血,部分病人口腔或鼻腔内发生溃疡。

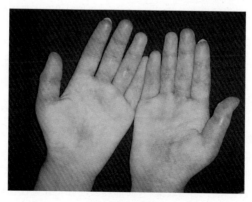

图 14-13 SLE

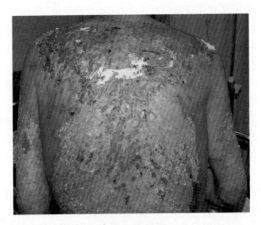

图 14-14　SLE

大多数病人是中青年女性,发生于儿童时也以女童较多。婴儿尤其新生儿患本病的较少。

（二）其他系统症状

本病可侵犯多种器官组织。病程以急性发作和病情缓解交替为特点。

1. 病人常发热（约 90%）　热型不定,有的是低热,有的可达 39 ~ 40℃,或是不规则发热。发热往往是初期症状之一,也可长期缓解。部分患者可同时伴有淋巴结肿大。

2. 关节和肌肉损害　关节炎是 SLE 常见的临床表现之一,发病率为 69% ~95%,典型表现是对称性多发性关节炎,以小关节最为多见,以关节红肿、疼痛、活动受限和晨僵等症状为特征。可以反复发作,但不遗留关节畸形。可以导致肌炎和肌痛。

3. 肾损害　有肾脏损害的约占 50% ~80%。尿中出现蛋白、红细胞及管型而像肾炎,往往导致肾功能衰竭而引起尿毒症,或是有大量蛋白尿及全身水肿而表现为肾病综合征。

4. 浆膜炎也常发生　病人常因胸膜炎而有胸腔积液、胸痛、咳嗽,因腹膜炎而有腹水,因心包炎而有心包积液,心前区疼痛并有心包摩擦音。反复发生的浆膜炎有时可是 SLE 唯一的临床症状。

5. 心血管系统损害　心血管系统损害占 SLE 患者死亡原因的 20% ~ 30%。包括心包炎、心肌炎、心内膜炎、瓣膜病变和冠状动脉疾病。心包炎是 SLE 最常见的心脏损害。可引起心力衰竭而致命。

6. 约40%有消化系统障碍而发生口炎、食欲不振、恶心、呕吐、腹痛、腹泻、便血等症状。SLE 可引起肠道和肠系膜血管炎,严重者出现肠坏死和肠穿孔。SLE 并发肝脏损害临床也较为多见,主要表现为肝大和肝功能异常。

7. 约40%有红斑狼疮性脑病 中枢神经系统受损时引起头痛、谵妄、抽搐、偏瘫或昏迷而可迅速死亡。有的发生周围神经炎,或是精神失常如急躁、幻想、偏狂、痴呆等。

8. 肺损害 SLE 并发呼吸系统损害发生率约为70%,其中约5%出现临床症状。主要以胸痛、咳嗽、咳痰和呼吸困难为主要临床表现,可累及气道、血管、肺实质、胸膜和呼吸肌,直接导致胸膜炎或胸腔积液、肺泡炎、间质性肺疾病。

9. 眼等器官可受损而发生巩膜炎、角膜炎、结膜或视网膜炎等。

10. 血液系统损害 约80%的患者有血液学异常,表现为贫血、白细胞和血小板减少。其中以自身免疫性贫血多见。SLE 导致的血小板减少是血液系统异常的主要表现之一,血小板的数量是衡量疾病活动性的重要指标,伴有血小板减少的 SLE 患者更易累及肾脏。

红斑狼疮样综合征通常出现于服用肼苯哒嗪或灰黄霉素等药物之后,病人可有发热、皮疹、关节炎、胸膜炎、心包炎等与全身性红斑狼疮无法区别的症状,血液中也常有红斑狼疮的免疫异常。但大多数病人的症状轻,中枢神经系统及肾脏损害罕见,一般在 2~3 个月内自然痊愈,但少数病人尤其伴有狼疮性肾炎的病人死亡率很高。

抗核抗体阴性的系统性红斑狼疮(ANA negative systemic lupus erythematosus):患者符合 SLE 的诊断标准,而 ANA 却持续阴性,为 SLE 的一个亚型。但是大约60%的 ANA 阴性的 SLE 患者可测出 SSA 抗体。因此未用免疫扩散法检测除外 SSA 抗体或其他抗核抗体存在时,不能诊断为 ANA 阴性的 SLE。临床上有明显的 LE 皮损,有光敏性皮炎、脱发和口腔溃疡。可有发烧及关节疼痛,但内脏损害轻,愈后较好。

【实验室检查】考虑 SLE 诊断时所作的实验室检查范围要相对宽泛一些,检查条目既要包括 SLE 特有的实验室检查,也要涵盖其他结缔组织病的项目。SLE 经常与其他结缔组织病重叠发生。扩展搜索的范围也实为必要。常见的实验室检查如下:

(一)自身抗体

抗核抗体(ANA)滴度在 1∶80 以上有临床意义。包括周边型(核膜型)、均质型(弥漫型)、斑点型、核仁型及着丝点型的荧光染色核型,其中周边型对早期诊断尤其有价值。在 SLE 活动期,阳性率可达80%~90%以上

甚至 100%。常见抗原为脱氧核糖核蛋白(DNP)、组蛋白,偶见双链 DNA
或组蛋白;如染色呈斑点状,为斑点型,抗原为可提取性核抗原(extractable
nuclear antigen,ENA),如 U1-RNP、Sm、SS-A、SS-B 抗原等。

(二) SLE 的标记抗体

1. 抗 dsDNA 抗体　SLE 患者 40% ~ 70% 阳性,高滴度时为标记抗体,
是 SLE 中主要的致病性抗体,与 SLE 病情活动度,特别是与 SLE 的肾脏损
害有关,其抗体效价活动期升高,缓解期降低甚至转阴。可作为监测 SLE
病情变化及药物疗效的指标。

2. 抗 Sm 抗体　SLE 患者 30% 阳性,为标记抗体,临床意义与抗 dsDNA
抗体相同,但与病情活动度无关。

3. 其他自身抗体　①抗 U1-RNP 抗体:SLE 病人 30% ~40% 患者阳性,
混合结缔组织病 95% 以上阳性,该抗体阳性患者雷诺现象发生率高;②抗
SS-A/Ro 抗体,SLE 病人 35% 阳性,还与新生儿红斑狼疮、SCLE 及光敏感发
生有关;③抗 SS-B/La 抗体:SLE 病人 15% 阳性,还与新生儿红斑狼疮的发
生有关;④抗 PCNA 抗体:见于 3% SLE 病人,临床意义不明,但其他疾病罕
见;⑤抗核糖体 P 蛋白抗体,SLE 病人 10% 阳性,对 SLE 诊断有高度特异
性,与 SLE 中枢神经系统受累有关;⑥抗磷脂抗体:SLE 病人 30% ~40% 阳
性,与血小板减少、自发性流产或死胎、血栓形成、血管炎及神经系统病变
有关。

(三) 一般实验室检查

1. 血液检查　1/3 以上病例的白细胞减少,总数低于 $5×10^9/L$。20%
病例的血小板减少,往往小于 $4×10^9/L$。90% 病人的红细胞沉降率加快。γ
球蛋白增加,α 球蛋白也增多,而白蛋白减少。20% 病人的梅毒血清试验呈
假阳性反应,40% 的类风湿因子阳性。肝功能常不正常,抗链"O"滴定度可
以增高,少数病人有冷凝球蛋白血症。

2. 其他检查　包括尿常规等,肾脏损害时尿液内出现红细胞、蛋白质
及管型,肾功能可不正常。胸部 X 光检查可显示肺纹理增加。在眼底镜
下,可发现视网膜有黄白色小黑点或出血,视神经乳头可以水肿。怀疑狼疮
脑病可行脑 CT、免疫血清学实验、精神和神经检测等。

3. 直接免疫荧光法　又称免疫荧光带试验(immunoflurescent band
test)或狼疮带试验(lupus band test,LBT)(图 14-15),比间接免疫荧光法的
诊断结果更为可靠。

冷冻组织标本经荧光抗原处理及染色后,放在荧光显微镜下观察,可见
IgG、IgM、IgA 及补体 C_1、C_3 等构成的免疫复合体沉积于表皮及真皮交界

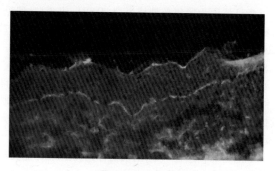

图 14-15 LBT

处,发出鲜明的带状绿色荧光。90% 以上病人皮疹处呈阳性反应,50% ~ 60% 病人外观正常的皮肤也是阳性,尤其暴露部位正常皮肤阳性率可达 70% ~80% ,而盘状红斑狼疮或其他疾病的正常皮肤都呈阴性,因此正常皮肤是否阳性为 SLE 和 DLE 的可靠鉴别法,当然,外观正常皮肤呈阴性反应时不能排除 SLE。SLE 早期外观正常皮肤往往也呈阴性反应。少数 SLE 病人家属的正常皮肤也可呈阳性。

【病因】 其病因及发病机制至今仍未完全明确,可能与遗传、环境、药物、内分泌异常及免疫紊乱等有着密切关系。

1. 遗传学研究 SLE 同卵双胞胎同患率是 24% ~58% ,相对于 2% ~ 5% 的异卵双胞胎同患率,增加了 10 倍,这提示 SLE 有非常明显的遗传倾向。目前遗传学研究已发现的与 SLE 发病可靠关联的易感基因从 2007 年前 9 个增加到超过 30 个,强调了固有免疫和 I 型干扰素、Ic 清除、淋巴细胞调节、TNF-α 和核因子-κB 信号通路、性别等因素参与 SLE 发病的重要性。

2. 表观遗传学研究 表观遗传学是指 DNA 序列不发生变化,但基因表达却发生可遗传的改变,其机制包括 DNA 甲基化、组蛋白修饰和 MicroRNA 修饰。研究显示,SLE 患者 CD4$^+$ T 细胞甲基化敏感基因调控序列特定区域甲基化水平低下,导致其基因过度表达,这些基因包括 D1la(IT-GAL)、perforin(PRFI)、CD70(TNFSF7)、CD40Ligand(TNFSF5)等。

3. 感染 在很多病例中都观察到 SLE 患者自身抗体与病毒之间的交叉反应。内源性逆转录病毒可能在部分患者中具有活性。在所有的感染性病原体中,EB 病毒血清反应是与 SLE 最为密切的。其他感染性病原体可能引发 SLE 的机制包括由于基因相关的免疫缺陷导致清除和诱导凋亡功能障碍,以及病毒通过参与 RNA 干扰机制影响自身免疫疾病的发生。

4. 免疫因素　T细胞介导的细胞免疫在人体特异性免疫中发挥重要的作用,SLE的一个特点就是T细胞的分化与调节异常。既往的研究已发现SLE的发病与抑制性T细胞和辅助性T细胞(Th)比例失衡、Th比例增高有关。Th亚群本身在SLE的疾病发展中也发生了改变。Th1功能下降及Th2功能亢进,T淋巴细胞和抗原提呈细胞功能异常导致多克隆B细胞活化,从而产生大量致病性自身抗体引起多脏器损害。

5. 补体异常　巨噬细胞受体异常(C1q受体1、补体受体1、补体受体3等)或者补体缺陷可导致凋亡细胞清除受损。比较确定的SLE遗传危险因素包括主要组织相容性复合体(MHC)区域一些等位基因、Fcγ受体以及一些补体(包括C_1q、C_4和C_2)成分的缺陷。SLE患者血清中所形成的大量循环免疫复合物激活补体后,消耗大量补体C_3和C_4成分,使补体C_3、C_4降低。

6. 雌激素　激素紊乱是重要发病因子。妇女长期服用含雌激素的避孕药可诱发SLE亦是佐证。研究证实,雌激素可抑制T细胞功能并显著降低NK细胞的活性。而激活B细胞功能,使血浆免疫球蛋白水平及抗DNA抗体水平增加;由雌激素介导的B细胞激活可产生高水平的IgG型抗dsDNA抗体并增加肾脏的损害。

7. 药物　某些药物如肼屈嗪可以引起药物性SLE,其作用机理为与脱氧核糖核蛋白形成药物-核蛋白复合物,具有免疫原性,另外肼屈嗪可以抑制补体C_4的结合,使补体激活失控,而引起药物性狼疮。有研究显示药物引起或导致病情活动的发生率为3%~12%。这些患者中HLA-DR4表达明显增多,表明有遗传易感性。

8. 其他研究　在SLE女性中,有66.7% 25-羟维生素D水平低下,17.9%的患者缺乏。维生素D缺乏可诱导B细胞活化,增加SLE罹患风险。日光中285~315nm的作用光谱可直接或间接干扰细胞核的DNA或细胞浆的溶酶体酶而激发红斑性狼疮,某些疫苗、血清等也可成为激发因素,其他如内分泌紊乱、精神刺激、手术等体内及环境的影响都可和本病有关。

【组织病理】皮肤组织病理变化是表皮萎缩,基底细胞液化变性,真皮水肿,毛细血管扩张,管周有轻度淋巴细胞浸润,胶原纤维有纤维蛋白样物质沉积,皮下脂肪可发生粘蛋白样变性,血管常有血管炎性变化。

【诊断】本病的表现较多。面部有蝶形红斑,长期发热,关节发炎疼痛,肾脏有损害,红细胞沉降率加快,白细胞减少,白蛋白与球蛋白比率倒置,抗核抗体及相关免疫学试验及直接免疫荧光试验阳性等。

【治疗】在急性发作期应该卧床休息。避免强烈日晒。容易引起SLE

样综合征的药物要禁用或慎用,血清或疫苗不可随意注射,避免不必要的外科手术,任何继发性感染都须防止。

治疗方针是以最少的治疗取得最满意的效果。治疗的效果主要是由临床表现来判定,不必过分重视实验室的结果。

1. 非甾体类抗炎药(NSAD) 主要用于治疗 SLE 肌肉关节症状及发热等全身症状,常用的有阿司匹林、吲哚美辛、双氯芬酸钠、布洛芬等。阿司匹林,每次 1.2~1.5g,每日 3 次,有消化道刺激症状时可联合口服黏膜保护药。

2. 抗疟药 适用于各型 SLE。可与 NSAD 同时应用,能减轻皮肤及关节症状,也可改善胸膜炎及轻度心包炎。羟氯喹每次剂量为 0.1g,每日 2 次,皮损消退后每日服 1 次,维持量可为每周服 0.1~0.2g。抗疟药停用易导致 SLE 复发。抗疟药可引起视网膜病变,严重者可失明,患者应至少半年进行 1 次眼科检查。另外,对妊娠期患者是允许使用的。

3. 糖皮质激素 是现有治疗 SLE 的最重要药物。有发热及关节痛等较轻症状时可服强的松 15~30mg/d,病情活动而有高热、贫血及心包炎等损害时可增到 60mg/d 左右;有狼疮性脑炎及狼疮性肾炎时常需更大剂量。但应注意糖皮质激素的副作用,症状缓解时应该酌减剂量,强的松的长期维持量应少于 15mg/d,一般为每日或隔日服 10~15mg,甚至完全停药。

4. 免疫抑制剂 糖皮质激素疗效不佳或应用太久而不能减量时可加用或改用免疫抑制剂如氨甲蝶呤、环磷酰胺、硫唑嘌呤等。狼疮性脑病及狼疮性肾炎常需同时应用免疫抑制药及大量强的松。新一代免疫抑制剂有吗替麦考酚酯、2-氯脱氧腺苷、他克莫司、来氟米特等。

5. 血浆置换法(plasmaphoresis) 对狼疮性肾炎等严重病例,每周可换血浆 5~8L。血浆置换法可以去除一些致病免疫球蛋白和免疫复合物以及炎性反应调节因子等。但应注意的是,SLE 患者体内的 B 淋巴系统处于多克隆激活状态,血浆置换或双膜过滤后可使血液内的免疫球蛋白水平急剧下降,促使 B 淋巴细胞被激活更明显,结果产生抗体回弹现象,因此在使用血浆置换疗法时,必须同时应用足量的免疫抑制剂及大量强的松。

6. 中药 雷公藤是中国传统医学的免疫抑制剂。国内的一些临床研究显示,用雷公藤多苷片治疗狼疮肾炎时可减少激素和其他免疫抑制剂的用量,该药在防止狼疮肾炎复发及减轻疾病活动性方面更具优越性。雷公藤多苷总量 30~60mg/d,分 2~3 次应用。在应用时要注意其对肝、肾、生殖系统毒性等不良作用的监测。

白芍总苷在多个环节影响细胞免疫、体液免疫以及炎症过程,被视为免疫调节剂,且由于同时具有保肝作用,可在增进其他药物疗效的基础上有效缓解疾病引起的肝损害及药物引起的肝损害,已成为免疫相关疾病治疗的基础用药。白芍总苷 0.6g,每日 3 次。部分患者初期用药可有轻度腹泻。

7. 生物治疗 利妥昔单抗(美罗华)是针对 B 细胞表面特异性分子 CD20 的单克隆抗体。它不仅能减少 B 细胞产生自身抗体,还可以阻止 B 细胞呈递自身抗原给 T 细胞,减少自身反应性 T 细胞的活化。初步的研究显示,美罗华在治疗增殖性狼疮肾炎方面具有确切的安全性和有效性。其他包括针对炎症因子的单克隆抗体(如抗 TNF-α、抗 IL-10),阻断 T、B 细胞间信号传导的单克隆抗体(抗 CD154 和 CTLA-4 Ig)和抗补体 C_5a 单克隆抗体的相关临床实验还在进行中。

8. 症状治疗 解除或减轻症状的药物要精心选择,不要滥用可以诱发 SLE 样综合征的药物。皮质类固醇激素类药物已减量或停用而关节症状仍较重时可用阿司匹林或消炎痛,有精神病时可用氯丙嗪,有癫痫时可用抗惊厥药,有肾病综合征时可用利尿剂,心力衰竭时可用利尿及强心剂,任何继发性感染都应防止而常需应用抗生素。

9. 妊娠期的处理 如意外怀孕,最好在妊娠早期终止妊娠,如无紧急情况,患病孕妇一般不应人工流产。孕期可以口服的强的松控制 SLE 病情,而不宜使用地塞米松。如果在妊娠前已用强的松、硫唑嘌呤等免疫抑制剂治疗,不能因为妊娠而减量或停用,狼疮病情的恶化较之药物对胎儿的危害后果更为严重。妊娠期中可续服强的松而不影响胎儿发育或引起畸形,临产或产后应加大剂量,分娩时甲泼尼龙 60mg 或氢化可的松 200mg 静脉滴注,产后 2 天甲泼尼龙 40mg 静脉滴注,产后 3 天恢复产前剂量,至少 10mg/d,维持 6 周。

10. 紧急处理

(1) 糖皮质激素"冲击"治疗:糖皮质激素治疗是处理各类狼疮急症的主要方法,近年来用甲泼尼松"冲击"疗法治疗狼疮脑病、重症狼疮性血小板减少及溶血危象、急性狼疮肺炎、ARDS、狼疮性心包积液有心包填塞时,以及其他各种严重的危及生命的急性暴发性狼疮。一般用中、小剂量冲击,即每次用 300~600mg,或 80~120mg/d,连续应用 1~2 周。

(2) 环磷酰胺"冲击"治疗:8~12mg/kg,加入 10% 葡萄糖液或生理盐水中静脉滴注,连用 2 次,每 2 周 1 次,累计总量<150mg/kg;或环磷酰胺 1000mg 加入 10% 葡萄糖液或生理盐水中静脉滴注,每月 1 次,连用 3~6 次;同时合用泼尼松 0.5mg/(kg·d)。

(3) 丙种球蛋白"冲击"治疗:静脉注射大剂量丙种球蛋白适用于严重

的血小板减少性紫癜、全血细胞减少及肝肾功能损害等情况,尤其对合并严重感染的重症狼疮选用丙种球蛋白"冲击"安全有效。大剂量为 400mg/(kg·d)、中剂量可 200mg/(kg·d),连用 3～5d,以后每月 400mg/kg,用 1 次。

【预后】SLE 活动、肾脏疾病和感染是三大重要死亡原因。大量研究显示,尽早及规范应用糖皮质激素联合免疫抑制剂或羟氯喹治疗,可以显著降低狼疮肾脏损害的发生率。由于早期诊断和更好的综合治疗,80%～90% 的患者可以存活 10 年以上。

本病往往在妊娠期或产褥期加重。特别是伴有肾脏病变或有高血压的患者,易发生妊娠高血压及心功能不全,甚至死亡。病人的病情尚未缓解或强的松需要量不低于 15mg/d 时应该避免妊娠。避孕药应勿服。

混合结缔组织病
（mixed connective tissue disease, MCTD）

混合结缔组织病又称夏普病(Sharp's disease)。多发生于中年妇女,以系统性红斑狼疮(SLE),进行性系统性硬化症(PSS)和多发性肌炎/皮肌炎(PM/DM)的混合表现为特点,血清中核糖核蛋白抗体(ribonucleoprotein antibody,RNP)大量生成,这种抗体被认为混合结缔组织病的特殊性抗体。

【症状】本病有系统性红斑狼疮的若干表现。面部可有蝶形红斑或盘状损害,对光线敏感,头发可稀疏,肝脾及淋巴结可肿大,常有关节炎而骨骼无 X 线改变,有的有腹膜炎或心包膜炎,或是有精神失常或抽搐等神经精神症状。实验室检查常有贫血,白细胞及血小板数减少,LE 细胞可存在,梅毒血清试验可呈假阳性反应,丙球蛋白显著增高。肾功能一般正常,偶然出现管型或蛋白尿。

本病也有硬化病的表现。最显著的是雷诺(Raynaud)现象伴有肢端硬化(图 14-16)。皮肤可弥漫变硬,伴有色素异常及毛细血管扩

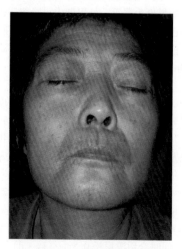

图 14-16　混合结缔组织病

张。呼吸往往费力,X 线可显示肺底两侧有纤维变性。食管功能也可不正常。

本病的皮肌炎表现往往为上睑呈淡紫红色,关节伸侧可有红斑鳞屑性萎缩丘疹(Gottron 丘疹)。肌肉有疼痛及压痛,吞咽可觉困难。血清肌酶增高,肌电图不正常,活检组织有肌炎的变化。

混合结缔组织病应有上述三种或其中两种病的表现,并有高滴度的核糖核蛋白抗体(RNP)。但有人认为 RNP 滴定度升高虽有较大的诊断价值,但未必是特殊性,在某些典型系统性红斑狼疮或硬皮病患者也可增高,有时,RNP 在本病可由阳性变阴性。

【诊断】Sharp 提出的诊断标准由于具有较高的特异性而被普遍采用:①雷诺现象或食管蠕动功能低下;②重度肌炎;③肺一氧化碳弥散功能<70%,或肺动脉高压,或肺血管活检示增生性损害;④手肿胀或手指硬化;⑤抗 ENA 抗体滴度≥1:10 000。上述 4 项加上血清抗 nRNP 抗体滴度≥1:4000,Sm 抗体阴性可以确诊。

【治疗】皮质类固醇迅速有效,一般泼尼松每日 1mg/kg,对关节炎、皮疹、浆膜炎、肾炎、肌炎疗效显著,而对手指硬化、食管蠕动下降疗效较差。症状减轻后维持量可不到 10mg/d。此外,雷公藤、白芍总苷对皮疹、发热、关节痛、关节炎、肌炎等症状也有效。

【预后】关于该病的预后,最初认为良好。但近年来,认为并非所有 MCTD 都预后好。该病可死于肺动脉高压和心脏合并症,前者有时进展很快,可于数周内死亡。Sharp 报道 60% 的患者预后良好,36% 的患者需要长期给予大量激素治疗。日本的资料显示,45 例 MCTD,5 年生存率 90.5%,10 年生存率 82.1%。所以 MCTD 的病程难以预测,其生存率和死亡率取决于其受累脏器的损害程度。

皮肌炎(dermatomyositis,DM)

皮肌炎是以累及皮肤、横纹肌为特征的自身免疫性结缔组织病。恶性肿瘤是常见的并发病,长期患者的软组织尤其肌肉内常有钙盐沉着。

【症状】皮肌炎是一种严重的全身性疾病,临床表现往往各不相同。

(一) 皮炎

常见的皮肤表现是慢性过程。最早症状往往是上眼睑及面部发生红斑及水肿,特别是两侧上下眼睑明显肿胀,呈淡紫红色(Heliotrope 疹)(图 14-17)。还可以出现非特异性皮损,四肢伸侧、颈部、胸部及肩部等处往往发生对称的点状及网状红斑或瘀点,有的有明显的毛细管扩张、色素沉着、色素减少斑及轻度萎缩而表现血管萎缩性皮肤异色症(图14-18)。

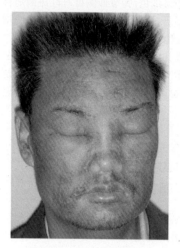

图 14-17　皮肌炎

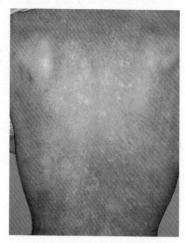

图 14-18　血管萎缩性皮肤异色症

　　还有一些少见皮损,如少数患者出现鲜红色、火红色或棕红色斑片,称为恶性红斑,高度提示伴有恶性肿瘤(图14-19)。当皮损广泛,波及躯干为类似脂溢性皮炎的红斑时也应检查有无并发肿瘤。出现播散性角化过度性毛囊性丘疹、掌跖部角化过度性丘疹、非瘢痕性脱发、皮肤坏死等常提示并发有内脏恶性肿瘤。而女性DM患者如皮肤有水疱和大疱则高度提示存在卵巢癌的可能。

　　也有的病人肢端有雷诺(Raynaud)现象,甲褶可有红线样毛细血管扩张。约30%的病人指间关节背侧、肘部、膝部发生紫红色扁平萎缩丘疹,随后可变成瓷白色,称为 Gottron 丘疹(图14-20)。Heliotrope 疹和 Gottron 丘疹是 DM 的特异性皮疹。

　　有的病人皮肤部分地发硬而像硬

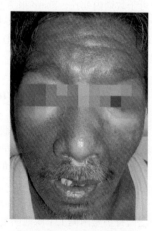

图 14-19　皮肌炎恶性红斑

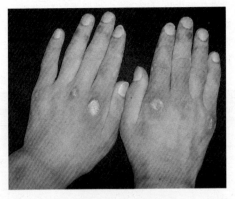

图 14-20　Gottron 丘疹

皮病,称硬皮皮肌炎(sclerodermatomyositis)(图 14-21、30);有的发生坏死性血管炎、口腔溃疡、光敏、脱发、网状青斑、指腹丘疹及皮肤钙沉着等。

(二)肌炎

初起症状是肌肉酸痛,软弱无力,走上楼梯时,感觉两腿费力;举手梳理头发时,高举臂部很吃力;两侧肩部或股部等肌肉有疼痛及压痛。

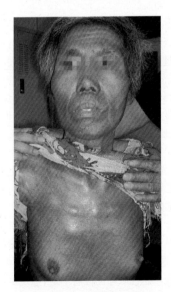

图 14-21　硬皮皮肌炎

四肢及躯干的肌肉受损时,病人往往不能高举胳膊,提高膝部,四肢绵软无力,取物走路都很费劲,严重的不能下地行走,甚至不能在床上抬头或翻身。喉部肌肉受损时吞咽困难,先是较硬的食物不能吞下,严重时也不能吃软食,甚至不能饮水;有的病人发音嘎哑,音调改变。肋间肌及膈肌的受损使呼吸发生困难,眼肌的受损常引起复视,舌肌及嚼肌的受损时咀嚼困难,肛门及膀胱括约肌的受损使病人不能控制大小便的排泄。

肌肉症状的严重程度未必一致。有的病人肌肉无明显的症状,而皮损广泛。有的病人皮疹轻微而肌肉严重受损。还有的没有任何皮疹,只有"多发性肌炎"("polymyositis",PM)。

受损的肌肉往往是两侧对称的横纹肌肌肉群,长久以后,肌肉萎缩,发生纤维变性而发硬,关节往往强直僵硬而不能自由伸屈。皮肤尤其肌肉等软组织往往有钙盐沉着(图14-22)。

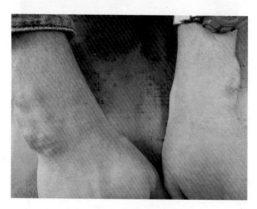

图14-22 皮肌炎钙沉着

儿童皮肌炎,初起时,病人寒战、发热,关节酸痛,皮肤尤其面部及眼睑迅速水肿发红,肌肉肿胀疼痛,有明显的压痛,因而关节活动可受限制,行动可感困难,呼吸肌和心肌也可波及。仅过数周或数月后,症状可完全消失。

(三)全身症状

发热是常有的症状,间歇或持续发热或是不规则发热。关节往往疼痛,关节附近可以肿胀,长久卧床的慢性病人关节容易固定,或是发生畸形。肝、脾及全身淋巴结可以肿大;心脏可以肥大,有的发生心肌炎,有的病人发生视网膜炎或腹腔浆膜炎而有腹水。

间质性肺病是皮肌炎患者的凶险并发症和常见死亡原因。大部分患者呈急性进行性发展,在1或2个月内死亡。间质性肺病发生在皮肌炎前,病情呈慢性,预后一般较好。肺部CT检查有助于早期诊断。

恶性肿瘤是常有的并发病,关于发生率有各种统计,相差很大。儿童患者几乎都不并发恶性肿瘤,成年病人尤其40岁以上者体内发生恶性肿瘤的可达20%以上,远远超过正常人群。皮肌炎和恶性肿瘤同时或先后发生,多数是在皮肌炎发病已3~4年之后出现。恶性肿瘤的性质不定,可发生于鼻咽、乳房、生殖器官或内脏,也可为淋巴瘤。在我国,1/3以上病人所患的是鼻咽癌,其次是肺癌。

【实验室检查】血象可显示贫血。血沉率加快,白蛋白常降低,而球蛋白常轻度增高。蛋白电泳可显示 α2 及 γ 球蛋白增加。

在免疫学检查方面。类风湿因子可呈阳性,抗核抗体常是阴性。至少1/3 病例的直接免疫荧光试验显示肌肉病变中毛细血管壁有绿色荧光斑点,是由于血管壁上有 IgG 及 IgM 沉着。

免疫学检查一般认为,有 3 种特异性高的自身抗体,但阳性率都不高。

(1)抗 Jo-1 抗体有 30% ~50% 的多发性肌炎有此抗体存在,68% 的特发性肺纤维化及肌炎患者中有抗 Jo-1 抗体,而单有肺纤维化者只有 8% 出现,因而肯定此抗体与肌炎有关。

(2)抗 PM-1 抗体多提示为多发性肌炎、硬皮病重叠,也是另一种与多发性肌炎或皮肌炎有关的自身抗体,大约 50% 的硬皮病多发性肌炎患者有此抗体。

(3)抗 Mi-1 抗体及抗 Mi-2 抗体多提示为皮肌炎、多发性肌炎。

尿常规检查可有蛋白尿及血尿。尤其在急性期尿肌酸检查很有诊断价值,24 小时尿液的肌酸含量明显增高,而肌酐排出量降低,但病情稳定时尿肌酸量可在正常范围内。

肌肉发生炎症或有损伤时,肌细胞所含转氨酶等可大量释放而进入血流,肌酶水平都可增高。

(1)肌酸激酶(CK):敏感性较高,特异性较差,伴肌坏死的疾病均可升高。其升高常在病情加重前 5~6 周,可预示病情的恶化;活动时升高,缓解时下降;酶水平本身并不能反映疗效,因为糖皮质激素能使其降低。同工酶的检测更具意义:与疾病活动性呈强相关性,升高时表明病情加重,病情稳定或改善后下降。

(2)醛缩酶(ALD):是肌肉损伤的敏感指标,是横纹肌组织内含有的酶,特异性高,其增减和肌病平行。一般肌力改善前 3~4 周降低,复发前5~6 周升高。

(3)乳酸脱氢酶(LDH):其敏感性较高,特异性差,酶活性下降速度太慢,与肌力好转不符。

(4)碳酸酐酶Ⅲ:是惟一存在于骨骼肌的同工酶,在骨骼肌损伤包括PM/DM 时均升高。

(5)尿 3-甲基组氨酸:是惟一存在于肌肉中的非必需氨基酸,可作为肌肉损伤的标志。

肌电图显示病肌的电位及波幅显著降低。DM/PM 肌电图改变特点:

（1）电极插入时电势增加（插入激惹现象）；

（2）松弛时，可出现自发性纤颤电位、正尖波，出现紊乱和高频的反复放电；

（3）轻收缩时，呈现多相、短时限、低电压的运动单元电位；

（4）最大收缩时，呈现干扰相。

本病的肌电图改变无特异性，需结合临床和实验室检查以协助诊断。

【病因】DM 的病因不明，已知与遗传、肿瘤、药物、化学物品、感染以及免疫机制有关。

1. 遗传因素　DM 患者的人白细胞抗原（HLA）-B8 和 HLA-DR3 阳性率增加。有研究表明，皮肌炎患者的肌炎与 Jo-1 抗体（其抗原与 HLA-DR3 抗原有关）明显相关。

2. 感染因素　数种感染尤其是柯萨奇病毒、人类细小病毒、丙肝病毒、流感病毒、EB（Epstein-Barr）病毒、人 T 细胞淋巴瘤病毒、人免疫缺陷病毒、弓形体感染与 DM 的发病有关。有学者认为遗传易感个体在上述病毒等感染后，通过自身免疫应答的介导发病。

3. 细胞和体液免疫因素　DM 患者 CD4/CD8 值增大，自然杀伤（NK）细胞活性增加，与其他自身免疫性疾病如重症肌无力、慢性淋巴细胞性甲状腺炎及类天疱疮相关。

4. 药物　诱发 DM 的药物包括乙醇、D-青霉胺、西咪替丁、羟脲、非甾体类抗炎药、抗菌药、降脂药、吐根和疫苗等。这些药物可以诱发 DM 患者典型的临床表现。

5. 恶性肿瘤　成人 DM 患者恶性肿瘤的发生率为 4.4% ~ 60%，DM>PM，最常见的恶性肿瘤包括乳腺癌、肺癌、胃癌和女性生殖系统肿瘤（如卵巢癌）及淋巴瘤、多发性骨髓瘤、鼻咽癌和胸腺瘤等，肿瘤可发生于 DM 发病之前、之后或与其同时发生，但在 DM 诊断后 2 年再发生肿瘤的可能性降低。

【组织病理】红斑水肿性损害的组织变化和系统性红斑狼疮相同，表现为皮肤萎缩、基底细胞液化变性、真皮上部水肿并有散在的炎性浸润。外观为血管萎缩性皮肤异色症的组织变化也相似，表皮扁平，基底细胞液化变性，真皮上部有带状浸润并有毛细血管扩张。

皮损的真皮常有灶性粘蛋白（酸性粘多糖）沉积，皮下组织有灶性淋巴细胞浸润，可伴有脂肪细胞的粘液变性。以后，皮肤有纤维形成，皮下可钙化。

受损肌纤维可因纤维蛋白样沉积而粗细不匀；横纹模糊或消失，而细胞核增多。以后,肌纤维断裂,发生颗粒或空泡变性。严重时大量肌纤维断裂,细胞核很多,肌纤维间及血管附近有浸润(图14-23、24)。

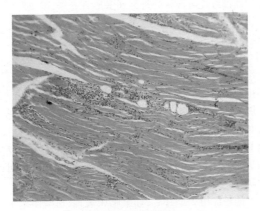

图14-23 肌炎病理

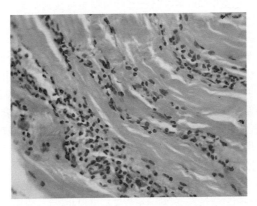

图14-24 肌炎病理

【诊断】典型皮肌炎较易诊断,但在早期时常被忽略。眼睑发红浮肿,上楼或举物费力都是值得注意的早期症状。各种检查方法如血清转氨酶、尿肌酸及尿肌酐的测定等可以帮助诊断。供病理检查而切取的标本最好是临床上有疼痛的肌肉组织。

【鉴别】皮肌炎常需和系统性红斑狼疮、混合结缔组织病、系统性硬皮病、结节性多动脉炎、急性风湿热、类风湿性关节炎等病区别,有时和其他结缔组织病并发而呈重叠综合征。

皮肌炎的面部红斑可误认为丹毒或多形日光疹,眼皮肿胀可误认为血管性水肿。肌肉变化可误认为重肌无力症、进行性肌营养不良、脊髓灰白质炎、周围神经炎等。

【治疗】有病灶感染时应该控制或移除。对于成年患者,要注意寻找体内有无恶性肿瘤。病情稳定的慢性病人可施行热浴及按摩等物理疗法,可减轻或防止肢体萎缩。

迅速发展的严重病人需大量应用皮质类固醇激素,含氟糖皮质激素易引起近端肌和骨盆肌肌无力,称为激素肌病,故不适用于本病的治疗。泼尼松治疗成人 DM 的剂量最好<1mg/(kg·d)。一般在治疗半年后可将剂量减至初始剂量的 1/2,以后再逐渐减量,一旦减为 10mg/d 时可改为隔日给药。维持时间应在 2 年以上。

大剂量强的松应用 2 个月后,如果临床表现、血清酶水平都不明显降低,可考虑加用免疫抑制剂。常用免疫抑制药有环磷酰胺、鸟唑嘌呤、硫唑嘌呤、六硫嘌呤、氨甲喋呤等。鸟唑嘌呤口服量可按为 1.5 ~ 3.0mg/(kg·d)计算,环磷酰胺的成人量为 100mg/d。氨甲喋呤口服或注射,由静脉注射时按为 0.5 ~ 0.8mg/kg 计算,每周注射 1 次。

睾酮或苯丙酸诺龙有利于肌蛋白的合成,但易引起雄激素的副作用。

症状疗法方面,吞咽困难时在饭前可注射新斯的明,有报道应用西咪替丁或雷尼替丁等 H2 受体阻断剂治疗食管受累十分有效;也可应用吗丁啉或胃复安等促进胃肠蠕动的药物。呼吸困难时吸氧。钙盐沉着是难解决的问题,口服氧化铝 2 ~ 3g/d 可在肠内将磷酸盐变成不溶的磷酸铝,从而减少磷酸盐在肠道的吸收而可能抑制磷酸钙的产生。华法林、秋水仙碱、丙磺舒等,对皮下钙化的小结节有效。

【预后】少数病人的病情迅速发展,在 1 ~ 2 年内甚至在数月内死亡,而多数病例的病情缓慢发展,到一定程度后就停止进行,数年以内多半自然痊愈。有些病人在数年内屡次缓解及复发,最后因呼吸衰竭而死亡;也有的死于心力衰竭或肺炎等继发性感染。糖皮质激素及免疫抑制剂的应用已使患者的生存率有明显的提高,但长期应用皮质类固醇激素类可引起胃肠穿孔,最终可使病人死亡。体内并发的恶性肿瘤在老年患者是主要的死亡原因。

无肌病性皮肌炎
（amyopathic dermatomyositis，ADM）

无肌病性皮肌炎被认为是皮肌炎的一种少见类型，是指具有皮肌炎的典型皮损，临床上不表现为肌无力，肌酶谱正常或仅轻度异常，分为3型：①仅有皮肤表现（73%）；②有皮损和肌无力、肌痛，但无肌病的实验室证据（13.5%）；③有皮损和异常的实验室检查指标，但无肌病的临床表现（13.5%），后两种情况也可称为低肌病性皮肌炎。部分患者与严重的肺部病变及恶性肿瘤相关，而部分严重患者对糖皮质激素治疗不敏感，故早期发现和正确认识该病并给予合理的干预，对改善患者预后非常重要。

Callen 等认为，这些患者不是没有肌炎，而是没有进行足够细致的检查和足够时间的随访，因为尽管肌酶正常，但临床肌无力仍存在，而且也没有测定尿肌酸。如何诊断与评价这些无肌肉症状的患者，是否确实有少数患者其病变仅局限于皮肤、不累及肌肉，内脏病变更少，预后好，需要进行观察随访，追踪其肌肉症状的情况。

【症状】 ADM 在皮肌炎患者中的发病率在 10% ~20% 左右，各个年龄均可发病，成人多见，女性为主。一般 ADM 患者无明显肌力减退，但很多患者抱怨易疲劳。部分患者会出现四肢关节疼痛或伴肿胀，另有部分患者可有雷诺现象。除了特征性皮损，还可表现为颈前及上胸部"V"字形红色皮疹，肩颈后皮疹（披肩征），表皮萎缩及"技工手"，甲根皱襞可见不规则增厚，毛细血管扩张性红斑，其上可见瘀点等，皮疹多不伴瘙痒或轻度瘙痒，有时易与红斑狼疮相混淆。ADM 突出的系统损害是间质性肺疾病，也是其常见的死亡原因，

【组织病理】 符合皮肌炎组织病理学改变：表皮增生伴灶性萎缩、沿基膜有坏死性和空泡变性的角质形成细胞、表皮基膜增厚；真皮中上部血管周围及间质内少量至中等量淋巴细胞浸润，常见噬色素细胞；真皮网状层内黏蛋白沉积，真皮中上部不同程度的水肿，毛细血管扩张、充血、红细胞外溢。皮肤直接免疫荧光有时可见表皮与真皮连接处有较弱的 IgG 和 IgM 呈线状沉积。

【诊断】 1991 年，Euwer 等提出无肌病性皮肌炎（amyopathic dermatomyositis，ADM）的诊断标准为：

1. 具有皮肌炎的特征性皮损，包括病人必须有 Gottron 丘疹，如没有，应在指关节局部有紫红色的红斑并伴有眶周水肿性淡紫红色斑疹（Heliotrope

疹)。

2. 皮肤活检 HE 染色符合皮肌炎皮肤病理改变;

3. 皮损持续≥2 年,无任何近端肌无力和吞咽困难;

4. 肌酶如 CK 和 ALD≥2 年无异常。

【治疗】因 ADM 的皮肤损害往往有光敏性,故建议给予日光保护指数(SPF)30 或者更高的防晒霜。外用皮质类固醇制剂,如糠酸莫米松霜(艾洛松)或丁酸氢化可的松霜(尤卓尔)也能取得较好的疗效。有报道称0.1% 他克莫司对个别病例也有一定效果。

一般可不系统应用糖皮质激素,可试用羟氯喹、雷公藤、沙利度胺、白芍总苷、甲氨蝶呤、硫唑嘌呤、环磷酰胺等药物治疗。对皮损泛发,眶周肿胀明显的病人可使用小量糖皮质激素(20~30mg/d)。另外需进行密切随访观察。

系统性(全身性)硬皮病
(systemic sclerosis,SSc)

硬皮病(scleroderma)是一种以皮肤及各系统胶原纤维硬化为特征的结缔组织疾病,分为系统性硬皮病及局限性硬皮病(硬斑病)两种。系统性硬皮病主要是以皮肤受累的范围作为分类标准,国内皮肤科学界一般将其分为肢端型硬皮病(acroscleroderma)和弥漫型硬皮病(diffuse scleroderma)两个主要大类及 CREST(calcinosis cutis,C;Raynaud phenomenon,R;esophageal dysfunction,E;sclerodactyly,S;telangiectasia,T)综合征亚型。

【症状】多数病人的初起症状是雷诺现象(见雷诺病),肢端尤其两手发生小动脉痉挛,皮肤苍白、发凉,以后青紫、发红而恢复,伴有阵发性疼痛。以后皮肤发紧变硬。雷诺现象可以出现较晚或与其他症状同时出现,也可不明显或不发生。

有些病人的最早表现是手肿或关节肿痛,手指溃破或小腿发生溃疡,或是体重减轻、呼吸困难及肺部有 X 线阴影而误诊为肺结核病,也有少数病人的最初症状是食欲不振、呃逆、便秘、腹泻或腹痛等胃肠道功能紊乱的表现。

(一) 皮肤

一般病人先有皮肤损害,偶然先有内脏病变而易误诊。除雷诺现象外,皮肤弥漫地轻度肿胀紧张,皮纹不明显,但没有指压性水肿。这种变化对称发生于两手,逐渐扩展到前臂而累及整个上肢,也可由足部开始,逐渐向上发展到下肢而达躯干;面部及颈部皮肤也发生变化。皮肤往往呈苍白、淡黄或黄褐色。这是系统性硬皮病早期阶段,可称为肿胀期。

以后,皮肤肿胀消退,渐渐变硬,尤其手臂及踝部皮肤显著僵硬,伸屈不自如;面部皮肤像涂上一层塑料膜,前额光滑发亮,颊部绷紧发硬,不容易表达情感,嘴唇不能随意张大,颈部胸部等处皮肤也逐渐发硬变紧,往往呼吸费力。此时,皮肤表面有蜡样光泽,常有暗红或褐色斑点,或是网状色素沉着中夹杂着色素脱失斑;毛发往往稀疏,甲板可以萎缩变小。这一阶段可称为硬化期(图 14-25、26、27)。

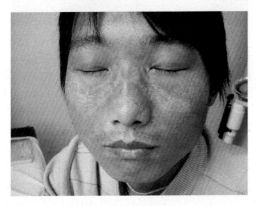

图 14-25 硬皮病

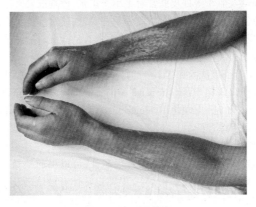

图 14-26 硬皮病

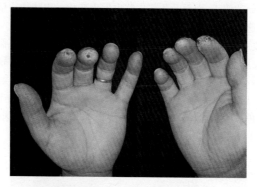

图 14-27　硬皮病手指硬化

经过几个月或几年以后,皮肤更硬,色素沉着往往更深。皮肤及皮肤下方的软组织逐渐萎缩,变硬的皮肤紧贴在发硬变瘦的肌肉上,这一晚期阶段可称为萎缩期。病人面部更缺乏皮纹来表达感情,有点像雕像,鼻子尖瘦,耳朵薄小,口唇扁缩,咀嚼费力。如用手指压捺下眼皮,不能使下眼皮的结膜明显露出。手指尖细僵硬,处于微屈的鸟爪状态,不能伸屈自如。手指、足趾、踝部及其他骨隆突处皮肤温度降低,容易发生难愈的营养性溃疡。皮肤干燥缺汗,毛发也常稀疏。

在本病晚期,黏膜常有明显变化。牙龈、软颚、悬壅垂及舌系带等皆可发紧萎缩,食管黏膜有相同变化而使饮食更加困难。

手掌、面部及躯干等处皮肤常有毛细管扩张,色素沉着常不均匀地出现于面部,也可发生于下肢、腹部、腋窝及手背等处,腋窝部位可有疣状突起及色素沉着。发硬皮肤尤其手指屈侧皮肤内常有钙盐沉着的结节,以后,结节可以溃破,排出豆腐渣状但坚硬的物质。

CREST 综合征被认为症状不全的轻型系统性硬皮病,包括皮肤钙盐沉着(calcinosis cutis)、雷诺现象(Raynaud's phenomenon)、食管异常(esophageal abnormalities)、指(趾)皮硬化(sclerodactylia)及毛细管扩张(telangiectasis),故称其为 CREST 综合征。

CREST 综合征中,钙盐沉着于真皮及皮下组织内,往往发生于肘、膝等大关节处而成多个结节。雷诺现象常很显著,可以引起缺血坏死性溃疡。食管异常,表现为蠕动迟缓。指(趾)皮硬化常伴有肢端硬化病性变化,而面部往往不受影响。毛细管扩张最常见于手部及足部,也可发生于口腔黏膜,胃壁毛细管扩张可引起大量出血,症状很像出血性遗传性毛细管扩张。

（二）胃肠道

3/4 病人的食管发生病变，由 X 线可见食管是胃肠道中最常侵犯的部位，食管变硬狭窄，往往引起吞咽困难。X 线显示食管已有病变的病人中约有 40% 在临床上没有食管症状。

胃脏往往扩张，容易积食。约 1/3 病人的十二指肠扩张及蠕动减少。小肠可发生纤维变性及萎缩；空肠及回肠往往过度扩张；结肠可有宽大的憩室，偶有憩室穿孔而引起腹膜炎。

（三）心肺

一半以上病人的心电图不正常而显示心肌损伤。有的病人有心包炎或心律不齐。心脏可以肥大，尤其左心室容易肥厚。有的有呼吸困难、心悸及充血性心力衰竭的其他表现。

肺部常有弥漫的纤维形成，早期表现是运动时呼吸困难。由于动脉血含氧不足，使本来因皮肤发硬及心肌受损所致的呼吸困难更加重。晚期病人可有肺气肿。

（四）肾脏

早期表现往往是轻度蛋白尿，以后，肾功能不正常而渐衰竭；少数病人有肾病综合征的表现。肾损害虽然少见，但可致命。

（五）肌肉骨骼

肌肉往往软弱无力，和皮肌炎常难区别，有时这两种疾病无法区分。病人的肌肉无力，尿肌酸增多，肌电图不正常，病理组织变化也和皮肌炎相同，有人称这种情况为硬皮皮肌炎（sclerodermatomyositis），病情常迅速发展而使病人趋于死亡。横纹肌往往发硬及萎缩。

关节疼痛是系统性硬皮病人常有的症状之一。关节可肿胀发炎而限制活动，关节渐渐强直及畸形，尤其手指关节容易受侵。此外，一个或多个指骨可渐吸收而使手指变短。

（六）其他

其他器官的变化较少见。偶然有肝硬化或门静脉高压；肝功能可不正常，常是由于血清蛋白成分有所改变，而不是肝脏受损的结果。牙龈往往因纤维组织增生而增厚。眼部变化是眼皮紧硬，眼泪干涸，偶有视网膜损害。

多数病人的病情缓慢发展，成年累月，终于进入皮肤萎缩期。有些病人的病情可长期停留在某一阶段而不继续进行并能生存多年之久。少数病人的症状逐渐缓解甚至自然痊愈。有些病人的病情进展较快，可在 1～2 年内死于内脏损害。

【实验室检查】

1. 血液检查　病人可轻度贫血。约半数病人的血沉率加快。血清中白蛋白减少，而球蛋白尤其 γ 球蛋白比 $\alpha2$ 球蛋白更易增高。30%～50% 病例有轻度高丙球蛋白血症。1/4 病例有冷凝集素而冷凝球蛋白少见。

2. 尿液检查　有的病人有尿蛋白或尿内出现红细胞、白细胞及管型。24 小时尿肌酸量可增高。

3. 免疫学检查　抗核抗体滴定度往往增高，阳性率达 50%～80%，为斑点型和核仁型，以核仁型多见。抗 Scl-70 抗体是硬皮病的标志抗体，其特异性高，但阳性率仅为 40%。在 CREST 综合征中，着丝点抗体是本综合征的标志抗体，阳性率是 50%～96%。类风湿因子阳性者达 30%，滴度一般不太高。

4. X 线检查　食管扩张无力并含空气，部分食管变硬狭窄。肠道蠕动缓慢，肠段扩张，可有气囊样变化及结肠憩室。肺可有网状阴影、结节或囊性变化，或有钙化。心脏可扩大或左心室肥大。骨骼常有骨质疏松，手及足部骨骼尤易如此；指关节等小关节腔皆可变窄，末节指关节可吸收；骨内可有钙质沉着，皮下及肌肉也可有钙沉着。

5. 甲周微循环检查　80% 以上病例毛细血管襻有各种畸形，血管襻的变化可和内脏受损程度有关。

【病因】　硬皮病病因未明，有人认为本病是由于胶原纤维有弥漫的变化，可由于基质的粘多糖类因组织胶原酶的减少而有所改变。病人皮肤内初胶原脯酸羟基化酶（protocollagen proline hydroxylase）的活性增强。电子显微镜显示成纤维细胞很活跃，胶原微纤维大量增加。

血管舒缩的改变是本病的一种变化，甲周微循环检查显示指部血管舒缩有功能性改变。除了皮肤有雷诺（Raynaud）现象外，体内器官的血管可有相似的变化，有人认为病人对色氨基酸及 5-羟色胺高度敏感是引起血管及纤维性变化的一个因素。

病人一般没有家族史，但病人的直系亲属血清蛋白容易不正常，抗核抗体阳性率比正常人群高，较严重病例的 HLA-B8 发生率增加。

在免疫方面，50%～75% 病人血清中有抗核抗体，一般为斑点型或核仁型，补体尤其 C_3 和 C_4 水平降低。血流中 T 淋巴细胞往往减少，淋巴细胞转化率可降低。本病和系统性红斑狼疮及皮肌炎等病有相似处并常并发，提示本病也是自身免疫性疾病。

【组织病理】　皮肤损害的早期变化是水肿，胶原纤维束分散，胶原染色均匀而显示透明变性或纤维蛋白样沉积；真皮的血管周围有炎性浸润，主要为淋巴细胞。以后,浸润与水肿程度渐渐减轻,而成束的胶原纤维粗大紧密。真皮内小血管壁增厚,管径变小,尤其手指或足趾的小血管容易阻塞而缺血坏死。到晚期时,表皮和皮肤附件皆萎缩,汗腺及血管都不多见,而淋巴管扩大成腔,胶原纤维束更加紧密,弹力纤维往往断裂,最终真皮也萎缩(图14-28)。

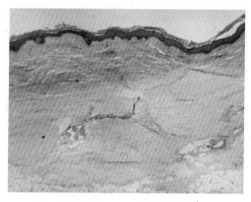

图14-28   硬皮病组织病理

【鉴别】典型病例有雷诺(Raynaud)现象及皮肤弥漫发硬萎缩等特征,一般不难诊断,但早期表现可类似皮肌炎、系统性红斑狼疮、广泛性硬肿病或混合结缔组织病并可并发,雷诺现象是最早症状而先认为雷诺(Raynaud)病。肿胀期硬皮病可误诊为粘液性水肿。

【治疗】目前尚无特效疗法,治疗主要针对免疫、血管及胶原的异常,以抗炎、免疫抑制、免疫调节、改善血循环和减少纤维化为基础。在寒冷季节中应该注意保暖。

通常认为,糖皮质激素对病变早期患者的关节痛和肌痛以及痛性腱鞘炎有效,但难防止心、肾衰竭及阻止病情发展。每日剂量不可太大,强的松量为10~15mg/d,可长期应用。大量应用不但无益,还易引起副作用。

血管活性药物有扩张血管、降低血粘度、改善微循环的作用,对该病有效。

丹参注射液8~16ml加入低分子右旋糖酐500ml内静脉滴注,每日一次,10次为一个疗程,可使皮肤硬化、张口和吞咽困难、关节僵硬以及雷诺现象得到改善。尿激酶 2 万单位,每日静脉滴注,可使纤溶酶原活化,促进纤维蛋白溶解,改善血液动力学。普特巴(POTA BA)治疗 SSc 有较好的疗效。单胺氧化酶(MAO)活性与组织氧含量有关,该酶活性低可加重组织纤维化。普特巴可增加组织摄氧,故能增加该酶活性,从而对组织纤维化有治疗作用。作者多用雷公藤、白芍总苷、复方甘草酸苷、丹参酮及羟苯磺酸钙等也取得比较满意的疗效。

雷诺现象可使病人痛苦,伊洛前列素(iloprost)是前列腺素(PGI2)的稳定同类素,可减轻雷诺现象。血管紧张素Ⅱ受体拮抗剂氯沙坦,50mg/d,能有效改善雷诺现象的发作频率和严重程度且耐受性好。普罗布考是一种合成的抗氧化剂,50mg/d,能显著降低雷诺现象发作的频率和严重程度。

SSC 的重要特征是皮肤、脉管系统和内脏器官的纤维化。抗纤维化常用药物为 D-青霉胺、松弛素、积雪苷、秋水仙碱等。D-青霉胺常规开始服 250mg/d,逐渐增至全量 1g/d,连服 2~3 年。最大量不得超过 1000mg。副反应有恶心、呕吐、腹痛、腹泻、周围神经炎、停经或精子减少等。该药对皮肤硬化、食道病变有一定疗效,但对晚期病例,不能阻止其皮肤、肌肉病变的进展以及肺功能的恶化。应用时要每月检查血液及尿液。松弛剂(rehxin)是妊娠期黄体分泌的一种激素,具有组织重建和抗纤维化作用。25mg/d,皮下注射连用 24 周,可使中重度 SSC 皮肤变薄,皮肤活动度、手伸展度、功能状况得到改善,其副作用有功能性子宫出血,可逆性贫血。积雪苷是一种从中药积雪草中提取的有效成分,每片含积雪苷 6mg,临床研究证明它能抑制成纤维细胞的活性,软化结缔组织,口服,2 片/次,3 次/d,疗程一般为 6个月至 1 年。秋水仙碱(Colchicines)能阻止原胶原转变为胶原,还能使胶原酶活力增加,阻止胶原的堆积。口服剂量为每日 0.5~1.5mg,连服数月至数年,疗效与给药总剂量有关。

其他可用药物包括环磷酰胺、硫唑嘌呤、氨甲蝶呤等免疫抑制药,增强免疫功能的转移因子,减轻血小板凝固作用的阿司匹林。

其他疗法有自体干细胞移植、静脉内注射免疫球蛋白,口服沙利度胺,阿维 A 酯等。

盐水浴、温泉浴、冷水热水交替浴、热浴后按摩等方法可以加强皮肤血液循环,改善代谢过程而可有益。

在我国,常用中西医结合方法治疗本病。中药治疗以活血、化瘀、通络为主,可选用党参、黄芪、桂枝、熟地、赤芍、红花、何首乌、鸡血藤、丹参、夏枯草、郁金、甘草等。

硬斑病（morphea）

硬斑病又称局限性硬皮病（localized scleroderma，LS），主要表现为皮肤损害，内脏器官一般不受累及，皮疹大小及数目不定，呈斑块、点滴或条状，由淡红渐变淡黄或象牙色。患处较坚实，表面光滑。

【症状】硬斑病皮疹局限于某些部位，偶然广泛分布甚至侵及全身大部分皮肤，但不侵犯内脏器官。

（一）局限性硬斑病（localized morphea）

1. 斑块性　皮损一般都经过水肿、硬化和萎缩3个时期。皮肤上先出现一片或数片淡红或紫红斑，呈圆形或卵圆形，或是形状不规则，这是早期发炎阶段。

皮损逐渐发展，成为坚实的斑片或斑块，大小不定，表面光滑干燥。斑块扁平，仅略隆起。经过几周或几个月甚至更久以后，斑块常渐变成淡黄白或象牙色，比附近的正常皮肤硬，表面不出汗，也没有毳毛；斑块周围皮肤常呈淡红或紫红色，像有镶边或呈晕状。斑块常有扩张的毛囊口，使表面有点状小坑而像猪皮。无自觉症状（图14-29）。

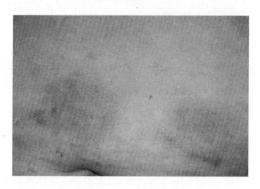

图 14-29　早期硬斑病

斑块是一个或多个，一般直径约2～15cm或更大，发生于身体的一侧或两侧，但不对称。发生部位不定，较常见于躯干及四肢，也可见于面部等处。发生于肛门或阴唇时容易误认为萎缩硬化性苔藓或黏膜白斑病。

2. 滴状　皮损较斑块性损害小，数目也较多，直径约1～10mm，像液体滴在皮肤上,可以称为滴状硬斑病(morphea guttata)。滴状皮损是多个轻微萎缩的白色斑点,表面光滑,可有很薄的鳞屑,偶然显出毛囊口扩大或毛细血管扩张,边缘皮肤可略红。滴状硬斑病很像皮损较分散的硬化萎缩性苔藓,它们和萎缩性扁平苔藓都有淡白色点状皮损,曾被称为"白点病"("white spot disease")。皮损最常发生于胸部、颈部、臂部、股部或小腿等处,分散而不融合,但可成群、成片或成条,不引起自觉症状。

3. 条状 皮损和斑块性皮疹的表现大致相同,但不像斑块性皮疹常有紫红色边缘。

条状损害一般只发生于一侧肢体,尤其常见于下肢,也可出现于腹部、胸前、臂部或其他部位,可以环绕躯干,在肢体的损害顺着肢体方向纵行排列(图14-30)。除了皮肤萎缩及发硬变色外,损害下方的肌肉甚至骨骼也受到影响而妨碍生长,关节不能自由伸展,肢体可以严重畸形。

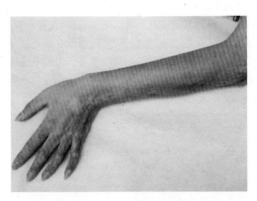

图14-30 条状硬斑病

4. 额顶部损害 额顶部先有一条带状红斑,往往由头皮前侧到前额,一般只发生于一侧,常在头面部中线附近。患处皮肤紧张,渐渐成为不规则的象牙色带状斑块,有时有毛细管扩张,边缘可以发生色素沉着,终于皮肤萎缩凹陷而成沟状,表面光滑,头皮的患处失去头发。除了皮肤及下方软组织萎缩外,患处下方的骨骼也可以塌陷,因而患处像是刀砍后所遗留的后果,称为刀劈状硬斑病(En coup de sabre,ECDS)(图14-31)。

额顶部硬斑病,少数严重病例的损害扩展到颏部甚至颈部,也可累及颞部,牙齿可以排列不齐。有时可累及其下肌肉、骨骼,形成Parry Romberg综合征,或称为进行性偏侧颜面萎缩,使面部不对称而妨碍美观。损害发生于

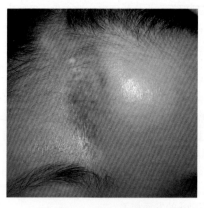

图 14-31　额顶部硬斑病

两侧的极为少见。有的病人身体别处同时发生斑块性或条状损害。

5. 大疱性硬斑病是局限性硬皮病的一种罕见的特殊亚型,为疱壁紧张性表皮下大疱,可扩展至真皮浅层或深层。皮损纤维化导致局部淋巴间隙阻塞,引发张力性大疱。

(二) 泛发性硬斑病(generalized morphea)

皮疹范围比局限的硬斑病广泛得多,常由躯干部位向肢部或面部发展,但不侵犯内脏,也无任何全身症状。

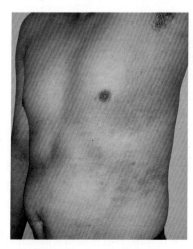

图 14-32　泛发性硬斑病

早期损害往往是发生于躯干部位的象牙色斑块性局部硬斑病(图 14-32),以后逐渐扩展,在 1~2 年以内,上肢、乳房、腹部、股部等处皮肤皆可有斑块性损害。手部发生损害时,手指往往尖细而微屈,活动不自如;头皮部位的损害很像萎缩性瘢痕,患处光秃无发;胸壁皮肤有范围广泛的损害时,可妨碍呼吸运动;面部皮肤有损害时,可像系统性硬皮病人缺乏表情;颈部皮肤有广泛损害时,可使头部不能转动自如。病情严重时，由头皮直到足部都有大片的硬斑病性变化。患处皮肤除萎缩发硬外，常有色素沉着或缺乏，可发生角化病或钙盐沉着；肢部可发生萎缩及关节疼痛，偶然并发雷诺现象。

【病因】病因不明。在任何年龄都可发生硬斑病，以 20～40 岁的妇女占多数。

目前认为，LS 发病机制主要涉及真皮内小血管改变、免疫系统活化和失调、成纤维细胞活化和纤维化。可能与感染、药物、化学物品、恶性肿瘤、创伤、疫苗接种、注射、放疗等有关。慢性静脉功能不全可引起局部低氧血症，也可能是病因。

面部线状硬皮病可并发癫痫等症状，出现多种脑电图和中枢神经系统影像学异常，并通常与面部皮损处于同侧。Sommer 等认为炎症性的中枢神经损害可能与该型 LS 的发病相关。

伯氏疏螺旋体感染可能介导了硬皮病的一种特殊的自身免疫型，称为"螺旋体相关的早发性硬斑病"，其特征表现为早年发病、伯氏疏螺旋体感染和高滴度的抗核抗体。本病需同时行抗感染和抗炎治疗。

有报道发生于两姐妹的刀劈状硬皮病，姐妹俩生活环境相同，但病情严重程度差别较大，另有两位健康的同胞姐妹。提示本病存在基因易感性。

硬斑病患者部分可出现免疫学异常，特别是泛发型。免疫学异常包括抗核抗体阳性，偶有抗 dsDNA 抗体和抗着丝点抗体等。此型应视为系统性硬皮病的异型或中间型。

【组织病理】病理组织变化和系统性硬皮病的变化基本相同。

【鉴别】硬化萎缩性苔藓，淡白色损害的附近常有扁平光滑的丘疹，中央常有角质栓。相邻损害容易互相融合，最常发生于肛门或阴唇等处。

【预后】硬斑病发展缓慢，经过数月或数年后常不改变。有的终于自然痊愈，遗留轻度萎缩的瘢痕或暂时的色素沉着，但也可没有痕迹。

条状损害的消退常比斑块性损害慢，而肢部或一侧面部萎缩的现象通常长久存在。广泛硬斑病也多在 3～5 年内停止发展，以后逐渐消退，最终自然痊愈。

【治疗】在早期时涂搽作用较强的皮质类固醇激素类制剂如去炎松软膏或肤轻松软膏等可以有效。对较小的斑块可用去炎松或其他皮质类固醇激素类混悬剂注射入皮损内，每 2～3 周一次。皮肤萎缩时不可应用。近期报道他克莫司、咪喹莫特、卡泊三醇等外用免疫调节剂药物对 LS 有效。长波紫外线（UVA）具有免疫抑制和抗纤维化作用，补骨脂素加长波紫外线（PUVA）可用于 LS 治疗，光疗和光化学治疗对 LS 表现出良好的疗效和耐受性,对早期炎症期效果较好。

肢体挛缩时可用物理疗法,必要时由外科施行整形术。

硬肿病(scleredema)

硬肿病是一种少见的原发黏蛋白病,以全身或局部皮肤非可凹性硬肿为特点,分为三种亚型:第一种最常见,约占55%,好发于儿童,通常发生于急性发热性疾病,多为链球菌感染所致,也可发生于流感、猩红热、麻疹等;第2型约占25%,不伴任何发热前的急性感染,病程慢性,可能发展为副球蛋白血症及多发性骨髓瘤;第3型约占20%,常伴发于糖尿病,多为男性,常泛发,短期不易缓解。

本文主要讨论成人硬肿病。

【症状】皮肤有坚实的水肿而不易捏起。皮肤表面绷紧,不起皱纹,没有炎症,没有萎缩或色素性变化,毛发也不脱落。皮肤硬肿的现象常先出现于头部或颈部,以后迅速扩展,由颈部蔓延到面部,向下蔓延到躯干,到四肢时逐渐隐没而不侵犯手部及足部。这种坚实的肿胀往往以面部、颈部、背部及肩部最显著(图14-33),面部常因皮肤不易伸缩而难表达感情,肌肉及关节的活动也常受到限制。

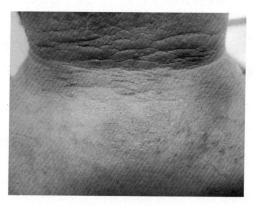

图14-33 硬肿病

少数病人舌部肿胀而影响吞咽,眼球的活动可以不灵活,少数病人有胸水、腹水或心包积液,心电图可发生改变。

本病往往在 2～6 周内发展到极点,仅过数月或数年后自然痊愈而无后遗症。偶有病程长达 7 年之久。本病可以复发,有的病人每经数年就复发一次。

【病因】 硬肿病不仅发生于成人,也发生于儿童,多半出现于呼吸道感染如流行性感冒及扁桃体炎或某种出疹之后,尤其链球菌感染之后,有的病人有糖尿病。

病因不明。除了抗链球菌滴定度增高及组织中酸性粘多糖大量增加外,其他实验结果正常。链球菌之类的感染可使胶原敏感而产生粘多糖类,以此,本病可能和自身免疫有关。

【组织病理】 表皮正常,真皮较正常增厚约 3 倍。胶原束增厚并被透明腔隙所分离,腔隙内证实有非硫酸盐酸性黏多糖沉积。血管周围轻度浸润,皮肤附属器多不萎缩。

【鉴别】 儿童的硬肿病要和新生儿硬化病、皮下脂肪坏死及新生儿水肿区别。成人的硬肿病要和硬皮病、皮肌炎、黏液性水肿及淋巴水肿区别。硬皮病组织病理表现为附属器萎缩、受压或缺如,有弥漫性真皮硬化而无纤维束间隙存在。

【治疗】 本病自然痊愈,不需特殊治疗。按摩、热浴及移除任何存在的感染灶可以有益。著者曾用双效青霉素 80 万单位,每天 1 次肌注,共 10 天、同时应用糖皮质激素 10mg,每日 3 次、雷公藤多苷 20mg,每日 3 次,取得明显疗效,4 周后减药,停药后 6 个月随访未复发。病程久者可用皮质类固醇激素类混悬剂与透明质酸酶注射液多点局部封闭,每月一次。

嗜酸性筋膜炎(eosinophilic fasciitis,EF)

嗜酸性筋膜炎又称舒尔曼(Shulman)综合征或弥漫性嗜酸性筋膜炎(diffuse eosinophilic fasciitis),是一种以弥漫性筋膜炎、高球蛋白血症和嗜酸粒细胞增多为主要特征的自身免疫性疾病,有人称为皮下硬斑病(subcutaneous morphea)。

【症状】 最常见的是四肢,尤其是前臂和大腿,也可累及面颈部、躯干皮肤。初起时可有低热、不适及肌肉疲劳,早期皮肤受损处出现红肿,僵硬,伴发肢体无力、水肿,水肿常为非凹陷性。随着病情发展,皮肤逐渐变硬,可出现橘皮样外观(图 14-34)。约有 50% 患者可见明显的静脉凹陷征。可出现皮肤色素沉着、色素缺失等。由于筋膜水肿、肌腱滑膜增生可继发四肢神经嵌压,出现腕管综合征,引起关节活动受限和神经支配区感觉异常。患者还会出现关节炎,大小关节均可受累,以指关节、膝关节和腕关节多见。有20%~30%患者同时有硬斑病。随着病情发展筋膜炎症可进一步波及到深部肌肉组织。

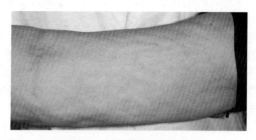

图 14-34　嗜酸性筋膜炎

EF 早期病变一般局限于皮肤,随着病情进展可累及内脏,也有患者开始即表现为内脏系统的损伤。

【实验室检查】

1. 血液学检查　10%~40%病人血液中嗜酸性粒细胞增多,多数病人的红细胞沉降率增快,有高丙球蛋白血症,IgG 及 IgM 增多而 IgE 正常。

2. 免疫学检查　深筋膜和肌肉间隔中 IgG 及 C_3 沉积,深部血管附近及表皮真皮交界处都有 IgM。少部分患者还存在自身抗体,主要是类风湿因子和抗核抗体,个别甚至有低滴度的抗 DNA 抗体。

3. 影像学检查　皮肤筋膜的 MRI 检查具有诊断价值,并且通过观察MRI 增强所示的病灶范围可以评价病情进展及疗效。此外经皮超声和 CT 等也可发现筋膜增厚、密度增高等。

【病因】　EF 主要发生在 30~40 岁成人,男女性发病率没有明显差异。EF 的确切原因至今不明。66% 的患者发病前有剧烈运动和过度劳累史,一些患者有创伤史。故认为肌肉损伤、过度劳动引起对肌膜的自身免疫反应,可能是致病原因之一。有学者通过银染在 EF 患者的筋膜标本中直接观察到了伯氏疏螺旋体,特异性抗体也明确了伯氏疏螺旋体的存在,因此,认为EF 可能是由伯氏疏螺旋体感染引起,与莱姆病密切相关。有学者认为某些病毒与人体筋膜有相似的抗原决定簇,感染后产生的特异性抗体成为针对筋膜组织的自身抗体。

【鉴别诊断】　常需鉴别的疾病有:硬化性黏液性水肿和迟发性皮肤卟啉症等引起的皮肤硬化。上述疾病不出现嗜酸性粒细胞增多,皮肤活检也可明确诊断。与硬皮病的鉴别是难点，许多学者认为 EF 是硬皮病的 1 个亚型，伴发外周血中的嗜酸性粒细胞增多。现在普遍认为 EF 无论在发病机制还是临床表现都是不同于硬皮病的一个独立疾病。EF 表皮正常，炎症反应在筋膜和皮下组织下部；而硬皮病无论系统性或局限性均有表皮异常，真皮层显著水肿和硬化。

【组织病理】 病变主要在筋膜。特征性改变为筋膜炎症、水肿、增厚和硬化，胶原纤维增生硬化变性。筋膜中出现以小血管为中心的非特异性淋巴细胞、组织细胞、嗜酸性细胞和浆细胞浸润。嗜酸性粒细胞也常出现于真皮及皮下组织内。胶原纤维往往深入脂肪小叶的间隔，有的发生黏液变性。

【治疗与预后】

1. 糖皮质激素是 EF 的一线治疗药物，激素初始剂量为泼尼松 30 ~ 60mg/d，然后根据症状调整用量，有效率在 59% ~ 88%。激素不仅可以改善局部皮肤的水肿硬化，对疾病的长期进程也有积极作用，可以防治关节挛缩等一系列并发症。

2. 对激素反应不佳及不能使用激素者可使用免疫抑制剂，如环磷酰胺、甲氨蝶呤、硫唑嘌呤、环孢素等。

3. 抗组胺药、西咪替丁、非甾体抗炎药、氨苯砜、羟氯喹、青霉胺等也可与激素合用或单独应用。

4. 物理疗法如 UVA 光浴结合反式维甲酸和糖皮质激素也有治疗成功的报道。其中维甲酸主要通过抑制皮肤的成纤维细胞来发挥作用。

5. 合并腕管综合征等严重并发症的患者，可行腕管减压、正中神经松解术，但术后仍需继续治疗本病。否则会因术后炎症反应刺激造成神经嵌压症状加重。

6. 大部分 EF 患者应用激素治疗后症状可缓解，免疫抑制剂也可使一部分激素不敏感的患者达到缓解，但同时使用激素与免疫抑制剂未发现明显治疗优势。发病时的年龄与预后有较大关系，年龄越小越容易形成顽固性皮肤硬化，可能与未成年人成纤维细胞增生能力较强有关。此外皮肤损害累及躯干比单纯累及四肢的患者更难治疗，且累及躯干的面积较大者预后更不良。

干燥综合征(sicca syndrome)

干燥综合征又称舍格伦综合征(Sjögren's syndrome, SS)是一种以外分泌腺体灶性淋巴细胞浸润为特征的慢性系统性自身免疫性疾病。

【症状】

口腔症状:黏膜干燥是主要表现。唾液先很黏稠,以后减少而使口腔黏膜干燥,病人常觉口渴,在白天常随身带一壶水,夜间也常需间断饮水。咀嚼及吞咽也感困难,不用液体帮助时,进食饼干出现困难。口腔疼痛、味觉及嗅觉变化、舌及口唇裂口和龋齿增多。常反复出现口腔念珠菌感染。舌面干燥,光滑发红,舌乳头往往萎缩。喉黏膜干燥萎缩或有喉炎。唇红缘发红干燥及脱屑,口角容易皲裂及并发唇炎及口角炎。

眼症状:干燥性角膜结膜炎(keratoconjunctivitis)是常有的表现,患者通常主诉眼干症状,包括烧灼感、痒感及异物感。可出现视力模糊、眼红、眼眶不适、畏光及黏液状分泌物。角膜及结膜干燥萎缩,结膜可充血。

其他黏膜:阴道黏膜往往干燥萎缩,肛门及外生殖器都易干燥且并发瘙痒症。

皮肤:皮肤往往干燥少汗或无汗,可有瘙痒症而引起苔藓样化,有的病人皮肤经常脱屑或有鱼鳞病样变化,有的有紫癜性损害。有的有雷诺(Raynaud)病或肢端红紫,手及唇部可有毛细管扩张。毛发往往干燥稀少,头发常变脆。

消化道症状:肝脏受累时部分患者出现原发性胆汁性肝硬化的表现,胰腺外分泌功能受累时引起胰液减少和肠吸收不良。胃液分泌可减少或缺乏。

肾脏:部分患者表现为Ⅰ型远端肾小管酸中毒。部分患者出现周期性低血钾性瘫痪,少数患者晚期出现肾功能不全的表现。

中枢神经系统:包括局部和弥散性缺陷。表现为多发性硬化、进行性痴呆、整合功能异常及类似于横断性脊髓炎的脊髓损伤。

肺部:常见的症状是支气管内膜干燥引起的干咳。在CT中常见的表现有肺野毛玻璃样改变、小叶间隔增厚、支气管扩张、肺实质囊肿等,较少见的有支气管壁增厚、胸膜不规则改变、肺动脉高压所致的肺血管扩张。肺功能检查(PFTs)有小气道病变、限制性通气障碍和(或)弥散障碍。

关节:病人常觉周身不适,常有关节痛或类风湿性关节炎。半数病人的腮腺肿大,有时显著有时缩小,一般是两侧性。甲状腺也可肿大。

常见的并发病是皮肌炎、系统性红斑狼疮及硬皮病等结缔组织病,有的并发结节性多动脉炎或其他变应性血管炎,或是伴有食管炎、心肌炎、肺部纤维变性、肾功能减低、慢性肝炎、肝硬化或肝脾肿大,恶性肿瘤可以并发尤其淋巴瘤较多见。

【实验室检查】

1. 血液一般检查　可有轻度贫血,多数有血沉增快,白细胞及血小板可减少而嗜酸性粒细胞往往增多。

2. 血液生化检查　血清球蛋白增高。伴胆汁性肝硬化者可出现血清胆红素增高,转氨酶增高,碱性磷酸酶及谷氨酰转肽酶增高。当存在远端肾小管酸中毒时可出现低血钾。

3. 免疫血清学检查　血清球蛋白增加,IgG、IgA 及 IgM 水平都较高,多数有高丙球蛋白血症,有的有冷凝球蛋白血症。抗核抗体常存在,主要为均质型及斑点型。Ro/SSA、La/SSB 自身抗体在本病中高频出现。梅毒血清试验可呈假阳性反应,类风湿因子往往阳性,红斑狼疮细胞可被发现。50%病人血清中有唾腺管上皮抗体,25%有甲状腺球蛋白抗体,有的有其他自身抗体如 DNA 抗体、腮腺管上皮抗体、胸腺球蛋白 AB 抗体、胃壁上皮抗体等。

4. 尿常规检查　合并有肾小管酸中毒者,尿 pH 常大于 6。部分肾病变明显者可有尿蛋白排出量增多。

5. 眼科检查　泪液滤纸浸湿试验 I(Schlrmer test I)、泪膜破裂时间、角膜染色试验结果异常,结膜活检见灶性淋巴细胞浸润。

6. 口腔科检查　可见唇及舌干燥,口腔内唾液少,舌下缺乏正常时存在的唾液池、龋齿多。腮腺造影检查可见导管走向僵直,部分导管扩大,末端导管存留造影剂增多呈泡状。

7. 同位素检查　腮腺及颌下腺摄取及排泄同位素能力降低。

8. 唇腺活检　局灶性淋巴细胞浸润。在 4mm 组织切片范围内至少 50 个淋巴细胞为一个浸润灶,用浸润灶的数目可以做半定量。干燥综合征患者的活检常出现一个或一个以上的浸润灶。

【诊断】干燥综合征的诊断标准尚未统一。2002 年欧美专家组,提出了一个最新的分类标准:

①眼部症状(3 项中有 1 项或以上):每日感到不能忍受的眼干持续 3 个月以上;感到反复的沙子进眼或砂磨感;每日需用人工泪液 3 次或 3 次以上。

②口腔症状(3 项中有 1 项以上):每日感到口干持续 3 个月以上;成人后腮腺反复或持续肿大;吞咽干性食物时需用水帮助。

③眼部体征(下述检查任 1 项或 1 项以上阳性):Schirmer 试验 I(+)(≤5mm/5min);角膜染色(+)(≥4 van Bijsterveld 计分法)。

④组织学检查:小唇腺淋巴细胞浸润灶≥1。

⑤唾液腺受损(下述检查任 1 项或 1 项以上阳性):未刺激的唾液流率(+)(≤1.5mL/15min);腮腺造影(+);唾液腺同位素检查(+)。

⑥自身抗体检查:抗 SS-A 和/或抗 SS-B 抗体(+)。

原发性干燥综合征的诊断:无任何潜在疾病情况下,符合下述两条:①具有上述条目中 4 条或 4 条以上者,但必须包括条目"组织学检查"和/或"自身抗体检查"。②条目"眼部体征""组织学检查""唾液腺受损""自身抗体检查"4 条中任 3 条阳性。

继发性干燥综合征的诊断:患者有一个潜在的疾病(如另外任一确定的弥散性结缔组织病),符合上述条目"眼部症状"和"口腔症状"中任 1 条,同时符合条目"眼部体征""组织学检查""唾液腺受损"中任 2 条。

上述诊断必须除外:头颈面部放疗史,丙型肝炎病毒感染,艾滋病,淋巴瘤、结节病、移植物抗宿主病(GVH)及近期应用抗乙酰胆碱药(停药时间短于药物的 4 倍半衰期)。

【病因】 目前认为 SS 是一种主要累及全身外分泌腺的慢性炎症性自身免疫病,以唾液腺和泪腺损害为主,以腺管腺泡细胞凋亡以及大量淋巴细胞浸润为特征,自身抗体形成在 SS 发病过程中起重要作用。其病因尚不完全清楚。SS 发病可分为两部分:①在易感基因背景下,外部因素(如病毒等)参与导致外分泌腺上皮细胞过度凋亡并表达自身抗原;②调动机体的免疫应答,激活外分泌腺中 T 和 B 淋巴细胞提呈抗原,分泌细胞因子,活化 B 淋巴细胞产生免疫蛋白,损伤组织器官。目前认为和 SS 发病可能相关的病毒有 EB 病毒、巨细胞病毒、反转录病毒、丙型肝炎病毒等。

【组织病理】 本病在各个组织器官的共同病理表现是大量淋巴细胞和浆细胞浸润,部分患者的淋巴细胞浸润可以形成异位生发中心,少数患者可发展成淋巴样新生物。除泪腺与唾液腺受侵外,其他的外分泌腺均可受累。淋巴细胞还可以浸润外分泌腺体以外的组织,称腺外表现。

【治疗】 临床治疗的目的主要是缓解症状,有局部和全身治疗两种。

（一）局部治疗

1. 眼干 可用人工泪液(5% 甲基纤维素)滴眼,戴眼防护镜,避光避风,保持居室湿润。除人工泪液外,对于严重的眼干患者可采用电烙术对泪点进行封闭。国外学者报告,用低剂量的糖皮质激素或环孢素局部应用可以减轻结膜表面的炎症,缓解眼干症状。

2. 口干 应避免吸烟、饮酒;避免服用可引起或加重口干的药物如阿托品、吩噻嗪、三环类抗抑郁药、解痉药、抗帕金森药等;避免长期应用 H2 受体阻滞药包括西咪替丁、雷尼替丁及法莫替丁等。同时做好口腔护理,并勤漱口,减少龋齿和口腔继发感染。口干症状严重者可口服副交感胆碱能 M3 受体的激动药如毛果芸香碱、西维美林等。

（二）系统治疗

1. 糖皮质激素 强的松等皮质类固醇激素类可使腮腺缩小，但难增加唾液腺及泪腺分泌。剂量为 0.25~1.0mg/(kg·d)。

2. 免疫抑制剂 环磷酰胺和巯唑嘌呤可单用或合用，可使病情进展迅速的患者得到稳定和控制。羟氯喹可使患者的眼和口腔症状明显改善，如无其他不良反应都可较长期服用。

3. 生物制剂 有良好的应用前景，目前有多项临床试验正在进行，对生物制剂的疗效、安全性还需长期随访。如肿瘤坏死因子（TNF）抑制剂（infliximab）、CD20 单抗等。

4. 其他 必嗽平能增加支气管的分泌，减少其黏稠度，对眼及口干燥也有效，用量 16mg，每日 3 次。西黄蓍胶乳剂等可以润泽干燥的皮肤。

复发性多软骨炎（relapsing polychondritis，RP）

复发性多软骨炎是一病因未明的罕见疾病，主要累及耳、鼻、气管支气管等富含软骨的部位和内耳、眼等特殊感觉器官，表现为软骨和结缔组织的反复非感染性炎症。

【症状】本病临床表现呈多样化。据统计受累部位中外耳占 90%，内耳 50%，鼻 60%，眼 50%，关节 76%，喉、气管、支气管 70%，心脏 24%，皮肤 35%，发热 80%，还可累及肝、肾、脑等部位。首发症状 RP 常以急性炎症起病，可伴发热、疲乏、体重下降等非特异性表现。

耳肿痛是最常见的首发症状，常对称受累。耳屏红肿热痛，并有红斑结节，一般不会累及无软骨结构的耳垂（图 14-35）。耳廓软骨炎的反复发作，可使外耳道狭窄、中耳炎症、咽鼓管阻塞可致传导性耳聋；内听动脉的前庭支或耳蜗支受累的血管炎，可导致永久性感音神经性耳聋，此时，可伴有眩晕、共济失调、恶心、呕吐等前庭功能障碍的表现。

鼻软骨炎侵犯鼻中隔的远侧端，活动期表现为明显肿痛，常有鼻塞、流涕、鼻出血、鼻黏膜糜烂及鼻硬结等。一般发作可在数日后自行缓解，但反复发作可引起鼻软骨的局限性塌陷，形成鞍鼻畸形。

28% RP 患者以喉、气道软骨受累起病，表现为刺激性咳嗽、声音嘶哑、喉咙痛、呼吸困难等。早期的喉和会厌软骨炎症水肿可引起急性气道阻塞而需行紧急气管切开，而喉、气管、支气管树软骨的进行性破坏导致气道塌陷，晚期纤维组织形成、瘢痕挛缩导致气道狭窄。

少数 RP 患者早期即可出现眼炎，表现为巩膜外层炎或巩膜炎。

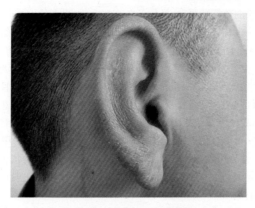

图 14-35 复发性多软骨炎

72% 的 RP 患者在病程中出现关节痛。最常累及的关节是掌指关节、近端指间关节和膝关节,其次是踝、腕、足趾和肘关节。可合并破坏性关节病变,如银屑病性关节炎、类风湿关节炎等。

约 25% ~40% 患者有主动脉瓣、三尖瓣、心血管的受累,多表现为主动脉瓣、二尖瓣功能不全、心包炎及主动脉瘤。

1/3 的患者有皮肤受累,以口腔溃疡最常见,其次是红斑结节、紫癜、无菌性脓疱、血栓性静脉炎、网状青斑。白细胞破碎性血管炎是最常见的病理表现。

少数患者可有中枢神经系统受损和外周神经受损的症状,出现头痛,第Ⅲ、Ⅳ、Ⅵ、Ⅶ、Ⅺ对脑神经麻痹,视神经炎,小脑症状,偏瘫,抽搐,脑病等。

肾脏受累表现为显微镜下血尿、蛋白尿或管型尿,晚期可出现严重肾炎和肾功能不全。

【实验室检查】最为恒定的检验异常是血沉增快。大约一半以上的患者有贫血,44% 白细胞增多,18% 出现嗜酸性粒细胞增多,个别患者抗核抗体阳性、类风湿因子阳性,抗“O”滴定度升高,或有一些同其他自身免疫性疾病或类风湿疾病相交叉的表现。胸部 CT 可以发现心血管系统异常、肺炎、气道塌陷,骨骼 X 光可以显示关节腔及关节周围骨化改变。还可以通过肺功能监测、支气管视频成像、喉气管镜检查来评价呼吸道的情况。

【病因】RP 的病因不明,其临床和病理特点提示,可能是一种由多种诱发因素刺激导致的自身免疫性疾病。研究发现,在病变部位有对针对软骨蛋白糖原的细胞免疫反应。免疫组化和病理学研究发现,病变的软骨组织中可见沉积的免疫球蛋白、补体及免疫复合物,患者的血清中有Ⅱ、Ⅺ、Ⅸ型胶原抗体。也有报道发现 RP 发病与 HLA-DR4 相关联。

【治疗】肾上腺皮质激素虽不能改变 RP 的自然病程,但可抑制病变的急性发作,减少复发的频率及严重程度。对轻至中度耳廓软骨炎、鼻软骨炎或关节炎的患者,可予口服泼尼松 10~20mg/d。对感音神经性耳聋、前庭功能障碍、眼部受累、气道受累以及出现血管或肾脏并发症的患者,可使用大剂量激素,相当于泼尼松 1mg/(kg·d),病情好转后逐渐减量,少数患者需长期维持。对伴有急性气道阻塞的患者,可使用冲击疗法,甲泼尼龙 1g/d,连用 3 日,并合用麻黄素喷喉,以争取时间择期进行气管切开,避免紧急气管切开的危险。软骨疼痛区(如耳廓、鼻软骨等)局部注射得宝松,可促进局部炎症消退。

激素治疗无效或病情严重的 RP 患者如巩膜炎、气管支气管软骨炎、肾小球肾炎或心脏瓣膜受累时,应加用免疫抑制剂,如环磷酰胺、甲氨蝶呤、硫唑嘌呤等。病情较轻者可选用非甾体抗炎药或氨苯砜。秋水仙碱对耳廓软骨炎有效,且起效迅速。

【预后】RP 病人如能早期诊断,及时治疗,有可能延长病人的存活期,复发性多软骨炎的 5 年生存率74%,10 年生存率55%。常见的死因是感染和心血管病,如系统性血管炎或血管瘤破裂。气道阻塞伴或不伴感染占死因的 10%~28%。仅有48%病例死于复发性多软骨炎。预后差的指标有:诊断时的病人年龄大、贫血、喉气管累及、鞍鼻畸形、呼吸道症状、显微镜下血尿等,伴有血管炎和对口服激素反应不好的患者预后更差。

硬化萎缩性苔藓(lichen sclerosus et atrophicus)

硬化萎缩性苔藓是一种病因未明确的慢性炎症性皮肤黏膜疾病。有人认为本病是扁平苔藓的一种类型。也有学者认为本病与局限性硬皮病有关。目前大多数学者认为硬化萎缩性苔藓是一种独立性疾病。

【症状】本病发生于皮肤及黏膜部位。发生于皮肤的可出现于脐部、躯干上方、肩胛之间、腋部及其他部位。初起皮损是圆形、卵圆形或环状不规则的淡白色小斑点或略隆起的象牙色扁平丘疹,一般聚集成群。皮损表面光滑,中央有扩大的毛囊孔,其中有浅表的角质栓。

皮疹逐渐扩展,相邻的融合成边界不规则的斑块。长久以后,丘疹萎缩,成为略微凹陷的瘢痕,皮疹没有明显的自觉症状,少数较小的皮疹自然消失后不留痕迹(图 14-36、37)。

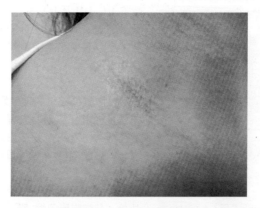

图 14-36 硬化萎缩性苔藓

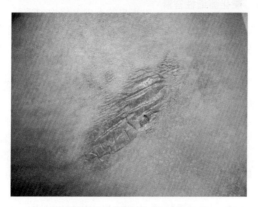

图 14-37 硬化萎缩性苔藓

　　发生于黏膜损害的大多数病人是妇女,特别是绝经期前不久或闭经期。幼女或少女可以发生本病,到成年时期自然痊愈;男人尤其包皮过长或有包皮炎者偶然发生本病,可使尿道口狭窄。皮疹最常见于阴唇附近,以后小阴唇往往萎缩,阴道口容易狭窄,皮疹常为苍白色斑块,往往被人误诊为黏膜白斑病,但有的可以扩展到黏膜而成真正的黏膜白斑病,以后甚至转变成癌。损害也常出现于肛门周围,在阴唇及肛门附近的皮损可以逐渐扩展到会阴及臀部正中沟处(图 14-38)。发生于肛门或阴唇时常引起剧痒。

　　【病因】 皮损往往自然出现而无明显的诱因,有时和外伤有关。患处

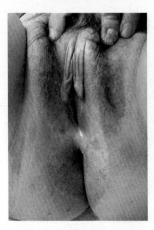

图 14-38 硬化萎缩性苔藓

含有 IgG、IgM 及 IgA、补体和纤维蛋白，总淋巴细胞及 Ts 细胞明显低于正常人，血清中可有甲状腺细胞浆抗体及胃壁细胞抗体，因而本病可由于自身免疫反应。

性激素可能和本病有关，有的女性患者可同时伴有乳腺发育不全。女患者尤其女阴有皮损者往往是闭经期妇女，而患有本病的女童到成年时期往往自然痊愈。

【组织病理】 角质层增厚，伴有角质栓。棘细胞层萎缩，常由数层扁平细胞构成，伴有基底细胞液化变性。连接表皮的真皮上部均匀透明并呈带状，这条带状水肿区中胶原纤维染色均匀模糊，只有少数细胞核。真皮的血管及淋巴管扩张，弹力纤维减少，在带状透明区下方有淋巴细胞浸润，夹杂着一些组织细胞，损害较早时浸润较表浅。

【鉴别】 需鉴别的有滴状硬斑病、萎缩性扁平苔藓及粘膜白斑病，有时要依赖组织病理学检查。

【治疗】 女阴损害有剧痒时可擦氟轻松之类软膏，无效时可用去炎松混悬剂注射入皮损内，每 1~2 周一次。雌激素软膏或孕酮软膏可以试用。阿维 A 酯，0.6~1mg/(kg·d)，分次口服，疗程 3 个月，常取得良好疗效。维生素 E、己烯雌酚、氯喹等也常被应用。发生于非生殖器部位的皮损不必治疗，且无有效疗法。

并发粘膜白斑病时对症处理，有癌变时应施行切除术。

女阴干枯、阴茎干枯

女阴干枯(kraurosis vulvae)及阴茎干枯(kraurosis penis)被人认为是发生于女阴或包皮和龟头的硬化萎缩性苔藓。阴茎干枯又称闭塞干燥性龟头炎(balanitis xerotica obliterans)。

(一) 女阴干枯

初起时，女阴略微发红及肿胀，有些灼热感和发痒，病人可常搔抓，容易引起糜烂及继发性感染。以后，女阴的皮肤及黏膜渐渐萎缩，皮肤的弹性降低,表面平滑而有光泽,并呈淡白或灰白色,可夹杂着红色斑点。皮肤及黏膜交界处干燥光滑,黏膜也如此,呈白色或蜡黄色,有的病人以后发生黏膜白斑病,可进一步演变成癌瘤。最后,小阴唇及阴蒂可消失,阴道口渐狭窄,严重时大阴唇也变扁平。

病人常有剧痒而剧烈搔抓,可引起表皮剥脱或湿疹样变化,尤其大阴唇外侧面、肛门周围或股内侧容易发生苔藓样化。

女阴干枯的病因不明。病人多半是闭经的老年妇女,或是卵巢已被切除或不能生育的年轻妇女,因此可和卵巢功能低下有关。有人认为阴道及子宫所流出分泌物的慢性刺激,维生素尤其维生素 A 的缺乏可和本病有关。目前,有人认为女阴干枯是发生于女阴的硬化萎缩性苔藓,也有人认为女阴干枯是女阴干燥萎缩的表现而不是疾病,可出现于多种皮肤病如硬化萎缩性苔藓、硬皮病、老年女阴萎缩及黏膜白斑病等。

本病的组织变化和硬化萎缩性苔藓大同小异。表皮过度角化,但黏膜损害没有角质栓。上皮萎缩,但表皮突不规则地延伸。基底层液化变性较显著,可和黏膜白斑病区别。真皮浅部水肿,胶原纤维变性,弹力纤维也变性及减少。真皮深部有淋巴细胞等浸润。

女阴干枯极易误诊为黏膜白斑病。黏膜白斑病有边界清楚的淡白色肥厚斑块,但可为女阴干枯的并发病。老年女阴萎缩没有明显淡白或灰白色,也不发硬,但萎缩明显。

肤轻松或去炎松软膏等能减轻剧痒,去炎松等混悬液做损害内注射的效果可更良好。并发的黏膜白斑病要适当处理。2% 睾酮软膏可每日搽两次。

(二) 阴茎干枯(闭塞干燥性龟头炎)

龟头、包皮及包皮系带渐渐萎缩发硬,呈淡白色。龟头干燥光滑,包皮缩紧,尿道狭窄可使排尿困难。皮肤容易皲裂或糜烂,少数病人的患处可发生癌变。

内用药如阿维 A 酯、氯喹、维生素 E 或雄激素,外用药如肤轻松软膏等。皮质类固醇激素混悬液作损害内注射常最有效。尿道狭窄时可行尿道扩张术。

环状肉芽肿(granuloma annulre)

环状肉芽肿为淡红色或正常皮色坚实小结节出现于手背等处,往往聚集成环形或弧形,不引起自觉症状。有时,皮损是皮下结节,或是散布的丘疹或分布广泛的红斑性丘疹;有时丘疹发展成中央略微凹陷的斑块。

【症状】最常见的是局限性环状肉芽肿（localized granuloma annulare）。皮损是一个或数个隆起的坚韧结节，逐渐向周围扩展，直径由 0.5cm 到 5cm 左右，顶部扁平，呈淡红或苍白色或是正常皮色。中央逐渐消退而略为凹陷，外缘明显，而内缘渐向凹陷中心倾斜，因而皮损呈环形或弧形（图 14-39、40）。它最常累及儿童和青年，也可发生于其他年龄，女性比男性多一倍，通常出现于手指、手背、足背、腕部或踝部，也可发生于头皮、臂部、躯干及小腿等处。结节可以融合成斑块，既不会溃破，也不引起自觉症状，经年累月地存在，可在多年以后才自然消退，消退时不留痕迹，以后可复发。

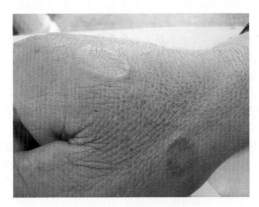

图 14-39　环状肉芽肿

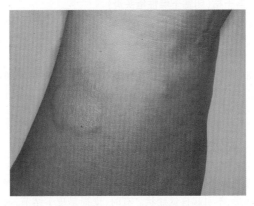

图 14-40　环状肉芽肿

多形性肉芽肿(granuloma multiforme)是丘疹扩展成较大的圆形或卵圆形斑块,在 1 年以内,斑块的直径可达 15cm,高度达 3 ~ 4mm,边缘隆起而中央略微凹陷,相邻皮疹可以融合成多环型或地图型,长期存在而不消退(图 14-41、42)。

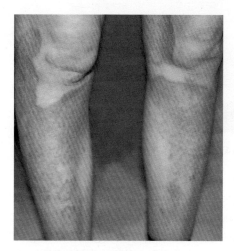
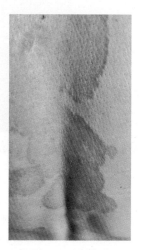

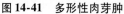

图 14-41　多形性肉芽肿　　　　图 14-42　多形性肉芽肿

丘疹性环状肉芽肿(papular granuloma annulare)是散布的浸润性红丘疹,直径仅约 3mm,相邻的可相融合。泛发性环状肉芽肿(generalized granuloma annulare)有广泛的丘疹,多半出现于颈后及胸上部 V 形区,手背及前臂等日晒部位,但不易发生于面部,呈红色或正常皮色,两侧对称,数目很多,往往成百成千地散布各处,相邻的可相融合(图 14-43)。丘疹性及泛发性环状肉芽肿多半发生于中年以上,以妇女较多,往往伴发糖尿病。经过 4 个月到 2 年左右即可自然痊愈。

环状肉芽肿可有其他不典型的表现。穿破性环状肉芽肿(perforating granuloma annulare)是较易发生于手部的浅丘疹,中央呈淡黄色并可自然或略微挤压后排出微量粘液,干燥时结痂,以后痂脱落时遗留色素增多或减少的瘢痕。斑疹性环状肉芽肿(macular granuloma annulare)是卵圆形褐色斑,边界清楚,直径为 1 ~ 4cm,往往出现于足部及踝部等处。皮下环状肉芽肿(subcutaneous granuloma annulare)又称结节性环状肉芽肿(nodular granuloma annulare),是头皮、臂部及手部等处皮下结节,十分类似类风湿性结节,有时与皮

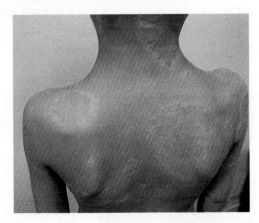

图 14-43　泛发性环状肉芽肿

内损害同时存在。

【病因】病因不明,有人用直接免疫荧光法、巨噬细胞抑制试验等免疫学方法进行研究,提示迟发性变态反应在发病机制中起重要的作用,但抗原性质尚不清楚;有人用荧光抗体检测到血管壁、表皮真皮交界处有 IgM、C_3 沉积,说明本病与血管炎有关。对环状肉芽肿和糖尿病之间的关系已有广泛的研究。

【组织病理】表皮没有明显的改变,真皮的结节中央有渐进性坏死,周围有密集的淋巴细胞、组织细胞、还有些浆细胞及嗜酸性细胞,偶然有巨细胞,血管周围的淋巴细胞浸润尤其明显。

胶原纤维模糊均匀,可以凝缩断裂或呈颗粒状,纤维束间有淋巴细胞、组织细胞及成纤维细胞,也常有成团成条的粘液蛋白样物质沉积。弹力纤维也常受损,可以断碎(图 14-44、45)。

【鉴别】本病有典型及不典型表现而有各型。局限性环状肉芽肿可像持久性隆起红斑、类肉瘤病或盘状红斑狼疮;多形性肉芽肿可像结核样型麻风或类脂质渐进性坏死,有时有靶状皮损而像多形性红斑。丘疹型及泛发型可像扁平苔藓、类肉瘤病、皮肤淀粉样变或粘液水肿性苔藓,有的可像丘疹性粘液蛋白病。而皮下型可像风湿性或类风湿性结节。因此,在临床上常易误诊,往往需要依赖组织病理学检查才能确定诊断。

【治疗】本病可以自然痊愈,且不引起自觉症状,因而治疗常非必须。
泛发型病人口服皮质类固醇激素类药物可以迅速有效,氯喹可口服

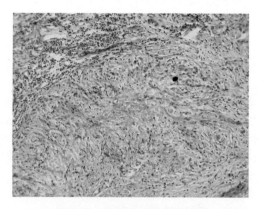

图 14-44 环状肉芽肿组织病理

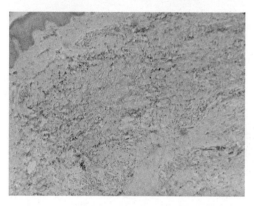

图 14-45 环状肉芽肿组织病理阿申兰染色

250~500mg/d,可使皮损在1~2周中消退,停药后可以复发。国内所报告的有效内服药有碘化钾及氯喹。

局部治疗包括液氮的冷冻治疗、蒸馏水或生理盐水或2%普鲁卡因溶液的损害内注射、浓度较高的含氟皮质类固醇激素制剂的涂搽及封包。对于数目很少而范围不大的持久性皮损,用去炎松等皮质类固醇激素混悬液注射入局限性损害内往往是较好的疗法,但如长期注射,可引起局部皮肤萎缩。皮损消失后可以复发。

风湿性结节(rheumatic nodules)

风湿病有发热及关节炎等症状。有的有皮下结节,但有的有皮下结节而无关节炎。

风湿性结节是坚实的皮下结节,无疼痛或压痛,也不发炎或溃破。结节由豆粒至杏仁大小。数目不定,由一个到数个甚至数十个,邻近的结节一般不相融合,通常对称发生于两侧肘部、膝部、腕部或踝部等关节附近或腱鞘之上,有时也出现于手部或面部关节附近(图 14-46)。风湿性结节上方的皮肤往往正常,且不和结节粘连而可自由推动,但结节常和下方的深筋膜、肌腱或骨膜粘连。经数周或数月后,风湿性结节自然消失。

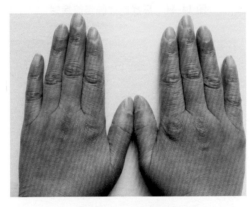

图 14-46　风湿性结节

组织变化和环状肉芽肿差不多。大片胶原纤维发生纤维蛋白样变性而肿胀破碎,不含粘蛋白。纤维蛋白样变性区的周围有大量炎性浸润,附近的胶原纤维束之间显著地水肿。

风湿性结节自然消失而不需治疗。醋酸氢化可的松或醋酸去炎松混悬剂注射入损害内可以促使结节消退。

类风湿性结节(rheumatoid nodules)

20% ~30%类风湿性关节炎病人有坚实的圆形皮下结节而称类风湿性结节,直径为数毫米到 2 ~5cm 或更大,不引起疼痛或压痛,最常见于骨隆突处尤其前臂的肘部伸侧或关节附近,也可出现于手部及膝部等常受外伤或磨压的部位。也可发生于任何内脏器官,如肺脏。类风湿性结节和上方或下方组织粘连或不粘连,经过数月或更久以后才自然消失。

类风湿性结节往往比风湿性结节结大且较持久,结节可以分叶。病理组织中炎症较轻,仅早期有较多的浸润,而增生性变化较显著,主要变化是数处边界清楚的纤维蛋白样变性区含有碎裂而变性的胶原纤维及嗜酸性小点状核物质,组织细胞绕坏死区而排列成栅状。类风湿结节可能是小血管炎后的一种肉芽肿性反应,皮肤类风湿结节本身并不造成损害,它的出现多反映病情活动及关节炎较重,早期积极治疗可消失。

类风湿性关节炎及风湿病都有坚实而无痛的皮下结节,临床表现很相近似,早期结节的组织变化也基本相同,因而有人认为两者不必区分。有的病人特别是儿童不患风湿病或类风湿性关节炎,但有相似的皮下结节。有些病例还有环状肉芽肿的皮内损害,这些病例最好被认为皮下环状肉芽肿。

成人 Still 病
(adult onset still disease,AOSD)

幼年类风湿关节炎又称斯蒂尔病(Still's disease)。本章节是指成人发生的 Still 病,是以发热、皮疹、关节炎或关节痛为主要临床表现,伴周围血白细胞增高、肝脾及淋巴结肿大等系统受累的一种临床综合征。过去曾称为变应性亚败血症。起病急骤,主要有长期持续或间歇性发热;反复出现一过性皮疹,表现为淡红或黄红色斑疹或浅表丘疹,一般不累及掌跖和面部,不引起自觉症状。皮疹时隐时现而可持续数日或数年之久,有的伴有荨麻疹;游走性关节痛、关节炎及淋巴节肿大,肝脾肿大;周围血白细胞明显增高,核左移,血沉增快,血培养阴性;抗生素治疗无效,皮质类固醇激素能使症状缓解,但减量或停用激素时症状常可复发。有报道如环磷酰胺、甲氨蝶呤、柳氮磺吡啶及雷公藤、白芍总苷等治疗有效。

成人 Still 病既包括成人发病的 Still 病,也包括儿童期发生的 Still 病迁延至成人期复发的连续性病例(儿童型成人 Still 病)。AOSD 曾被认为是类风湿关节炎的一种特殊类型,现在大多认为 AOSD 的发病情况、受累人群、HLA 分型、关节受累特征、抗核抗体(ANA)和类风湿因子(RF)阴性以及病情预后等都与类风湿关节炎明显不同,它们是两种不同的疾病。本病的病因尚不清楚,一般认为与感染、遗传和免疫异常有关。

费尔梯(Feltuy)综合征包括类风湿性关节炎、色素沉着、脾脏及淋巴结肿大、嗜中性粒细胞减少,可伴发血管炎性皮损或慢性皮肤感染。

第十五章　真皮胶原及弹性纤维病

皮肤弹性过度(cutis hyperelastica)

皮肤弹性过度又称厄勒斯-但罗斯综合征(ehlers-danlos syndrome)是指皮肤的伸缩性能很大,可以用手拉得很长,放手后立即象橡皮缩回而复原,因而本病皮肤又称橡皮皮肤(India-rubber skin)。临床主要表现为皮肤弹性过度、皮肤和血管脆弱及关节活动度大三个特点,其他器官也常有损害。

【症状】从幼年起,皮肤的弹性很大并很绵软,特别是颈部两侧、腹部及皱褶部位的皮肤有明显的伸缩性而象橡皮,用手捏拉皮肤时可拉长达数厘米之多,放手时立即缩回原状(图15-1)。正常不易捏起的掌跖及肘弯皮肤也易捏成皱褶。如果患者是妇女,在妊娠时,腹部皮肤不会出现妊娠纹

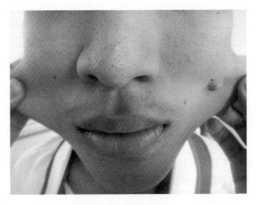

图15-1　皮肤弹性过度

(膨胀纹)。这种软如麂皮的皮肤很易受伤,轻微的外伤就可引起伤口裂开且难愈合,胫前、膝盖及肘部等易受磨压的部位常有薄纸样瘢痕。皮下脂肪可以减少,尤其骨隆突处可明显隆起,更易遭受外伤而有瘢痕形成。有时,在小腿或前臂等处常有米粒到豆大的皮下结节,是继发性钙盐沉着。

由于皮肤及结缔组织软弱,某些部位的皮下脂肪小叶可将皮肤顶起而成绵软的肿块,被称为软疣样假瘤(molluseoid pseudotumor)。肌肉张力的降低可以引起脐疝、股疝或膈疝。血管也很脆弱,轻微外伤即可引起瘀斑或血肿,软疣样假瘤遭受碰撞即可因血管破裂而变色,大血管受到外伤时可破裂而流血不止,有的患者有自发性主动脉瘤,可以破裂而死亡。

关节松弛也是显著的表现。关节的伸屈度大,尤其手指很容易伸屈(图15-2)。关节松弛可使患者的脚步不稳,走路困难,容易跌倒。患者易有扁平足,膝关节向前弯,脊柱后凸或侧凸,髋关节等大关节容易脱位。

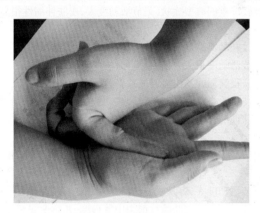

图15-2 皮肤弹性过度
河北工程大学附属医院 张西克

心脏可发生二尖瓣脱垂,瓣膜可闭锁不全,有的患心内膜炎。胃肠道可有出血、穿孔或憩室。自发性气胸也可以发生。

眼部可有内眦赘皮、蓝色巩膜、斜视、角膜缩小、眼睑外翻及眶内血肿等,眼周皮肤常有明显的皱纹。眼底可有血管样线纹,而患者并不患有弹力纤维假黄瘤。

其他畸形可同时存在。患儿可因胎盘的结缔组织脆弱而为早产儿。有的患者并发马方(Marfan)综合征、多发性神经纤维瘤病、弹力纤维假黄瘤及成骨不全等先天性疾病。其他先天畸形有颧骨凸起、两眼相距较远、额骨显著隆起、耳下垂成兽耳状等。某些患者失明或有严重的牙周病。

【病因】 本病是结缔组织有先天缺陷的遗传性疾病,一般在儿童时期开始出现。

遗传方式包括常染色体显性遗传、常染色体隐性遗传和 X 联隐性遗传,共分 8 型。

Ⅰ型(严重型)、Ⅱ型(轻型)、Ⅲ型(良性活动过度型)都属于常染色体显性遗传,是胶原纤维的缺陷;Ⅳ型(瘀斑型)是由于血管有结缔组织缺陷,Ⅲ型胶原合成减少或合成过程不正常,属于常染色体显性或隐性遗传;Ⅴ型(性联遗传型)是由于赖氨酰氧化酶活性降低,属于 X 联隐性遗传;Ⅵ型(眼型)及Ⅶ型(先天性多发性关节松弛型)和赖氨酸羟化酶活性降低有关,属于常染色体隐性遗传;Ⅷ型(牙周病型)则为常染色体显性遗传,皮肤Ⅲ型胶原减少。各型的主要特征如下:

Ⅰ型:有较严重的典型症状,关节活动度大,皮肤伸缩性很显著,易出血而成片青紫。

Ⅱ型:有较轻的典型症状,关节活动度和皮肤伸缩性都是中等程度。

Ⅲ:关节活动度很大,没有骨畸形,皮肤表现轻微。

Ⅳ型:皮肤很脆弱并易出血而成片青紫。皮肤伸缩性不太大,关节活动度也较小,往往仅手指较易伸屈。动脉或动脉瘤容易破裂,胃肠可出血。

Ⅴ型:皮肤伸缩性很显著,可有中度青紫的瘀斑。关节活动度不太大,但常有骨异常。

Ⅵ型:关节活动度及皮肤伸展性都大,巩膜及角膜变脆,眼损害严重时可失明。

Ⅶ:关节活动度大,容易脱位,身材矮小,皮肤表现为中等程度。

Ⅷ型:关节活动度及皮肤脆性都为中等程度,儿童期即有牙周病。

【组织病理】 表皮正常,真皮因胶原减少而变薄。胶原纤维排列不规则或呈漩涡状,弹力纤维正常或略增多。基质的酸性黏多糖染色浅淡。软疣性假瘤所含的是脂肪及胶样物质,可有钙盐沉着。

【治疗】 平时要注意保护皮肤,避免任何外伤,除症状明显的疝和憩室可作修补术,尽量勿作不必要的任何外科手术。

松弛皮肤(cutis laxa)

松弛皮肤是指皮肤松弛而下垂,又称皮肤松垂症(desmatochalasis)或悬垂皮肤(cutis pendula)。

【症状】除了表面可略粗糙外,皮肤本身没有明显的变化。皮肤面积超过正常面积,因而全身各处皮肤松弛下垂,尤其颈部、肩部、肘膝或其他关节处有较大的皱褶,腹部皮肤可有巨大的皱襞而悬垂成袋状,(图15-3)面部皮肤尤其眼睑及耳垂都可显著下垂而改变面貌。虽然松垂的皮肤可用手捏展,但不像高度弹性皮肤(厄勒斯-但罗斯综合征)在放回手时立即缩回。

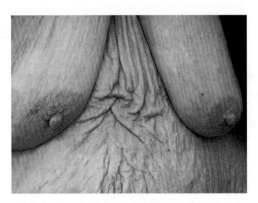

图15-3 松弛皮肤

有的患者并发腹疝、股疝、脐疝、胃肠道或膀胱憩室、直肠脱垂及髋关节脱位。有的发生肺气肿,以后继发心力衰竭而死亡。动脉可以扭曲扩张,肺动脉可以狭窄而导致肺动脉高压及肺源性心脏病,主动脉等大血管可以发生动脉瘤。

【病因】松弛皮肤可以是先天性或获得性。

先天性松弛皮肤有不同的遗传方式:由常染色体显性遗传的一部分患者与弹性蛋白基因突变有关,临床症状较隐性遗传为轻;常染色体隐性遗传的由fibulin-5基因(FBLN5)突变引起,病情不断进行,患者常因心脏并发病在幼年时期死亡;X联隐性遗传的病例较罕见,由ATP7A基因突变所致,可有关节的活动度大及大片瘢痕形成的表现。

获得性松弛皮肤的病因不定,无家族史,发病前常有某些皮肤病史,可以继发于热病或继发于药疹、荨麻疹及多形红斑等变态反应性疾病。

先天性皮肤松弛症,面部畸形主要为钩状鼻和上唇下垂,而获得性鼻部外形正常。

弹力纤维假黄瘤患者的皮肤可有广泛松弛的现象。

【组织病理】皮肤和血管的弹力纤维减少及变性。在电镜下,可见弹力层蛋白不正常,乳头层内弹力纤维细丝消失,真皮内弹力纤维减少,弹力纤维染色模糊,可发生颗粒变性而溶解,而胶原纤维正常。

肺及胃肠等内脏有病变处的弹力纤维也减少和变性。

【治疗】没有特殊疗法。症状轻时可使用射频激光、点阵激光治疗,面部皮肤松弛可以注射透明质酸得到改善,严重时可施行整形手术以改善形貌。

眼睑皮肤松垂症(blepharochalasis)

发生于两侧上眼睑皮肤,可以为一种局限性松弛皮肤或松弛皮肤的一种表现,也有人认为是一个独立的疾病,可出现于出生时或婴幼儿,但多见于青年。

初起时,上眼睑皮肤间歇地水肿,每隔几天或几个月就水肿几小时或几天,眼皮轻微发红,不痛不痒,可误认为血管性水肿。以后,每次发作时间逐渐延长,最终上眼睑皮肤持久肿胀下垂,像装半袋水的水袋,永不消失。严重时,眼睛不能睁大,上眼睑皮肤的睑缘为下垂的袋状皮肤所覆盖。

本病可由于眼睑的弹力纤维有先天性缺陷。患处弹力纤维破碎或减少,在早期阶段,血管附近可有淋巴细胞浸润。

阿胥尔(Ascher)综合征也有眼睑皮肤松垂症的表现。

眼睑皮肤松垂症影响美观甚至视觉,可选择激光除皱,严重时可切除松垂的上眼睑皮肤改善容貌。

回状颅皮(cutis verticis gyrata)

回状颅皮与松弛皮肤较相类似,头皮过分伸张,并且松弛及皱褶,往往由前向后,排列成几条至一、二十条纵沟,严重时布满全部头皮而像脑的沟回,在枕部的沟纹往往横列斜行而不规则(图15-4)。

回状颅皮是一种先天畸形或发育异常,多半发生于男性,也可在成年时期才出现,有家族史的很少。回状颅皮往往是肢端巨大症的一种表现,有时由于局部炎症、外伤、痣或神经纤维瘤病等肿瘤,偶出现于白血病或蕈样肉芽肿等病。先天性自幼发病,分布对称。继发性出现较晚,症状较轻,分布常不对称。

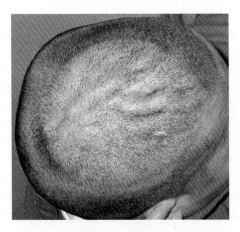

图 15-4　回状颅皮
河北工程大学附属医院　苗国英

肢端肥大症(acromegaly)

垂体可分泌多种激素,促黑素细胞激素(MSH)、促肾上腺皮质激素(ACTH)及促甲状腺皮质激素(TSH)等都对皮肤发生各种影响,尤其垂体患有生长激素细胞腺瘤等疾病时,生长激素(GH)等大量分泌,可引起肢端巨大症,有皮肤肥厚和膜性骨质增生等表现。

在生长激素影响下,表皮变厚,结缔组织增生,组织间液体也增多,因而全身尤其面部及四肢皮肤肥厚,面部有深纹及皱褶。眼睑皮肤肿胀,唇部尤其下唇显著肥厚。鼻翼肥大而可呈三角形,鼻唇沟加深。舌大而厚。头皮及额部皮肤面积增大并肥厚,成为有沟嵴的回状颅皮。手足皮肤肥厚,指头因骨质增生而呈鼓槌状,甲板大而厚。患者往往多毛,毛囊孔扩张,皮脂腺及汗腺分泌增加,40%患者的皮肤较黑。

其他内分泌障碍所引起的皮肤变化也可发生。例如,MSH 的增加引起艾迪生(Addison)病样色素沉着,有的并发黑棘皮病;ACDH 引起库欣(Cushing)综合征;甲状腺功能亢进或糖尿病的存在也可引起皮肤表现。

厚皮性骨膜增生症(pachydermoperiostosis)

本病又称图雷因-苏伦特-戈里(Touraine-Solente-Gol'e)综合征,是一种多半发生于男性的遗传性疾病,常被认为系外显率不定的常染色体显性遗传,某些病例也可能是常染色体隐性遗传。

面部、头皮尤其额部皮肤显著变厚并有光泽,皮肤的横皱纹往往加深而成沟状,头部皮肤成为回状颅皮,眼睑尤其上眼睑肥厚,耳部、唇部及舌部都厚而大,因而形貌奇特。四肢尤其肘、膝及手足都可肥大,巨大的手掌可如铲状,手指也粗大而成杵状指,手、足、前臂及小腿等软组织增生并有骨膜增生,掌跖可有角化过度的条状皮损。骨膜变化可引起四肢疼痛,运动时肌肉也可疼痛。

症状较轻的患者面部皮肤及头皮虽较肥厚,但没有明显的回状颅皮,只有杵状指,骨膜增生也较轻微。

肥厚性骨关节病(hypertrophic osteoarthropathy)和厚皮性骨膜增生病(原发性)很相似,也可和遗传因素有关,但常由严重的肺心病、支气管腺癌或上皮样癌、肺癌、肺脓肿、支气管扩张等肺部疾患或是由胃癌、食管癌或胸腺癌等诱发,因而又称继发性厚皮性骨膜增生症(secondary pachydermoperiostosis),主要发生于30~70岁的男性;而厚皮性骨膜增生症往往在20岁左右出现,经5~10年后病情即可稳定,以后终生不变。本病骨变化较显著,发展较快,也常伴有疼痛,而皮肤变化较轻或不存在,如果原发病治愈,骨骼及皮肤变化将会消退。

本病的组织变化主要为真皮内胶原纤维肥厚增生,成纤维细胞密集成群,纤维束可伸入皮下组织内。皮肤附属器尤其毛囊往往肥厚,酸性黏多糖增多。长骨尤其胫骨、腓骨、桡骨及尺骨骨干有增生性骨膜炎,引起弥漫而不规则的骨膜性骨化,骨骼虽变粗而长度不变。严重病例的所有骨骼都可受侵,仅头骨不波及;韧带、肌腱及骨间膜都可骨化。

本病要和肢端巨大症、类风湿关节炎及麻风等病区别,也应和肥厚性骨关节病(继发性厚皮性骨膜增生症)鉴别。

本病在成年后停止发展,不能有效地治疗。面部皮肤过度肥厚时,可考虑施行整形手术。

成骨不全症(osteogenesis imperfecta)

成骨不全症是结缔组织广泛不足的遗传性疾病,在出生时或婴幼儿时期开始出现,由常染色体显性遗传,也有由常染色体隐性遗传的报告。主要表现是皮肤脆弱、骨质疏松及巩膜呈蓝色。

皮肤可像衰老皮肤似地变薄而略透明,外伤后可使伤口像鱼嘴似地裂开,愈合缓慢,遗留明显的瘢痕。毛细血管的脆性增加,轻微外伤即可引起皮下出血。

骨质松脆,外伤后容易引起骨折,屡次骨折可引起骨骼畸形,有的患儿甚至在胎儿期即有骨折。X 线显示骨质疏松。韧带、肌腱及筋膜都可萎缩,关节活动度因肌腱脆弱而增大。

巩膜也变薄,可透视到脉络膜的色素,因而 90% 的患者有蓝色巩膜。牙质增生变脆,牙齿往往变色,常呈灰色或蓝棕色,30 岁后即开始脱落。耳部可有耳硬化症而使听力减退甚至引起全聋。患者可并发厄勒斯-但罗斯(Ehlers-Danlos)综合征、斑状萎缩或匐行性穿通性弹力纤维病等,心血管病变包括二尖瓣和主动脉瓣的反应性舒张,都是结缔组织有先天性缺陷所致。

马方综合征(marean's syndrome)

马方综合征是常染色体显性遗传的结缔组织病,约 80% 有阳性家族史,偶有被认为隐性遗传的病例,多是由父母的精子或卵子发生新的突变造成。皮肤有膨胀纹,伴有四肢指(趾)细长骨变化、心血管异常及眼部症状。

皮肤的膨胀纹常出现于肩部、臀部及股部等部位。骨骼异常中最显著的是四肢及指趾细长而成蜘蛛足状,伸展两臂的横跨度超过身长。头骨和面部往往狭长而不对称,颚弓增高,形貌不端正,还常有鸡胸、平足等畸形。髋部和肘膝的关节活动度都增加。

在心血管系统方面,可有容易破裂的主动脉瘤;主动脉环往往扩大而使主动脉瓣关闭不全,导致心力衰竭。二尖瓣也常波及。

眼异常往往为晶体移位。由于悬韧带软弱无力,70% 患者的晶体向上移位,可伴发青光眼、斜视或视网膜剥离。有的成骨不全症和厄勒斯-但罗斯综合征患者一样患有蓝色巩膜。

此外,牙齿发育可异常,有的有骨疝、腹股沟疝或膈疝,或是有肺气肿、神经性耳聋等病。本病还可并发斑状萎缩、厄勒斯-但罗斯综合征等其他先天异常。

尿液羟脯氨酸(Aydroxyprolin)排泄量的增加提示胶原生成异常。主动脉中膜的弹力纤维破碎稀少、胶样物质聚集提示弹力纤维或基质也有缺陷。

胶样粟丘疹(colloid milium)

本病又称皮肤的胶样变性(colloid degeneration of the skin),有人认为皮损是粟粒大的丘疹时是胶样粟丘疹,有斑块或结节时应称皮肤的胶样变性。

皮损是半透明的淡黄或橘黄色坚实丘疹,主要发生于面部、手背等暴露部位。

【症状】皮损往往在儿童时期
开始出现,是直径约 1～2mm 的淡
黄、橘黄或淡黄褐色圆顶形小丘疹,
半透明,坚实,用针刺破皮肤时可挑
出黏滞的胶状物,往往密集但不融
合,表面可有蜡样光泽(图 15-5),或
多或少地对称,通常出现于面部尤
其前额、眶周、颊部及鼻部,也可发
生于手背等经常日晒的部位,不引
起自觉症状,到成年时才消失。

胶样粟丘疹有的到成年时才有,
较多见于日光充足的热带地区,不引
起自觉症状或只微痒,多数在 2～3
年内停止发展,以后不再变化。

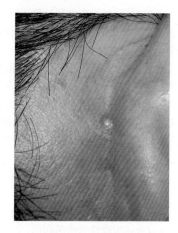

图 15-5 胶样粟丘疹

密集而不融合的半透明坚实丘疹可出现于常受日晒的老年人的前额、
眶周、颊部、颈部及手背,有的也见于躯干及四肢(图 15-6)。坚实的小结或
半透明而坚实的光滑斑块,可以同时发生于面部和躯干等处,但有人认为这
些皮损是局限性结节性淀粉样变或老年丘疹型弹力纤维病的误诊。

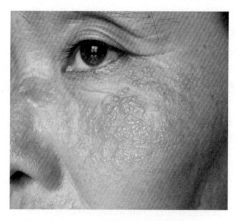

图 15-6 物理性胶样粟丘疹
河北工程大学附属医院 苗国英

【病因】有的有家族史而像外显率不高的常染色体显性遗传。成人患者常是阳光充足的热带地区室外工作者,患处主要是经常日晒的部位,因而本病可因长期日晒而诱发。

胶样物性质不明,有人认为系结缔组织变性而来。胶样物质不含有弹力纤维,但可能是和弹力硬蛋白不相同的一种硬蛋白,可能由成纤维细胞生成。另有人发现胶样物有免疫球蛋白和补体,提示和免疫有关。

【组织病理】表皮萎缩,真皮乳头层内有嗜酸性无定形均匀物,有的略嗜碱性。胶样均匀体内有裂隙、成纤维细胞残核及小血管,周围为胶原纤维束所包绕,如果皮损是较大的斑块,真正有弥漫的胶样变化。

在临床上本病和皮肤淀粉变不难鉴别,但组织变化难分,都有嗜酸性均匀物占据乳头层,并有裂隙、晶紫、刚果红及 PAS 染色都呈阳性,仅胶样物的 PAS 染色常较淡而已。在电镜下,胶样物和类淀粉蛋白的细丝有所不同。

【鉴别】本病要和皮肤淀粉样变、眼睑汗管瘤、粟丘疹、多发性皮脂囊肿、类脂蛋白沉积症、皮脂腺瘤(结节性硬化病)及毛上皮瘤等相鉴别。

【治疗】必要时可用激光、电灼或刮除术。

弹力纤维假黄瘤(pseudoxanthoma elasticum)

本病是指皮肤因弹力纤维变性而松弛,常有皱褶并有丘疹或柔软结节,黏膜也可波及,心血管系统的弹力纤维变性可使体内器官受损,多数患者有视网膜损害。

【症状】皮损是最早的表现,往往在儿童时期开始出现,最易发生于颈侧、腋窝、腹股沟、肘前、腘窝、脐部及阴茎等皮肤较柔软的部位。

初起时,皮纹明显。以后,皮肤变厚,纵横的沟纹将皮面划成若干菱形区,因而粗糙不平。患处皮肤逐渐减弱而松弛起皱,尤其鼻、唇附近及颊部明显松弛皱褶而改变容貌,腹部可有膨胀纹。口唇、鼻腔、阴道及结肠等都常有黏膜损害。

由于弹力纤维变性,上述部位常有柔软的隆起,成淡黄或橘黄色结节状,因而本病被称为弹力纤维假黄瘤,数目往往不少,可以互相融合为斑块而成片或成条,以后可有钙盐沉着(图15-7、8)。皮损出现后,长久存在,也不引起任何自觉症状。匍行性穿通性弹力纤维病是其常见的并发症。

心血管系统常有各种变化。动脉血管中层的纤维组织增生,常有钙盐沉着,由 X 线可显出血管钙化情况,由血管造影可显出血管闭塞程度。在晚年时期,可发生心肌梗死,肾血管可受侵而引起高血压,胃肠道及泌尿生殖系统可因血管变化而出血,甲状腺功能也可因甲状腺血管受侵而不良。

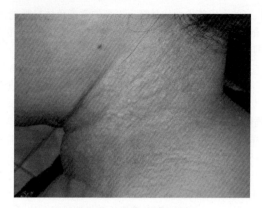

图 15-7 弹力纤维假黄瘤
重庆市垫江县人民医院 皮超

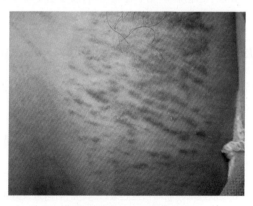

图 15-8 弹力纤维假黄瘤

75%以上患者的视网膜有血管状线纹(angioid streaks),同时有皮肤症状而称格伦布莱-斯特兰堡(Grondblad-Strandberg)综合征。在检眼镜下,能看到视盘向四周辐射不规则的褐红色或灰色线条,比正常视网膜血管大4~5倍,可以不引起自觉症状。以后,可引起视网膜剥离或色素性变性、斑状出血或脉络膜视网膜炎,最后可使患者完全失明。

【病因】 本病是弹力纤维变性引起的先天性异常,由常染色体显性或隐性遗传,往往开始出现于幼年时期,有的有家族史。

常染色体显性遗传有两型：Ⅰ型较严重，皮肤有典型的橘皮样外观，血管严重变性而引起器官损伤，眼症状也较严重而可变盲；Ⅱ型病症轻微，皮肤有斑状萎缩，内脏没有明显损害。

常染色体隐性遗传也有两型：Ⅰ型皮肤有橘皮状变化，血管有中度改变，视网膜中度变性；Ⅱ型皮肤有松弛皮肤样表现，血管及视网膜正常，此型容易被人忽略，而家属中常有本病的典型症状。

【组织病理】 真皮浅层的弹力纤维和正常差不多，而真皮深层的弹力纤维有显著改变，发生嗜碱变性而肿胀，多半断裂或破碎而成颗粒状。磷酸钙常沉积于变性弹力纤维之间。胶原纤维往往正常。组织内没有炎性细胞浸润现象，偶见有几个异物巨细胞。

血管状线纹发生于视网膜及脉络膜之间的布鲁克(Bruch)膜。此膜的外侧部分有很多弹力纤维，这些弹力纤维钙化，使布鲁克膜发生裂口，有渗出液及出血，视网膜变性，发生瘢痕及色素沉着，于是出现辐射的血管状线纹。内脏血管常有变化，胃肠等处黏膜下动脉的弹力纤维变性，常有钙盐沉着，可引起胃肠等器官出血。尺动脉、桡动脉及冠状动脉等动脉中层可以钙化。

【治疗】 没有特效疗法。维生素 E 可大量应用，低钙饮食及络合物如依地酸钠可以有益。过分松弛及折叠的皮肤可由手术整形。

结节性类弹力纤维病(nodular elastoidoss)

本病又称日光性粉刺、囊性黑头粉刺性皮肤结节性弹性组织变性、法韦尔-拉库科特综合征(Favne-Racouchot syndrome)。为真皮退行性病变，好发于室外工作的中老年男性，可与其他退行性病变同时存在，如日光性角化病、成人胶样粟丘疹及颈部菱形皮肤等，本病也有女性报告。

【症状】 主要发生于面、颧、额、颈及前臂等部位。皮损为黄色、淡蓝色融合性结节斑块，可呈橘皮样外观，可有小的丘疹或皮下囊肿，呈淡黄色，皮损处密集或散发较大的黑头粉刺，呈蓝黑色，不易去除(图 15-9)。

【组织病理】 表皮可见不同程度萎缩性改变，真皮可见胶原纤维呈嗜

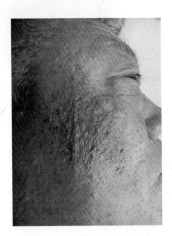

图 15-9　结节性类弹力纤维病

碱性变,弹力纤维染色可见真皮弹力纤维增多,伴有肿胀、弯曲和颗粒状变性。血管周围少量炎细胞浸润。

【治疗】避免曝晒,可外用0.025% ~ 0.05%维A酸霜,强光治疗较为满意,一般需要5 ~ 8次。较大的囊肿可考虑手术切除。

萎缩纹(striae distensae)

又称膨胀纹(striae distensae),皮肤的膨胀引起原发萎缩性柔软的条纹。

【症状】初起时呈红色或紫红色,皮下血管隐约可见,常发生于迅速长高或肥胖的青年人膝部附近、股外侧及腰部背侧(图15-10),也可发生于喂乳妇女的乳房,更常发生于妊娠妇女腹壁而称妊娠纹(striae gravidarum),本病是库欣(Cushing)综合征的症状之一,也出现于长期应用泼尼松或其他糖皮质激素药物的患者。

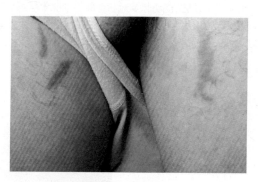

图15-10 萎缩纹

萎缩纹渐由紫红变淡黄白或正常皮色,像萎缩的线状瘢痕,永久存在,没有自觉症状。

萎缩纹的弹力纤维脆弱。弹力纤维在皮肤过度伸张时失去作用,皮肤像绸缎过分拉扯似地发生裂纹,不再恢复原状。

【病因】弹力纤维脆弱是受内分泌的影响。当肾上腺皮质功能亢进时,大量分泌的糖皮质激素能使部分纤维蛋白纤维分解成糖,于是皮肤的结缔组织尤其弹力纤维脆弱。妊娠妇女及青年时期肾上腺皮质等内分泌旺盛,库欣综合征患者的肾上腺皮质功能亢进,长期大量应用类固醇激素的患者体内有大量糖皮质激素,因而,皮肤的弹力纤维及胶原纤维都变性,弹力纤维显著变细。因此,当妇女的腹壁因妊娠而迅速膨胀,青年迅速发育而急剧长高或变胖,喂乳的乳房因乳汁迅速增加而变大,库欣综合征及长期大量应用类固醇激素患者的皮下脂肪在短期内大量增多时,都可有此纹出现。

【组织病理】萎缩纹的组织变化是表皮萎缩,真皮网状纤维肿胀,胶原纤维变性,弹力纤维变细,弹力纤维除明显变细外,染色变淡;在陈久损害的中央几乎完全没有弹力纤维,仅边缘部分有些卷曲的弹力纤维细丝。

【治疗】本病无特效治疗方法,尽量减少发病的原因,病情较重的可进一步检查内分泌功能。维A酸外用、射频激光及强光治疗可使萎缩减轻。

反应性穿通性胶原病(reactive perforating collagenosis)

本病是胶原纤维发生渐进性坏死的先天性疾病,被认为常染色体隐性遗传。

【症状】本病是一种极少见的家族性疾病,通常在婴儿或儿童时期出现。皮损是直径约5～8mm的丘疹,正常肤色,表面光滑,以后丘疹中央出现脐凹并有可移除的角质栓,分散或聚集,也可排列成行或呈弧形,往往在虫咬、擦伤或轻微外伤后发生,抓伤处可有新损害沿着伤痕出现而排列成线状,很像银屑病的同型反应(Koebner's phenomenon 现象),较常见于四肢及臀部等处(图15-11、12),不引起自觉症状。皮损在6～8周内消失,遗留色素改变的浅瘢痕,而别处常有新损害陆续自然出现或在外伤后发生,因而病程可延绵多年之久。

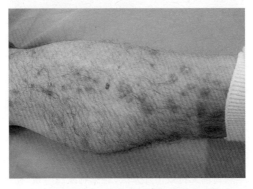

图15-11 反应性穿通性胶原病

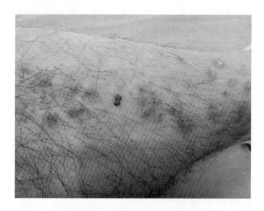

图 15-12　反应性穿通性胶原病

【组织病理】丘疹早期的组织变化是真皮乳头层扩大,含有渐进性坏死的深嗜碱性胶原纤维,上方的表皮萎缩。当脐凹及角质栓出现时,杯形凹坑内巨大角质栓中含有角化不良角蛋白、嗜碱性胶原及核凝缩的炎性细胞,下方表皮很薄甚至有胶原纤维束穿过,真皮浅层有炎性细胞浸润(图 15-13)。

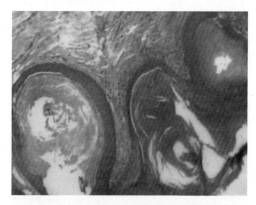

图 15-13　反应性穿通性胶原病病理

【治疗】本病目前无特效治疗方法,避免刺激性因素,糖皮质激素和维A酸可以试用。

匐行性穿通性弹力纤维变性
（elastosis pereorans serpigino）

【症状】本病以儿童和青年为主，皮损是坚硬的不规则形角质性丘疹，对称分布，直径约 2～5mm，是正常皮色，也可呈淡黄、粉红或红褐色，散布或群集，常排列成环状、半环状或弧形，弧状损害可不断扩展而成马蹄形或匐行状，弧内皮肤正常或轻度萎缩，可有色素改变（图 15-14）。

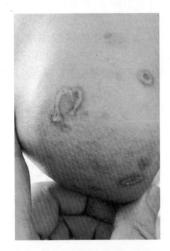

**图 15-14　匐行性穿通性
弹力纤维变性**

皮损没有自觉症状或只轻微瘙痒，通常发生于颈部尤其颈部两侧，也可出现于面部、上臂及下肢，而发生于躯干的少见。病程不定，皮损可自行消退，但大多可持续多年之久。

【病因】本病病因不明，可能与真皮弹性硬蛋白异常引起细胞反应有关。本病在临床上可分以下三型：

特发性：占 65%，可能与遗传素质有关（显性遗传或隐性遗传）；

反应性：占 25%～30%，常与遗传性、系统性或纤维组织变性疾病相伴，也常与其他经典穿通性疾病并发。

药物诱发性：如长期服用青霉胺可诱发，它干扰了弹性蛋白内锁链素（desmosine）的交叉连接，通常在用药一年后发病。

【组织病理】真皮浅层尤其是真皮乳头内弹力纤维增多、变性以及经表皮穿通排出，穿通区域可见狭长线状或螺旋形管道通过表皮或毛囊，毛囊口有角栓，角栓由角化物质和退变的嗜碱性物质组成，周围有混合性炎细胞浸润。

【治疗】本病经数年后能自然缓解或自愈，可口服或外用维 A 酸类，维生素 A、维生素 D、维生素 E 对本病有益，外用他扎罗汀可取得良效。

获得性穿通性皮病（acquired perforating dermatosis）

获得性穿通性皮病，曾被用作所有发生在成年人的穿通性疾病，尤其被用在与糖尿病和肾衰竭导致的与瘙痒有关的穿通性疾病。少数报道有发生在肝脏疾病或内脏恶性肿瘤中。它涵盖获得性反应性穿通性胶原病、克尔里病(Kyrle病)、穿通性毛囊炎以及获得性匍行性穿通性弹力纤维病。

获得性穿通性皮病皮损常发生在下肢,也可见于全身,泛发或散在的丘疹或结节,直径2~8mm红褐色毛囊性丘疹,中间有角质栓塞,如用力将角栓去除则留下窝状凹陷。丘疹通常是孤立而分散,但也可融合或发生同行反应而出现其他形状。一般无自觉症状,少数患者有瘙痒,病程极慢,多年不愈,往往与原发疾病有关。

约90%的病例伴有糖尿病,部分患者伴有肝脏病、肾脏病或充血性心力衰竭。在慢性肾衰竭做透析的患者中4%~10%可发展成本病。

获得性穿通性皮病病理常被诊断反应性穿通性胶原病、克尔里病(Kyrle病)、穿通性毛囊炎以及匍行性穿通性弹力纤维病。因发病原因不同,皮损的病理改变不同,因此获得性穿通性皮病病理符合所有穿通性皮肤病的病理改变。

本病疗效欠佳,治疗原发疾病。口服或外用维A酸类、维生素A、维生素D、维生素E对本病有益。光化学疗法可能有效,但治疗中断即刻复发。局部采用电灼、冷冻、激光可暂时有效。

项部菱形皮肤(cutis rhombodalis nuchae)

通常发生于经常遭受风吹日晒而皮肤晒黑的人,一般是劳动人民特别是中年或老年农民。颈部背侧皮肤肥厚,皮肤沟纹明显而将皮肤划分成若干三角形或菱形区(图15-15)。

本病和长期日晒有关。患处胶原纤维增生,发生嗜碱性变性;由地衣

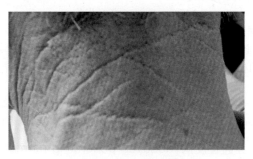

图15-15 项部菱形皮肤

红-吉姆萨法可以将肥厚扭曲的变性胶原纤维染成黑色。

老年弹力纤维变性(elastosis senilis)

也和长期日晒有关。久晒使老年人尤其皮肤较白较嫩的老年人皮肤变成暗黄色,有显著的沟纹及皱纹而像皮革,面部及手背等暴露部位有淡黄色丘疹及斑块,有的发生老年角化病(图15-16、17),甚至发展成癌。

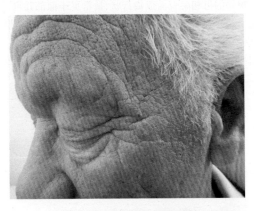

图 15-16　老年弹力纤维变性

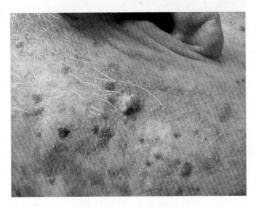

图 15-17　老年角化病

本病又称光线性弹力纤维增生(actinic elastosis)。病理组织变化是真皮浅层胶原纤维有嗜碱性变性,并有无定形的弹力组织变性物质。

光线性肉芽肿(actinic granuloma)

又称弹力纤维离解性肉芽肿(annular elastolytic granuloma)或环形弹力纤维离解性巨细胞肉芽肿(annular elastolytic giant cell granuloma)。

【症状】 皮损是一个或数个淡红、暗红或正常皮色丘疹,逐渐扩展而成不规则环形,相邻的可相融合而成匐行状,最常见于面部并可扩展到头皮部位,也可出现于颈后、胸部、背部及上肢等处(图 15-18)。环形皮损的边缘坚实发红并略隆起而成堤状,环内皮肤的色素可减少。表皮光滑,没有鳞屑,也无自觉症状,往往误诊环状肉芽肿。经过若干年月后,皮损自然消退而不留瘢痕。

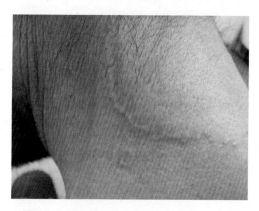

图 15-18　光线性肉芽肿

【病因】 本病多半发生于中年以上而不受性别的限制,常见于长期被晒者,而且,皮损多见于暴露部位并易在日光强烈的季节出现,因而认为本病和日光有关而有光线性肉芽肿之称,可能是日晒或热损伤后弹力纤维的一种修复过程。有学者认为本病可能与由光化学改变的变性弹性纤维上的一种弱抗原决定簇的细胞免疫应答有关。

【组织病理】 特征是巨细胞吞噬、消化及吸收变性的弹力纤维,往往含有星状小体。隆起边缘处有很多含星状小体的巨细胞,还有组织细胞、淋巴细胞及散布的上皮样细胞群,既无渐进性坏死或血管性变化,也无黏蛋白或类脂质沉积,而弹力纤维显著变性,弹力纤维碎片常在多核巨细胞内。缺少色素的皮损中央部分没有炎症,也没有或几乎不见弹力纤维组织。

【鉴别】本病应与下述皮肤病相鉴别:

1. 环状肉芽肿　临床表现极为相似,但病理变化不同,真皮中部有胶原变性,罕有巨细胞。

2. 结节病　结节病的环状型,其病理是大量上皮样细胞组成的结节,是结节病的典型表现,又称裸结节,结节病常伴其他脏器病变。

3. 类脂质渐进性坏死　皮疹与日晒无关,好发小腿伸侧,为黄红色不规则浸润斑块;病理上有巨细胞,但细胞内无弹性纤维颗粒。

【治疗】避免曝晒,部分可自行消退,局部外用糖皮质激素制剂或维 A 酸类药物,可服羟氯喹,皮损内复方倍他米松做局部封闭,效果较好。

第十六章　营养及代谢的疾病

　　各种原因的营养不良及维生素缺乏都有除皮肤表现的多种临床表现。代谢性疾病可以是先天性或获得性疾病。

维生素 A 缺乏症(avitaminosis A)

　　维生素 A 是维持上皮组织正常功能的必需物质,能调节人体皮肤的角化过程,还在维持体液和细胞免疫方面发挥重要作用。天然的维生素 A 对免疫系统有很复杂的作用。其既有免疫抑制作用,也有免疫增强作用。治疗剂量的维生素 A,无论对细菌感染的抵抗力,还是对细胞的免疫性都有增强作用。

　　维生素 A 的缺乏使皮肤干燥粗糙及皮纹明显,严重时可出现坚实的褐色毛囊性丘疹,丘疹中央有角质栓或毛囊性小刺,维生素 A 的缺乏还可使结膜干燥、角膜软化或引起夜盲症。

　　【症状】初起时,皮肤干燥粗糙,皮纹明显,皮肤颜色常比正常略黑。以后,四肢伸面等处毛囊发生角化性丘疹。严重时,丘疹密集,略像蟾蜍(癞蛤蟆)的皮肤疙瘩,因而有人称为蟾皮病(phrynoderma)。

　　皮疹是暗褐或暗红色坚实丘疹,由针头到绿豆大小,呈圆锥形或半球形,通常发生于毛囊口处,丘疹顶端常有角质物或小刺,最常发生于四肢伸面,尤其肘前及膝部,也常发生于肩部、躯干及颈后等处。

　　皮脂及汗液减少,皮肤表面干燥而可发痒。毛发往往稀少,干枯,易脱落。指/趾甲脆、薄、多纹,失去光泽,易折断。面部可有痤疮样皮疹。

　　有的患者有显著的眼症状,暗适应能力下降,严重者出现夜盲症,视物模糊,可有干眼病或角膜软化病。有时,角膜外侧的球结膜干燥,可有边界清楚的蜡状白斑,呈圆形或卵圆形,或是尖端指向眼角的三角形,称为毕脱氏斑(Bitot spot)。严重者角膜可发生溃疡,继而坏死、穿孔,最终导致失明。

维生素 A 缺乏能影响骨组织和牙齿生长,使患儿发育延缓。易出现呼吸道和泌尿道感染。口角糜烂、神经损害或腹泻等胃肠症状可以同时存在。

【病因】 成人血清维生素 A 的正常含量为 20～50μg/mL,若低于10μg/mL 会出现维生素 A 缺乏症。正常成人的维生素 A 最低生理需要量不低于300μg/d,妊娠及授乳时所需量比一般人多50%。

维生素 A 缺乏症常由于食物中维生素 A 太少,或是患者有慢性肠炎、长期腹泻、急性或慢性传染病、肝胆系统疾病等而使维生素 A 消耗太多或不能吸收;妊娠妇女、哺乳期、发育太快的年轻人都需要较多的维生素 A;缺乏蛋白质和锌会影响维生素 A 的转运和利用;酗酒、长期使用一些药物,如秋水仙碱,也可造成维生素 A 的相对缺乏。肝功能有障碍时,胡萝卜素不容易转化成维生素 A;糖尿病会使 β-胡萝卜素转变成维生素 A 的过程发生障碍;甲状腺功能降低时,维生素 A 不能完全被利用,而功能亢进时维生素 A 的需要量增加,因此,甲状腺功能不正常时也容易引起维生素 A 缺乏病。

【组织病理】 维生素 A 缺乏时,皮肤和角膜、上呼吸道及肾盂等黏膜的上皮细胞常过度角化。腺体组织内可发生囊肿,囊肿内含有角质细胞所构成的乳酪状物质。

在皮肤方面,表皮及毛囊过度角化,汗腺管的上皮细胞变形,毛球发生萎缩或囊肿性变性,皮脂腺口扩大并充满角质物。

【治疗】 应该寻找促使维生素 A 缺乏的因素,如果食物中维生素 A 含量不足,患者就该多吃动物性食物或有色蔬菜水果,如胡萝卜等;鱼肝油含有大量维生素 A,可以常服。每日内服维生素 A 20 万～30 万单位,能使病情迅速好转;如果口服后吸收不良时,维生素 A 要由肌内注射。症状改善后逐步减量,防止产生维生素 A 过多症。口服维生素 A 过量可出现中毒反应(见维生素 A 过多症)。皮损处可外涂尿素霜、维 A 酸类软膏。

维生素 A 过多症(hypervitaminosis A)

维生素 A 过多症是指长期大量应用维生素 A 可以引起和维生素 A 缺乏的相似症状。患者多半是儿童,头发眉毛稀疏,全身脱屑,皮肤粗糙,常有色素沉着及发痒,可有剥脱性唇炎、杵状指、肝脾肿大、低色素性贫血、血清蛋白减少、碱性磷酸酶增高、骨生长迟缓的现象,成人可有关节痛及骨痛,毛囊过度角化,鼻孔旁及口角有裂口,头发及眉毛干燥及稀少,指甲变形,面部颈部有色素沉着而像黄褐斑或瑞尔黑变病,常有疲倦、肌痛、食欲缺乏、腹泻或便秘、头痛、失眠等。停用维生素 A 后,大多数症状在数周后消失。

维生素 A 的可耐受最高量为:成人 3000μg/d,妊娠妇女 2400μg/d,儿童 2000μg/d。成人一次摄入剂量超过 $3×10^5$μg,儿童一次摄入剂量超过 $9×10^4$μg 可导致急性中毒;成人每日摄入 $(2.25～3)×10^4$μg,婴幼儿每日摄入 $(1.5～3)×10^4$μg,超过 6 个月,可引起慢性中毒。

核黄素缺乏病(ariboflavinosis)

核黄素缺乏病是指核黄素的缺乏可以引起唇炎及眼损害,也能引起舌炎及脂溢性皮炎样皮疹,患者尿中核黄素含量极少或完全没有,但口腔症状的出现往往较晚。

【症状】阴囊皮炎是本病常有的一种表现。患部发痒脱屑,也可有渗液及结痂。有人将阴囊症状分为四型:

1. 丘疹型 豆大的圆形扁平丘疹上有黄白或棕黄痂及鳞屑紧附于表面,而边缘游离呈碟状,剥离鳞屑痂就露出红亮的基面但无渗液,皮损发痒或不痒。

2. 限局性皮炎型 直径 3～4cm 的斑片,表面有容易剥离的黄褐或灰白色干痂或鳞屑,表面淡红而无渗液,中度发痒,此型最常见。

3. 弥漫性皮炎型 弥漫性红斑或暗红斑上有鳞屑及痂,患处皮纹明显,可有轻度糜烂及渗液,或有少数皲裂,常发生于阴囊腹面中部,有时波及阴茎(图 16-1)。患者常因剧痒而搔抓,可使皮炎加重或呈湿疹化,甚至引

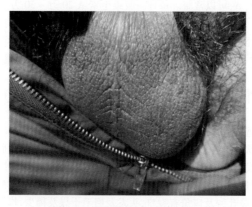

图 16-1 核黄素缺乏病阴囊炎

起疼痛。

4. 红斑型　　局限性淡红斑上有少量糠状鳞屑,没有明显的自觉症状或只轻微觉痒。

上述四型中某几型可以同时存在。

舌炎是另一常见症状。舌中部到尖端呈鲜红色,多个扁平小丘疹散布在舌面上。舌乳头成片萎缩。有的患者舌部有些深度不定的沟纹。重者舌明显肿胀,全舌青紫,日久舌萎缩变平,乳头消失(图16-2)。

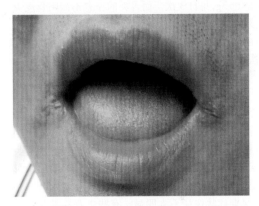

图16-2　核黄素缺乏病舌炎、口角炎

除了舌炎以外,口腔及咽部、鼻部黏膜往往有干燥及灼热感,严重时可有喉炎、咽炎及上颚炎而引起沙哑及吞咽困难。口角炎也常发生,有时是患者唯一的显著症状,两侧口角黏膜发生皲裂和灰白色糜烂或角化现象。唇炎往往和口角炎同时存在,唇黏膜干燥及轻微红肿,有时发生皲裂。

此外,面部中央可以发生类似脂溢性皮炎的皮损。鼻部、鼻唇沟、耳朵附近以及内侧和外侧眼角处有淡红斑及糠状鳞屑。眼部也可发生症状,角膜周围充血,角膜混浊,有时在角膜发生变化前已有畏光、视物不清及眼球灼痛等症状。

【病因】维生素 B_2(核黄素)是人体中一种重要辅酶的成分之一,它促进代谢过程中某些物质的氧化作用,在神经组织代谢过程中的作用也很重要。我国男性成年人正常血清游离核黄素浓度为 10~30nmol/L,如果低于10nmol/L 则提示有核黄素缺乏。核黄素缺乏病多半发生于集体生活,因食物单调而使核黄素的供给不足。腹泻、慢性疾病和妊娠及哺乳等都可为致病因素。

【组织病理】阴囊皮炎的组织变化是角化过度,真皮内毛细血管扩张。唇部及舌部可见角化过度,舌乳头萎缩。鼻唇部有毛囊性角化及毛细血管扩张。

【鉴别】本病要和阴囊湿疹、脂溢性皮炎及其他原因所致的口角炎及舌炎区别。核黄素的治疗试验可以帮助鉴别。

【治疗】口服核黄素 40~50mg/d,症状即可在几天之内显著减轻或消失,也可服用酵母 3g,每日 3 次。而舌炎的痊愈不如阴囊皮炎迅速,口角炎的进步也较慢。

患者往往同时缺乏其他维生素,常需要给予多种维生素及注意改进饮食或烹调方法。

陪拉格(pellagra)(糙皮病)

陪拉格可为急性或慢性,皮疹常是暗红或暗褐色,往往出现于暴露部位,患处皮肤粗糙、肥厚及脱屑。典型病例临床上可出现皮炎(dermatitis)、腹泻(diarrhea)、痴呆(dementia),称为"3D"征;不典型病例可以没有皮疹而称无疹性陪拉格(pellagra sine pellagra)。

【症状】早期症状往往不太明显。有些患者暴露部位发红,容易误认为日光红斑,在短期以后可以消失;有的感觉腹部不适而发生腹泻,数周内可以痊愈,以后容易复发。在冬季时,患者往往正常,也有急性发作者。极少数患者发生高热、腹泻、衰竭及谵语而在数周之内死亡。

有些患者开始发生的是胃肠症状,一般为慢性腹泻,同时发生口炎,往往在 1~2 个月后才发生皮肤损害。典型病例的皮肤、黏膜、胃肠及神经系统皆有明显症状。

初起皮疹往往是成片的淡红或暗红斑,以后,很快地扩大和融合而成一片皮炎,对称发生于露出部位,像是边界很明显的日光红斑,常有轻微的痒或灼热感,以后渐渐变成红褐或暗褐色,并且粗糙脱屑,边缘 1~2mm 处往往较红而像一条镶边(图 16-3、4、5)。以后,患处发生鳞屑和皲裂,也可有毛囊角化现象。

严重的急性患者红斑上发生水疱、大疱,数日后干燥结痂,或是因继发性感染而化脓甚至发生溃疡。

皮疹消退后,皮肤色素增多或减少。最后皮肤变薄而像萎缩性瘢痕。

除了皮肤外,口腔、胃肠道及阴道黏膜也常发生变化。在早期时,舌和

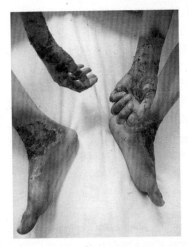

图 16-3 陪拉格

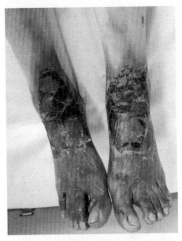

图 16-4 陪拉格

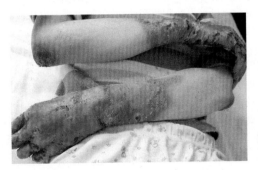

图 16-5 陪拉格

口腔酸痛,甚至有疼痛的皲裂及溃疡,口角及唇部干燥脱屑及皲裂,腮腺有时肿大而使唾液增多。舌的表现尤其显著,舌部前端肿胀且呈猩红色,侧缘有齿压的痕迹,严重时舌缘发生裂隙及浅溃疡;蕈状乳头发红肿胀,舌面轻微糜烂,长久以后,蕈状乳头萎缩,舌面也变光滑。胃肠也常发生变化,胃酸可以减少,有的患者会出现恶心呕吐,食欲缺乏,食后排气增多及腹痛,或是每日腹泻数次,大便呈水样,或有黏液、血迹,较轻的患者有时发生便秘。阴囊和会阴部可出现红斑。直肠与阴道黏膜可发生类似口腔黏膜的变化,阴唇可发痒红肿并易感染念珠菌。

在神经系统方面，患者常有神经衰弱的症状如心跳加快、头晕失眠、腰酸、健忘、多疑等；严重的有各种精神病如失去记忆力及定向能力，语无伦次，叨唠不休，有的患者兴奋狂躁，有的则抑郁沮丧。在晚期时，除了精神症状外，还可发生震颤，身体发僵，腱反射改变，四肢瘫痪或运动失调及下肢疼痛的周围神经炎等症状。约有 2/3 的严重陪拉格患者发生神经系统症状。

【病因】 陪拉格主要由于烟酸或其前体色氨酸缺乏所致；口角炎及周围神经炎等症状可被认为是核黄素及维生素 B_1 等其他维生素缺乏的表现。烟酸和其他水溶性维生素大量存在于酵母、肉类、肝、牛乳、番茄及蛋中，正常人需要量为 20～30mg/d，它是体内新陈代谢的氧化过程中所需辅酶的一个重要组成成分。H 病是由于酶先天不足，色氨酸不能转变成烟酸而有陪拉格样皮炎。精神异常引起食欲缺乏、神经性厌食及嗜酒的人往往不正常的进食，是目前发病的主要原因。

【组织病理】 皮肤的病理变化和皮疹的表现相应，往往有角化过度及片状角化不全，色素沉着明显。在疾病早期角质层上方可出现空泡样变。真皮浅度的血管中度扩大，伴有胶原纤维间水肿，血管周围有组织细胞浸润。

内脏有变化。肝脏发生脂肪变性，肠黏膜发炎及发生溃疡。中枢神经系统有中毒性变性的改变，锥体束及脊髓后柱都可变性。

【诊断】 晚期或典型陪拉格不难诊断，但有的患者症状很轻或表现不全，往往诊断较难。有的只有全身无力、消化不良、头晕、头痛、神经衰弱、抑郁或腹泻等内科症状而无皮肤表现，因而本病容易被人忽略。

本病需和接触性皮炎、多形红斑、日光皮炎、多形性日光疹、药疹、亚急性皮肤型红斑狼疮、天疱疮、迟发性皮肤卟啉症和混合性卟啉症等疾病鉴别。

【治疗】 积极寻找病因并及时纠正，患者应该不饮或少饮酒类及改善营养，神经性厌食者进行心理疏导和治疗。

烟酸或烟酰胺有特殊疗效，应该大量服用，烟酰胺 100～1000mg，每天 4 次。流涎、恶心、腹泻、舌部红肿及精神症状往往在 24 小时内显著改善，红褐色皮损也迅速消失，而鳞屑、溃疡或色素沉着则消退较慢。烟酸在急性期时，最好应用较小剂量，但需增加次数，每次可应用 50mg，约每小时服一次，有时需用烟酸作皮下注射。

患者也常缺乏其他维生素，应该加入维生素 B 复合体或大量维生素 B_1、B_2、B_6、B_{12}、C、铁剂及动物蛋白、蔬菜等。

因腹泻而影响水盐代谢时需补充液体及盐类。

皮损可根据情况选择不同的剂型，如皮肤保护剂、角质松解剂和遮光剂等。

【预后】 烟酸的应用使培拉格患者不易死亡,而不治疗的死亡率可达1/3,大多数患者的死亡发生于4～5年以内,多半死于严重的神经损害。

维生素 C 缺乏症(scurvy)

维生素 C 缺乏症是指维生素 C 缺乏时牙龈肿胀发红,皮肤发生紫癜性损害。

【症状】 最早出现的症状往往是牙龈肿胀发红,这也是维生素 C 缺乏症患者最常见的一个重要表现。红肿的牙龈边缘往往糜烂,咀嚼食物或晨起刷牙时,牙龈常出血;严重时,牙齿活动或脱落,龈黏膜发生溃疡而释放出强烈难闻的臭味。

皮肤往往干燥,毛囊处可以发生丘疹及点状的皮下出血,此种毛囊性瘀点往往发生于股部及小腿尤其下肢的后侧;较严重时,踝部外侧及腘窝等容易受到外压及摩擦的部位也发生瘀点或瘀斑。如果皮肤被撞击一下,该处就可出现一群瘀点或成片瘀斑;如果腰带及袜带束得太紧,被束处也会出现一群排列成带状的紫癜性损害;如用橡皮带束缚肢部或是作束臂试验,束处远侧端就迅速出现很多瘀点,束臂试验呈阳性反应。

少数患者的血液在皮下渗出过多而汇成较大的血疱,以后甚至溃破而成溃疡。有时,大量血液流入肌肉、关节及骨膜的下方,尤其在小腿的后部、股部、腹壁及腘窝等处,可以成为具有触痛的深部肿块。

坏血患者常有倦怠无力、皮肤苍白、贫血、心悸及轻度发热等全身症状。婴儿维生素 C 缺乏症多半发生于两月至两岁的婴儿。

【病因】 维生素 C 为水溶性维生素,在新鲜水果及蔬菜中含量最多。正常人需要量为50～100mg/d,妊娠妇女及乳母约需100～300mg/d,老年人及热病患者需要量较正常人大。婴儿约需40～50mg/d。

维生素 C 参与细胞的氧化过程,降低机体的敏感性及维持血管壁的渗透性。当维生素 C 缺乏时,毛细血管壁脆性增加,所以容易引起皮肤出血。

【组织病理】 真皮及毛细血管壁水肿,毛细血管周围出血,在毛囊附近尤其明显。很多患者患处发生角化过度及毛囊性角质栓而与维生素 A 缺乏病的变化相似。

【治疗】 含维生素 C 较多的水果及蔬菜能预防维生素 C 缺乏症发生,也可使已经发生的症状很快消失。

维生素 C 有特殊疗效,患者应该大量应用,至少口服或注射150～300mg/d,但不应该忽略食物,因为食物还有患者所需的各种维生素。

有的患者虽然服用了很多维生素C,而进步很慢,如果多吃一些含维生素C很多的食物,症状可以显著消失,可能是食物中所含的烟酸(维生素P)也同紫癜性损害有关。此外,食物也应有足量蛋白质。

肠病性肢端皮炎
(acrodermatitis enteropathica)

肠病性肢端皮炎通常只发生于婴幼儿,有肢端及口和肛门周围红斑水疱等皮肤损害,腹泻等胃肠功能障碍,并有脱发现象,此三联症为典型症状,一般健康状况不良,常有白念珠菌性感染。

【症状】 初期时,肢体尤其手足及肘膝部位有成群的不规则红斑等湿疹样皮损,并可有水疱、脓疱或大疱,通常发生于两侧,可或多或少的对称,口及肛门等体孔附近也常有皮炎,有时颊部或臀部等处也有皮疹(图16-6、7)。经过几天或几周后,患处干燥结痂或为紧密鳞屑所覆盖,可排列成环形等形式而像银屑病或脂溢性皮炎。

90%有消化道症状,主要表现为食欲缺乏及腹泻,可有腹胀或呕吐,大便次数增多,含有大量脂肪并可有泡沫及恶臭,胃肠症状往往周期性地和皮损同时减轻或加重。

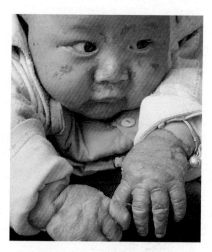

图16-6 肠病性肢端皮炎
杭州市第三人民医院 郭波

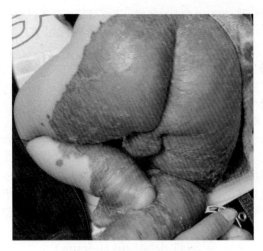

图 16-7 肠病性肢端皮炎
杭州市第三人民医院 郭波

毛发可先细软发黄并缺少光泽,以后头发、眉毛和睫毛都变稀少,头发往往脱尽而成全秃。脱发现象和皮疹及腹泻可同时出现,或是在皮疹已若干日后才发生。

患儿常有口炎、口角炎、味觉及嗅觉减退及营养不良等营养障碍的表现。甲沟炎及睑缘炎都常见,有的患儿畏光。往往贫血及发育不良,可出现精神萎靡,反应迟钝,情感淡漠,精神压抑,易激惹等。

念珠菌感染往往同时存在,舌及颊黏膜常有鹅口疮,由口黏膜及皮肤损害常可培养出白念珠菌。

本病通常出现于 3 周到一岁半的婴儿,只偶然发生于儿童或成年人。病情有时缓解,有时加重,但随年龄的增长而减轻,有的患者因肺感染等并发病而死亡。

【病因】目前研究表明,本病为一种锌代谢异常的遗传性皮肤病,致病基因为 SLC39A4,该基因突变导致肠道锌吸收功能障碍。患者血浆中锌水平显著低下,毛发的锌含量也低于正常,血清中含锌的酶如碱性磷酸酶的活力减弱,家族中正常人血液中锌水平也较低。肠黏膜的帕内特(Paneth)细胞(肠腺的嗜酸性细胞)含有异常的包涵体,此种包涵体可为锌缺乏所致,肠黏膜组织内碱性磷酸酶的活力也较低。患者口服硫酸锌或葡萄糖酸锌后,症状迅速消失。

【组织病理】组织病理无特异性。可有棘层肥厚伴海绵形成、表皮内水疱或脓疱，有中性粒细胞浸润，并在角层内堆集成痂。真皮浅层有非特异性炎症细胞浸润。

【鉴别】本病要和脂溢性皮炎、银屑病、泛发性皮肤念珠菌病及大疱性表皮松解症鉴别。

【治疗】注意改善患儿的营养状态，防止继发性感染，有念珠菌性感染时应用抗念珠菌药。

硫酸锌或葡萄糖酸锌能使本病完全痊愈。服药期间，勿服钙剂，也不要饮用豆浆，以免妨碍锌在肠道的吸收。硫酸锌推荐开始剂量为 5~10mg/(kg·d)，维持剂量为儿童 1~2mg/(kg·d)，成人 220mg/d，分 3 次口服。24~48 小时即可见效，2~4 周皮损可治愈。通常需要终生服用，需要定期检测血锌水平和血铜水平，根据患者对锌需求量的不同及时调整。

黏液性水肿（myxedema）

甲状腺功能低下时体重增加，不能耐寒，容易疲乏无力。皮肤干燥粗糙，苍白发黄，严重时发生弥漫性黏液性水肿（diffuse myxedema）。

【症状】初起时，患者逐渐贫血而苍白，行动迟缓。皮肤发干粗糙，呈淡黄色及蜡状，掌跖及鼻唇沟处往往较黄。皮肤湿度降低，手摸时觉凉。皮肤表面常有细薄鳞屑。

全身皮肤逐渐肿胀但不是指压性水肿，腕部及踝部往往胀圆，特别是颊部、鼻翼及唇部肥厚肿胀，可有毛细血管扩张；眼皮肿胀松弛而有皱纹，尤其上眼皮可臃肿下垂，因而面部缺少表情。舌部肥厚，舌面光滑发红，悬壅垂及口黏膜都肿胀，因而说话不大清楚。

皮肤的色素可增多，膝部、肘部及臀部等处可有角化性丘疹，也可有鱼鳞病样表现。汗腺和皮脂腺功能降低，汗液皮脂分泌很少。毛发干燥容易脱落。指甲及趾甲变脆易裂或发生沟纹，也可变色。牙齿也可变脆，甚至脱落。

成年患者多半在 50 岁以上，以妇女较多。基础代谢率很低，[131]I 吸收率也降低，肌肉无力，神态懒散，视力及听力都可衰退。有的患者在出生或婴儿时期即患黏液性水肿，身心发育不良，毛发生长缓慢，直到成年时期，阴毛及腋毛仍未长出或很稀少，被称为呆小病（克汀病，cretinism）。

【病因】甲状腺功能不良时，引起黏多糖大量聚集于真皮及皮下组织内，于是发生黏液性水肿。

甲状腺功能降低可由于先天地发育不良，或是由于施行甲状腺手术时切除过多的甲状腺组织的原因。由于甲状腺分泌不足,体温降低,皮肤血管收缩,因而皮肤发凉呈苍白色。真皮的水分尤其黏多糖类大量增加,可影响外界光线透入和折射而使皮肤苍白。有时,由于β-胡萝卜素不易在肝脏中转化成维生素 A 而引起胡萝卜素血症,因而皮肤发黄或呈象牙色。

【组织病理】表皮萎缩,角化过度,毛囊及汗腺口处有角质栓。真皮水肿,胶原有嗜碱性变性,胶原纤维束间有黏多糖,可由 PAS 法染出。

【治疗】黏液性水肿是成人的甲状腺功能严重减退的疾病,要适当应用甲状腺素制剂等内科疗法。

胫前黏液性水肿(pretibial myxedema)

下肢皮肤有凹凸不平的坚实性斑块、结节或肿块,患者多半患有甲状腺功能亢进。通常发生于小腿前侧而称胫前限界性黏液性水肿(pretibial circumscribed myxedema)。

【症状】临床上,本病可分为三型:

1. 局限型　胫前和足背有大小不等的结节及肿块,边缘清楚。

2. 弥漫型　胫前和足部有弥漫发生的坚实斑块。

3. 象皮病型　有弥漫而坚实的非指凹性水肿,可误认为象皮病,常有结节同时存在。

典型皮肤损害是圆形、椭圆形或形态不规则的斑块样隆起或结节,分布于两侧胫前尤其前下方,也可在小腿的两侧但未必对称。有的患者皮损向股部及足背扩展,严重时波及整个下肢,偶然出现于下腹部及臀部。

皮损坚实肿胀而非指压性水肿,表面紧张光滑而有蜡样光泽,凹凸不平,呈正常皮色或淡黄、淡红褐或淡褐色,毛囊孔扩大,往往多毛,也容易出汗,因而患处皮肤可和生猪皮或橘皮的形态相似(图 16-8),但常有疣状突起。长久不能消退,少数患者在若干年后自然痊愈,以后可以复发。

患者多半有突眼性甲状腺肿或甲状腺功能亢进。趾骨及指骨等长骨常有膜性骨质增生,软组织可肥厚,指甲可肥大。指或趾端肿大成杵状,是甲状腺功能亢进常有的症状之一。本病可出现于甲状腺功能亢进治疗前,也可出现于治疗以后。有的患者甲状腺功能完全正常。

【病因】约5%甲状腺功能亢进患者患有限界性黏液性水肿,而多数限界性黏液性水肿有突眼性甲状腺肿,基础代谢率很高,但少数患者基础代谢率不高,甲状腺始终正常。

在患者的血清及皮损内,有一种长期作用的甲状腺刺激物,称为长效甲

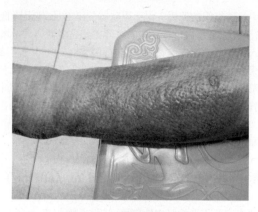

图16-8 胫前黏液性水肿

状腺刺激因子(long acting thyroid stimulator,LATS),这是一种 IgG 的自身抗体,以 7s 丙球蛋白的形式存在于大多数突眼性甲状腺肿患者的血清中。它与甲状腺细胞表面的甲状腺刺激素受体相结合而不需补体参加,能促使甲状腺激素分泌,这一免疫反应被人称为 V 型变态反应。有人曾在胫前皮损内发现 LATS。

【组织病理】 真皮水肿并有大量黏蛋白浸润,使胶原纤维及纤维束分散成网状,尤其真皮深部有较多的黏蛋白,阿新蓝染色阳性。真皮因水肿及黏蛋白浸润而变厚,真皮内有些不太成熟的成纤维细胞。

【治疗】 抗甲状腺治疗只使眼球突出等甲状腺功能亢进的表现消退,但不能促使本病好转。

皮损范围较大时,最好涂擦高浓度糖皮质激素类制剂,例如 0.2% 氟轻松软膏或 0.5% 曲安西龙软膏等,并用塑料薄膜覆盖。对小片皮肤损害可用曲安西龙等混悬剂注射于损害内。

黏液性水肿性苔藓(lichen myxedematosus)

黏液性水肿性苔藓是黏蛋白沉积于皮肤的一种疾病,皮肤有苔藓样皮疹,因而本病又称丘疹性黏蛋白病(papular mucinosis),可有淋巴水肿样肿胀及斑块。硬化性黏液水肿(scleromyxedema)被认为同病异型,有较明显的肿胀肥厚。

【症状】 皮损是成群或散布而略隆起的丘疹,对称或广泛,最常见于面部、颈部或四肢伸面,也可发生于阴囊、臀部或躯干等其他部位,轻微发痒或无任何自觉症状。

皮疹呈正常皮色,或略呈黄红色,日久可变暗红色,这些丘疹呈苔藓样,可排列成线状、环状或盘状,相邻的可以融合成斑块(图16-9、10)。

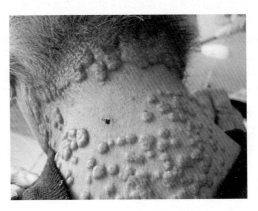

图16-9　黏液性水肿性苔藓

有的患者有淋巴水肿样肿胀但较硬,面部有明显的皱纹,口部发紧并可有较深的沟纹。硬化性黏液水肿是同一疾病,除了皮肤有苔藓样丘疹外,还

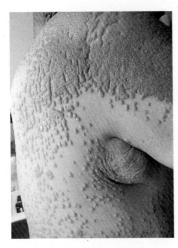

图16-10　黏液性水肿性苔藓

有弥漫或局限的肿胀。在前额的浸润常很显著,可使鼻根部位垂直方向的皮纹皮嵴因肿胀而十分明显。

患者多半是30~50岁成人,一般健康往往不受影响,也没有甲状腺等内分泌紊乱的现象。

病程很慢,往往有时缓解,有时加重,持续多年而不痊愈。

【病因】病因不明,甲状腺等功能正常。真皮上方1/3满含异染性黏蛋白状物质,酸性黏多糖染色法呈阳性,可由透明质酸酶消化。很多器官的血管壁中有黏蛋白沉积,表明本病不是一个仅限于皮肤的黏蛋白病。Mccarthy在醋纤电泳中发现异常均一性碱性 M 蛋白,认为是一种 IgG,推测本病可能是一种系统疾病,其皮肤表现是异常球蛋白沉积的结果。

【实验室检查】基础代谢率正常,血沉率可加快,血清中 IgA 往往增高,骨髓涂片中浆细胞常聚集。醋酸纤维素电泳法显示一种 M 型蛋白质增多,认为其可能是丙球蛋白 G。

【组织病理】真皮上部有明显的黏蛋白浸润。真皮的成纤维细胞增多,胶原束不规则。

硬性黏液水肿和黏液水肿性苔藓的组织变化相似。在弥漫增厚的真皮内有增生的成纤维细胞及不规则的胶原纤维束。在真皮上部,由成纤维细胞产生的大量黏蛋白所含的酸性黏多糖为透明质酸,可用阿新蓝、黏蛋白卡红、亚甲蓝或甲苯胺蓝染色(图 16-11、12)。

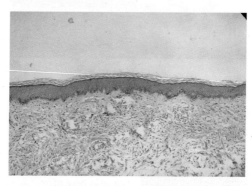

图 16-11　黏液性水肿性苔藓病理 HE 染色 100 倍

图 16-12　黏液性水肿性苔藓病理阿新蓝染色 100 倍

【鉴别】本病要和硬皮病、皮肌炎、结节型色素荨麻疹、胶样变性或胶样栗丘疹、皮肤淀粉样变、扁平苔藓、淋巴瘤、毛发上皮瘤区别。

【治疗】包括糖皮质激素类药物及免疫抑制剂的各种治疗都无效。严重影响面容时可考虑磨削手术或整形手术。也有报告用浅层 X 线或电子束治疗成功者。

毛囊性黏蛋白病(mucinosis follicularis)

毛囊性黏蛋白病又称黏蛋白性脱毛(alopecia mucinosa),有特殊的炎性斑块及脱毛,毛囊的组织有黏蛋白性水肿,通常发生于成人。

皮损往往是成群的毛囊性丘疹,无毛发,呈正常皮色,有时是有细薄鳞屑的湿疹性红色斑块(图 16-13),或是呈圆顶形的坚实或略软结节,最常见于面部、头皮、颈部及肩部,也可发生于别处,发痒或不痒,患处都没有毛发,毛囊处可有角质栓或断发桩。用手挤捏斑块或结节,有时能从毛囊口挤出微量黏液。经过数月或数年,损害可以自然消退。

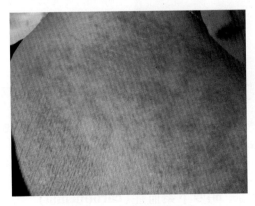

图 16-13　毛囊性黏蛋白病

上述皮损被称为良性型或特发性型。另有一些病例有淋巴瘤而称"恶性"型或症状性型,毛囊性黏蛋白病往往是散播性斑块而类似蕈样肉芽肿。

15%病例伴有蕈样肉芽肿等淋巴瘤类疾病,患者的年龄往往较大。

本病常和湿疹、脂溢性皮炎、头癣等病相似。病因不明。病理变化是外毛根鞘中部和上部以及皮脂腺有明显的细胞间水肿,有时累及毛囊底部;细胞之间有黏蛋白,它是一种无定形嗜碱物质;有时由于细胞松离及细胞浆与细胞核溶解而产生毛囊内囊肿。特殊染色法能染出大量酸性黏多糖。患处毛囊周围有淋巴细胞浸润。

糖皮质激素类可使病情改善,放射线治疗也有效,但患者没有自觉症状,最终自然痊愈,一般不需治疗。

皮肤灶性黏蛋白病(cutaneous focal mucinosis)

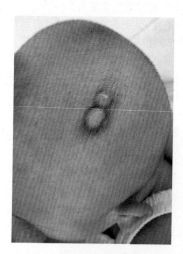

皮损是一个孤立丘疹或结节,表面光滑,呈正常皮色(图 16-14),不引起任何自觉症状,多半发生于成人的头部、颈部、躯干及四肢,但未发现于手部关节等处。

本病是黏蛋白沉积病之一。成纤维细胞能产生酸性黏多糖类黏蛋白,含有可被透明质酸酶破坏的透明质酸,可沉积于真皮而代替部分胶原纤维。由阿新蓝、亚甲蓝或甲苯胺蓝染色后,可见真皮内有大量黏蛋白,还有增生的成纤维细胞,很像黏液水肿性苔藓、毛囊性黏蛋白病、黏液样囊肿或黏液瘤的组织变化。

有些可以自然消退。本病对人无害,容易切除。恶性型用化疗能暂时改善症状。

图 16-14 灶性黏蛋白病

胡萝卜素血症(carotinemia)

胡萝卜素血症是血液中含有大量胡萝卜素(叶红质)时,皮肤颜色呈橙黄色,又称胡萝卜素色素沉着(carotinoid pigmentation)。糖尿病患者发生胡萝卜素血症时可称糖尿病性黄病(xanthosis diabetica)。

【症状】本病最容易发生在学龄前儿童及小学生。皮肤发黄是唯一症状。主要出现在角质层较厚、汗液和皮脂较多的部位,全身皮肤尤其掌跖、特别是掌纹处,鼻唇沟及鼻孔边缘的皮肤呈黄色或橙黄色,不引起自觉症状,也不伴有任何全身症状(图 16-15)。

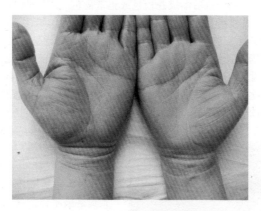

图 16-15　胡萝卜素血症

【病因】胡萝卜素存在于胡萝卜、柑橘、番茄、黄花菜、菠菜、南瓜、黄玉米、黄芜菁、蛋黄及牛油等食物中,大量食入后可使皮肤发黄。糖尿病、黄瘤、肾功能不全、肝脏疾病及甲状腺功能低下患者皮肤内也有较多的胡萝卜素,可由于胡萝卜素不能正常排泄或不能在肝脏内转变成维生素 A 造成。正常人血浆胡萝卜素含量为 1.9 ~ 2.7μmol/L,患者血浆胡萝卜素含量一般比正常高 3 ~ 4 倍,有的甚至高达 1500μmol/L。

【治疗】禁止大量食用富含胡萝卜素的食物,一段时间后黄色会自然消退。如果不能消退,需排除其他内科疾病。

库欣综合征(Cushing's syndrome)

皮质功能亢进时,皮质醇分泌过多而引起一系列临床综合征,主要表现为满月脸、多血质面容、向心性肥胖、皮肤紫纹、痤疮、高血压、低钾血症、骨质疏松、精神失常、血糖增加及尿糖出现、性腺及甲状腺功能减退、泛发性动脉硬化及水盐代谢紊乱等,个人症状互不一致,一般称为库欣综合征。

【症状】皮肤表现主要为糖皮质激素过多所致。由于黏多糖类及胶原蛋白的生成被干扰,皮肤萎缩而松弛,皮肤表面光滑,皮肤血管的脆性增加,摩擦或轻微外伤即可损伤血管而引起瘀点或瘀斑。血管的紧张性降低,毛细血管扩张,下肢常有大理石样皮肤或网状绀斑。在皮下脂肪大量增加而使皮肤迅速伸张时,腰部背侧、腹部、股部及膝部等处皮肤容易发生膨胀纹,先是紫红色线条状,以后渐成苍白色或正常皮色。此外,皮肤往往干燥脱屑,常有痤疮样皮疹及多毛,尤其女患者的面部等处易有多毛症,而头发可变细。色素沉着可弥漫发生,因皮肤毛细血管扩张而常呈暗红色。

在糖皮质激素的作用下,皮下脂肪聚积于面部、颈部、躯干,尤其背部及腹部,面部圆满而被称为满月脸,背部隆起而被称为水牛背,有时因骨质疏松而引起脊柱后凸,驼背更加明显,腹部也显著隆起并常有膨胀纹,而四肢的皮下脂肪较少,肌肉松软,因而患者虽胖但不匀称(图 16-16)。

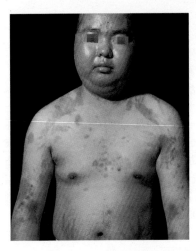

图 16-16 库欣综合征

【病因】肾上腺皮质发生腺瘤或其他肿瘤,或是皮质原发性增生肥厚时,肾上腺皮质功能就可亢进。垂体或下视丘有病变,尤其是脑垂体的嗜碱细胞瘤,可引起皮质功能亢进。

长期大量应用糖皮质激素类药物可引起类似库欣综合征的表现,长期涂擦含氟糖皮质激素类外用药,也有引起库欣综合征各种症状的可能性。

【治疗】应寻找病因,大多数患者需手术治疗,因此病因诊断对手术部位的确定有决定性作用。首先根据临床表现、血尿皮质醇及小剂量地塞米松抑制试验进行定性诊断,接着做 ACTH 测定、大剂量地塞米松抑制试验以及影像学检查进行病因诊断。对因大量使用糖皮质激素治疗其他疾病而继发本病者,可逐渐减少用量。

皮肤淀粉样变(amyloidosis cutis)

蛋白质代谢障碍所引起的淀粉样物质(amyloid)沉积于皮肤及其他组织或只存在于皮肤内而称淀粉样变(amyloidosis),皮肤有淀粉样物质时称为皮肤淀粉样变。

【分类】淀粉样变可分为原发性及继发性:

1. 原发性淀粉样变(primary amyloidosis)

(1) 原发性皮肤淀粉样变(primary cutaneous amyloidosis)

1) 苔藓样淀粉样变(lichenoid amyloidosis);

2) 斑状淀粉样变(macular amyloidosis);

3) 结节型淀粉样变(nodular amyloidosis)。

苔藓样淀粉样变是原发性皮肤淀粉样变中最常见的临床类型。此外,较少见的类型包括:异色症样皮肤淀粉样变、大疱型皮肤淀粉样变、白癜风样淀粉样变、骶尾部皮肤淀粉样变。

(2) 原发性系统性(全身性)淀粉样变(primary systemic amyloidosis)

2. 继发性淀粉样变(secondary amyloidosis)

(1) 继发性皮肤淀粉样变(secondary cutaneous amyloidosis):淀粉样物质沉积于皮脂痣、上皮瘤、角化病、鲍温病或某些慢性皮炎的皮疹内。

(2) 继发性系统性(全身性)淀粉样变(secondary systemic amyloidosis):淀粉样物质继发于慢性炎性疾病如梅毒、结核病、类风湿关节炎、骨髓炎、霍奇金病及慢性化脓性疾病。淀粉样物质主要沉积于肝脏、脾脏、肾上腺及肌肉等实质性器官内,偶尔也出现于皮肤而呈丘疹性损害。

【症状】淀粉样变是全身性或局限性,原发性或继发性,有多种临床表现。

1. 苔藓样淀粉样变　较为常见。初起损害是针头大的丘疹,逐渐发展到直径约2mm,由淡褐红色到暗褐色,有的可以近似正常皮色,可略透明或像皮内水疱。丘疹坚实,成片地密集分布在四肢伸面,特别常见于小腿前侧(图16-17、18),也可发生于股部、前臂甚至背部。苔藓样皮疹有少量鳞屑,对称分布,往往密集而成大片群珠状斑块,常呈暗褐色而像鲨鱼皮,引起剧痒,但没有全身症状,也不侵犯其他器官或组织,而只限于皮肤。

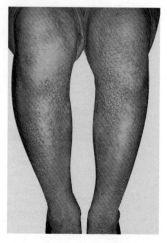

有的有较大的丘疹,聚集成边界清楚的隆起斑块,表面粗糙不平而成疣状,很像肥厚性扁平苔藓。另有些病例的皮疹广泛分布于躯干尤其背部上部,成为有色素的网状褐斑,对称分布,有时排列成波浪型(rippled

图 16-17　皮肤淀粉样变

pattern),后者有诊断价值,一般不痒,此型被称为斑状淀粉样变(图16-19、20),可以混杂一些较小的扁平丘疹,少数患者同时有淀粉样变苔藓。

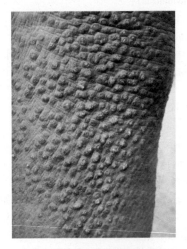

图 16-18　皮肤淀粉样变

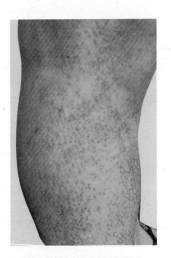

图 16-19　斑状淀粉样变

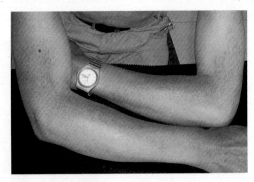

图 16-20　斑状淀粉样变

2. 结节型淀粉样变　皮损是一个或几个皮内结节或斑块,呈黄褐或褐色,直径约数厘米,结节中央的皮肤可因淀粉样物质消散而松弛萎缩。皮损常见于小腿或面部,也可出现于龟头、舌面、扁桃体等处,不引起自觉症状。

3. 系统性淀粉样变　原发性比继发性多见。原发性系统性淀粉样变主要侵犯平滑肌、横纹肌、结缔组织及血管壁等间叶组织,几乎波及身体的每一器官。可累及肾脏,出现蛋白尿、肾病综合征、肾衰竭;常有心肌供血不足,出现心力衰竭、心律失常、低血压;累及消化系统,出现恶心、呕吐、食欲缺乏、便秘、腹泻、胃肠溃疡、出血、肝脾肿大等;呼吸系统症状可有咳嗽、咳痰、气短、声嘶;关节及背部等处肌肉因淀粉样物质沉积于横纹肌等而出现疼痛、运动障碍。舌炎及巨舌也常见并可为早期表现,舌疼痛而肿大并有沟纹,可有成片糜烂或斑块性损害(图 16-21)。唇及颊黏膜可有瘀点、瘀斑或斑块(图 16-22)。指甲变薄、失去光泽、出现纵嵴及游离端裂隙等。1/4 患者的皮肤有光滑坚实的圆顶形或扁平丘疹,表面有蜡样光泽,呈正常皮色或因血液渗出血管而呈淡青红色(图 16-23),成群或分散,相邻丘疹可以融合

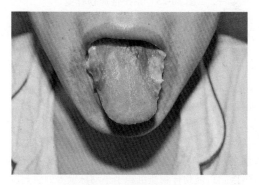

图 16-21　系统性淀粉样变

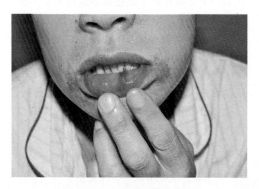

图 16-22　系统性淀粉样变

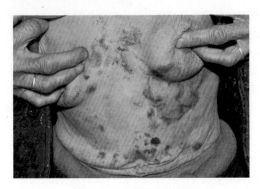

图 16-23　系统性淀粉样变

成斑块或结节,丘疹附近可有瘀点或瘀斑,可发生于四肢及面部等处,特别常见于眼皮、眼眶周围、鼻部附近以及皮肤和黏膜连接处,眶周瘀斑性丘疹结节致"黑眼征"有特异性。有时,皮肤有坚实皮下结节及斑块或皮肤成片发硬而像硬斑病。1/5 患者伴发多发性骨髓瘤,有骨痛症状,更多的患者最终发生多发性骨髓瘤。

　　继发性系统性淀粉样变可以继发于多种慢性炎性疾病特别是结核病、瘤型麻风、类风湿关节炎及骨髓炎等,也可出现于某些慢性皮肤病如化脓性汗腺炎、慢性溃疡及营养不良性大疱性表皮松解症等,主要侵犯肝、脾、肾及肾上腺等实质性器官,淀粉样物质沉积于小动脉壁等处引起肝脾肿大、肾病甚至尿毒症等。

　　【病因】病因不明,淀粉样物质是包括球蛋白和黏多糖的蛋白质及碳水化合物的物质。淀粉样物质的来源不明,有人认为是成纤维细胞的一种异常产物;有人认为是受抗原刺激的浆细胞所产生;也有证据表明皮肤淀粉样蛋白来自于表皮,是由角质形成细胞丝状变性而来。皮肤淀粉样变多半发生于中年以上的男性,少数患者有家族史而似与遗传有关。

　　原发性系统性淀粉样变常和多发性骨髓瘤并发,目前认为,浆细胞过度增生产生异常免疫球蛋白沉积于细胞间隙是系统性淀粉样变的直接原因。

　　继发性系统性淀粉样变继发于多种慢性疾病,被人认为是抗原长期刺激所引起的特殊免疫反应,直接免疫荧光技术可显示某些病例的淀粉样物质沉积物内有 IgG、IgA 及 IgM,尤其常有 IgM 及 C3。

　　【组织病理】组织切片中所见的淀粉样物质是有裂隙的无定形匀质物质,裂隙是由于制片过程中淀粉样物质凝缩的缘故(图 16-24、25)。淀粉样物质可由甲紫染成紫红色,刚果红染成橘红色,PAS 染成红色,而原发性损害中淀粉样物质的黏多糖含量或化学结构可不一致,染色程度也不一致,有时可难染色。

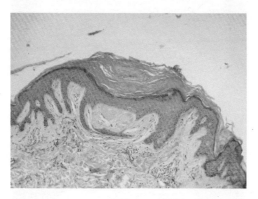

图 16-24 皮肤淀粉样变病理

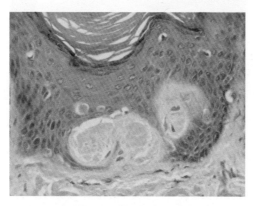

图 16-25 皮肤淀粉样变病理

在原发性系统性淀粉样变患者的皮疹内,真皮及皮下组织都有嗜酸性无定形物质,表皮下、汗腺、血管壁及其周围也有淀粉样物质沉积,经刚果红染色后在偏振光显微镜下呈特征性的苹果绿双折光。此外,横纹肌、舌、心肌、肠胃及尿道平滑肌、肾小球、肝、脾等处皆可以有成块的淀粉样物质沉积于这些器官的间质内(图 16-26、27)。

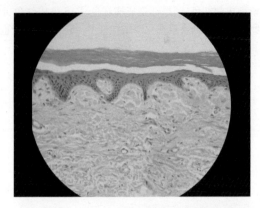

图 16-26　系统性淀粉样变病理

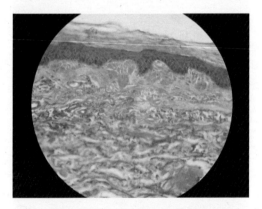

图 16-27　系统性淀粉样变病理刚果红染色

【诊断】淀粉样变苔藓有剧烈发痒的丘疹,容易误诊为神经性皮炎、扁平苔藓或痒疹,在临床上要注意鉴别,病理组织检查可以确定诊断。刚果红试验对于系统性淀粉样变是个较准确的诊断方法,对于局限性皮肤淀粉样变就不太可靠。

【治疗】淀粉样变苔藓的最好疗法是涂擦浓度高及作用强的糖皮质激素制剂如曲安西龙或 0.1%~0.2% 氟轻松霜剂,再用塑料薄膜覆盖。对面积较小的皮损最好用曲安西龙的混悬液直接注入损害内。

系统性淀粉样变有多种化疗方案,美法仑联合泼尼松可用于长期治疗。

有时需应用大剂量地塞米松、沙利度胺和环磷酰胺。还可选择雷利度胺（lena-lidomide）和硼替佐米（bortezomib）。伴有多发性骨髓瘤的可以进行造血干细胞移植，以延长生存期。对继发性病例应该处理原发病。

卟啉症（porphyria）

卟啉症（血紫质病）是体内卟啉（血紫质）代谢先天或后天的紊乱，卟啉及其前体不正常地大量增加及排泄，可积聚在皮肤等组织内，引起对光线敏感的皮疹，也可引起胃肠或神经精神症状。

【分类】卟啉症有不同的分类法。现在一般分为下列几型：

1. 先天性红细胞生成性卟啉症（congenital erythropoietia porphyria，CEP）又称先天性光敏感性卟啉症（congenital photosensitive porphyria）；

2. 红细胞生成性原卟啉症（erythropoietic protoporphyria，EPP）；

3. 急性间歇性卟啉症（acute intermittent porphyria，AIP）；

4. 变异型卟啉症（variegata porphyria，VP）又称混合性卟啉症（mixed porphyria）、混合性肝性卟啉症（mixed hepatic porphyria）或南非基因性卟啉病（south African genetic porphyria）；

5. 迟发性皮肤卟啉症（porphyria cutanea tarda，PCT）。

急性间歇性卟啉症、变异型卟啉症及迟发性皮肤卟啉症都是肝性卟啉症（hepaticporphyrias），有的红细胞生成性卟啉症也是肝性卟啉症。

【症状】

1. 先天性红细胞生成性卟啉症（先天性光敏感性卟啉症）　本病特征是生后短时间内发病，年幼婴儿有红色尿液，可由尿布发现。有光敏感反应，脾肿大，常有溶血性贫血。乳牙及恒牙都有红齿（erythrodontia），即滤过紫外线（Wood灯）使牙齿发出珊瑚红色荧光。日晒部位有水疱及皮下大疱，以后结痂而发生瘢痕及色素沉着。大疱反复发生及消失并遗留瘢痕，往往使面部及四肢等暴露部位发生严重的残毁畸形。

2. 红细胞生成性原卟啉症　本病特征是2~5岁年幼儿童有多种光敏感性皮疹。日晒部位的皮疹形态不定，可以是发痒或有灼热感的红斑，也可以是斑块状水肿，或有多形日光疹样、湿疹样、荨麻疹样、痒疹样或多形红斑样表现，偶然发生大疱，严重患者的日晒部位发生紫癜。到冬季时，皮疹往往显著减轻甚至消失。有患者鼻部及颊部皮肤有些浅瘢痕，皮肤增厚及蜡状，手指近侧端关节的皮肤较厚，口周围有线形瘢痕，耳边的皮肤萎缩并有持久的紫红斑等慢性表现。

3. 急性间歇性卟啉症　本病是最常见的卟啉病。最早症状往往是剧烈的腹绞痛,腹胀并有压痛,而腹壁不紧张。腹痛时有恶心、呕吐、腹泻或便秘。腹绞痛突然发生,疼痛部位不定,可以持续几小时到几天之久。

神经性疼痛症状可以单独出现,也可和腹痛同时发生。患者常有周围神经痛,小腿可有剧痛,还常有延髓综合征及其他各种神经症状如视神经萎缩、膈肌无力、呼吸或声带麻痹、松弛型四肢麻痹、面瘫及吞咽困难等,有的有癔症以致显著的精神失常。

皮肤没有明显的症状。有的发作期有点状色素沉着,皮肤可呈暗褐色,但不发生水疱、大疱等光敏感性皮疹。

4. 变异型卟啉症(混合性卟啉症,混合性肝性卟啉症)　本型的特征是既有急性间歇性卟啉症(AIP)又有迟发性皮肤卟啉症(PCT)的一些临床表现。光敏感性皮疹、腹绞痛、胃肠及神经精神症状同时出现或在不同时期发生。

皮疹和迟发性皮肤卟啉症的皮疹基本相同,主要表现是日晒部位发生水疱及大疱,容易糜烂。此外有多毛症,尤其妇女的颞部容易多毛。日晒处色素沉着可误认为陪拉格(糙皮病)。

其他症状和急性间歇性卟啉症相同或相似,患者有腹绞痛、胃肠紊乱、神经精神症状。

5. 迟发性皮肤卟啉症　卟啉症中最常见的一型。本型特征是30~40岁时发生光敏感反应。患者常有酗酒史,肝功能不良。日晒或常受外伤及摩擦部位发生大疱,大疱破裂后糜烂结痂,可形成瘢痕。面部、颈部及手背等暴露部位有色素沉着,面部尤其颊部有时多毛,面部及颈部皮肤可呈淡青色,面部及手背等处可有粟丘疹状损害,颊部及颈后皮肤可以发硬变厚,并可有钙质沉积。

肝硬化或肝脏脂肪变性发生时,黄疸可有可无。15%~20%患者有糖尿病,有的伴有血色病、霍奇金病(Hodgkin's disease)、恶性肿瘤及网状内皮细胞疾病。

遗传性迟发性皮肤卟啉症较少见,一般在15~30岁时发生,多半出现于南非的班图族,有人称为班图卟啉症(Bantu porphyria)。

【病因】卟啉症有多种皮肤表现。当皮肤含有卟啉时,卟啉的分子吸收波长约400nm的光线后,产生自由基,继而形成脂质过氧化物及蛋白交联,导致细胞膜破坏、细胞死亡。卟啉类物质的蓄积及神经组织中血红素含量下降与本病的神经系统表现有密切关系。

卟啉物质在肝脏内过分增加时引起肝型卟啉症,包括变异型卟啉症、急性间歇性卟啉症(ATP)及迟发性皮肤卟啉症(PCT)。如果在骨髓的红细胞样细胞内大量增加,则引起红细胞生成性卟啉症,包括先天性红细胞生成性卟啉症及红细胞生成性原卟啉症,但后者也有肝型。

1. 先天性红细胞生成性卟啉症 是常染色体隐性遗传的疾病。患者为血红素合成途径中尿卟啉原Ⅲ合成酶(URO-S)缺陷的纯合子。

2. 红细胞生成性原卟啉症 通常是不完全外显率的常染色体显性遗传,少数为隐性遗传。血红素合成途径中亚铁原卟啉合成酶发生缺陷。很多人有卟啉异常而无临床表现。

3. 急性间歇性卟啉症 是常染色体显性遗传,卟吩胆色素原脱氨酶存在缺陷。往往在成人时期开始发生。

4. 变异型卟啉症 常染色体显性遗传,原卟啉原氧化酶存在缺陷。患者可长期没有症状,在酗酒、服用某些药物或接触某些化合物后发生。女患者在妊娠时,皮肤表现常较明显。

5. 迟发性皮肤卟啉症(PCT) 血红素合成途径中尿卟啉原脱羧酶(URO-D)缺陷,根据红细胞 URO-D 活性及家族史,PCT 分为 4 型:Ⅰ型,散发型/获得性,多发生于成人,URO-D 缺陷仅限于肝脏,临床出现症状时其活性才会显著下降;Ⅱ型,家族型/遗传性,常染色体显性遗传,20% 患者任一组织均有 URO-D 缺陷,发病年龄小于 20 岁,女性多见;Ⅲ型,URO-D 缺陷符合散发型特点,但具备阳性家族史;Ⅳ型,URO-D 缺陷纯合子,幼时即可出现严重的残毁型卟啉症-肝性红细胞生成性卟啉症。

酗酒、巴比妥类、磺胺类、氯喹、甲基多巴、灰黄霉素、甲糖宁、氯磺丙脲、己烯雌酚及口服避孕药等药物,铅、砷、铁等化合物以及三氯酚等除草剂都可使肝脏中毒而成诱因。有的患者并发糖尿病或肝硬化、肝脏肿瘤等肝脏疾病。

【实验室检查】

1. 先天性红细胞生成性卟啉症 尿液内有大量尿卟啉Ⅰ(uroporphyrin Ⅰ)及少量粪卟啉Ⅰ(coprophyrin Ⅰ),尿液呈粉红到红葡萄酒色。粪便中粪卟啉Ⅰ多于尿卟啉Ⅰ。红细胞有尿卟啉Ⅰ,在滤过紫外线(Wood 灯)下呈红色荧光。

2. 红细胞生成性原卟啉症 红细胞、血浆及粪便中原卟啉(protoporphyrin)都增加,粪卟啉轻度增加,而尿卟啉正常,尿液在 Wood 灯下不发出荧光。

3. 急性间歇性卟啉症 尿液中卟吩胆色素原(卟胆原,porphobilinogen,PBG)及 δ-氨基-γ-酮戊酸(ALA)都增加,这些卟啉前体无色,在 Wood 灯下不发出荧光。新鲜尿液在日光曝晒下,由于卟吩胆色素原(卟胆原)逐渐变成卟吩胆色素(卟胆素,porphobilin)而渐成褐红至褐黑色,如果在尿液中加入几滴酸液并煮沸 30 分钟,这种颜色变化就加快出现。

4. 变异型卟啉症 在急性发作时,卟啉前体(ALA 及 PBG)及尿卟啉都增加。尿液颜色深,或是久置后才成葡萄酒色,在 Wood 灯下放发出粉红色荧光。在缓解期,粪便中卟啉物质增多,原卟啉显著增加,粪卟啉Ⅲ也增加。尿液中卟吩胆色素原消失。

5. 迟发性皮肤卟啉症 尿液中尿卟啉大量增加,主要是尿卟啉Ⅰ,也有尿卟啉Ⅲ,尿液中粪卟啉往往增多。在 Wood 灯下,尿液呈现珊瑚红色荧光。

肝功能可不正常,肝组织活检可显示肝硬化。血清铁水平及铁总结合力可增高。

各型卟啉症的卟啉检查见表 16-1。

表 16-1 各型卟啉症的卟啉检查

	尿	粪	红细胞	血浆
先天性红细胞生成性卟啉症	尿卟啉Ⅰ++ 粪卟啉Ⅰ++	粪卟啉Ⅰ++	尿卟啉Ⅰ++ 粪卟啉Ⅰ++	尿卟啉Ⅰ++
红细胞生成性原卟啉症	正常	原卟啉++	原卟啉++	原卟啉+
急性间歇性卟啉症	ALA++,PBG++ 尿卟啉±粪卟啉±	正常	正常	PBG++ ALA++
变异型卟啉症	(急性发作期)PBG++	原卟啉++ 粪卟啉+ 卟啉物质++	正常	?
迟发性皮肤卟啉症	尿卟啉++ 粪卟啉++	粪卟啉++ 原卟啉±	正常	?

【组织病理】除了急性间歇性卟啉症外,都可发生光敏感性皮疹,表皮下水疱可随表皮细胞的生长而逐渐上升到表皮内。

在先天性红细胞生成性卟啉症的皮损中,抗淀粉酶 PAS 阳性透明蛋白广泛沉积于真皮浅部,在增厚的毛细血管壁上尤其显著。

红细胞生成性原卟啉症的抗淀粉酶 PAS 强阳性透明蛋白沉积于真皮上方 1/3 的毛细血管周围,严重时可布满真皮浅部。毛细血管周围的透明蛋白物质常含类脂质。

迟发性皮肤卟啉症的透明蛋白沉积于真皮浅部及真皮乳头内毛细血管周围,乳头可不规则的由疱底伸入疱腔而呈"彩球"状。透明蛋白物质不含类脂质。

【鉴别】 先天性红细胞生成性卟啉症要和新生儿天疱疮及大疱性表皮松解症区别。红细胞生成性原卟啉症容易误诊为多形日光疹、种痘样水疱病或其他光敏性皮肤病。急性间歇性卟啉症常误诊为急腹症或某种神经精神性疾病。变异型卟啉症最易误诊为陪拉格。迟发性皮肤卟啉症可误认为大疱性表皮松解症。

各型卟啉症的鉴别见表16-2。

表16-2 各型卟啉症的鉴别

类型	属型	病因	发病年龄	皮肤表现	其他症状
先天性红细胞生成性卟啉症	红细胞生成形	常染色体隐性遗传	婴儿	大疱、瘢痕、多毛	红尿、脾大、溶血性贫血、红齿
红细胞生成性原卟啉症	红细胞生成形及肝型	显性遗传	幼儿	光敏感性,多形皮疹	肝功能可降低
急性间歇性卟啉症(AIP)	肝型	显性遗传	青年	色素沉着,多毛	阵发性腹绞痛,胃肠障碍,神经精神症状
变异型卟啉症	肝型	饮酒、药物及化合物等,显性遗传	青年	光敏感性,多形皮疹,多毛(同PCT)	(同 AIP)
迟发性皮肤卟啉症(PCT)	肝型	先天性;显性遗传症状性:饮酒、药物、化合物	中年	水疱等光敏感性皮疹,多毛	肝功能降低,可有肝硬化、糖尿病等

【治疗】先天性红细胞生成性卟啉症患者应该尽量避免日晒。溶血性贫血严重时,可考虑施行脾脏切除术。骨髓移植是目前最有效的治疗方法。

红细胞生成性原卟啉症患者也要尽量防避日光,必要时涂擦遮光剂。可用二氧化钛软膏等物理性遮光剂,3%二羟丙酮霜也可有效,而其他遮光剂的保护作用都很小。β-胡萝卜素可内服,75~300mg/d,连服4~6周后可以开始有效。

治疗急性间歇性卟啉症和变异型卟啉症的首要问题为避免各种已知的诱发因素。患者必须禁止饮酒,勿服巴比妥等药物。急性发作期对症处理无效时,静脉给予高铁血红素4~8mg/kg,连续4天,可反馈抑制ALA合成酶,减少卟啉及其前体的生成。锌原卟啉与血红素精氨酸同时使用也可以延长缓解时间。

迟发性皮肤卟啉症一般是症状性,应尽量避免各种诱发因素,患者不应饮酒及服用巴比妥或磺胺类等药物。肝功能不良时,可服护肝药物。维生素E可大量应用,每日量应达800~1200IU以上,在有严重高血压或心肌损害时,可减少至100IU,以后酌情渐增。由静脉放血可降低血中铁含量,每次250~400ml,每周1次。一般临床症状会先于生化指标得到改善。治疗的同时要定期检查肝脏功能及血常规,血红蛋白不应低于10g/dl。

卟啉症患者每日口服碳酸氢钠4~6g以使尿液碱化,可促使尿液的卟啉物质排泄。络合物如二巯丙醇(BAL)或依地酸(EDTA)钠钙可加强卟啉排出。光感性患者可长期口服小剂量氯喹125mg或羟氯喹200mg,每周服两次,如果患者能耐受,剂量可以加倍,应注意氯喹及羟氯喹的不良反应。

褐黄病(ochronosis)

尿黑酸(homogentisic acid)存在于身体多处组织内,由尿液大量排出时尿呈黑色而为尿黑酸尿(黑尿病)。结缔组织内含有大量尿黑酸而使皮肤有色素沉着,指甲也有色素变化,称为褐黄病,软骨、肌腱、韧带及巩膜都有色素变化。关节有退行性变性的关节炎时称为褐黄病性关节炎(ochronotic arthropathy)。

【症状】最初症状往往是尿呈褐色或黑色,黑尿甚至是本病的唯一表现,或是不很明显,可在幼儿时期出现,尿布或裤衩有色时才引起家长注意。患者往往到中年以后才发现褐黄病,最后褐黄病性关节病可发生。

皮肤表现开始出现于40岁左右,广泛地呈现淡灰、淡青、淡褐色或淡黑色,在前额、颊部、腋窝及生殖器部位特别明显。额部、颊部及腹股沟等处汗液也含色素,出汗时可使衣巾染色,严重时汗液可像浅色墨水。口腔黏膜及咽部都弥漫地变色,指/趾甲可呈青灰色或褐色。耳软骨也有色素,因距皮肤很近,可见耳朵呈青灰或青褐色。鼻翼皮肤因鼻软骨变色而呈暗灰色。肋软骨色素也可由皮肤渗出。巩膜的色素沉着往往最先显出。在30岁左右,即可见到在巩膜的外直肌附着处有褐色或灰色斑点(Osler征)。眼皮及结膜也变色,在灯光照耀下可见睑板发青。除了软骨及巩膜外,肌腱及韧带也有色素。当患者把手捏成拳头时,可隐约看出指关节处伸肌肌腱发黑。耳鼓及听鼓也有褐黄病变化,可引起耳聋。

在较晚期,变性的褐黄病性关节痛出现,负重较大的关节容易波及。椎关节常疼痛僵硬。X线显示脊柱的骨骼及关节往往都有改变,椎间盘往往消失,骨质疏松,骨与关节都有非感染性炎症,以后有钙盐沉着。背部下方的脊柱常有慢性疼痛,活动受限,腰骶关节可僵硬。胸椎也可波及而引起驼背,有时胸骨受损而使呼吸困难。以后,膝关节、肩关节及髋关节的活动都可受限,关节渐变强直而使肢体挛缩,以后钙化。跟腱可以裂开,椎关节软骨受损而常使椎间盘突出或引起疼痛,椎间盘钙化可使椎间间隙狭窄,椎间盘疝可以形成。

前列腺有色素可有前列腺凝结物。褐黄病性肾病及肾结石可以发生而导致尿毒症。心肌可有梗死,心瓣膜也有色素并可钙化,主动脉可因钙化而狭窄。

【病因】 本病是由于常染色体隐性遗传,父母往往为近亲结婚。

由于2,5-二羟苯醋酸、1,2双加氧酶(HGO)基因突变,主要存在于肝脏的尿黑酸氧化酶先天地缺乏,因而酪氨酸(tyrosine)及苯丙氨酸(phenylalanine)的中间代谢产物尿黑酸不能被进一步氧化分解,积聚于皮肤、软骨、肌腱、韧带、心内膜、大血管内膜、肾脏、肺脏等组织尤其结缔组织内,尿黑酸和部分尿黑酸在组织中氧化的产物聚合成灰青或青黑色均匀颗粒,以后由尿液排泄。

【组织病理】 真皮内有淡褐色色素,不像黑色素可由银染色法染色,但可由结晶紫或亚甲蓝染黑。血管的内皮细胞、基底膜、汗腺的分泌细胞及散在的组织细胞内都有色素性微粒,在胶原纤维束、弹力纤维、软骨、肌腱和动脉粥样硬化处也可查见。

【诊断】 临床表现主要为黑尿、褐黄病及关节炎。在显微镜下,可见尿液含有淡褐色微粒。尿液经空气氧化后颜色即渐变深,如加入碱性溶液,在几秒钟内即可呈暗褐色。汗液及尿液常使衣裤染色。由尿液测出尿黑酸即可确诊,而正常人尿液中不含尿黑酸。恶性黑素瘤虽可有黑尿,尿液也不会含尿黑酸。

【鉴别】 本病应和血红蛋白沉着症、光敏感所致色素沉着、艾迪生病、皮肤卟啉症和陪拉格鉴别。

外来的化合物和药物如苯酚、雷琐辛及抗疟药能抑制含有巯基的尿黑酸氧化酶而引起获得性褐黄病(acquired ochronosis)。

【治疗】 长期低蛋白饮食虽可使苯丙氨酸和酪氨酸的摄入量减少,但可影响营养而难长期实行。骨及关节疼痛时可予以镇痛药或物理治疗。维生素C可以降低色素在结缔组织的沉积,并且减少尿中尿黑酸的排泄。维生素E和乙酰半胱氨酸作为抗氧化剂,可以降低尿黑酸的聚合和沉积。尼替西农可以抑制尿黑酸形成过程中的羟苯丙氨酸氧化酶的活性,可以作为一种新的治疗方式。

血红蛋白沉着症(血色病)、
(haemochromatosis)

血红蛋白沉着症(血色病)由于含铁血黄素、血棕色素及黑色素沉着,皮肤呈铁灰色到褐色或青铜色,黏膜有色素沉着,患者常有糖尿病及肝大,因而本病又称青铜色糖尿病(bronze diabetes),往往伴有肝硬化、心脏病或性腺功能低下等。

【症状】 皮肤表现主要为弥漫的色素沉着,呈铁灰色或青铜色,以面部、手背、前臂伸侧等暴露部位以及外生殖器及其附近等皱褶处最显著。皮肤含有较多含铁血黄素时呈灰褐或铁灰色;部分患者的黏膜也有色素沉着,有的并发反甲(匙状甲)或局限性鱼鳞病,也有的脱发。血浆铁水平增高,血清中与铁结合的蛋白质也增加。

【组织病理】 基底细胞层有大量黑色素,于是皮肤呈青铜色。腺体组织内有大量含铁血黄素,结缔组织、平滑肌及肝脾等处常有很多血棕色素。

【病因】 本病是铁质代谢先天地发生障碍所致,主要遗传缺陷是血色病基因(hemochromatosis gene,HFE)发生点突变,由此产生C282Y蛋白,进而引起食物中铁被过度吸收。本病也可由于过量输入血液造成。多半发生于中年以上尤其60多岁的男人。

【治疗】 放血疗法被人应用,每周1次,可放血500ml,治疗目标是使血清铁蛋白维持在50~100ng/ml,治疗期间不需要调整饮食,但应避免补充维生素C和铁剂。依地酸钠(EDTA Na)也被应用而认为有效。有糖尿病时必须治疗,伴有肝硬化时要按内科方法处理。

苯丙酮尿症(phenylketouria)

苯丙氨酸(phenylalanine)代谢先天的失常,由常染色体隐性遗传。

【症状】 由于黑色素合成先天地受到干扰,患儿的皮肤及毛发的颜色变淡,皮肤白嫩者色素尤其显著减少。患者对光线往往非常敏感,约半数患者并发湿疹,也易发生脓疱疮及其他皮肤感染。皮肤可有硬皮病性变化,在婴儿早期,股部及臀部皮肤就可发硬并随年龄增长而加重。

患者常有智力迟钝、多动症及腱反射亢进等锥体束外的神经症状,脑电图往往异常。

【病因】 本病由于苯丙氨酸羟化酶(phenylalanine hydroxylase,PAH)基因突变,PAH先天不足,苯丙氨酸不易转变为酪氨酸,在血液中含量高于正常(正常新生儿一般<120μmol/L)。苯丙氨酸不向酪氨酸转变,因而酪氨酸减少,从而黑色素生成减少而使皮肤及毛发颜色变浅。智力迟钝及癫痫等神经系统症状可由脑内氧化率降低引起。

【实验室检查】 由于PAH的活性很小,苯丙氨酸的代谢产物苯丙酮酸、苯醋酸及苯乳酸等随尿液排出体外。新鲜尿液标本的氯化铁试验呈阳性反应,二硝基苯肼实验也是阳性;尿液中苯丙酮酸遇氯化铁即呈绿色。

【治疗】 本病是少数可以早期诊断的先天性遗传病,开始治疗的年龄越小,愈后越好,患儿的智力发育可以接近正常人,晚期治疗均存在不同程度的智力低下。给予低苯丙氨酸饮食,摄入量根据血液中苯丙氨酸的水平调整,维持到10岁。对饮食治疗无效的可选用生物蝶呤(dioplerin,BH4)、左旋多巴、苯丙氨酸裂解酶等治疗。

H病(Hartnup disease,H disease)

首先在一个以Hartnup为姓的家族中发现。色氨酸过氧化物酶先天缺乏而使氨基酸代谢失常,SLC6A19基因发生突变,为染色体隐性遗传。色氨酸无法代谢为烟酸而引起陪拉格样皮疹,并有氨基酸尿及尿蓝母尿(indicanuria),还有间歇发作的暂时性小脑共济失调。

本病一般在3~9岁时开始发生。暴露部位尤其前额、颊部、口周围、手背及前臂等处皮肤干燥脱屑及发红。鳞屑性红斑的边界清楚,日晒以后皮损显著红肿并有灼热感,消退后遗留色素沉着。有的患者有口炎、舌炎及腹泻。病状较轻者皮疹可像异位性皮炎或脂溢性皮炎。

最常见的神经症状是小脑共济失调。此外可有眼球震颤、手足颤抖或精神失常。

尿液含有氨基酸及尿蓝母，还有吲哚-3-醋酸。

临床表现随年龄的增长而渐减轻。大量烟酸可控制脑症状及使皮疹消退，患者应尽量避免日晒，必要时可擦遮光剂。

痛风（gout）

痛风是尿酸或尿酸盐沉着的代谢障碍性疾病，分为急性及慢性两型。慢性痛风患者有一种被称为痛风石（tophus）的皮下结节，坚硬疼痛。

【症状】痛风分为急性及慢性两型。

急性发作的痛风多半是原发性关节痛风。急性发作往往是在夜间，患者的一侧关节显著肿胀疼痛，最常见于第一跖趾关节，皮肤发红灼热，全身恶寒发热，黎明时患者出汗，热度消退，疼痛也停止，但到晚间时又发作，如此连续 3～10 天才停止；若干时期后可复发，并可发生于其他关节为手痛风、膝痛风、肩关节痛风等。

慢性痛风是第一次发作后经 5～40 年而渐形成，指趾关节等往往发生畸形，皮下组织内发生痛风石，引起剧烈的疼痛（图 16-28、29）。痛风石逐渐变硬扩大，较大结石可以溃破，露出一种白色坚硬的物体（痛风石），结石脱落后，痛风溃疡形成。痛风石往往出现于膝关节、指关节等关节附近的柔软组织及关节软骨等处，发生于耳朵时，只有针头到绿豆大。

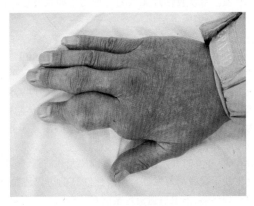

图 16-28　痛风石

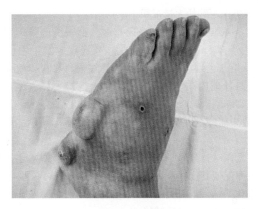

图16-29 痛风石

除了关节变化外,胃肠、支气管、泌尿器官及浆膜可发生炎症,肾脏及循环系统也常发生障碍。肾结石、糖尿病、肥胖及动脉硬化是常见的并发病。

实验室检查 血液中尿酸含量超标,白细胞增多,血沉加快,晚期时肾功能可受损。

【**病因**】 痛风是嘌呤(purine)代谢发生障碍的疾病。嘌呤代谢产物是尿酸及尿酸盐,由肾脏排泄;如果体内嘌呤物质太多,所产生的尿酸及尿酸盐不能全由肾脏排出,就会积聚在血液以及关节、结缔组织及肾脏等组织内而引起病变。痛风常在夜间急性发作,是由于夜间排尿较少,血液中尿酸及尿酸盐较多的缘故。

原发性痛风可由于嘌呤代谢先天性异常,约25%的病例有家族史,被认为是显性遗传。食含嘌呤高的食物、内分泌紊乱、情绪紧张等因素可使症状有所不同,外伤、手术或汞剂及噻嗪类利尿剂等可以诱发急性痛风。

继发性痛风偶然是红血病、慢性白血病及其他骨髓增生性疾病的一个并发病。肾脏疾病、高血压、铅中毒、糖尿病、淋巴瘤及其他恶性肿瘤等偶然伴发高尿酸血症和痛风。

【**组织病理**】 痛风石是尿酸或酸性尿酸钠所形成的针状长形结晶,并含有少量尿酸钙等无机化合物而形成块状物,其中可有继发性钙盐沉着。结石附近常有异物巨细胞及结缔组织细胞等异物反应。组织标本最好用酒精而不用甲醛溶液固定,因为甲醛溶液破坏尿酸盐的特征性针状结晶。

【**治疗**】 患者不要饮酒,少吃脂肪及刺激性食品,尤其应该少吃或不吃动物内脏、海鲜如蟹类等富含嘌呤的食物。要多喝水,每日尿量保持在

2000ml 以上以防止尿酸盐大量沉积于尿路内。

秋水仙碱(colchicine)对急性痛风有效。第一次口服 0.5~1.0mg,以后每 2~3 小时服 0.5mg,直到疼痛消失或胃肠反应发生为止。秋水仙碱 0.25~0.30mg 溶于生理盐水 3ml 中作静脉注射,以后每 6 小时 0.5mg,直到疼痛消失。24 小时内注射总量不超过 4mg。

秋水仙碱常和别嘌醇(allopurinol)同时应用,别嘌醇 50~100mg,每日 3 次,可以减少血中尿酸浓度及尿酸盐在器官内的沉积,特别适用于痛风性肾病患者。

痛风急性发作时,口服阿司匹林或水杨酸钠可以镇痛,还能减少尿酸由肾小管再吸收而促使其排泄。在痛风发作时,保泰松可口服 0.2~0.4g,以后每 6 小时服 0.1~0.2g,维持量为 0.1g,每日 3 次。糖皮质激素制剂如泼尼松等在发作时可使疼痛迅速减轻。

磺吡酮(sulfinpyrazone)是保泰松的衍化物,可用于慢性痛风。成人开始量为每日 0.1~0.2g,一周后可增到 0.4g,同时应服碳酸氢钠及大量喝水,但不可和水杨酸钠共服。

羟苯磺胺(丙磺舒,probenecid)对慢性痛风有效,可促使肾脏排泄尿酸,降低血中尿酸浓度,内服 0.5~2.0g/d,分为两次,同时要多喝水,并服碳酸氢钠;长期服用后,可使关节病变好转,肾功能改善,痛风石逐渐吸收,而肾功能显著不良的患者应该忌服。

矿泉疗法、按摩、温浴、透热疗法是可用的辅助疗法。痛风石可以切除。

皮肤钙质沉着(calcinosis cutis)

皮肤钙质沉着是钙盐沉着于真皮或皮下组织而发生丘疹、结节或肿块,有时皮肤溃破而有钙盐排出。

本病有各种分类、命名及其含义,但任何分类法都难使人满意。按分布情况可分为限界性及普遍性。按血清钙磷水平则转移型的钙磷高,而营养不良型者血清钙磷正常。按病因则有特发性、代谢性、肿瘤性及外伤性等。

【症状】多数钙盐沉积物广泛分布于真皮及皮下组织甚至肌肉及肌腱内,或是只有少数沉积物局限于某些部位的皮肤内。

普遍性钙质沉着(calcinosis universalis):多个钙质沉积物对称分布于四肢,也可见于躯干,通常散布于腕部、膝部、肘部、髋部的皮内或皮下,也可存在于肌肉及肌腱内。大小不定,一般是豌豆到核桃(0.5~5cm)大的结节或斑块。初起时不觉疼痛,结节上方的皮肤可以自由推动,外观正常。以后,这些沉积物可有疼痛及压痛,上方皮肤和沉积物粘连并可发红,以后可溃破而放出含有钙盐颗粒的乳酪状物质或脓状物质,溃疡不易愈合。

限界性钙质沉着(calcinosis circumscripta):少数钙质沉积物构成结节或块状物出现于皮肤内,最易发生于手指及腕部等容易遭受外界摩擦和挤压的部位。初起时,结节上方皮肤完全正常,逐渐和沉积物粘连而发炎,皮肤溃破时排出乳酪色油腻物或含有砂粒样物质(图16-30)。溃疡愈合时遗留瘢痕,以后可复发。

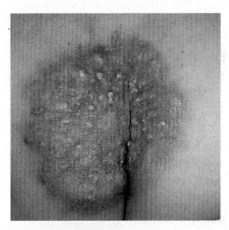

图 16-30 限界性钙质沉着

肿块性钙质沉着(tumoral calcinosis)是较大的沉积物发生于大关节附近,皮肤溃破时排出白垩样物质,别处可有钙质丘疹或结节。这种损害主要发生于南部非洲的黑人,常出现于幼年时期。

表皮下钙化结节(subepidermal calcified nodule),通常是一个隆起的坚硬小结节,偶然不止一个。本病在出生时或婴幼儿时期出现,结节表面光滑或呈疣状,最易发生于面部及四肢。

转移性皮肤钙质沉着(metastatic calcinosis cutis)是钙盐广泛沉着于皮肤及皮下组织内,也可散布于肺脏、肾脏、心脏、胃、眼及动脉血管中层内。皮肤有多个坚硬的白色小丘疹,直径约1~4cm,周围皮肤可轻微水肿,丘疹可排列成线状,有时有对称分布的浸润性结节或斑块,可从丘疹及结节挤出淡白色粒状物,这些损害往往对称发生于腘窝、髂嵴及后侧腋线部位。真皮及皮下组织的血管可因钙盐沉着而闭塞,最易发生于小腿部位。

【病因】沉着的不溶性钙盐一般是无定形磷酸钙及小量碳酸钙,还可有些磷酸钙结晶,有的有单钠尿酸盐及二羧焦磷酸钙或羟磷灰石结晶,或是有焦磷酸钙沉积。

(一)转移性钙质沉着的血清钙和磷增加,常由于下列原因:

1. 多发性骨髓瘤、骨髓炎、白血病或癌转移,骨骼被破坏而放出大量钙及磷酸盐离子。

2. 过分摄取维生素 D 而使血钙含量太高和多吃牛乳及含碱类饮食。

3. 由于甲状旁腺肿瘤或甲状旁腺功能亢进而有高钙血症,动脉往往发生弥漫性钙化。皮肤钙质沉着常见于继发性而罕见于原发性甲状旁腺功能亢进。

4. 慢性肾病降低肾脏清除磷酸盐的作用,血清磷水平增加,从而降低血钙水平,甲状旁腺受此刺激而促使大量钙磷由骨骼移入血液,血清磷酸盐更增多,终于引起软组织钙化。

(二)营养不良性钙质沉着(dystrophic calcinosis)的血清钙磷正常:

在多种生理因素的影响下,结缔组织、脂肪细胞等组织受损而变性或坏死后,释放碱性磷酸酶并作用于磷酸酯而使其分解,产生的磷酸盐和钙离子结合而成不溶的磷酸钙沉积于局部受损组织内。

(三)特发性皮肤钙质沉着(idiopathic calcinosis cutis)的病因不明:有的有家族史而可和遗传有关。

肿块性钙质沉着多半发生于南非洲的黑人,血清钙正常而磷酸盐减少。

表皮下钙化结节被疑为起源于痣细胞或汗腺管等的钙质错构瘤。

有的患者阴囊处皮肤有多个钙化结节,往往开始出现于儿童或少年时期,以后逐渐变大及增多,称阴囊特发性皮肤钙质沉着症(idiopathic calcinosis of the scrotum)(图16-31)。

(四)其他

长期和含有氯化钙的物质接触可使局部发生外伤性皮肤

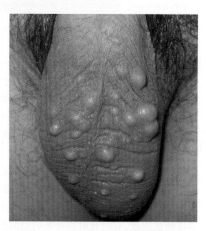

图16-31 阴囊特发性皮肤钙质沉着症
杭州市第三人民医院 郭波

钙质沉着(traumatic calcinosis cutis)。表皮囊肿、皮样囊肿、基底细胞癌、毛母质瘤(钙化上皮瘤)、纤维瘤、肉瘤等良性或恶性肿瘤内可有钙质沉着。猪囊尾蚴死亡后往往钙化。

【组织病理】钙盐沉积于真皮的胶原纤维束之间及皮下组织内,在真皮内常呈粒状或小片,在皮下组织常是大块状,附近为结缔组织所包绕,并可有异物巨细胞。(图16-32)皮下脂肪在钙盐沉着前可以变性,变性的脂肪可和游离钙离子结合,成为块状沉着物的一个组成部分。

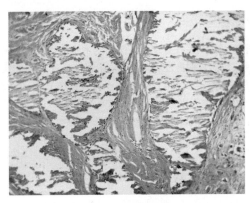

图16-32　皮肤钙沉着病理

【诊断】常规(HE)染色使钙盐呈深蓝色,而柯萨(von Kossa)染色法染成黑色。

X线显示软组织中钙盐所在处,也能鉴别本病与囊肿、痛风或其他疾病。X线也可显出骨骼的脱钙程度。

测定血清钙及磷酸盐水平可以帮助诊断,测定磷酸酶可以反映骨骼脱钙程度。尿钙及钙平衡的实验室检查也可协助诊断。

【治疗】当钙盐广泛存在而为普遍性钙质沉着时,可用络合物依地酸钠(EDTA Na)溶于5%葡萄糖溶液500ml,静脉滴注经4~6小时之久,成人每日用量为2.5~3.0g,以5~10天为一疗程。一例用依地酸钠治疗,应用3个疗程后痊愈,疗程间隔时间为一周。

有转移性钙质沉着尤其伴有慢性肾病时,可每日口服氢氧化铝凝胶60ml。

有限界性钙质沉着时,可手术切除钙质沉积物。

第十七章　单核-吞噬细胞系统肉芽肿性疾病

在组织学上,将单核-吞噬细胞系统细胞增生的疾病称为网状细胞增多病(reticuloses),包括多种良性、恶性或肉芽肿性疾病。这类疾病的定义及分类有待于进一步澄清。网状细胞增多病可包括结节病、肥大细胞病、类脂沉积病等;恶性网状细胞增多病可包括霍奇金(Hodgkin)病、蕈样肉芽肿及非霍奇金性淋巴瘤等;肉芽肿性疾病是指非感染性肉芽肿,包括肥大细胞病、结节病及皮肤淋巴细胞瘤等良性疾病。

黄瘤(xanthomas)

黄瘤是指在真皮和肌腱等处由于含脂质的组织细胞和巨噬细胞的局限性沉积而形成的黄色或橘色丘疹结节和斑块。伴有脂类代谢障碍而出现的一系列临床症状称为黄瘤病(xanthomatosis)。其发病因素复杂,临床表现亦不同,包括结节性黄瘤、发疹性黄瘤、腱黄瘤、扁平黄瘤、睑黄瘤及播散性黄瘤病等。

【症状】

1. 结节性黄瘤(xanthoma tuberosum)　结节性黄瘤患者常伴高脂蛋白血症Ⅱ型或Ⅲ型,Ⅳ型少见。部分病例是原发性,患者血液中胆固醇和磷脂含量常较高,常有家族史。

另一部分患者没有家族史或任何先天性疾病,但可伴有甲状腺功能减退如黏液性水肿、胆汁性肝硬化、肝功能障碍、胆总管阻塞、胰腺炎及肾病等所致的继发性高脂蛋白血症。

皮损为丘疹、斑块或肿物,接近于正常肤色,或是呈淡黄或橘黄色,长久以后,可变成土黄或黄褐色。多半对称分布于身体两侧,最常见于手背、指节、肘部、肩部、膝部、髋部及臀部等常受摩擦的部位,数目及大小不定,由豆粒到核桃大或更大,坚实而有弹性。初起损害往往埋藏在皮肤内,以后损害逐渐扩大,皮肤表面渐隆起,常是大小不等的丘疹,可称为丘疹性黄瘤(xanthoma papulosum)(图17-1),渐渐发展成多个结节,可称为多发性结节性黄瘤(xanthoma tuberosum multiplex),或是成为较大的肿块而可称为瘤状黄瘤(xanthoma tumoriforme)。常无自觉症状,较大的结节或肿块可有压痛。腱黄瘤(tendon xanthoma)常与结节性黄瘤同时存在,属于肌腱、韧带或筋膜较深在的黄瘤,易发生于跟腱、手腕、膝盖的肌腱及关节附近,结节坚实有压痛,通常伴有Ⅱa型或Ⅲ型高脂蛋白血症,严重者有潜在性全身疾病的可能。

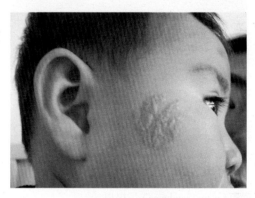

图 17-1　丘疹性黄瘤

2. 发疹性黄瘤(eruptive xanthoma)　　初起时为突然发生的多个针头至粟粒状大小圆锥形黄红或橘红色小丘疹,散布于各处或聚集成群,也可出现于口腔黏膜上。皮损质软,特点为成批出现或骤然增多,边缘呈淡红或紫红色,形成基底红晕,可有轻微疼痛,偶有瘙痒,数周后或数年后红晕消失颜色呈蜡黄色,可自行消退,亦可复发。常见于背部、臀部及四肢伸面,偶见于口唇、眼睑,几乎全部发生于高乳糜微粒血症,常见的是Ⅰ、Ⅴ型高脂蛋白血症,Ⅲ型高脂蛋白血症亦可见,或是继发性高脂蛋白血症。发疹性黄瘤可出现于肝脾肿大、胰腺炎等系统性疾病,特别易见于糖尿病而称糖尿病性黄瘤(xanthoma diabeticorum),后者往往是中年以上的男性,血脂增多并有乳糜微粒血症,血液中胆固醇、磷脂类都高于正常。

3. 睑黄瘤(xanthoma palpebrarum,xanthelasma)　　是临床最常见的一种黄瘤,往往是独立的黄色斑块,损害通常开始发生于两侧上眼睑的内侧,各为一个针头大淡黄小点,偶尔是数个,逐渐扩大隆起而成柔软扁平的淡黄色斑块(图

17-2),由小米到蚕豆大或更大,形状不规则或呈圆形或椭圆形,基本对称,严重者可逐渐蔓延而覆盖两侧上眼睑的大半部,也可由内侧向上、下眼睑外侧扩展而成马蹄形(图 17-3),但不超越眼眶范围,长期存在,无自觉症状。多见于中年以上的妇女,一般健康状况良好,仅少数患者并发结节性黄瘤或是有胆道或肝脏疾病,而家族中患有心血管疾病者较多,或伴有高脂蛋白血症、糖尿病。本病血脂水平往往正常,有的伴有高脂蛋白血症,常为Ⅱ或Ⅲ型。

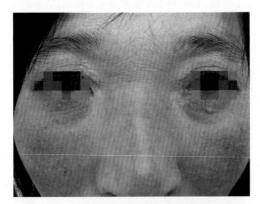

图 17-2　睑黄瘤

4. 扁平黄瘤(plane xanthoma)　皮损是黄色或黄褐色扁平丘疹或斑块,可见于任何部位,尤其常见于手掌,皮损多为扁平斑块。本病单独发生和(或)其他黄瘤同时存在。扁平黄瘤排列成条状时被称为条状黄瘤(xanthoma striatum)。扁平黄瘤较少见,血脂水平正常,或伴有Ⅱ型、Ⅲ型高脂血症。有的并发异常球蛋白血症、骨髓瘤及淋巴瘤。条状掌部黄瘤常有Ⅲ型高脂蛋白血症,有时Ⅱa型,患者易患阻塞性黄疸或胆汁性肝硬化。

5. 播散性黄瘤病(xanthoma disseminatun)　皮损是黄色、黄褐色及淡红色丘疹或结节,直径为1至数厘米,一般比结节性黄瘤小,相邻的可融合成斑块,对称散布,

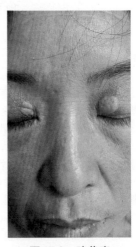

图 17-3　睑黄瘤

但常成群出现于腋部、腹股沟、面部、颈部及身体屈侧,弥漫的黄瘤样浸润也可出现于口腔黏膜和咽喉黏膜,可引起吞咽困难和呼吸困难,有时发生于角膜及结膜,往往成年累月之后才自然痊愈。常见的并发症是睑黄瘤,40%患者因垂体内分泌障碍而出现尿崩症。本病多半发生于幼年及青年,以男性较多,脂质代谢正常,仅少数患者的血脂或胆固醇水平较高。预后良好,仅少数因继发肝病或继发性感染而死亡。

【组织病理】 初期组织细胞增生,真皮内大量的泡沫细胞存在,细胞核的分布不规则,常聚集在细胞中央,核周围细胞浆呈泡沫状。黄瘤细胞由一个或两个以上细胞核,聚集成群,周围有纤维组织反应,可见核呈环状排列的多核巨细胞,此外组织内有炎细胞浸润。在晚期时纤维组织更多,胶原纤维束将细胞群分割成一团团、一行行。表皮正常,有时发生色素沉着或是萎缩。

【治疗】 要注意饮食,少吃动物脂肪、蛋黄等高胆固醇食物。降低血清胆固醇的药物可以应用,但往往不能使黄瘤消失。患者有肝脏病等疾患时,应作相应的处理。较大结节或斑块可以切除,睑黄瘤可施行激光或电干燥法,但以后难免复发。

饮食疗法及胰岛素治疗糖尿病后,皮损可逐渐消退,血清中的中性脂肪可在短期内下降到正常水平,而胆固醇及磷脂类水平往往无明显变化。

幼年性黄色肉芽肿(juvenile xanthogranuloma)

曾用名是痣黄瘤(naevo-xanthoma)、幼年性黄瘤(juvenile xanthoma)。

【症状】 皮损为米粒到豆大(1~20mm)的黄色丘疹或结节,在出生时即可发现,但常在婴儿时期发生,80%出现于1岁以内,经数月或1~2年即自然消失。本病偶尔在儿童甚至少年时期出现,通常在1年内消退。

皮损数目不定,单发、散发或成群分布于头皮、面部、躯干及四肢伸面或臀部等处。

皮损为柔软的圆形、椭圆形丘疹或小结节,表面光滑,呈扁平或为圆顶状,呈淡黄、黄红或褐色,和表皮相粘连(图17-4、5),无自觉症状,经1~2年消退后,可遗留轻度萎缩。

损害也可累及口腔、眼部黏膜等处,受累的眼虹膜可有小结节,或是弥漫性增厚,间质混浊成泥土色,严重者失明。少数患者肝、脾、肺、肾及胃肠都可受侵,睾丸可肿大,其他如脑膜、心包及肌肉等组织也可发生损害,有的伴发神经纤维瘤病或其他先天性疾病。

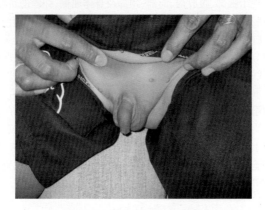

图 17-4 幼年性黄色肉芽肿

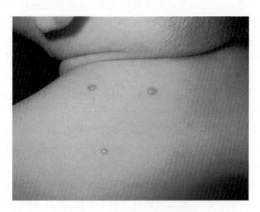

图 17-5 幼年性黄色肉芽肿

【组织病理】组织变化是表皮变薄,真皮深层有肉芽肿性浸润,主要是大量的组织细胞,并夹杂着少数的淋巴细胞、嗜酸性粒细胞浸润。组织细胞含有类脂质可见淡染的空泡状胞浆,以后出现泡沫细胞、异物巨细胞。到晚期时,成纤维细胞增加,纤维形成,纤维束穿插于浸润之间。

【治疗】皮疹在 1~2 年内消退而不需治疗,少数患者的病程较久,甚至到青年时期才痊愈。如不并发内脏损害,患儿一般健康不受影响。

弥漫性体部血管角化瘤（Angiokeratoma corporis diffusum）

弥漫性体部血管角化瘤又称 Farber 病，是一种罕见的先天性糖鞘磷脂代谢障碍性疾病，系由于糖脂类物质先天沉积于皮肤、心脏、肾脏等内脏器官，尤其是内脏血管的平滑肌内，因而又称糖脂质类沉积症（glycolipid lipoidosis）。

【症状】皮肤损害是弥漫性发生的血管角化瘤样点状毛细血管扩张性丘疹（图 17-6、7），多半在 10 岁前起病，分布广泛，最易发生于四肢近端，常见于臀部、髋部、阴囊及脐周，常对称或呈簇状分布，躯干、外生殖器、唇部及口腔的颊黏膜等处亦可受累。

皮损是暗红色血管瘤性小丘疹，表面轻度角化，常呈瘀点样紫色、黑色小点，指压不褪色。部分患者皮损较少，仅股部、阴囊及脐窝周围有些毛细血管扩张性小红点。全身皮肤干燥、少汗，毛发稀少。

结膜及视网膜血管可扭曲扩张，上眼睑往往水肿。角膜病变在女性患者高达 90%，角膜混浊具有诊断意义。

脂质贮积于脏器血管产生的多系统功能障碍表现，如心脏扩大、冠心病、脑血管病、肺和肾功能障碍等。有的发生瘫痪、感觉异常、出汗减少等表现。此外，四肢末端尤其是上肢可有阵发性灼痛、刺痛或放射性疼痛，遇热时发生或自然发作，抬举手臂时即可减轻。皮肤的血管性变化也常发生，手部发青或发白，四肢可常潮红，静脉曲张可以存在。患者常因脑血管病、心肌梗死或肾衰竭而导致死亡。

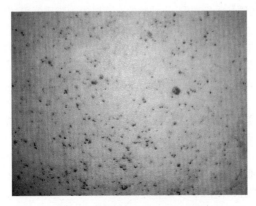

图 17-6　弥漫性体部血管角化瘤

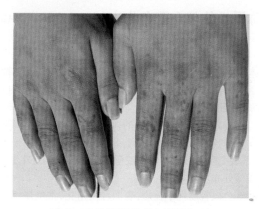

图 17-7　弥漫性体部血管角化瘤

【病因】　发病者几乎均为男性,女性极少。女性患者往往只表现为角膜混浊及尿液异常等。

本病和尼曼-匹克(Niemann-Pick)病、高歇(Gaucher)病都是神经鞘脂病(sphingolipidosis)。由于α-半乳糖苷酶(alpha-galactosidase)、脑胺三己糖苷酶(ceramide trihexosidase)的缺乏,主要是脑胺三己糖苷的糖脂类物质先天地沉积于血管内皮细胞、平滑肌细胞、神经节细胞以及皮肤、角膜、肾脏和其他器官的上皮细胞内。白细胞、血清及泪液所含α-半乳糖苷酶的测定结果均低于正常。

【组织病理】　毛细血管、小动脉的血管壁由于脂质沉积,内皮细胞有空泡,这种脂质具有双折光性,在冰冻组织切片中和甲苯胺蓝染色时通常可见到。血管壁常显著扩张,乳头层的毛细血管扩张形成充满血液的隙腔,周围为角化过度及棘细胞层肥厚的表皮,红细胞及无定形物质可成团地存在于表皮内。在成纤维细胞、组织细胞及内皮细胞的胞浆或吞噬体内可见 Faber 小体。

特征性组织病理变化,血清、尿、活检组织及培养的皮肤成纤维细胞内α-半乳糖苷酶活性低下可以明确诊断。

【鉴别】　皮疹可被误认为紫癜或匐行性血管瘤;肢端疼痛可误认为精神性神经痛或红斑性肢痛病;体内血管受损特别是伴有高血压及神经痛等表现时容易误认为结节性多动脉炎。

【治疗】　无特殊疗法,预后差。

尼曼-匹克病(Niemann-Pick disease)

尼曼-匹克病(NPD)又称鞘磷脂沉积病,属先天性糖脂代谢异常性疾病。其特点是全单核—巨噬细胞系统和神经系统有大量的含有神经鞘磷脂的泡沫细胞,泡沫细胞含有脂质,称为尼曼-匹克细胞,是本病的特征性组织学特点。本病为常染色体隐性遗传,包括五种类型:急性神经型(A 型或婴儿型)、非神经型(B 型或内脏型)、幼年型(C 型慢性神经型)、Nova-scotia 型(D 型)及成年型。本病为神经鞘磷脂酶缺乏致神经鞘磷脂代谢障碍,导致后者蓄积在单核—巨噬细胞系统内,出现肝、脾肿大及中枢神经系统退行性变。

典型的尼曼-匹克病,初起表现皮肤呈蜡黄色,常出现细小黄色瘤状皮疹,系统性损害为食欲缺乏、呕吐、吞咽困难、极度消瘦,耳聋、进行性智力、运动减退,肌张力低及软瘫,半数患者有眼底樱桃样红斑、失明,黄疸伴肝脾肿大,贫血、恶病质,多因感染于 4 岁以前死亡。

多见于 2 岁以内婴幼儿,亦可在新生儿期发病。成人患者少见,只有轻微的内脏损害而无中枢神经系统的表现,预后较好(图 17-8)。

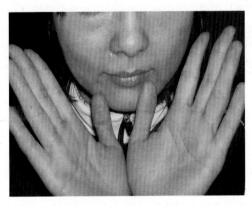

图 17-8　尼曼-匹克病

血红蛋白正常或下降,脾亢时白细胞计数可减少,单核细胞和淋巴细胞出现 8~10 个特征性空泡,则具有诊断价值。电镜下观察,空泡是充满类脂的溶酶体。血小板数正常,晚期有脾亢。患者白细胞缺乏神经磷脂酶活性,骨穿含有典型的尼曼-匹克细胞。血浆胆固醇升高,尿排泄神经鞘磷脂明显增加。肝、脾及淋巴可见泡沫细胞浸润及神经鞘磷脂。皮损的组织变化是基底层的黑色素增多,真皮内有较大的泡沫细胞。X线检查肺部呈粟粒样或网状浸润。

无特效疗法,以对症治疗为主。

脂肪肉芽肿病(Lipogranulomatosis)

又称法伯病(Farber's disease)或播散性脂肪肉芽肿病(disseminated lipogranulomatosis),可能由常染色体隐性遗传。

【症状】本病开始发生于婴儿出生后几个月内。皮损为淡黄或黄红色结节,小如豆粒,大似杏仁,直径1~2cm,初发质硬,常与皮肤粘连,后软如橡皮,隐匿皮下或微隆出皮面,轻压痛,结节消退后不留萎缩与凹陷。偶有结节液化破溃,排出无菌性干酪坏死状油样物质。结节常相继出现,连绵不断。好发于肥胖女性或儿童,皮损分散于四肢、躯干脂肪丰富处,以臀、股伸侧多见,亦发生于指间、头皮、足趾、腕部、肘部或膝部等易受外伤处。患儿发声不清,哭声低弱,喉部喘鸣,常用鼻呼吸并发鼾声,智力迟钝,往往在2岁内因营养吸收不良而死亡。

【组织病理】病理初期脂肪小叶有中性粒细胞浸润,脂肪细胞变性坏死,后出现肉芽肿样改变,其中含有组织细胞、淋巴细胞及脂肪细胞,最后由纤维组织所代替,出现囊腔样胶质变性,可有钙盐沉积及血管炎改变,血管内膜增厚,管腔变细,周围有细胞浸润。胞浆因含脑胺(ceramide)而可呈泡沫状。

【治疗】无满意疗法,对症处理。随着病程进展,有自愈倾向。

类脂蛋白沉积症(lipoid proteinosis)

又称皮肤黏膜类脂沉积病(lipoidosis cutis et mucosae)或皮肤黏膜透明变性(hyalinosis cutis et mucosae),一般开始发生于出生数周的新生儿。

【症状】本病常发生于婴儿,主要为眼睑部串珠样丘疹,膝、肘部黄瘤样改变,轻微炎症刺激,皮肤易形成瘢痕。常伴食管、气管、胃、胰、肾、睾丸、眼、脑及横纹肌等系统性损害,引起声音嘶哑、吞咽困难、呼吸困难、视力减退及癫痫发作等症状。血脂正常,而血液及组织中磷脂可以升高,部分肝功能异常。

面部、四肢以及唇内侧、舌下及咽喉等处黏膜常有坚实的结节或疣状损害，舌可发硬而难伸屈，声带、会厌常覆有灰黄色物质而肥厚，唇黏膜可有淡黄白色斑块，上呼吸道的其他部位也可受累。有的患者大阴唇内侧、尿道口附近、阴囊、臀部中央皱襞及腋窝也有相同的淡黄色物质。此外，肘窝及膝盖部位肥厚增生，掌跖疣状损害，睑缘可有串珠状小结节，面部可有萎缩性瘢痕，口角旁可有辐射状深纹。

【病因】 本病是脂质代谢紊乱的全身性疾病，部分有家族史或近亲血缘婚姻史，是常染色体隐性遗传性疾病。皮肤黏膜及内脏有无定形物质沉积，沉积物是蛋白质及脂质混合物。

【组织病理】 表皮角化过度，棘细胞层不规则地肥厚。真皮浅层充满了均匀无定形的透明蛋白样物质，呈波浪形，几乎和表皮垂直。透明蛋白样物质围绕血管而像套管，真皮的成纤维细胞及血管内皮细胞的细胞核仍然完整。透明蛋白样物质中有类脂质，PAS 及阿新蓝染色都呈强阳性，而刚果红染色阴性。

【诊断】 近年来常使用 α-半乳糖吡啶呋喃糖苷的人工基质来进行白细胞和皮肤成纤维细胞酶的测定。此外，也可通过测定糖沉淀中糖脂的含量而得到确诊。产前诊断也很重要，早在妊娠第 11 周就可根据羊水细胞酶的活性作出诊断。

【治疗】 本病没有良好的疗法。掌跖角化时可外用 20% 尿素霜，声带结节可施行切除术以改善发声。酶补充疗法已初步获得成功，可将从小肠、胎盘和尿中提取的酶给予注射。但目前该疗法仍在试验阶段，尚难广泛应用于临床。

类脂质渐进性坏死(necrobiosis lipoidica)

类脂质渐进性坏死又称为糖尿病性类脂质渐进性坏死(necrobiosis lipoidica diabeticorum)。临床上以胫前出现大片硬皮病样斑块，常伴发糖尿病为特征。

【症状】 多数患者是 40~50 岁以上的妇女，男女比例约为 1:4。皮损往往不对称的出现于两侧小腿的前侧及侧面，初起损害是边界清楚的红色丘疹，表面常有细薄鳞屑，逐渐扩展并可互相融合成形状不规则的大片斑块，甚至覆盖整个小腿前侧，可以波及小腿后侧、足背及踝部，偶尔发生于其他部位，缓慢发展而不消失。边缘部分常呈紫红或暗红色并略隆起(图 17-9)，而附近皮肤正常。本病不引起任何自觉症状。有的自然痊愈而遗留程度不定的瘢痕,也有的屡次溃破而成为无痛的慢性溃疡。不典型皮损可为深部结节而像脂膜炎,或是皮损排列成环形而像环状肉芽肿。

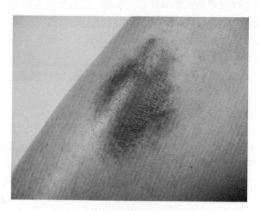

图 17-9 类脂质渐进性坏死

【病因】 本病患者半数以上患有糖尿病,故认为与糖尿病有关,伴有糖尿病性微血管病,致使糖蛋白在小血管壁沉着,引起血管闭塞和组织坏死;另一种认为与糖尿病无关,因糖尿病患者中发生本病的仅占 0.3%,而且本病的病程与糖尿病的严重程度、病期以及被控制的情况无关。

类脂质渐进性坏死的发生机制不明。受累皮损的血管壁有 IgM、IgA、C3 及和纤维蛋白原沉积,在表皮真皮连接处纤维蛋白原呈带状沉积,渐进坏死区纤维蛋白原呈块状沉积,提示本病属于免疫复合物性血管炎。

【组织病理】 真皮内所含胶原纤维模糊肿胀,纤维束可断裂破碎,在渐进性坏死区及其附近尤其血管周围有中性粒细胞、淋巴细胞、组织细胞及成纤维细胞浸润,还可有上皮样细胞、异物巨细胞、朗格汉斯巨细胞及泡沫细胞,有时排列成栅状。毛细血管壁内皮增生,血管壁肥厚变性而使管腔缩小甚至闭塞或有血栓,血管周围及真皮浅层常有散布的含铁血黄素颗粒。

【鉴别】 本病可误诊为硬斑病、细胞外胆固醇沉着、胫前黏液性水肿,有时要和脂膜炎、类肉瘤、斑状肉芽肿或黄瘤相区别。

【治疗】 但本病的有效疗法是曲安西龙之类混悬剂注射于皮损内,高浓度糖皮质激素制剂封包也有效。据报告联合应用双嘧达莫(双嘧达莫)和阿司匹林有效,用法是双嘧达莫 225mg/d,阿司匹林 1g/d,出现疗效常需要 3~4 个月的疗程。外用维 A 酸可能有助于皮肤萎缩性损害的恢复。13%~19% 的患者在发病 6~12 年后皮疹可自行消退。

网状组织细胞增多症（reticulohistocytosis）

网状组织细胞增多症又称网状组织细胞瘤（reticulohistiocytoma），本病分为多中心性网状细胞增多病（multicentric reticulohistiocytosis）及网状组织细胞性肉芽肿（reticulohistiocytic granuloma）。

【症状】

1. 多中心性网状细胞增多病　所有患者均有皮肤损害，以丘疹和结节为主，质地较硬，呈棕红或淡黄色。常见于头面部、颈部、上肢及躯干上部。一般丘疹较小而数量多，结节较大而数量较少。丘疹和结节可混合存在，几乎所有病例均可见有手和指端部皮疹，以指间关节伸侧面为多见，肘、膝及前臂伸侧为体积较大、浸润较深的孤立性结节和肿瘤样改变。前臂以小丘疹为主，散在分布或融合成苔藓样。面部和躯干以粟粒丘疹为主，外形有时像毛发红糠疹。丘疹或结节性损害常对称发生于甲附近（图17-10），也常对称出现于关节面及骨隆突处，发生于臂部、肘部及膝部时像梅毒性关节结节或风湿性结节。如果甲根受损，可引起甲萎缩、甲纵嵴、脆甲及甲色素沉着。

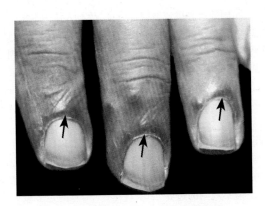

图17-10　多中心性网状细胞增多病

半数患者可见黏膜损害，为丘疹和结节。以唇和舌部最常见，其次为颊黏膜和牙龈，咽喉和角膜也可发疹，但较少见。颊黏膜有时出现水疱样小结节，约1/4的病例可见黄瘤样皮疹，数量一般较多，持续一定时间后可自行消退,但经常复发。经过几年后,皮肤及黏膜损害可自然消退,一般不留痕迹。

关节炎是另一个主要的症状,多为对称性多关节炎,早期呈急性反应,急性期过后常产生畸形和功能障碍,颈椎、颞下颌关节及膝关节也是病变侵犯的常见部位。当起病隐袭时,病变可无症状地发展为关节残疾,尤以手足多见。复发性腕管综合征、掌筋膜纤维增生性手挛缩也是本病较常见的骨关节表现,大小关节都可受侵。有的有类风湿关节炎的表现,常伴有发热及体重减轻。

患者以中年妇女多见,约 3 倍于男性。病程不定,有的可自愈,也有的不断发展并伴发恶性肿瘤,并发率可达 20% 以上。

2. 网状组织细胞肉芽肿　又称网状组织细胞瘤,是局限于皮肤的一种反应性疾病。病变处有特殊的组织细胞性多核巨细胞。皮损是一个或多个丘疹或结节,表面光滑,肉色或红褐色,和多中心性网状细胞增多病的皮损相似,也易误认为组织细胞瘤或环状肉芽肿,最易发生于头部及颈部,高出皮面,呈半球形,有时有蒂。皮损偶有破溃结痂,约半数可自行消退。本病主要发生于男性,部分有外伤史,与多中心网状组织细胞增多病不同之处为本病只限于皮肤。

【病因】在本病的组织细胞和巨细胞中,可见脂质沉着,少数病例可见黄色瘤疹,血胆固醇可轻度或暂时性升高,故有人认为本病是一种特殊的脂质代谢异常。由于这些改变并不具有普遍性,因而有人否定这种看法,认为吞噬脂质只是一种继发现象。电子显微镜下发现多数组织细胞质中有大量密集的类似溶酶体的小体,这些小体对酸性磷酸酶、溶酶、萘丁酸酶呈强阳性反应,可能是能产生多种酶的物质。实验表明人工激活的组织细胞也含有大量的溶酶体,其释放的蛋白酶和水解酶可导致类似于本病的组织破坏和炎症反应。

【组织病理】以上二者组织病理特征相似:①病灶处见有大量多核巨细胞;②纤维组织增生;③脂质沉着;④大量嗜酸性毛玻璃样组织细胞。组织细胞增生并变大,有染色淡红的细胞浆并有均匀细小的颗粒而呈毛玻璃状,细胞有清楚但不规则的边界,细胞核是一个,有的是多核而成组织细胞性巨细胞。纵横交错的纤维组织穿插于淋巴细胞及组织细胞之间。

【鉴别】主要应和类风湿关节炎、脂肪代谢异常、组织细胞增多症及恶性淋巴瘤相鉴别。虽然本病的关节症状和类风湿关节炎在临床上极为相似,但后者很少有广泛性皮损,两者的组织学改变也截然不同。由于本病在病理上可见许多泡沫细胞,在临床上可见黄瘤样皮疹,故需与脂质代谢病相区分。关节畸形与病理上见有大量各种形态的组织细胞和多核巨细胞,在代谢病上是罕见的。本病皮疹在形态上有时很像组织细胞增多症 X 和恶性淋巴瘤,但在病理上有明显区别,尤其是细胞形态奇异,但有丝分裂和核深染不明显。

【治疗】糖皮质激素类、烷化剂或长春新碱、氯喹等可应用于多中心性网状细胞增多病。口服雷公藤可使症状暂时减轻,停药后复发。进展期病例应用免疫抑制剂,如环磷酰胺、苯丁酸氮芥等。糖皮质激素治疗可使少数患者暂时改善症状。Liang 提出本病药物治疗方案(1996)口服甲氨蝶呤,每周 7.5mg,如患者能耐受可逐渐增至每周 15 ~ 25mg,泼尼松开始剂量为 0.5 ~ 1.0mg/(kg · d),在 3 ~ 4 个月逐渐减量至停药。如果患者不能耐受甲氨蝶呤或病情未缓解,可应用环磷酰胺替代甲氨蝶呤,剂量为 1.0 ~ 2.0mg(kg · d),或增加小剂量环磷酰胺 0.5 ~ 1.0mg/(kg · d)。如不能耐受环磷酰胺,可用苯丁酸氮芥每天 0.03 ~ 0.3mg/(kg · d)。

网状组织细胞肉芽肿往往自然消退,一般不需要治疗,必要时可切除或用其他方法去除。

朗格汉斯细胞组织细胞增多症 X(Langerhans Cell histiocytosis X)

本病所包括的骨嗜酸细胞性肉芽肿、莱特勒-西威病(Letterer-Siwe disease)及韩-薛勒-克里斯钦病(hand-suhüller-christian disease),均曾作为独立的疾病。临床表现、预后虽有差异,但血脂都正常,组织病理都有组织细胞增殖、肉芽肿反应及继发性黄瘤的形成,故大都认为系同一疾病病程中的发展阶段。

1. 骨嗜酸细胞性肉芽肿 骨嗜酸细胞性肉芽肿多半发生于幼童,主要侵犯骨骼,偶尔侵犯皮肤或黏膜。骨损害是一处或多处,最易侵犯颅骨,损伤垂体窝而影响垂体时可引起尿崩症。X 线显示一处或多处穿凿性骨破坏区,容易引起自发性骨折。

皮肤损害少见,常为孤立的褐色或紫红色丘疹或小结节,逐渐扩展成大小不一的柔韧性斑块,无自觉症状。肉芽肿性损害可以溃破,发生于肛门附近可成疣状增殖,发生于外生殖器部位而溃破时可有瘘管形成,发生于牙龈或口腔黏膜时可成白色斑块并可溃破。

患者多数是男性,发生于中年的极少。预后良好,骨骼及皮肤损害一般在 1 ~ 3 年内自然消失,少数无变化。

组织变化主要为毛细血管扩张,血管附近有细胞浸润,包括大量嗜酸性粒细胞、还有组织细胞、淋巴细胞及外渗的红细胞,有的组织细胞含有小量脂质微粒,但不成为真正的泡沫细胞。在晚期损害内,结缔组织增生,嗜酸性粒细胞减少,而淋巴细胞、浆细胞及成纤维细胞增多。

皮损将自然消失,持久不愈时可用 X 线治疗。

2. 韩-薛勒-克里斯钦病(hand-suhüller-christian disease) 通常发生于幼儿,偶尔出现于婴儿或成人。

典型的三联症是颅骨缺损、眼球凸出及尿崩症,但有的缺少其中一种或两种。30%左右的患者发生皮疹,较常见的是皮肤粗糙,干燥,有红斑性丘疹,其上略有鳞屑,伴有青铜色色素沉着及瘀点或瘀斑,头皮、躯干、腋窝及腹股沟等处有油脂状污痂而像脂溢性皮炎或毛囊角化病,或有类似嗜酸细胞性肉芽肿的浸润性斑块,或有散播性黄瘤病样皮损,少数可有幼年性黄色肉芽肿性皮疹。有的患者有浸润性斑块,可见于腋窝、肛门、外生殖器等处及口腔黏膜,并可破溃,多数淡黄褐色柔软丘疹而像播散性黄瘤病,分布于面部、颈部、腋部及躯干两侧等处。幼童的骨骼、垂体、甲状腺及肝脾等器官常受累及。

患儿的身心发育可迟缓。X 线往往显示颅骨尤其下颌骨、乳突及颞骨等处骨质疏松并有囊肿性改变,50%患者因垂体或下视丘受侵而发生尿崩症,10%患者患有甲状腺性突眼症。肝脾、淋巴结肿大甚至发生阻塞性黄疸。还可累及肺、肾脏及脑组织。常合并口腔炎、牙龈炎及慢性中耳炎等。病情往往持久,有的自然痊愈,死亡率可达 30%~50%。

组织变化是真皮有大量泡沫细胞,另有淋巴细胞、嗜酸性粒细胞及多核巨细胞,有的巨细胞含有脂质而像托通(Touton)巨细胞。

可应用糖皮质激素药物及甲氨蝶呤等免疫抑制剂。有突眼症及继发性感染等时需对症处理,有尿崩症时可用 X 线照射垂体。

3. 莱特勒-西威病(Letterer-Siwe disease) 有人称为"非脂质"网织细胞增多病("non-lipid" reticulohistiocytosis),多半开始出现于 1 岁以内的婴儿,仅发生于婴儿,是三种组织细胞增多病中最严重的一种。

皮损是很多黄褐色鳞屑性丘疹,常为紫癜性,分批出现于头皮、面部、颈部、躯干及臀部等处,屈侧往往类似脂溢性皮炎或毛囊角化病,偶尔发生溃疡。口腔黏膜可有白色斑块或肥厚溃破。甲部可有肉芽肿性甲沟炎及营养不良。1/3 的患者皮疹脱屑结痂而融合,也有骨及皮肤黏膜损害,侵犯肝、脾、肺等器官。

患者发热及贫血,肝脾及全身淋巴结肿大,对细菌及病毒感染的抵抗力很低,往往因病情迅速发展而波及全身,患者在数月内或 2 年内死亡,但有的可生存较久甚至自然痊愈。

实验室检查显示 10% 患者周围血液中嗜酸性粒细胞增多,单核-吞噬细胞系统内有大量巨噬细胞。X 线可显示骨缺损及骨内囊肿形成,肺部有粟粒性斑点,也可有空洞。

【病因】 本病病因不明,可能与遗传有关。近年来电镜观察发现近半数患者细胞胞质中含有与表皮朗格汉斯细胞中形态、核的结构及对酶的反应相同的伯贝克颗粒,免疫组织化学发现 S100 蛋白和花生凝集素均阳性,提示为朗格汉斯细胞组织细胞增多症 X。

【组织病理】 皮肤组织变化为大量组织细胞浸润成片,可侵入表皮,甚至毁坏表皮而成溃疡。这些组织细胞是形态异常的大细胞,细胞核不规则,胞浆丰富而淡红。此外有少数淋巴细胞、数量不定的嗜酸性粒细胞以及外渗的红细胞,还可有些多核的组织细胞。

本病无满意治疗。应用激素类及免疫抑制剂能缓解病情。病毒感染是危险的并发症,应注意预防,贫血较重时可输血,出血伴有血小板减少时可对症治疗。

播散性嗜酸细胞性胶原病(disseminated eosinophilic collagen disease)

播散性嗜酸细胞性胶原病是嗜酸细胞增多综合征(hypereosinophilic syndrome)之一,而后者范围较广,可包括播散性嗜酸细胞性胶原病、嗜酸细胞性肉芽肿、伴有嗜酸性粒细胞增多的劳弗莱(Loeffler)综合征、Loffler 心内膜炎及嗜酸细胞性白血病等。

【症状】 临床表现为一种或数种皮疹同时发生,皮损多形,红斑较为常见,水肿的大片红斑,或为小片环形红斑,偶见红皮病样表现。四肢处可有斑丘疹、水疱、大疱,局限性水肿或风团、结节、坏死或瘀点等紫癜性损害,手、足、肘及膝皮肤可过度角化。皮疹可持久存在,或是屡次缓解和加重,躯干部常表现为红斑、多形性渗出性红斑样损害,而四肢则表现为粟粒样丘疹或异位性皮炎样皮疹。总之,该病皮肤改变具有多样性、播散性,多伴有瘙痒感。

一般症状有发热、倦怠、夜间盗汗、消瘦及食欲缺乏等。关节可肿胀疼痛,肌肉可有压痛、疼痛及肌无力。肝脾和全身浅表淋巴结可肿大。呼吸系统症状包括咳嗽、呼吸困难、哮喘、干性啰音、肺不张、胸腔积液及X线下肺部有浸润性阴影。1%患者有消化道症状如呕吐、腹泻或腹痛。多数患者因有造血系统障碍而贫血。在心血管方面,可有心脏受损的表现如心脏肥大、心脏杂音、心动过速,甚至充血性心力衰竭。有的伴有高血压或心包炎等。部分病例可出现神经系统症状,表现为步态障碍、意识障碍、视力障碍、四肢软瘫、眼睑下垂、颅内高压及病理反射征等。

骨髓及周围血液中嗜酸性粒细胞持久增多,可达20%以上。大多数患者贫血。白细胞总数增加,血沉加快。

免疫学检查可见γ球蛋白增加,所有病例均有IgE、IgG升高,有时IgA及IgM也高。2/3的患者类风湿因子阳性,约1/5的患者抗核抗体阳性,补体多降低。肝肾功能可不正常,尿液可含少量蛋白及红细胞。

心电图常显示ST-T波的变化,X线可显出肺浸润及胸腔积液,脑电图也可异常。在检眼镜下,可见炎症性血管变化,血管周围有絮状渗出物。

【病因】 本病病因不明,因皮肤和内脏器官等受侵而有多种表现,骨髓和周围血液中嗜酸性粒细胞显著增多。引起血液中嗜酸性粒细胞增多的因素很多,例如寄生虫侵染、变态反应性疾病、细菌感染、自身免疫性疾病、恶性肿瘤及血恶病质等,偶为家族性。

部分患者血清IgE等增高,提示本病可能和免疫变态反应尤其Ⅰ型有关。

【组织病理】 表皮正常。真皮水肿并有嗜酸性粒细胞弥漫性浸润,另有少数组织细胞、淋巴细胞及浆细胞浸润。血管壁增厚,血管腔可闭塞,管壁管腔及附近有很多嗜酸性粒细胞,小血管可有纤维蛋白样变性,胶原纤维可变性及断裂。

【鉴别】 系统性红斑狼疮及皮肌炎和本病难以鉴别,但嗜酸性粒细胞增多不显著。劳弗莱(Loeffler)综合征的呼吸道症状轻微,一般在1个月内自然痊愈,X线可帮助诊断。

临床需与结节性多动脉炎、肉芽肿性血管炎及嗜酸细胞性白血病鉴别,后者的骨髓及周围血液中未成熟的嗜酸性粒细胞持久增生,骨髓中至少5%为幼细胞。各处细胞浸润主要为未成熟的嗜酸性粒细胞。

【治疗】 泼尼松可使病情缓解,可服泼尼松40~60mg/d,体温可迅速恢复正常,皮疹可见消退,肝脾可渐缩小,嗜酸性粒细胞也可减少,以后逐渐减到维持量。

糖皮质激素类制剂可与硫唑嘌呤或雷公藤制剂合用。色甘酸钠可每次服200mg,每日4次。

嗜酸性粒细胞增多性血管淋巴样增生(Angiolymphoid hyperplasia with Eosinophilia)

是一原因不明的良性血管性损害,曾认为与木村病(日文英译:Kimura's disease)是同一疾病,目前多数学者认为二者有明显差别,被视为独立性疾病。

【**症状**】本病多半发生于中青年。皮损是一个或数个密集的米粒至花生米大小的皮下或皮内结节,呈淡红色或棕红色,表面光滑,质地较硬。最易发生于头皮、颈部及耳后,有压痛,有时伴有瘙痒及疼痛;发生于头皮时,患处头发稀少(图17-11)。

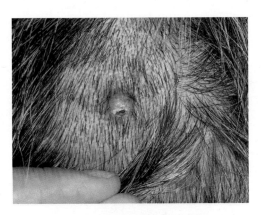

图17-11　嗜酸性粒细胞增多性血管淋巴样增生

血液嗜酸性粒细胞显著增多,不侵犯淋巴结,不伴有全身症状,皮损可自行消退或复发,病程可经多年之久,但无恶变倾向。皮损长期不消失,容易误诊为结节病、皮肤平滑肌瘤或血管纤维瘤。

【**组织病理**】组织变化为表皮正常,真皮内血管扩张,内皮细胞增生肿胀,并突向管腔。血管周围有中度细胞浸润,包括淋巴细胞、组织细胞及很多嗜酸性粒细胞,浸润的边界不清楚。

【治疗】皮质激素局部注射可促使结节缩小。如果皮损浅而少,必要时可切除或激光治疗。有报告咪喹莫特霜外涂有效。

木村病(日文英译:Kimura's disease)

曾称为皮肤嗜酸性粒细胞性淋巴滤泡增生(eosinophilic lymphfolliculosis of the skin)。病因不明,可能为与变态反应或自身免疫反应有关的增殖性疾病。

【症状】本病好发于年轻男性,多见于面部、颈部、耳前、颌下、腋下及腹股沟等处,特别是从颊部到腮腺部,以皮下结节或斑块为主,结节大小不等,孤立或多发(图17-12),外观类似血管性水肿,质较硬,大多可推动,一般无压痛,常伴有局部淋巴结肿大,外周血嗜酸性粒细胞增多和血清 IgE 升高。

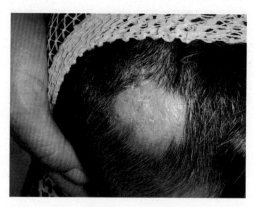

图 17-12 木村病

【组织病理】病理改变表皮无特异性变化,真皮浅层血管周围可见淋巴细胞、嗜酸性粒细胞浸润。特异性变化为真皮到皮下组织有生发中心的淋巴滤泡样结构,可有嗜酸性粒细胞小脓肿,小血管内皮增生不明显(图17-13)。

【治疗】目前尚无有效治疗方法,可使用糖皮质激素治疗,待肿块缩小,再结合手术或放疗。

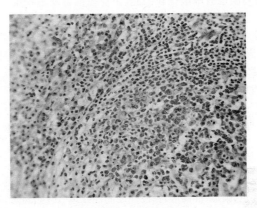

图 17-13　木村病病理

嗜酸性脓疱性毛囊炎（eosinophilic pustular folliculitis）

1965 年伊势、太藤首先报道本病,怀疑它是角层下脓疱病的毛囊型。1970 年太藤提出新的命名,称之为嗜酸性脓疱性毛囊炎,到 1981 年日本已报道 50 例。

【症状】以男性为主,男女之比约为 5∶1,发病年龄为 16～61 岁,20～30 岁多见,皮疹好发于面部、胸背及上肢伸侧。为毛囊性红色丘疹,顶端常有脓疱,周围有 1～2mm 红晕,初起散在,以后逐渐群集可形成红色斑片,中心部丘疹消退后有少量鳞屑及色素沉着,边缘又起新丘疹并向周围扩大,皮损边界清楚,可反复发作,皮疹持续时间及复发间隔时间不定,掌跖部位发疹类似掌跖脓疱病。

皮损有轻度瘙痒,加剧时还有全身不适。多数患者有痤疮、脂溢性皮炎,或同时存在家族中有哮喘及湿疹患者。

血液中白细胞数增加,尤其嗜酸性粒细胞可高达 40% 以上。

【病因】本病病因不明,很可能是由于各种抗原刺激使免疫系统受损导致的一种非特异性反应。有报告本病免疫学化验异常,包括 IgE 水平升高、免疫球蛋白低下及中性粒细胞缺陷。

【组织病理】早期见毛根外鞘细胞内细胞间水肿,嗜酸性粒细胞、中性粒细胞和单核细胞浸润,毛囊内形成脓肿,脓肿内含有多量上述细胞,毛囊及血管周围也有嗜酸性粒细胞、中性粒细胞及单核细胞浸润,毛发完好。

【治疗】氨苯砜或皮质激素有良效。也有报告口服异维 A 酸 1mg/(kg·d),2 周内病情可获明显改善。也可试用羟布宗(羟基保泰松)或磺胺吡啶、米诺环素(二甲胺四环素)积极处理感染灶,包括细菌、真菌及蠕形螨,个别患者摘除扁桃体或应用抗生素治疗龋齿后好转。

嗜酸性粒细胞增多性皮炎(hypereosin-ophilic dermatosis)

皮损表现缺乏特异性,皮疹主要以四肢、躯干为主,多呈泛发性。皮疹为红色、暗红色,圆形、椭圆形,弥漫性浸润性红斑、丘疹、斑疹、斑丘疹及色素沉着,可有渗出。瘙痒剧烈,抓痕明显,常见结痂,皮肤粗糙。

外周血嗜酸性粒细胞持续增高,绝对计数>1.5×10^9/L,大于 6 个月,并随皮损的轻重而升降。皮肤病理真皮浅、中层血管周围炎细胞浸润,以淋巴细胞、嗜酸性粒细胞为主。本病需除外嗜酸性粒细胞增多的其他疾病,无内脏受累,以皮肤症状为主要表现,即可诊断。

激素类、抗组胺类药物、雷公藤、复方甘草酸苷类、免疫抑制剂有效,可有反复。

色素性荨麻疹(urticaria pigmentosa)

色素性荨麻疹是一种肥大细胞病,通常为良性过程,在儿童皮疹可自行消退,发生在成年皮疹很少消失,少数患者有系统侵犯时,可呈慢性进行性的病程,也有极少数病例向恶性转归,但大部分属于良性。

【症状】常见于儿童,多发于出生后 3~9 个月,但也有出生即发病。对患儿的生长和发育无影响,但儿童有肝脾肿大,腹水等内脏损害。初起的损害往往是暂时出现的风疹块,以后常在原处复发和消失,终于成为持久的黄褐色、褐色或褐红色斑或斑丘疹,或是表面不平的色素性斑块或结节。黄褐色或褐红色斑或斑丘疹性损害可和斑块或结节性损害同时存在(混合型),少数患者的斑疹、斑丘疹或斑块、结节上出现水疱或大疱。有些患者在发生风团的早期,已有色素性斑疹、斑丘疹、斑块或结节性损害。本病特点为皮损受到搔抓或摩擦等刺激时,迅速发红肿胀而有风团的表现(图 17-14、15),这种特有的皮肤划痕现象可帮助诊断。

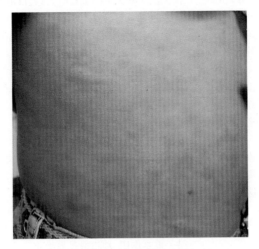

图 17-14　色素性荨麻疹

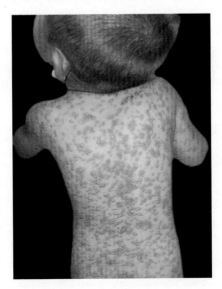

图 17-15　色素性荨麻疹

皮损往往分批出现,大小不定,一般为豌豆到蚕豆大;数目也不定,少的只有几个,多的可以散布于全身各处,尤其容易发生于颈部、躯干及四肢,偶尔发生于口腔黏膜。一般不引起自觉及全身症状,有的轻微瘙痒,淋巴结可以肿大。

目前将其分以下几型:

1. 良性

(1)皮肤型:弥漫性皮肤肥大细胞增生症;

(2)系统型:皮肤、肝、脾、胃肠道及骨损害;

(3)内脏型:脾、胃肠及骨损害。

2. 恶性 少数患者的色素性损害在成人时期开始出现,可称为成人型色素性荨麻疹,长久存在而不消失。皮疹是散在分布的色素斑或是多个略带色素的坚实结节。搔抓或摩擦皮疹时,可引起轻微的风团块样反应,也有的几乎没有这种反应。

【病因】 病因不明。可和先天性有关。遗传方式不明,有人认为常染色体显性遗传,也有人认为隐性遗传,还有一些病例没有家族史,提示某些非基因性因素在致病方面起了重要作用,种痘或是发生水痘或麻疹,甚至精神遭受刺激都可能促使这种有先天素质的疾病出现。

【组织病理】 所有各型均有特征性的肥大细胞聚集成群发生于真皮浅层的胶原纤维之间,也可出现于血管、毛囊及汗腺周围以及组织间隙内。肥大细胞的颗粒为黏多糖组成,用 Giemsa 和甲苯胺蓝呈异染性。色素斑则表现为真皮浅层有稀疏的肥大细胞浸润,主要分布在血管周围,可见少数嗜酸性粒细胞,其上方表皮基底层中黑素增加。结节损害的皮损中,真皮有大量密集的肿瘤样肥大细胞浸润,常见到明显颗粒。弥漫性皮损中可见到肥大细胞呈带状浸润(图 17-16)。

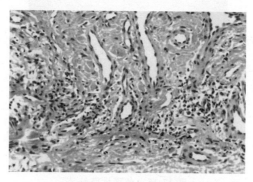

图 17-16 色素性荨麻疹病理

成人型损害中罕见肥大细胞,由亚甲蓝或吉姆萨染色法才可看到一些梭形而有颗粒的肥大细胞。表皮的基底层中黑色素增多,真皮内毛细血管及淋巴管扩张。除了肥大细胞外,还常有淋巴细胞、浆细胞及噬黑素细胞,也可有少数嗜酸性粒细胞。

【治疗】 患儿到青年时期即可自然痊愈。但需要避免激惹因素,禁用阿司匹林、吗啡等促进组胺释放性药物,避免食用海鱼、腌制品等促进组胺释放性食物,穿柔软全棉衣物避免机械刺激;避免过冷过热、剧烈运动及情绪激动。症状严重者可考虑药物治疗。

痒觉及风团性皮损较重时可服抗组胺类药物,必要时可以暂服泼尼松。结节性皮损可以局部注射糖皮质激素混悬液。

肥大细胞病(mastocytosis)

肥大细胞病是一组关于肥大细胞增生的疾病,为累及肥大细胞系的单核-吞噬细胞系统肿瘤。本病常见于婴幼儿,一般无遗传史,偶见家族发病者。通常为良性,少数恶性,主要累及皮肤、单个或多个系统或脏器。皮损呈局限性、散播性或弥漫性,在儿童,皮疹常可自行消退,成人皮疹则很少消失。病程不定,部分病情稳定或自然痊愈,亦有极少数病情进行性加重甚至死亡。

1. 孤立性肥大细胞瘤(solitary mastocyioma) 是一种良性肥大细胞病,出生即有皮疹,少数病例发生于幼儿或成人。皮肤上先有一个淡红色、红色或黄色丘疹,以后逐渐变大,成为略微隆起的斑块或结节,直径约1~5cm(图17-17、18),可发生于任何部位,但最常见于四肢,呈橡皮样硬度,摩擦搔抓能使损害明显红肿,可出现水疱,破溃后若

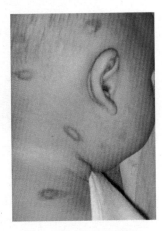

图17-17 肥大细胞瘤

无感染可自然消退,一般不需治疗。曲安西龙或其他糖皮质激素类混悬剂注射入损害内有效。

组织变化是真皮内有大量肥大细胞,多而密集,呈团块样,细胞核呈圆形或卵圆形,有的呈梭形而像散布的成纤维细胞(图17-19)。

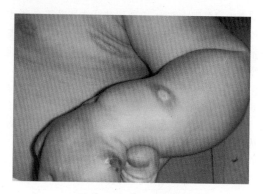

图 17-18　肥大细胞瘤

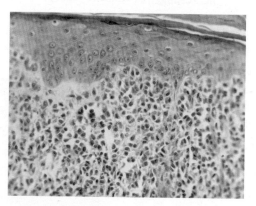

图 17-19　肥大细胞瘤组织病理

2. 弥漫性肥大细胞病(diffuse mastocytosis)　可以类似丘疹性荨麻疹。有的患者只有持久的红色斑点而称为持久性发疹性斑状毛细管扩张(telangiectasia macularis eruptiva perstans),往往出现于婴儿时期,摩擦搔抓后,皮疹红肿甚至起水疱。另一种是红皮病性肥大细胞病(erythrodermic mastocytosis),是全身或广泛的红皮病,多半发生于成人,可以起水疱或有结节,摩擦搔抓能使患处明显红肿。

抗组胺药物可减轻痒觉及减少潮红发生。H_1、H_2 受体拮抗剂联合应用效果好,色甘酸钠有阻止肥大细胞脱颗粒作用。

3. 系统性肥大细胞病(systemic mastocytosis)　多半发生于成人。除了皮肤外,肝脏、脾脏、胃肠道、骨及骨髓、脑膜及其他器官或组织都可受累。骨损害较多见,为骨质疏松和骨硬化。半数患者因很多肥大细胞释放大量组胺而有瘙痒、腹痛、腹泻及面部潮红等症状,服用抗组胺药物可减轻或消失,色甘酸钠也可有效。

肥大细胞白血病(mast cell leukemia)又名恶性肥大细胞增生病。极为少见,骨髓及周围血液中都有肥大细胞,皮肤、肝脏、脾脏、淋巴结及其他器官可见弥漫的肥大细胞浸润,预后不好可致死亡。

结节病(sarcoldosis)

结节病是一种慢性肉芽肿性疾病,又称肉样瘤病。组织学特征为上皮样细胞大量聚集所形成的肉芽肿。皮损坚实无破溃,无自觉症状,若侵犯黏膜、淋巴结、骨骼及内脏则称全身性类肉瘤病。

【症状】

1. 皮肤表现　皮肤表现为多种形态,为丘疹、结节、斑块,也可表现为红皮病样、银屑病样、瘢痕性肉样瘤样改变,可有色素减退及秃发。皮损分布不对称,好发于面部、四肢等处(图17-20)。皮疹坚硬,呈淡红色至紫褐色,不溃破,无自觉症状。

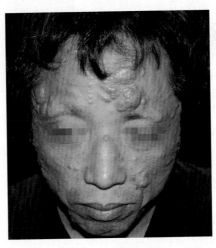

图17-20　面部结节病

（1）丘疹性肉样瘤：损害为针头至豌豆大小的小结节。主要分布于面部、颈部及肩部。玻片按压时，显出类似狼疮结节的淡黄色小点，消退后不留痕迹，有时遗留色素斑、萎缩及瘢痕。

（2）斑块型肉样瘤：为表面扁平而略微高起的大的分叶状结节性斑块，常见于颊、鼻及臀部。

（3）银屑病样肉样瘤：在躯干及四肢发生边界清楚的斑块，其上面有银屑病样的鳞屑。

（4）冻疮样狼疮型：在容易发生冻疮的部位，如耳缘、颊部、鼻尖及指趾处对称出现的浸润较浅的青红或紫红色的斑块。

（5）皮下类肉瘤：豆粒至粟粒大的坚实皮下结节，与皮肤粘连，见于躯干，面部少见（图 17-21）。

（6）瘢痕肉样瘤：损害发生于瘢痕部位。如烧伤、毛囊炎、带状疱疹后瘢痕上。使原有的瘢痕面积扩大，隆起突出皮面，酷似瘢痕疙瘩。

（7）红皮病型肉样瘤：弥漫性分布的浸润性红斑及鳞屑性斑片，边界不清。

（8）结节性红斑型肉样瘤：以多发性关节痛伴发热、血沉增快、X 线检查肺门淋巴结肿大。面部、背部及四肢伸面发生散在疼痛性皮下结节，其表面皮肤发红，最常见于年轻女性。

（9）黏膜肉样瘤：口腔的硬颚、颊部、悬雍垂及扁桃体针头大丘疹，群集融合形成扁平的斑块，睑结膜及泪腺发生小结节。

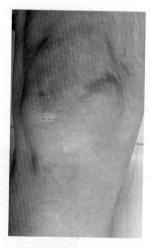

图 17-21　皮下类肉瘤

（10）其他皮肤损害：结节病可合并有皮下钙质沉着、痒疹、多形性红斑及毛囊炎表现。皮肤萎缩、角化过度、色素增加或减退也可由本病引起。

2. 其他器官损害　结节病是一全身性疾病，除皮肤损害外，还有许多器官受累。

（1）淋巴结病变：全身淋巴结肿大占 50%。结节病的早期往往仅限于颈部、腋部淋巴结肿大，随病情进展全身淋巴结肿大，特别是纵隔和肺门淋巴结肿大。

（2）眼部损害:结节病眼受累约占 25% ~ 30%,有虹膜炎、虹膜睫状体炎,最常见的是虹膜肉芽肿性结节。泪腺呈无痛性结节性肿胀,泪腺病变常伴有颈部淋巴结肿大,颌下腺、唾液腺及腮腺也受累。也可伴有结膜炎、角膜炎、视网膜炎及视神经损害,以致失明。

（3）肺部损害:肺脏受累较常见,X 线检查为点状、条状或片状阴影,肺门淋巴结肿大。早期临床症状较轻,但 X 线检查却表现特别明显;后期肺部纤维化明显(图 17-22)。

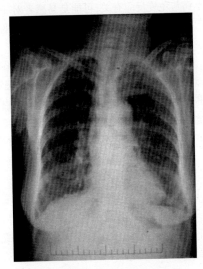

图 17-22 肺部 X 线检查

（4）骨关节:指趾骨关节肿胀、疼痛,X 线检查可有海绵状空洞,这些囊肿样损害多是由上皮样细胞群构成,与皮肤所见的损害相似。

（5）肝脏:约 20% 患者肝受累。主要表现肝结节,肝大,血清碱性磷酸酶升高,胆汁性肝硬化,门静脉高压等。

（6）心脏:常有心动过速、心律不齐、房室传导阻滞、肺动脉高压及心力衰竭。

（7）肾脏:由于血钙、尿钙增加引起肾脏结石或肉样瘤性血管球性肾炎,导致肾功能衰竭。

（8）神经系统:中枢神经及周围神经都可受到损害。

劳夫伦综合征(Lofren's syndrome)又称两侧肺门淋巴结综合征

（bilateral hilar lymphadenopathy syndrome），通常发生于结节病尤其急性患者，X线显示两侧肺门淋巴结肿大，可有结节性红斑，有发热等全身症状，结核菌素试验阴性或弱阳性，Kvein试验的阳性率很高，有的有眼葡萄膜炎及关节炎。本综合征多发生于女患者特别是妊娠或产褥期的妇女，绝大多数经半年至一年后痊愈，如有实质性肺损害，病程可以较久。

【病因】 本病病因不明。结核、非典型分枝杆菌、病毒感染及遗传基因可能与本病发病有关。

近年来认为本病与免疫反应有关，可能是易感者对一种或多种感染性因素或其他抗原产生的反应性病变，特别是T细胞介导的免疫反应起着重要的作用。

【组织病理】 主要病理变化是上皮样细胞浸润，结节病的上皮样细胞群主要在真皮内，而深型的在皮下组织内。上皮样细胞聚集成团，细胞群内含有血管及少数淋巴细胞，细胞群中央偶尔出现纤维蛋白样变性。上皮样细胞群的周围为增生的结缔组织而无炎症反应，（图17-23、24）。在晚期，郎罕巨细胞往往出现，巨细胞内可有星状体（asteroid body），可能是细胞浆凝缩而成。网状纤维渐渐变成胶原纤维，结缔组织大量增生，而上皮样细胞渐渐减少。

【实验室检查】 结节病为全身性疾病，大多数患者贫血，血液中白细胞、血小板减少。急性期血沉增快，慢性期血清球蛋白增高。α_2、β 和 γ 球蛋白增高明显。肝或骨骼损害时，血清碱性磷酸酶往往增加。脑磷脂凝集试验通常阳性。高钙血症发生占1/3。

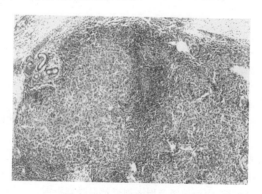

图17-23 结节病组织病理

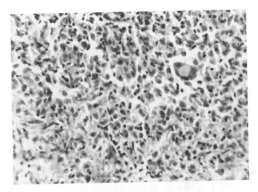

图 17-24　结节病组织病理

（1）结核菌素试验大多数为阴性或弱阳性。

（2）血管紧张素转化酶（angiotensin conkerting enzyme；ACE）活动期结节病患者血清 ACE 水平显著增高。

（3）X 线检查：肺门淋巴结常常肿大是肺部特征性的改变。肺纹理增粗，点状及结节状阴影。远端指趾骨可见海绵状空洞损害。

（4）Kvein 试验：是一种特异性细胞免疫异常反应。结节病患者对 Kvein 试验阳性率达 90%以上。健康人及其他病患者的假阳性率很低，只占 6.5%，因此本试验诊断价值很高。随着疾病缓解，此试验可转为阴性。

【治疗】单纯的皮肤及淋巴结病变常能自然缓解，不需治疗。皮质类固醇激素外用和全身使用可抑制炎性反应，促进病变吸收，防止病变的播散和慢性化。糖皮质激素治疗的适应证是急性全身性病变有发热、活动性眼病、肺病、心脏病、高钙血症及中枢神经系统损害。

仅皮肤病变或少数结节病变，皮损内注射糖皮质激素混悬液能迅速见效。

硫酸羟氯喹对慢性肺纤维化及皮肤病变有效。糖皮质激素和甲氨蝶呤联合应用有效。

结节病是一种自限性疾病，大多预后良好，多数自然缓解。部分患者可能发展为肺纤维化。病死率为 1%～5%，死亡原因多为呼吸衰竭、中枢神经系统或心脏受累所致。

肉芽肿性唇炎(cheilitis granulomatosa)

肉芽肿性唇炎,以唇肥厚肿胀为主要特点。目前被认为是迈克逊—罗森绍综合征的单症状(monosymptomaticform Of Melkersson-Rosenthal-syndrome),或口面部肉芽肿病的亚型(subtype Of orofacial granulomatosis)。

【症状】肉芽肿性唇炎多发生于青少年,病因不清,可能系迟发性变态反应,多发于口唇,尤以下唇多见,皮损为限局性黏膜肿胀、肥厚、粗糙、干燥、脱屑,有的病例有额、颊、颏、眼睑、舌部、外阴肿胀,少数病例有颈部及颌下淋巴结肿大,如伴有面神经麻痹及沟状舌称罗氏综合征,病程慢性,可反复发生而成巨唇,所以肉芽肿性唇炎又称肉芽肿性巨唇炎(granulomatous macrocheilitis)。唇部坚韧而无指压性水肿,不溃破,也不引起自觉症状,患处颜色正常或是紫红色(图17-25)。

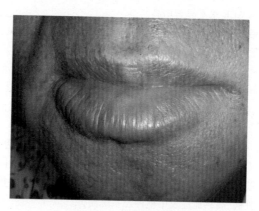

图17-25 肉芽肿性唇炎

【组织病理】最主要改变为慢性肉芽肿性炎症细胞浸润,真皮浅层最明显,向下可扩展到真皮深层甚至肌层。浸润细胞通常为淋巴细胞、浆细胞、上皮样细胞及郎罕巨细胞,有时为嗜酸性粒细胞和多核细胞。淋巴管扩张,有时部分闭塞。(图17-26、27)。

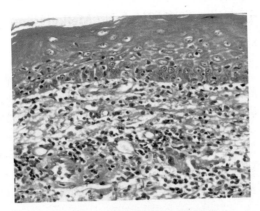

图 17-26　肉芽肿性唇炎组织病理

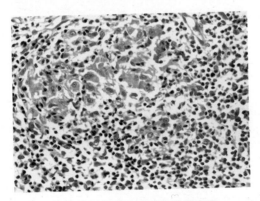

图 17-27　肉芽肿性唇炎组织病理

【治疗】部分患者口服或局部注射皮质类固醇有效,对皮质类固醇疗效不佳可选用氯法齐明、甲硝唑、米诺环素等药物。氯法齐明(Clofazimine),是一种抗麻风病药。具有抗微生物和抗炎的双重作用。每丸50mg,每日1次,每次2丸口服,10天后减量为每周100~200mg,持续2个月后停药,治疗期间应避免日光曝晒。反复发作形成巨唇者可考虑手术修复唇部外形,术后仍须采用其他治疗措施防止复发。去除牙源性感染及与牙有关的病灶是非常有必要的。

迈克逊—罗森绍综合征(Melkersson— Rosenthal syndrome)

迈克逊—罗森绍综合征的病因不明,有人认为它和肉芽肿性唇炎皆是结节病。有的患者有家族史。有的患者伴有巨结肠、耳硬化病或颅咽瘤等疾病。有人认为它是一种神经营养障碍性疾病,也有人认为是一种延迟性超敏反应。

包括屡发的面部麻痹或轻瘫、非指压性水肿的唇及沟状舌,面部、口腔、舌及其他部位也可屡次水肿(图17-28)。面部麻痹一般是单侧,有时是两侧,面神经暂时或永久麻痹,其他脑神经偶受侵,巨舌可为暂时性。

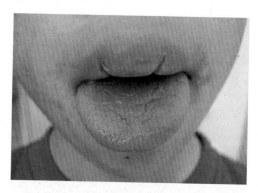

图17-28 迈克逊—罗森绍综合征

除了一侧或两侧面神经麻痹外,常有屡发的偏头痛。上唇及颊部水肿,逐渐发展至下唇、口周围及口腔黏膜,其他部位如手臂、足背、腰部、咽部及呼吸道黏膜也可水肿。严重患者唇部、颊部及舌部可以永久畸形。

泼尼松可小量口服,曲安西龙混悬剂可注射入皮损内。氨苯吩嗪有效。

皮肤淋巴细胞瘤(lymphocytoma cutis)

皮肤淋巴细胞瘤又称 Spiegler-fendt 类肉瘤,Spiegler-fendt 假性淋巴瘤或 Bafverstedt 皮肤良性淋巴结病（Lymphadenosis Benigna Cutis of Bafver-stedt）。

【症状】分局限性或播散性两型。局限性者,皮损呈豌豆大或较大的单个坚实性皮肤结节或成群结节,主要发生于颜面特别是额部和耳垂。结节表面通常光滑,呈肉色、淡红色、淡黄褐色或紫色（图 17-29）。偶尔结节亦发生于身体其他部位。女性最常见,未发现内脏损害或血液改变。通常皮损在数月,有时1～2 年后自行消退;播散性多见于中年人,皮损为粟粒性丘疹,或大而硬的结节,主要位于颜面、躯干及四肢,口腔黏膜可有水疱性损害。损害可持续多年,但可自行消退,但有少数病例的损害在若干时日后变成网状细胞肉瘤或淋巴肉瘤。

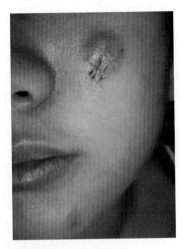

图 17-29　皮肤淋巴细胞瘤

【病因】病因不明。病因涉及文身反应、昆虫咬伤、外伤、包柔氏螺旋体等。

【组织病理】主要变化是真皮内有密集成团的成熟淋巴细胞,其间有一些组织细胞,偶有浆细胞及嗜酸性粒细胞。有的组织变化是浓密的淋巴细胞浸润中散布着成群的组织细胞而成岛屿状,略像淋巴结的滤泡。淋巴细胞浸润处的基质很少,不与表皮相连。

【鉴别】根据临床表现,皮损特点,组织病理特征性即可诊断皮肤淋巴细胞瘤和皮肤淋巴细胞浸润及虫咬所致的肉芽肿在临床和组织变化上都相近似,统称为皮肤淋巴样细胞增生（cutaneous lymphoid hyperplasia）,又称假性淋巴瘤（pseudolymphoma）,淋巴瘤性丘疹病及碘化物、溴化物等引起淋巴瘤样药疹也包括在内。这些疾病要仔细区别。

【治疗】损害内糖皮质激素局部封闭,对于顽固病例 X 线放射疗法为首选疗法,可用 100kV（HVL1～3mm A1）,剂量 100Rad 皮损可在 1～2 周内消退。亦可试用羟氯喹或丙喹酮治疗。如包柔氏螺旋体及蜱抗体试验阳性,则青霉素治疗可迅速治愈。

皮肤淋巴细胞浸润(cutaneous lymphocytic infiltration)

本病病因不明,较多见于男性。有人认为系慢性盘状红斑狼疮的一型或皮肤淋巴细胞瘤的一种表现,也可以是这些疾病的早期表现。

【**症状**】 初起皮损是粉红到淡红褐色盘状扁平丘疹,以后逐渐扩大,成为略微隆起的坚实斑块,边界清楚(图17-30),无自觉症状,最常见于面部尤其眼睑及颊部,也可发生于颈部及背部上方,皮疹单发或多发,表面光滑,无鳞屑或角质栓。皮损消退后不遗留痕迹,但可复发,大多数患者在数年内自然痊愈。容易误认为盘状红斑狼疮。

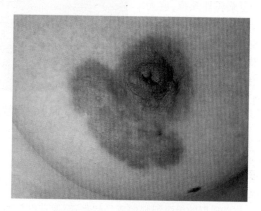

图17-30　皮肤淋巴细胞浸润

【**组织病理**】 组织病理变化是表皮正常,真皮内有大片的致密淋巴细胞浸润,较多出现于皮肤附属器及血管周围,并可伸展到皮下组织内,边界较整齐。在大片淋巴细胞浸润处夹杂着一些组织细胞。

【**鉴别**】 皮肤淋巴细胞浸润需和其他各种假性淋巴瘤鉴别,也需和深部红斑狼疮、盘状红斑狼疮、多形日光疹及皮肤白血病区别。

【**治疗**】 泼尼松及氯喹口服有效,冷冻疗法、损害内注射类固醇激素混悬剂有较好的效果。数周或数月后常可痊愈。

淋巴瘤样丘疹病(lymphomatoid papulosis)

淋巴瘤样丘疹病为一低度恶性T细胞淋巴瘤,其特点为慢性、复发性及自限性,常见于20~40岁的成年人,大多数典型病例其损害和经过类似急性痘疮样苔藓样糠疹,不同之处是损害较大数目较少和坏死倾向较大。

【症状】原发皮损为红色丘疹,直径可达约1cm,可进展为水疱性、脓疱性或出血性,数日数周后表面坏死(图17-31)。典型损害可在8周内自愈,大多数倾向慢性,不经治疗新的损害不断出现,皮疹的数目不定,往往成批出现及成批消退,主要发生于躯干及四肢而难见于面部及头皮,自觉症状轻微。不侵犯其他器官,病程可经3个月~40年之久,不同时期的皮损可同时存在,损害治愈后遗留痘疮样色素沉着或色素减退性瘢痕。10%~20%的淋巴瘤样丘疹病患者可发展为皮肤T细胞淋巴瘤或Hodgkin病。

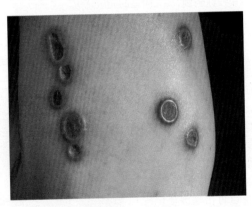

图17-31 淋巴瘤样丘疹病

【组织病理】真皮呈楔形斑片状或血管周围浸润,较大损害浸润可占据整个真皮,浸润可累及表皮,伴炎症细胞亲表皮性。损害进展时可发生表皮坏死及糜烂,真皮血管可见纤维蛋白沉积,偶可见淋巴细胞性血管炎,真皮浸润细胞由淋巴细胞、嗜酸性粒细胞、中性粒细胞和较大的单核细胞构成,可见非典型性大或小的淋巴样细胞,占浸润细胞的50%以上。

免疫组织化学:大的非典型细胞呈辅助T细胞表型,非典型性细胞特别是A型细胞ki-1或CD30染色阳性PCR基因克隆重排见于40%以上的淋巴瘤样丘疹病损害。

【鉴别】本病除需和恶性淋巴瘤鉴别外,还需和变应性皮肤血管炎、痘疮样苔藓样糠疹、结节病及淋巴瘤样药疹区别。

【治疗】尚无证据证明治疗能防止继发性淋巴瘤的发展,可适当治疗如强效皮质类固醇激素;PUVA 系统性或局部治疗,局部应用卡莫司汀(卡莫司)10mg/d,共治疗 4～17 周,甲氨蝶呤(MTX)每周 15～20mg,可使 90% 的患者症状显著好转。

光化性类网织细胞增生症(actinic reticuloid)

光化性类网织细胞增生症是一种慢性顽固性光敏性皮肤病,患者绝大多数为 50 岁以上的男性,对光线包括紫外线甚至可见光均异常敏感。患者于发病初期常有光敏性皮炎的急性发作史,以后于春夏季节皮损常反复发作并加剧。但在慢性病例,多无明显的光敏感史。

【症状】本病典型的皮损为散在多发的暗红色丘疹或斑丘疹,菜籽到黄豆大,边缘清楚,继之增厚浸润形成丘疹、结节并扩大融合成斑块,经搔抓刺激后可呈湿疹样改变,但多数皮损呈现为肥厚性的丘疹和苔藓样的斑块,偶见有紫癜损害。皮损集中于曝光部位,以面、颈、耳和手背为主,常累及耳廓、头顶部发稀区的皮肤、颈部发缘到衣领间的暴露部位和耳后乳突区,而不累及颏下、眼周和耳后皱襞区是其特征(图 17-32)。反复发作病例,于躯干、四肢等非暴露部位也可出现湿疹样皮炎或呈不规则网状色素沉着斑。严重病例皮肤增厚,皱纹增深,呈狮面状,可波及全身大部分皮肤发展成红皮病。自觉症状不定,由不痒到剧烈瘙痒。

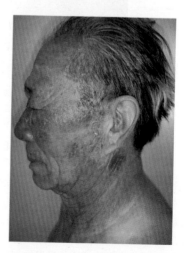

图 17-32 光化性类网状细胞病

光斑贴试验 证实患者对长波紫外线和可见光均异常敏感,红斑阈值明显降低。鉴于本病实际上是对至今尚未明了的光敏物所激发的慢性光敏感性反应,因而光斑贴试验多为阴性。但在不少患者中已明确与某种光敏物有关。

【病因】 本病自 1969 年 lve 等首先提出并命名,认为是一病因不明的独立性疾病,可由光敏性湿疹发展而来。然而,几年以后发现不少患者与接触某些清洁剂、美容品、油树脂等光敏物过敏或与服用降压药、利尿剂等某些光敏性药物有关。常先有一外源性光敏性皮炎的病变,之后虽然脱离了这些光敏物,但皮损仍反复发作成持久性光反应状态继而进展成本病。因而又将本组疾病命名为光敏性皮炎/光化性类网织细胞增生症(PD/AR)综合征。

【组织病理】 皮损组织病理检查为真皮密集的多形性浸润,主要为单一核细胞并可见大而深染的锯齿状或脑回形的异形核细胞。浸润细胞有亲表皮性,可聚集似 Pautrier 脓肿,类似于蕈样肉芽肿所见。表皮多为反应性棘层肥厚,常有灶性炎性细胞。无海绵形成和角化不全。

【鉴别】 根据本病好发于中老年男性、病程呈慢性、顽固性、皮损的分布与形态学特征,以及光试验证实对日光乃至可见光的异常敏感和病理特征等,可以与一般的光敏性皮炎、接触性皮炎及蕈样肉芽肿等相鉴别。

【治疗】 患者应避免接触或脱离可疑的光敏物及环境,口服维生素 B 和烟酰胺为常规的疗法。对氨基苯甲酸口服有时也有效,氯喹无效。沙利度胺对大部分病例能控制。严重患者可应用中等剂量泼尼松或硫唑嘌呤,控制病情后逐渐减量。

患者应注意严格的避光措施,严重病例对一般照明用日光灯也异常敏感,不得不在暗室或仅有白炽灯的室内生活才能控制病情。

第十八章 角化性皮肤病

角化性疾病是指角化异常,主要是表皮角化过度的一组疾病。角化异常的现象很常见,可由于遗传基因缺陷,也可继发于某种疾病。

寻常性鱼鳞病(ichthyosis vulgaris)

寻常性鱼鳞病最常见,又称为干皮病(xeroderma),属常染色体显性遗传,但每代患者未必都有明显易见的皮疹。

【症状】自幼发病,出生时症状不显著,但在出生后几个月或2年内开始出现皮疹,以后渐重,5～15岁时才稳定。有时到成年时期才有此病,终身不愈。皮肤干燥少汗或无汗。皮损冬重夏轻,轻者仅表现为冬季皮肤干燥,表面有细碎的糠秕样鳞屑,或没有明显的鳞屑,或搔抓后才有些粉状白屑。在温暖潮湿的季节,皮损减轻或不明显。

典型皮损是淡褐色至深褐色菱形或多边形角质鳞屑,鳞屑中央固着,边缘可略翘起,如鱼鳞状(图18-1)。皮损好发于四肢伸面及背部,尤以胫前最为明显,屈侧及褶皱处很少累及,像腋下及臀沟等处常不波及。甲板可粗糙变脆,毛发干燥稀疏。常伴有掌跖角化过度、毛周角化病、花粉症、湿疹、哮喘及特应性皮炎等。

【病因】寻常性鱼鳞病属常染色体显性遗传,是由于表皮中的丝聚蛋白缺乏或减少,可能与丝聚蛋白原合成转录后调控机制异常有关。

【组织病理】表现为中度角化过度,颗粒层变薄或缺如,棘层厚度正常,皮脂腺和汗腺缩小并减少。角化过度可深入毛囊形成大的毛囊栓塞。

【治疗】口服维生素A或者维A酸类药物有一定疗效,外用维A酸类或润肤霜可缓解皮肤干燥症状。

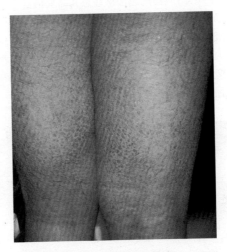

图18-1　寻常性鱼鳞病

毛囊性鱼鳞病（ichthyosis follicularis）

本病可能为X染色体连锁隐性基因遗传,但常染色体显性遗传的类型也有报道。男女发病率比为5：1。特征为全身角化过度伴肉色与棘状的泛发性毛囊性突起,非瘢痕性普秃,严重畏光,肝脾肿大、生长迟缓、精神发育障碍、癫痫发作、隐睾、腹股沟疝及脊柱缺陷等全身表现。该病也称为毛囊性鱼鳞病、脱发与畏光（IFAP）综合征。皮肤组织病理表现为毛囊角化过度,皮脂腺缺失。本病应与角膜炎-鱼鳞病-耳聋（KID）综合征和脱发性棘状毛囊角化病（KFSD）相鉴别。

性联鱼鳞病（x-linked ichthyosis）

本病较少见,为性染色体隐性遗传模式,仅有杂合子的母亲传给男性,因此几乎全部见于男性。这种情况是由于缺乏类固醇硫酸酯酶（steriod sulfatase）而造成,本病又称为类固醇硫酸酯酶缺乏症（steriod sulfatase deficiency）。在男性新生儿的发病率为1/2000～1/5000。

【症状】通常在出生或出生后2～3个月内出现。由于胎盘硫酸酯酶的缺乏导致妊娠妇女难产,因此通常这些患儿需要剖宫产。全身各处尤其颈部、腹部有大而厚的暗黑色鳞片(图18-2),面部、耳部等处特别是部分屈侧面如肘窝、腋部及腘窝也有鳞屑,但较少。不侵犯掌跖。皮损以腹部较重是本病的特征,随年龄的增长而加重。裂隙灯下在男性患者或女性基因携带者的眼后囊或角膜后弹力层,可发现角膜混浊,但不影响视力。部分患者发生隐睾,睾丸癌发病率增高。

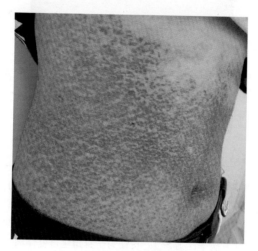

图 18-2　性联鱼鳞病

【病因】性联鱼鳞病由 X 染色体隐性基因遗传,因而一般只发生于男性,女性为携带者。已证实90%的患者类固醇硫酸酯酶基因(STS)结构完全缺失,其余的10%表现为部分缺失和点突变。患者成纤维细胞、白细胞及角质形成细胞中缺乏类固醇硫酸酯酶,使角质层细胞紧密结合,影响正常脱落而形成鳞屑。如果发生于纯合子状态的女性,症状就不明显,仅皮肤干燥及腿部有些鳞屑而已。

【组织病理】有角化过度,颗粒层正常或稍增厚,有时可有 3～4 层,棘细胞层略肥厚,表皮突显著,血管周围有轻度的淋巴细胞浸润,这和寻常鱼鳞病不同。

【治疗】以外用药物为主,以温和、保湿、轻度剥脱为原则。患者的皮肤干燥,特别是寒冷季节中皮脂分泌减少,皮疹明显加重,因此,洗浴不应太勤,碱性较强的肥皂不宜用,以免皮脂更少而易发生皲裂。

10%尿素霜、含6%水杨酸的40%~60%丙二醇溶液以及含有西黄蓍胶及甘油的胶质软膏虽不能消除鳞片,但可增加皮肤的水合程度,使患者感觉舒适。维A酸外用制剂或钙泊三醇等可改善角化程度,减少鳞屑,与糖皮质激素联用可增加疗效;严重患者可口服维A酸(异维A酸或阿维A酯),能明显缓解病情。

鱼鳞病样红皮症(ichthyosiform erythroderma)

鱼鳞病样红皮症为先天性疾病,又称先天性鱼鳞病样红皮症(erythroderma ichthyosiforme congenitum),由常染色体隐性遗传的被称为板层状鱼鳞病(lamellar ichthyosis),包括被称为小丑胎(harlequin fetus)及火棉胶婴儿(collodion baby)的胎儿鱼鳞病(ichthyosis fetalis)。

另一型是由常染色体显性遗传的表皮松解性过度角化病(epidermolytic hyperkeratosis),有大疱性皮损,又称大疱性鱼鳞病样过度角化病(bullous ichthyosiform hyperkeratosis)。

【症状】

1. 板层状鱼鳞病(lamellar ichthyosis),又称为隐性遗传先天性鱼鳞病样红皮病(recessive congenital ichthyosis erythroderma) 为常染色体隐性遗传,在出生时或出世后不久即出现,症状很快加重,皮肤广泛发红,出现特征性大的灰褐色鳞片,呈菱形或多角形,边缘游离,中央黏着。较轻时可只出现于身体屈侧如肘窝、腘窝或颈部等处,严重时鳞屑呈胄盔甲样(图18-3)。患者常有面部发红、脱屑及头皮多屑的表现,掌跖往往过度角化。多数情况下毛囊口呈火山口样表现。常见出汗困难,因此患者不耐热。睑外翻常见,毛发及指(趾)甲都可以不正常。到成年时期,红皮病可以减轻,只有鱼鳞病性鳞屑或鳞片。

小丑胎(harlequin fetus)(胎儿鱼鳞病)又被称为先天性鱼鳞病(ichthyosis congenita),是一种严重的常染色体隐性遗传性疾病。形状奇特,胎儿全身有厚的角质鳞片呈板状,好像古代军人披铠戴甲,或像戏台上化妆的丑角演员,因而有此名。耳朵、眼皮及嘴唇等处皆有厚壳状角质物(图18-4)。患病胎儿多半在子宫内死亡,少数可以出生,但因不能吮乳及体内器官发育不良而在数日内死亡。小丑胎患者常伴有其他先天畸形,如骨骼发育畸形,手指、足趾有兽爪样变化。

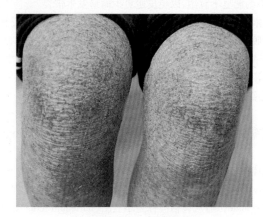

图 18-3 板层状鱼鳞病

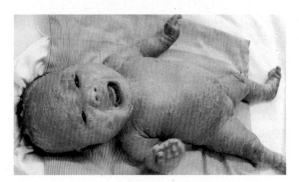

图 18-4 小丑胎
河北工程大学附属医院 苗国英

　　症状较轻的是火棉胶婴儿(collodion baby)。婴儿出世时,全身有一层透明
膜像塑料薄膜,或像全身涂了一层火棉胶(图 18-5),往往妨碍肢体运动并使眼
睑外翻。在出生后 24 小时内,此膜可以脱落,有些病例在这种层状剥脱后很快
好转或恢复,有的病例继发广泛的鳞屑,以后可发展成厚的鳞片;也有的发生局
限性鳞屑,只发生于躯干或四肢。

　　2. 表皮松解性过度角化病(epidermolytic hyperkeratosis)　又称大疱性先天
性鱼鳞病样红皮病(bullous ichthyosiform erythroderma),为一种常染色体显性遗

传性疾病。患儿出生时或出生后不久可见大疱,随后,可见遍及全身厚的、角化性、疣状或嵴状的鳞片,鳞片脱落后又有新的鳞片形成。在身体的屈侧及皱褶部位有明显的灰褐色较厚鳞片,有时呈疣状,而别处皮损往往较轻(图18-6)。

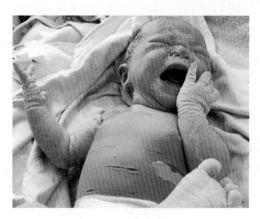

图18-5　火棉胶婴儿
哈尔滨医科大学附属第二医院皮肤科　党林

　　豪猪状鱼鳞病(ichthyosis hystrix)可属于此型,也有人认为是疣状痣的特殊表现(见"疣状痣")。

　　【组织病理】板层状鱼鳞病病理变化没有特征性,角质层角化过度,颗粒层及棘细胞层都比正常略厚,有毛囊角栓。真皮的血管周围有炎性细胞浸润。

　　表皮松解性过度角化病病理变化为角化过度,细胞内水肿使表皮细胞有显著的网状空泡形成,有时水肿细胞破裂而有大疱形成。表皮细胞分裂比正常快5倍,棘层细胞常有两个细胞核。此外,颗粒层显著肥厚,颗粒层细胞有较多的不规则透明颗粒构成的嗜酸性包涵体。真皮有中度炎性细胞浸润。

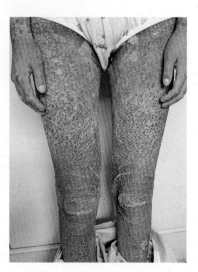

图18-6　表皮松解性过度角化病

【治疗】0.1%维A酸霜剂局部应用或维A酸口服对板层状鱼鳞病可有较好的疗效,对表皮松解性过度角化病的疗效较差。

迂回性线状鱼鳞病(ichthyosis linearis circumflexa)

本病是常染色体隐性遗传的疾病,有人认为是板层状鱼鳞病的特型,在出生后不久即可发现。因为本病常同时存在特应性皮炎,所以头面部皮肤有弥漫性红斑及鳞屑而像脂溢性皮炎。

【症状】四肢、躯干有广泛的多环型或不规则的红斑及鳞屑,特征为皮疹图形不断发生变化,部位不定,有的消退,而别处有新的环形皮损出现(图18-7)。皮疹消退时不遗留痕迹。本病终身不愈,也无自觉症状。每到夏季时皮损往往几乎完全消失。大多数患者头发稀疏,细软,无光泽,发干异常,表现为套叠性脆发症(trichorrhexis invaginata),状如竹节故称竹节发。眉毛及睫毛也可有套叠性脆发病,也可稀少或变脆。此外,患者常有湿疹、哮喘、异位性皮炎、荨麻疹及血管性水肿等异位性表现,智力可迟钝,有的有氨基酸尿,还可伴有高钠血症。

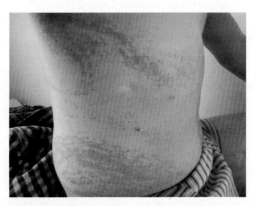

图18-7 迂回性线状鱼鳞病

【病因】目前本病已确认是丝氨酸蛋白酶抑制剂的基因突变造成。

【组织病理】组织变化是角质层显著肥厚,伴有角化不全,也可有角化不良,颗粒层及棘层肥厚,表皮突延伸。真皮的血管中度扩张显有淋巴细胞浸润。

【治疗】0.1%维A酸霜被作为外用药,但避免用于新生儿红皮病。口服糖皮质激素类药物只能暂时有效。

可变性红斑角化病(erythrokerato-dermia variabilis)

【症状】患者往往在出生后不久发生本病。皮损是角化过度的限界性红斑,数目及大小不定,可以出现于身体的任何部位。形态变幻无常,可成地图状等奇形怪状,边界清楚,可在数天或数小时的短期内发生改变或完全消失。有时皮损发展成较固定的角化过度性斑块,正常皮肤也可有固定的角化性红色斑块(图18-8、9),常见于面部、四肢及臀部等处。掌跖角化病往往同时存在。冷热刺激、风吹日晒,甚至情绪不稳定都可促使皮疹加重。本病往往到成年时期才减轻。

【病因】本病是常染色体显性遗传的疾病,也有隐性遗传的报告。由于异常的血管扩张影响正常的角化过程。冷热刺激、风吹日晒、情绪变化可为诱发因素。

【组织病理】组织病理变化是连续性显著正角化过度,颗粒层正常或不见,不规则棘细胞层肥厚,表皮突延长,可有乳头瘤性增生。

【治疗】除了症状治疗外可擦0.1%维酸霜,口服药维A酸类可有效。

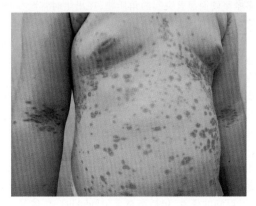

图18-8 可变性红斑角化病

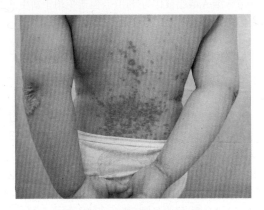

图 18-9　可变性红斑角化病

豪猪状鱼鳞病（ichthyosis hystrix）

本病是一种常染色体显性遗传病，是表皮松解性角化过度鱼鳞病的一种，角化性皮损显著隆起，严重时像豪猪的硬毛，因而也有豪猪状鱼鳞病之称。坚硬角质物往往广泛地对称分布于身体的两侧，此型属于疣状痣，是系统性线状表皮痣（见疣状痣）的特型。组织变化和表皮松解性过度角化病（显性遗传先天性鱼鳞病样红皮病）相似。

皮损是多个坚硬而显著突起的角质物，在出生时常已存在。这些灰褐或污黑色角质突起发生于身体的一侧或是广泛地对称分布于两侧，一般或几乎不侵犯面部、掌跖及外生殖器。皮损往往密集成簇状或栅状，高度可达数毫米甚至数厘米，因严重皮损可像鸡鸭羽毛的坚硬翎杆，或是像豪猪的硬刺而使患者有"豪猪人"（"poocupint men"）之称。

患者的皮肤往往比正常人干燥，毛发往往失去光泽，甲板也可变脆。

获得性鱼鳞病（acquired ichthyosis）

皮肤表现和组织病理变化常不易和寻常性鱼鳞病区别，但这种鱼鳞病不是由于遗传而是由于某些疾病的存在，是某些系统性疾病的重要表现，最常见于淋巴瘤的患者，包括霍奇金（Hodgkin），可能是霍奇金病的一种主要症状。还可发生于非霍奇金淋巴瘤、蕈样肉芽肿、多发性骨髓瘤及癌症的患者。结节病患者也可发生特征性鱼鳞病样损害,尤其是下肢。甲状腺功能减退的患者可发生鱼鳞病样损害的同时还可伴随胡萝卜素血症及弥漫性脱发。也可发生于麻风患者,但和麻风的严重程度没有明显关系。严重营养不良、AIDS、干燥综合征、系统性红斑狼疮及类肉瘤病等全身性疾病都可有鱼鳞病的表现。还可继发于多种药物反应包括烟酸、三苯乙醇及丁酰苯。

圆形粃糠疹(pityriasis rotunda)

本病由日本远山首先报告,又称为连圈状粃糠疹(pityriasis circinata)。

【症状】 表现为 1~2 个或多个有鱼鳞病状薄屑的淡褐或深褐色斑片,边界清楚,呈圆形或略椭圆形(图 18-10),相邻的可以融合。皮损的大小不定,直径往往为数厘米,没有炎症或自觉症状,常发生于腹部、腰部、臀部、后背及股部,也可出现于胸部及四肢等处,一般不发生于头皮、面部及手足部位。病程很久,往往终生不消失,夏季较轻或消失,冬季时常加重。

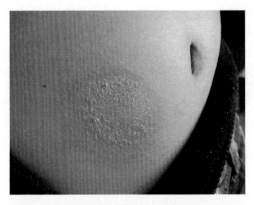

图 18-10　圆形粃糠疹

【病因】 某些全身性疾病如结核病、肝病、白血病、淋巴瘤及妊娠等可能促使本病发生,可能是获得性鱼鳞病的亚型。病因不明,它似乎与遗传有关,伴常染色体显性遗传的家族性病例也有过报道。

【组织病理】 变化主要是角化过度,颗粒层减少或消失,表皮突消失。

基底细胞色素可增加,真皮的血管周围有少量淋巴细胞及组织细胞浸润。

【治疗】 尿素霜、维 A 酸或水杨酸软膏等角质松解剂常被外用,可使症状减轻,但相关系统性疾病应予以相应治疗。

先天性掌跖角化病(hereditary palmoplantar keratoderma)

掌跖角化病是以掌跖部位过度角化增厚为特点的一组皮肤病,大部分是先天性的,也可是获得性的,可伴有其他疾病,或是某些综合征的一部分。

【症状】

(一) 常染色体显性遗传

1. 弥漫性掌跖角化病(diffuse palmoplantar keratoderma) 本病为常染色体显性遗传,开始出现于婴儿时期,对称发病。皮肤损害是手掌、足底皮肤显著地角化过度,弥漫性分布,偶扩展到手足背侧。角化过度的程度不定,症状很轻时,掌跖皮肤比正常人粗糙而已;症状较重时,手掌、足底有淡黄色光滑的坚硬角质,很像胼胝,足弓一般不受累(图 18-11、12)。由于缺少弹性而易在皮纹处裂开,裂口可达皮肤深处而引起出血及疼痛。损害表面不平,可有疣状突起或虫蚀状微小凹坑。角质增厚所形成坚硬的板状,在手掌的周边突然终止,具有特征性。常由于多汗导致浸渍现象。可伴有指(趾)甲肥厚、混浊及变形。

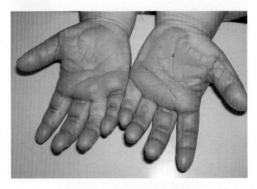

图 18-11　弥漫性掌跖角化病

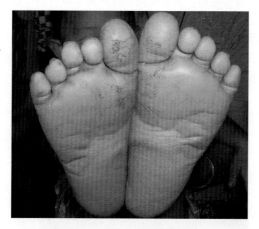

图 18-12 弥漫性掌跖角化病

　　伴有食管癌的掌跖角化病被称为豪威尔-伊文思(Howel-Evans)综合征。弥漫性掌跖角化病往往在 5 ~ 15 岁时才开始出现,而食管癌常于 40 ~ 50 岁以后发生。有人报告获得性掌跖角化病也可伴发食管癌及支气管癌等。对于那些明显与遗传无关的,而在患食管癌以后出现的掌跖部角化的病例,应属于症状性掌跖角皮症的范畴。

　　残毁性先天角化病(keratoma hereditaria mutilans)又称沃维因克(Vohwinkel)综合征。这种弥漫性掌跖角化损害中可有很多蜂窝状小坑,手足背侧有海星状排列的角质物,肘、膝可有条状过度角化,趾指有环状收缩而凹陷成绳勒状,称为假断趾症,可伴有耳聋、脱毛、手掌起疱、鱼鳞病及其他先天性异常。

　　进行性掌跖角化病(progressive palmoplantar keratoderma)是开始发生于婴儿的弥漫性掌跖角化病,可有红斑、鳞屑,逐渐加重并由掌跖扩展到手足侧面及背侧,角质性斑片也可出现于臀部、小腿伸侧,往往到成年甚至青中年时期才停止发展。

　　2. 播散性掌跖角化病(disseminated palmoplantar keratoderma)　散布于掌跖部位而成点状或条状或是两者同时存在。

　　点状掌跖角化病(punctate palmoplantar keratoderma)发病年龄从儿童到中老年时期不等,多半出现于青年时期,以后终生不消失。多见于男性,可能为常染色体显性遗传。皮损是圆形或卵圆形角质硬丘疹,直径约 2～10mm 或更大,不规则或对称分布于掌跖部位,聚集成群或散布各处,又易发生于足跟等经常受压的部位。较小损害呈点状,较大损害的中央部分可陷凹,或是剥刮后残存角质壁而像火山口(图 18-13、14)。有的有甲纵裂或钩甲等甲营养不良。

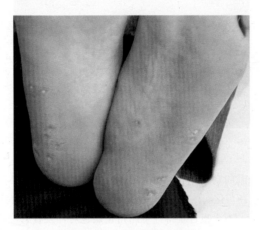

图 18-13 点状掌跖角化病

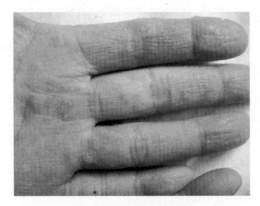

图 18-14 点状掌跖角化病

　　条状角化病(striate keratoderma)属于常染色体显性遗传,多半在 20～30 岁时开始出现于手掌,由手掌向手指辐射而成条状角化过度(图 18-15),而发生于足底的较少见。本病也可伴发假性指(趾)断症。

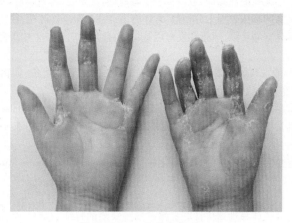

图 18-15　条状角化病

　　点状或条状角化病偶尔超出掌跖的范围,而可出现于手足的背侧、膝部、肘部及踝部。伴有角膜营养不良的播散性角化病(disseminated keratoderma with corneal dystrophy)较为罕见,本病又称里奇纳-哈汉德综合征,为新陈代谢先天性紊乱所致。为程度不同的点状、条纹状掌跖角化过度和角膜的营养障碍。角膜混浊、糜烂、溃疡。可发生智力障碍。

（二）常染色体隐性遗传

　　1. 帕匹伦-里费尔(Papillon-Lefèvre)综合征　为一种少见的常染色体隐性遗传性疾病。常表现为掌跖过度角化病和牙周病,以后过度角化消退,但在发生恒牙时复发。掌跖皮肤出现界限清楚的红斑性过度角化性损害,可扩展到手足的两侧及肘、膝及跟腱部位。更多表现类似进行性红斑角化病,每到冬季加重。手足多汗,常伴掌跖臭汗症。毛发往往正常但可稀少。牙周炎可引起严重牙龈炎而使 4～5 岁病儿的乳牙脱落,以后恒牙生长可以正常,但也可以同样方式过早脱落。Bach 等报告很多患者的硬脑膜尤其连接大脑幕及脉络丛的硬膜有钙质沉着。部分患者应用阿维 A、阿维 A 酯或异维 A 酸治疗有效。

2. 密里达岛病(mal de Meleda) 是一种罕见的常染色体隐性遗传性掌跖角皮病,首先发现于地中海的密里达岛。在婴儿时期,掌跖先发红,以后发生过度角化并脱屑,逐渐扩展到手足背侧。成片的角化过度性皮损陆续出现于小腿前侧和膝部,也可发生于腕部、前臂等处,边界清楚,和进行性掌跖角化病的临床表现十分相似,常伴有多汗症和湿疹样改变,往往伴发其他先天性异常如反甲、短指及发育迟钝等,而且角化病在一生中缓慢扩展而不停止。

3. 其他 残毁性掌跖角化病一般由常染色体显性遗传,偶由隐性遗传,并常伴有片状瘢痕性脱发或高频率听力减退等先天异常。

伴有黏膜白斑的掌跖角化病(palmoplantar keratoderma with leukoplakia)被认为系常染色体隐性遗传。掌跖有较大的疣状角质物,口黏膜有广泛的黏膜白斑,甲可有甲板肥厚等甲营养不良及甲下角化病。

伴有角膜营养不良的掌跖角化病(palmoplantar keratoderma with corneal dystrophy)也是隐性遗传。掌跖先有多个较小的角质斑块,逐渐扩大并可融合而成片状或条状,有红晕,并有疼痛及压痛。此外,角膜混浊,智力迟钝,常伴有常染色体显性遗传性肝脏酪氨酸酶缺陷的特征,有酪氨酸尿。低酪氨酸及低苯基丙氨酸(phenylalanine)饮食可使皮肤及眼损害减轻。

托莱因多发性角化病(polykeratosis of Touraine)可能是伴有外胚层发育不良等病的掌跖角化病。股部、小腿、足跟及臀部等处有两侧对称的过度角化性红斑,还有毛发少及甲萎缩等。

限界性掌跖角化病(circumscribed palmoplantar keratoderma)是患儿掌跖的角化性斑块,有时发红并有压痛,可伴有智力低下及黏膜白斑。

【组织病理】先天性掌跖角化病各型的组织变化无特殊性,角质层都显著地角化过度,颗粒层及棘细胞层也肥厚,真皮浅层常有轻度炎性细胞浸润。

弥漫性掌跖角化病皮损的棘细胞层中部及上部可有颗粒变性的现象。点状掌跖角化病皮疹的角化过度有清楚界限,颗粒层很厚,棘细胞层下陷,真皮内没有炎性细胞浸润。

【鉴别】要鉴别的疾病有胼胝、慢性皲裂性湿疹、角化过度型手癣及足癣、掌跖银屑病、砷角化病、更年期角化病、沟状跖部角化病、毛发红糠疹、毛囊角化病及汗孔角化症等。

【治疗】外用药如10%水杨酸软膏、0.1%维A酸软膏或10%~20%尿素软膏。

维A酸可使过度角化减轻,但停药后往往复发。口服0.5~1.0mg/

（kg·d）。适龄妇女应谨慎用药,不可应用于妊娠妇女以免引起胎儿畸形。

更年期角化病(keratoderma climactericum)

更年期妇女的掌跖部位尤其足跟出现角化过度的扁平斑块,早期皮损为边缘明显的圆形或椭圆形角化性扁平丘疹,缓慢增大,并融合成片,最后蔓延至整个掌跖部,可发生皲裂而易继发感染。轻者仅表现为掌跖部鳞屑(图 18-16)。

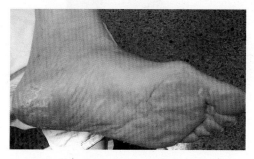

图 18-16   更年期角化病

本病可能与性内分泌紊乱有关。双侧卵巢切除术的年轻妇女也可出现相似的损害。有的患者肥胖或血压高,有的有神经性皮炎或女阴瘙痒症,神经紧张或甲状腺功能降低,但这些疾病未必和本病有关。

组织变化为角化过度,颗粒层和棘层增厚,表皮海绵水肿,有淋巴细胞侵入。真皮浅层血管周围少量淋巴细胞、组织细胞浸润,真皮胶原纤维增生。

本病无特效疗法,由于和闭经有关,雌激素如己烯雌酚可以试用。30% ~40% 尿素溶液、0.1% 维 A 酸软膏、10% 水杨酸及 0.25% 蒽林软膏都可使皮损减轻。

手掌边缘角化病(marginal keratoma of the palms)

是约 5mm 宽的条状过度角化,表面粗糙,常有裂口,通常发生于中年人的手掌边缘,也可出现于拇指、示指或小指的外侧(图 18-17)。无家族史,病因不明。

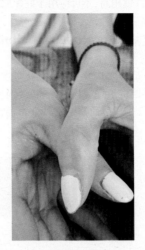

**图 18-17　手掌边
缘角化病**

砷角化病（arsenical keratosis）

本病是慢性砷中毒的皮肤症状之一。

【**症状**】角化性损害主要发生于掌跖部位，初起的角质皮损是坚硬的角质性小丘疹，呈淡黄褐色或正常肤色。以后，丘疹可渐扩大到直径达 1～5mm 左右，数目也渐增加，相邻的丘疹往往散发而不融合（图 18-18、19）。角化程度可逐渐加重，长期存在而不消退。除了角化性皮损外，躯干、四肢可见到色素异常，表现为弥漫性褐色斑，间有色素脱失的点状白斑，称为砷黑变病。

经过若干年月后，部分丘疹可以恶变，先有红晕，逐渐发展成鳞状细胞癌，有的可成鲍温（Bowen）病或基底细胞癌，食管、胃肠及肺等内脏也可发生癌瘤。

【**病因**】可见于染料、农药、制革等作业人员中；可由于长期口服亚砷酸钾或注射臭砷酸钠（卡古地钠）等无机砷剂；长期应用含有砷的中药如雄黄或牛黄解毒片等；或饮用水源的含砷量太高所引起。微量的砷长期蓄积在体内将引起慢性砷中毒。

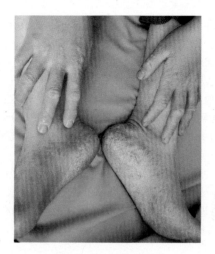

图 18-18　砷角化病

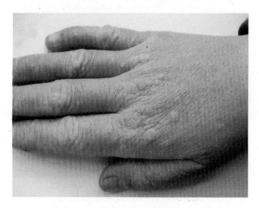

图 18-19　砷角化病

【治疗】治疗方法包括驱砷治疗和局部治疗。驱砷治疗的药物有二巯丙磺酸钠注射液、青霉胺口服、10%硫代硫酸钠静脉注射、外用2.5%二羟基苯醇软膏或糖皮质激素软膏。局部治疗包括手术切除、电灼法、刮匙术、二氧化碳激光、冷冻疗法、二硝基氯苯(DNCB)免疫疗法及氟尿嘧啶的局部应用。

剥脱性角质松解症（keratolysis exfoliativa）

剥脱性角质松懈症又称层板状出汗不良（lamellar dyshidrosis），是一种发生在掌跖的点、片状浅表剥脱的常见皮肤病。

【症状】一般只发生于两侧手掌，也可出现于足底甚至足背。初起时，手掌有较小鳞屑而成白色小点，是一部分角质层和下方分离而成，以后渐渐扩大，很像已经干瘪的水疱疱膜，容易自然破裂，也易撕破而成薄纸状鳞屑。鳞屑之下的皮肤差不多完全正常，通常没有炎性反应。

这些干燥鳞屑不断增多扩大，整个手掌发生一片片鳞屑。以后，鳞屑自然脱落而消失，但易复发，有的患者在一年之中复发多次，尤其在暖热季节容易发作（图 18-20）。往往同时有多汗症及汗疱疹，有的有湿疹、脂溢性皮炎、手癣及足癣等病。

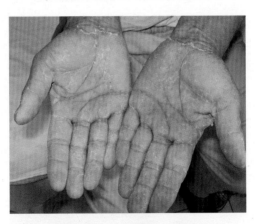

图 18-20 剥脱性角质松解症

本病不发生水疱，无炎性反应，也缺少自觉症状，容易和汗疱疹、手癣、脂溢性皮炎、湿疹及接触性皮炎等病相鉴别。

【病因】病因未明。有人认为，患者常有多汗症及汗疱疹，这两病往往由于精神紧张，因而剥脱性角质松解也和情绪有关。还有人认为本病很可能就是亚临床型湿疹。目前多认为本病是先天性异常，由常染色体隐性基因决定，但难证实。

【组织病理】组织变化无何特征,仅是角质层疏松角化过度而已。

【治疗】本病不引起自觉症状,又可自然消失,一般不需治疗。对那些需要治疗的患者可选用外用药如糠馏油或煤焦油霜剂、糖皮质激素、维A酸霜和润肤霜等。

毛发苔藓(lichen pilaris)

毛发苔藓又称毛周角化病(keratosis pilaris)或毛发角化病(keratosis pilaris),是一种毛囊角化性皮肤病,毛囊口处有微小角质栓及大如小米的角化性丘疹。

【症状】皮疹发生于毛囊口处,是针头或小米大或是略大的丘疹,颜色淡红或是正常肤色,有时丘疹顶部有角质小栓而呈灰褐色。有些患者的大部分皮损有灰色角质小栓,是由毛囊的上皮细胞及皮脂构成,当中有一根毳毛,剥掉角质栓就现出一个微小凹窝,不久后角质栓又生成。有些患者的角质物很少,大多数皮疹为点状红色小丘疹(图18-21)。丘疹独立而不融合,类似于"鸡皮"外观。好发于上臂后外侧,股部外侧及臀部是第二个常见的好发部位,也可发生于面部、前臂等处。没有自觉症状或轻微瘙痒。

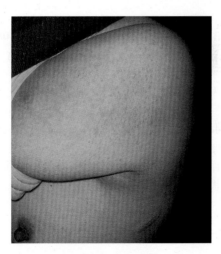

图18-21　毛发苔藓

【病因】 本病是和毛囊性鱼鳞病相似的一种常染色体显性遗传性疾病,可以开始出现于儿童时期,到青年时期才显著,较易发生于皮肤干燥者,有的伴有寻常性鱼鳞病。

【组织病理】 角化过度、毛囊口扩大有角质栓,棘细胞层萎缩。真皮血管轻微扩张,血管附近有轻度炎性细胞浸润。

【鉴别】 应鉴别的有毛囊性鱼鳞病、毛发红糠疹、小棘苔藓及维生素 A 缺乏病。

【治疗】 本病治疗比较困难,一般不需要治疗。10% 尿素霜或 0.1% 维 A 酸软膏的局部应用有润泽作用,可以减轻但不能使皮损消退。

眉部瘢痕性红斑(ulerythema ophryogenes)

本病由常染色体显性遗传,和毛发苔藓很相似,并常同时存在。眉部瘢痕性红斑多半开始发生于男性青年的眉毛部位,有时由眉部向外蔓延而至附近的额部或耳部前方的颊部甚至头皮。损害为持久的网状红斑及发生于毛囊口的角质微小丘疹,每个丘疹中央的眉毛较正常略细,并易在皮肤表面折断。有时丘疹可以消退,遗留微小的萎缩性瘢痕,瘢痕处眉毛永久脱落。

面部萎缩性红色毛发角化病(keratosis pilaris rubra atrophicans faciei)

本病和毛发苔藓相似,为常染色体显性遗传。北村(日文译名:Kitamula)所称的颜面颈部毛囊性红斑黑变病(erythromelanosis follicularis faciei et colli)是同一疾病。

面部萎缩性红色毛发角化病多半发生于男青年。皮损是红斑及微小的毛囊性丘疹,对称发生于耳部前方的颊部,有时蔓延到额部,症状严重时发生色素沉着、网状萎缩及轻微瘢痕(图 18-22)。

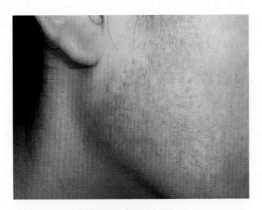

图18-22 面部萎缩性红色毛发角化病

小棘苔藓(lichen spinulosus)

又称小棘毛发苔藓(lichen pilaris seu spinulosus)或小棘毛囊角化病(keratosis follicularis spinulosa)。

【**症状**】皮损是针头大的毛囊性小丘疹,有时丘疹很不明显。每个丘疹顶端有根很细的丝状角质小刺。这些小刺聚成一片,用手抚摸时有木锉锉齿的感觉。初起皮疹略红,以后是正常皮肤颜色,分批出现或只1~2片,有时突然成片发生,可以继续扩展,然后稳定而长期不变,有时还有些散布的独立丘疹。皮疹多半对称发生于颈部、背部、四肢伸面,也可发生于臀部、腹部等躯干部位,无自觉症状。患者往往是儿童,也可为成人,一般在数月内自然痊愈。

【**病因**】病因不明,有人认为它和体内某种感染或是新陈代谢障碍尤其维生素A缺乏有关,另有人认为持久不退的病例和基因有关。

【**组织病理**】本病的组织变化是真皮水肿,伴有血管和毛囊周围淋巴细胞浸润及表皮萎缩,可见毛囊角栓。

【**治疗**】本病可自然痊愈,一般不需要治疗。需要者可选用3%间苯二酚软膏、维A酸软膏、10%~20%尿素软膏等。

播散性复发性漏斗部毛囊炎(disseminate and recurrent infundibulo folliculitis)

本病少见,病因不明,为反复发生弥漫性、大小一致的毛囊性丘疹,往往在夏秋季节发作。

【症状】皮损为形状不规则的直径约 1mm 的毛囊性小丘疹,大小基本一致,每个毛囊有个小丘疹而像鸡皮疙瘩,呈正常肤色,一般无自觉症状。往往突然出现并迅速增多,弥漫分布于躯干和四肢近端,特别常见于颈部、前胸及后背,在颈部及锁骨上方的小丘疹按皮纹方向成串地排列成行(图18-23)。

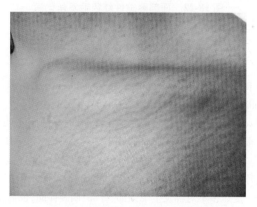

图 18-23 播散性复发性漏斗部毛囊炎

【组织病理】毛囊漏斗部(由皮脂腺口到毛囊口)的毛囊壁外根鞘有海绵水肿形成,附近的真皮有淋巴细胞灶性浸润,也可有轻度增生的成纤维细胞及少数嗜中性粒细胞,漏斗部过度角化而成角质栓。

【鉴别】本病应与毛发苔藓、毛发红糠疹、维生素 A 缺乏、小棘苔藓及光泽苔藓鉴别。

【治疗】患者可服大量维生素 A,每次 5 万单位,每天 1 ~ 2 次,可有效。维生素 E 可同时口服,每次 400I. U,每日 1 ~ 2 次。异维 A 酸或阿维 A 也有效。

汗孔角化症（porokeratosis）

汗孔角化症为一种常染色体显性遗传的慢性进行性角化不全性皮肤病。播散表浅性光照型皮损分布较广泛，多见于暴露部位而可能和日晒有关。

【症状】初起皮损为角质小丘疹，以后逐渐向外扩展形成环形、地图形或不规则形的边缘清楚的斑片，边缘往往呈堤状，有沟槽的角质突起，灰黄或淡褐色，中央部分轻度萎缩而干燥平滑，毳毛也完全脱落，而毛囊口所在处常有针头大的角质小点，如此皮损可以比喻为群山环绕的一平湖。（图 18-24、25）。有时皮损颜色较暗，边缘更黑而像一圈缝线。

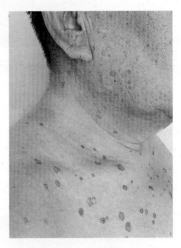

图 18-24　汗孔角化症

皮损好发于四肢（尤其是手、足部）、面部、颈部、肩部及外阴，也可累及头皮及口腔黏膜，不同的部位有不同的临床表现。当皮损发生于足趾背侧等常受摩擦的部位时，角质边壁常很显著，而发生于足趾之间时往往和软鸡眼差不多。如果发生于面部，边缘常为线状而不太隆起，发生于腋窝等较为柔嫩的部位时角化萎缩的现象往往都不显著。有时，踝部等处皮损有很厚的角质而与疣状痣相似。口黏膜偶然发生损害，边缘浸渍而成乳白色。皮损的大小和数目不定，少则 1～2 个，多则成十成百。

汗孔角化症多半发生于男性，常在幼年时期出现，有的到成年以后才有本病。皮损往往持续存在，以后逐渐扩大而不消失。患者没有自觉症状。

播散性表浅性光线性汗孔角化症（disseminated superficial actinic porokeratosis）发生于四肢末端伸侧及面部，是淡红褐或褐色圆锥形丘疹，直径约

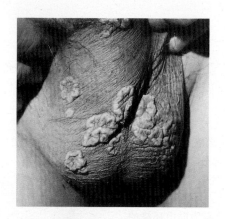

图 18-25　汗孔角化症

1~3mm,容易误认为光线性角化病。以后逐渐扩展成环形或多环形角质损害,边界清楚,直径可达 10mm 以上,甚至达 5cm 之多。皮损中央萎缩而略凹陷,色素增多或略发红,有时环的内侧皮肤色素较淡,皮损周边是颜色较深的角质隆起(图 18-26)。皮损主要分布于日晒部位,虽然与日晒有关,但可发生于非暴露部位。日光可使皮疹发痒,夏季时皮损往往显著扩展。本病皮损如发生破溃或增殖性改变,应考虑鳞状细胞癌的发生。

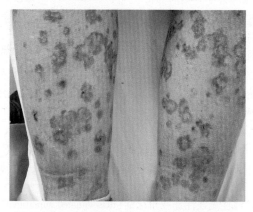

图 18-26　播散性表浅性光线性汗孔角化症

【病因】一般认为本病是一种常染色体显性遗传性疾病,在一家中常有几个患者,往往连续发生于好几代。有人统计12例,6例有家族史,其中1例的家族史可以追溯到五代。但有些散发的病例并无明显的家族史。

播散表浅性光照性汗孔角化症虽是常染色体显性遗传的疾病,但好发生于暴露部位,日光对本病有明显的影响。虽然与日晒有关,但可发生于非暴露部位。接受免疫治疗的患者、HCV、HIV感染者中本病的发生率较高,考虑和感染有密切的联系。

【组织病理】角化过度十分显著,棘细胞层肥厚。在汗腺口附近和损害边缘的角质厚壁处,角化过度和棘层肥厚现象尤其明显(图18-27)。

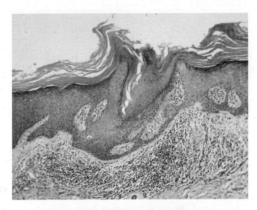

图18-27　汗孔角化症组织病理

主要的病理特征是毛囊角栓,角栓中央有纵行排列成柱状的角化不全细胞,其下颗粒层几乎消失,下方的真皮内可见汗腺,皮损中央部分萎缩,角质层及棘层都变薄,但角化性损害的中央部分也有过度角化,肥厚角质层内角化不全细胞可排列成行。真皮浅层血管有淋巴细胞浸润,主要为淋巴细胞。以后,胶原纤维及皮肤附属器都可萎缩。

【鉴别】需常鉴别的是寻常疣、盘性红斑狼疮、扁平苔藓及硬化萎缩性苔藓。

【治疗】外用0.1%维A酸软膏、10%过氧化苯甲酰凝胶及脲嘧啶对单个皮损是有效的,可服用阿维A、阿维A酯或异维A酸。1~2mg/(kg·d),治疗2周后开始出现疗效,2~3个月疗效最明显(总剂量4.5g左右),但是疗效往往在服药期间有效,停药后复发,故推荐小剂量维持治疗。

必要时,对较小的损害可施行电干燥法、冷冻疗法及切除术。

毛囊角化病（keratosis follicularis）

毛囊角化病又称达利埃病（Darier's discase），又被称为增殖性毛囊角化病（keratosis follicularis vegetans）或增殖性毛囊角化不良病（dyskeratosis follicularis vegetans），但组织病理变化不限于毛囊。

【症状】初起皮损常为坚实的小丘疹，由针头至绿豆大，和正常肤色基本相同。以后每个丘疹的顶端结痂，渐由灰褐色变暗褐色，将痂剥去时丘疹顶端就露出漏斗形小凹窝（图 18-28、29）。

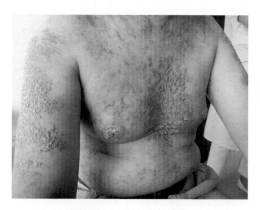

图 18-28　毛囊角化病

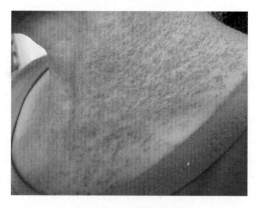

图 18-29　毛囊角化病

丘疹渐渐增多扩大,散发,有的互相融合,尤其腋窝和腹股沟等容易出汗的潮湿部位往往成为增殖性皮疹,可以渗出少量脓性黏液并发出臭味。

皮损好发于皮脂溢出部位,如头皮、前额、耳、鼻唇沟、前胸及腋下等,也可扩散至整个躯干、四肢屈侧、臀部及生殖器部位。往往对称发生于身体两侧。头皮的皮损常有油脂状污痂,而头发不脱落;面部的皮损多半散布在鼻部附近,唇部可以结痂及皲裂,约50%的患者舌及颊部黏膜可以糜烂或有浅溃疡,还可累及食管、喉、肛门及直肠黏膜。躯干的皮损往往集中于胸背部中央部位及腹部,发生于四肢的往往在屈侧较多,发生于手背及小腿前侧的常是疣状扁平丘疹。手掌及足底可有角化过度的点状损害,或是角质层弥漫增厚。甲床也可发生损害,甲板往往变形,甲板纵行白色或红色条纹是特征性损害。本病发展缓慢,在夏季时往往加重。不引起自觉症状,一般不影响健康,也不能自然痊愈。

【病因】 本病是一种常染色体显性遗传引起的角化异常的皮肤病。往往于儿童时期开始出现,但可发生于任何年龄。约1/4病例有可寻的家族史,一般认为本病是常染色体显性不规则遗传,可能由于基因突变使张力纤维及桥粒方面有原发性缺陷,而有角化不良及棘层松解现象。

【组织病理】 特征性变化是圆体(corps ronds)、谷粒(grains)及棘层松解的一些角化不良细胞,还有裂隙状表皮内小水疱所形成的隙腔(lacunae)(图18-30、31)。

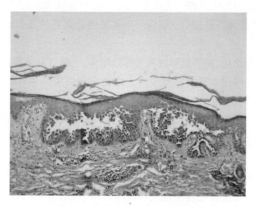

图18-30 毛囊角化病组织病理

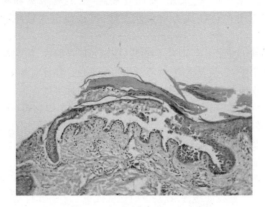

图 18-31　毛囊角化病组织病理

圆体是大于正常表皮细胞的球形细胞,由失去细胞间桥的棘细胞变成,中央是一个均匀的嗜碱性凝缩核,核周有透明晕,晕的四周有略嗜碱性的角化不良物而呈壳状,可出现于棘细胞层上层,最常见于角质层下方及颗粒层。谷粒细胞比圆体小得多,细胞核略长而呈谷粒状,核周有均匀嗜酸并略嗜碱的角化不良物。

隙腔是不规则裂隙状表皮内水疱,一般在棘细胞层深部。失去细胞间桥并部分角化的角质松解细胞往往零星散布于透明的隙腔内,细胞核凝缩并可变长,往往和谷粒相似。仅有一层基底细胞覆盖的真皮乳头突入隙腔而成绒毛。

表皮过度角化、棘层肥厚或乳头瘤性增生,毛囊口及非毛囊处常有角质栓。真皮尤其浅层血管有慢性炎症。口黏膜的损害内也有隙腔及角化不良,但一般不能见到明显的圆体。

【鉴别】要鉴别的有脂溢性皮炎、疣状痣、黑棘皮病、融合性网状乳头瘤病、良性家族性天疱疮、维生素 A 缺乏病及鱼鳞病。

【治疗】轻型患者注意防晒,外用低浓度糖皮质激素软膏、维 A 酸软膏及 5% 水杨酸软膏,肥厚性皮损可涂完软膏后封包或者局部注射曲安西龙治疗。中度至重度的毛囊角化病口服芳香维 A 酸,常用的有异维 A 酸、阿维 A 酯及阿维 A 等,1~2mg/(kg·d),2~3 周后病情可逐渐控制,后酌减用量,直至用小剂量维持或者完全停药。连服 3~6 个月可使症状明显改善。副作用为脱屑、口干、头晕及鼻出血等，严重时可暂停药或减量。

本病常合并细菌感染，有人在毛囊角化病患者细胞内发现了金黄色葡萄球菌小菌落，口服小量大环内酯类或者四环类药物常有效，除具有抗菌作用，还有免疫调节作用。

疣状角化不良瘤（warty dyskeratoma）

目前一般认为本病是一种罕见的良性皮肤肿瘤。

【症状】以中老年为多见，通常出现于面部、颈部及头皮等日光暴露部位，偶见于口腔黏膜。皮损是一个孤立的淡黄褐或红褐色丘疹或结节，略微隆起，中央有脐窝并可含有淡黄色角质栓，皮损表面粗糙，没有自觉症状或只有轻微瘙痒（图 18-32）。皮损逐渐扩展到一定程度后就不再变化。

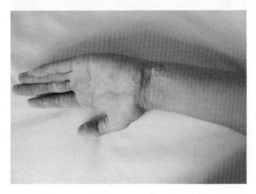

图 18-32 疣状角化不良瘤

【病因】病因不明，紫外线照射和病毒感染可能与本病有关。但有人因组织变化很像毛囊角化病而认为是毛囊角化病的特型，而临床表现完全不同。目前多认为与毛囊角化病无关，被认为是一个独立疾病。

【组织病理】组织变化是由一个极度扩展的表皮凹陷，呈杯状型、囊肿型及结节型，以杯状型最为常见，上部中央有角质栓，下部有很多角化不良的棘层松解细胞，其周边表皮呈"衣领状"增生。颗粒层常有毛囊角化病所有的球形体，基底部也有隙腔及绒毛。

【治疗】治疗可将皮损手术切除。

疣状肢端角化病（acrokeratosis verruciformis）

本病是一种常染色体显性遗传性疾病，特征是许多角化过度性丘疹。常密集成群，类似疣。

【症状】棕黄色平顶角化性丘疹，对称发生于手足背，有时于肘部、膝部及前臂也可发生。面部和躯干一般不被累及。手掌皮肤往往弥漫角化或点状角化，指甲可以变厚发白。本病在出生时就已存在，或在幼儿时期开始出现，发病后皮损逐渐增多，持续终生不消退（图18-33）。有的患者伴有毛囊角化病，有人认为本病是毛囊角化病的特型或顿挫型，但组织变化类似疣状痣，因而一般认为本病是一独立的疾病。

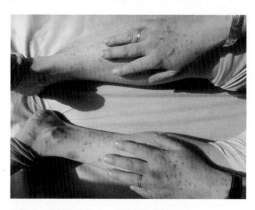

图18-33　疣状肢端角化病

【组织病理】组织变化是角化过度、乳头瘤样增生、颗粒层及棘细胞层都增厚，表皮不规则地耸起而呈尖屋顶形或塔状，而表皮突较规则且底面较平。有时基底层上方有裂隙而像毛囊角化病，但组织变化常被误认为疣状痣、寻常疣及角化型脂溢性角化病。

【治疗】治疗可用液氮冷冻、二氧化碳激光、电灼等，但常易复发。

暂时棘层松解性皮病（transient acantholytic dermatosis）

又称格拉夫病（Grover's disease）或良性丘疹性棘层松解性皮病

（benign papular acantholytic dermatosis）。

【症状】患者多半是中年以上的成人，以男性较多，有的在日晒后发生或加重，或是伴有某种日光性损伤。典型皮疹为瘙痒性丘疹和丘疱疹，常有痂，直径约 1～3mm，呈红褐色或正常肤色，表面光滑，有的中心有角质栓或皮损呈贝壳状。皮损分散或成群，皮疹好发于颈部、躯干上方或四肢，一般不发生于掌跖部位及黏膜，很少见于头皮。患处瘙痒，可有阵发性剧痒，遇热时往往更痒，一般健康状态不受影响。

本病发病较急，皮疹到一定程度后，就不再增多，经过数周、数月或 1～2 年后即可自然消退，少数患者要经过几年后才能痊愈。长期受到光线损伤的男性患者可成为持久性损害。

【病因】本病病因不明，有报道在服用增效联磺、D-青霉胺等药后出现了暂时棘层松解性皮病。

免疫学检查未有明显的异常，直接和间接免疫荧光试验的结果都是阴性。

【组织病理】组织变化主要为棘层松解，引起裂隙及水疱。表皮角化不良及角化不全，可有圆体及谷粒而像毛囊角化病。有时，基底层上方的隙腔内有些棘层松解细胞而像寻常天疱疮。有时，棘层松解细胞出现于表层上部而像落叶天疱疮，或是弥漫存在而像家族性良性慢性天疱疮。但是，组织变化仅局限于部分的表皮的几个表皮突，常和海绵形成同时存在。真皮正常或有轻度炎性细胞浸润。

【鉴别】本病常需和痤疮、疥疮、疱疹样皮炎、痒疹及脂溢性皮炎等鉴别。

【治疗】患者应该避免强烈日晒，不可用紫外线治疗。本病自然痊愈，一般不需特殊治疗。轻型病例抗组胺药物和局部外用糖皮质激素软膏治疗即可。难治性病例可采用阿维 A、异维 A 酸及系统应用糖皮质激素。泼尼松 15～30mg/d，病情好转时即可减量或停药。

鳞状毛囊角化病（keratosis follicularis squamosa）

鳞状毛囊角化病病名首先出现于日本文献。本病在我国不太罕见，皮损特征为褐色圆形片状鳞屑性斑疹，鳞屑中心有毛囊性的黑色毛囊角栓。

【症状】本病好发于 20～30 岁青壮年，女性略高。皮损为坚实的针头大的黑点，与毛囊口相一致，以此黑点为中心，周围为淡灰至褐色圆形鳞屑，直径约数毫米至 1～2cm,边界明显。鳞屑很薄并紧贴皮肤,边缘稍微游离(图 18-34);当鳞屑被人揭去或自行脱落时,中心黑点仍然存在,仅过数天后,鳞屑又可长出。

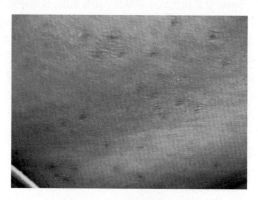

图 18-34　鳞状毛囊性角化病

皮疹的数目不定,往往独立,有时相邻皮疹互相融合而成大片鳞屑,其中散布着三两个黑点。鳞屑周围的皮肤往往缺少色素而呈淡白色。

鳞状毛囊性角化病往往对称发生于腹壁、腰部、臀部及股部外侧,偶发生于股部内侧、胸部两侧、上臂及小腿。病情的发展很慢,往往是冬重夏轻,数年以后,鳞屑才可完全脱落,自然痊愈。患者没有任何自觉症状,一般健康不受影响。

【病因】病因不明,有的有家族史而像一种先天性疾病,有人认为本病是鱼鳞病的特型。也可能与细菌感染、物理因素、内分泌失调及代谢障碍等有关。

【组织病理】表皮角化过度,毛囊口扩大伴有角质栓,毛囊附近有少量淋巴细胞浸润。

【鉴别】本病应鉴别的有毛周角化、鱼鳞病及副银屑病等。

【治疗】一般不需治疗。治疗原则为改善症状,缓解病情,减轻瘙痒和干燥不适感。可紫外线局部照射,外用水杨酸软膏、尿素或维 A 酸软膏或霜剂。

口服维 A 酸 1～2mg/(kg·d),口服 2 周,可使症状减轻或消失,但停药后容易复发。可使用大环内酯类和四环素类抗生素。

黑棘皮病(acanthosis nigricans)

黑棘皮病又称黑色角化病(keratosis nigricans),是一种以对称性分布的色素沉着过度,天鹅绒样增厚为特征的皮肤病。良性型一般不影响健康,而恶性型和体内恶性肿瘤有关。

【症状】皮损好发于皮肤较软处,特别常见于腋窝、颈侧、乳房、腹股沟、脐窝、外生殖器及肛门周围,也易发生于面部尤其眼皮、手背、肘窝、腘窝及股内侧等处。

患处皮肤颜色加深呈淡灰、淡褐或黑褐色,干燥、粗糙及肥厚,表面有许多细小乳头状隆起似天鹅绒,触之柔软。皮纹增宽变深而很明显,掌跖往往过度角化,黏膜尤其颊黏膜及舌面往往肥厚不平,唇角等处可有扁平疣样损害。患者没有自觉症状(图18-35)。

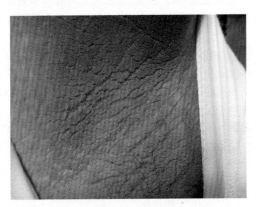

图18-35 黑棘皮病

黑棘皮病被分为恶性和良性两型:

1. 恶性黑棘皮病(malignant acanthosis nigricans) 伴有恶性肿瘤,大多数是腺癌,往往是原发于胃肠、肺脏及乳房的肿瘤;也可见于胆囊、胰腺、肝脏、前列腺、肾脏、子宫及卵巢等处肿瘤。少数是淋巴瘤癌。

黑棘皮病可发生于恶性肿瘤之前、同时或之后。皮肤往往先有黑棘皮病的表现,数月或数年后才发现体内肿瘤,有的癌瘤患者到晚期时才有黑棘皮病。多数患者是成年人,儿童偶见。因此,成年男女患有黑棘皮病时,应该注意检查体内有无恶性肿瘤。

2. 良性黑棘皮病(benign acanthosis nigricans) 不伴有恶性肿瘤,病情发展到一定程度后就停止进行,有的自然减轻。

有人将良性黑棘皮病分为三种:

(1) 真正良性黑棘皮病(true benign acanthosis nigricans):为罕见的遗传性皮肤病,属于常染色体显性基因遗传。通常开始出现于儿童,或在出生时就被发现,但也可发生于成人。病情较轻,四肢远端一般不受累。病情进展缓慢,青春期后停止发展或逐渐自然消退。有的患者肥胖,但常无明显的内分泌疾病。

(2) 肥胖型黑棘皮病(Obese acanthosis nigricans):又名良性获得性黑棘皮病(Benign acquired acanthosis nigricans)。为本病最常见的一型。有人认为肥胖性黑棘皮病是独立疾病或皮肤乳头瘤病的一型。皮疹见于身体所有皱褶部位,尤其是颈部、腋窝、腹股沟及臀缝沟等皱褶部位有小片色素沉着及天鹅绒样增厚或疣状物,股内侧上方及大阴唇常有不规则的色素斑。

肥胖型黑棘皮病最易发生于肤色较黑和身体肥胖的25~60岁的成人,也可见于其他年龄,往往伴有肢端肥大症、巨人症及库欣(Cushing)综合征等内分泌疾病,可以随这些伴发病的痊愈而消退,有时体重减轻时皮肤症状减轻或消失,而色素沉着的消退往往很慢。

(3) 综合征型黑棘皮病(syndromal acanthosis nigricans):斯太因-里温绍(Stein-Leventhal)综合征是黑棘皮病及内分泌障碍,患者的卵巢功能低下,可有子宫出血、闭经、乳房不发育、肥胖等症状,半数患者有多毛症。

黑棘皮病是某些综合征的表现之一。综合征有以下各种:

(1) 耐胰岛素A型综合征:简称A型综合征,患者胰岛素受体或受体后途径有缺陷。多发生于男性化体征或生长过快的年轻女性。又称为HAIR-AN综合征,即高雄激素血症(HA)、胰岛素抵抗(IR)及黑棘皮病(AN)。皮疹呈弥漫性。患者可有多毛、多囊卵巢、肢端肥大及阴蒂肥大等。

(2) 耐胰岛素B型综合征:简称B型综合征,患者体内有抗胰岛素受体的自身抗体。多发生于伴有自身免疫性疾病的中年女性。可伴发系统性红斑狼疮、硬皮病、混合性结缔组织病及桥本甲状腺炎等。

(3) 卢德(Rud)综合征:先天性鱼鳞病样红皮病、癫痫、矮小症、性器官发育不良、智力低下及黑棘皮病。

（4）克劳宗（Crouzon）综合征：颅部及面部骨骼发育不良、黑棘皮病。

（5）赛普-劳伦斯（Seip-Lawrence）综合征：肢端巨大症样面貌、手足巨大、及黑棘皮病。本病是常染色体显性遗传。

（6）劳伦斯（Lawrence）综合征：抗胰岛素糖尿病、高脂血症、脂肪营养不良、肝脾肿大、黑棘皮病。

（7）贝纳的里尼-赛普（Berardinelli-Seip）综合征：皮下脂肪缺乏、高脂血症、多毛症、黄瘤病及黑棘皮病。

（8）普莱德-维尼（Prader-Willi）综合征：矮胖、智力低下、性器官发育不良、肌肉松弛及黑棘皮病。

（9）威尔逊（Wilson）病：肝脾肿大、类似多发性硬化病及帕金森病的神经症状、天青色甲半月、角膜周围淡绿环及黑棘皮病。

【病因】 尚不十分明确，有多种原因。除了恶性型和癌瘤有关外，良性型的发生受某种情况或疾病的影响。

内分泌紊乱尤其脑垂体障碍如垂体瘤、糖尿病、多毛症及闭经等可能和黑棘皮病有关。

新陈代谢障碍及大量应用烟酸、糖皮质激素类、己烯雌酚、胰岛素、甲睾酮、避孕药及梭链孢酸等药物可促使良性黑棘皮病出现。

某些体内疾病如甲状腺功能减退、雄激素增多症、各种胰岛素抵抗性疾病包括脂肪萎缩性糖尿病、肢端肥大性综合征及松果体瘤等，先天性脂肪营养不良、肝豆状核变性、肾上腺功能不良、多囊性卵巢瘤及霍奇金（Hodgkin）病，均可并发黑棘皮病。

良性黑棘皮病也可和腹部交感神经功能障碍有关，结核病或肿瘤破坏肾上腺及腹膜后嗜铬组织时也能引起黑棘皮病。

还有一些良性病例是特发性，病因不明。

【组织病理】 显示角化过度和乳头瘤样增生，棘细胞层不规则地肥厚。典型改变为真皮乳头呈手指状向上突起，乳头间棘层肥厚并充塞着角质物，而乳头顶部及侧面的表皮变薄，表皮突通常不明显。基底细胞层的黑色素增多（图18-36）。

【鉴别】 本病有柔软的丘疹状损害，皮肤的沟纹明显，患部往往是腋部等皮肤柔软的部位，容易和鱼鳞病、毛囊角化病、艾迪生病及着色性干皮病区别，但是和皮肤乳头瘤病的鉴别常较困难，尤其肥胖性黑棘皮病的归类还难确定。

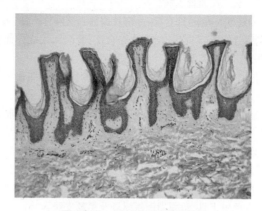

图 18-36　黑棘皮病组织病理

【治疗】良性型患者常有某种内分泌障碍,可根据需要而应用甲基睾酮等性激素、垂体素、甲状腺或肾上腺皮质素制剂;肥胖患者应该设法减轻体重;对成年患者要注意检查体内特别是胃肠道有无恶性肿瘤;恶性肿瘤治愈后,皮肤表现会明显或迅速消失。局部外用角质松解剂如卡铂三醇、维生素 D_3 衍生物、水杨酸、尿素及维 A 酸软膏等可使皮损改善。

皮肤乳头瘤病(cutaneous papillomatosis)

可分为三型:①色素性疣状乳头瘤病(punctate pigmented verrucous papillomatosis);②融合性网状乳头瘤病(confluent and reticulated papillomatosis);③钱币状及融合性乳头瘤病(nummular and confluent papillomatosis)。

【症状】初起皮损是红色扁平丘疹,表面轻度角化,边界清楚,以后迅速变成灰色或褐色而像扁平疣或疣状表皮发育异常,丘疹直径可达 1～5mm,可以增多及融合而成网状或钱币状(图 29-47、48)。损害不引起自觉症状,或可轻度瘙痒,常发生于躯干,往往在乳房之间及上腹部,以后扩展到乳房、腋下及耻骨部位,也常发生于肩胛之间或背部中央,以后可出现于肩部。颈部及腋窝皮肤往往肥厚粗糙及发黑,皮肤沟纹变深,可像黑棘皮病(图 18-37、38);腋窝的腺孔扩张,可有微小角质栓。黏膜及头皮不被累及。

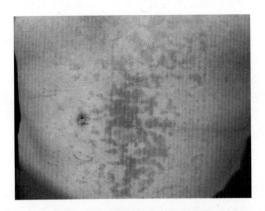

图 18-37　融合性网状乳头瘤病

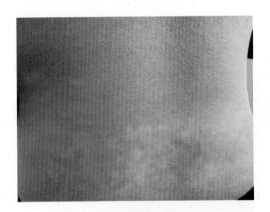

图 18-38　融合性网状乳头瘤病

　　有的患者皮损发生于腋窝、颈部、腹部与股部之间以及乳房等处,是暗灰色疣状隆起,皮肤沟纹明显,患者往往肥胖,有的有垂体腺瘤、卵巢囊肿或肾上腺功能不良等内分泌障碍,称为肥胖性黑棘皮病,被认为本病或黑棘病的一型。

　　颈部皮肤假萎缩(pseudo atrophoderma colli)发生于颈部,是皮肤乳头瘤病的一个特殊表现。表面光滑的乳头瘤性色素性皮疹有些细皱纹,伸展皮肤时皱纹就不见。

本病不受年龄的限制,较易发生于 15～20 岁的女青年,男女发生率约 1:2。

【病因】病因未明。可疑的病因为角化先天不正常的遗传基因、内分泌尤其甲状腺功能障碍、新陈代谢尤其维生素 A 的代谢不良、对马拉色糠秕孢子菌(Malassezia furfur)敏感等。有人认为本病是黑棘皮病的一型。

【组织病理】组织变化是乳头瘤性增生、色素沉着及角化过度,真皮几乎没有炎症,和黑棘皮病的组织变化十分相似。真皮深部的弹力纤维可碎裂或呈颗粒状,毛囊可萎缩但有角质栓,汗腺往往不见。

【鉴别】须鉴别的是疣状表皮发育不良、脂溢性角化病、毛囊角化病及黑棘皮病,有时要和花斑癣或扁平疣区别。

【治疗】角质松解剂、紫外线及维生素 A 被人应用。但本病能自然痊愈。发现马拉色糠秕孢子菌时应按花斑癣处理。维生素 A 和维生素 E 可同时应用。

乳头乳晕角化过度病(hyperkeratosis of the nipple and areola)

皮损发生于一侧或两侧的乳晕和(或)乳头,皮肤弥漫肥厚并有色素增生而呈暗褐色(图 18-39),皮肤沟纹加深变宽,使肥厚皮肤分割成若干疣状隆起或斑块,不引起任何自觉症状。

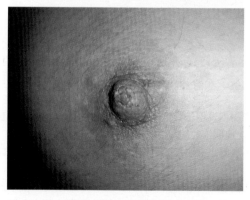

图 18-39 乳头乳晕角化过度病

组织变化为表皮过度角化,可有角质栓,棘细胞层不规则地肥厚而有显著的乳头瘤性增生,其他细胞的黑色素增多。

本病不受年龄限制,但多半发生于青年或中年妇女,未发现家族史,通常不伴有肥胖病、内分泌紊乱及恶性肿瘤,一般健康也不受影响,病因不明。临床表现及组织学变化提示本病是良性黑棘皮病的一个特型。有人认为本病可能是一种特殊部位的表皮痣。

指节垫(knuckle pads)

指节垫是指纤维组织增生的斑块发生于手指近侧端指间关节的伸侧面,偶也发生于足趾或拇指,损害和表皮粘连并随同皮肤在关节上方可被人自由推动。表面的皮肤正常或是过度角化,呈正常肤色,也可为象牙色或淡褐色(图 18-40)。损害发生于任何的年龄,慢慢发展,在数周或数月内可以发展到蚕豆大,然后停止变化而永久存在,不引起任何自觉症状。

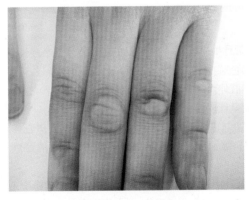

图 18-40　指节垫

指节垫是一种特殊纤维瘤,组织变化和皮肤纤维瘤相同。有的患者有家族史,往往在青年时期发生,被认为常染色体显性遗传,但有人认为它是近似先天性掌跖角化病的一种先天性疾病。有学者认为是由于指关节的破损引起。

皮肤类固醇激素类混悬液注射入损害内是有效的疗法,但以后容易复发。

第十九章　病因未定的鳞屑性皮肤病

本章的疾病如银屑病、副银屑病、石棉糠疹、玫瑰糠疹、剥脱性皮炎、红糠疹、毛发红糠疹、脂溢性皮炎及白色糠疹等是一群病因尚未完全明确的疾病。这些疾病的炎症程度不相同，脱屑的程度也有差异，但大多数疾病有显著的鳞屑，尤其银屑病及剥脱性皮炎的鳞屑很明显。

银屑病（psoriasis）

银屑病（俗称牛皮癣）是一种常见的慢性复发性炎症性皮肤病，其特征为红色或棕褐色斑丘疹或斑块，表面覆盖着银白色鳞屑，边界清楚，多半发生于头皮及四肢伸面。少数患者有脓疱性损害或关节炎症状，或是全身皮肤发红脱屑而呈红皮症。

【症状】初起皮损往往是红色或棕红色小点或斑丘疹，有干燥的鳞屑，以后逐渐扩展而成棕红色斑块，边界清楚，相邻的可以互相融合（图19-1）。

鳞屑呈银白色，逐渐加厚。搔抓时，鳞屑呈碎沫状纷纷飞落（图19-2），露出红色光滑基面，称为薄膜现象，剥去薄膜有针头大的小点状出血，这种薄膜状鲜红表面有点状出血的情况被称为奥斯匹兹（Auspitz）现象。有些患者的鳞屑又厚又硬，可以妨碍皮肤伸缩，尤其关节等处厚硬鳞屑很容易破裂并使皮肤发生裂口而疼痛。

常见的寻常型银屑病（psoriasis vulgaris）可以迅速发展（急性进行期），或是长期没有多大变化（静止期），或是症状逐渐消失（退行期）。一般发展较快的急性损害的炎症较重，颜色红，鳞屑少，分布广，较分散，损害小而常呈点状或滴状，有较强的痒觉或灼热感。

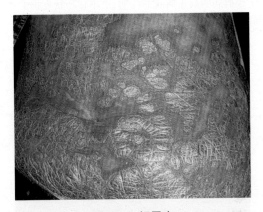

图 19-1　银屑病

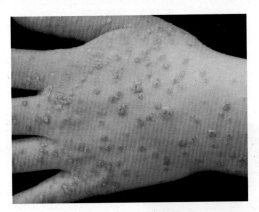

图 19-2　点滴状银屑病

　　银屑病的变化较多,在不同时期可有不同表现。皮疹小的只有针头大,大的可以覆盖大片部位;皮疹数目不定,有的只有一个,有的极多;皮疹形状也不定,呈圆形、地图形或不规则形;个人的自觉症状不同,有的有剧痒,有的几乎不痒,而一般健康通常不受影响。

　　种痘、刺伤、擦伤、烧伤、外科手术等机械性刺激损伤银屑病尤其急性进行期患者,经过 3～18 天(一般为 10～14 天),刺激处往往出现典型的银屑病皮疹,称科布内(Köbner)现象或同形反应(isomorphic reaction)(图 19-3),

一般不发生于银屑病的静止期或退行期,也不在环状皮损的中央消退处出现,似乎和局部免疫有关。

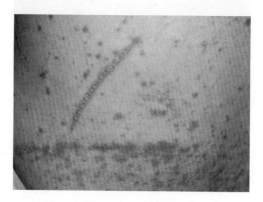

图 19-3　同形反应

银屑病的表现往往因所在的部位而不同:

头皮的皮疹分散或融合成片,有干厚的鳞屑及明显的边界,患处头发不断不脱,往往聚束成簇(图 19-4)。有时,大片损害由前额的发际露出,像发际的一道镶边。

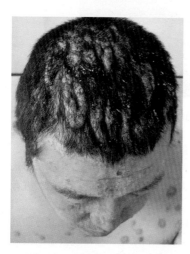

图 19-4　银屑病头发聚束成簇

面部不太容易发生损害,但在皮疹广泛尤其急性进行期患者,可有鳞屑较薄的红色斑块,常像脂溢性皮炎或红斑狼疮。

手掌及足底的皮损往往是弥漫对称的角质红色斑块,边缘较薄,边界清楚。有时皮损成片及分散,往往引起角化过度及皲裂,或有局限性疣状增生的现象。

反向性银屑病(inverse psoriasis)又称褶皱部或屈侧银屑病,该型银屑病可发生于甚至只发生于屈侧及皱褶部位如耳部、腋部、乳房下方及阴部褶叠处,往往是鳞屑不多的棕红色斑块,有清楚的边界,非常湿润,可有裂口或湿疹样变化。

　　龟头可有红色斑块,边界清楚,鳞屑很薄或几乎没有。皮疹往往长期存在,数目不定,可以仅是一个,甚至是患者的唯一的银屑病损害(图 19-5)。

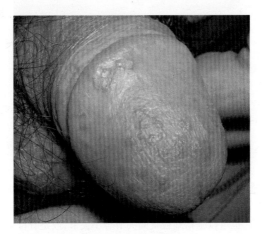

图 19-5　龟头银屑病

　　黏膜极少发生损害。发生于颊黏膜或舌面的损害是边界清楚的红斑或红色斑块。

　　指甲或趾甲的变化是甲板上有散布的针头大小的凹坑,像妇女缝纫时所用的顶针箍。有的患者甲上有沟纹,或是甲的表面不平,甲板变厚并呈污褐色。甲床下可以发生鳞屑而使甲板弓起或翘起(图 19-6)。甲变化常和邻近的指间关节炎有关。

　　银屑病的病程常不定。损害可以逐渐扩大增多,或是自然消失,也可长久不变。银屑病容易复发,每逢寒冷季节时加重或复发,春夏季节时减轻或消失,但有一些患者的症状在夏季加重而在冬季减轻或消失。有的年年复发,也有的皮疹消失多年后复发。皮损消退时往往遗留暂时的色素沉着斑或是色素减少的银屑病性白斑(leucoderma psoriaticum)。

　　银屑病有三种特殊类型:关节病性银屑病(psoriasis arthropathica);银屑病性红皮症(erythroderma psoriaticum);脓疱性银屑病(pustular psoriasis)。

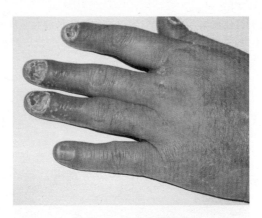

图 19-6 银屑病甲损害

1. 关节病性银屑病　银屑病的关节症状往往与皮肤损害同时减轻或加重,但患者常先有皮疹,后有关节表现。受损的关节可依次是肘关节或膝关节等大关节,也可以是指间或趾间关节等小关节,或是脊椎关节及骶髂关节等。关节疼痛或肿痛,以后关节活动渐受限制,症状时轻时重,往往缓慢发展,经年累月以后,关节可以僵硬及畸形。手指可因指节关节肿痛而固定于微屈状态(图 19-7),足趾也可变形而成香肠状。

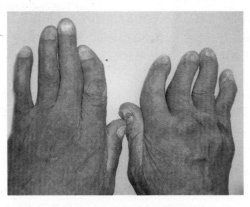

图 19-7 关节病性银屑病

皮损可为滴状、盘状等寻常型银屑病,也可为银屑病性红皮症,最常见的是泛发而有渗液或不典型的损害,或是广泛分布的蛎壳样或脓疱性银屑病,指(趾)甲往往变色变形。关节痛或关节炎可和皮疹同时减轻或加重,加重时常有发热等全身症状。

X线显示部分患者的关节变化和类风湿关节炎相同。有人将银屑病性关节炎分为远侧性、类风湿样、毁形性。远侧性银屑病性关节炎侵犯指(趾)间关节尤其远侧关节,关节红肿畸形;类风湿样关节炎侵犯膝、肘、腕、踝等大关节,和类风湿关节炎无法区别;毁形性银屑病关节炎的病情一般较重,皮疹也常剧烈,往往是脓疱性银屑病或渗出性泛发性损害。

2. 银屑病性红皮症(银屑病性剥脱性皮炎　寻常型银屑病尤其急性进行期银屑病可因药物刺激或自然发展而成剥脱性皮炎。全身皮肤发红及脱屑,鳞屑可有光泽,和寻常型银屑病的银白色鳞屑不大相同,也没有点状出血的奥斯匹兹(Auspitz)现象(图19-8)。

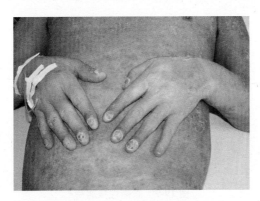

图19-8　银屑病性红皮症

患者常有发热等全身症状。全身皮肤血管扩张,身体热量容易散失,天冷时体温可降低。在天热季节由于汗管阻塞而无汗,体热不易散失,可使体温升高而易中暑。鳞屑含有角蛋白,大量脱屑可使身体失去很多蛋白质而引起低蛋白血症。鳞屑不断脱落和再生,经过数周或数月,病情可逐渐好转甚至痊愈,只有少数患者的病程较久,可以绵延几个月之久。红皮症消失后,原有的寻常型银屑病皮疹往往又出现。

3. 脓疱性银屑病　脓疱性银屑病分局限性和泛发性。

(1) 掌跖脓疱性银屑病:掌跖脓疱性银屑病、连续性肢端皮炎及掌跖脓疱病很相似,都有发生于掌跖部位的无菌脓疱及鳞屑。

掌跖脓疱性银屑病发生于两侧掌跖,也可扩展到指(趾)背侧,或多或少地对称。初起时,成片红斑上有若干无菌小脓疱出现于表皮内,表面不隆起。脓疱逐渐扩大融合而不破裂,1~2周后干涸并结痂,但患处或其附近又出现新脓疱,如此反复不已,逐渐形成污褐肥厚的鳞屑痂,和寻常型银屑病的银白色鳞屑很不相同,紧附于皮肤而不易刮除,用力撕剥则引起疼痛及出血。指(趾)甲可受侵而变色变形,有的患者有沟状舌。身体别处可有典型或不典型寻常型银屑病皮损,或是有成片而有脓疱的银屑病性损害。

(2)脓疱性银屑病:有脓疱的银屑病,寻常银屑病鳞屑下方有肉眼可见的无菌脓疱,通常只一处或几处银屑病患处有脓疱,边缘有红晕(图19-9)。这一型常由银屑病急性爆发或其后的治疗中发展而来。病情自然减轻或加重,严重时患者可发热,皮损泛发,但一般不能发展成泛发性脓疱性银屑病。

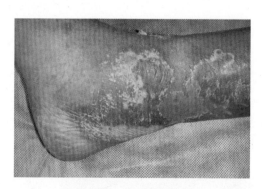

图19-9　脓疱性银屑病

(3)泛发性脓疱性银屑病(generalized pustular psoriasis):发红的皮肤上有成群出现的浅脓疱,屡次突然加重并伴有寒战及发热等表现。

本病突然发生,最常见于中年人,患者可无银屑病病史,病情缓解时也不见银屑病样损害。部分患者先患连续性肢端皮炎,或是曾有类风湿关节炎。

初起时,急性发炎的成片红斑突然出现,其中有针头或小米大或更大的密集浅脓疱,常有细薄鳞屑,最常见于屈侧,以后迅速增多,相邻的红斑可相互融合,常呈环状或回状,边缘部分往往有较多的小脓疱,环型在泛发性脓疱型银屑病中是较轻的一型。有的患者在短期内,全身迅速发红肿胀,有无数的无菌小脓疱,形成脓湖(图19-10)。患者常先有寒战,后有高热,皮肤有灼热感,随之出现新的脓疱,关节可以肿胀疼痛。在几天或几周内,病情可自然缓解,缓解后的皮肤呈弥漫性潮红,有细的糠状鳞屑,形成红皮症。若干天后又突然发作。脓疱逐渐干燥而可结成鳞屑痂,有的遗留不典型银屑病性鳞屑。腋部、股内侧及阴部等处容易糜烂结痂,口黏膜及舌部可发生浅溃疡,唇部可发红脱屑,指或趾甲往往肥厚混浊或碎裂,甲板下方可有堆积物或脓疱。全身症状包括体重下降、乏力和低钙血症,白细胞升高和血沉增快。病情时轻时重,部分患者经数月或1~2年后可痊愈,以后可以复发。有的因衰竭等原因而死亡。

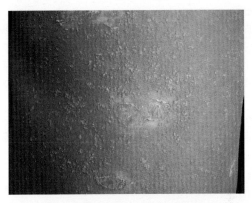

图19-10　泛发性脓疱性银屑病

泛发性脓疱性银屑病曾经称为泛发性连续性肢端皮炎。有人认为疱疹样脓疱病是妊娠所诱发的泛发性脓疱性银屑病,而认为是泛发性脓疱性银屑病的发疹型。著者认为泛发性脓疱性银屑病、泛发性连续性肢端皮炎、疱疹样脓疱病是同病异名,只是诱因不同。

脓疱性银屑病对皮质激素、MTX、维A酸等治疗效果较好,而泛发性脓疱性银屑病对上述治疗往往抵抗。

【病因】病因还未完全了解。在我国银屑病总患病率平均为0.3%,多半在15~30岁时发病。但近年来的研究显示,T淋巴细胞驱动的免疫过程是银屑病发生和发展的关键。其他重要的因素包括遗传因素,环境因素和炎症过程中角质形成细胞产生的介质。

（一）遗传

患者家族中发病率高于正常人群,单卵孪生子可同时发生本病。有阳性家族史高达 13%,血缘关系愈近者发病率愈高。

人类白细胞相关抗原(HLA):定位于人类染色体 6p21.3 区,是第一个被发现与银屑病相关的遗传因子。银屑病患者的 HLA-B17 及 B13 的频率比正常人大 4 倍,有些患者的 BW16 或 B37 也高。进一步的研究揭示这些关联继发于 HLA-Cw6。HLA-Cw6 可能是银屑病最相关的等位基因。后来 HLA-DR7、HLA-B57 也被认为是银屑病的易感基因标志。我国寻常银屑病患者的 HLA-B13 及 B17 都高,HLA-A1 也较高,关节型患者的 HLA-B27 及 A1 都较高。虽然如此,不是所有银屑病患者在 HLA 方面都异常。

（二）免疫

有证据提示 T 细胞介导的免疫反应是发病的核心。临床研究也支持这一假说,包括抗淋巴细胞药物如环孢素治疗有效。角质层内门罗(Munro)微脓肿的发生可能由于角质层抗原(自身抗原)与自身抗体及补体所形成的免疫复合物沉积于血管壁和基膜后吸引白细胞进入表皮而达角质层。这种免疫复合物也可能活化酶系统及降低 T 细胞功能。

（三）酶

表皮细胞的繁殖演变显著加快,主要由于银屑病表皮中腺苷环化酶和磷酸二酯酶的活动异常而影响表皮内环磷腺苷(环磷腺苷酸,cAMP)和环磷鸟苷(环鸟苷酸,cGMP)的含量。cAMP 抑制表皮细胞繁殖,而 cGMP 促使细胞增生,有人认为银屑病的发生和表皮内 cAMP 及 cGMP 的含量失去平衡有关。竞争性蛋白质结合法测定及放射免疫法测定患处皮肤 cAMP 水平的结果都明显低于正常皮肤处。cGMP 相对地增多和前列腺素 E 及 F 的比率失调都可促使表皮增生及分化。

（四）诱发因素

在临床上,银屑病的发作和发展可由于体内外某些因素的刺激。气候改变、内分泌变化、感染、外伤、精神紧张及某些药物都可成为激发因素。

综上所述,一般认为银屑病有银屑病基因及 HLA 改变而使细胞膜、血管及免疫等有先天性异常,可属于多基因遗传,T 细胞介导的免疫反应是发病的核心。

【组织病理】表皮的角质层细胞不能完全成熟,成为角化不全的细胞。在角化不全角质层内或其下方,常可见到细胞已被破坏的嗜中性粒细胞群,成为微小脓肿,称为门罗(Munro)微脓肿,是银屑病病理特征之一。颗粒层细胞很少,或是完全消失。棘细胞间水肿,在细胞间隙内往往有些零散的形态不完整的白细胞，表皮突延长，长度皆差不多（图19-11）。真皮浅层的血管周围有细胞浸润，主要为淋巴细胞。乳头顶端水肿及胀大而成杵状，深深地嵌入表皮层而接近皮肤表面的角质层，因此，在临床上，将鳞屑剥离时，很容易将乳头露出，并易损伤乳头的血管而引起点状出血。

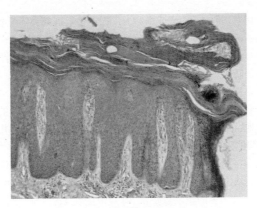

图19-11　银屑病组织病理

脓疱性银屑病与连续性肢端皮炎及疱疹样脓疱病的组织变化相同，皆有海绵状科戈介（Kogoj）微脓肿。由于水肿的表皮细胞破裂，细胞壁连成海绵状，真皮的嗜中性粒细胞游走到海绵状疱腔内，成为海绵状脓肿，也就是科戈介微脓肿。当脓肿随表皮细胞推进到角质层时，即成为较大的门罗脓肿。其他变化和寻常型银屑病的组织变化基本相似。

【鉴别】典型病例不难诊断。不典型皮疹往往误认为脂溢性皮炎、玫瑰糠疹或毛发红糠疹，有时要和慢性湿疹、扁平苔藓、盘状红斑狼疮、副银屑病等病区别。

银屑病性红皮症要和药物等所致的剥脱性皮炎鉴别。关节病性银屑病应和其他炎性关节病尤其类风湿关节炎、伴有结膜炎及尿道炎的瑞特（Reiter）综合征鉴别。泛发性脓疱性银屑病、泛发性连续性肢端皮炎和疱疹样脓疱病，著者认为可能是不同原因所诱发的同一疾病。

【治疗】银屑病对一般健康的影响虽不大，也无传染性，但可妨碍美观及社会活动而使患者深感苦恼，应该劝慰患者耐心治疗。有感染病灶，最好清除。如果在冬季复发或加重，多晒太阳往往有益；如果条件许可，可到阳光充足的温暖地区暂住，改变生活环境或到温泉地区可有益处。较严重的患者尤其泛发性脓疱性银屑病及银屑病性红皮症患者常需要住院治疗。

银屑病的病程往往持久或屡次复发,不应过分治疗或滥用药物以免引起不良反应或妨害一般健康。局部治疗虽不太方便,但较安全有效而不应忽视。

1. 外用药

外用药物有多种,可酌情选用。当皮损迅速发展或炎症显著时,不要滥涂刺激性强烈的外用药以免病情加重甚至发展成红皮症。

(1)润肤剂:轻度的银屑病患者可只用润肤剂治疗。此疗法作为患者秋冬季节的预防用药,并强调在每次洗浴后2分钟之内使用。在银屑病的治疗中有重要意义。

(2)水杨酸:一般常用浓度为2%~6%。用于鳞屑较厚的部位如掌、跖及头皮等处,单用或与煤焦油、糖皮质激素和地蒽酚联合外用,但勿与光疗同用,因其可阻止光线吸收。

(3)煤焦油:焦油类包括煤焦油、松馏油、糠馏油及黑豆馏油等,皮损顽固时可增大浓度。煤焦油配合紫外线一直被认为一种良好的疗法。开始浓度为0.5%~1.0%的粗制煤焦油,有效浓度在1%~5%之间,最高浓度为25%。

(4)地蒽酚:又称蒽林(二羟蒽酚,anthralin,dithranol),有颜色及刺激性,但有良好的疗效,特别适用于顽固的慢性损害。改良的短程接触疗法即地蒽酚外用皮损处,保留15~60分钟,用含三乙醇胺的洗液洗去药膏可降低其刺激性。

(5)硫芥:(二氯二乙硫醚,dichloro-ethyl-sulfide)一般称为芥子气。两万分之一芥子气软膏可在数周内使皮疹消失,遗留暂时的色素沉着,但常在1~4个月内复发。芥子气软膏可以引起皮炎,揉入眼内时会引起结膜炎,少数患者因药物吸收而发生轻微尿蛋白。

(6)外用糖皮质激素:每日1次外用和每日2次外用同样有效。糖皮质激素类药物外用治疗银屑病见效快,但停药易致反跳或使其转变成不稳定性或脓疱性银屑病,因此也应逐渐缓慢地停药。

(7)维生素D3同系物:包括卡铂三醇和骨化他醇,是轻至中度斑块状银屑病患者的一线用药,临床效果良好。卡铂三醇:每天1~2次外用,2周起效,6~8周效果最佳。与糖皮质激素联合交替外用效果更好。

(8)他扎罗汀:允许外用治疗面积达10%的轻、中度银屑病患者的维A酸类药物。推荐的方法是他扎罗汀凝胶(0.5%或0.1%)与中等强度的糖皮质激素每日各薄涂皮损1次,至12周能达到60%~70%的成功率。

（9）5%氟尿嘧啶(5-FU)软膏:可每日或隔日擦一次,刺激性较强,擦涂 5~10 次后将引起糜烂疼痛,停药后皮疹即可消退。甲有银屑病性变化时,可用1%氟尿嘧啶溶液涂擦甲褶,每日 1 次,数月以后,甲板往往恢复正常。

（10）免疫抑制剂:0.03%~0.1%他克莫司软膏和1%吡美莫司霜治疗限局顽固性银屑病,每日 2 次外用,采用封包,效果更好,对成人或儿童均适用,为面部银屑病的首选药物。

（11）其他外用药:3%氯碘喹啉软膏、5%~10%硫黄软膏及 5%水杨酸的嗜水软膏尤其适用于头皮的银屑病。3%维 A 酸霜可作为辅助疗法,单独应用的疗效并不太好。10%尿素霜或 30%~40%尿素溶液能使鳞屑软化,也可作为一种辅助疗法。

2. 光疗　UVB 光疗适用于中到重度点滴状和慢性斑块状银屑病对外用治疗抵抗的患者。方法是每周 2~3 次,剂量为最小红斑量。煤焦油与 UVB 联合应用,至少 80%患者有效。UVB(波长为 311nm)和准分子激光治疗银屑病都有较好的临床效果。

（1）紫外线照射并用煤焦油疗法:多数患者在夏季减轻而可同日光有关,煤焦油可增加皮肤对光线的敏感性。

紫外线灯的照射比日晒的效果好,适用于慢性尤其症状在夏季减轻或消失的病例,每周 1~3 次,照射时间根据皮肤反应情况而渐延长,以保持暂时性红斑为度。如果先洗焦油浴,能加强紫外线的效果。在照射前先涂煤焦油制剂的方法称为戈可曼(Goeckerman)法;煤焦油、紫外线和二羟蒽酚联合治疗的效果更好,这是英格拉姆(Ingram)法。

（2）光化学疗法(PUVA):补骨脂类药物结合长波紫外线的黑光疗法已经盛行,可以应用于寻常型及脓疱性银屑病。患者先口服 8-甲氧补骨脂素(8-MOP),服 0.5mg/kg。2 小时后用长波紫外线(黑光)照射。开始量一般为最小光毒性红斑量的1/2,以后每次递增1/6~1/4,每周 2~3 次,以 20 次为一疗程,几乎都可治愈,但以后多数复发。皮疹消失后每周或隔周照射一次可巩固疗效而降低复发率。有人用 0.1%~1.0%8-甲氧补骨脂素溶液涂于皮损上,1~1.5 小时后用 UVA 照射。0.3%浓度较为适宜。白芷等中药可作为光敏感药,疗效可和 8-甲氧补骨脂素媲美,副作用较小,疗效也快。

3. 系统治疗

（1）甲氨蝶呤:多推荐用于治疗顽固的治疗无反应的银屑病。剂量是每周口服 5~20mg,疗前给予 2.5~5mg,观察机体的特异反应,如能耐受则可长期使用。另一种方法是口服 2.5mg,连服 5 天,休息 2 天,再服 5 天。

也有人根据表皮细胞动力学原理,提出口服 2.5 ~ 7.5mg,每 12 小时 1 次,在 36 小时内共服 3 次,以后每周以同样方法给药,待病情稳定后可每周 5mg 维持。长期使用应注意肝毒性,可给予叶酸 5mg/d。总量超过 1.5g 有发生肝纤维化的可能。

(2)环孢素:可用于常规治疗无效的严重银屑病,一般用 5 ~ 10mg/(kg·d),维持量 3 ~ 5mg/(kg·d)。一般于服药后一周内见效。此药治疗量与维持量接近,因而减至一半时往往复发。应注意许多药物同时使用可增加环孢素的血浆浓度,增加环孢素的肾毒性。

(3)维 A 酸类:多用于治疗严重或治疗抵抗的患者。此类药物可致畸。阿维 A 在体内半衰期缩短,副作用降低,为治疗泛发性脓疱型银屑病的首选药物,25 ~ 50mg/d;红皮病型银屑病从 0.3 ~ 0.5mg/(kg·d)小剂量开始,于 3 ~ 5 周后逐渐增加至常用量 25 ~ 50mg/d,控制病情后逐渐减量。维 A 酸类治疗量与中毒量接近,维持量与治疗量接近,因此减药过程中往往复发。单独应用时未必有明显的疗效,往往需配合其他治疗。

(4)羟基脲:只作为三线用药,仅用于治疗其他系统用药无效或有禁忌的患者。本药适用于广泛性、顽固性银屑病和脓疱型及红皮病型银屑病。用量为每次 500mg,每日 2 次,4 周为一疗程。

(5)甲砜霉素(thiamphenicol):是有免疫抑制作用的抗生素,副作用较多,可引起胃肠反应及抑制骨髓功能,未被人应用于寻常型银屑病,但可应用于严重且其他疗法难于奏效的泛发性脓疱性银屑病,1 ~ 1.5g/d,分次给药,症状显著进步后,改用维持量。

(6)糖皮质激素:泼尼松等糖皮质激素类的内用常使皮损迅速消失或减轻,停药后皮损容易迅速复发且可更重,有的甚至发生红皮症性损害。通常只用于其他疗法难于控制的严重型,如银屑病性红皮症、关节病性银屑病及脓疱性银屑病。可服泼尼松 40 ~ 60mg/d,症状改善后减量。

(7)雷公藤多苷:国内报道采用雷公藤多苷治疗银屑病,起效较快 1 ~ 2 周,显效 2 ~ 4 周,慢者 2 ~ 3 个月,尤其对关节型、脓疱型及红皮病型银屑病有较好的疗效。也有报道采用复方丹参或当归注射液等治疗银屑病,都取得不同程度的疗效。

(8)白芍总苷:有良好的免疫调节作用,并具有保肝作用,许多皮肤科医生也将其在免疫相关性皮肤病的治疗,通过检测经治疗前后外周血清中 TNF-α、IL-8 的水平发现,白芍总苷可通过调节血清中 TNF-α 及 IL-8 水平而起到治疗银屑病作用。作者将其与雷公藤合用效果显著。

(9)生物制剂:生物疗法始于 2000 年,用来治疗中度或重度银屑病。

其重要的2个靶点是T细胞和TNF-α。因其价格昂贵,目前的一些指南限制它在"急需要"的患者使用,这些患者对现有的治疗方法都不能使用或疗效不佳。临床实践表明英利昔单抗效果较好,另外依法利珠单抗(efalizumab)和依那西普(etanercept)是安全和有效的。

(10) 其他药物:喜树碱提取物也有治疗作用,肌内注射喜树碱注射液容易引起白细胞减少等毒性反应。喜树根皮或喜树果研成粉后,用二甲亚砜及95%酒精浸泡的10%浸出液涂擦可使皮损渐消,但可引起色素沉着及皮炎,或是先用乙醇提取喜树果所含喜树碱,再用二甲亚砜配成3%~5%溶液涂擦。

氨苯砜可试用于脓疱性银屑病及掌跖脓疱性银屑病。

阿司匹林、布洛芬或水杨酸盐可减轻关节病性银屑病的关节痛,保泰松对脊椎关节炎可有较好的疗效,吲哚美辛也能减轻关节炎并促使皮疹消退,糖皮质激素类及免疫抑制药可使关节炎暂时缓解,曲安西龙混悬剂注射入关节腔内可迅速控制关节症状。

(11) 中医中药:治疗银屑病根据辨证不同证型治疗,如分血热及血燥两型论治,根据清热凉血及养血润燥的治则选用药物。

在银屑病的治疗过程中,特别是在银屑病对治疗抵抗时,应对银屑病的诊断和治疗进行全面的重新评价,并应采用多种方法联合治疗。银屑病不仅受遗传影响,而且还有环境因素、精神因素起作用,因此要设法去除或调控激发因素,这一点非常重要。研究显示,心理影响较大的患者对治疗反应差,将来用监测心理压力的技术来促进心理调适,进而可改进治疗效果。银屑病的联合疗法,同时用两种不同疗法已成为处理银屑病的重要手段,目的是增加疗效而减少不良反应。

尿布银屑病(napkin psoriasis)

银屑病状皮疹出现于婴儿的尿布部位,又称银屑病样尿布疹(psoriasiform napkin eruption)而被认为是尿布皮炎的一种表现,但皮疹和真正银屑病相似,未必限于尿布部位,家族中银屑病发病率也较高,因而多半认为它是发生于婴儿的真正银屑病,因外界的物理化学因素而诱发,鳞屑中虽常含有白念珠菌,但被认为是后来入侵者。

本病往往发生于出生后1~2周到8~9个月的婴儿,皮肤表现是淡黄褐色到暗红色圆形、卵圆形或图形斑块,相邻的可相融合,有清楚的边界,表面有银白色鳞屑,经若干周后可自然消退。皮损主要出现于尿布部位尤其隆凸的臀部及股部,也可分布于腹股沟及臀中沟等凹陷处(图 19-12)。有时陆续发生于躯干及四肢近侧端,皮损可弥漫覆盖于头皮,偶然散布于眉区、耳部、颈部或腋窝,应视为寻常型银屑病。

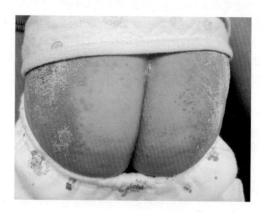

图 19-12　尿布银屑病

组织变化为表皮过度角化、角化不全及棘细胞层有海绵形成,真皮内有淋巴细胞浸润。

氢化可的松霜或煤焦油泥膏的局部应用可使本病在数周内治愈。鳞屑有念珠菌时可涂擦制霉菌素混悬液、联苯苄唑霜及特比萘芬霜。

石棉状糠疹(pityriasis amiantacea)

有人称本病为石棉状癣(tinea amiantacea),易被误认为是一种癣病,因非真菌感染,故主张称石棉状糠疹。头皮有银白或灰白色干燥鳞屑痂,叠积很厚而成石棉状(图 19-13),往往有明显的边界。皮肤不萎缩,没有明显的炎症及自觉症状,头发本身正常。但常被鳞屑痂聚束成簇。

患者往往是儿童,病因不明。虽然可以发现一些球菌或马拉色菌等微生物,但未必和本病有关。有的患者有神经性皮炎或银屑病,本病损害也近似银屑病及脂溢性皮炎,甚至难于区分,也可能是真正的银屑病。

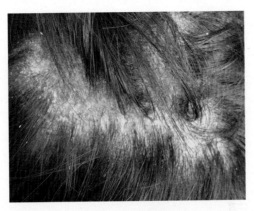

图 19-13　石棉状糠疹

组织变化为显著海绵形成及角化不全性鳞屑,可有炎性浸润。

有继发性感染时可用抗生素,继发于神经性皮炎或银屑病的病例可按这两病分别处理。头部痂皮较厚的可局部选择外用角层剥脱剂如 5% 水杨酸软膏、0.1% 维 A 酸软膏等,0.1% 蒽林软膏是有效的外用药。

疱疹样脓疱病(impetigo herpetiformis)

疱疹样脓疱病多见于妊娠妇女,伴有发热等严重全身症状的急性危重性皮肤病,在红斑的基础上有对称性分布成群的无菌性脓疱。本病突然发作,组织病理变化和临床表现同泛发性脓疱性银屑病相似,可能是同一疾病。

【症状】初起时,成群的针头或粟粒大小脓疱发生于成片红斑上,不久后脓疱结成淡褐色污痂,或是患处潮红及渗出液体。以后,脓疱陆续出现,常排列成环形。这些皮损不断向外围扩张,可以相互融合(图 19-14),多半发生于股部内侧、脐窝附近、乳房及腋窝,以后可以蔓延至其他部位而波及全身,口腔及喉部甚至生殖器、食管、肠黏膜也发生损害。初为脓疱,很快变为糜烂面,不发痒或是只有微痒。以后,皮损消失时遗留色素沉着,再妊娠时容易复发,有的不复发。

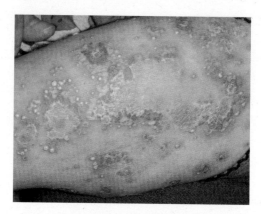

图 19-14 疱疹样脓疱病

本病通常发生于妊娠期及产褥期妊娠妇女,在非妊娠妇女、男子及幼儿也有报道。患者有寒战、败血症型连续热或间歇热、谵妄等全身症状,血钙含量往往降低。病情渐渐加重,有时导致死亡。患者也易流产、死胎,新生儿出生后虽没有皮疹也可数日后死亡。

【病因】 海伯拉(Hebra)于1872年首先报告本病五例,其中四人死亡,尸检时未发现死亡原因,认为本病是和妊娠有关的一种中毒性疾病。患者的血钙含量降低,可由于部分血钙和白蛋白结合的缘故。由于本病和泛发性脓疱性银屑病的临床症状十分相似,病理组织中都有科戈介(Kogoj)脓肿等相同的变化,血液中也都有白细胞增多伴有淋巴细胞百分数降低,蛋白及血钙减少以及尿酸增多等现象,因而有人认为本病是妊娠诱发的泛发性脓疱性银屑病,可以称为后者的出疹型。

【组织病理】 棘细胞层肥厚,表皮细胞水肿而破裂,细胞壁构成网状,在表皮内形成无菌的海绵状微脓肿(科戈介微脓肿),其中有很多嗜酸性细胞。真皮的血管及淋巴管皆扩张,周围有大量嗜酸性细胞等细胞浸润,在真皮浅部尤其浓密,因而表皮和真皮之间的界限不太清楚。

【治疗】 患者应该卧床休息。要详细检查身体内部,常查血、尿,注意患者有无肾炎或白血病等并发病,并进行症状治疗。

砜类药物、磺胺吡啶或泼尼松等类固醇激素制剂的疗效不定,免疫抑制药可以试用。血钙降低时应给予钙剂及维生素 D。严重病例可以考虑终止妊娠。其他疗法和泛发性脓疱性银屑病相同。

连续性肢端皮炎(acrodermatitis continua)

连续性肢端皮炎和持久性肢端皮炎(acrodermatitis perstans)、匐行性皮炎(dermatitis repens)及肢端脓疱病(acropustulosis)被认为同病异名,有人认为是脓疱性银屑病的一种表现,而泛发性连续性肢端皮炎是泛发性脓疱性银屑病。

【症状】初起时,一个手指或足趾端尤其指甲或趾甲周围因受微伤或患甲沟炎而发生脓疱或水疱,以后迅速扩大融合及湿红糜烂,并有少量渗液而与湿疹相似,有时患部发生浅溃疡,某些病例的渗出液结痂与银屑病相像。患处发痒或轻度疼痛。皮疹往往长期局限于一个手指或足趾,或是逐渐蔓延而至其他手指或足趾,偶然发生于掌部或跖部并有显著的鳞屑;有时,口黏膜有疼痛的环形白斑,表面有白膜,周围有炎性红晕。指趾末端的损害往往影响甲的生长,使甲发生营养不良而增厚变形,甚至脱落。病程很长,患者痊愈后往往再发,有的多年不愈(图19-15、16)。

有人认为本病有一特型—泛发型,患者全身皮肤发红并有迅速出现的多数小脓疱,但一般认为它是泛发型脓疱性银屑病。

【病因】本病病因不明。脓液可含金黄色葡萄球菌或铜绿假单胞菌,但常无菌,抗生素的治疗也往往无效,外伤或感染可能仅是诱因。有的病例有明显的自主神经功能紊乱。有的患者别处皮肤有银屑病或是以后发生脓疱性银屑病,因而有人认为本病是一种局限性脓疱性银屑病。

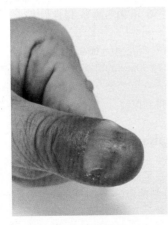

图 19-15　连续性肢端皮炎

【组织病理】组织变化可以近似银屑病,有时像湿疹。表皮角化不全和棘层肥厚水肿,可有表皮内水疱及含有嗜中性粒细胞的kogoj脓疱,真皮浅层毛细血管扩张,也有嗜中性粒细胞等浸润,而嗜酸性细胞很少或不见。

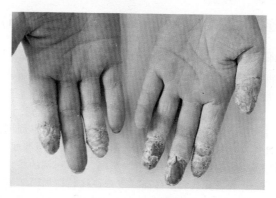

图 19-16　连续性肢端皮炎

【鉴别】本病和掌跖脓疱性银屑病及掌跖脓疱病虽有部位不同等差别,但极相似,甚至被认为同一疾病。本病和角层下脓疱性皮病、手癣、足癣及传染性湿疹样皮炎较易鉴别。

【治疗】急性糜烂时可用高锰酸钾溶液或布罗(Burow)稀释液湿敷,渗液减少时可擦煤焦油、氟轻松或倍它美松霜、卡铂三醇等,慢性损害可于涂药后用塑料薄膜覆盖。

抗生素往往无效。一次肌内注射曲安西龙 40～60mg 可迅速有效,但不宜多次注射。愈后往往复发。阿维 A 酯 50mg/d,对部分病例有效,也可配合 PUVA 应用。

雷公藤、白芍总苷可用于本病,常能得到控制。

掌跖脓疱病(pustulosis palmaris et plantaris)

掌跖脓疱病和连续性肢端皮炎都是手足部有持久的脓疱性损害,无菌性脓疱对称发生于掌跖,有人称为脓疱性细菌疹(pustular bacterid),也有人认为本病和掌跖脓疱性银屑病是同病异名。

【症状】皮损往往先发生于手掌或足底中央,逐渐蔓延而遍布于手掌或足底,也可蔓延到手足的侧面。初起时可为水疱,迅速变成不含细菌的脓疱,有时脓疱之间有些瘀点,相邻近的脓疱往往互相融合(图 19-17、18)。皮损往往先发生于一侧,以后再出现于另一侧,或是对称地同时发生于两侧,两侧的症状同时加重或减轻。患处常有程度不定的痒觉或灼痛。

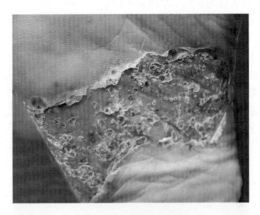

图 19-17　掌跖脓疱病

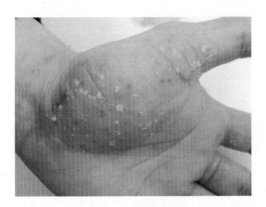

图 19-18　掌跖脓疱病

以后,脓疱变干结痂,常有些鳞屑,鳞屑脱落后有短暂的静止期,此期常能见到瘀点,可为本病的特征性皮损,约一周左右发生脓疱,如此反复发生,长久以后,可以自然痊愈。

【病因】关于病因有不同意见。有人认为本病是身体别处化脓菌所引起的一种过敏反应,体内可有龋齿、牙龈溢脓、鼻窦炎、扁桃体炎、盆腔炎、阴道炎或前列腺炎等化脓菌性感染病灶,因而称本病为脓疱性细菌疹,但有些患者并无任何可见的感染病灶,抗生素治疗也无效,较一般人群容易发生银屑病,因而也有人认为本病是掌跖脓疱性银屑病的表现。另有人认为本病和银屑病无关而是一种湿疹性疾病。认为本病是对汞、铜、锡等金属元素过敏,镍铬合金做固定义齿,半年后掌跖起脓疱,进行性加重。

【组织病理】中性粒细胞侵入表皮而形成脓疱,疱顶的表皮不肥厚;以后,脓疱达角质层下方而结痂脱落。脓疱的疱壁光滑整齐,周围的棘细胞层常略肥厚。脓疱下方的真皮内有轻度炎性浸润,包括一些淋巴细胞及嗜中性粒细胞(图 19-19)。

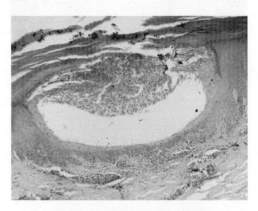

图 19-19 掌跖脓疱病组织病理

【鉴别】本病和连续性肢端皮炎、掌跖脓疱性银屑病及角层下脓疱性皮病都有无菌性脓疱,而组织变化有所不同,特别是并发典型银屑病皮损时应诊断为掌跖脓疱性银屑病。足癣的脓疱含有真菌,有继发性感染的汗疱含有化脓菌。

【治疗】有感染病灶时应该清除。有的患者没有可找见的病灶感染,但在应用四环素或米诺环素后,病情显著好转,可能是其具有的抗炎作用。

在急性发作时,泼尼松等糖皮质激素类可使症状暂时减轻。氯法齐明(clofazimine)或光化学疗法都被人试用,有时有效。

雷公藤多苷被人应用,每次 20mg,每日服 3 次,多数患者有效,与米诺环素、白芍总苷、复方甘草酸苷联合应用效果会更好。

环孢素剂量为 3.75mg/(kg·d),分 2 次口服,达到临床治愈巩固 1 周后开始减量至 2.5 及 1.25mg/(kg·d),服药共 8 周。

复方氟米松软膏是含有 3.00% 水杨酸和 0.02% 氟米松的外用糖皮质

激素复方制剂。具有促角质软化、杀菌、抗炎及稳定和保护酸性皮层的作用，对无菌性脓疱产生一定的抑制作用，并可促进皮肤功能的恢复。也可使用卡铂三醇乳膏或他卡西醇软膏。

⁹⁰锶敷贴治疗掌跖脓疱病疗效较好。NB-UVB 联合派瑞松同样具有良好效果。

瑞特综合征(Reiter's syndrome)

瑞特综合征是由尿道炎、结膜炎及关节炎组成的临床三联症。但三联症未必同时出现，往往其中之一是初起症状。其他表现有皮肤、黏膜、胃肠道及心血管系统的损害，还有发热、衰弱、体重减轻等全身症状。

溢脓性角化病(keratosis blennorrhagica)又称淋病奈瑟菌性角化病(gonococcal keratosis)，和瑞特综合征并列为独立的疾病，现已认为是瑞特综合征的一种表现。

【症状】大多数患者是男青年，儿童、妇女及老人也可发生本病。主要表现是三联症——尿道炎、结膜炎及关节炎，但未必同时发生。90%患者在前驱感染后 3 周内发病，首发症状以尿道炎居多，其次为结膜炎、关节炎。

尿道炎偶然是淋病性，常是初起症状之一。患者有尿痛、血尿及脓尿，可以伴有肾盂肾炎、膀胱前列腺炎或精囊炎。病程可持续几天或数月之久。

约 1/3 病例有结膜炎，角结膜、球结膜或睑结膜个别或同时发炎，症状轻时可被忽略，症状重时化脓但无菌，可以伴有很痛的角膜炎或角膜溃疡，也有的发生虹膜炎，经数周后消退。

关节炎往往是游走性，尤其常见较大的关节如髋关节、膝关节、踝关节及足关节等。关节突然红肿热痛，骨膜炎常使足跟疼痛，一般经 2~6 个月后痊愈，少数患者有永久性挛缩或肌肉萎缩，偶然有脊柱关节强直。

皮肤表现即所谓"溢脓性角化病"的表现，往往对称发生于手足部位，可以蔓延到肘部及膝部，也可出现于身体别处。初起皮损是多个淡黄色水疱，迅速变成脓疱及暗红色斑丘疹，以后溃破，结成蜡黄色硬痂，渐变暗褐色，和脓疱性银屑病和蛎壳样银屑病相似。手指及足趾都常有干硬的厚痂，指(趾)间可以糜烂，指(趾)甲肥厚粗糙及变脆，甲下可有角质痂堆集而像甲下银屑病的甲下角化过度，以后甲板可以脱失。阴茎也常有皮损，往往是多个脓疱结痂排列成环形。身体别处的皮疹往往较少，也常较分散。经过数月后，角质痂可以脱落而遗留色素沉着。

除角膜及结膜可有浅溃疡外，外生殖器、硬颚及舌面可有不痛的红色浅溃疡,有的发生较严重的口炎。舌乳头往往成片地变色而呈地图舌状。

心脏可有损害如心脏传导阻滞、心内膜炎、心包炎及心肌炎,有的有主动脉闭锁不全。

全身性症状可有发热、倦怠无力,轻度贫血、厌食、恶心、腹泻、咳嗽、头痛等。

病情自然停止发展,一般在不到 1 年内痊愈,有一半患者复发。

【实验室检查】在急性或病情较重时,白细胞总数可以增到 $10 \sim 20 \times 10^9/L$,中度贫血,血沉增快,常有轻度肝功能异常。X 线可显示受侵关节有骨质破坏而脱钙或有绒毛样增生,跟骨可有骨刺。

血浆蛋白电泳显示 α_2 及 γ 球蛋白增高。免疫球蛋白 G 增多。

【病因】瑞特综合征和脓疱性银屑病颇有相似之处。它们有相似的皮损,都可发生关节炎,表皮组织内都有海绵状微脓肿。在 HLA 方面,瑞特综合征和强直性脊柱炎及关节病性银屑病的 B_{27} 频率都较高。因此,瑞特综合征很像伴有关节病的脓疱性银屑病,但本病和银屑病不应被认为同一疾病,在病因方面未必相同或相关。

本病的关节症状往往出现于低位生殖泌尿器官或肠道感染之后,因此,本病可和淋病奈瑟菌、沙门菌、衣原体、支原体、病毒等微生物有关。免疫荧光可显示淋病奈瑟菌或粘病毒抗体、抗肝脏、肾脏或前列腺等自身抗体的存在。这些主要存在于低位泌尿生殖器官或肠道的感染可能诱使具有 HLA-B_{27} 等先天因素的人发生本病。

【组织病理】角化不全及棘细胞层肥厚。表皮浅部的细胞变性水肿,并有嗜中性粒细胞构成海绵状脓疱;真皮的乳头水肿并有毛细血管扩张,血管周围有炎性浸润。晚期时,角质层多半完全角化,表皮内海绵状脓疱往往消失。

【鉴别】需鉴别的疾病如类风湿关节炎、强直性脊柱炎、痛风、银屑病性关节炎、脓疱性银屑病、蛎壳样银屑病、急性风湿热、白塞病、急性咽峡炎、化脓性结膜炎等。

【治疗】该病为自限性疾病,轻者可数周消退。皮损将自然消退,糖皮质激素类如 1% 氢化可的松软膏等可以促使消失。眼损害也将自愈,有虹膜炎时可用阿托品溶液滴眼以防止粘连,也可用 1% 氢化可的松溶液滴入眼内,必要时可口服泼尼松。有尿道炎时可服红霉素或四环素 0.5g,qid;或米诺环素 0.1g,qd;或多西环素 0.1g,bid,连用 10 ~ 14 天。关节疼痛时可服吲哚美辛或保泰松。泼尼松等糖皮质激素类可使关节炎迅速减轻,为维持疗效,可每月由肌内注射醋酸曲安西龙混悬剂 40 ~ 60mg 一次,必要时可改用或加用甲氨蝶呤或硫唑嘌呤等免疫抑制药。

副银屑病(parapsoriasis)

副银屑病有鳞屑性红色斑片或斑丘疹,病程持久,没有或只有轻微的自觉症状。鳞屑较薄,浸润不显著,发展缓慢,不易自然痊愈。

【症状】 一般本病被分为滴状、苔藓样及斑块性三型。

1. 滴状副银屑病(parapsoriasis guttata) 多半发生于青少年而罕见于老年或儿童。皮损为红色或淡红褐色斑片或斑丘疹,呈圆形或卵圆形,一般直径不超过1cm,表面有细薄鳞屑。以后,皮损逐渐增多,多半散布于躯干、股部及上臂等处,一般不发生于头皮、面部及手足部位,也不侵及黏膜。皮损由红色渐变暗红色,有的自然消退而遗留细薄鳞屑,鳞屑脱落后往往遗留淡白斑,但多数皮损持久存在,新损害可陆续发生,因而不同阶段的皮损往往并存,但没有自觉症状,或是仅轻微发痒。病情往往时轻时重而经多年之久。有些患者在数日内自然痊愈,遗留暂时性色素减少或色素沉着斑(图19-20)。

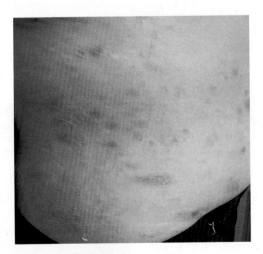

图19-20 滴状副银屑病

2. 苔藓样副银屑病(parapsoriasis lichenoides) 一般认为本病和血管性萎缩性皮肤异色病(poikiloderma atrophicans vasculare)是同病异名,多半发生于成人,有的在若干年后发生蕈样肉芽肿。

皮肤有广泛的红斑及毛细血管扩张而呈猩红色,表面有细薄的鳞屑,并

有若干苔藓样扁平小丘疹(图19-21)。鳞屑性红斑不太均匀,其间夹杂着
较正常或皮损较轻的皮肤,因而形成网状。患处间有色素沉着而呈褐色或
暗褐色,并常有色素减少的淡白斑,患处皮肤轻微萎缩,此时,毛细血管扩
张,色素变化及萎缩同时存在而构成皮肤异色症的典型表现,往往广泛发生
于面部、颈部、躯干及上肢,眼皮常轻度红肿。自觉症状可为轻度痒觉或是
没有。黏膜可有损害。

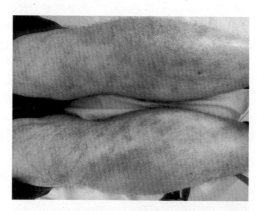

图 19-21　苔藓样副银屑病

变型副银屑病(parapsoriasis
variegata)是苔藓样副银屑病的一
种表现。皮肤干燥,鳞屑性红斑在
躯干、肩部及股部等处排列成条
状,以后可发展成蕈样肉芽肿或其
他淋巴瘤。

3. 斑块性副银屑病(parapsori-
asis on plaques)　皮损是红色、黄
红或淡红褐色斑块,呈圆形或卵
形,或是边缘参差不齐而使形状不
规则,数目不定,边界清楚,直径约
为2~4cm。斑块表面有微小皱纹
及细碎鳞屑(图19-22),往往或多
或少地对称分布于躯干及四肢伸
面,尤其常见于下肢,不引起自觉

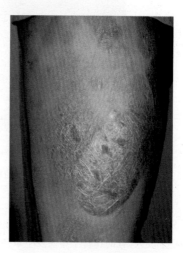

图 19-22　斑块性副银屑病

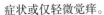

症状或仅轻微觉痒。

本病多半出现于中年时期,以男性较多。良性型患者的斑块往往持久不变甚至终生存在。病情有时缓解,日晒或糖皮质激素类外用药可使皮损暂时消退或减轻,停止治疗后迅速复发,少数患者自然痊愈。

恶性型患者的皮损较大,常有斑驳的色素沉着及萎缩,可渐扩展并相融合,若干年后,可渐发痒而发展成蕈样肉芽肿,偶然成为霍奇金病或非霍奇金淋巴瘤。

【病因】 病因不明。著者认为本病可能不存在,副银屑病的诊断只是疾病发展过程中的代名词。滴状副银屑病短期内自愈的大多数是银屑病样玫瑰糠疹,而部分患者是早期不典型的银屑病。而苔藓样副银屑病和斑块性副银屑病是同一疾病的不同时期或不同表现,是属蕈样肉芽肿的早期表现或是其他淋巴瘤,但这一转变过程需要多年,因此,前期副银屑病的诊断还需维持多年。

【组织病理】

1. 滴状副银屑病 表皮有灶性角化不全,棘细胞层轻度或中度肥厚,表皮嵴延长,表皮内有细胞内及细胞间水肿。

2. 苔藓样副银屑病 早期的组织变化主要是角化不全,真皮浅部血管扩张并有嗜黑素细胞,血管周围有淋巴细胞浸润,偶见带状浸润,甚至可侵及表皮。以后,表皮萎缩,基底层液化变性,胶原纤维有纤维蛋白样变性,弹力纤维可断裂。

3. 斑块性副银屑病 角化过度及灶性角化不全,棘细胞层肥厚,轻度海绵形成,基底层液化变性和色素失禁。真皮浅部出现带状排列的淋巴细胞浸润及侵表皮现象,浸润中可出现异形细胞。

【鉴别】 应鉴别的有银屑病、扁平苔藓、脂溢性皮炎、玫瑰糠疹及梅毒疹等。某些病例的苔藓样及斑块性副银屑病是蕈样肉芽肿的早期表现。

【治疗】 点滴状副银屑病大部分自愈,一部分成为典型银屑病。苔藓样副银屑病和斑块性副银屑病,全身性治疗一般无效。糖皮质激素类、雷公藤多苷、白芍总苷、甲氨蝶呤等可使病情暂时缓解。

外用药如焦油类、糖皮质激素类、水杨酸及蒽林等制剂可使皮疹暂时减轻,紫外线照射有益,光化学疗法的效果可较好,但停止治疗后迅速复发。

皮肤异色症(poikiloderma)

皮肤异色症是某些疾病的部分症状或早期表现而不是独立疾病,临床表现包括红斑或网状红斑、毛细血管扩张、色素沉着及色素减少和萎缩,还可有苔藓样小丘疹、细薄鳞屑及小瘀点(图 19-23)。

皮肤异色症的表现可出现于系统性红斑狼疮及全身性硬皮病,特别常见于皮肌炎而被称为异色皮肌炎。西法蒂(Civatte)皮肤异色病、红斑性扁平苔藓、萎缩性慢性肢端皮炎、着色性干皮病、先天性皮肤异色病、罗斯门-汤姆森(Rothmund-Thomson)综合征、沃勒(Werner)综合征、布鲁姆(Bloom)综合征、Kinlder 综合征及先天性角化不良等症以及冷热与电离辐射等外伤尤其射线皮炎都可有皮肤异色病的表现。现代研究发现一些皮肤异色症与遗传有一定关系。

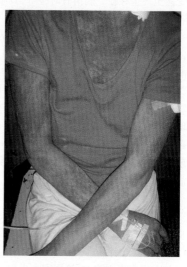

图 19-23　皮肤异色症

血管萎缩性皮肤异色症被人长期地认为是特发性独立疾病,目前一般认为是苔藓样副银屑病的同病异名,有的病例在若干年后发展成蕈样肉芽肿而可称为苔藓样型蕈样肉芽肿。

皮肤异色症常发生于蕈样肉芽肿早期。成片的网状色素沉着及萎缩斑很像射线皮炎,多半开始出现于中年时期,以男性较多见。在大小不定的红斑上有网状色素沉着、毛细血管扩张及细薄鳞屑,指压时可显出瘀点,斑片处常有扁平小丘疹,以后,皮损逐渐轻微萎缩,表面有皱纸状微细皱纹,往往对称分布于胸部、乳房、臀部、身体屈侧尤其腋部等处,一般不侵犯黏膜,也没有自觉症状或仅略痒。皮损很持久,别处可发生新损害。若干时日后渐有浸润而像斑块状副银屑病,痒觉也渐重。组织学检查可见蕈样肉芽肿的特征,而发展成霍奇金(Hodgkin)病的很少。此时,组织变化主要为表皮变薄并有单一核细胞所构成的波特利尔(Pautrier)微脓肿,基底层液化变性,表皮下方有大量淋巴细胞等浸润,并可查见蕈样肉芽肿细胞。

玫瑰糠疹(pityriasis rosea)

玫瑰糠疹有大小不定的玫瑰色斑片及斑丘疹,表面覆盖着细薄鳞屑。初起皮损仅一个,经1～2周后,别处陆续出现类似的皮疹,数周或数月后即可自愈。

【症状】初起皮损常是一片玫瑰色淡红斑,有细薄的鳞屑,被称为先驱斑(herald patch)(图19-24),往往发生于躯干、颈部或四肢,这个最早的皮损往往不被发现,或是没有引起患者的重视。经过几天或2～3周以后,形态相似的皮疹迅速分批出现,往往先发生于躯干,以后发生于颈部、上臂及股部,偶然蔓延到面部、头部或手足部。有时,颈部、股部、腹股沟或腋窝的损害较多。此时,先驱斑往往较别处皮损大,直径长达3～5cm,或是开始消退而较其他皮损的颜色为淡。

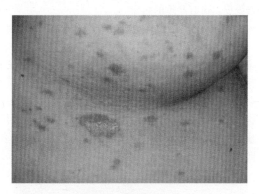

图19-24 玫瑰糠疹

皮疹多少地对称,一般是玫瑰色淡红斑,表面有细薄的糠状鳞屑。形状不太规则,往往为圆形、卵圆形或环形;大小也不定,直径一般为0.5～5.0cm。卵圆形皮疹长轴的方向和皮肤张力线方向大体一致,在胸部皮疹的长轴方向和肋骨平行。以后,皮疹渐渐向四周扩展,而中央颜色变淡,因而成为环形,所附鳞屑也呈环状,鳞屑外缘往往附着于皮肤而内缘游离。患者一般不痒,有少数人有轻度瘙痒。经过3～10周或数月后,红斑消退,鳞屑脱落,不遗留任何痕迹。以后一般不复发。

皮损常不典型。20%的病例出现非典型玫瑰糠疹的症状,临床可见以

下几种临床类型:

（1）反向玫瑰糠疹:皮损主要集中在面部和四肢远端等外周部位,躯干部受累极少。严重的患者可伴有发热。也有报告本病开始即为足底和侧面的急性水疱发疹,随后具有特征性的损害遍布躯干、前臂及下肢。

（2）巨大型(pityriasis giganta):母斑形状巨大,可达掌心或更大。继发皮疹数量少,常在母斑周围出现,一般局限于躯干。可为环状,或融合成大斑片。

（3）丘疹型玫瑰糠疹:也称毛囊型。躯干为主,大量红色毛囊性微小丘疹,1~2mm,质硬,分布广泛,仔细观察丘疹间仍有小的椭圆性红斑,中央有细小鳞屑,有利于诊断。本型多见于5岁以下的幼儿或妊娠妇女。

（4）水疱型玫瑰糠疹:常发生于儿童及青年人。一般在新发的疱疹区域内同时存在或稍后出现典型皮疹,可有渗出及结痂,掌跖可受累,其表现类似汗疱疹或脱皮。可有严重的瘙痒。

（5）荨麻疹型玫瑰糠疹:表现为轻度荨麻疹样,小的风团主要局限在躯干,并倾向于融合。隆起的小风团,随后出现典型的鳞屑,风团仅局限于皮损边缘。瘙痒剧烈。也可表现为丘疹性荨麻疹样,皮损的长轴与皮纹相平行,仅个别皮损中央有细小鳞屑。

（6）紫癜型玫瑰糠疹:皮肤上出现微小的紫癜,可有小丘疹或红斑,不一定伴有鳞屑形成。但皮损的长轴与皮纹相平行,皮损消退后可遗留色素沉着或色素减退。皮损组织病理学特征为红细胞外渗入真皮乳头层,但无血管炎的证据(图19-25)。

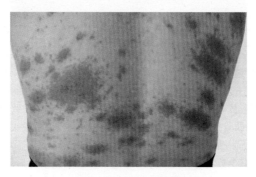

图19-25 紫癜型玫瑰糠疹

（7）银屑病样玫瑰糠疹：皮损除少数椭圆小红斑,中央有少许鳞屑外,大部分皮损为浸润性红斑,鳞屑较厚,很像银屑病。因此此型常被误诊为副银屑病。

（8）黏膜型玫瑰糠疹：本病口腔黏膜受累较少见,发生率<16%,已报告的有口腔黏膜点状出血、溃疡、红斑、水疱、大疱等,常不对称,其病程与皮肤受累相似。

（9）复发性玫瑰糠疹：玫瑰糠疹一般不复发。复发者非常少见,有报告约为2.8%的病例愈后可复发,复发性玫瑰糠疹皮损较广泛,病程也较长,该类型可能与药物引起有关。

（10）其他型：顿挫型：母斑为本病的仅有表现,之后并无继发斑发生。局限型：皮损局限于下腹、乳房、颈部、腋窝、头皮、腹股沟或掌跖等部位。不对称型：皮损仅限于身体的一侧,本型罕见。

本病尚可出现脓疱型、多形红斑样型、色素型、扁平苔藓样型等。

【病因】 患者以青年人较多,病因未明。容易发生于春季及秋季。有时,某地区的患者似乎较多而像一种流行病。本病有一定的自然过程,自然痊愈后不易复发。因此,被疑为某种病毒感染。

最近,Watanabc等（2002年）应用巢式PCR和原位杂交法分别检测病毒DNA和mRNA发现,在皮损及非皮损部位的皮肤、唾液、外周血单一核细胞和血清中均有HHV-6和HHV-7 DNA和mRNA存在,提示有全身活动性感染。此外,有研究发现,在本病中有针对角质形成细胞的IgM抗体,在朗格汉斯细胞和单一核细胞区域内有角质形成细胞变性等,这些发现均提示病毒感染的宿主细胞已受到攻击。但电镜下并不能发现病毒颗粒。故目前尚不能确认HHV-6、HHV-7与本病的发病肯定有关。

许多药物可以引起玫瑰糠疹样发疹,这些药物包括苯巴比妥、卡托普利、白喉类毒素、异维A酸、左旋咪唑、甲硝唑、特比萘芬、铋剂、秋水仙碱、D-青霉胺、酮替芬、奥美拉唑、羟氯喹、伊马替尼、二苄噻、卡介苗、乙肝疫苗及肺炎球菌疫苗等,这些药源性发疹的皮损较广泛,病程也较长。

【组织病理】 主要变化为非特殊性慢性炎症。表皮变化是角化不全,棘层肥厚,表皮细胞间水肿而有海绵形成,并有淋巴细胞进入。真皮浅部水肿,毛细血管扩张,附近有淋巴细胞浸润。

【鉴别】 本病应和脂溢性皮炎、体癣、银屑病、药疹及湿疹鉴别。

【治疗】 玫瑰糠疹在数周或数月内自然痊愈。各种治疗的效果常难估计,但适当的治疗可以减轻症状,也可能缩短病程。抗组胺药及抗病毒药可以应用。如果炎症显著并有剧痒,可在短期内口服泼尼松。为了减轻痒觉,可以施行糠浴,涂搽炉甘石洗剂或类固醇激素制剂,可使患者避免剧烈搔抓而防止继发性感染。

当急性炎症消退时,可用紫外线照射,能引起红斑发生。以后,红斑反应消失,皮肤脱屑,皮疹可以消失。

剥脱性皮炎(exfoliative dermatitis)

剥脱性皮炎其皮肤成片发红,以后迅速蔓延全身并发生糠状或片状鳞屑,鳞屑不断脱落和生成,常伴有全身性症状。鳞屑不太显著时可称为红皮病(erythroderma),但一般认为是剥脱性皮炎的同义词。

【症状】剥脱性皮炎曾经被分为原发性及继发性,但本病通常继发于某种疾病,只有少数病例的原发病一时不能发现而已。

初起时,皮肤成片发红,在1~2天或数日内迅速发展而波及全身,患处鲜红干燥或略湿润,可伴有周身不适、畏寒、发热等全身症状。鲜红的皮肤表面迅速发生鳞屑,鳞屑细薄而像糠屑,或是大如叶片而陆续脱落,脱落后又渐生成。亚急性期和慢性期皮肤浸润肥厚,大量脱屑,充血而脱屑的皮肤干燥无汗,有灼热及发紧感,也可有程度不定的痒觉(图19-26)。掌跖部可呈手套、袜套样脱落;恢复期全身鳞屑减少,皮肤颜色转暗,伴色素沉着,皮肤呈古铜色。面部的鳞屑往往较少较细,头皮的鳞屑常和皮脂结成厚痂而与头发粘连,头发也易脱落而稀疏。甲床的鳞屑可将甲板顶起,甲也可变色变形甚至脱落,

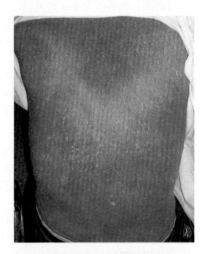

图19-26 剥脱性皮炎

随着疾病的好转可逐渐恢复。药物引起的剥脱性皮炎通常要经连续用药7~20天后才发病,但重复用药者常在1天内发病,皮疹起初多为麻疹样或猩红热样,迅速融合成片,形成红皮症。

黏膜损害为急性期肿胀、充血、糜烂,可累及眼、口腔、外阴、肛门。口、鼻、咽喉黏膜及结膜可以发炎或发生假膜。全身淋巴结尤其颈部、腹股沟及

腋窝等处淋巴结往往肿大。

病程主要按病因而定。有的轻,若干时日后自然痊愈,或是痊愈后复发。慢性患者逐渐衰弱,特别是长期应用泼尼松类、免疫抑制剂后,感染不能控制而可因败血病等致命,毒血症及感染也可引起心肌炎或肝脏损害。严重患者可因体温下降、皮肤水肿、尿液减少、心脏传导异常或心力衰竭而迅速死亡。剥脱性皮炎可以是白血病、霍奇金(Hodgkin)病或非霍奇金淋巴瘤、蕈样肉芽肿及西扎莱(Sèzary)综合征或体内恶性肿瘤的皮肤表现或早期症状。

【实验室检查】血液中白细胞数正常或增多,嗜中性粒细胞及嗜酸性细胞都常增加。血沉加快。血清白蛋白下降,而丙球蛋白上升。血清中氯及钠水平较低。有人认为红皮病患者出现 LDH 升高时,排除由心脏、肝脏等引起 LDH 升高的疾病后,应首先考虑由变态反应相关的皮肤病、药物过敏或恶性肿瘤引起。

【病因】红皮症可出现于先天性疾病如先天性鱼鳞病样红皮病及毛发红糠疹,但往往是药物过敏所引起的药疹,多发生于连续用药后。多为抗感染药物如 β-内酰氨类、抗结核类药物,中枢神经系统类药物如苯巴比妥和卡马西平,抗痛风类药如别嘌醇等。近年来,中药过敏现象不容忽视。

继发于某些皮肤病的如银屑病、湿疹、接触性皮炎、异位性皮炎、脂溢性皮炎或扁平苔藓,特别是银屑病患者不正当治疗可由寻常型发展成红皮病型。此类红皮病大多为糖皮质激素和维 A 酸类药物突然减量或外用成分不明药物所致。此外,剥脱性皮炎常是早期蕈样肉芽肿、白血病、淋巴瘤类或其他恶性肿瘤的自身免疫性表现,特别是不明原因的红皮病,皮损在 1 个月内发展至全身者要密切随访观察。

【组织病理】组织变化为亚急性或慢性炎症。亚急性皮炎表现为角化不全,细胞内及细胞间水肿,棘细胞层肥厚,网崎延伸,炎症细胞可进入表皮,真皮浅部水肿并有大量慢性炎症性浸润。慢性皮炎的表现和慢性湿疹及神经性皮炎基本相同。

【治疗】病因明确者要治疗原发疾病。药物过敏者停用一切可疑药物,积极抗过敏治疗。银屑病性红皮病可应用阿维 A 酯,或进行 PUVA 疗法。肿瘤引起者针对肿瘤治疗。继发于其他皮肤病者尽可能治愈原发疾病。

泼尼松类可使严重患者的症状尤其全身性症状迅速减轻,开始用量较大,以后酌情减量。支持疗法非常重要。患者常需补液以防脱水及纠正电解质紊乱,有低蛋白血症并极度衰弱时可滴注水解蛋白、新鲜血浆等。肠内或肠外高蛋白营养治疗对降低老年患者的死亡率有意义。

红皮病的对症治疗也很重要。外用药以止痒、消炎、安抚为原则。急性期外用药宜缓和，无刺激性，常用植物油、氧化锌油膏、硅油软膏、皮质类固醇乳膏。继发细菌感染时，加用抗生素乳膏，如莫匹罗星软膏、红霉素软膏、氧氟沙星凝胶等。

淀粉浴或碳酸氢钠浴可使皮肤舒适，石灰油乳剂及锌霜或炉甘石搽剂是常用的外用药。皮肤有继发性感染时要应用抗生素或抗菌剂。

脱屑性红皮症（erythroderma desquamativa）

脱屑性红皮症患者常是一个半月到一岁半的喂乳婴儿。皮肤弥漫发红脱屑，头皮及眉部等处有油脂状鳞屑，伴腹泻、营养不良。本病又称莱勒病（Leiner's disease）。

【症状】身体上大部分甚至全部皮肤弥漫发红，表面覆盖着黄白色鳞屑。鳞屑的大小不定，可以细薄而成糠状，也可厚大而成叶状，从发红的皮肤表面陆续剥脱，皮肤可肥厚及皲裂。

皮疹初期出现在腹股沟、肛门和臀部，继而头面和皮肤皱褶部位，迅速扩展全身。屈侧皮肤往往水肿并呈暗红色，鳞屑可以很少或没有，肛门附近、外生殖器、腹股沟等处常有皮肤念珠菌病，葡萄球菌感染混合存在。头皮及眉部常有黄痂或油脂状鳞屑而类似脂溢性皮炎。

指（趾）甲常有营养不良性变化，增厚混浊，甲床可以过度角化。全身淋巴结都可肿大。患者往往是1.5个月~1.5岁的喂乳婴儿或不到四岁的幼儿。营养状态多半不好，发育可较差，常伴有腹泻，特别是出生后不久婴儿的病情往往严重，体温调节失常，血清蛋白水平降低，腹泻不易制止，患儿常并发支气管肺炎、念珠菌性肠炎或葡萄球菌性感染，可因败血症而死亡。

【实验室检查】实验室检查白细胞总数增高，低色素性贫血，大便检查有脂肪球。

【病因】大多数患者是一个半月到一岁半的哺乳婴儿，肠道状态可不正常，因而有人相信本病是一种自身中毒现象。有人认为本病是由于全身性代谢障碍，主要由于维生素H（biotin）和B缺乏，导致肠道内菌群失调。另有人发现患者血清中补体C_5较低，认为这和本病有关。其他认为与母乳过敏、遗传有关。皮损表面常有葡萄球菌或其他细菌，可和本病有关。

【组织病理】角化过度伴角化不全，棘层肥厚，有细胞内和细胞间水肿，真皮上部毛细血管扩张充血，血管周围有慢性炎症细胞浸润。

【治疗】 调节及改善病儿的饮食,注意水及电解质平衡,纠正肠道紊乱,控制感染。

含有维生素 H 的复合维生素 B 可大量应用。青霉素等抗生素可防止继发感染,有时能改善症状。病情严重时,可用糖皮质激素制剂。给予新鲜血浆可补充补体。

患者可常洗淀粉浴。外用药不可有刺激性,通常应用锌霜或滑石粉等混合粉剂。

毛发红糠疹(pityriasis rubra pilaris)

毛发红糠疹,特征性皮疹是毛囊角化性丘疹和散在鳞屑性淡红色的斑块。

【症状】 初起时,头皮往往先有鳞屑及红斑,面部发红并有细薄的糠状鳞屑,耳朵、颈部及身体别处也有相同皮损。以后,特殊的丘疹开始发生,丘疹干燥坚硬,约同小米一样大,发生于毛囊口处,呈淡红至暗红色,或是正常皮色。丘疹顶端有个尖形角质小帽,角质小帽的下部深入毛囊口内而成角质栓,移去角质小帽时,丘疹中央又出现微小凹窝。丘疹渐渐增多并密集,用手触摸时可觉得坚硬的皮疹像锉齿。圆锥形毛囊性角质小丘疹也常发生于手指的第 1 及第 2 指节背侧,可为本病特有的症状之一。有时,相邻的丘疹互相融合而成一片黄红至褐红色斑块,往往对称发生于肘部及膝部的伸侧、髋部和坐骨结节处,大小不定,形状也不规则。皮疹表面常有成片或细薄的鳞屑,可以很像银屑病,在附近常可看到独立的典型丘疹(图 19-27、28)。

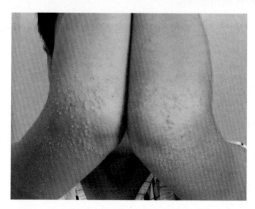

图 19-27　毛发红糠疹

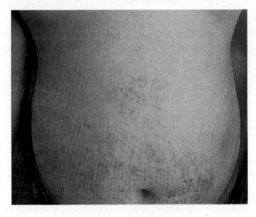

图 19-28　毛发红糠疹

　　某些严重病例的皮疹非常广泛,全身大部分皮肤发红脱屑,而毛囊性丘疹往往不大明显,可见皮损中夹杂着岛屿状的正常皮肤。有时患者的面部发红,并可发生细碎的鳞屑而像脂溢性皮炎,患部皮肤往往干燥紧张,容易使唇部及口角发生皲裂甚致使下眼睑向外翻;头发往往稀少,头皮的鳞屑及痂可以很厚而难移除。手掌及足底常有边界明显的橙红色浸润,角质层显著变厚,容易引起皲裂,趾甲往往粗糙变厚,表面不平或发生横纹并可混浊变色(图 19-29)。偶见口腔黏膜处有白色线状或点状斑疹,可发生结膜炎、角膜混浊或树枝状角膜溃疡。

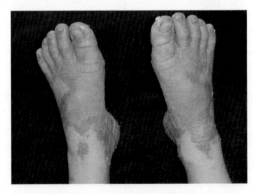

图 19-29　毛发红糠疹手足角化

患者通常没有自觉症状,有的患者觉痒或是皮肤有干燥紧张感。一般健康不受影响。发展至红皮病时则会出现倦怠、畏寒、体重下降及精神不安等全身症状。

有的患者症状很轻,以后成年累月地慢慢加重;有的发展较快,在数月之内,皮疹可广泛发生于全身各处;有时,皮疹暂时好转或停止变化,若干月日后加重或复发。有些患者的皮疹逐渐消退而自然痊愈。

本病临床上分为五型,分别为典型成人型、不典型成人型、典型少年型和少年局限型、非典型少年型。成人患者发病常始于面部和头皮,然后发展至全身,但青少年患者发病常始于下半身,掌跖部几乎总是受累,往往呈特征性橘黄色。I 型最常见且预后好,80% 患者在 3 年后逐渐好转。III 型的患者大多数在 1 年内皮损逐渐消退,其余型的预后的效果较差。据报道持久的甲变化可能是皮损复发的预兆。

【病因】 本病不受年龄和性别的限制。有人分本病为先天型(家族型)及获得型。

在一个家庭中,可有数人同患此病,因而有人认为本病可由常染色体显性遗传,常在儿童时期开始出现。

获得型常出现于成人时期,病因不明。根据临床表现和组织变化,本病可和维生素尤其维生素 A 缺乏有关,但患者常无维生素 A 缺乏的其他表现,大量应用维生素 A 可以毫无疗效,黑暗适应试验的结果也不支持这种说法,可能是维甲醇结合蛋白降低。有人认为先天性代谢失常、肝脏功能不良和本病有关,但多数患者的健康状况良好。有人认为此病与肿瘤、内分泌功能障碍、甲状腺功能低下、肾上腺-垂体轴功能障碍有关。

【组织病理】 最显著的病理组织变化是过度角化及毛囊性角质栓,角化不全的细胞环绕毛囊口,因而毛囊口附近有点状角化不全细胞核。颗粒层显著变厚,棘细胞层轻度肥厚,网嵴不规则,基底层发生液化变性。真皮浅部有轻度炎性浸润,血管周围有淋巴细胞及少数浆细胞,毛囊周围有较显著的浸润。

【鉴别诊断】 本病容易误认为银屑病,有时要和扁平苔藓、掌跖角化病或脂溢性皮炎、毛发苔藓区别。

【治疗】 维生素 A 的疗效不定。成人可每日肌注或口服 15 万 ~ 30 万单位,连用两个月而无效时应该停药。如果已见疗效,可继续注射 4 ~ 6 个月,须避免过量,否则可引起维生素 A 过多症。儿童每日 10 万单位。

泼尼松可有效,常和维生素 A 合并应用,最适用于皮疹广泛的严重病例。免疫抑制药如甲氨蝶呤和泼尼松合用能迅速减轻严重症状,但毒性作用较大,不应用于轻型病例,也不建议用于慢性病例。

阿维 A 酯和异维 A 酸有效,开始量为 0.5 ~ 1mg/(kg·d),分 2 ~ 3 次

口服,最大剂量不超过 1.5mg/(kg·d)。疗程一般 1～2 个月,维持量 0.25～0.5mg/(kg·d)。阿维 A 酯联合使用甘草制剂,可减轻对肝脏的不良反应。育龄期妇女禁用。

口服药物维生素 A、B、C、E,烟酸片,甲状腺素片可促进肝脏内胡萝卜素转化为维生素 A。

光化学疗法的试用效果不能令人满意,而且,常使早期病情加重,但有人认为此疗法有效。

外用药包括糖皮质激素制剂、焦油类软膏或乳膏、0.1%～0.3% 维 A 酸软膏、10% 尿素霜或软膏和每克含维生素 A 25～50 万单位的软膏。近年来,外用免疫抑制剂如他克莫司也可应用。有报道,儿童患者外用卡铂三醇软膏也有效。糠浴、淀粉浴或矿泉浴均可使用。

进行性对称性红斑角化病(keratodermia symmetrica erythematosa progressiva)

进行性对称性红斑角化病初起时,两侧手掌及足底发红,有成片的鳞屑,鳞屑干硬而不易剥离。以后皮损可以蔓延至手背及足背甚至肘部及膝部的伸侧,边界明显或不太明显(图 29-30、31),不引起任何自觉症状。指甲及趾甲往往肥厚不平及变色。

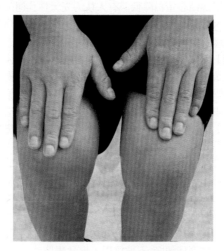

图 19-30 进行性对称性红斑角化病

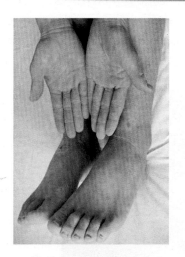

图19-31 进行性对称性
红斑角化病

病情的发展很慢,以后稳定而没有痊愈的趋势。

本病病因不明,被认为是和毛发红糠疹相似的疾病,但没有毛囊性丘疹。著者遇到兄弟二人都在幼年时期开始发生此病,确信本病是一种遗传性疾病。张学军等研究表明该病是一种具有高外显率的常染色体显性遗传性皮肤病,其后来的研究发现在21q11.2—21.2区域间可能存在新的与该病有关的突变位点,但尚未确定致病相关基因位点。

本病目前无特效疗法,角质剥脱剂、局部或系统应用维A酸类药物可暂时改善症状。

脂溢性皮炎(seborrheic dermatitis)

脂溢性皮炎又称脂溢性湿疹(seborrheic eczema),在人群中的发病率为2%~5%,皮损有干燥、潮湿或油脂状鳞屑。油脂状鳞屑是由于渗液干燥后和鳞屑混合所形成的鳞屑痂,并非皮脂构成,"脂溢性"几个字是历史性的错误叫法,一直沿用到现在。

【症状】皮损常发生于头皮或是先出现于头皮,以后发生于面部、颈部及躯干,也可出现于四肢。初起时,头皮成片淡红斑,有油脂状鳞屑,以后可以蔓延到前额、耳朵及颈后;先有渗出液,以后干燥结痂(图19-32、33),尤其眉部常发红并有淡黄色油脂状鳞屑,睫毛及胡须、阴毛部位、眶上方、眼皮及鼻翼等处也常有相似的皮疹;有时,耳后、腋窝、悬垂乳房的皱褶处、脐窝及腹股沟湿润发红及脱屑而像糜烂。

头皮的鳞屑或多或少,可以分散成片,也可弥漫发生而像头皮单纯糠疹,而炎症较重,边界也较明显。患处头发干燥,缺少光泽,往往脱落而稀少,眉毛也可减少,眼缘往往发红脱屑。

胸部及背部中央部位可以发生类似玫瑰糠疹或体癣的"花瓣样"皮损,是散布的淡红斑或斑块,呈圆形或卵圆形,边界明显,皮疹表面有细薄的油脂状鳞屑,患处有轻微的痒觉。腋窝、肘部屈侧、腹股沟、下腹部或阴囊等部位可以有些边界清楚的红色斑块,表面有光滑干燥的油脂状鳞屑。脂溢性皮炎的病程不定,发痒程度也不定,症状往往有时减轻,有时加重。

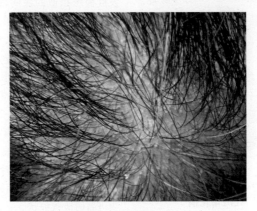

图 19-32　脂溢性皮炎

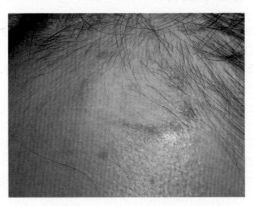

图 19-33　脂溢性皮炎

【病因】 病因未明。以青年人较多,常有皮脂分泌较多的先天体质,但皮脂分泌量和皮脂组成都与本病没有联系,减少皮脂分泌不能使皮炎减轻,但有人认为皮脂长期潴留于皮肤时可改变表皮功能而易发生本病。

在头皮的损害内,可以查见大量糠秕马拉色菌,它们是嗜脂的多态性真菌,皮脂溢出的皮肤给这种腐生菌提供了良好的繁殖环境。尽管酮康唑等抗真菌药物外用有效,但是,糠秕马拉色菌也存在于不患脂溢性皮炎的人头皮上,因此,它们和本病的关系也仅仅是一个条件。

有的并发葡萄球菌性毛囊炎或葡萄球菌性湿疹样皮炎。以此,某些病例可能是毒力低弱的感染,或是对葡萄球菌的一种过敏反应,也可以是自身敏感的一种皮炎。

本病和银屑病有相似处,在临床上有时很难区别,可能也和先天的免疫功能失调等因素有关。

【组织病理】 组织变化主要是轻度炎症。表皮有点状角化不全,棘细胞层肥厚及海绵形成,偶然发生水疱。在真皮内,乳头下血管扩张,周围有轻度或中度淋巴细胞浸润。

【鉴别】 常需鉴别的有银屑病、副银屑病、玫瑰糠疹、体癣、头皮单纯糠疹、头皮脓疱疮、传染性湿疹样皮炎、睑缘炎及外耳道炎等。

【治疗】 患者应该注意一般健康,少吃脂肪及甜食,有适当运动和休息,精神不要紧张,避免摩擦搔抓等外来刺激,室温不要太高以免出汗过多。有胃肠障碍时应该纠正。扁桃体、鼻窦、前列腺等体内病灶感染应该清除。

内用药:维生素 B_{12}、核黄素、烟酸、复合维生素 B 及维生素 B_6 等被人应用。基础代谢率降低时给予甲状腺片,精神紧张的应用安定镇静剂。皮炎急性而严重时用抗生素及泼尼松等激素制剂往往迅速有效。

局部治疗:面部脂溢性皮炎外用他克莫司、吡美莫司疗效显著。头皮脂溢性皮炎应该常洗,每周 1 次;出油太多时每周洗 2 次。2% 硫化硒混悬剂是良好的洗头剂,10 分钟后用清水冲洗,也可用 1% 酮康唑洗剂。

损害发生于没有毛发的部位时,可根据皮炎情况选用外用药,常应用有硫黄的制剂,1% ~ 3% 煤焦油的霜剂、糊剂或软膏。含有抗生素的糖皮质激素制剂常有良好的疗效。

头皮单纯糠疹(pityriasis simplex capitis)

头皮单纯糠疹又称干性皮脂溢出(seborrhea sicca),或头皮糠疹(pityriasis capitis),一般称为头皮屑(dandruff)。

【症状】 全部头皮发生弥漫而均匀的糠样或粉状干燥鳞屑,鳞屑呈白色或灰白色,在梳发或搔抓时容易脱落而附在头皮上或是雪花般地飞落。鳞屑可以在婴儿及儿童时期开始出现,有的患者到青年时鳞屑增多变厚,成为油脂状淡黄色鳞片,往往粘连头发而可称为脂样糠疹。头痒是常有的自觉症状,但头皮通常没有发炎现象。搔抓容易引起皮抓破或继发性感染。

【病因】 糠秕马拉色菌(Malassezia furfur),常被认为头皮单纯糠疹的病原菌,但也大量栖居于正常人的头皮或别处皮肤而不引起症状,可能在某些情况下,它们才能致病,例如,一般健康、饮食状态、疲劳、情绪及先天体质等可和本病有关,尤其性激素对马拉色菌的影响较大。雄激素促进皮脂分泌而有利于这种嗜脂性真菌繁殖生存。女患者在妊娠时头皮屑往往减少甚至消失,产后头皮屑又增多或复发,也可能是性激素的影响。

白色表皮葡萄球菌及痤疮杆菌也是头皮屑上常有的腐物寄生菌,有人认为也和头皮屑有关。

另一说法是本病和任何微生物无关,也不受皮脂腺分泌的影响,表皮角质细胞大量脱落仅是基因支配下活动强烈的一种生理现象。

【组织病理】 表皮有角化过度、角化不全及棘细胞层轻度肥厚的现象。皮脂腺及汗腺正常。鳞屑为角质细胞所构成,含有很多马拉色菌,还常有成团的白色表皮葡萄球菌;有时,鳞屑内有凝固的血清,因而鳞屑粘腻而成脂样糠疹。

【鉴别】 本病需与脂溢性皮炎、头部银屑病、白癣进行区别。

【治疗】 一般治疗,限制过多摄入动物类脂肪、糖类及刺激性食物。

药物治疗,症状轻者,可口服适量维生素 B_2、维生素 B_6 及复合维生素B。外用药能使痒觉减轻,使鳞屑减少。患者应该每周至少洗 1 次头,最好用硫化硒混悬剂或 2% 酮糠唑洗剂洗头,10 分钟后用清水冲净。头皮多油时,可用软肥皂与酒精等量混合后洗头。含有硫黄或麝香草脑的软肥皂也可应用。擦头的药水常含硫黄、水杨酸、煤焦油溶液等药物。

白色糠疹(pityriasis alba)

白色糠疹最容易发生于儿童的面部,又称面部单纯糠疹(pityriasis simplex faciei)。俗称"桃花癣"、"虫斑",以大小不等的圆形或椭圆形淡白斑,覆糠状鳞屑为特征。

【症状】 皮疹往往是圆形或卵圆形色素减少斑,最常见于儿童或青少年的面部,也常发生于颈部、上臂及肩部,有时也发生于其他部位。成片的皮疹是淡白色,有的是淡红色或初起时是淡红色,表面附着糠状鳞屑,有时,鳞屑很不明显或几乎不见。斑片的大小不定,直径往往为数厘米,边界常清楚,有些患者皮疹的边缘略红及略微隆起(图 19-34)。通常没有自觉症状,有的患者只有轻微的痒感。症状可随季节的改变而有所变化,经过数月或数年以后,最终自然痊愈。

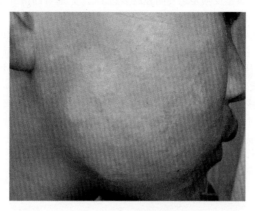

图19-34 白色糠疹

【病因】本病病因尚不明。有的患者同时有脂溢性皮炎或慢性湿疹,因而某些病例的白色糠疹和这些疾病的病因可能相同。有人认为它可能是特应性皮炎的一种类型。

白色糠疹容易发生于暴露部位尤其儿童的颊部、前额或颏部等面部部位,常在春季加重,皮肤干燥是常见的伴发表现,因此风吹、日晒可能和本病有关,一般认为是皮肤保水能力下降所致。

【组织病理】组织学变化为表皮轻度海绵形成,轻、中度角化过度,灶性角化不全。可见毛囊角质栓,皮脂腺略萎缩。电子显微镜检查皮损处活动性黑素细胞的数目减少,黑素颗粒减少且变小。

【鉴别】本病要和白癜风、贫血痣、花斑癣后白斑、麻风性白斑区别。

【治疗】本病将自然消失,一般不需治疗。

可口服复合维生素 B,外用水杨酸-硫黄软膏、1% 氢化可的松霜、氟轻松软膏、2% 水杨酸软膏、1% 煤焦油或 3% 氯碘羟喹霜等均有效。避免患部碱性肥皂等过度清洗,使用润肤霜。

扁平苔藓(lichen planus)

扁平苔藓是一种发生于皮肤、毛囊、黏膜和指(趾)甲的常见的病因不明的慢性炎症性疾病。有多种临床表现。典型皮损是多边形扁平小丘疹，表面有蜡样光泽，由紫红到青紫色。口腔黏膜常有损害。

【症状】典型皮损是边界明显的多边形丘疹，通常约由针头至豆粒大，呈红色、紫红色或青紫色，丘疹扁平，表面有一层角质薄膜而光滑如蜡，仔细观察时，可以看出某些丘疹的中央有个腺管口或毛囊口而略微凹下去，或是中央有个微小的角质栓；如用放大镜观察，也可看到丘疹表面有些灰色小点，或是构成网状的细纹，被称为威克汉（Wickham）纹，如果先用液体石蜡、二甲苯、水或热敷后，这些小点或细纹就较明晰。

丘疹往往独立，有时互相融合成片，在成片损害附近的皮肤上，还可找到典型丘疹。有时，若干丘疹排列呈线状（图19-35、36），或是互相连接而成环形。有的患者因为很痒而剧烈搔抓，以后，成串的扁平苔藓丘疹可以出现于抓伤处。

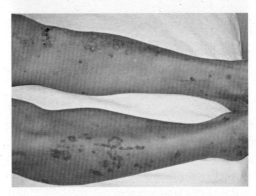

图 19-35 扁平苔藓

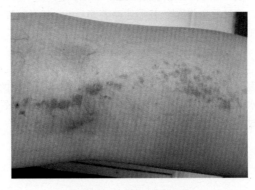

图 19-36 线状扁平苔藓

皮损多半限局于某些部位,往往对称,有时发生于一侧,而广泛发生于各处的较为少见。皮损的易发部位为腕部屈侧及前臂、小腿前侧、大腿内侧及臀部,在躯干上常见于腰部,有时发生于颈部,或是只发生于肛门附近、阴茎或是阴唇上;发生于头皮时可以损毁毛囊而类似红斑狼疮。少数患者的丘疹发生于指甲或趾甲下方而引起疼痛,能使甲板增厚及变形(图 19-37);10% 患者的甲板变薄或有纵沟,极少数患者的甲脱失。

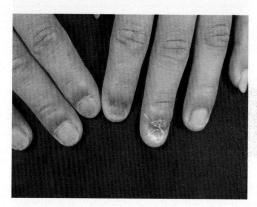

图 19-37　甲扁平苔藓

黏膜损害往往和皮疹同时发生或是出现较早,有黏膜损害的患者至少可占半数,但有的患者只有黏膜损害而无皮损。黏膜损害最常见于颊部,通常出现于面对臼齿的颊黏膜,往往是多个粟粒大或略大的乳白色丘疹,不规则地散布或聚集成环形或网状(图 19-38)。黏膜损害也常见于唇内侧,有时发生于舌面而易误认为黏膜白斑,而唇红缘的扁平苔藓(图 19-39)可被误诊为红斑狼疮。此外,鼻腔、咽喉、龟头、尿道、大肠、直肠、阴唇、肛门、膀胱及胃黏膜等都可有黏膜损害,但不引起自觉症状。

1. 急性泛发型　此型较少见。扁平丘疹往往先发生于臂部内侧及腹部等处,以后

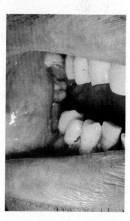

**图 19-38　扁平苔藓
黏膜损害**

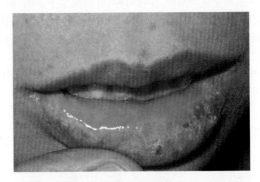

图 19-39   唇红缘的扁平苔藓

迅速增多,几乎布满各处。严重患者的损害可以在一昼夜间出现于全身各处,全身皮肤可以弥漫发红甚至发生水疱。常伴有剧烈瘙痒,患者可有发热等全身症状。在 1~2 个月内,皮疹自然消失,少数患者的皮疹可以部分地变成持久的慢性损害。

2. 慢性局限型   损害缓慢发展,然后长久不变,或是慢慢消退,遗留色素沉着的痕迹,往往经过几个月后才完全消失。有些患者的症状有时减轻,有时加重,并可陆续发生新损害。

慢性扁平苔藓有下面数型:

(1) 疣状扁平苔藓又称肥厚扁平苔藓(lichen planus hypertrophicus),往往对称发生于下肢尤其小腿前侧,有时也发生于上肢伸侧及躯干等处。损害为角质丘疹,常和萎缩性及色素性斑点夹杂在一起。这些丘疹呈紫红色或青紫色,可密集成疣状或大小不等的斑块,表面过度角化,在这种斑块的边缘或附近还可看到一些疏散的多边性扁平丘疹。患者常有剧痒,病程持久。

(2) 环状扁平苔藓(lichen planus annularis):在前臂等处,扁平丘疹可以互相聚合而排列呈环状,环的直径往往不到 3cm;有时,相邻的数环互相连合而成多环形。发生于龟头、阴唇或肛门等处的环状皮损往往是由一个丘疹逐渐扩大而中央略微消退而成。

(3) 线状扁平苔藓(lichen planus linearis):扁平丘疹聚集并排列成线形或带状,多半像带状疱疹或是沿着血管或神经方向发生于躯干的一侧或一个肢部,有瘙痒。

（4）钝头扁平苔藓（lichen planus obtusus）：是圆形或卵圆形扁平或圆顶状丘疹，表面光滑，只轻微发痒。损害的数目不多，但是较大，直径可达1~2cm，呈淡红或紫红色，主要发生于股部、臀部及手部背侧，有时和别的类型同时存在。

（5）毛囊性扁平苔藓（lichen planus follicularis）：除了通常所见的扁平丘疹外，皮肤还有棘状毛囊性丘疹成群出现，丘疹顶端是棘状小刺（图19-40），不发痒也不发炎，和小棘苔藓的损害不能区别。此型苔藓发生于头皮时，患处失去头发，成为不规则萎缩性瘢痕而永久存在，在脱发区可见扁平丘疹及毛囊性尖丘疹。

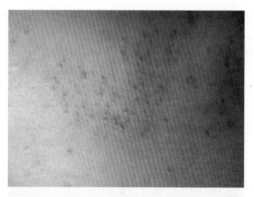

图19-40　毛囊性扁平苔藓

（6）萎缩性扁平苔藓（lichen planus atrophicus）：丘疹往往很扁而不明显，仔细观察时才发现这些略微隆起的皮损。好发于下肢及躯干。边缘呈多边形，中央略微凹陷。有时，汗孔及毛囊口内有个很小的角质栓。已经完全萎缩的丘疹呈淡白色，相邻的融合成片，可呈象牙色或紫红色，周围可有一圈红斑。极少数病例的萎缩斑较大，偶可发生慢性溃疡，溃疡易演变成癌。

点滴状萎缩性扁平苔藓、滴状硬斑病及硬化萎缩性苔藓都有很难区别的白色斑点，有人称它们为"白点病"（"white spot disease"）。

（7）大疱性扁平苔藓（lichen planus bullosus）：此型很少见。在扁平疹、斑块或正常皮肤上出现水疱或大疱，疱液透明，有时带血，疱壁不易破裂，经1~2周后干涸，而疱底的丘疹或丘疹融合而成的斑块仍然存在，以后可再起疱。有些患者的口黏膜可发生糜烂性及大疱性损害。

（8）红斑性扁平苔藓（lichen planus erythematosus）：皮肤先发生弥漫的红斑，以后有柔软充血而呈紫红色的丘疹，手指压捺时退色。这些丘疹偶尔是紫癜性而被称为出血性扁平苔藓（lichen planus haemorrhagicus）。

（9）光化性扁平苔藓（lichen planus actinicus）：损害位于日光暴露部位，黑色素人种容易发病。可分为色素性、色素异常性和环状肉芽肿状三型。

本型最常发生于阳光强烈的热带及亚热带地区。皮损为边缘略隆起的斑块，中央轻度萎缩，因而呈环状而似环状肉芽肿，常呈灰褐色，出现于前额、颊部、唇部、胸上部、手背及前臂等露出部位。皮损是色素性或红褐色斑片，轻微发痒，可伴有身体别处典型扁平苔藓的丘疹或斑块。

日晒或长期刺激被认为是诱因。

（10）色素性扁平苔藓（lichen planus pigmentosus）：见于热带或亚热带地区，我国并不少见。好发于光暴露部位及屈侧面皮肤，有不同程度瘙痒，表现为暗褐色、紫蓝色到灰色边界不清的斑疹（图19-41）。不累及黏膜，部分患者可兼有典型扁平苔藓损害，后期细胞浸润减少，遗留色素颗粒。皮疹可周期性加重和缓解。本病可能是光照性扁平苔藓的一型。

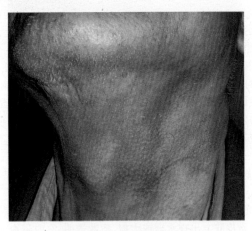

图19-41　色素性扁平苔藓

3. 其他类型

（1）孤立扁平苔藓：最常见于上肢，临床上常被认为痣，须依赖组织病理诊断此型。

（2）点滴状扁平苔藓：是分散而不融合的多个较小扁平丘疹。

（3）足部溃疡性扁平苔藓：是足部有疼痛的慢性溃疡及大疱，趾部可溃烂，趾甲可永久脱落，头皮可有瘢痕性脱发。

（4）掌跖扁平苔藓：坚实发黄，可以不痒，要和银屑病、胼胝或寻常疣鉴别。

（5）另有一种不典型扁平苔藓，是聚集成片的红褐色萎缩性损害，其中央或边缘有扁平苔藓性小丘疹（图19-42）。

【病因】病因不明。患者多半是成人，情绪紧张或精神刺激被认为有关。工作过劳、恐怖、焦虑不安、生活突然变化，可诱使本病或使症状加重。有人研究病毒是否为诱因，但应用电子显微镜及病毒的各种培养和血清学检测方法，不能证实病毒的存在。还有人提到消化道障碍、营养不良、慢性感染病灶等可能是病因，扁平苔藓型药疹使人想到药物和食物中化学品的影响。

多数患者有HLA-3，有些患者家族中有患此病者，提示扁平苔藓可能和遗传有关。

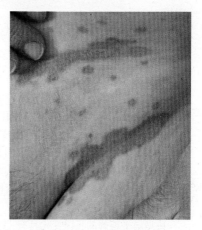

图19-42　萎缩性扁平苔藓

在免疫方面，大多数患者皮损的表皮和真皮交界处有IgM、IgA和C1q、C3、C4或C5沉积。有人认为本病可为T淋巴细胞介导的自身免疫病。自身抗原是基底层角质形成细胞表面已改变的抗原，并造成这些细胞损害。

【组织病理】表皮过度角化，但无角化不全。颗粒层显著肥厚，颗粒层细胞有粗大的透明角质颗粒。棘细胞层不规则地肥厚，有的表皮嵴顶部尖锐而可呈锯齿状，位于表皮嵴之间的乳头常呈圆顶形。基底细胞层液化变性，基底细胞甚至变扁平而像棘细胞（图19-43）。

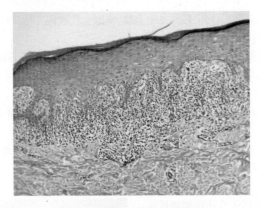

图 19-43　扁平苔藓组织病理

真皮的血管扩张。血管周围有大量淋巴细胞及一些组织细胞,也可有些肥大细胞,这些浸润在真皮上部呈带状,浸润下缘有整齐清楚的界线,是诊断扁平苔藓的重要依据。但在早期的较小损害内,浸润可以成团而像光泽苔藓。以后,淋巴细胞逐渐减少,而组织细胞及成纤维细胞增多。由于基底层的破坏而不能保存黑色素,在真皮上部可见不少的嗜黑素细胞。

在表皮下部及真皮上部的浸润内,有时可见到直径约 $10\mu m$ 的嗜酸性均匀透明的胶样小体,PAS 阳性,被认为角质形成细胞变性破坏后的残骸,并非扁平苔藓所特有的组织变化。胶样小体含有 IgA、IgG 及 C3,小体可由表皮下降到真皮内。

典型扁平苔藓的组织变化具有:①角化过度;②颗粒层肥厚;③不规则的棘层肥厚;④基底细胞液化变性;⑤紧接表皮的真皮上部有带状浸润,可侵入表皮,而下缘齐平。这些组织学特征可帮助诊断。

疣状扁平苔藓(肥厚扁平苔藓)有乳头瘤性变化,萎缩性扁平苔藓的表皮萎缩,大疱性扁平苔藓的表皮下方有裂隙或大疱。

口黏膜损害的组织变化和皮损的组织基本相同,但没有明显的角质层或有轻度角化不全,颗粒层不存在或只一层,黏膜上皮往往变薄而不是棘层肥厚。有糜烂时,上皮坏死,可续发溃疡。

毛囊性扁平苔藓(扁平毛发苔藓)在早期时,有扁平苔藓性带状浸润,在毛囊附近尤其明显。毛囊扩大并有角质栓。以后,表皮变薄,毛囊和皮脂腺消失。真皮有纤维变性,血管周围有轻度浸润。此时,临床表现和组织变

是一条由结缔组织等正常组织所构成的无浸润带,其下是淋巴细胞和组织细胞构成的浸润,组织细胞可含大量含铁血黄素。毛细血管壁的内皮细胞增生而可闭塞管腔。

损害自然消退,不需治疗,也无特殊疗法。

条状苔藓(lichen striatus)

条状苔藓以往习惯诊断为线状苔藓,但容易给初学者误认为是较细的线状,而本病皮损的宽度有时可达2~3cm,著者认为以条状苔藓更为形象。

【**症状**】本病主要发生于儿童,但也可出现于成人。最先出现的皮疹是形状不定的苔藓样扁平小丘疹,呈多角形,有蜡样光泽及淡灰色鳞屑,一般呈淡白或淡黄色,有时呈淡红或紫红色。相邻的丘疹可相融合。最常见于颈旁及四肢,往往是一侧性。发生于肢体时,沿肢体纵向排列成不规则的条状,断断续续或是连续不断;长度不定,短的只有几厘米,长的可同肢体一样长,发生在躯干侧面则呈"S"形线状排列。通常不发痒,或是只有轻痒。丘疹出现后,经几周后停止发展,再经过几个月甚至一年左右,扁平丘疹消退,常遗留色素脱失斑(图19-44、45),以后消失。

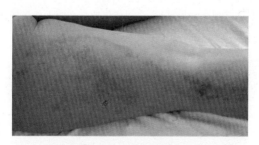

图19-44　条状苔藓

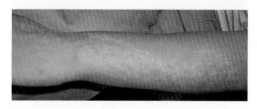

图19-45　条状苔藓遗留色素脱失斑

【组织病理】组织学检查和一般皮炎相似,角化不全及棘层肥厚,但有个别的角化不良细胞。表皮有细胞间水肿甚至水疱形成,真皮的细胞可以通过不太完整的基底层进入表皮内。乳头下及真皮内血管周围有浸润,主要为淋巴细胞及组织细胞,还有一些浆细胞。

【病因】病因不明。有人认为本病和线状扁平苔藓相似而可有关。

【鉴别】需鉴别的疾病有线状扁平苔藓、银屑病、神经性皮炎、疣状痣及扁平疣等。

【治疗】本病不需治疗,也可外用0.03%他克莫司软膏。

光泽苔藓(lichen nitidus)

光泽苔藓是原因不明的自愈性疾病。

【症状】皮损是圆形扁平小丘疹,呈淡红或正常皮色,大小和小米或大头针帽顶相似,边界清楚,表面平滑并有闪烁的蜡样光泽(图19-46),不引起任何自觉症状。丘疹数目往往很多,大小基本一致,密集而不融合,往往局限于阴茎、腹部、股内侧、腕部或前臂屈侧等处,也可广泛散布,有些丘疹可排列成行而像同形反应,特别常见于前臂。口黏膜可有灰白色扁平小丘疹。皮损逐渐增多到一定程度后,往往成年地存在而无任何变化,终于自然消失,不遗留任何痕迹。

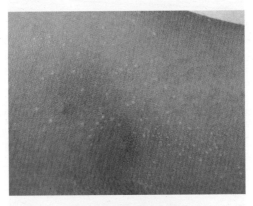

图19-46 光泽苔藓

【病因】病因不明。在临床和组织学方面,本病可和扁平苔藓同时存在,特别是组织变化常和扁平苔藓相似,很多人认为本病是扁平苔藓的一型,但本病从不发展成扁平苔藓,且真皮和表皮交界处不像扁平苔藓含有免疫球蛋白,因而光泽苔藓未必和扁平苔藓有关。

【组织病理】组织学变化是扩大的真皮乳头内有一团浓密的限界性浸润,大多数是淋巴细胞及类似上皮样细胞的组织细胞,有的还有嗜黑素细胞及少数多核巨细胞,基底细胞往往不见或有液化变性。浸润中心上方的角质层角化不全,浸润两侧的网嵴向下延伸而成双手抱球状(图19-47)。有时小丘疹的组织变化类似扁平苔藓,但上皮样细胞及巨细胞见于光泽苔藓而不见于扁平苔藓。

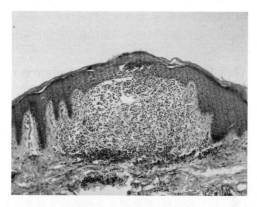

图19-47　光泽苔藓病理

【鉴别】本病应和扁平苔藓、瘰疬性苔藓等鉴别。

【治疗】本病有自限性,一般不需要治疗。如病程长久,瘙痒严重,糖皮质激素软膏外用有效,泛发而严重的病例可同时口服抗组胺药物,泛发性光泽苔藓用PUVA治疗有效。

第二十章　大疱性疾病

有大疱性皮疹的皮肤病很多。在本章内,只涉及类天疱疮、各种天疱疮、疱疹样皮炎、大疱性表皮松解、家族性良性慢性天疱疮等先天或后天的疾病,而其他疾病如大疱性多形红斑等分别在有关各章内描述。

寻常型天疱疮(pemphigus vulgaris)

寻常型天疱疮皮损是疱壁多半松弛的大疱,大小及数目不定,黏膜常有损害,疱膜容易破裂而露出湿红的糜烂面。

【症状】初起皮损往往是 1～2 个水疱或结痂性损害,也可先有溃疡性舌炎或结膜炎。有时,皮疹类似药物性皮炎、大疱性脓疱疮或多形红斑。有的只有少数屡次出现的大疱。

大疱性损害往往急性发作,在像是正常的皮肤上分批或陆续出现,或是皮肤先发生红斑,然后发生大疱。大疱可以出现于任何部位,大小及形状不定,呈圆形、卵圆形、环型或是形状不规则;大疱为透明浆液所胀满,或是只含少量液体而很松软,以后浆液内可含有脓液或血液。当大疱扩展时,疱膜松弛很易破裂而露出湿红的糜烂面,往往不易恢复;以后表面结痂(图 20-1、2),有的可以发生增殖性变化,也有的自然痊愈但遗留色素沉着。

皮肤略受外力时疱膜就破裂,露出一片红湿的糜烂面,被称为尼氏(Nikolsky)征,Nikolsky 征阳性时可见到:①水疱壁可以出现在外观看来是正常皮肤;②压迫水疱可以使疱壁向外推移;③水疱间的表皮可以擦掉,露出糜烂面。天疱疮时 Nikolsky 征阳性,但阳性 Nikolsky 征也可见于其他多种疾病。黏膜常有损害,约半数患者先有口腔黏膜损害,然后

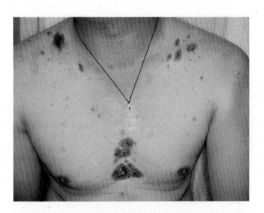

图 20-1　寻常型天疱疮

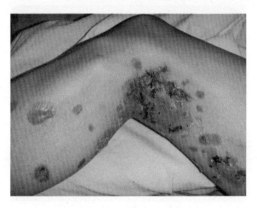

图 20-2　寻常型天疱疮

有皮肤的大疱。大疱发生于唇、颊、上腭及舌等处黏膜,迅速扩展并破裂,露出红湿的糜烂面,表面往往有些淡白色渗出物,容易出血,常有臭味;唇、齿龈及舌往往肿胀,唇红缘容易出血及结痂,有时唇红缘发生增殖性变化(图 20-3)。口腔黏膜的损害可以引起疼痛,甚至饮水也觉困难;咽喉黏膜的损害不仅使吞咽困难,甚至影响发声。除了口腔外,鼻腔、眼、阴道、阴唇、肛门等处黏膜皆可发生相同的损害(图 20-4)。食管损害发生于大多数患者,重者可累及食管的全部黏膜,表现为浅表性剥离性食管炎。

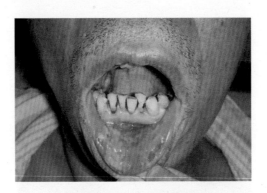

图 20-3　天疱疮黏膜损害

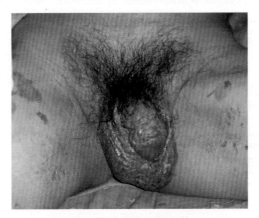

图 20-4　天疱疮黏膜损害

　　自觉症状不定,患者往往不痒,或是起疱时有微痒,而少数患者有较强的痒觉。大疱破裂后,露出的创面很像烫伤,有灼热感及疼痛。一般没有全身症状。

　　病程也不定,有的屡次缓解或加重,可经多年之久;有的病情迅速进行,有的患者在几个月内因继发性感染等并发病而死亡。

　　【病因】寻常型天疱疮的男女发病率基本相当,多见于 50 岁以上的成人。

患者体内针对角质形成细胞表面成分的自身抗体是破坏细胞间黏附，继而造成水疱形成的关键病因，主要是 IgG，包括 IgG1 和 IgG4，有时也有 IgM 及 IgA。棘层松解处及大疱内都有以 IgG 为主的自身抗体，患处皮肤内 C3 沉积，而疱液内外补体减少。IgG 抗体滴度与临床症状密切相关，临床症状缓解时 IgG4 滴度下降，而 IgG1 可能持续存在，复发前常有 IgG4 滴度上升。

寻常型天疱疮的主要自身抗原是桥粒芯糖蛋白 3（desmoglein3，Dsg3）（130kDa）和桥粒芯糖蛋白 1（desmoglein1，Dsg1）（160kDa），它们属于钙粘素分子超家族，是构成桥粒的跨膜蛋白。Dsg3 主要表达于口腔黏膜，针对 Dsg3 的自身抗体可导致黏膜损害；Dsg1 是一种皮肤抗原，其抗体可导致皮肤损害而非黏膜损害。

本病的诱因不明。感染、内分泌紊乱或神经系统障碍等可能刺激自身抗体生成而发生自身免疫反应，纤溶酶原激活因子可被活化而引起棘层松解，从而发生大疱。

【实验室检查】血液中白细胞总数及嗜酸性粒细胞数正常或略增多，血清蛋白尤其白蛋白因由疱液丧失而明显减少，血沉率可加快，血钾及非蛋白氮往往增高。血清中 IgG 增加，25%～40%患者有 IgA 及 IgM。

直接免疫荧光检查显示患处表皮或口腔黏膜上有鱼网状绿色荧光，部分患者的正常皮肤也呈阳性反应（图 20-5）。

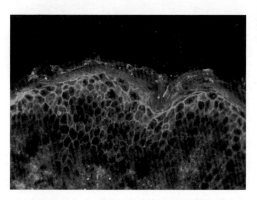

图 20-5　寻常型天疱疮直接免疫荧光

间接免疫荧光检查可以检测到患者血清中存在抗表皮细胞间物质的自身抗体，主要为 IgG，有时是 IgA 及 IgM。抗体的滴度与病情的严重程度和活动性相关,滴度的上升或下降常提示疾病的复发加重或好转。

疱液细胞学检查可查见失去细胞棘的变性上皮细胞(棘层松解的天疱疮细胞),细胞核较大,细胞浆较少,细胞核附近的细胞浆染色较淡。

抗原特异性的 ELISA 试剂盒可用于天疱疮的诊断,可鉴定患者血清中针对 Dsg1 和 Dsg3 的特异性自身抗体,抗体的滴度与病情的活动性相平行,可以指导糖皮质激素的用量,以及在临床症状出现之前提示病情是否加重或复发。

【组织病理】基本变化是棘层松解,表皮内大疱通常位于基底层上方,附近有很多棘层松解的角质形成细胞及少量炎性细胞,特别是嗜酸性粒细胞,还有一些上皮细胞零散或成群地分布在疱液中。这些已经变性的上皮细胞较正常细胞略小,并且较圆及失去细胞棘,含有一个较大的细胞核及核仁,细胞边围的染色为嗜碱性。

大疱腔内常有很多绒毛,是真皮乳头不规则地深入疱腔内所形成。这些乳头分成条状或枝状,上面覆盖着大疱底部的表皮细胞,往往仅是一层基底细胞。大疱下方的真皮内血管周围有中等量单核细胞和嗜酸性粒细胞浸润(图 20-6)。

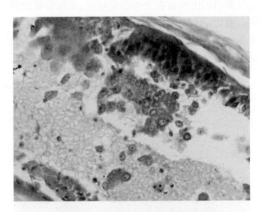

图 20-6 寻常型天疱疮组织病理

【诊断】寻常型天疱疮有棘层松解所引起的临床症状,Nikolsky 征虽是本病的一个体征,但也出现于落叶性天疱疮、大疱性表皮松解及中毒性表皮坏死松解症等病,常需要依赖组织病理学检查才能确定诊断,直接和间接免疫荧光检查能迅速地帮助诊断。与其他水疱性疾病最可靠的鉴别方法是直接免疫荧光检查,特别在发病初期很有诊断价值,试验结果远较间接免疫荧光检查可靠。

【治疗】患者要注意一般健康,情绪愉快,睡眠充足,营养丰富,皮肤要保持清洁,防止继发感染。

糖皮质激素能使这种不能由其他方法控制的皮疹完全或基本消失,患者可以正常生活若干年之久。开始剂量不要太小,一般为泼尼松 80 ~ 120mg/d,1 ~ 2 周后即可逐渐减量。维持量最好为 10 ~ 15mg/d,有时,维持量还可较少以至停药,只有少数轻微损害时不一定要加大剂量,以免长期大量应用而发生各种不良的副作用。对于年龄小于 60 岁的重症患者或者常规糖皮质激素剂量治疗反应欠佳的天疱疮患者,在血糖、血压、电解质和心脏检查正常、没有明显感染的前提下,可以进行激素冲击治疗。常用的冲击方法是甲泼尼龙 500mg 每日 1 次,联用 3 ~ 5 次为一个疗程。也有学者提出第一天 500mg、第二天 400mg、第三天 300mg 甲泼尼龙冲击较为安全。

一般来说,寻常型和增殖型天疱疮的用量较大,而落叶型和红斑型及疱疹样天疱疮的用量要小些。控制复发皮疹所需的剂量比控制初发皮疹所需的剂量要大,一般少则需增加 30% ~ 50%,多则需增加 1 倍或更多。

免疫抑制药如环磷酰胺或硫唑嘌呤和泼尼松合用时可以减少后者的维持量。一般在激素已经控制病情后加用硫唑嘌呤,50 ~ 100mg/d,或加用环磷酰胺,用量为 1 ~ 2mg/(kg·d)。疗效观察的指标包括有无新皮损出现及疾病改善速率;糜烂面的渗出是否减少;Nikolsky 征是否减轻;血清天疱疮抗体滴度的变化。只要存在高滴度的抗表皮抗体,说明疾病没有被完全控制。

治疗维持期可配合使用免疫抑制剂,如硫唑嘌呤、环磷酰胺、吗替麦考酚酯、雷公藤、白芍总苷等;或加用氨苯砜(口服氨苯砜 200mg/d,相当于口服泼尼松 20mg/d);也可加用烟酰胺、四环素、维生素 E 等。

近些年,丙种球蛋白冲击疗法在重症天疱疮、对皮质激素和免疫抑制剂治疗不敏感的天疱疮和使用皮质激素、免疫抑制剂有禁忌的天疱疮患者治疗中取得很好的效果。常用剂量是 0.4g/(kg·d),连续 5 天一个疗程。丙种球蛋白冲击疗法的优点是不良反应发生少见,极少数发生过敏性休克、神经系统的症状和急性肾衰竭等严重不良反应,用药过程注意减慢滴注速度。该方法的缺点是价格昂贵,很难常规使用。

血浆置换法也是一种辅助手段,可与糖皮质激素和(或)烷化剂联用。酶抑制剂在治疗天疱疮方面有一定的潜力,如胰蛋白酶抑制剂、大豆胰蛋白酶抑制剂、胃酶抑素 A、氨甲苯酸等,同时联合应用小剂量泼尼松能较好地控制病情。利妥昔单抗(抗 CD20 单克隆抗体)可用于寻常型天疱疮的治疗,并可联合糖皮质激素及免疫球蛋白使用。

成片的糜烂面可使体内血清蛋白及其他营养物质大量丢失,常需要补充蛋白质、水分、电解质及维生素,有时要输血或血浆。有继发性感染时要选用适当抗生素。

局部治疗:1:5000~8000 高锰酸钾溶液浸浴全身可以去痂消臭,使患者感觉舒适。糜烂面可用 3% 氯碘喹啉涂擦或用氧化锌泥膏贴敷。

口腔黏膜糜烂,可用硼酸溶液或生理盐水经常漱口以保持口腔清洁。糜烂的口腔黏膜往往疼痛而可妨碍进食。在进食前几分钟,可以涂擦表面麻醉药如 5% 可卡因或 1%~2% 丁卡因溶液。

增殖型天疱疮(pemphigus vegetans)

增殖型天疱疮分为两型,较重的 Neumann 型增殖性天疱疮,原发的大疱和寻常天疱疮的损害相同,但剥破面愈合时不留下正常皮肤而呈显著的增殖性变化;较轻的 HallopeaU 形("增殖性脓皮病")原发疹是脓疱而不是大疱,以后发生疣状增殖性斑块并逐渐扩展,特别常见于褶皱部位,也常有黏膜损害。

【症状】Neumann 型初起损害是寻常型天疱疮的表现,皮肤或黏膜有松弛的大疱,疱膜容易剥破,并发生增殖或乳头瘤样增生的变化,在皱褶部位尤易如此。疣状增殖的表面有痂,周围有一道炎性红边。本型缓慢发生,有些患者的大疱性损害先出现于口或鼻黏膜,也有的先有寻常型天疱疮性皮疹,或是皮肤及黏膜损害同时出现(图 20-7、8)。

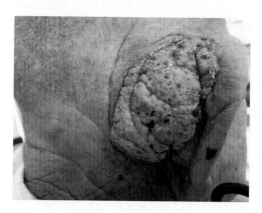

图 20-7 增殖型天疱疮

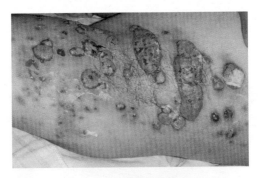

图 20-8　增殖型天疱疮

　　口腔黏膜损害为松弛大疱而似白喉的假膜,往往放出臭味,以后疱膜迅速破裂,露出剥破面并引起剧烈的疼痛,患者在饮食时往往疼痛而不愿进食,从而妨碍营养;鼻腔、阴道、肛门、阴唇及龟头等处黏膜也可发生损害,尤其唇红缘常有显著的增殖及裂口(图 20-9、10)。

　　皮疹发生于黏膜损害之前或之后,往往先出现于头皮、手足、腋窝、脐部、腹股沟、外生殖器、会阴等部位,在女性往往先发生于女阴而蔓延至肛门、会阴及脐部。初起时为松弛大疱而像寻常天疱疮,大疱形成后不久即破裂剥露,迅速发生乳头瘤状增殖,表面有少量发臭的脓样分泌液及黄褐色污痂,周围有红晕。

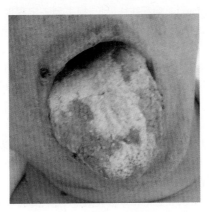

图 20-9　增殖型天疱疮黏膜损害

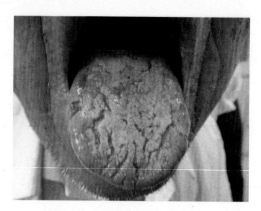

图 20-10　增殖型天疱疮黏膜损害

皮损往往成群,可以扩展和融合,范围及大小不定,一般不会布满全身。有时因细菌感染而有高热及其他严重的全身症状。症状有时缓解,有时加重,可以成年累月,也有的长期不发作。有的因长期应用糖皮质激素类药物及身体衰弱而发生感染等并发症,也可因此死亡。

HallopeaU 形的典型表现为结痂的疣状增殖出现于腋窝、腹股沟或趾间等处,也常见于头皮或外生殖器,或也发生于唇红缘、唇内侧、鼻孔前部或口腔及阴道等处黏膜。口腔黏膜有增殖含脓的损害时被称为增殖性脓性口炎(pyostomatitis vegetans)。病程往往很长,损害到一定程度后停止发展。经过若干时日后逐渐消退,终于发生瘢痕而痊愈,所遗留的色素沉着经过多日才消失。

【病因】 本病是寻常型天疱疮的亚型,伴有肉芽肿性增殖,多半发生于成人,较寻常型天疱疮患者有较强的抗病力,组织内嗜酸性粒细胞大量存在是抗病力增强的一种表现。免疫荧光检查显示表皮及血清中有抗表皮细胞间物质自身抗体。

【鉴别】 应和本病鉴别的有家族性良性慢性天疱疮、着色真菌病、诺卡菌病及足菌肿、芽生菌病、孢子丝菌病、疣状皮肤结核病、坏疽性脓皮病和增殖性溴疹等有增殖的疾病。

【组织病理】 组织学变化和寻常天疱疮基本相同,但表皮的棘细胞层往往较厚,绒毛也较显著。疣状增殖处有乳头瘤样增生及棘层松解,以后棘层松解往往不再显著。真皮内有包含多数嗜酸性粒细胞的致密炎性细胞浸润，表皮内有嗜酸性粒细胞性微脓肿。陈旧皮损处过度角化并有乳头瘤样增生，只有少量或无嗜酸性粒细胞而失去组织学特征。直接免疫荧光检查可发现 IgG 及 C3 沉积于棘层细胞间。

【治疗】治疗方法和寻常型天疱疮相同。抗生素及糖皮质激素类制剂可供局部应用，可试用青霉素、四环素、红霉素或某些广谱抗生素治疗 7～10 天。

患处要清洁，渗出液较多时可用稀释的高锰酸钾或布罗（Burow）溶液湿敷。外用药包括氯碘羟喹霜、焦油类及糖皮质激素类制剂。

X 线的照射可以促使顽固的增殖性皮疹消退，可照射顽固的限局性皮损，每次 100r，每周一次，3～4 次即可。

落叶型天疱疮（pemphigus foliaceus）

落叶型天疱疮皮肤损害是松弛大疱而和寻常天疱疮的表现相同，以后发展成全身性鳞屑而像剥脱性皮炎，鳞屑下面有些渗液并有特殊臭味；此时大疱不明显或是看不到。

【症状】初起皮损往往是松弛的大疱，发生于像是正常的皮肤或是基部发红。疱膜很薄，以后迅速破裂而常露出红湿的糜烂面。以后，破裂大疱处发生黄褐色鳞屑痂附着于皮肤表面，而边缘往往翘起，尼氏征阳性。有的患者一开始就发生大疱、红斑、渗湿的糜烂面及结痂；有时大疱很不明显，先是皮肤潮红肿胀，表皮浅部容易剥离而成红湿的糜烂面，以后迅速发生鳞屑痂。有的患者起病时皮损轻微，表现为散在的暂时性红斑，其上结痂，常被误诊为脓疱疮。有些患者最初的表现很像疱疹样皮炎，以后全身有叶状鳞屑（图 20-11）。

皮疹好发于皮脂溢出部位，如颜面、头皮和躯干上部，逐渐蔓延，两侧对称，大部分皮肤红肿湿润，有的露出一片糜烂面，经过数周或数月后，全身皮肤肿胀发红，发生叶片般的油脂状鳞屑痂，痂下皮肤湿润，常有特殊臭味。有的患者皮肤较干燥，红肿脱屑而似剥脱性皮炎。头皮有粘腻的黄色鳞屑，头发稀少甚至于脱尽，指甲往往发生营养不良的改变。

全身症状不定，可有发热。自觉症状也不定，常有灼热感、疼痛及程度不定的痒觉。

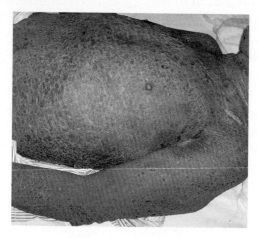

图 20-11　落叶型天疱疮

症状有时减轻,有时加重,患者逐渐衰竭,可因心力衰竭或肺炎等并发病而死亡。

【病因】落叶型天疱疮通常发生于成人,多半是 40~50 岁以上的老人,而发生于儿童的很少。

早期的临床表现和组织变化都近似寻常型天疱疮,都被认为自身免疫性反应,自身抗原主要为桥粒芯糖蛋白 1(desmoglein1,Dsg1),而诱发因素一般不明。

【鉴别】应和本病鉴别的有大疱性脓疱疮、角层下脓疱性皮病、亚急性皮肤型红斑狼疮和脂溢性皮炎。

【组织病理】早期水疱的棘层松解发生在表皮上部,接近或在颗粒层内。由于水疱表浅,在病理取材时得到完整的水疱是很困难的,通常在水疱的顶部或底部可以找到少数棘刺松解细胞。真皮中有中等量的炎性细胞浸润,其间常可见嗜酸性粒细胞。直接和间接免疫荧光检查结果与寻常型天疱疮相似。以 IgG4 为主,其次是 IgG1,IgG3 有时也可见,这可能是重要的,因为 IgG3 是最有效的补体激活物。

【治疗】患者应该注意一般健康,有营养充足的饮食和安定的情绪;皮肤要保持清洁。

皮损广泛、病情处于活动期的患者内用糖皮质激素类药物的治疗量和寻常型天疱疮相同,泼尼松的开始量可先为 80~120mg/d,有时剂量须更大,症状好转后续服 1~2 周,然后减量,例如,每周减 20mg,减到约 40mg 后最好减的慢些,往往可改用 30mg,2 周后改用 25mg,3 周后改用 20mg,4 周后改用 15mg,这常是较低的维持量,以后可再减量或逐渐停药。每一患者的用药量及减药速度应该根据临床变化而定。

环磷酰胺或硫唑嘌呤等免疫抑制药可与泼尼松同时应用,如果应用硫唑嘌呤,量为 2.5mg/(kg·d)。氯喹偶然有效而可试用。

容易引起过敏和刺激性较大的外用药不要随意应用,一般只外用无刺激的粉剂或乳剂,高锰酸钾浴可以防止感染及减除臭味。

皮损常年局限的一些患者外用糖皮质激素也可以有效控制病情,而不需要系统治疗。病理学检查以嗜中性粒细胞浸润为主的也可以使用氨苯砜治疗。

红斑型天疱疮(pemphigus erythematosus)

红斑型天疱疮,四肢及躯干往往有些或多或少对称的松弛大疱,常夹杂着污痂及化脓性皮损而像脂溢性皮炎,面部尤其鼻部、颊部及耳部有对称的红斑及鳞屑痂而像系统性红斑狼疮(图 20-12)。

红斑型天疱疮被认为落叶型天疱疮的限局型,皮肤损害可以持久不变,或是屡次缓解及加重,而一般健康状况往往良好,有的终于发展成落叶型天疱疮或寻常型天疱疮。

病理组织变化和落叶型天疱疮的组织近似,有显著的棘细胞层松解。毛囊往往角化过度,颗粒层细胞可以变性。直接免疫荧光表现结合了落叶型天疱疮和红斑狼疮的特点,可发现表皮细胞间和基底膜处 IgG 和 C3 沉积。间接免疫荧光可发现天疱疮抗体,抗核抗体也可出现。

醋酸氟轻松霜或曲安西龙霜等作用较强的激素类外用药有良好的效果。有人试用氨苯砜而有效。糖皮质激素类药物的剂量一般不需很大。

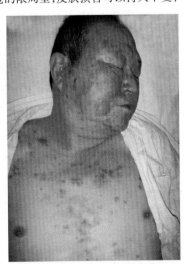

图 20-12　红斑型天疱疮

巴西天疱疮(brazilian pemphigus)

巴西天疱疮发生于南美的一些国家,最常见于巴西。皮肤灼痛起疱,当地居民称为野火(fogo selvagem),临床表现、组织学变化和免疫病理学变化都类似落叶性天疱疮。与落叶型天疱疮好发于中年及老年人不同,本病好发于儿童和青年,其发病与环境因素有关,多数患者居住在河流附近,在一家之中常有相同的患者,黑蝇及吸血昆虫(如臭虫、猎蝽)可能与发病有关。

患者的面部和胸部往往先发生大疱,尼氏征阳性,有时也发生湿疹、银屑病、脓疱疮或皮脂溢性皮炎损害,以后逐渐扩展。黏膜一般正常,头发及眉毛往往稀疏,指甲也常发生营养性变化。患处常有灼痛,发作时体温增高。大关节强直及长骨端骨质疏松是常见的并发病。有的患者皮肤有疣状损害及色素变化或发生掌跖过度角化。

泼尼松可使症状迅速减轻,氯喹可以应用。

副肿瘤性天疱疮(paraneoplastic pemphigus)

副肿瘤性天疱疮具有严重的黏膜糜烂和多形性的皮肤损害,常伴发各种肿瘤。

发生在眼结膜、口腔和外阴黏膜的疼痛性糜烂、溃疡是副肿瘤性天疱疮的早期特征。其皮肤损害可类似多形红斑、扁平苔藓、大疱性类天疱疮和移植物抗宿主病等,皮疹表现为多形性,有红斑、丘疹、水疱、大疱、糜烂,掌跖可出现特征性水疱、多形红斑样皮损和角化过度。有些患者会出现闭塞性细支气管炎,最终由于呼吸衰竭而导致死亡。

组织病理改变可出现基底层上的棘层松解和裂隙,表皮内有散在的坏死角质形成细胞,真皮浅层可见淋巴组织细胞浸润。直接免疫荧光显示表皮细胞间和基底膜 IgG 和补体沉积。以鳞状上皮和移行上皮进行间接免疫荧光均可发现针对细胞间物质的自身抗体。

副肿瘤性天疱疮常合并淋巴增生性肿瘤,如非霍奇金淋巴瘤、Castleman's 瘤、胸腺瘤、滤泡树突状细胞肉瘤以及慢性淋巴细胞白血病等。

及早发现和切除肿瘤是治疗副肿瘤性天疱疮的关键,静脉滴注大剂量免疫球蛋白对缓解临床症状和减少闭塞性细支气管炎等并发症的发生有一定意义。

疱疹样天疱疮(pemphigus herpetiformis)

疱疹样天疱疮临床表现不定,可像寻常型天疱疮或像大疱型类天疱疮,但大多数更像,疱疹样皮炎,而组织学和免疫荧光表现符合天疱疮。

【症状】 本病多见于中年尤其60岁以上的人,也可发生于青年。多数患者有泛发的红斑、水疱及大疱,有时也有丘疹及风团。红斑可呈环状或回状,边缘可略隆起并有水疱,中央可有鳞屑,有时红斑表面剥蚀糜烂而结痂(图20-13)。皮损最易发生于躯干和四肢近侧,常引起剧痒。有时可有黏膜损害。Nikolsky征阳性或阴性。血液中嗜酸性粒细胞数不定,可高达50%。全身性健康不受影响,预后良好。

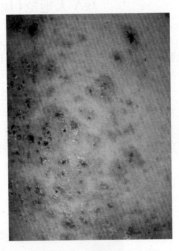

图20-13 疱疹样天疱疮

【病因】 本病是否为独立疾病尚有争论。表皮细胞间隙内有IgG型自身抗体而像寻常型天疱疮,而临床表现及组织变化常不相同,有人认为是寻常型天疱疮的变型,但少数病例终于发展成典型落叶型天疱疮或寻常型天疱疮。有的有应用D-青霉胺、吡哆硫辛、利福平或青霉素等药物史可和本病有关。

【组织病理】 组织变化为表皮有海绵形成及由真皮移入的嗜酸性粒细胞,这些细胞可集合成表皮内微脓肿。表皮内大疱疱液中也常有较多的嗜酸性粒细胞,还有少量淋巴细胞及其他炎性细胞,但不像疱疹样皮炎常有真皮乳头内中性粒细胞小脓肿,也不像寻常型天疱疮有显著的棘层松解,但表皮浅部或基底层上方常有棘层松解细胞,有时也有含嗜酸性粒细胞的裂隙。

直接免疫荧光检查法显示正常处及患处皮肤的表皮细胞间隙内有IgG或C3沉积,多数患者的靶抗原为Dsg1(落叶型天疱疮抗原),但也有些患者的抗体针对Dsg3(寻常型天疱疮抗原)。疱疹样天疱疮患者的Dsg1抗体通常不引起明显的棘层松解,其原因不明。间接免疫荧光发现血清中有抗表皮细胞间物质自身抗体可帮助诊断。

泼尼松类有良好的疗效,所需剂量低于寻常型天疱疮,可加用硫唑嘌呤等免疫抑制药。氨苯砜 150~300mg/d 常能控制本病,长效磺胺(SMP)2g/d 或磺胺吡啶(SP)1.5g/d 也可有效。氨苯砜加泼尼松治疗可减少泼尼松的用量。

IgA 天疱疮(IgA pemphigus)

IgA 天疱疮又名 IgA 落叶型天疱疮、IgA 疱疹样天疱疮、细胞间 IgA 水疱脓疱性皮病,其特征以表皮细胞间 IgA 沉积和表皮内中性粒细胞浸润为特征。

【症状】主要发生于中老年人,临床表现类似于落叶型天疱疮或角层下脓疱性皮病,伴有明显的瘙痒,Nikolsky 征阴性。好发于腋下和腹股沟,躯干和四肢近端也可以受累。黏膜很少累及。临床上一般可分为两种类型即角层下脓疱性皮病型和表皮内嗜中性皮病型。

角层下脓疱性皮病型(subcorneal pustular dermatosis,SPD)表现为表浅松弛性脓疱,常发生在红斑基础上。损害向周围扩展可形成环状或花环状(图 20-14),与经典的角层下脓疱性皮病难以区分。

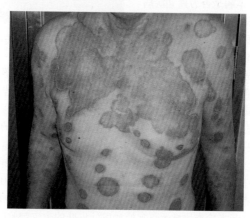

图 20-14　IgA 天疱疮

表皮内嗜中性皮病型(intraepidermal neutrophilic,IEN):表现为泛发的脓疱结痂,红斑周围出现脓疱,可形成特征性的向日葵样形态,也可呈疱疹样皮炎样损害。瘙痒常见,有时很严重。

需要和本病鉴别的疾病包括：角层下脓疱性皮病、落叶型天疱疮、大疱性脓疱疮、疱疹样皮炎、线状 IgA 大疱性皮病和脓疱型银屑病。

病理：①角层下脓疱性皮病型：在角层下有单房性脓疱，IgA 沉积在表皮上方细胞间；②表皮内嗜中性皮病型：表皮中下层有单房脓疱，疱液内充盈中性粒细胞。棘层松解现象通常不易见到。IgA 呈网状沉积在整个表皮细胞间。本病 1/3 ~ 2/3 患者有循环抗表皮细胞间 IgA 抗体，其亚型为 IgA1。

大多数患者使用氨苯砜治疗有效，临床效果通常在 24 ~ 48 小时内出现。如果不能耐受氨苯砜，可以选择磺胺吡啶或阿维 A。上述药物无效时，可使用小或中等剂量的泼尼松，光化学疗法（PUVA）。

药物诱发的天疱疮（drug-induced pemphigus）

药物诱发的天疱疮，可以诱发天疱疮的药物很多，应用含硫氢基团的药物 2 ~ 48 个月可以诱发天疱疮，特别是青霉胺和卡托普利。最早期可表现为非特异性麻疹样或荨麻疹样皮损，临床上最常见的是落叶型天疱疮（包括红斑型天疱疮）样的损害。但随着非硫氢基药物的应用，寻常型天疱疮变的更常见。多累及躯干上部，大多数病例在停用致病药物后，皮损自行消退或改善。

药物性天疱疮与特发性天疱疮没有区别。间接免疫荧光检查显示，70% 的病例有血清 IgG 型自身抗体，但抗体滴度一般较低。在停用致病药物并治疗后，病情持续、复发或天疱疮抗体滴度仍升高，很可能已激发转变为特发性天疱疮。

大疱性类天疱疮（bullous pemphigoid，BP）

大疱性类天疱疮曾经被认为是寻常型天疱疮的良性型，但皮损是饱满的表皮下大疱，没有棘层松解现象，黏膜损害轻微或不见，预后较好。

【症状】本病一般发生于成年人，多半是老人，发于幼童的很少。

皮损是充满浆液的饱满大疱，疱壁较厚而不易破裂，不像寻常型天疱疮的大疱容易扩展而成为松弛的大疱，也没有较多的糜烂面，而且糜烂迅速愈合而遗留色素沉着（图 20-15、16）。半球形大疱由豆粒到鸡蛋大或更大，疱液透明，偶然是血性大疱，疱基部皮色正常或呈红色。可出现于任何部位，尤其常见于腋窝、腹股沟、前臂、股内侧、胸部及腹部。患者常有程度不定的痒觉。在发病初期,大疱出现之前,湿疹样丘疹或荨麻疹样皮损可以持续数周或数月,伴有轻重不等的顽固性瘙痒。皮损愈后会遗留色素沉着或色素减退,少数患者在皮损愈合部位出现粟丘疹。

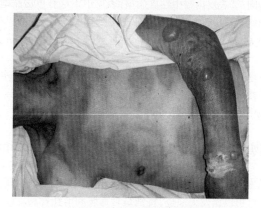

图 20-15　大疱性类天疱疮

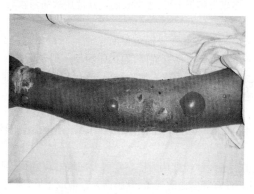

图 20-16　大疱性类天疱疮

10%～20%患者的口腔黏膜有糜烂,而唇红缘往往正常。少数患者的咽喉、结膜、女阴及肛门内黏膜也可轻微糜烂,往往比皮疹出现为晚,一般不发生大疱。糜烂可以迅速愈合。

70%～80%患者血清中有基底膜带(BMZ)抗体(IgG)。

患者通常没有发热等全身性症状,但病情有时缓解,有时加重,往往经年累月才自然痊愈。

本病有时可出现少见的异型:

(1)结节性类天疱疮(pemphigoid nodularis):结节性痒疹皮损伴水疱形成为其临床特点,水疱发生在角化过度的结节和斑块上或正常外观皮肤上。病理为表皮下水疱,有较明显的炎性细胞浸润和结节性痒疹的病理改变。直接免疫荧光检查可见表皮基底膜带 C3 和 IgG 沉积。

(2)小疱性类天疱疮(vesicular pemphigoid):少数患者主要表现为成群小水疱,疱壁紧张,类似疱疹样皮炎。发生于掌跖时,酷似汗疱疹。直接免疫荧光检查可见表皮基底膜带 C3 和 IgG 沉积。

(3)局限性大疱性类天疱疮(localized cutaneous pemphigoid):多发生于老年女性。病变局限,常见于小腿的伸侧面或颈部。主要临床表现是反复发生的水疱,愈后不留瘢痕,可自行消退。病理为表皮下水疱。直接免疫荧光检查可见表皮基底膜带 C3 和 IgG 沉积。

(4)增殖性类天疱疮(pemphigoid vegetans):多限于腹股沟、腋窝、脐部、而咽、头面和手背也有发生。原发损害为水疱、逐渐发展成疣状增殖性斑块伴脓性结痂,酷似增殖型天疱疮。病理为表皮下水疱,伴假性上皮瘤样增生,无棘层细胞松解。

【病因】本病病因不明,有的患者伴其他自身免疫性疾病。本病和恶性肿瘤有时可以并发,有人认为恶性肿瘤可分泌某种物质影响基底膜而和本病有关。本病与神经系统疾病有明显关联,如帕金森病、痴呆、精神疾病、卒中和多发性硬化症。也有可能是这些疾病用的药物所诱发。

本病自身抗原为类天疱疮抗原 1(BPAG1,230kDa)和类天疱疮抗原 2(BPAG2,180kDa),它们是半桥粒的组成成分,其中 BPAG2 在发病中起重要作用,针对 BPAG2 的 NC16A 区的自身抗体的滴度与病情活动性相关。患者血中存在 BPAG2 抗体时,其病情具有更高的危险性,常需更大量的糖皮质激素,预后较差。

【组织病理】在早期,大疱完全在表皮下,疱壁圆滑,没有棘层松解现象。以后,疱侧表皮细胞往往向疱底扩展至整个疱底而使大疱为表皮所包围。表皮细胞继续向上推进,表皮下形成的大疱最后可达角质层下。疱顶的表皮开始很完整,在陈旧的大疱则可坏死。大疱腔内有网状的纤维蛋白及大量嗜酸性粒细胞,还有一些嗜中性粒细胞(图20-17)。

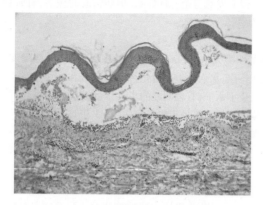

图 20-17 大疱性类天疱疮组织病理

真皮的炎性浸润程度不定。如果大疱发生于外观正常的皮肤上，则真皮近于正常，仅血管周围有少量淋巴细胞及嗜酸性粒细胞。如果大疱出现于红斑上，则血管周围有很多的嗜酸性粒细胞，并有淋巴细胞及嗜中性粒细胞以及核尘，浸润可扩展到疱下的整个真皮上部甚至到达乳头内。

直接免疫荧光试验显示基底膜有线状绿色荧光。基底膜带处有 IgG 及补体，还可有 IgA、IgM 及 IgE 以及纤维蛋白或纤维蛋白原沉积。大疱及半桥粒都含有 IgG 及 C3，在患处及外观正常皮肤处往往也有，部分患者还有 IgA 及 IgM（图 20-18）。

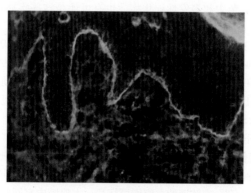

图 20-18 大疱性类天疱疮免疫荧光

【诊断】本病的临床表现常类似其他大疱性疾病,特别容易和获得性大疱性表皮松解症、线状 IgA 大疱性皮病、寻常型天疱疮及疱疹样皮炎混淆,还需要和假卟啉症及迟发性皮肤卟啉症相鉴别,常需要依赖组织病理学及免疫学检查。直接、间接免疫荧光试验和 BP180 ELISA 可辅助诊断。

【治疗】泼尼松等糖皮质激素类药物是最有效的内用药,一般为 40 ~ 80mg/d,但有时需要更大剂量才能控制病情。如果疗效不令人满意,或是维持量太大而不宜长期应用,可加用硫唑嘌呤、吗替麦考酚酯、甲氨蝶呤或环磷酰胺等免疫抑制剂,硫唑嘌呤剂量可按口服 0.5 ~ 1.0mg/(kg·d),往往在数周以后即可停服或可降低泼尼松的用量。顽固病例也可以考虑激素冲击或丙种球蛋白冲击治疗。

雷公藤、白芍总苷及氯喹都可应用。烟酰胺 500 ~ 2000mg/d 联合米诺环素或四环素,特别是对不能耐受糖皮质激素的轻症患者有良好效果。也可使用氨苯砜、免疫球蛋白。利妥昔单抗可用于其他疗法均无效的严重病例。

瘢痕性类天疱疮(cicatricial pemphigoid)

瘢痕性类天疱疮其大疱性损害主要发生于黏膜,又称良性黏膜类天疱疮(benign mucosal pemphigoid)。口腔黏膜及结膜等黏膜有大疱而糜烂,以后有瘢痕形成,皮肤常有和大疱性类天疱疮相同的大疱。

【症状】初起损害往往是两侧结膜发红,有松弛的大疱,以后逐渐引起结膜收缩及瘢痕形成,球结膜及睑结膜往往互相粘连而使眼皮紧贴在眼球上,眼睛因而不能睁大。眼皮内翻,常引起倒睫而损伤角膜。结膜的炎症可以自然消失,但很多患者的角膜混浊,也可发生松弛大疱及溃疡而最终可致盲。

大多数患者有口腔损害,常累及齿龈、颊黏膜、上颚、牙槽嵴、舌和唇,出现剥脱性龈炎,伴随出血、糜烂,很少见到完整的水疱,日久可造成牙齿脱落。咽部、鼻腔、食管、肛门、龟头及阴道黏膜可以发红、起疱及糜烂,以后有瘢痕形成。有的甚至引起食管狭窄。有时这些黏膜损害出现较眼损害为早。

约有半数或 1/3 患者的皮肤有类似大疱性类天疱疮的紧张大疱,往往出现于阴部及四肢等处。有的患者没有黏膜损害,仅面部、颈部或头皮等处有些红斑夹杂着大疱,以后有萎缩性瘢痕形成。

患者多半是成人,以老人较多。病程较久,一般不影响全身健康,但发生于眼部时可妨害视觉甚至失明。痊愈后复发的很少。

Brunsting-Perry 型,皮损常局限于头、颈或面部,在一个或数个红斑区域上,发生成群或散在水疱和大疱。有瘙痒感。愈后遗留轻度萎缩性瘢痕(图 20-19)。头皮受累可引起永久性脱发。一般不侵犯黏膜。

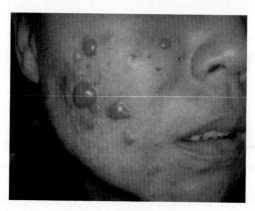

图 20-19 瘢痕性类天疱疮

【病因】20% ~30% 患者血清中基底膜带自身抗体可被测出,主要是 IgG,也可有 IgA 和 IgM。同时存在 IgG 和 IgA 自身抗体往往提示病情较重。根据自身抗原的不同,本病可分为四种亚型:①以层粘连蛋白 332(即原层粘连蛋白 5)为抗原;②以 $\alpha_6\beta_4$ 整合素为抗原,眼部损害为主;③以 BP180 为主要抗原,黏膜和皮肤都有损害;④抗原尚不清楚,有程度不同的黏膜损害,皮肤不受累。

【组织病理】组织变化和大疱性类天疱疮相同。陈旧损害或复发皮损可以出现瘢痕。直接免疫荧光可见基底膜带 IgG 和(或)C3 呈线状沉积,黏膜部位的阳性率比皮肤要高。

【治疗】早期口服泼尼松有利于防止瘢痕形成,单独使用糖皮质激素对于严重患者效果不佳,可以与环磷酰胺或吗替麦考酚酯联合使用。氨苯砜、环磷酰胺、硫唑嘌呤或吗替麦考酚酯常被应用。免疫球蛋白及利妥昔单抗对进展期的眼部损害有一定疗效。眼部有损害时可用氢化可的松溶液滴眼,口腔黏膜损害引起剧痛而妨碍进食时可在食前 10 分钟喷涂 1% ~2% 丁卡因。喉及气管偶然因瘢痕形成而不通畅时可施行手术。

妊娠疱疹(herpes gestationis)

妊娠疱疹的临床表现、免疫学和组织病理学变化都像大疱性类天疱疮,或是和多形性红斑相似,通常在妊娠第 3 ~ 6 个月时出现。一般认为本病是独立疾病,也有人认为是发生于妊娠期的大疱性类天疱疮、多形性红斑或疱疹样皮炎。

【症状】 初起时皮肤觉痒,1 ~ 2 天以后水疱及较小的大疱开始出现,往往分布于头皮、面部、躯干、臀部及掌跖等处,尤其容易发生于脐部附近,往往分批出现并聚集成群,可排列成环形或疱疹状,常有剧烈的痒觉。黏膜不受累。相邻的水疱或大疱可以互相融合成较大的大疱,有时,水疱或大疱群中夹杂着发痒的丘疹,以后疱膜破裂结痂而愈,将遗留暂时性色素沉着。有些患者的前臂伸侧、臀部及腹部等处有发痒的苔藓样丘疹,常因搔抓而有抓破,很像妊娠痒疹。患者血液中嗜酸性粒细胞可增多,少数有蛋白尿及血尿。

皮损常在妊娠晚期发生,也可出现较早或较晚,往往屡次减轻或变重,分娩时病情易加重,一般在分娩后痊愈,有的在产后 3 ~ 6 个月甚至月经再来时才愈。再次妊娠时容易复发。

【病因】 本病出现于妊娠中而和妊娠有关,但不影响妊娠及胎儿健康,只有少数新生儿可有轻微的皮损,并会很快自愈。有人认为本病可由于胚胎组织所致毒血症、卵巢功能异常、促绒毛性腺激素过高、妊娠代谢产物或 Rh 因子导致,此外,雌激素、黄体酮或避孕药可以诱发。

在免疫方面,10% ~ 20% 患者血清中有抗基底膜带抗体(IgG),多数患者 HLA-DR3 阳性。C3 及 IgG 线状沉积于皮损的基底膜带而似大疱性类天疱疮,其主要自身抗原为类天疱疮抗原 2(BPAG2)。基底膜带抗体可以通过胎盘进入胎儿血流,可附着于胎儿皮肤的基底膜带而使新生儿也有大疱,但新生儿的皮肤具有摧毁由母体而来免疫球蛋白的能力,因而大多数新生儿的皮肤正常。

【组织病理】 与大疱性类天疱疮相同的表皮下水疱。表皮有海绵形成,基底层有灶性液化变性。真皮乳头水肿,真皮浅部及大疱内有嗜酸性粒细胞等白细胞浸润。免疫电镜发现 C3 和 IgG 沉积在基膜带透明板内。

【治疗】 由于本病有自限性,以对症治疗为主。轻症患者予以糖皮质激素局部外用和抗组胺药口服。严重患者泼尼松可以控制症状,15 ~ 20mg/d 或更多,不再出现新生水疱即减量。由于分娩时病情易加重,需临时提高糖皮质激素用量。如果妊娠妇女长期大量应用,应该注意新生儿是否有肾上腺皮质功能不足的表现。此外,有人应用磺胺吡啶、氨苯砜或维生素 B_6 等。

疱疹样皮炎(dermatitis herpetiformis)

疱疹样皮炎其皮损是不易破裂的水疱,往往聚集成群,还有丘疹、红斑、大疱等皮疹,一般都有剧痒,又被称为杜林病(Duhring's disease)。

【症状】 多半发生于 20~50 岁成人。初起时,有的先有红斑、湿疹或荨麻疹性皮损。若干天以后,痒丘疹及水疱才出现,也常有红斑、大疱、脓疱及风疹块等多形的皮疹,往往以其中某一型或某数型皮疹最显著。有时,某型皮疹变成另一型,因此,各人症状不同,同一患者在不同时期也可有不同的表现,但皮疹皆有聚集成群的趋势,尤其水疱常是主要损害,水疱不易破裂,充满了透明的浆液,有时含有混浊的脓性浆液中,少数可以发生增殖性变化。

多种形态皮损往往成群出现而排列成环形或圆状等形式,或是对称散布于身体两侧(图 20-20)。水疱往往出现于外观正常的皮肤或丘疹上,相邻的可以融合成大疱,较易出现于躯干及四肢伸面,也可发生于面部、头部或任何其他部位。有的患者只有红斑、丘疹及风团等而无明显的水疱或大疱。患者都有瘙痒,而程度不定,往往因剧痒而搔抓,继发感染而改变皮损的原貌。极少数患者损害可出现于口腔及咽喉黏膜,偶见于外生殖器的黏膜。

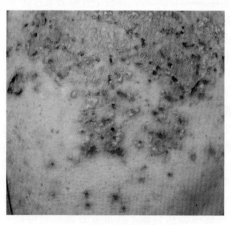

图 20-20 疱疹样皮炎

各人的病情及病程不同,往往多次缓解及加重,有的痊愈后断断续续地复发而达十多年甚至于更久。痊愈时患处遗留色素沉着,也可有浅瘢痕。

体内器官没有任何受损的表现,肠黏膜虽有病变而无临床症状。恶性肿瘤的发生率高于正常人群,已报告的有肺癌、胃癌、胰腺癌、直肠癌、前列腺癌以及白血病、霍奇金病、非霍奇金淋巴瘤或多发性骨髓瘤等。

【病因】本病被认为自身免疫性疾病之一。直接免疫荧光显示大多数患者正常皮肤及患处的真皮乳头有 IgA 和补体结合的免疫复合物沉积而发出颗粒状荧光,部分患者还有 C3、IgG 或 IgM 沉积,有时要检查数次才能发现。有的患者血清中有某些自身抗体如抗肌内膜 IgA 抗体、抗网状纤维抗体、抗甲状腺抗体、抗胃黏膜抗体、抗小肠上皮抗体等。HLA-B8、HLA-DR3、DR5/DR7 与 DQ2(A1 * 0501,B1 * 02)存在连锁不平衡。

疱疹样皮炎有先天易感性,小肠尤其空肠黏膜对谷胶(麸质)丰富特别是有面筋的饮食有较高的敏感性,饮食不含谷胶时病情可缓解。有人认为小肠黏膜对谷胶敏感所产生的 IgA 抗体进入血流后和皮肤抗原起交叉反应而引起本病发生,其抗原为表皮的谷氨酰胺转移酶(epidermal transglutaminase,TG3),也有人认为 IgA 沉积于皮肤时可促使免疫复合物生成而发生本病。

本病与甲状腺疾病有关联,特别是桥本甲状腺炎。恶性肿瘤的发病率较正常人群高而可有关,如肠病相关性 T 细胞淋巴瘤,并发肿瘤时疱疹样皮炎的治疗效果往往较差。

【组织病理】多房性表皮下水疱内含有纤维蛋白及较多的嗜中性粒细胞,也常有嗜酸性粒细胞,电子显微镜显示水疱或大疱位于基底层和真皮之间。

初起时,真皮乳头含有嗜中性粒细胞及少数嗜酸性粒细胞,乳头水肿并和表皮分离而成多房性水疱,相邻水疱扩大并相融合而可成单房性大疱,但仍可见到曾是多房性疱壁的网嵴,疱壁光滑,疱液内含有构成网状的纤维蛋白及很多嗜中性粒细胞,也有较少的嗜酸性粒细胞,大疱附近的乳头内常有成群嗜中性粒细胞所形成的微小脓肿,有诊断价值。疱下真皮内有嗜中性粒细胞以及嗜酸性粒细胞和淋巴细胞的中度浸润,有时可见核尘。

70% 左右患者的十二指肠等小肠尤其空肠的黏膜成片平滑,肠绒毛模糊不清,柱状上皮细胞变形。肠系膜可有淋巴细胞及巨噬细胞浸润。

【诊断】包括水疱及大疱等变形的皮疹常有剧痒,而黏膜损害轻微或无,氨苯砜的疗效良好。血液常规检查正常,嗜酸性粒细胞有时增多,而组织变化及直接免疫荧光检查可以确定诊断。

【鉴别】需鉴别的有大疱性类天疱疮、寻常型天疱疮、多形红斑、大疱型红斑狼疮和线状 IgA 大疱性皮病,也要和疥疮、痒疹、丘疹性荨麻疹、荨麻疹性血管炎或多形日光疹等病相鉴别。

【治疗】麦类食物含有麸质(谷胶),最好不吃或少吃,特别是面筋应该禁食。如果完全不吃麦类食物,经过数日或一年以后,症状可全消失。但有些患者不吃面食的效果不太显著。碘化物或含碘药物常使皮疹加重而应禁服。

1. 内用药 氨苯砜有迅速而良好的疗效,一般为每次50mg,每日2次,停药后容易复发。常需要长期应用维持量,每周服3次,每次50mg,往往即可。

磺胺吡啶,也有良好而迅速的疗效,初次量是0.5g,每日2～4次,症状好转后减量,维持量为每日或隔日0.5g,服药期间应多饮水,加服碳酸氢钠以防止此种磺胺药在肾小管内结晶。

抗组胺药常被应用。泼尼松可以应用于严重患者,症状改善后减量,须长期应用维持量。

2. 局部治疗 主要目的是减轻痒觉及防止继发性感染,可常进行糠浴或高锰酸钾浴,局部涂搽锌霜或其他无刺激性或致敏作用的作用药。

线状 IgA 大疱性皮病(linear IgA bullous dermatosis)

线状IgA大疱性皮病分为儿童型和成人型,皮肤有饱满的表皮下疱而像大疱性类天疱疮或疱疹样皮炎,而直接免疫荧光检查IgA沉积于基底膜带而呈线状,儿童型又被称为儿童慢性大疱性皮病。

【症状】皮损是饱满紧张的透明或带血大疱,迅速出现于正常皮肤上,有时基部为红斑,通常分布于躯干下部、股部内侧、手臂或前臂等处,也可发生于头皮或面部等处,往往聚集成群。大疱可以自然吸收而消失,但附近常有新的大疱出现而可排列成花环形。除大疱外,丘疹及水疱也可发生而像疱疹样皮炎。可出现同形反应。患处可有轻微或较重的痒感。口腔、鼻、咽和食管黏膜,口腔黏膜可以偶然发生大疱,严重病例可累及气管、支气管黏膜。病情时轻时重,部分在数月或两三年之后自然痊愈。

【病因】本病原因不明。免疫学检查显示血清有IgA型基底膜抗体而无IgG型抗体。直接免疫荧光检查清显示多数患者的基底膜尤其基底板下方有IgA沉积而呈现线状荧光,IgM、IgG及C3可以同时存在。免疫电镜发现透明板和致密板下有免疫复合物沉积。抗原位于透明板内,分子量为:297kD(透明板型)、290kD和145kD(致密板下型)。HLA-B8和DR3阳性率为28%～56%。因此,本病和疱疹样皮炎更相近似。

【组织病理】主要是表皮下大疱而像大疱性类天疱疮,但真皮的乳头可有微脓肿而像疱疹样皮炎。

儿童型线状 IgA 大疱性皮病:为表皮下水疱,有时真皮乳头见小脓肿。表皮基膜带有 IgA 呈线状沉积,主要沉积在透明板内。60% ~70% 的患者血清中可检测出 IgA 循环抗表皮基膜带抗体。抗原位于致密板内,分子量为9.7万。

【鉴别】 本病临床与疱疹样皮炎和大疱性类天疱疮不易鉴别,需要进行直接免疫荧光检查。

【治疗】 氨苯砜有效,成人的控制量为 100mg/d,最高可用 300mg/d,儿童的有效量通常为 1 ~2mg/(kg·d),必要时可与糖皮质激素联合使用。磺胺吡啶也可应用。有报告抗生素治疗有效,如双氯西林、红霉素、四环素等。上述治疗无效的患者可使用吗替麦考酚酯、硫唑嘌呤及免疫球蛋白治疗。

角层下脓疱性皮病(subcorneal pustular dermatosis)

角层下脓疱性皮病,有病因不明的无菌脓疱,无明显的自觉症状,也不影响全身性健康。病情往往屡次缓解或复发,病程往往数周或数月之久,甚至病程可达数年。

【症状】 损害多半发生于中年以上的妇女,男:女为1:4,偶见于儿童。往往发生于躯干及四肢近端,尤其常见于四肢屈侧面、腋窝、腹股沟及乳房下皱襞处,一般不发生或很少发生于面部、掌跖或黏膜。皮损是浅表的松弛或饱满的脓疱,或先是水疱,以后迅速变成脓疱,脓疱发生于红斑或似正常皮肤上。脓疱零星散布或聚集成群,也可排列成弧形或不规则的环形,逐渐向外扩展(图 20-21)。数日内脓疱干燥结痂,或是结成鳞屑痂,以后脱落时,遗留暂时的色素沉着。

患者没有自觉症状或只轻微发痒,一般健康也不受影响。本病可反复发作,症状往往屡次缓解或加重,数周以后即可自然痊愈,但有的持久,病程可达数年。

【病因】 病因不明。为无菌性脓疱。有人认为本病不是一个独立的疾病而是疱疹样皮炎、天疱疮的特型,或是不典型的大疱性类天疱疮。多数病例直接免疫荧光可见细胞间 IgA 沉积。有的患者可有 IgA 副蛋白血症。

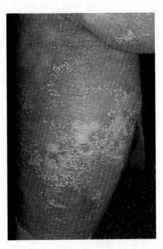

图 20-21 角层下脓疱性皮病

【组织病理】脓疱在角质层下方,不含化脓菌或其他致病菌。脓液内有大量嗜中性粒细胞,偶然有些嗜酸性粒细胞。表皮有轻度细胞内水肿及海绵形成。脓疱基部可有棘层松解,出现较晚,被认为是脓疱内蛋白酶所引起的继发性变化。真皮内毛细血管扩张,周围有嗜中性粒细胞、淋巴细胞及少数嗜酸性粒细胞。

【鉴别】应鉴别的有 IgA 天疱疮、脓疱疮、脓疱性银屑病、疱疹样皮炎、疱疹样脓疱疮、泛发性脓疱性银屑病及落叶型天疱疮。

【治疗】砜类药物及磺胺吡啶常有效,而抗生素无效。氨苯砜 50 ~ 150mg/d 对于大多数病例有效,但疗效较疱疹样皮炎为慢。长效磺胺(SMP)也可应用。

外用药包括维 A 酸及糖皮质激素制剂。

急性泛发性发疹性脓疱性皮病(acute generalized exanthematous pustulosis,AGEP)

急性泛发性发疹性脓疱性皮病于 1980 年由 Beylot 命名,其特点是:弥漫性水肿性红斑上有许多小于 5mm 非毛囊性脓疱。

【症状】皮疹多从面部或身体皱褶部位开始,在数小时内就可扩散至全身,最先出现的是水肿性、灼热性和(或)瘙痒性、融合性红斑,很快许多小的非毛囊性脓疱出现在红斑上。少数患者有黏膜受累,也可有面部水肿、紫癜、水疱和多形红斑样皮损(图 20-22)。皮损持续 1～2 周后出现脱屑。患者多伴有高热,90% 患者有中性粒细胞计数增多,30% 患者有嗜酸性粒细胞升高。可有暂时性肾功能不全和低钙血症。一般在 15 天内能自行缓解,常继发广泛脱屑。

【病因】90% 的患者是由药物所诱发,且潜伏期短,有时仅需数小时。常见致病药物,如抗生素(β 内酰胺类、大环内酯类)、卡马西平及

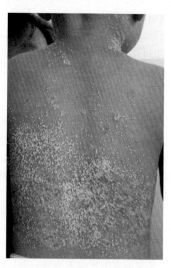

图 20-22 急性泛发性发疹性脓疱性皮病

对乙酰氨基酚等。有时也可由肠病毒感染或暴露于水银而诱发。

【组织病理】表皮内角层下脓疱，伴有大量中性粒细胞，有时疱内可见少许松解的角质形成细胞。常可见明显的海绵水肿，偶见表皮下疱。真皮浅层血管周围有中性粒细胞、淋巴细胞、组织细胞和嗜酸性粒细胞。部分病例可见白细胞碎裂性血管炎的病理改变。

【治疗】本病病程较短，可对症治疗，及时停用致病药物，严重者口服泼尼松 20mg/d，或地塞米松 5~10mg/d 静脉滴注，体温恢复正常后即可减量。

慢性家族性良性天疱疮（familial benign chronic pemphigus）

慢性家族性良性天疱疮其皮损是局限性水疱及松弛大疱，向外围扩展而呈环形，容易复发。黏膜没有损害。患者往往有家族史。

【症状】皮损好发于皱褶部位，如腋窝、腹股沟、颈侧、肛周，也可出现于头皮、肘窝、腘窝和躯干等处，女性患者可发生于乳房下或外阴。极少累及黏膜。初起时，外貌正常的皮肤或红斑上发生水疱，迅速扩展成松弛大疱，容易浸渍、糜烂、结痂，痂呈琥珀色，有时大疱的中央部分消退，而边缘部分出现水疱、结痂，并向外围逐渐扩展（图 20-23、24）。可逐渐发展成为湿润、恶臭的增生性损害，并伴有疼痛性皲裂。指甲上可出现纵向白色条纹对本病的诊断有一定价值。

皮损数周或数月后常自然消退，以后可复发，往往在夏季复发或加重。愈后不留瘢痕，可遗留炎症后色素沉着。

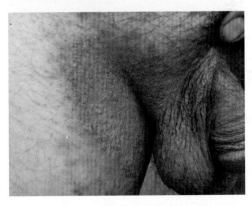

图 20-23　慢性家族性良性天疱疮

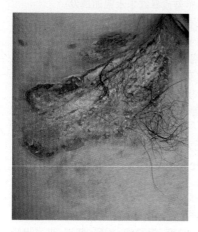

图 20-24　慢性家族性良性天疱疮

【病因】　不少患者有家族史，本病属常染色体显性遗传，突变位于 ATP2C1 基因，其编码高尔基复合体相关 Ca^{2+} ATP 酶 hSPCA1，从而导致细胞内 Ca^{2+} 信号通路的异常，细胞间黏附丧失，出现棘层松解。紫外线、炎热、出汗、摩擦或感染等刺激可以诱发本病。

表皮有显著的棘层松解而表明细胞间异常，但不能由免疫学证明，直接免疫荧光检查呈阴性。有人认为表皮细胞的张力微丝和桥粒在成长方面有先天性缺陷。

【组织病理】　早期变化主要为基底层上方发生裂隙，很像毛囊性角化病的隙腔，很多表皮细胞因棘层松解而分离，裂隙渐渐发展成大疱。表皮细胞零散或成群分布于疱液中而像寻常型天疱疮，有的细胞凝缩而像毛囊性角化病的谷粒，也有的像圆体。疱底的单层基底细胞可形成"绒毛"状。真皮内有中度淋巴细胞浸润（图 20-25）。

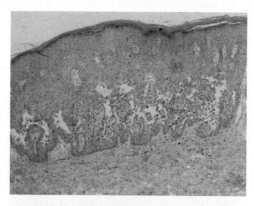

图 20-25　慢性家族性良性天疱疮组织病理

【鉴别】慢性家族性良性天疱疮、毛囊角化病及天疱疮的组织变化非常相似,皆有绒毛,基底层上方的表皮因棘层松解而分离。他们之间的不同点是:毛囊角化病只有隙腔,没有明显的大疱,角化不良很显著;天疱疮的大疱附近有棘层松解,并有具有特征的天疱疮细胞;慢性家族性良性天疱疮的棘层松解较普遍,几乎整个表皮的细胞皆失去细胞间桥,有的聚集,有的零散,表皮支离破碎,像是"倒塌的砖墙",这些失去细胞间桥的细胞有形状正常的细胞核及均匀的细胞浆。

【治疗】以局部治疗为主。糖皮质激素类药物有暂时的疗效,可以内用、外用或同时应用,常使复发的严重症状迅速缓解。糖皮质激素混悬液等可注射入皮损内。四环素等抗生素的内用及局部应用有时可以缓解病情。患处有白念珠菌等继发性感染时应酌选抗真菌药物。局部还可外用他克莫司、环孢素、氟尿嘧啶、骨化三醇或他卡西醇。必要时可选择手术及激光治疗。

氨苯砜常有效而被应用。阿维A酯或异维A酸有成功的报道,雷公藤也可试用。

大疱性表皮松解症(epidermolysis bullosa,EB)

大疱性表皮松解症分为遗传性和获得性两大类,轻微的外伤就能使皮肤发生水疱、大疱。本病的诊断不能完全依靠临床表现,常规组织病检查也可能不准确,具体类型的确定必须依靠电镜或免疫荧光检查。

【症状】遗传性大疱性表皮松解症按照水疱发生的部位分为三类:

(一) 单纯型(EB Simplex,EBS)

水疱发生在表皮内,大多由于编码角蛋白5和14的基因突变造成。目前已发现十余个不同的亚型,其临床表现变化多样。本章介绍最常见的四种亚型:

1. 泛发性单纯型(Generalized EBS,Koebner)　好发于手、足、四肢,大疱很松弛,只有少量浆液,数目不多,大小不定,以后自然吸收或破裂而消失,只有暂时的色素沉着或色素减少而不遗留萎缩、瘢痕或其他后果,指甲、牙齿及黏膜一般没有损害。患者到青年时期,往往减轻或停止发展,但常永久存在。

2. 限局性单纯型(Localized EBS,Weber-Cockayne)　大疱屡次发生于肢端尤其常见于掌跖,往往在温暖季节中出现。摩擦碰压或轻微外伤就使局部发生松弛大疱,以后自然吸收而不遗留瘢痕(图20-26)。指(趾)甲一般不受影响。有的患者到成年才发病,常于高强度运动后在手足部出现厚壁水疱,可出现手足多汗。

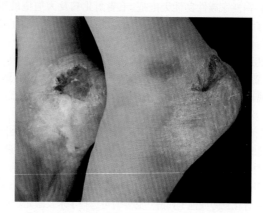

图 20-26　局限性单纯型大疱性表皮松解症

3. 疱疹型(EB herpetiformis,Dowling-Meara)　出生后即发病。口腔黏膜常受累,皮损表现为多形性,躯干和四肢近端可出现疱疹样水疱,愈合后不留瘢痕,可有一过性粟丘疹形成。甲可脱落,再生后出现营养不良。6~7岁后可能会出现掌跖角化。与前面两种亚型不同的是,受热不会使本型皮损加重。

4. Ogna型(EBS of Ogna)　通常在婴儿期发病,患者来自挪威的家族。常于夏季在肢端发生小的出血点和水疱,愈合后没有瘢痕。

(二)交界型(Junctional EB,JEB)

水疱发生在基底膜带的透明板。本型为常染色体隐性遗传,临床表现具有谱系特点,其严重程度取决于病变基因和环境因素。JEB至少有六种临床亚型,本章介绍其中三种最常见的亚型。

1. 重症型JEB(JEB gravis,Herlitz)　又称致死性JEB(lethal JEB)。患儿在出生时,表皮成片糜烂,一般看不到疱。腔口周围有特征性的肉芽组织增生。皮损愈合很慢,可发生于掌跖以外的任何部位。指(趾)甲常很早脱落,表现为营养不良损害。黏膜也常糜烂,牙釉质缺陷导致牙齿畸形或发育不良,毛发可稀少,头皮常有慢性难愈合的糜烂伴有肉芽组织的增生。损害可以累及呼吸道、胃肠道和泌尿生殖器官的上皮,常出现气管和喉的水疱、狭窄或阻塞,婴儿早期出现声音嘶哑提示预后不好。患儿会出现明显的生长发育障碍和顽固的贫血。患者往往在出生后几个月内或幼儿时期因继发性感染导致败血症、多脏器衰竭,从而死亡。本型常由编码板层素5的基因(LAMA3、LAMB3、LAMC2)突变所致。

有一型少见的重症型JEB,表现为患儿出生时严重的交界性水疱,皮肤黏膜脆性增高,伴发幽门和/或十二指肠闭锁。这一型由 α6 或 β4 整合素基因(ITGA6 或 ITGB4)突变导致。患者还容易伴发各种泌尿系异常,包括肾积水和肾炎。

2. 轻型 JEB(mitis JEB)　一些患者出生时有中到重度的交界性损害,但是能够存活下来,随着年龄增大临床症状逐渐改善。患者通常没有或只有很轻微的声音嘶哑,有明显的头皮和甲损害,腔口周围有难愈合的糜烂。本型常由编码板层素 5 的基因杂合突变造成。

3. 泛发性萎缩性 EB(generalized atrophic benign EB,GABEB)　出生时即可出现泛发的皮肤损害。大小不等的水疱主要出现在四肢,躯干头皮、面部也可受累,损害持续出现伴随着患者长到成年。环境温度升高时水疱更容易出现。水疱愈合后遗留萎缩性瘢痕。可以出现甲营养不良、脱发,口腔黏膜损害较轻,牙釉质缺陷可导致牙齿营养障碍。随着年龄增长水疱会逐渐减轻,但是牙齿的损害和萎缩性瘢痕将会持续终生。本型是由于编码ⅩⅧ型胶原的基因(COL17A1)基因发生突变造成。

(三) 营养不良型(Dystrophic EB,DEB)

水疱发生在致密板下,愈合后常遗留瘢痕和形成粟丘疹。本章按照其遗传方式分为两大亚型,都是由于编码Ⅶ型胶原的基因突变导致的表皮下水疱形成。

1. 显性遗传型(dominant DEB,DDEB)　开始发生于婴儿早期,病情比单纯型 EB 严重,也较少见。在四肢伸面尤其关节面等常受外伤的部位发生水疱及大疱,大疱往往带血。尼古斯基(Nikolsky)征阳性,大疱疱液可在皮肤下方推动好几厘米。大疱干燥愈合时发生萎缩性瘢痕,并有色素沉着或色素减少斑。大疱、水疱及糜烂常见于口腔黏膜、舌、上颚、食管及咽部,可引起长期嘶哑及吞咽困难,有的发生黏膜白斑病,以后可以发展成恶性肿瘤。指(趾)甲发生萎缩等营养不良的变化,甚至于脱落,以后不再长出。手足发绀及多汗的现象也很常见。其他发育异常或不良的表现有身材矮小、头颅较小、头发稀少、无体毛、手指尖短小、手背及前臂伸侧等处有粟粒疹等(图20-27、28)。

在幼少年甚至青年时期,白色丘疹样瘢痕状损害可以自然出现,最常分布于躯干,尤其背部、肩胛区及腰骶部位。皮损是坚实的象牙色小血疹,散布成群,相邻的以融合并逐渐扩大,直径可达 15cm,以后长久不消。

Pasin Ⅰ 型是 10～20 岁时,胫前发生大疱,可以伴发白色丘疹样损害。

外伤后所起大疱将发生瘢痕,同时有甲畸形及先天性皮肤局部缺损时称为巴尔特(Bart)综合征,被认为常染色体显性遗传的大疱性表皮松解的特型。

2. 隐性遗传型(recessive DEB,RDEB)　病儿在出生时,皮肤已成片地糜烂起疱,以后愈合时有显著的瘢痕形成。口腔黏膜有严重的损害,气管、

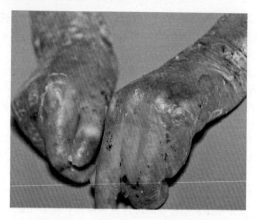

图 20-27　遗传性大疱性表皮松解症
朱宝国　山东省广饶县

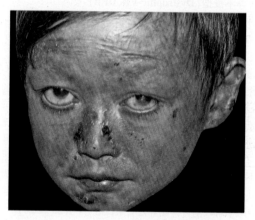

图 20-28　遗传性大疱性表皮松解症
朱宝国　山东省广饶县

直肠及尿道都可起疱糜烂,以后因瘢痕形成而狭窄。我国有人报告一例排尿时疼痛,经膀胱检查,发现膀胱的部分黏膜糜烂,并有多处成群水疱。

患者常有并指等骨畸形、贫血、生长迟缓、牙齿脱失等先天性异常,有的在儿童时期死亡。

【鉴别】单纯型症和大疱性药疹或其他大疱性疾病区别。发生于足部的大疱可误认为足癣或汗疱。营养不良型可误诊为中毒性表皮坏死松解或迟发性皮肤卟啉症。

【治疗】要注意保护皮肤,避免外伤及防止感染。维生素 E 可以有益,口服 300 ~ 600mg /d 或更多。

单纯型患者可口服氯喹 125 ~ 250mg /d,每周应检查眼底一次。营养不良型者也可试用氯喹,此外,苯妥英钠可抑制胶原酶从而对 JEB 和 RDEB 有一定疗效,在第 1 周可按口服 5mg /(kg·d),分数次服。必要时可用糖皮质激素及维 A 酸类药物。Pasin Ⅰ型 1 例口服苯妥英钠 0.1g 而有效,每日服 2 ~ 3 次。四环素可用于 EBS 的治疗。沙利度胺和环孢素被用于 DEB 的治疗。在未来,基因治疗可能对某些类型的 EB 起到治疗作用。

获得性大疱性表皮松解症(epidermolysis bullosa acquisita,EBA)

获得性大疱性表皮松解症临床表现和常染色体显性遗传的营养不良性大疱性表皮松解相似,但常发生于成年时期,而且没有家族史。

【症状】患者多半是男性。手部、足部、耳垂、肘部及膝部等为多发部位。可有水疱、大疱及糜烂,以后有瘢痕形成,附近可有粟丘疹,遗留色素沉着或色素脱失。甲有营养不良性表现,黏膜也可常有损害。

【病因】本病常伴发炎症性肠病(局限性肠炎或溃疡性结肠炎)、迟发性皮肤卟啉症、淀粉样变、慢性甲状腺炎、类风湿关节炎、骨髓瘤或糖尿病等疾病。本病的自身抗原为Ⅶ型胶原。免疫电镜发现 IgG 和补体沉积在致密板及其下方的锚纤维处。抗原分子量为 290kD(289ku)、145kD(144ku)。67% ~ 82% 的患者 HLA-DR2 阳性。

【组织病理】表现为表皮下水疱,真皮浅层血管周围少量单核细胞为主的炎细胞浸润。直接免疫荧光显示患处和外观正常皮肤的基底膜带都有 IgG 沉积,有时也有 IgG 和 IgA、IgM、C3、纤维蛋白原和其他补体。患者盐裂皮肤标本的直接免疫荧光表现为 IgG 沉积于真皮侧。间接免疫荧光检查可检测到抗基底膜自身抗体,以正常人盐裂皮肤标本为底物进行间接免疫荧光检查,可发现抗体沉积在基底膜致密板及其下部。

【鉴别】本病需和遗传性大疱性表皮松解症、瘢痕性类天疱疮、中毒性表皮坏死松解或皮卟啉症鉴别。

【治疗】治疗除应用维生素 E 外,也可试用氨苯砜、糖皮质激素类或硫唑嘌呤、甲氨蝶呤、环磷酰胺等免疫抑制药。

第二十一章　色素性皮肤病

色素障碍性疾病是局部或全身皮肤的色素过分减少或增多所形成。色素减少的疾病是由于黑色素不足或缺乏，皮肤局限性或弥漫地发白。色素增多的疾病多半是由于黑色素增多，也可由于重金属或外来色素的沉积，或是由于血管性障碍。

白癜风(vitiligo)

白癜风是一种常见的后天色素脱失性皮肤病，限局性或泛发性。因皮肤黑素细胞功能消失或者细胞数量减少引起。常见于头面部、四肢末端背侧、摩擦部位、皮肤和黏膜交接部位等。

【症状】皮损为色素脱失斑，常为乳白色，也可为浅粉色，表面光滑无皮疹。白斑境界清楚，周边正常皮肤往往色素加深，白斑内毛发正常或变白（图21-1、2），病情进展期白斑扩大或增多，可有皮肤同形反应。病变好发于受曝晒、摩擦及损伤部位。唇黏膜的白斑多出现在指端型白癜风的前或后。阴唇、龟头及包皮内侧黏膜也常受累，容易误诊为黏膜白斑。本病一般无自觉症状，少数患者在发病前或同时有患处局部瘙痒感。白癜风常伴其他自身免疫性疾病，如糖尿病、甲状腺疾病、肾上腺功能不全、硬皮病、异位性皮炎、斑秃等。

白癜风世界发病率约0.5%~2%。男女发病无明显差异，各年龄组均可发病，但以青少年好发。本病病程不定。有的扩展较快，新损害陆续出现。有的只有长期不变的1~2片白斑，或是在皮疹发展到一定程度后，自然停止发展而固定不动。少数患者的白斑逐渐缩小，或是先在成片白斑中出现一些褐色斑点，以后这些色素小点逐渐扩大及融合，终于皮肤完全恢复正常。约有10%~15%的患者可自然痊愈。

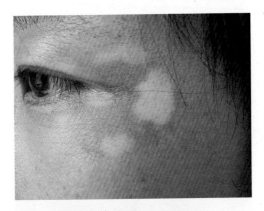

图 21-1　寻常型白癜风散发型

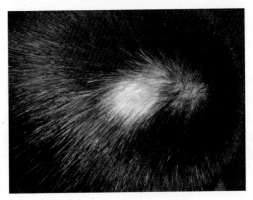

图 21-2　白癜风白发

白癜风目前无统一分类方法,本书将其分为节段型、寻常型、混合型。

1. 节段型白癜风　沿某一皮神经节段分布,单侧的不对称的白癜风。少数可双侧多节段分布(图 21-3)。

2. 寻常型白癜风　包括限局型、散发型、泛发型、肢端型、黏膜型。

3. 混合型白癜风　包括节段型和寻常型中不同类型白癜风同时并存。

白癜风的进行期和稳定期及活动度的评分目前没有统一标准。根据中国中西医结合学会皮肤性病专业委员会色素病学组制定的白癜风诊疗共识(2014 版),仅供参考:

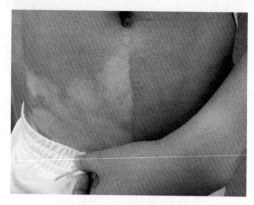

图21-3 节段型白癜风

(1) VIDA积分:近6周内出现新皮损或原皮损扩大(+4分),近3个月出现新皮损或原皮损扩大(+3分),近6个月出现新皮损或原皮损扩大(+2分);近1年出现新皮损或原皮损扩大(+1分);至少稳定1年(0分);至少稳定1年且有自发色素再生(-1分)。总分>1分即为进展期,≥4分为快速进展期。

(2) 同形反应:皮肤损伤1年内局部出现白斑。损伤包括物理性(创伤、切割伤、抓伤)、机械性摩擦、化学性/热灼伤、过敏性(接触性皮炎)或刺激性反应(接种疫苗、文身等)、慢性压力、炎症性皮肤病、治疗性(放射治疗、光疗)。白斑发生于持续的压力或摩擦部位,或者是衣物,饰品的慢性摩擦部位,形状特殊,明显由损伤诱发。

(3) WOOD灯:皮损颜色呈灰白色,边界欠清,WOOD灯下皮损面积大于目测面积,提示是进展期。皮损颜色是白色,边界清,WOOD灯下皮损面积≤目测面积,提示是稳定期。

以上3条符合任何一条即可考虑病情进展。

【病因】白癜风是黑素细胞受损所引起,关于机制有以下说法:

1. 多基因遗传 白癜风患者可有家族史,但未发现明显的遗传规律。研究证明白癜风可能是多基因遗传病,具有不完全外显率。目前已发现多个与白癜风相关的基因位点,提示复杂的易感性和遗传的异质性。我国进行的全基因组连锁分析中发现4q13-21有较明显的关联,提示可能隐藏有与白癜风相关的主要基因易感位点。

2. 自身免疫反应

（1）白癜风表皮黑素细胞消失，活动性边缘有淋巴细胞浸润。有报告将活动性患者中提取的 IgG 加入培养基中，将引起补体介导的黑素细胞破坏。在从白癜风皮肤中分离出的 T 细胞系中，检测到有专门针对黑素细胞特异的细胞毒性 T 淋巴细胞。所有这些发现都支持白癜风是一种由 CD8+ T 细胞介导的自身免疫性疾病。

（2）患者血清中存在抗黑素细胞自身抗体，其滴度与病情成正比。这种自身抗体可抗正常黑素细胞、痣细胞及恶性黑素瘤细胞的自身抗原。有人统计，10%～20% 恶性黑素瘤患者并发白癜风，可由于肿瘤中黑素细胞性抗原刺激淋巴细胞产生抗体及淋巴素，既伤害瘤细胞，也破坏正常黑素细胞而产生白癜风。

（3）白癜风较易出现于恶性黑瘤、黏液性水肿、甲状腺毒症、糖尿病、恶性贫血、慢性成人黏膜皮肤念珠菌症、恶性淋巴瘤、多发性骨髓瘤等多种疾病，这些疾病多半和自身免疫有关。有的患者血清中有甲状腺球蛋白抗体、胃壁细胞抗体及多种其他自身抗体。

（4）有的患者内服或外用皮质类固醇，效果较好，间接证明本病的免疫发病机制。

3. 神经精神因素　有的白癜风患者并发斑秃或神经性皮炎，或是白斑出现于这些疾病的皮损中，而这些疾病常常受精神紧张因素的影响。白斑的分布往往对称，并常在某神经所支配的皮区域内。此外，有的人在精神受刺激后可发生白癜风。因此，神经元介质对黑色素可有影响。有人认为去甲肾上腺素或某些其他儿茶酚胺类神经中毒性物质在黑素细胞附近释放太多时可妨碍黑色素合成。

4. 黑素细胞自毁学说　本病好发于色素加深及暴露部位，特别是有的白癜风患者发病前有曝晒史，其表皮黑素细胞功能亢进或促其耗损而早期衰退。可能是由于细胞本身所合成的毒素前体物质的积聚所致，但在正常情况下，其氧化的中间物的破坏作用可能为一种保护机制所消除，一旦缺少此种保护机制，黑素细胞便有被破坏的可能。或其黑素细胞的本身有遗传生化缺陷，对遭受破坏敏感。

5. 自由基防御功能缺陷学说　已证实白癜风患者存在四氢生物蝶呤自身稳定的代谢缺陷，这个缺陷可以导致表皮内具有高浓度的过氧化氢，使过氧化氢酶减少。白癜风还存在其他表皮过氧化氢来源，包括儿茶酚胺合成增加和钙依赖的硫氧还蛋白/硫氧还蛋白还原酶抑制。实际上白癜风角质形成细胞和黑素细胞存在钙转运缺陷，这种钙转运缺陷可以解释白癜风自由基防御功能的缺陷。所有这些异常都可以引起氧化应激,最终导致白癜风皮损中黑素细胞的破坏。

【鉴别诊断】应与如下疾病鉴别,贫血痣,用玻片压迫局部白斑和周围正常皮肤,白斑与周边皮肤颜色一致;白色糠疹,表现为淡白斑,表面有少量白色细小糠状鳞屑;无色素痣,为先天性局限性淡白斑,边缘呈锯齿状;斑驳病,为先天性,额部有特征性白斑,毛发缺乏色素。另外还需与麻风白斑、二期梅毒白斑鉴别,发生在外阴的白癜风容易误诊为黏膜白斑等。

【治疗】减少曝晒、摩擦外伤等诱发因素,减少精神刺激,及时缓解精神压力。

1. 进展期白癜风　可外用糖皮质激素或钙调神经磷酸酶抑制剂(他克莫司软膏、吡美莫司乳膏)、维生素 D_3 衍生物等。可系统用糖皮质激素,尽管存在争议,但对于快速进展期的病例是必要的。

2. 稳定期白癜风　外用光敏剂(如呋喃香豆素类药物 8-MOP 等)、激素、氮芥、钙调神经磷酸酶抑制剂、维生素 D_3 衍生物等;光疗(如 NB-UVB,308nm 准分子光及准分子激光等);治疗不满意时可采取手术移植,包括自体表皮移植或黑素细胞移植等。

3. 脱色疗法　用于皮损面积超过体表面积 95% 以上者,可用 3% ~ 20% 氢醌单苯甲醚霜脱色。

4. 遮盖疗法　把含染料的化妆品、涂搽白斑,使颜色接近周围正常皮肤色泽。

5. 文身疗法　一般采用三氧化二铁色素,通过文身达到永久性皮肤微色素形成。

6. 辅助治疗　治疗伴发疾病。心理咨询,解除顾虑、树立信心、坚持治疗。

晕痣(halo nevus)

晕痣是指围绕色素痣的局限性色素减退,此后痣本身也可退色而皮损继续发展,又称离心性后天性白斑(leukoderma acquisitum centrifugum)。晕痣目前被认为是白癜风的一种,但此观点仍有待证实。

【症状】皮损可单发或多发,中心是一个色素痣,周围是色素减退斑,圆形、椭圆形或者不规则形(图 21-4)。好发于躯干部,特别是背部,偶见头面部,上肢少见。

晕痣往往是混合痣或者皮内痣,偶尔是青痣、神经纤维瘤或者恶性黑素

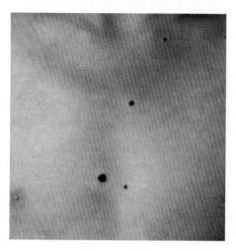

图 21-4 晕痣

瘤。色素痣会变淡缩小,痣周围出现白斑。临床可以继发白癜风。有时痣细胞全部被消灭,白斑也逐渐恢复正常肤色。

【病因】 由于痣细胞刺激免疫系统,血清中先出现抗体,后淋巴细胞也相继出现。这类良性黑素细胞或者恶性肿瘤刺激自身免疫监控系统,体液免疫和细胞免疫攻击痣细胞,也导致邻近黑素细胞数量和功能受损,色素痣会变淡缩小,痣周围出现白斑。最后,痣细胞全被破坏而消失,色素减少斑也逐渐恢复正常。

【组织病理】 组织变化是中央有痣细胞,痣细胞下方有淋巴细胞、浆细胞及噬黑素细胞。周围的白斑处表皮不含黑色素,电镜下未见黑素细胞,但可见表皮内郎格罕细胞,以后,郎格罕细胞逐渐减少。若干时日以后,痣细胞下方的淋巴细胞增多,色素痣的黑色素减少渐渐消失不见,最终痣内黑素细胞毁坏,淋巴细胞也消失。

【治疗】 本病将自然痊愈,一般不需治疗。早期也可用电灼、激光等方法将中心痣去掉,怀疑色素痣恶变时应该切除并作组织病理学检查。

职业性白斑(occupational leucoderma)

常是由于接触橡皮手套等橡胶制品而引起的白斑。有时,用橡胶手套擦拭汗液,或是手套所含物质被水或汗液溶解而粘到附近或者其他皮肤,也可引起白斑。橡胶中所含防老剂是氢醌单苯醚时可以影响多巴氧化酶的作用,也可能和酪氨酸酶竞争而抑制其作用,从而影响黑色素的生成。其他橡胶用品也能引起白斑,避孕套可以使龟头、包皮发生乳白斑,有时,由于汗液的浸渍,阴囊等附近皮肤也可发生白斑,容易误诊为白癜风。

其他某些醌类化合物,汽车制造业中汽车装配油所含对位特丁基儿茶酚可引起职业性白斑病,制造消毒药的原料叔丁基酚类也可使工人的接触部位发生色素脱失斑。

炎症后白斑(postinflammatory leucoderma)

在烧伤遗留的瘢痕、梅毒及结核等溃疡愈合处常有继发性色素脱失斑,银屑病、玫瑰糠疹、盘型红斑狼疮或带状疱疹等炎性皮损消退时也常有白斑。有的皮肤病如麻风、硬斑病、花斑癣及白色糠疹等虽没有明显的炎症,也可有继发的白斑(图21-5)。

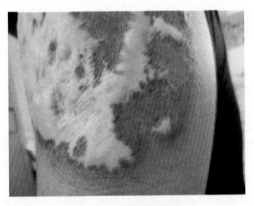

图 21-5　瘢痕后色素脱失

特发性滴状色素减少病(idiopathic guttate hypomelanosis)

本病是一种老年性皮肤退行性病变,又有老年性点状白斑等名称,可能与遗传基因和日光有关。

【症状】一般出现于中年以上或老人,男性发病率比女性高两倍多,汉族及回族发病率远远高于维吾尔族。年龄愈大者发病率愈高,大多数60～70岁以上老人患有本病,但也有在中年发病者。

皮损是圆形、卵圆形或不规则形白斑,由米粒至豆粒大小而呈滴状,一般在0.6cm以下,偶尔可达2.5cm,边界清楚,表面平滑,可以萎缩而略凹陷,既无鳞屑及炎症,也无自觉症状,分布于躯干及四肢等处,但面部极少受累。随年龄增长,白色斑点数量增加,单个面积大小不会改变,但永不消失(图21-6)。

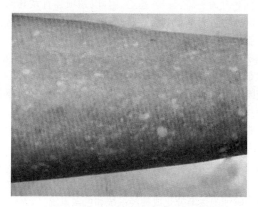

图21-6　特发性滴状色素减少病

【病因】本病原因不明而被称为特发性,但若干病例有家族史,而且,在种族方面有所差异,因而认为本病是由于遗传因素所引起,日光可能是促发因素。

【组织病理】组织学检查基底层和基底上层黑素颗粒有中度至明显减少或灶性缺失,有时伴表皮萎缩。在电子显微镜下,黑素细胞虽正常,但数量减少,而所含的黑素比正常处为少。

【治疗】一般不需要治疗,日光很可能是促发因素,因此防晒、保湿、促进修复,理论上能延缓老年性白斑发展。

有资料报告液氮冷冻治疗是早期特发性滴状色素减少病的一种治疗方法,一项研究报道大约90%的皮损可完全色素再生。可以试用,但也应考虑到冷冻治疗后所致的色素脱失与色素沉着。

沃格特-小柳综合征(Vogt-Koyanagi Syndrome)

又称沃格特-小柳-原田综合征(Vogt-Koyanagi-harada syndrome)、葡萄膜-脑膜炎、特发性葡萄膜大脑炎,表现为双眼弥漫性渗出性葡萄膜炎(葡萄膜炎),同时伴有头痛、耳鸣、颈项强直以及白发、脱发、白癜风等累及多器官系统的临床综合征。多发生于青壮年,易复发。

【症状】

1. 前驱期表现为头痛、头晕、恶心、呕吐,颈项强直及其他脑膜刺激症状。小柳型50%患者有脑膜刺激症状;原田型可高达90%,这些症状出现后不久发生葡萄膜炎。

2. 在前驱期症状后3~5天出现眼部症状,眼痛、眼红、视力减退。

3. 在眼部症状起病后数周或数月,相继出现耳鸣、重听、毛发变白、脱发以及白癜风等病征,白癜风常呈节段性。这些是迷路式中枢神经系统的改变,且多为对称性。

4. 恢复期多次反复发作者,病情逐渐加重,可出现虹膜萎缩,瞳孔膜闭或并发性白内障,继发性青光眼以致眼球萎缩。

【病因】 病因不明。多认为与自身免疫有关,也有人认为与感染有关,尤其是病毒感染。另有人认为本病是发生在其他含黑素细胞器官的白癜风。胚胎神经嵴细胞逐渐分化成神经系统和色素系统,后天软脑膜、眼葡萄膜、皮肤及内耳的黑素细胞相继被损伤,可能引发以上症状。有报道本病与糖尿病、甲状腺功能减退、黑色素瘤和溃疡性结肠炎伴发。

【治疗】 眼科、皮肤科、耳鼻喉科联合防治。局部和全身应用糖皮质激素、全身使用大剂量维生素和ATP、辅酶A、肌苷等辅助药物。中药:清热解毒、利温明目。

白化病(albinism)

白化病是罕见的遗传性疾病。白化患者的皮肤、毛发及眼睛都缺乏黑色素,皮肤容易晒伤,眼睛有畏光等表现。

【症状】 全身皮肤缺乏黑色素而呈现带有粉红色的乳白色,各处毛发变成淡白或淡黄色,纤细如丝。虹膜透明而粉红,瞳孔呈棕红色,脉络膜也缺乏色素,因而患者畏光,日光强烈时不敢睁眼,此外,常迅速眨眼及流泪,往往有眼球震颤及散光。

由于缺乏黑色素的保护,患者容易发生日光皮炎,而皮肤从来不被晒黑。日光照射常引起日光性唇炎及毛细血管扩张。有的可发生日光性角化病或皮角,部分可以转变成基底细胞癌或鳞状细胞癌。

患者的一般状况往往正常,但有些患者的身心发育较差或有其他先天性异常。

白化病可分为皮肤及眼都缺乏黑色素的眼与皮肤白化病(oculocutaneous albinism)及仅眼睛受侵的眼白化病(ocular albinism)。

眼与皮肤白化病包括酪氨酸酶阴性型、酪氨酸酶阳性型、黄色突变型(yellow mutant)、赫曼斯基-普德腊克(Hermansky-Pudluk)综合征,有人将克罗斯(Cross)综合征及觊迪克—东(Chediak-Higashi)综合征也列入。

酪氨酸酶阴性型的全身皮肤呈乳白色并带粉红色,毛发及虹膜不含黑色素而变色。酪氨酸酶阳性型患者年龄增长时,皮肤、毛发及虹膜有些色素出现;黑种人的皮肤可有些暗褐色斑点,虹膜可呈褐色。黄色突变型患者在出生时皮肤、毛发及眼都缺少黑色素而象酪氨酸酶阳性型,1岁时毛发呈黄红色。赫曼斯基-普德腊克综合征包括白化病及血小板异常而有出血性素质。

【病因】眼与皮肤白化病由常染色体隐性遗传,较常见于血缘结婚家族。酪氨酸酶阴性型的黑素细胞先天地缺乏酪氨酸酶,而黑素细胞本身正常,仅黑素体不含黑色素,毛球在乳育时不能变黑。酪氨酸酶阳性型的黑素细胞尚有一些产生黑色素的能力,多巴染色阳性,毛球在酪氨酸或多巴溶液中乳育时发黑。眼白化病的皮肤及毛发的色素正常,仅虹膜有色素变化,由X连锁或常染色体隐性遗传。

【组织病理】基底层虽有透明细胞,而银染色法不能显示出黑色素。酪氨酸酶阳性型患者的活检组织是多巴阳性,病理组织在酪氨酸酶或多巴溶液中孵育时,黑素细胞会有色素形成,而阴性型患者的黑素细胞不能生成黑色素。

【治疗】避免日光照射及涂搽遮光剂,戴深色眼镜,尽量减少紫外辐射对眼睛和皮肤的损害。伴有日光性角化病或肿瘤时要及时切除或用其他适当方法消除。白化病目前尚无根治办法,仅能通过物理方法对症治疗,关注患者心理。应以预防为主,通过遗传咨询禁止近亲结婚,进行产前基因诊断。

斑驳病(Piebaldism)

本病常有家族史,属常染色体显性遗传病。曾称为部分性白化病,但现在认为它并非白化病的一个异型。

【症状】白斑可分布于任何部位,较常见于面部前额或额部头、前胸及腹部,眉毛及眼毛内侧部分也可发白。但少见于腕部、踝部及手足部位的四肢远侧。白斑的大小及形状不定,有清楚的边缘而像白癜风,但不扩大增多或缩小消失。白斑皮损中及颜色正常的皮肤上,色素增多斑的存在是本病的特征(图21-7、8)。

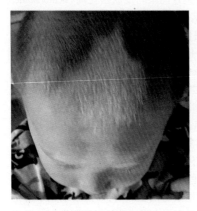 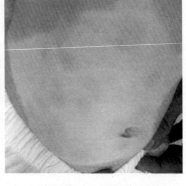

图 21-7 斑驳病   图 21-8 斑驳病

有90%的患者前额或额部头皮中线部位常有菱形或三角形白斑,白斑处头发变白,为该病的特征性表现。有的患者虹膜变色,或是一只眼睛缺少色素,可有眼球震颤及散光。有的伴有先天性耳聋及智力迟钝等异常,正常皮肤咖啡斑较为常见。

【病因】属常染色体显性遗传病,是位于染色体4q11-12上的KIT原癌基因突变,KIT基因编码是黑素细胞表面的跨膜酪氨酸酶受体。黑素细胞的正常发育都需要功能性KIT受体,由于该受体的二聚体形成,即突变处50%的受体完全丢失,从而产生较轻的表现型。目前发现至少有九种不同的病理位点突变,因基因突变位置不同,家族中的表现型也不同。

【组织病理】白斑区皮肤多巴(Dopa)反应阴性;电镜检查未能发现含黑素颗粒的黑素细胞;色素沉着区皮肤黑素细胞数量正常。

类白化病(Albinoidism)

很像白化病但不完全,通常是由常染色体显性遗传引起,在某些家族可为常染色体隐性遗传。初生时皮肤和眼症状与白化病相同,以后,随着年龄的增长,皮肤有些色素甚至于渐变正常,但可有些畏光,偶然有眼球震颤,视物的精确度往往较差。

无色素痣(achromic nevus)

无色素痣是一种少见的,先天性的,局限性白斑,又称脱色素痣(nevus depigmentosus)。

【症状】无色素痣的皮损为一侧性,位置固定,分布较局限。生后不久发现白斑,可随身体发育而按比例扩大,脱色区内色素不会再生,所以不能自然消失。夏季由于周围正常皮肤晒黑而白斑显的更加明显,冬季或皮肤白者白斑不明显。皮损好发于躯干、下腹、四肢近端,面部和颈部很少受累。无色素痣往往沿神经节段分布或沿 Blaschko 线分布,在四肢多呈条状或带状,躯干可呈方形。脱色斑可散在分布,彼此之间距离很远。损害为大小不一的苍白色局限性色素减退斑,脱色不完全,没有白癜风那么明显,境界模糊不规则,有时边缘呈锯齿状或呈泼洒的白漆状,周围无色素增加(图 21-9)。脱色区内毛发色素可减退。有时无色素痣的对侧出现单侧片状雀斑样斑痣。

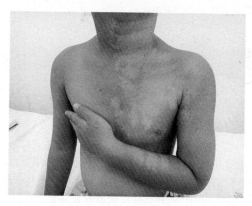

图 21-9　无色素痣

【病因】病因不清,有人认为与体细胞突变有关。电镜下观察显示可能有黑素小体运输障碍。

【组织病理】 皮损局部多巴染色阳性的黑素细胞数目减少。

【治疗】 目前缺少有效药物。可以使用遮盖霜或试用自体表皮移植。

贫血痣(nevus anemicus)

贫血痣为一种先天局限性淡白斑,一般单侧分布或局限在某一部位。出生后或不久发生,以后本身很少继续扩大,形状不变,色泽为色素减退但不是真正的色素脱失。

【症状】 皮损单侧发生,境界不清,形态很不规则的浅白色斑片,周边可呈树枝状,皮肤本身无改变。损害大小不定。冬季轻、不明显,夏季因周围正常皮肤晒黑或周围血管扩张而白斑较明显(图 21-10)。本病可发生在任何部位,较常发生于面部、颈部、胸部或背部等处,不引起任何自觉症状,终生不消退。

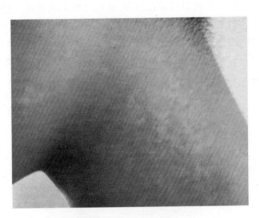

图 21-10 贫血痣

【病因】 贫血痣是一种先天性异常。该处血管组织发育缺陷,血管功能紊乱,而血管构造正常。患处血管对于拟肾上腺素药儿茶酚胺类的敏感性增高;儿茶酚胺类抑制组胺释放使皮肤血管长期收缩而苍白。有人认为本病是由于血管舒张纤维长期处于抑制状态,或是由于小血管的收缩神经纤维长期处于兴奋状态。

【组织病理】 组织病理变化无异常,血管处于收缩状态,为功能性的异常。

【鉴别诊断】贫血痣要和白癜风、白色糠疹及炎症后白斑等病区别。用手指或玻片按压患处时，皮损和附近正常皮肤都成苍白色，放手后才又分清。如果搓揉或拍击患处，附近皮肤因机械性刺激而充血发红，而贫血痣仍是苍白色。

【治疗】贫血痣无有效治疗方法。有时，为了改善美观，可涂有适当颜色的化妆品以掩盖苍白斑。可以局部试用使血管扩张的药，如5%辣椒碱软膏等。也可对白斑周围扩张的毛细血管进行激光或光子治疗。

脱色性色素失禁症（inocotinetinentia pigmenti achromicus）

脱色性色素失禁症，皮损是奇形怪状的色素减少斑，没有炎症或水疱，多半只发生于女孩而可为色素失禁症的一型，又称为伊藤黑素减少病（hypomelanosis of Ito）。

【症状】幼年发病。躯干四肢出现形状奇特的线状斑，持续多年不退。在面、躯干及四肢呈奇特的线状或呈涡轮状脱色，有如色素失禁症的表现，但不是色素沉着而是色素脱失。

有时可伴有斜视、眼小、眼色素层萎缩、弥漫性秃发等。最常见神经系统改变如智力低下、抽搐、小头、大脑萎缩、语言和听力障碍等，其次为肌肉和骨骼病变、胸廓畸形、指畸形以及上颚高耸、齿畸形、肝大、肾积水等。

【病因】有人发现与色素失禁症这两病可存在于同一家族或同一患者，患者一般也是女孩而可为色素失禁症的一型，但本病无水疱或炎症且无色素失禁的组织变化，因而有人认为是独立疾病。患者没有家族史，但有人认为是常染色体显性遗传。

【组织病理】皮疹处黑色素不规则地减少甚至消失，多巴胺染色显示黑素细胞缩小，枝状突短，染色较浅。表皮内朗格汉斯细胞增多，真皮无炎症及嗜黑素细胞。

【鉴别】无色性色素失禁症的皮疹形态和色素失禁症相似，但色素减少而不是增多。

【治疗】暂无特别治疗方法，通常在成年后色素恢复。

雀斑（ephelis，ephelides，freckles）

雀斑是较小的褐色斑点，主要散布于面部。在夏季时，由于阳光强烈而较显著。麻雀卵上有散布的褐色斑点,雀斑的名称可能由此而来。

【症状】 皮疹是淡黄色、黄褐色斑点,呈圆形、卵圆形或不规则形,由针头到米粒大或更大,对称发生于日晒部位尤其面部(图21-11),偶尔也出现于颈部、肩部及手背。某些患者的胸部、背部或四肢也有零星散布的褐色斑点,而手掌及足底无此皮疹。

雀斑多半在6~7岁时开始出现。每到夏季时,由于阳光强烈而显著,而冬季常不明显甚至于几乎看不见。患者没有自觉症状。

【病因】 本病由常染色体显性遗传,在数代家族中往往有些

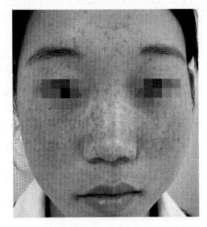

图21-11　雀斑

人在相同部位患有形式相似的雀斑。日光的曝晒对本病皮疹的发生是一个必需因素。

【组织病理】 基底层有增多的黑色素,而黑素细胞不增加,反而可比正常少,但黑素细胞较大,有更多更长的枝状突,多巴反应强阳性。

【治疗】 2%氢醌霜之类药物最多只使雀斑颜色暂时变浅。

使用苯酚时,先用苯酚轻涂皮损,涂处变白后立即用酒精擦拭,以后该处脱皮。涂时要小心,1次只涂几个斑点。50%三氯醋酸也可小心试用。

液氮的局部应用有较好的疗效。喷射液氮也有效,喷口距皮损约0.5cm,1分钟后再喷1次液氮治疗后可有色素沉着,经3~6个月消退。

染料脉冲激光(波长510nm)或调Q激光532疗效肯定,破坏黑色素而不伤及正常组织,但不能防止复发。

黑子(lentigo)

黑子又称为雀斑样痣,是皮肤有米粒至豆大的褐色或黑褐色斑点而像雀斑,但分布不同,色素不因日光照晒加深或增多。

【症状】 单纯黑子(lentigo simplex)是一个或少数褐色或黑褐色圆形斑点,边界清楚,由米粒至豆粒大而易误认为色素痣,往往在儿童时期开始出

现而可称为幼年性黑子(juvenile lentigo),但可出现于任何年龄,发生于体表任何部位或黏膜而不是特别易见于暴露部位,不能自然消失,也不引起自觉症状(图21-12)。

泛发性黑子病(generalized lentiginosis)有无数的黑子,往往以颈部及躯干上方最多,也可分布于包括头皮、生殖器及掌跖的全身皮肤,有时只出现于身体的一侧而成片状或圆带状(图21-13)。

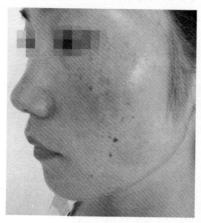

图 21-12　黑子

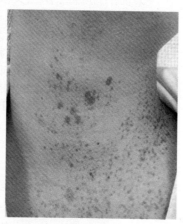

图 21-13　黑子

很多黑子可在数周内迅速出现,先为毛细血管扩张性皮损,后迅速成为色素斑点,有人称为发疹性黑子病(eruptive lentiginosis),往往在青少年时期开始出现。

众多性黑子病(lentiginosis profuse)是成千上万的黯褐色小斑点发生于皮肤而不见于黏膜,在出生时或婴儿时期被人发现,以后逐渐增多直到青春期为止。患者常无家族史,也常无其他发育异常,但有人认为众多黑子病和多发性黑子综合征是同一疾病。

多发性黑子综合征(multiple lentigines syndrome)除有大量黑子外,还有多种发育的缺陷,被认为常染色体显性遗传的疾病。很多黑褐色斑点出现于婴儿时期,逐渐增多,由针头到豆粒大,有时直径可达5cm。黑子可与心电图异常、两眼距离过远、肺动脉瓣狭窄、生殖器异常、生长迟缓及耳聋并发。但是不是所有多发性黑子综合征患者都有这些表现,有的可有其他发育异常如心脏异常或传导性阻滞,或是并发鸡胸、驼背、翼状肩胛骨及突额等骨骼异常。

面中央黑子病(centrofacial lentiginosis)也被认为常染色体显性遗传。在1岁以内，褐色或黑色小斑点出现于鼻部及附近颊部，但不见于黏膜，以后黑子逐渐增多，到8~10岁时才停止发展。并发育异常如腭弓隆起、脊柱裂、脊柱侧弯等多发性骨骼异常，智力发育迟缓、自主神经功能紊乱、癫痫或精神病等神经系统症状，两侧眉毛相连或骶部位多毛等。

色素沉着-息肉病综合征，又称为波兹-杰格尔斯(Peutz-Jeghers)综合征。黑子是表现之一，最易出现于口周，因而此综合征又可称为口周黑子病(periorificial lentiginosis)。

【组织病理】 主要变化是表皮突轻度或中度延伸及黑素细胞增多(图21-14)。有时，黑素细胞聚成巢状而被疑为并发的交界痣细胞巢，而多发性黑子综合征一般无此现象。黑素细胞及基底细胞都含有大量黑色素，有些病例的表皮浅部也有黑色素；真皮上部常有噬黑素细胞，有时伴有轻度炎性浸润。

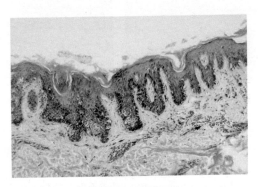

图21-14 黑子病理

【治疗】 用棉签蘸液氮轻涂10~15秒即可，以后皮损颜色变浅或完全消失。也可以用激光治疗。

色素沉着-息肉病综合征(pigmentation-polyposis syndrome)

色素沉着-息肉病综合征又称波兹-杰格尔斯(Peutz-Jeghers)综合征或口周黑子病，可被认为黑子病的一种特型。

皮损是褐色或黑色斑点,往往比雀斑的颜色深。大小不定,由针头到豆粒大或更大;数目也不定,可以很多,往往密集而不融合,附近皮肤完全正常。

皮损往往在患者出生时就已存在,也可在儿童甚至到成人时期才出现,对称发生于口部周围,尤其常见于下唇(图21-15),也常见于手指及足趾,偶尔发生于身体别处。口黏膜常有独立的黑色斑点,最常见于颊黏膜及下唇的唇红缘,也可发生于上颚、牙龈和舌部,有时散布在结肠或直肠黏膜上。色素斑永不消退。

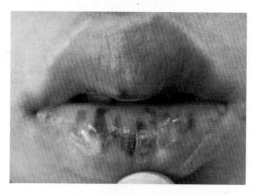

图21-15　色素沉着-息肉综合征

息肉往往为腺瘤性,通常发生于小肠黏膜,但可同时发生于胃及大肠,容易出血,也容易引起肠套叠,有的伴有腹泻等局部刺激症状。当患者的皮肤黏膜有此种色素斑且伴有阵发性腹痛、肠痉挛、肠梗阻或直肠出血等症状时,肠道息肉往往已经广泛存在,有的患者最终因肠梗阻或息肉出血而死亡。

关于息肉是否容易癌变的问题存在争论,有人认为本病是癌前疾病之一,肠息肉容易变成腺癌,尤其是小肠息肉恶变率可达20%之多,另一方面,也有人认为本病胃肠息肉恶变的很少,发展成腺癌的不足2%~3%。一般认为中老年人的患癌率高于正常人群。

色素沉着-息肉病综合征被认为是常染色体显性遗传,但有的没有明显家族史,可能是由于家族中患病症状不明显或不完全而未查明。肠息肉可被切除。由于恶变的可能性不大且息肉往往较多,一般不需彻底切除,达到减轻症状的目的即可。结肠有大量息肉时,可以考虑施行结肠切除术以防恶变。皮肤、黏膜褐色或黑色斑点可以考虑激光治疗。

克伦克哈特-坎拉大综合征（Cronkhite-Canada syndrome）

克伦克哈特-坎拉大综合征特点是胃肠息肉、腹泻和营养吸收不良。皮肤表现是手掌及手指掌侧有弥漫的色素沉着，手背可有色素沉着斑，色素的浓度不定，头发可成片脱落并可于数月后脱尽，同时或是在胃肠症状出现数月或数年前发生甲营养不良。

和色素沉着-息肉病综合征相似而应鉴别，主要区别是本病色素沉着发生于手掌和手指掌侧，且不侵犯黏膜，多半发生于中年以上的男性，病因不明，皮肤变化可能和胃肠道紊乱而有蛋白质等吸收不良有关。

老年性黑子（lentigo senilis）

老年性黑子又称为老年性雀斑（senile ephlides，age freekeles）或日光性黑子（solar lentigines），通常发生于40～50岁以上的中老年。

【症状】多个颜色均匀的暗褐色斑点逐渐变大增多并可融合成较大的色素斑，颜色均匀，边界不规则，由米粒到豆粒大或更大，多半散布于经常日晒者的暴露部位如手背、前臂、前额及颈后等处，有的伴发日光性角化病、老年性紫癜、色素减退斑、慢性光化性皮炎或其他老年性皮肤变化。老年性黑子是良性的，和脂溢性角化病很相似但无角化过度，和恶性黑子也相似但色素斑的颜色均匀。

【组织病理】组织变化是表皮突显著延长及扭曲并可呈杵状，有小芽状凸出部分，在向下延伸的表皮突之间处表皮往往萎缩。表皮的黑素细胞很多，基底细胞及附近棘细胞都有大量黑色素。真皮上部常有嗜黑素细胞，血管周围可有轻度淋巴细胞样浸润。

【治疗】患者应该避免强烈日晒。局部治疗为棉签蘸取液氮后轻涂，激光治疗可有效。

遗传性对称性色素异常症（dyschromatosis syndrome）

遗传性对称性色素异常症，系指对称性散布于手背、足背的雀斑样色素沉着及色素减退斑。男性多于女性，主要见于黄种人，属常染色体显性遗传。

【**症状**】皮损为独立的淡褐至深褐色斑点，由小米至豆粒大，和雀斑的皮疹相似，间杂以色素减退的斑点，相互交织呈网状图形。对称散布在四肢末端，夏季时强烈日晒可使颜色变深。症状较轻时斑点只发生于手背和足背，有的患者前臂及小腿伸侧甚至肘部及膝部以上也有损害，以四肢末端最显著（图21-16）。病情重较时，躯干及面部以及口黏膜都有散列的褐色斑点。手掌及足底通常不发生皮疹。除了色素改变外，皮肤没有其他表现。

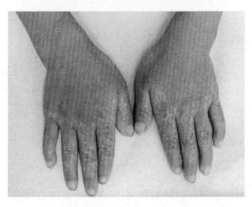

图21-16 遗传性对称性色素异常症

【**组织病理**】色斑处表皮棘层下部和基底层内黑色素增加，其下真皮浅层嗜黑素细胞增多及少量淋巴细胞浸润，而白斑处基底层色素减少乃至消失。

【**治疗**】避免日光照射。通常到中年后大部分色素减退处有色素恢复现象。

网状肢端色素沉着症
（acropigmentation reticularis）

网状肢端色素沉着症又称为肢端色素沉着病。皮损是很多小米到豆粒大和褐色斑，略微凹陷，有的发生于皮沟处，边界不太整齐，往往相互连接而呈网状。

【症状】皮疹主要发生于手背,也常出现于四肢。前臂、小腿、肘窝及腘窝皆可有网状褐斑,半数患者的掌跖有凹陷的色素斑点,有的面部、颈部、胸部、臀部甚至于头皮也出现雀斑状皮疹,眼皮可有连接成带的褐斑,角膜也可出现色素斑。夏季时皮损的颜色因日晒而变深。本病往往开始出现于儿童或少年时期,少数患者在成年时发生(图 21-17)。

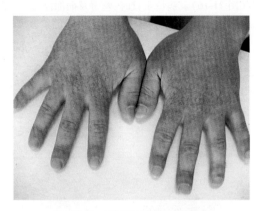

图 21-17　网状肢端色素沉着症

【病因】家族中常有相同患者,本病由常染色体显性遗传。不明原因导致活化黑素细胞增多和黑素体向角质形成细胞转运。

【组织病理】组织变化是表皮过度角化,棘细胞层变薄,表皮突细长,基底层的黑色素增加。真皮内没有嗜黑素细胞或其他显著变化。

【鉴别】本病与遗传性对称性色素异常症区别在于本病色素斑呈网状,无色素减退斑。

【治疗】避免日光曝晒,可以试用激光治疗。

咖啡斑(café patch)

咖啡斑是先天性颜色均匀的褐色斑片。

【症状】皮损边界清楚,大小、形状及数目不定(图 21-18),通常为多发性神经纤维瘤病的一种症状,但有的单独存在而不伴有神经纤维瘤。每一咖啡斑的直径超过 1.5cm 数目在 6 个以上时即可认为顿挫多发性神经纤维瘤病。咖啡斑可出现于任何部位的皮肤,既不扩展或缩小,也不自然消失或

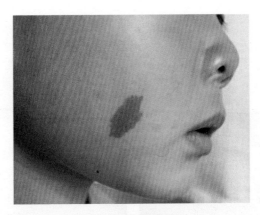

图 21-18　咖啡斑

恶变。

　　除多发性神经纤维瘤病外,阿布莱特(Albright)综合征及结节性硬化症也常有褐斑而像咖啡斑。

　　【组织病理】损害处表皮内多巴胺阳性反应,黑素细胞增多,角质形成细胞和黑素细胞内可见散在异常大的黑素颗粒(巨大黑素体),直径达数微米。与雀斑的区别本病基底层黑素细胞增加。

　　【治疗】咖啡斑通常不需要治疗,若为美容可选用激光治疗。

色素失禁症(incotinetinentia
pigmenti achromicus)

　　色素失禁症的皮损是奇形怪状的色素斑,有的先有水疱或疣状损害,一般只发生于女孩。

　　无色性色素失禁症是奇形怪状的色素减少斑,没有炎症或水疱,可为色素失禁症的一型,又称为伊藤黑素减少病(hypomelanosis of Ito)。

　　【症状】患者一般是女孩,在出生后数周或 1～2 年内,身体一侧或两侧的皮肤开始发生奇形怪状的淡灰、灰褐或灰黑的色素斑,呈点状、线状、条状、环状或多角形等各种形态,可像墨水洒在皮肤上,或像喷泉飞溅,或像成群蚂蚁爬行,或像大理石的花纹,没有一定的排列形式,也无一定的分布部位(图 21-19、20),最常见于躯干。

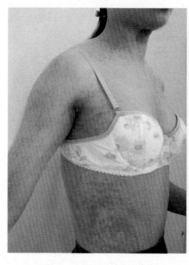

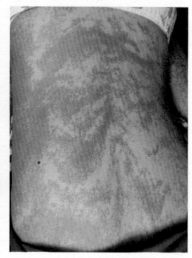

图 21-19 色素失禁症   图 21-20 色素失禁症

在色素斑出现以前,往往先有水疱性及大疱性炎症性损害,经过数周或数月后,终于完全消失而出现色素斑;有时色素斑与水疱同时存在,或是线状排列的疣状损害混杂在水疱及色素斑之间。

患者可有甲营养不良、眼病、牙齿脱落或畸形、毛发稀疏及癫痫、麻痹等先天性缺损或异常。

皮损通常在 4~5 岁时开始消退,有的患者直到青年时期才能痊愈。

无色性色素失禁症皮损的形状与色素失禁症相同,但奇形怪状的皮疹呈淡白色或白色,缺少或完全没有黑色素通常发生于四肢或躯干的一侧或两侧。脱色斑发生前无炎症或水疱。

【病因】绝大多数是女孩,一般在出生后不久发生,常有某种先天异常。有的有家族史,常染色体显性遗传,但受性别限制。男女发病率约为1:20。

【组织病理】初起时有风团及水疱,水疱在表皮内,伴有显著的海绵形成及很多嗜酸性细胞,小团表皮细胞作螺旋状排列,真皮内有包括嗜酸性细胞的炎性浸润。以后,棘层肥厚,常有乳头瘤状增生,角化过度,表皮内螺旋状排列更明显。在末期,真皮上部有大量嗜黑素细胞,基底层有空泡样变性。基底层色素减少,但也可增加。

【鉴别】 一般发生于女孩,有奇形怪状的色素斑;容易和雀斑样痣及色素性荨麻疹区别。有大疱时要和疱疹样皮炎、大疱性表皮松解及童年大疱性皮病等区别。

【治疗】 无有效疗法。色素沉着终于自然消失,无色性色素失禁症也自然痊愈。

眼颧褐青色痣(nevus fusco-caeruleus opthalmo-maxillaris)

眼颧褐青色痣又名太田痣(nevus of Ota),日文原名上颚部褐青色母斑。

眼颧褐青色痣在我国并不少见,一般在出生时或出生后出现,到青年时期往往加重,也有发生于青年时期,常有家族史,本病是由常染色体显性遗传。

皮损是成片的淡青、褐青或青黑色斑点,分布在面部的一侧,有时为两侧性,最常见于三叉神经第1及第2支的支配区而发生于前额、颞部、眼眶、鼻翼及颧部等处。半数患者的眼球尤其一侧巩膜有青褐色斑点,结膜也可有色素沉着(图21-21),患侧的瞳孔可以较小。本病是良性,偶然伴发蓝痣而有结节或隆起,也有偶然并发恶性黑素瘤。

另有发生在颧部散在的色素斑点,直径1~3mm,灰褐、灰蓝或深褐色,

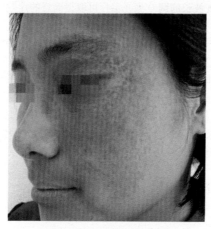

图21-21 眼颧褐青色痣

对称分布,不累及眼及上颚,称为颧部褐青色痣(nevus fusca-coeruleus zygo-maticus)(图21-22)。本病与斑点样黄褐斑极为相似,但前者色素沉着部位较深,颜色常带有灰或蓝色。

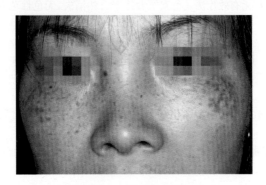

图 21-22　颧部褐青色痣

伊藤痣(nevus of Ito)与本病具有相似的皮损,但发生于锁骨上皮神经及臂皮神经侧支所支配的肩部、锁骨区或三角肌部位。眼颧褐青色痣和伊藤痣可以同时存在,都不能自然消退。

组织变化是基底层的黑色素增多。真皮内有若干成黑素细胞,成黑素细胞散在于胶原纤维束间,有延伸的枝状突。

应用1064nm波长的调Q激光治疗可取得满意的疗效。

蒙古斑(小儿青斑,mongolian spot)

蒙古斑在我国很常见,一般人称为胎记或胎斑,而欧美学者早先认为本病只见于蒙古族而称为蒙古斑。

成片的淡青、深青或青蓝色色素斑,出生时即被发现,大小及形状不定,边界清楚,由一大片至数片,多半发生于背部下方、股骨部位、腰部或臀部等处(图21-23),一般在3~4岁时完全消失。

蒙古斑是由于成黑素细胞在出生时尚未完全到达表皮,若干细胞仍然滞留于真皮内而散布于胶原纤维束之间。

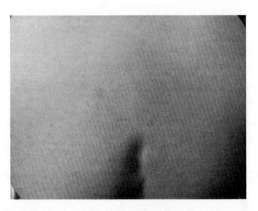

图 21-23 蒙古斑

色素性毛表皮痣(pigmented hairy epidermal nevus)

色素性毛表皮痣又称为贝克尔痣(Becker nevus)。本病是一种先天的黑变病而不是色素痣,但常误认为毛痣。

【症状】皮损为边界清楚但不规则地成片褐斑,出现于成人时期,特别常见于 20 岁左右的男青年,有时发生于少年或儿童,最易发生于一侧的肩部、前胸或肩胛部位,有时为两侧性或发生于身体别处。色素斑通常是一大

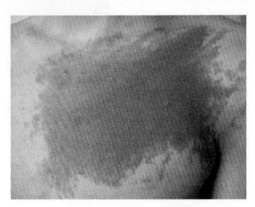

图 21-24 色素性毛表皮痣

片,有时,附近出现新皮损而成岛状,以后可渐扩展而相融合。患处皮肤往往粗糙肥厚,而边缘部分的皮纹往往正常,以后,数量不定的黑色短毛可出现于患处,少数患者的患处并发隆起的色素痣或表皮痣(图21-24)。

【组织病理】在本病早期,常无明显的组织学变化。以后,棘细胞层可略肥厚,黑素细胞及基底层的黑色素增多,但黑素细胞不增加,真皮浅部有些嗜黑素细胞,无痣细胞。

【治疗】一般不需要处理,必要时可采用应用1064nm波长的调Q激光、液氮治疗、化学剥脱术或磨削术治疗。

着色性干皮病(xeroderma pigmentosum)

着色性干皮病是一种少见的色素性及萎缩性疾病,在儿童时期开始发生持久的雀斑状皮疹、毛细血管扩张、皮肤萎缩及疣状物,后者往往发展为恶性肿瘤。

【症状】患者通常在幼年时期或是在1岁内开始出现症状。

最早的症状往往是眼睛怕光及结膜发红,在日光照晒下,皮肤容易发生红斑,严重时,面部及手部可以发生急性湿疹状皮炎。以后色素斑开始出现,患者在3～4岁时,黄褐色斑点往往已很明显,也渐增多,多半发生于露出部位,如头部、面部、颈部、前臂及手背等处,也可发生于身体其他部位(图21-25)。

除色素沉着外,患处渐渐发生毛细血管扩张及细薄鳞屑,也常发生干燥的疣状小丘疹及结节,鼻部及眼眶附近的皮损往往特别显著,有的消失后遗留小片的白色萎缩性瘢痕,鼻及唇部可因瘢痕而收缩,眼皮也可向外翻转,此时,面部有很多的褐色斑点、毛细血管扩张、白色萎缩斑及疣而形

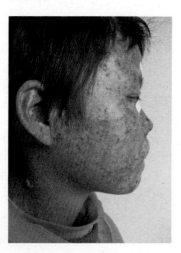

图 21-25　着色性干皮病
襄樊市中心医院 皮肤科 王润和

成一种特殊的面貌。以后,有的丘疹和结节可以迅速发展成恶性肿瘤,最终溃破及结痂,或是显著隆起而成盘状或半球形,或是顶端溃破而成火山口,

也可成为悬垂的巨物。

眼损害使患者非常苦恼。早期时,两眼畏光流泪,以后,角膜及结膜发炎。视物模糊,少数患者因眼部发生恶性肿瘤而失明。

少数患者在成年时期甚至30岁以后才发生本病,称为迟发性着色性干皮病,预后往往较儿童时期开始出现的着色性干皮病良好。

伴随着色性干皮病的疾病很多,较常见的是日光性角化病、肉瘤、基底细胞癌、鳞状细胞癌及恶性黑素瘤等,这些肿瘤往往破溃及结痂。有的有其他先天性异常如先天性鱼鳞病或卟啉病等。

着色性干皮病伴有身材矮小、脑小、智力低下、性腺发育不良及痉挛性麻痹等发育异常时被称为山克第斯-卡切温综合征(de Sanctis-Cacchione syndrome),呼吸道及皮肤易有继发性感染。

【病因】 本病由常染色体隐性遗传,皮肤防御光线的功能先天不良,对光线的中波紫外线尤其敏感而易有慢性光照性损害并易恶变。有人认为表皮细胞的脱氧核糖核酸为日光所损害后,由于核内酶先天缺乏而难复原。另有人认为本病可能和血清中铜含量先天性增高和(或)血液中谷胱甘肽先天的不足有关。也有认为与促肾上腺皮质激素的分泌不足有关。

【组织病理】 早期的组织变化主要是基底层黑色素不规则地增多,真皮上部有慢性炎性浸润,表皮过度角化。

中期某些部分的表皮萎缩,另一些部分有棘层肥厚及角化过度,表皮细胞核往往杂乱。色素沉着处基底层及真皮都有大量的黑色素。疣状损害的表皮突伸展,真皮浅部的胶原及弹力纤维变性。

晚期时发生基底或鳞状细胞癌、纤维肉瘤或恶性黑素瘤等恶性肿瘤。

【预后】 本病是癌前疾病之一,经过3~5年或8~10年之后,多半发生恶性肿瘤,患者往往在青年期因恶性肿瘤转移而死亡。仅有少数轻型患者可以长久生存。

【治疗】 患者要严格避免日晒或紫外线照射,应常搽遮光药。日光性角化病要尽早治疗以免演变成癌,特别是氟尿嘧啶有良好效果。已发生的恶性肿瘤要尽早切除。

黄褐斑(chloasma,melasma)

黄褐斑发生于面部,或多或少地对称,边界清楚。

【症状】 皮损是淡褐色、咖啡色或淡黑色斑片,大小不定,形状也不规则,边界清楚。色素斑只发生于面部,通常对称分布于眼眶附近、额部、颊部、鼻部、唇部或口部附近(图21-26),没有炎症或其他改变,也不引起自觉

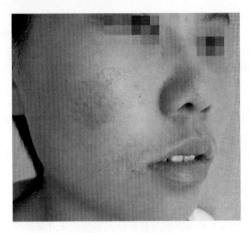

图 21-26　黄褐斑

症状。乳晕及外生殖器部位的皮肤色素可加深。

【病因】 病因不定，有的患者找不到病因。有的妇女患有某种生殖系统疾病，另外也常发生于口服避孕药、妊娠后，可能与雌激素刺激黑素细胞分泌黑素颗粒，黄体酮则使色素沉着斑扩展。

除了性内分泌功能紊乱外，其他内分泌障碍如甲状腺或垂体功能低下、肾上腺皮质肥厚等也可和黄褐斑有关。

慢性疾病可成为病因。有的黄褐斑患者同时患有慢性胃肠疾病、慢性肝脏病、结核病、恶性淋巴瘤或体内某种肿瘤。

蛋白质不足及维生素缺乏等所致营养不良可能为病因之一。

本病虽无家族史，但有人认为先天体质能和本病有关。日光未必是病因，但强烈日晒能使损害颜色加深，夏季时黄褐斑更明显。

据报道此病可与化妆品有关，著者认为后者属于化妆品皮炎的色素沉着型。

【组织病理】 表皮基底层和棘层黑素颗粒增加，而黑素细胞无增殖，真皮上部可见游离的黑素颗粒或被噬黑素细胞所吞噬。

【治疗】 应该寻找病因并作适当处理。有时可涂遮光剂以减少日光的影响。

氢醌能阻止酪氨酸氧化成二羟苯丙氨酸而有褪色作用，通常用 2%～5% 氢醌霜每日搽 2～3 次，经 1～2 个月可渐使颜色变浅，在氢醌霜内加入氧化钛或其他遮光药可阻止日晒增加黑色素的作用。氢醌也可以和其他药物如维 A 酸类药物合配成褪色剂。近年来有用激光治疗,但疗效不确定。

瑞尔黑变病(Riehl's melanosis)

瑞尔黑变病其前额、耳后及颈部两侧等处有成片淡褐或深褐色斑和轻微的毛细血管扩张、毛囊过度角化及糠状鳞屑。

【症状】 初起时,患处轻微发红发痒,以后发生色素沉着,呈淡褐到深褐色,主要发生于前额、上颌部、耳后及颈部两侧(图 21-27、28),有时也发生于常受摩擦的部位如腋窝、脐窝、手指背面、前臂伸侧等处。色素沉着处常充血及毛细血管扩张,有弥漫的细薄鳞屑,呈特征性粉尘样外观,皮肤可以轻度萎缩,有时,指背及头皮等处皮肤的毛囊过度角化。病程缓慢,皮损发展到一定程度不再变化。长久以后,色素斑逐渐变淡,角化过度现象逐渐消失,患者终于自然痊愈。

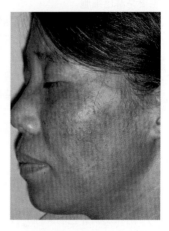

图 21-27 瑞尔黑变病

【病因】 病因不明,可能因某些物质使皮肤对光线及机械性刺激发生敏感反应而引起。含有焦油衍化物的化妆品以及营养不良都可能是重要的致病因素。

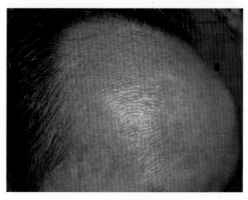

图 21-28 瑞尔黑变病

　　有的患者血液中维生素 A、C 及 D 和烟酸的浓度低于正常,滤过紫外线(伍德灯)可使皮肤呈现蓝色荧光,有的患者血液中铜离子浓度较高,都可能和本病有关。

　　有报道家族发病及在 AIDS 和 Sjögren 综合征伴有瑞尔黑变病。

　　【组织病理】　本病和焦油黑变病的组织变化基本相同。表皮角化过度及毛囊性角栓。棘细胞层可以轻度萎缩,基底层液化变性,黑色素增加。真皮的毛细血管扩张,嗜黑素细胞存在于真皮的浅部。血管周围有细胞浸润,主要是淋巴细胞。

　　【鉴别】　瑞尔黑变病和网状皮肤异色病(西瓦特皮肤异色病)的差别不大,有人认为是同病异型。瑞尔黑变病也和焦油黑变病相似,而后者有接触焦油史,常有痤疮样炎症反应。瑞尔黑变病还应该和血管性萎缩性皮肤异色病、砷黑变病或艾迪生病区别。

　　【治疗】　2%~3% 氢醌霜是有效的外用药。患者应尽量避免日晒,可常涂搽遮光药。维生素 A、B 及 C 尤其维生素 C 可以应用,而效果常不明显。

　　谷胱甘肽是体内重要的抗氧化剂,能够清除体内的自由基,并可抑制酪氨酸酶的活性,可取 400mg 与维生素 C 1g 混合后由静脉注射,每周 2 次。

网状皮肤异色病(poikiloderma peticulare)

　　网状皮肤异色病又称为西瓦特皮肤异色病(poikilodrma of Civatte),对称发生于面部,可以同时发生于颈部,偶尔也出现于胸部上方。在色素沉着

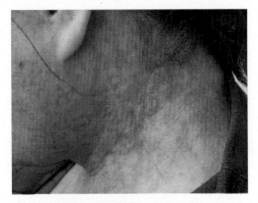

图 21-29　网状皮肤异色病

处有毛细血管扩张,成为红褐或青铜色,其间夹杂着轻度萎缩的淡白色斑点,所以皮疹是网状色素斑,(图21-29)它和瑞尔黑变病的表现大同小异,甚至有人认为它们是同病异型。网状皮肤异色病发生于面部及颈部,可能是对光线敏感的结果。患者多半是已到闭经期的老年妇女,所以可能和性内分泌障碍有关,可以试用雌激素治疗。

焦油黑变病(tar melanosis)

焦油黑变病往往是职业性皮肤病之一(见工业性皮肤病),是工人长期和沥青、煤焦油、石油产品等接触所致,长期吸入这类物质的挥发物也可发生焦油黑变病(图21-30)。面部、颏部及颈部两侧有黯紫褐色斑点,及前臂常有较轻的色素斑,有时夹杂着色素减少斑而呈网状,四肢伸面常有痤疮样毛囊性丘疹,有些患者有弥散广泛的色素沉着,但常局限于日晒部位,是由于光线敏感的缘故。长期和焦油类接触所发生的苔藓样中毒性黑皮炎(melanodermatitis toxica lichenoides)是发痒的网状色素斑、毛细血管扩张及黑色苔藓样毛囊性小丘疹。焦油黑变病患者可有疣状增殖的角化病,少数可以恶变。

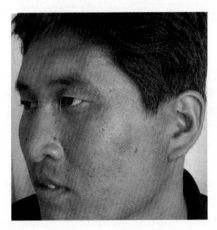

图21-30 焦油黑变病

摩擦后黑变病(friction melsnosis)

摩擦后黑变病又称为Kobner型黑皮病,是由于长期反复机械性刺激致局部皮肤色素沉着。

【症状】发病可能由于易感个体局部皮肤受到反复强力摩擦和压迫等机械性刺激所致。好发于体型消瘦女性，未见于肥胖者。色素沉着多局限于易受摩擦的骨隆起处。弥漫分布，淡褐至黯褐色斑，边界比较清楚，形状与局部骨隆起处皮肤形状大体一致，呈带状或斑片状。高出皮肤的皮疹处色素沉着明显，而毛囊口、皮沟等凹陷处无色素加深（图21-31）。

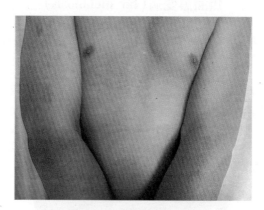

图 21-31　摩擦黑变病

【组织病理】组织病理主要表现在真皮，以色素失禁为特征，并可见较多嗜黑素细胞。附属器及血管周围有轻度炎细胞浸润。应与斑状皮肤淀粉样变鉴别，后者由点状色素性丘疹组成，组织病理示真皮乳头层有淀粉样蛋白沉积。

【治疗】治疗应停止摩擦刺激，使用柔软浴巾。

炎症后色素沉着（postinflammatory melanosis）

炎症后色素沉着指局部皮肤炎症消退时往往遗留色素减退斑而称炎症后白斑，但更常见的是色素沉着而称炎症后黑变病，嗜黑素细胞大量出现于真皮上部时常使皮肤呈青灰色。有时，炎症后白斑和炎症后黑变病同时存在。炎症后白斑可能是由于表皮细胞不能正常地接受黑素细胞所递给的黑色素，而炎症后黑变病被认为巯基因皮肤发炎而部分丧失的结果，在黑色素生成过程中，巯基有抑制酪氨酸氧化的作用，因而巯基的减少可引起色素沉着。

皮肤急性或慢性发炎都常暂时遗留色素沉着,紫外线的照射引起的色素沉着也可称为炎症后黑变病,此外,药物或其他化合物可使皮肤对光线敏感而有色素沉着,接触植物后日晒而致的植物性日光性皮炎也是特殊的炎症后黑变病。

眶周黑变病(periorbital melanosi)

眶周黑变病又称为眶周色素过度沉着(periorbital hyperpigmentation)。眼周围皮肤因黑色素较多而有色素沉着,两侧上下眼皮都被波及,而颜色的深浅及范围不定,严重时可扩展到眉区及附近的颊部,较轻时仅在青春期才发现下眼皮略黑。组织病理示真皮内黑色素增加。

本病和遗传有关,被认为常染色体显性遗传,但有人认为月经失调、恶病质、眼紧张或胆管疾病等可和本病有关。

特发性多发性斑状色素沉着症(melanosis macularis multiplex idiopathicum)

特发性多发性斑状色素沉着症,本病名称出现于日文文献,是多个圆形或椭圆形灰褐或黯褐色斑片,由豆粒到钱币大,边界清楚或不太清楚,不引起任何自觉症状(图 21-32、33)。本病原因不明,既无家族史,又无药物或皮肤炎症等病因可查。

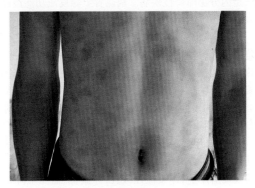

图 21-32 特发性多发性斑状色素沉着症

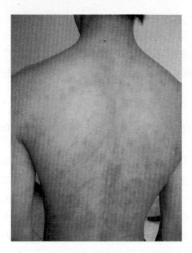

图 21-33　特发性多发性斑状色素沉着症

色素性玫瑰疹（roseola pigmentosa）皮肤先有红斑，10 天左右变成豆粒至蚕豆大小淡褐色或黑褐色色素沉着斑，主要发生于躯干和四肢近端，分布常与皮纹走向一致，病因也不明。与特发性多发性斑状色素沉着症区别是色素性玫瑰疹有红斑期。

艾迪生病（Addison's disease）

艾迪生病是内分泌障碍性疾病。两侧肾上腺皮质功能慢性减退而引起的全身症状，而皮肤及黏膜的色素沉着是最显著的临床表现。

【症状】全身皮肤有弥散的色素沉着，以面部尤其前额及眼眶等处及其他暴露部位最显著，边界不清楚，日晒后颜色加深。此外，肘部及膝部伸侧、腋窝、后背、臀部皱襞、掌跖等处皮纹及其他易受挤压或摩擦的部位都有较明显的色素沉着。乳晕、乳头、会阴及外生殖器等第二性征部位的色素变深，黑色素本已较多的皮肤病如陈旧性瘢痕、雀斑及色素痣的颜色也都更深。口腔、尿道口和阴道等处黏膜都有弥散成片或散步的色素斑点，大小不定，颜色深度也不定。甲周的皮肤常呈黯褐色。甲板可有条状纵行色素沉着。体毛尤其腋毛稀少或几乎不见。

患者衰弱及周身不适，体重往往减轻，体温低、血压下降、心悸眩晕，可有食欲缺乏、便秘、恶心及腹泻等胃肠功能障碍或有记忆力减退、思想不集中、抑郁、烦躁及失眠等精神症状,常有阳痿、闭经或月经不规则等性功能减退的表现。

【实验检查】血液中氯及钠离子较低而钾离子增加,尿素氮、肌酐及血红蛋白水平升高,24 小时尿液中 17-酮固醇及 17-羟固醇低于正常。

重金属沉着病(heavy metallic pigmentation)

重金属沉着病系指某些重金属化合物作为药品长期使用或因职业接触,重金属微粒沉积在真皮内而引起皮肤变色的疾病。常见的重金属有银、铋、金等。

银质沉着病(argyria)可由弱蛋白银、蛋白银或硝酸银长期滴眼引起,但这些眼药现已罕见。皮肤表现主要是面部及手背等暴露部位呈淡灰青或青紫色。口腔黏膜尤其牙龈常有弥散的色素沉着,结膜有青灰色斑点。甲可变青灰色。患处真皮内有散布的微小银粒,特别易见于皮脂腺及汗腺附近,但不沉积于细胞内。真皮乳头层及表皮基底层可见增多的黑色素。

铋质沉着病(bismuthia)发生于常用铋剂治疗的梅毒患者,现不多见。铋微粒沉积于牙龈边缘,引起线状青黑斑,称为铋线。

金质沉着病(chrysiasis,auriasis)是由于长期注射金制剂引起。面部及手背等处暴露部位皮肤污灰、灰褐色或灰紫色,日晒后更显著,严重时全身皮肤可呈黯灰色,牙龈常呈青灰色,长久不消。金剂由静脉注射而漏出血管时将引起附近皮肤呈青绿色。金剂微粒主要沉积于组织细胞及真皮浅部的血管壁内。基底层及真皮浅部都含有黑色素。

上述金属微粒沉积于真皮时,光线的散射可以使皮肤黏膜颜色有所变化。这些微粒可影响黑色素的代谢而促使黑色素增多。

文身(tattoo)

文身一般被人称为刺花,是在皮肤上人为地做出永不消退的字画,当做身体的一种装饰或某一种标记。

文身法是用刀尖或针尖在皮肤上挑刺成字画形态,揉擦某种不溶有色物的混悬液,使其经创口进入真皮,常用的有色物是能使皮肤呈蓝色的靛蓝,呈红色的辰砂,呈黑色的炭末,我国的黑墨或墨汁尤其常用,能使皮肤呈现青黑色字画(图 21-34)。这些不溶的固体微粒在真皮内引起异物反应,但组织细胞无法吞噬也不能移除它们,这些微粒就久远停驻在真皮内,使皮

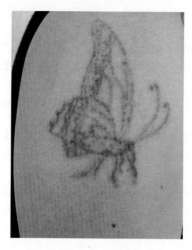

图21-34　文身

肤出现永不消失的有色字画。

　　少数患者挑刺后因有特殊体质而可发生瘢痕疙瘩，或是因挑刺用具未经消毒而发生化脓性皮肤病，偶然发生寻常疣或皮肤结核病。

粉粒色斑（*powder stains*）

　　粉粒色斑是因不溶粉粒经身体表面的伤口进入皮肤，使皮肤显出永不消失的有色斑点，例如，泥沙经由污秽的擦伤埋在皮肤内，放爆竹时火药微粒通过炸伤而进入皮肤，煤矿工人被碎石或煤块砸伤皮肤时煤末污染伤口，以后皮肤愈合时，就有明显的黑色或青黑色斑点，其他开矿工人及作战的指战员也可因炸伤而有粉粒色斑。

　　刺花及粉粒色斑的治疗效果常难使人满意，可以根据形状及范围，采取外科切除、电凝固术或化学腐蚀法。当泥沙、煤末、火药等细粒经伤口进入皮肤时，应该立即用刷子刷洗，把粉粒刷出。对于点状损害，可用小而尖的刮匙或刀尖把粉粒挖出，也可使用电凝固术或化学腐蚀剂。

　　磨削术及激光可酌情选用。磨削术常难完全擦去真皮内团体微粒，磨削后可用化学腐蚀药如硝酸银棒涂擦，以后结痂，2～3周后痂脱落时有淡红斑，数周后皮肤可恢复正常。激光治疗也有较好的疗效，目前多采用Q开关脉冲红宝石激光或Q开关紫翠玉激光，但需要多次治疗。

第二十二章　皮肤萎缩及皮下脂肪疾病

皮肤萎缩是指皮肤各层或部分组织减缩。皮下脂肪层有炎性细胞浸润时称为脂膜炎。皮下脂肪也可以萎缩,往往由于脂肪细胞缩小,或由于脂肪发生液化或浆液性变性,更常由于脂肪被纤维组织代替。

萎缩性慢性肢端皮炎(acrodermatitis chronica atrophicans)

萎缩性慢性肢端皮炎,是不断发展的慢性皮炎,主要发生于四肢远端尤其伸侧,先有青红色肿块,逐渐增多、扩大、融合,以后皮肤萎缩,皮下血管往往明显易见。

【症状】最早皮损是无痛的柔软水肿的青红色肿块或皮下结节,开始多发生于手、足背部、踝部、小腿伸侧或臂部,常见于肘、膝、腕,不侵犯掌跖部及四肢屈侧,皮肤也可有紫红色柔软浸润及肥厚。皮损的大小及数目不定,边界也不清楚,由肢端渐渐向心性蔓延和扩大,以后互相融合成弥漫的损害,不引起任何自觉症状,或是只有微痒。有的患者有粉红色坚实的皮损,排列成带状,由一个手指背侧伸延到肘弯,也可发生于小腿前侧,表面平滑而有光泽,边界清楚,以后萎缩。

病情缓慢发展。若干年月以后,患处皮肤变成红色、青红、暗红或褐红色,越近肢端色泽越深,并且萎缩变薄,继而发生薄皱纹纸般的

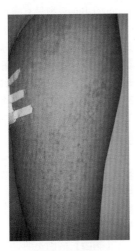

图 22-1　萎缩性慢性肢端皮炎

皱纹,或似腊纸似地半透明,皮肤的浅静脉明显易见(图22-1)。

【病因】是一种螺旋体病,有的患者有蜱叮咬的历史,因而有人认为是蜱所传播的螺旋体性疾病,认为病原是伯格多费尔—包柔氏螺旋体(Borrilia burgdorferi),虽和迁移慢性红斑的临床表现不同,但可能是同一疾病的晚期表现。

【组织病理】炎症期无特异性改变,萎缩期有诊断意义。表皮角化过度,棘细胞层萎缩。真皮浅层有带状浸润,由很薄的结缔组织和表皮分开。真皮水肿,胶原纤维束萎缩而使真皮变薄,皮脂腺及毛囊萎缩或不见,皮下组织也萎缩。晚期时,萎缩更加明显,而炎性浸润减少或消失。

【治疗】青霉素早期治疗有效,应连续注射10~14天,而萎缩性皮损不能恢复。早期局部氦氖激光照射有一定效果。

斑状特发性皮肤萎缩(atrophia cutis idiopathica maculosa)

斑状特发性皮肤萎缩,有两种表现:约达松(Jadassohn)型又称红斑性皮肤松弛症(anetoderma erythematosis),皮肤有淡红斑及萎缩,由于失去弹性而松弛,皮下脂肪向上顶而使皮肤表面隆起成瘤状;许温林格-布兹(Schweninger-Buzzi)型只有瘤状隆起而无红斑。

【症状】女性多见,初起皮损是一个或多个指甲到钱币大或更大的淡红斑,呈圆形、卵圆形或不规则形,边界清楚,表面光滑,逐渐增大。数周或数月后,患处皮肤渐渐光滑,干燥,发亮,有微细的皱纹,可变淡黄或淡紫红色,皮损中央颜色变淡,而边缘颜色往往较红而呈环状,表面略微凹陷(图33-3),但常略微隆起,柔软而易压缩,不压时则又鼓起而像腹疝(图22-2、3)。损害往往对称发生于背部、腰腹部、肩部及四肢伸面,长期不变,也不引起任何自觉症状。

另一种表现亦女性多见,是多个瘤状柔软损害,不发红,无炎症反应。初起时为正常肤色丘疹,以后渐变苍白色或淡褐色,指压时象腹疝似地可被压缩,放开手指则又鼓起。部分皮疹可以逐渐消平而略微凹陷,像是萎缩性瘢痕。别处可以陆续发生新损害,病程往往很久。好发于躯干和上肢近端伸侧,一般对称分布。

【病因】病因不明,可能由于弹力纤维有先天性缺陷,也可和自身免疫现象、外伤、神经营养、系统功能失调或内分泌障碍以及病灶感染等因素有关。可见于抗磷脂综合征和HIV/AIDS。

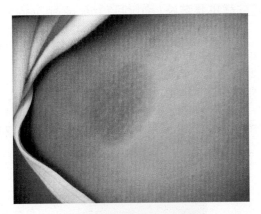

图 22-2　斑状特发性皮肤萎缩

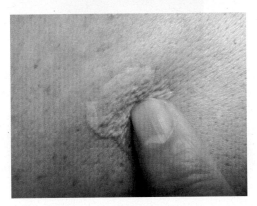

图 22-3　斑状特发性皮肤萎缩

【组织病理】　主要变化是表皮及真皮萎缩。最关键的是真皮弹力纤维的破坏,表现为弹力纤维断裂、破碎、减少,甚至消失,胶原纤维变性,脂肪组织使上方松弛的皮肤组织隆起而呈腹疝状。

【治疗】　目前尚无疗法。早期炎症阶段可试用青霉素,有病灶感染时要移除,有内分泌紊乱时要纠正。

皮肤痘疮样斑状萎缩(atrophia maculosa varioliformis cutis)

本病病因不明,部分有家族史,症状始于儿童期,多在 2～3 岁时发病。皮损好发于面部、躯干和四肢,但四肢末端皮肤不会出现损害。皮损为凹点状,呈圆形、卵圆形或不规则的虫蚀状皮肤萎缩,往往是多发呈片状,但孤立存在、不融合,大部分皮损为正常肤色,少数呈淡褐色(图22-4)。皮损随年龄增长而增多,达到一定程度后停止发展。一些病例组织病理有弹力纤维损害。

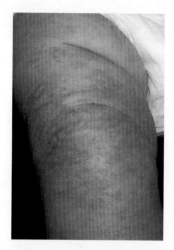

图 22-4 皮肤痘疮样斑状萎缩

虫蚀状皮肤萎缩(atrophidermia vermiculata)

本病表现为很多微小的萎缩性凹窝,对称地发生于面部而成网状。

【症状】皮损是无数虫蚀状萎缩性凹窝,每个凹窝的大小和针头或绿豆差不多,对称发生于面部尤其密集于颧颊部,往往像筛孔或蜂窝一样地繁密(图22-5)。有时,在小凹窝的边缘可以发现少数黑头粉刺及粟丘疹样损害。患处皮肤不如正常的柔软,可有颜色不均匀及边界不明显的红斑。

【病因】本病原因不明,通常在幼年时期开始发生,有的患者有家族

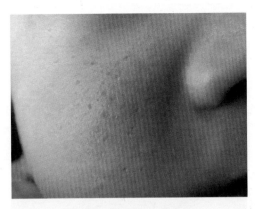

图 22-5　虫蚀状皮肤萎缩

史。这种皮肤萎缩可能是先天性毛囊营养不良的疾病,导致毛囊、皮脂腺及周围角化异常。

【组织病理】 表皮轻微萎缩,表皮突很少或消失。真皮内毛细管扩张,血管壁水肿,血管周围有淋巴细胞浸润,有的胶原纤维发生嗜碱性变性,毛囊往往扩大,而皮脂腺稀少,有时,毛囊内有微小的角质脓肿。弹力纤维往往破碎不全。

【治疗】 无特效疗法。针对毛囊角栓,可口服或外用维 A 酸类药物。针对萎缩,可采用点阵激光术等,但不能改善毛囊角化。

毛囊性皮肤萎缩(follicular atrophoderma)

本病可见成片皮肤没有毳毛,几乎所有毛囊孔都扩大,成为无数的凹陷小坑,宽约 1mm 左右,因而呈虫蚀状(图 22-6),多数幼年期发病,主要发生于手部、上肢、小腿伸侧及颊部,而皮脂腺及毛囊孔附近的皮肤正常。

患者常有某些其他先天性缺陷。有的有多毛病或毛发稀疏,或有限局性多汗症。有的伴发钙化性软骨营养不良、身体矮小及智力低下。有的伴有先天性点状软骨发育不良。青春期后容易并发基底细胞癌。

本病被认为常染色体显性或隐性遗传的疾病,是某些遗传性综合征的组成部分。

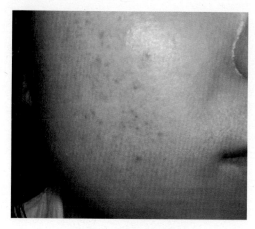

图 22-6 毛囊性皮肤萎缩

面部偏侧萎缩(hemiatrophia facialis)

面部偏侧萎缩又称罗姆伯格(Romberg)病。面部一侧发生进行性萎缩,患处皮肤、皮下组织及肌肉甚至于软骨及骨都可萎缩而使面部一侧扭曲性陷凹和瘦削。而肌肉功能一般不受影响。皮损发生于面部两侧的很少见。

面部一侧的眼眶、口角、鼻、颧部或别处先发生萎缩,逐渐或迅速扩大到一定程度后停止发展,或是整个面部半边萎缩。面部畸形可以波及耳、龈、舌或咽喉。

皮肤变薄并呈暗灰色,下方血管往往清晰易见。如果血管显著萎缩,皮肤可呈苍白色,头皮受侵时头发可稀疏或脱光。有些患者患处皮肤及毛发的色素脱失,有的伴有硬皮病。患者没有自觉症状,有的在开始萎缩前或正在萎缩时神经痛。

半边面部完全或部分萎缩,往往自然出现于出生后不久或儿童时期,有的到成人时才发生,病因不明,可能是遗传性疾病,但仅少数患者有家族史。皮损发生于面部的一侧,似乎和神经分布有关,少数患者有智力迟钝或颈交感神经麻痹的霍纳(Horner)综合征或其他脑表现而象神经因素。外伤、感染病灶或内分泌功能失调也是可疑的因素。

进行性特发性皮肤萎缩(progressive idiopathica atrophia)

进行性特发性皮肤萎缩。本病虽和硬斑病相似,但被认为一个独立疾病。

【症状】先萎缩,后硬化是其特点。发病初期,皮疹是一个或多个萎缩性损害,呈圆形、卵圆形或不规则形,直径由数厘米到 10～20cm 或更大,略微凹陷而低于皮肤平面,边界清楚,表面光滑,呈淡褐色,不引起任何自觉症状。

部分皮疹不硬,但时日已久的皮疹中央可略发硬,而硬斑病的皮肤先明显变硬,以后萎缩。皮疹最常见于青年人尤其青年妇女的躯干,特别常见于背部。经过数月或数年后自然停止发展。

【病因】病因不明,外伤,感染,神经因素等是其诱因。

【组织病理】无特征性变化。表皮及真皮轻度变薄,胶原纤维略变粗,真皮浅层的血管附近有轻度的细胞浸润。晚期损害的真皮深层胶原纤维往往紧密,可以呈现纤维蛋白样变性。皮下组织正常。

【治疗】无特效治疗方法。可局部行氦氖激光照射或物理治疗。

局部全层萎缩(local panatrophy)

局部皮肤发生萎缩性变化,皮下脂肪部分地或完全地消失,下方的肌肉组织可以萎缩,下方的骨骼也可以发育不良而显著凹陷。损害的数目、大小及形态都不定,可以发生于背部、臀部或四肢等处,多半出现于 20～40 岁的妇女。在数月内停止发展而不变。有的患者萎缩皮肤较坚实而像硬斑病,可称为硬化性全层萎缩(sclerotic panatrophy)。

神经炎性皮肤萎缩(atrophoderma neuriticum)

神经炎性皮肤萎缩又称光泽皮肤(glossy skin),是一种神经营养性变化。

由于神经性损伤,四肢尤其手指有营养及血液循环不良的表现。手指皮肤变薄,光滑无毛,几乎没有皮纹,光泽红润,或是像冻疮。患处往往疼痛,在情绪激动时则更痛,疼痛常由手指传散到前臂或上臂。皮肤往往干燥,但有的患者显著多汗。有时患处发生水疱或大疱,甚至于有溃疡形成。指甲往往向纵横方向屈曲,有营养不良性变化。患者常可自然痊愈。

神经受伤、外伤性神经炎、麻风、痛风、脊髓空洞症及瘫痪都能引起皮肤萎缩。本病往往继发于炎性疾病如神经梅毒、麻风,也可继发于类肉瘤、结节性黄瘤或其他皮肤病。

先天性角化不良(dyskeratosis congenital)

先天性角化不良往往在幼儿时期发生或出生时就有,通常只发生于男孩,被认为性联隐性遗传性疾病,但目前也发现常染色体显性遗传和常染色体隐性遗传的方式。

网状色素沉着较广泛,可以散布全身,但常显著地发生于暴露部位,也可出现于眼及口腔黏膜,在网状色素斑之间,可以夹杂着色素脱失斑。此外,皮肤干燥萎缩,毛细血管扩张,有皮肤异色症的表现。指(趾)甲萎缩畸形,甚至于没有甲板,舌及口腔黏膜白斑、肛门、直肠、女阴等黏膜也可发生黏膜白斑而可恶变,或是增厚发白的白色角化病。

其他先天性异常往往同时存在。例如,眼睑外翻,睫毛不见,掌跖角化,手、足、肘、膝等易受外伤部位容易发生水疱、大疱及萎缩,牙齿及骨骼发育不好,毛发稀少,手足发绀,掌跖多汗,畏光,等。有的患者智力迟钝,或是有脾脏肿大等内脏变化,骨髓功能可不正常。

患者容易并发恶性肿瘤,特别是口腔黏膜的损害往往发展成鳞癌。

先天性皮肤异色病(poikiloderma congenitale)

先天性皮肤异色病,在出生时,皮肤一般正常,经3~6个月或1~2年后发生,多见于女性。初起时,颊部、臀部等隆起部位的皮肤往往先出现轻度红肿或红斑,毛细管扩张而构成网状,逐渐扩展。颊部皮损可以扩展到眉部、额部及耳朵附近,臀部皮损可以扩展到下肢外侧,其他部位也可有皮损。除了网状毛细管扩张外,还有轻度萎缩及色素沉着混杂在一起,和血管性萎缩性皮肤异色病十分相似。有的对光线敏感,日晒可使皮损加重,严重时可发生大疱。到了幼儿时期,皮损可渐减轻,持续终生。

智力发育往往正常,而多数患者的发育迟缓、身材矮小。毛发细弱而稀少,甚至于没有,有的有白发,皮肤异色病样皮损处没有毳毛,眉毛、睑毛、腋毛及阴毛都可稀少或不生长。甲正常或甲营养不良而变小,牙齿正常或较小,40%患者在4~7岁时就有白内障。有的到少年时期,暴露部位发生疣状角化性损害,角化处或其附近的萎缩皮肤可发展鳞状细胞癌。

患者可有其他先天性疾病,有的有卟啉症、氨基酸尿等代谢异常。其他先天性异常如软骨钙化、颌骨发育不良等骨骼畸形等可以同时存在。

本病持久不变,无法治疗。患者应该尽量避免日晒,对年龄较大者要警惕恶性肿瘤的发生。

成人早老症(adult progeria)

成人早老症,属常染色体隐性遗传。大多数症状在中年时期才出现,患者显著衰老,存在蛋白质合成先天性缺陷。累及皮肤、脂肪组织、肌肉、骨骼、血管系统和代谢异常。皮肤呈弥漫的暗灰色或淡黑色,变薄发紧而像硬皮病,也有皮肤异色病的表现,皮下脂肪及肌肉都萎缩,踝部、跟腱、足底等处皮肤往往过度角化,小腿及肢端容易发生溃疡,四肢骨骼可以萎缩而成纺锤形。患者身材矮小,有脱发、白发等衰老的形貌,毛发、指甲及牙齿往往发育不良,性腺功能低下,性器官发育不良,发声尖亢,常有血管硬化及钙化、骨质疏松、糖尿病或白内障。

治疗上以对症处理为主。患者往往不到50岁时死于恶性肿瘤或血管性意外。

儿童早老症(progeria)

儿童早老症出现于婴儿,出生正常,1岁以后不能正常发育而有衰老表现,累及皮肤、骨骼、关节及心血管系统。在2~3岁时,出现各种特征性表现,体重增加很少,皮下脂肪减少而渐呈老年外貌,而身高正常或比一般正常儿童矮些,智力发育也正常。头发往往脱光而只残留少许白色细发,眉发及睫毛也常脱失。皮肤干燥萎缩,有皱纹及斑驳的色素沉着,在暴露部位最显著,皮下静脉清晰可见。

指(趾)甲萎缩变脆,也可正常。下腹部及股上方等处可有硬斑病样皮损。骨骼脆弱,在幼儿时期就易骨折,关节周围纤维变性而可限制关节活动,牙齿生长迟缓额骨可显著隆起。患者还可有其他先天性异常,如厄勒斯—但罗斯(Ehlers-Danlos)综合征及眼小等眼缺陷等。

患儿常因动脉硬化,往往在幼少年时期因脑血管意外或冠心病而死亡。

先天性外胚层发育不良(congenital ectodermal dysplasia)

由于外胚层的发育缺陷,皮肤及毛发等发育不良,可分为无汗性及有汗性两型。

1. 无汗性外胚层发育不良　汗腺发育不良或是完全不发育,腋部顶泌汗腺的发育也可不良,但可正常。因此,患者不能耐热,当天气酷热或环境温度较高时,全身因为无汗而不适,在运动时特别容易倦乏,天热剧烈运动、过热饮食、轻微感染或服用甲状腺片都可使体温上升。婴儿期或儿童期常表现为原因不明的发热。皮脂腺很少并缩小,皮脂腺细胞不太成熟,甚至于不能见到。唾液腺及泪腺的分泌减少而引起口干及眼干。呼吸道及胃肠道的黏液腺发育也不良而易引起呼吸及吞咽困难,并可有口炎及腹泻,鼻黏膜干燥而可引起鼻炎,有的甚至于失去嗅觉及味觉。携带基因的女性可有部分汗腺发育不良的现象。

牙齿有先天性缺陷。乳牙及第三磨牙可以不长,或是门牙、犬牙或前磨牙呈圆锥形,牙龈可以萎缩。毛发稀疏、干燥、柔细及短小,或是完全没有。眉毛很少或不见,胡须、腋毛及阴毛都稀少或不长,毳毛也常没有(图 22-7)。皮肤柔软干燥而光滑,可有皱纹而像老人皮肤。半数患者的甲板脆而薄,可有沟嵴。有的患者耳朵肥大,嘴唇肥厚外翻,鼻梁凹陷成鞍鼻,额部及颏部往往隆起,身心发育正常或略差些。

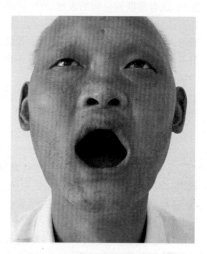

图 22-7 先天性外胚层发育不良

2. 有汗性外胚层发育不良 汗腺分泌及牙齿发育都正常,而甲及毛发有缺陷。甲营养不良的表现是甲生长缓慢,甲板厚变色并有沟纹或是甲板脆等。甲游离缘的皮肤增厚,甲沟容易感染而可损伤甲母质。

头发柔细稀少,也很脆弱,甚至于完全脱落,而婴儿时期的头发可以正常。眉毛稀少或脱光,特别是眉毛外侧部分往往不见。睫毛短小稀少,阴毛及腋毛很少或不长,毳毛也可没有。

手指、肘部及膝部关节背侧的皮肤肥厚、色素增加。掌跖有弥漫的过度角化,可以扩展到手足边缘或背侧,容易有裂口。身心发育正常或是比正常人略差。

有的患者伴发其他先天先天异常如耳聋、多指、并指等症。

先天性皮肤成形不全(aplasia cutis congenita)

在胚胎发育过程中,头皮的中线处或其附近的上皮层下方起一个大疱,该处皮肤及皮下组织不能发育。在患者出生时,即可发现头皮中线处有钱币大的一块无皮区,只有光滑的一层透明薄薄,2 天内即可溃破,迅速长出肉芽组织,在短期内即可愈合并遗留瘢痕,皮肤附属器消失(图22-8)。

约80%的患者只有一个皮肤损害出现于颅皮中线附近,极少侵入颅内。少数患者的损害也可以发生于别处,最常发生于下肢,偶尔发生于躯干(图22-9)、上肢及面部,几乎都是多个,一般对称,范围也常较大,但也较易愈合,愈合处可凹陷而成沟形。这些发生于颅皮以外部位的多发性损害在出生时往往就要愈合,或是处于大疱、膜状覆盖物、溃破、结痂或瘢痕形成的不同阶段。

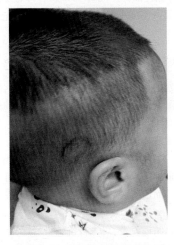 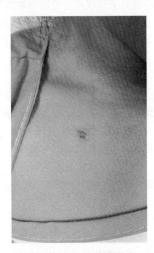

图22-8　先天性皮肤成形不全　　图22-9　先天性皮肤成形不全

本病似由于常染色体显性遗传,但常不能证实每代都有患者,可能由于遗传性不完全或轻型病例易被忽略的缘故。此外,有人认为本病的发生可由于妊娠妇女的营养不良、内分泌率紊乱、化学性因素如药物、物理性刺激或中毒性因素,这些因素可引起胚胎或胎儿的皮肤不能正常发育。

本病在短期内自然痊愈,不需进行植皮术,但注意保护患处及防止继发性感染。

局灶性真皮发育不全(focal dermal hypoplasia)

本病又称高尔兹(Goltz)综合征。由外胚叶及中胚叶发育的结构特别是皮肤、骨骼、牙齿、毛发和甲发生先天性缺陷,一般发生于女孩,可能由于性联显性遗传而使男胎不能存活,也可能由于常染色体显性遗传但有性别限制。

皮损常出生就有，是成片的褐色萎缩斑，边界清楚，可呈线形或匐行状，沿 Blaschko 线分布，常伴有毛细血管扩张，最易出现于臀部、腋窝或股部等处。部分患者口、肛门、阴道附近的真皮缺少，皮下脂肪因而鼓起，成为疝状皮下软物，这些淡黄色软结节常作线状排列。有些患者的口部、肛门及阴道等孔口的附近有些不大的乳头瘤性突起，进行性发展。

骨损害有并指、少指、缺指、脊柱侧凹或脊柱裂等骨畸形，X 线检查长骨干骺端的条纹状改变及耻骨联合变宽，有特征性。同时 40% 患者可有牙齿发育不良及畸形，毛发稀少或缺如，眼部可出现小眼或一侧眼不发育等先天异常，可有缺甲或甲营养不良的表现。

先天性瘘管（congenital fistulas）

由于发育的缺陷，胚胎原基的鳃裂未能合拢，因而皮肤上出现瘘孔，其中常见的是两侧耳朵前方的耳瘘，面部两侧近耳处各有一个深浅不定的瘘管，最深的可以能入中耳或鼻咽。有的患者耳瘘瘘孔已经闭合而成囊肿，或是发生肉芽肿状结节而类似皮肤瘰疬或表皮囊肿。多见于男性。

鼻部可以发生较小的瘘管，瘘孔很小，往往只有针头大。下唇近中线的一侧可以有个瘘管，深约 5~25mm。颈部中线可有舌骨囊肿。脐窝处可有瘘孔。肛门周围的先天性瘘窦往往闭合而成囊肿。骶部或会阴部都可发生囊肿或瘘管。

瘘管或瘘窦往往因继发性感染而化脓或发炎，可先行抗感染治疗，切开引流，炎症消退后可行手术切除。

自发性断趾（指）病（dactylolysis spontanea）

本病又称阿洪病（Ainhum），是热带地区的一种地方病。主要发生于非洲尤其西非的男性黑人，也可出现于苏丹、阿尔及利亚、埃及以及巴西等地的居民。

本病发生于足趾尤其小趾，有时发生于手指。初起时，往往在小趾第一趾间关节处的屈侧有一横沟，是由于真皮有环状纤维变性。以后，横沟变深并向两侧发展，终于沟端相接成一圈环形凹沟，像被细绳捆勒所成，环形凹沟前方趾部肿胀柔软，可以疼痛及溃烂发臭。病程缓慢，环形沟愈陷愈深，终于趾（指）头在几年之间（约 5~10 年）自然截断，一般在趾间关节截断。

本病病因不明，被认为一种先天性异常，小趾血供受损，也可能和慢性外伤及赤脚走路等因素有关。

病情严重时可施行截肢术。有人用倍他美松混悬液作损害内注射。

指(趾)部环形收缩(annular contraction of digits)

本病像早期的自发性趾(指)断病,可以称为假阿洪病(pseudoainhum)。

指(趾)环形收缩与某些先天性或非先天性疾病有关。伴发的先天性疾病有先天性掌跖角化病、进行性掌跖角化病(线形角化病)、毛发红糠疹、先天性厚甲或先天性外胚层发育不良。非先天性疾病有自发性断趾(指)病、麻风、螺旋体所致疾病、钩虫病、硬皮病、雷诺病、脊髓空洞症、麦角中毒或脊髓肿瘤等病。

残毁性先天角化病(keratoma hereditaria multilans)患者从幼年起有家族性掌跖角化病,手足背侧有海星状角化病,肘、膝部有线状角化病,在几十岁时开始有指(趾)部环形收缩,有的伴有听觉丧失或假斑秃型脱发。

结节性发热性非化脓性脂膜炎(nodular febrile non-suppurative panniculitis)

结节性发热性非化脓性脂膜炎又称回归发热性结节性非化脓性脂膜炎(relapsing febrile nodular non-suppurative panniculitis)。患者屡次发热及倦怠无力,伴有炎症性皮下结节。

【症状】损害是数目不定的皮下结节,发生于四肢,尤其多见于下肢及股部,亦发生于躯干,往往成批出现。结节坚实,直径约一到数厘米,可在皮下推动或与皮肤粘连,结节上方的皮肤呈红色、淡红、淡褐或紫红色,或是完全不正常(图22-10、11)。

结节性损害不化脓或溃破,但可有压痛,往往逐渐变大及增多,相邻的可互相融合而成肿块,可使上方的皮肤表面轻微隆起。结节经过数日或数周以后往往开始消退,终于完全消失,皮肤恢复正常,但有些患者的患处脂肪萎缩,可使上方的皮肤轻微凹陷而成碟状。

结节出现时,患者发热及不适,有的

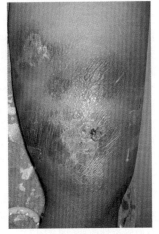

图 22-10　结节性非化脓性脂膜炎

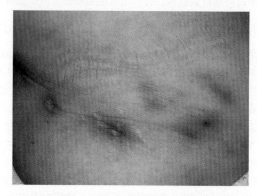

图 22-11 结节性非化脓性脂膜炎

在结节出现前数天或 1~2 个月开始不适及发热,呈弛张热,可持续 1~2
周。结节消退后,经过数周或数月后常复发,但终于痊愈。

液化性脂膜炎(liquefying panniculitis)是结节性脂膜炎的一亚型,较易
侵犯股部及下腹部。结节液化而有淡黄色油样液体,上方皮肤可以坏死而
有黄色样液体排出,局部皮肤可凹陷,以后愈合而遗留瘢痕,常有轻微的色
素沉着。

系统性韦伯—克里斯钦病(systemic Weber-Christian disease)又称系统
性结节性脂膜炎(systemic nodular panniculitis),预后严重,除有皮下结节外,
关节疼痛,腹部不适,体重减轻,常有贫血,偶有肝大、肠穿孔或心肌炎等,内
脏严重受损时可以致命。

【病因】 患者多半是 20~60 岁的成年妇女,有的伴有其他疾病如糖尿
病、胰腺疾病、系统性红斑狼疮等。病因不明,有人认为本病是皮下的血管
炎继发脂肪细胞的坏死,或是对自身脂肪组织所发生的一种自身免疫性
反应。

【组织病理】 本病组织病理是小叶性脂膜炎。有人把组织变化分为
三期。

第一期(急性炎症期):脂肪细胞间有急性炎性细胞浸润,包括嗜中性
粒细胞、淋巴细胞及组织细胞,而皮下组织的纤维间隔中浸润很少,但部分
有血管炎性改变(图 22-12)。

第二期(巨噬细胞期):此期病理变化具有诊断价值。大量组织细胞吞
噬变性脂肪细胞的脂肪,可成为较大的单核或多核泡沫细胞,部分的脂肪细

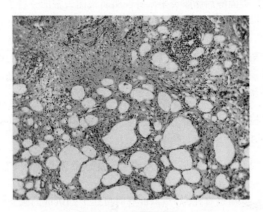

图 22-12   脂膜炎病理

胞可被泡沫细胞所代替。此外,有少数淋巴细胞、浆细胞及嗜中性粒细胞,也可有异物巨细胞。

第三期(纤维变性期):泡沫细胞显著减少而被大量成纤维细胞所代替而纤维化。在液化性脂膜炎则是泡沫细胞液化。第二期及第三期组织变化往往混合存在。

【鉴别】 常需和本病鉴别的有结节性红斑、硬红斑、结节性血管炎、皮肤纤维瘤、网膜炎及腹膜炎、类肉瘤及皮下肉芽肿性疾病。

【治疗】 有的病灶感染等可能致病的因素时应适当处理如应用抗生素等。沙利度胺、氨苯砜、水杨酸盐及碘化钾都被人应用。严重的急性患者可服泼尼松 60~80mg/d,以后酌情减量及停药。

类固醇后脂膜炎(poststeroid panniculitis)

类固醇后脂膜炎,不多见,通常发生于大量应用糖皮质激素类药物的患者,尤其是儿童,泼尼松总量往往超过 2g。皮损多半于停药后数天或数周内出现,也可在减量时发生。

【症状】 皮损是坚韧的皮下结节,界限清楚,直径约 0.5~4.0cm,触压时疼痛,可在皮下自由推动,表面皮肤正常或淡红色,可有瘙痒症状,往往对称发生于用激素后脂肪沉积最多的部位,颊部、躯干、臀部以及四肢等处多见。经过 2~3 个月后,往往自然消退,不遗留萎缩及瘢痕,但可有暂时的色素沉着。在发生结节时,有的患者轻度发热及关节疼痛。

【病因】类固醇后脂膜炎是全身性脂肪代谢失常的一种表现。皮下硬结内有油状物,是糖皮质激素暂时干扰脂肪细胞中的脂酶而使细胞变性所致。

【组织病理】皮下组织内,脂肪细胞之间有炎性细胞浸润,在早期时有嗜中性粒细胞及单核细胞,以后有泡沫细胞、组织细胞、淋巴细胞及异物巨细胞。脂肪细胞有针形裂隙。

亚急性结节性游走性脂膜炎(subacute nodular migratory panniculitis)

亚急性结节性游走性脂膜炎可能与病灶感染有关,而和结节性红斑近似,目前被认为是结节性红斑的一个亚型。

【症状】皮损是直径为1~3cm有时可达5~10cm的独立结节(图22-13),常发生于小腿前侧或两侧,无疼痛或轻微疼痛,以后逐渐扩大而成扁平斑块,直径可达10~20cm,往往中央苍白而边缘鲜红,以后逐渐消退而遗留色素沉着,而别处可有新损害出现,整个病程一般为2个月到3年左右。

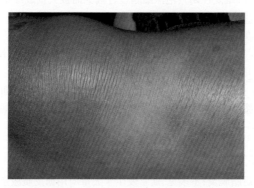

图22-13 亚急性结节性游走性脂膜炎

【病因】病因不明。患者多半为妇女,发病年龄较大,常有扁桃体炎、上呼吸道感染、关节炎等感染灶。红细胞沉降率加快,抗链球菌素的滴定度增高,血液中有类风湿因子。

【症状病理】病理变化为间隔性脂膜炎,脂肪小叶的间隔中毛细血管增生,胶原纤维间可有组织细胞、异物巨细胞及淋巴细胞浸润,也有纤维蛋白样变性,而炎症反应轻微。

皮下脂肪肉芽肿病(lipogranulomatosis subcutanea)

皮下脂肪肉芽肿病,多半发生于儿童的下肢尤其是小腿部位,一般是几个或十几个坚韧的皮下结节。

【症状】球形皮下结节可以融合成硬块,直径由数厘米到 10～15cm 以上,往往对称,可以发生于躯干、臀部、四肢等部位,但最常见于下肢,损害坚实或有韧性,结节上方的皮肤充血或正常,有轻度的压痛。病程一般为半年至一年,少数病例可以持续数年,损害往往一个个地出现,而患者没有全身症状。

【组织病理】类似结节性非化脓性脂膜炎,为脂肪小叶型炎症。在早期急性炎症阶段,血管扩张,脂肪细胞有灶性坏死,嗜中性粒细胞不少;以后,很多的组织细胞吞噬坏死脂肪而有泡沫状细胞浆。最后脂肪小叶萎缩及纤维组织增生。

【鉴别诊断】皮下脂肪肉芽肿病要和硬红斑、结节性红斑及结节性血管炎鉴别,更须和结节性非化脓性脂膜炎区别:结节性非化脓性脂膜炎多半发生于成人,有发热等全身症状,结节往往成批出现,但组织变化基本相同,因而有人认为本病是结节性非化脓性脂膜炎的特型。

油物肉芽肿(oil granuloma)

本病是油脂物质注射入皮肤组织内所引起的异物肉芽肿(foreign body granuloma)又称硬化性脂肪肉芽肿(sclerosing lipogranuloma)。常由于注射矿物油尤其液体石蜡及软石蜡以填补鼻梁陷塌、面部凹陷或妇女乳房扁平等缺陷所引起,皮下注射大量硅胶、樟脑油、鱼肝油、花生油、杏仁油或橄榄油等油类物质或油剂药物也能引起油物肉芽肿。注射这类物质后,经过数十天、数月、1～2 年甚至多年以后,局部发生无痛的坚实结节或斑块,差不多永不消退,结节或斑块和附近组织粘连,上方的皮肤正常或是呈显暗红色或褐红色,附近可以轻度水肿。

组织病理变化是异物肉芽肿性反应及小叶脂膜炎。皮下组织内先有淋巴细胞、组织细胞、异物巨细胞及成纤维细胞浸润,以后,浸润减少,而纤维组织大量形成。矿物类在组织内成为大小不等的圆腔,有的组织细胞吞噬矿物而成泡沫细胞;动物油脂往往引起结核样肉芽肿,而植物类常引起炎症变化及噬脂性肉芽肿。

组织细胞吞噬性脂膜炎(histiocytic cytophagic panniculitis)

本病反复发热,有皮下脂膜炎,后期出现瘀斑,可侵犯口腔、阴道等形成溃疡,肝肾功能损害,浆膜炎和出血倾向等,组织病理变化为小叶性脂膜炎,有"豆袋状细胞",为组织细胞增生并吞噬红细胞、白细胞、血小板等形成,可与结节性发热性非化脓性脂膜炎鉴别。

嗜酸性脂膜炎(eosinophilic panniculitis)

是一组具有炎症性或免疫反应性的脂膜炎。多数有原发病如血管炎、特应性皮炎或恶性肿瘤。皮损有结节、斑块,亦可出现紫癜、风团样丘疹或脓疱。皮疹可反复发作,病程缓慢,但有自限性。本病为病理性诊断。脂膜中为大量嗜酸性粒细胞。

狼疮性脂膜炎(lupus panniculitis)

又称深在性红斑狼疮,大多为中年女性,表现为深部皮下结节或红斑,一个或多个,表面皮肤正常色或淡红色,或为典型盘状红斑狼疮皮损(图22-14)。结节可融合成斑块,有的结节可吸收,表面凹陷或坏死,溃疡,遗留萎缩性瘢痕。直接免疫荧光显示脂肪小叶间隔内有免疫球蛋白沉积。

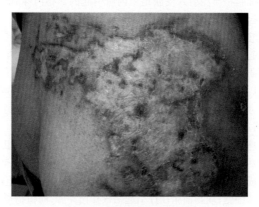

图 22-14 狼疮性脂膜炎

硬化性脂膜炎(sclerosing panniculitis)

本病好发于小腿部,常伴有小腿静脉功能不全和小腿溃疡。由于慢性复发性炎症、长期静脉内压生高,组织缺氧血管壁通透性增高,纤维蛋白原等大分子物质漏出血管外,纤溶活性降低所致。早期皮肤有红斑、肿胀、疼痛不适,以后出现硬性斑块,类似结节性红斑和持久性蜂窝织炎。最后局部皮肤呈木板样硬化、萎缩、有色素沉着(图 22-15)。

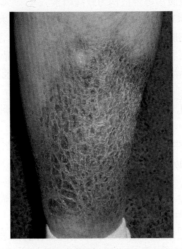

图 22-15 硬化性脂膜炎

新生儿硬化病(sclerema neonatorum)

新生儿硬化病是新生儿的皮下脂肪凝固而发硬,皮肤冷硬如蜡,患者容易死亡。大多数病例(71.1%)在产后 4 天内发病,多半发生于寒冷月份,常合并其他疾病。

【症状】患者多半为早产及营养不良的新生儿,在出生时或出生后数天或数周内,皮下组织坚硬,往往对称发生于臀部、上肢、肩部、小腿后侧及颊部,严重时在数日以内蔓延至全身各处,而手掌、足底及阴囊不受影响。

患处皮肤干燥坚实,用手指挤捏时像是触及半冻的组织,不能捏起,指压无凹陷。皮肤颜色发青,温度降低,有时为黄白色或蜡般颜色。由于组织僵硬,患部运动很受限制,面部及颌部往往发硬而难吸奶,甚至于不能张口,肩部等处也往往不能移动,少数病例累及内脏脂肪。

体温低于正常,脉搏变慢,呼吸也缓慢,同时可发生腹泻,偶有发生黄疸,以后渐渐衰弱,多半于数日内死亡。

【病因】 新生儿硬化病的病因还不十分明了,与脂肪的代谢障碍有关。新生儿皮下脂肪的化学成分和成人不同,不饱和脂肪酸含量较成人少。阴囊没有脂肪,掌跖部脂肪中脂肪酸含量较高,所以阴囊及掌跖部不发生损害。由于患者多半为早产及营养不良的新生儿,大多发生于寒冷的冬季,所以寒冷、营养不足及腹泻等皆被认为致病因素。

【组织病理】 病理改变是小叶脂膜炎。可以看到大小不等、形状不同的脂肪细胞,有的细胞坏死,没有清晰的轮廓。脂肪内含有钙盐、磷酸盐及胆固醇,可有钙盐沉着。脂肪细胞内放射状排列的结晶是脂肪酸结晶。浸润是肉芽肿性,包括淋巴细胞、组织细胞、异物巨细胞及成纤维细胞。脂肪小叶间隔显著变厚。

【鉴别】 新生儿水肿:病儿昏睡,皮肤有指压性水肿,往往以下半身处明显,皮下脂肪不发生病变。

硬皮病:多半发生于成人,病程分为水肿、硬化及萎缩三个阶段,病程很久。

新生儿皮下脂肪坏死:皮下发生硬橡皮样硬块,第 5~6 周时开始软化和吸收而消失。

【预后】 预后差,大多数患者于半月内死亡,不少病儿死于并发症,因肺炎而死亡的占 40%。

【治疗】 护理工作十分重要。最要紧的是保持患者的体温,应该将病儿放在温箱中。如果不能使用温箱,须用热水袋或火炉等保温,四肢及头部等部位应该用很厚的棉花包裹以防体温散失。如果病儿不能吸奶,可用滴管滴喂,最好多次地少量供给母乳,必要时施行鼻饲法。

维生素 E 及泼尼松等激素制剂被人应用,有肺炎等并发症时要对症治疗。

新生儿水肿(edema neonatorum)

患儿出生后不久,皮肤苍白水肿并变凉,多半死亡。

患者多半为早产儿及营养不良的新生儿。在出生后 1~3 天内,昏睡不醒,背部、股部及小腿后侧等处发生指压性水肿,皮肤苍白发青,皮肤温度也降低,以后渐渐恢复。严重的病例水肿蔓延到全身,以下半身较明显,皮肤呈青紫或污黄色;以后患者更昏睡,呼吸缓慢,哭声微弱,体温降低,终于昏迷而死亡,有的因肺炎、腹泻或其他并发症而死去。

新生儿水肿除由于早产及营养不良外,梅毒、心脏衰弱、肺扩张及寒冷皆被认为致病因素。本病的死亡率很高,一般约为90%,如果病情较轻,适当处理可使患者痊愈。治疗方法与新生儿硬化病相似,应该对症处理。

新生儿皮下脂肪坏死(adiponecrosis subcutanea neonatorum)

本病发生于新生儿或婴儿,又称结节性新生儿硬化病。

损害是坚实的局限性皮下结节,大小不等,单发或多个,皮肤表面可略隆起,常呈紫红色,可以发生于任何部位,尤其常见于颊部、背部、臀部及股部。约在第5~6周时,硬块往往液化而开始变软及吸收,在数月以内完全消失。患者没有全身症状,一般健康也不受影响。

病因不明。有的患者在出生时受过外伤、难产,有的新生儿母亲有糖尿病,可能和本病有关。

组织病理变化是皮下组织有广泛的炎性细胞浸润,包括淋巴细胞、异物巨细胞及组织细胞。很多脂肪细胞为纤维组织所代替,脂肪细胞内可有针状的脂肪酸结晶。

外伤性脂肪坏死(traumatic fat necrosis)

是皮下脂肪受轻微或不引人注意的外伤后发炎及坏死,最常发生于成年妇女的乳房,这些患者往往肥胖,乳房也较大,乳房的硬块与深部组织粘连,可以扩大,容易误诊为恶性肿瘤。腹部、四肢等其他部位也可发生脂肪坏死。下肢的脂肪坏死可和深部静脉损伤发生的栓塞有关。外伤后经若干时日,皮下发生结节硬块并和深部组织粘连,有时表面皮肤是橘皮状,可略扩展,附近淋巴结偶肿大。另一种压力性脂膜炎(pressure panniculitis)见于局部受压2~12小时后,出现皮下结节性脂膜炎。

组织变化很象异物肉芽肿并有纤维形成,晚期可有钙盐沉着。有的有炎性细胞及油性小囊肿。

硬化性脂肪肉芽肿(sclerosing lipogranuloma)和本病很相似,未必是一个独立疾病。损害是不痛的皮下硬块,可发生于任何部位,较常见于阴囊、阴茎等外生殖器处,可存在多年之久。病因不明,有的有外伤或注射油剂药物史。组织变化是皮下组织的纤维间隔及脂肪坏死,有淋巴细胞、组织细胞及嗜中性粒细胞浸润。

胰腺性脂膜炎(Pancreatic Panniculitis)

胰腺性脂膜炎又称结节性脂肪坏死(nodular fat necrosis),往往伴有胰腺疾病,血液中有胰蛋白酶及脂酶升高,多发生于小腿,也可出现于其他部位,有时广泛分布。损害往往类似结节性红斑、结节性多动脉炎、药疹或葡萄球菌菌血症的血栓性脓肿。并发的胰腺疾病可以是急性出血性胰腺炎或胰腺腺癌,引起发热、呕吐、腹胀及腹痛等症状。患者的预后根据胰腺疾病的性质而定,可因胰腺损害而死亡。皮肤结节和腹痛等症状同时出现,或是出现较早(图 22-16)。

皮下结节的组织病理变化有特征性和诊断价值,包括局灶性脂肪细胞凝固坏死及鬼影细胞,即没有细胞核的细胞群,炎性浸润的周围可有颗粒状钙质沉着,胰腺、腹膜及网膜有相同的病理变化(图 22-17、18)。

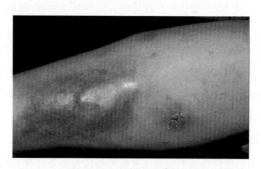

图 22-16 胰腺性脂膜炎

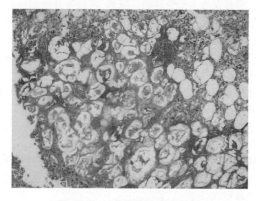

图 22-17 胰腺性脂膜炎病理

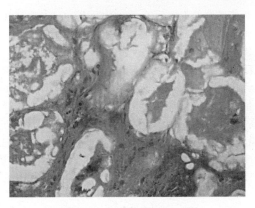

图 22-18　胰腺性脂膜炎病理

寒冷性脂膜炎(cold panniculitis)

脂肪组织受寒冷而损伤后发生局限性脂膜炎,最易发生于末梢血液循环不良者,尤其冻疮及一侧患脊髓灰质炎的患者,以婴幼儿较多,往往出现于寒冷季节尤其是久在户外的儿童。

皮损是青红或紫红色结节或硬块,手摸时觉凉,往往在受寒后 2 天内出现,最常见于颊部、臀部、股部及下腹部等处。经过 1～2 周或几周以后,皮下肿块逐渐软化而消失,不遗留萎缩等,而发生于小腿后侧的冻疮样肿块可以溃破,容易误诊为硬红斑。

本病是由于局部脂肪组织受寒而损伤,并和局部循环状态不良有关,如果将有冰的试管放在前臂屈部约 2 分钟,往往引起相似的损害,可由于婴幼儿的皮下脂肪还不太成熟,含有过量的饱和脂肪酸,其冷凝点较高,因而遇冷时可凝成硬块。

冷凝球蛋白、冷凝集素、血清蛋白电泳等都正常。组织变化为局部皮下脂肪坏死及纤维变性,有淋巴细胞浸润。

患者受寒后,应避免快速复温,不可烤火或用热水烫,以后将自然痊愈而不需治疗。愈后应该注意保暖,避免再受寒,以免本病复发。

脂肪营养不良(lipodystrophy)

可见数种表现,但其皮下脂肪发生营养不良性变化和脂肪萎缩很难分清。

1. 泛发性脂肪营养不良（generalized lipodystrophy） 又称全部脂肪萎缩（total lipoatrophy），是一种遗传性疾病，皮下及内脏的脂肪消失，还有其他病变如肝大、糖尿病等。

遗传性泛发性脂肪营养不良（congenital generalized lipodystrophy）又称遗传性脂肪营养不良性糖尿病（congenital lipodystrophic diabetes）。患者在出生时或出生后不久，皮下脂肪完全消失，还有其他先天性异常。肝脏肿大，血脂增高，有胰岛素治疗无效的糖尿病。有的患者骨骼迅速生长，血压高，角膜混浊，色素增生或有黑棘皮病，可以多毛，性器官可以显著发育，有的有黄瘤病或肌肉发达及腹部膨出，或有血管瘤性骨囊肿、多囊肿性卵巢、智力减退、心脏肥大、肾畸形或脾大等。人们认为本病是常染色体隐性遗传的疾病。

2. 进行性脂肪营养不良（progressive lipodystrophy） 又称为部分性脂肪营养不良（partial lipodystrophy）。

皮下脂肪弥漫消失，局部无自觉不适或炎症表现。往往由头部及面部向下发展，可以达到臀峰，因而上半身消瘦，而下半身正常甚至于皮下脂肪增多。脂肪的消失往往对称，颊部显著凹陷而颧骨明显，形成僵尸样外观，但手部不发生变化。

本病逐渐出现于儿童时期，以女孩较多，偶开始发生于成人，不引起任何自觉症状，但可并发遗传性广泛性脂肪营养不良（脂肪萎缩性糖尿病）、智力低下、耳硬化、骨囊肿及某些其他先天性缺陷，有的患者因有肾脏病而死亡。

皮下脂肪细胞几乎完全没有。

病因不明，一般认为一种遗传性疾病，有的有家族史，但有的患者症状出现于脑炎等急性发热性疾病或是中脑或间脑受损之后。

3. 皮下萎缩（atrophia subcutanea） 皮下脂肪突然萎缩或是先有慢性炎症。患处皮肤正常或呈淡青色，有圆形或椭圆形凹陷，多半发生于身体下半部，无自觉症状。

4. 环状脂肪萎缩（lipoatrophia annularis） 一圈红肿性损害环绕一个肢体，其上可见细小脱屑，常有麻木、针刺等异常感觉。以后，患处皮下脂肪渐渐萎缩，皮肤凹陷，像被一根绳子勒束而成（图 22-19）。多见于女性，病因不明。组织变化为脂肪萎缩，胶原及弹力纤维变性，血管附近有轻度炎性细胞浸润。

5. 婴儿腹部远心性脂肪营养不良（lipodystrophia centrifugalis abdominalis infantilis） 皮下脂肪萎缩由腹部向下肢发展，患者是出生后 1 个月到 8

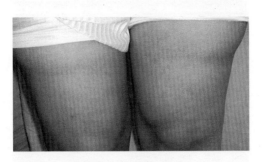

图 22-19　环状脂肪萎缩

岁,女孩较多,4 岁以上的占 80%。

　　腹部皮下脂肪消失,皮肤凹陷为特征性改变。初起时,婴幼儿腹部有淡蓝斑,边界清楚,以后呈暗红色。皮下脂肪萎缩,因而皮肤表面低于附近正常皮肤,皮下血管尤其浅静脉清晰可见(图 22-20、21)。皮损边界略红,逐渐向腹股沟及下肢扩展,不引起自觉症状。皮损也可向上发展到胸背部,但不侵犯颈部、面部和上肢。

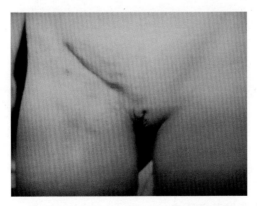

图 22-20　婴儿腹部远心性脂肪营养不良

　　组织变化为表皮轻度萎缩,真皮的胶原纤维减少,弹力纤维正常,皮下脂肪显著减少或消失,有轻度炎症(图 22-22)。

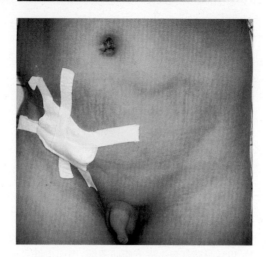

图 22-21　婴儿腹部远心性脂肪营养不良

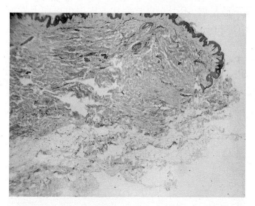

图 22-22　婴儿腹部远心性脂肪营养不良组织病理

胰岛素脂肪营养不良(insulin lipodystrophy)

胰岛素脂肪营养不良是长期注射胰岛素的部位发生脂肪萎缩,最易发生于 20 岁以下的糖尿病患者,特别常见于妇女,多半在开始注射后数月或 1~2 年内发生,可存在多年之久可复原,注射部位凹陷成坑状。直径约 2~4cm 或更大,皮下脂肪减少或完全消失但不发炎,因由于胰岛素商品内含有高分子量溶脂物质,有时,身体别处皮下脂肪也发生萎缩,为了避免这种特殊反应,在同一处不应屡次注射胰岛素,每月在同一处最多只可注射一次,最好改用纯净的胰岛素。胰岛素的注射也可引起胰岛素脂肪肥厚,但较少见,有时和胰岛素脂肪萎缩发生在同一患者。胰岛素注射处皮下脂肪发生同化作用而持久肿胀并略发硬,没有炎症及自觉症状而像皮下类肉瘤。

痛性脂肪病(adiposis dolorosa)

又称窦肯(Dercum's disease)病。皮下脂肪内有逐渐发展的疼痛肿块,往往对称分布于颈部、臀部、躯干及四肢,但未见于面部。

本病多半发生于闭经期妇女,病因不明,往往有肥胖、闭经、瘀斑、阴毛及腋毛稀少,大多数患者的情绪不稳定或有神经症。

痛性脂肪疝(painful fat herniation)

多见于肥胖的中年女性,本病是患者负重或过久站立时足跟部皮下脂肪透过浅筋膜形成疝,引起足跟部疼痛。当去除负重时疼痛即缓解。

第二十三章　皮肤附属器疾病

一、毛 发 疾 病

多毛症（hypertrichosis, hypertrichiasis）

毛发等粗毛过分增多而超出正常范围，或毳毛部位长出粗黑的毛都是多毛症。特别常指妇女多毛症，妇女或儿童有成年男人的粗毛时更易惹人瞩目。

【症状】多毛症是先天性或后天性，全身各处或身体的某些部位或是仅一两处发生过多的粗毛。

先天性全身多毛症是极少见的泛发性多毛症，出生时全身多毛随着年龄的增长，毳毛逐渐成为柔软的粗长黑毛（图 23-1），除手掌足底外遍布于全身皮肤，还可有其他先天畸形。

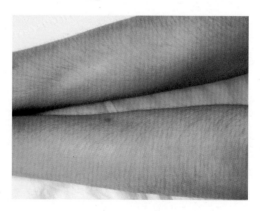

图 23-1　多毛症

先天多毛者往往因胸脯、四肢等处粗长的毛影响外观而苦恼，特别是妇女上唇长出粗毛而像男人的胡子，虽然不会太长，也足使患者烦恼。

脊柱裂患者的腰部及骶骨部位往往长出一丛长的黑色粗毛（图 23-2），色素痣尤其巨痣可有较长的黑毛，贝克尔（Becker）痣也有终毛过多的现象，库欣（Cushing）综合征、肢端肥大症或卵巢肿瘤等内分泌紊乱的患者，卟啉症患者及妊娠妇女等都可多毛，某些药物服用后可发生医源性多毛症。

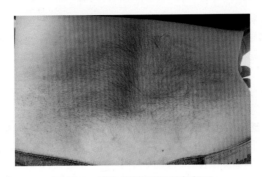

图 23-2　脊柱裂腰骶部黑色粗毛

【病因】多毛症是先天性或获得性。

毛发的分布及数量常由基因决定，例如，欧美人中毳毛粗黑的一般比亚洲人多，多毛常有家族史，常染色体显性遗传的先天性全身性多毛症很罕见，由基因突变所致，面部等处多毛，可像猿。

痣样多毛症（nevoid hypertrichosis）是限局性多毛症。色素痣有毛而称毛痣，Becker 痣常有或多或少的粗黑毳毛。腰骶部位的脊柱纵裂、胶质神经瘤或畸胎瘤等皮肤可有黑毛。

获得性限局性多毛症（acquired circumscribed hypertrichosis）可由于局部慢性炎症或反复刺激、外伤或石膏绷带封包等。

症状性多毛症（symptomatic hypertrichosis）可出现于卟啉症或营养不良性大疱性表皮松解等遗传性疾病，也可由于内分泌紊乱。

医源性多毛症（iatrogenic hypertrichosis）可由于苯妥英钠、可的松类，补骨脂类、青霉胺、链霉素及环孢素等或长期外用糖皮质激素、雄激素。

妇女多毛症指粗大的躯体终毛过多，并有类似男性的粗毛，常为特发性，也可由于毛囊对活化的雄激素或对血浆中升高的雄激素水平敏感。病因较复杂，卵巢功能失调或内分泌紊乱是主要诱因。

【治疗】应该寻找病因尤应注意内分泌学检查和性激素水平的检查。

现临床多采用激光或光子脱毛,其机制是利用选择性光热作用原理,破坏毛囊组织,达到永久脱毛的目的,临床疗效肯定,副作用少,因此激光脱毛是一种快速、大面积除毛的有效疗法,临床得到广泛应用。

根据毛发的部位、生长周期的不同,治疗次数和间隔时间也不同,大多数患者需要 3~5 次治疗,才能获得满意的疗效,有可能继发色素沉着或色素减退。

(1)强脉冲光:波长在 590~1200nm 范围的波长。

(2)半导体激光:波长 800nm,该波段穿透深,脱毛效果好,尤其是粗大的毛发。脉宽有 30ms、100ms 及自动设置 3 种,脱毛效果良好,副作用小,无瘢痕形成。

(3)翠绿宝石激光:波长 755nm,适用于各种类型皮肤,是目前临床上应用较多的激光脱毛仪之一。

妇女广泛多毛时可试用雄激素受体阻滞剂如:螺内酯、氟他胺。5α-还原酶抑制剂非那雄胺(FNT),通过抑制该酶活性进而抑制睾酮向二氢睾酮转化,从而抑制毛发生长。

抗雄激素药物醋酸环丙氯地黄体酮,在月经周期第 5~14 天,可每日服醋酸环丙氯地黄体酮 100mg,在月经周期第 5~21 天,同时每日口服炔雌醇 0.05mg,3 个月内就可见明显疗效,治疗半年后,可酌用较低的维持量。含有环丙氯地甲酮和炔雌醇 0.05mg 的避孕药也可服用。若将螺内酯和口服避孕药合用,不仅可提高有效率,还可减少不规则月经的发生率。

斑秃(alopecia areata)

斑秃是局部头皮迅速脱发而无炎症或其他表现,眉毛或胡须等粗毛也可成片脱落,严重时头发脱尽甚至全身脱毛。

【症状】头发成片地迅速脱落,脱发处皮肤光滑,无鳞屑和炎症反应也不引起自觉症状,仅少数患者可觉脱发处轻微瘙痒或有触痛。

毛发脱落区的形状不定,呈圆形、椭圆形或不规则形,数目也不定,由一处至多处,在脱发区的边缘处常有一些松而易脱的发,拔出后可以看出萎缩头发上粗下细而像惊叹号(!)。本病可分为活动期、静止期及恢复期,脱发区的范围不定,可以停止不变,也可逐渐进行或迅速扩展,经过一段时期后,毛发逐渐或迅速重新长出,以后可以屡次再脱再长。有的患者毛发脱落可经若干年之久(图23-3)。

斑秃是一种可突然发生于身体任何长毛部位的局限性斑状脱发,可分为单灶性斑秃、多灶性斑秃、全秃、普秃、弥漫性斑秃、网状斑秃、蛇形斑秃及马蹄形斑秃8种。

部分患者的全部头发在不长时期内迅速脱光,被称为全秃(alopecia totalis)(图23-4)。除了头发脱光外,胡须、鼻毛、眉毛、睫毛、腋毛、阴毛和全身毳毛也都脱落或几乎脱光,称之为普秃(alopecia universalis),愈后不良,严重患者可有甲面小凹坑、纵嵴或剥离等甲变化。

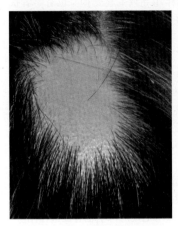

图23-3 斑秃

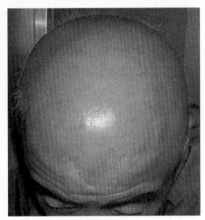

图23-4 全秃

弥漫性头发脱落者称为弥漫性斑秃,而沿头皮边缘扩展的局限性脱发为蛇形性秃发。眉毛和睫毛可能为唯一的受累部位。

斑秃临床类型的确定对判定预后和确定病因有重要指导意义,局限性斑秃预后良好,网状型斑秃常提示存在免疫或内分泌异常,而且有相当一部分患者可能发展为全秃,蛇形斑秃往往合并有特应性体质,而且预后不良。

一般斑秃患者将逐渐长出正常头发,有的患者新长出的是白色茸毛,以后逐渐变粗加长,也渐变黑,少数患者长期停在恢复过程的某一阶段,不能长出正常头发,只有很短的白色茸毛或是长出的新发很柔细,也容易脱落。年老患者尤其全秃或普秃患者往往较难恢复,可以持续若干年之久。

【病因】斑秃的病因还不完全明了。先天性素质是因素之一,有家族史的约占10%~20%。也有报道单卵双胞胎同时患病的。一般认为多基因遗传性,因某种内外环境因素而发病。

神经系统的紊乱被认为一个重要因素。有的患者在发病前长期焦急、忧愁或悲伤，有的在精神紧张或情绪不安时发病，也有的在突然惊恐或悲痛之后迅速发生斑秃。

病灶感染、内分泌紊乱等都是可疑的诱因。甲状腺疾病、糖尿病、恶性贫血及白癜风等病的并发率可比正常人群高。

在免疫方面，有研究表明，本病是由能够识别毛囊抗原的T淋巴细胞介导发生的，与毛囊周围$CD4^+$T淋巴细胞浸润和毛囊内$CD8^+$T淋巴细胞浸润密切相关，$CD4^+$、$CD8^+$T淋巴细胞协同作用导致毛囊受损。也有学者报告脱发处有抗毛球细胞的自身抗体，认为毛球处自身免疫反应可减弱毛囊活动性而使毛发脱落。

【组织病理】毛囊较小，真皮乳头内黑色素可增多，在早期，毛囊附近尤其毛球周围常有淋巴细胞浸润。晚期，毛囊的体积变小、数目减少，嗜酸性粒细胞和肥大细胞弥漫性浸润。供应毛囊的某些血管有血栓形成，毛球和毛乳头缩小。

【治疗】有病灶感染、贫血、食欲缺乏，神经衰弱或失眠等情况时对症处理。应该强调本病终能痊愈以免患者失去信心，既减轻精神的负担又是暗示疗法。

脱发范围广泛尤其全秃患者可服小量糖皮质激素类，口服泼尼松15～30mg/d，病情稳定后逐渐减量，直到头发长出。其他如胱氨酸、维生素B族、锌制剂、复方甘草酸苷、白芍总苷等口服对毛发的再生也有促进作用。

局部治疗：刺激皮肤而引起充血的各种疗法如红斑量紫外线照射、氦氖激光照射、308nm准分子激光、外用斑蝥酊、辣椒酊、2%～5%的米诺地尔酊等药物涂搽脱发处，均有很好的疗效。醋酸曲安西龙等皮质固醇激素类混悬剂可皮内注射于小片皮损内，每周一次，平均4～6周起效。

先天性脱发(alopecia congenitalis)

先天性脱发是指毛发先天地完全或部分脱落，在出生时或出世不久后发生。通常伴有其他外胚层缺陷，如甲、牙齿和骨骼异常。

先天性无毛症(atrichia congenita)是由常染色体显性或不规则显性遗传，少数是隐性遗传，患者出生时没有毛发，以后终生不长。

先天性毛发稀少(congenital hypotrichosis)由常染色体显性或隐性遗传。患者出生时头发稀疏，或在出生数日后逐渐稀少，短毛及毳毛都可稀少或消失但也可正常。毛干正常或是脆弱易断，可以有色素变化，毛囊变小或减少。毛发终生稀少，或是在成年时期开始生长。

先天性毛发稀少可单独发生，或是某些先天性疾病的一种表现。

雄激素性脱发（androgenic alopecia）

此种脱发由于遗传并受雄激素的影响而有性别差异，在我国男性的患病率为21.3%，女性的患病率为6.0%。本病常见，在国外被称为寻常秃，在我国称为谢顶。

【症状】本病是一种发生于青春期和青春期后的毛发进行性减少性疾病，在男性主要表现为前额发际后移和（或）头顶部毛发进行性减少和变细，在女性主要表现为头顶部毛发进行性减少和变细，少部分表现为弥漫性头发变稀，发际线不后移。各人脱发式样可不同。脱发速度不定，有的在若干年内顶部、额部头发逐渐稀少，有的在较短时期内迅速脱发而露出头皮，额部、顶部头发可以脱尽而呈一片光滑头皮，或是尚有少数几根细发，脱发区有不同的形状，往往两侧颞部、枕部有头发围成马蹄形，严重时仅枕骨部位发际处有些头发（图23-5、6）。

头皮多油等局部情况不会影响头发的生长，雄激素性脱发患者虽常有皮脂溢出，但不应称为"皮脂溢性脱发"。

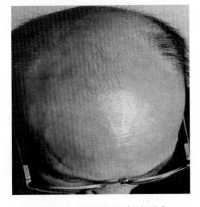

图23-5　男性雄激素性脱发

【病因】雄激素性脱发常有家族史，属于常染色体显性不规则遗传，但受性别及年龄的影响。脱发的早晚及式样都和基因有关。一般认为额部及顶部头发的生长受雄激素的控制，青春期前因故摘除睾丸者不会发生此种脱发，如果给予睾酮就可使基因易感者出现脱发。雄激素性脱发患者的雄激素水平和正常人差不多，正常人接受大量雄激素药物也常不脱发，而本病患者的毛囊先天地对雄激素敏感，可由于 5-α 双氢睾酮聚集于毛囊而抑制其代谢过程。患有本病的女患者尿液中所含睾酮量几乎和正常男性差不多。

【治疗】雄激素性脱发是一个进行性加重的过程，因此治疗越早越好，

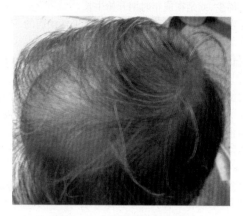

图 23-6　女性雄激素性脱发

治疗方法包括内服药、外用药和毛发移植。

非那雄胺是Ⅱ型5-α还原酶抑制剂,是美国 FDA 批准的唯一治疗男性雄激素性脱发的口服药,1mg/d,一般服药 3 个月后毛发脱落减少,6~9 个月头发开始生长,需连续服药一年以上达到较好疗效,个别患者出现性欲减退、阳痿及射精减少等副作用。

螺内酯用于女性患者,可减少肾上腺产生睾酮,同时对5-α双氢睾酮和雄激素受体结合有温和的抑制作用。用量为 40~200mg/d,能使部分患者的症状得到改善。也可用复方环丙氯地黄体酮,有较强的抗雄激素作用。

局部治疗:外用2%~5%的米诺地尔,适用于男性和女性患者;0.2%雌二醇的酒精溶液涂搽脱发处可用于治疗女性雄激素性脱发。

毛发移植术:随着毛发移植技术的不断改进,以毛囊单位分离毛胚的毛发移植技术日趋成熟和标准化。一次植发可以使毛囊保持长久的存活,但应注意可能出现的术后出血、感染、瘢痕等并发症。

假斑秃(pseudopelade)

脱发处毛囊已损毁,又称瘢痕性脱发(alopecia cicatrisata)。

假斑秃多半出现于成人,病因不明。最常见的炎症性原因是盘状红斑狼疮、毛发扁平苔藓、结节病和毛囊炎性脱发。也可以继发于一些细菌、真菌感染或某些发生于头皮的皮肤或附属器肿瘤,还有的患者并发于限局性硬皮病及瘢痕性类天疱疮等。还可以由一些物理性或化学性损伤引起如：机械性外伤、电离辐射、烧伤或强酸、强碱等腐蚀性化学物质。

头发成片脱落，初起时常仅1～2片，以后增多，可以分散或相融合，呈圆形、椭圆形或不规则形，直径一般为0.5～2cm。患处有清楚的边界，皮肤表面光滑并略凹陷，没有脓疱、鳞屑、痂或断发，也无炎症或自觉症状而像斑秃，但有萎缩性瘢痕的表现而无斑秃的惊叹号状头发，而且发展较慢，到一定程度后不再进行，不会像全秃那样脱尽，以后不能复原，治疗效果不佳。

组织变化是毛囊上部附近先有轻度炎症，以后，炎症向下发展，浸润细胞主要为淋巴细胞，还可有少数肥大细胞。后期，浸润减少而结缔组织增生，毛囊周围可有毛细血管扩张及异物性反应。晚期时表皮萎缩，毛囊及皮脂腺减少或不见。

毛发周期的障碍(disturbances of the hair cycle)

毛发的生长周期包括生长期、退化期及休止期。在正常情况下，生长期约为2～6年，衰老期是2～4个月，然后毛发脱落，每日脱发数约为70～100根，并不引人注意，但由于某些原因而使脱发数目远远超过此数时就有明显的脱发表现。

休止期脱发(telogen effluvium)最常发生于很多生长期毛发过早地转化为休止期毛发3～5个月以后，可由于牵扯等机械性损伤或精神刺激，或是出现于伤寒或肺炎等传染病之后，也可由于肝素、双香豆素、吲哚美辛或硫脲嘧啶等药物。蛋白或其他营养缺乏、甲状腺功能减退或结核病等慢性疾病可以是病因，婴儿出生数月后有产妇产后2～5个月都容易脱发。

生长期脱发(anagen effluvium)发生于生长期。抗代谢药及烃化剂等抗癌药和醋酸钠等化学品可使生长期头发在短期内大量脱落，甲状腺及垂体功能减退等内分泌障碍可使生长期毛发脱落，外压、摩擦及放射线等物理性损伤以及营养与代谢障碍或多种急性或慢性感染都可成为病因。

机械性损伤可使毛发稀少，例如，拔毛狂的精神病患者常扯拉头发而使发少；婴儿头部在枕头上尤其枕芯不太柔软时受压或摩擦，头后部及两侧头发常较稀疏；手术后脱发偶然发生手术时间较长特别是施行全身麻醉的外科患者头后部，局部血管因头部固定不动局部血液供给减少，而妨碍头发的营养，10多天后久压处脱发，脱发前局部往往水肿并有压痛，脱发后约经2个月才能恢复。长期卧床且不能转动头部的慢性患者也可有类似的脱发。

白发(anities)

　　白发是先天性或获得性,头发全部或部分变白。

　　【症状】老年白发是老年人的一种生理变化。有些青年或中年人有白发,初起时只有少数白发,以后渐渐增多,尤其颞部的白发往往较多。少数患者在很短时期内头发变白(图23-7)。

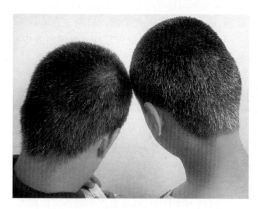

图23-7　兄弟俩白发

　　头发早白往往是家族性,也可出现于早老症及罗斯门(Rothmund)综合征。成片白发可以出现于瓦尔登堡(Waardenburg)综合征及结节性硬化病。白癜风及沃格特(Vogt)-小柳综合征的白斑处毛发可以变白,斑秃新长出的茸毛也是白色的,没有头发脱落的移行性白发症可代表斑秃的顿挫型。

　　【病因】遗传性白发很少见,在出生时就已出现,早白发常有家族性;神经精神疾病如情绪紧张、长期忧愁、过度恐怖、瘫痪、神经痛及神经外伤可能促使头发全部或部分变白;消耗性疾病如伤寒、结核病、梅毒及疟疾等病也可能促使某些患者的头发发白,垂体功能降低及甲状腺疾病等内分泌障碍有时可和白发有关。

　　体内微量元素异常也可引发毛发变白,有研究表明青少年白发与发中铜、锌离子含量变化密切相关。

　　【组织病理】毛囊的黑色素产生于黑素细胞浆内。毛发的颜色是按毛发内纤维与纤维间隙内黑色素形成情况而定。白发的黑素细胞少,于是产生黑色素的能力小,酪氨酸酶活性也较低。

【治疗】本病缺乏有效治疗药物,为美观起见,可将白发染黑,常用的染发剂含对苯二胺,染后加用氧化剂(过氧化氢溶液)以促进氧化而迅速变黑,但这类染发剂可以致敏而引起接触性皮炎,严重可引起中毒。因此,单纯染发不能根本解决头发早白的问题,深入系统研究白发病因与发病机制及相应治疗药物是当今医学界与美容界的课题。

黑白轮替发(pili annulati)

又称黑白段毛发(ringed hair)、黑白段发(leukotrichia annulris)或花斑毛发病(trichonosis versicolor)。

发干变色而为黑白节段轮流出现的状态。每一节段的长度不定,一般为1mm左右,全部或部分头发在出生或婴儿时期发生这种变化,以后发生腋毛时可有相似的改变。除了黑白相间外,毛发本身正常,但有的长到10～20cm时就易折断。

患者常有数代遗传的家族史而被认为常染色体显性遗传,但有的没有家族史。本病可由于黑素细胞周期性地处于活动及非活动状态。

脆发(fragilitas crinium)

毛发干燥变脆,较正常毛发容易断裂,尤其妇女的长发末端容易分裂而成一束细丝,当发干分裂成细丝而成羽毛状时,可称为羽毛样脆发病(trichoptilosis)。病因往往不明,有些全身性疾病尤其恶性肿瘤、结核病、糖尿病、甲状腺功能降低及维生素A缺乏病可引起脆发,头癣及脂溢性皮炎等皮肤病、天气过分干燥、热水、碱性肥皂洗太勤等也可成为毛发脆裂的因素。妇女常用冷烫剂代替电烫发,冷烫剂是巯基醋酸盐,屡次使用冷烫剂可使头发变脆而易折断。

积极治疗引发毛干异常的各种原发病,减少烫发频次,注意洗发的水温,尽量不用强碱性洗发剂洗发,适当补充头发生长所必需的蛋白质、维生素及微量元素,对减少脆发的发生是有益的。

结节性脆发病(trichorrhexis nodosa)

结节性脆发症属于毛干结构异常类疾病,其发干有一个或多个梭形小结节,显微镜显示这些小结是发干裂成细丝而成,已断及未断的蓬松细丝所构成的结节多半存在于发干末端的附近,似一对扫帚相对嵌接。

结节性发病可分为先天性和获得性。先天性是一些代谢性疾病的伴随症状,主要见于精氨酸琥珀酸尿症;获得性常继发于其他毛发异常,如Menkes 卷发综合征、套叠性脆发病、假念珠状发和毛发硫营养不良,还可见于长期的物理或化学性损伤。结节性损害,发干的营养不良,尤其维生素 A 缺乏时毛发细胞因营养障碍而脆弱,常用碱液或肥皂洗头发可使发干燥发脆。不结实的头发容易在梳发时折断,所以结节往往发生于发干的远侧部分。

套叠性脆发病(trichorrhexis invaginata)

头发发干的某处肠套叠般地套叠成竹节状,因而被称竹节发(bamboo hair),套进部分在发干的远侧,是由于发育异常的头发在发干角化处开始套叠,眉毛、睫毛等粗毛也可发生本病,念珠形发等其他毛发异常可以同时存在。

尼兹顿(Netherton)综合征包括套叠性脆发病及常染色体隐性先天性鱼鳞病样红皮病或迂曲线状鱼鳞病,以女性患者较多见。

念珠形发(monilethrix)

特征为头发干燥、发脆、稀少,毛干的粗细不均匀,粗大部分呈梭形结节状,结节之间发干萎缩,毛髓质几乎不见。

本病大多数发生于婴儿期,开始为枕部脱发,逐渐延及头皮的其他部位,伴有红斑和明显的毛囊角化性丘疹,中间有念珠状发,毛干呈梭形或纺锤形肿胀,中间有狭窄、萎缩的节段,粗细不均,发干往往扭曲、干燥且无光泽,病发容易在纤细的节段处折断,长度一般不超过 1~2cm 腋毛或阴毛可有相似的变化。有的还有白甲病等先天异常。许多患者在儿童期病情逐渐加重,到青春期或妊娠期可减轻或缓解。

念珠形发一般由常染色体显性遗传,往往伴发门克斯(Menkes)扭结发综合征。大量研究发现本病主要与 II 型毛发角蛋白基因 hHB_6、hHB_1 及 hHB_3 突变密切相关。

发套(hair casts)

本病又称为毛周角质管型,指若干头发在离头皮 1~3cm 处为一层透

明的角质物所包裹,长约3~5mm而如衣服的套袖,是由于内根鞘残留于发干上,容易误认为虱卵或癣菌鞘。本病女性常见,可能与头发长期过度牵拉、使用发胶或某些皮肤病(如石棉状糠疹、头部银屑病)有关,在伍德光下,发套呈现淡蓝黄色荧光。

扭曲发(pili torti)

特征为毛干沿自身纵轴扭曲,呈节段性增厚,失去光泽,较脆较硬而易被折断及竖起。发干的扭曲度不定,显微镜下卷曲的毛干横断面呈椭圆形。头发、眉毛及睫毛均可受累。

扭曲发常为常染色体显性遗传,但也有隐性遗传和散发病例的报道。典型病例不伴发其他疾病,常在幼年发病,至青春期好转。

扭曲发也可见于多种先天性疾病。布约因斯太德(Björnstad)综合征,其遗传模式呈常染色体显性遗传和常染色体隐性遗传均有报道,包括先天性耳聋及扭曲发。克莱道尔(Crandall)综合征由性联遗传,包括扭曲发及性腺功能减退。毛发-牙-骨综合征(tricho-dento-osseous syndrome)由常染色体显性遗传,出生时满头有扭曲发,到儿童时期往往变直,此外,牙小颌宽,额部隆起。门克斯(Menkes)扭结综合征也常有扭曲发。

毛发打结(trichonodosis)可被认为扭曲发的一个特型。发干尤其发梢绕成圈状及打结,横切面呈扁圆形。发干干燥而失去光泽,发梢往往分裂弯曲或伴有结节性脆发病。

羊毛发(woolly hair)也扭曲,出现于出生或婴儿时期。头发松软呈螺旋状卷曲而如羊毛,色素减少,脆而易断,长度仅约2~3cm。到成年时期往往有所改善。羊毛发是先天性,但有些患者没有家族史,到成年时期才出现于额部、顶部及颞部,头发逐渐柔细卷曲而被称为获得性进行性头发扭结(acquired progressive kingking of the scalp hair)。

小棘状毛壅病(trichostasis spinulosa)

多根细绒状毳毛聚集在毛囊内,被认为是同一毛母质所长出的一簇细小的毳毛,由于毛囊漏斗部过度角化而使这些休止期毳毛残留在毛囊口内。

若干毛囊口处有微凸的黑头粉刺状角质小点(图23-8),不引起炎症或任何自觉症状。挤出后放在显微镜下观察,就可见到一团角质物中有些没有毛髓的毳毛,数目不定,由数根到数十根,根端呈钝圆形。

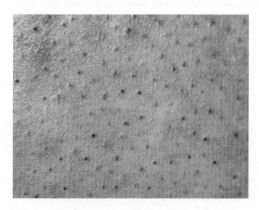

图23-8　小棘状毛壅病

局部应用角质松解剂的效果不大,可采用粉刺器挤压,最好用"拔毛蜡"(松香50,蜂蜡25,石蜡15,白凡士林10)于加热变软后敷贴患处,冷却后可将敷贴处黑头粉刺样小栓完全扯出,然后可搽角质松解性外用药。有人局部应用0.05%维A酸溶液达2~3个月之久,还有人尝试采用800nm半导体激光治疗本病有效。

二、汗 腺 疾 病

多汗症(hyperidrosis,hyperhidrosis)

多汗症为特发性或症状性,局限性或广泛性,一侧性或对称性。急性或慢性,暂时性或持久性。汗液分泌量不定,可以很多而在皮肤表面积成汗珠。

【症状】全身性多汗症可由湿热环境(如热带)、剧烈运动及其他疾病诱发,如感染性高热、内分泌失调等均可引发全身性多汗,中枢神经系统及周围神经的损害,如帕金森病、脑震荡、嗜铬细胞瘤、水杨酸中毒、虚脱等也可导致全身性多汗。全身出汗过多的患者容易发生间擦疹或痱子,毛囊炎及疖病也容易并发。

限局性多汗症往往发生于手掌、足底、头皮、面部及腋部等处,通常对称发生于两侧,有的只发生于一侧或是身体上某一小片部位。患者运动及感

情冲动时汗液分泌更多。

掌跖部多汗症最常见,有些患者的手心及足底经常地淌流冷汗,尤其在情绪紧张时,汗珠不停地滴流。不少患者有局部缺氧现象,手足的皮肤除了湿冷以外,呈苍白色或青紫色,偶尔发生水疱及湿疹样皮炎,掌跖往往角化过度。有些患者只有过多的足汗,汗液分解时有臭味,浸腐的皮肤往往轻微发红疼痛,有时起水疱或脱屑,角质层增厚者行走时感觉疼痛不便。腋部也易多汗,有的同时发生臭汗症而放出奇臭,外生殖器部附近也易多汗及发臭。肥胖的人容易发生间擦疹或痱子,偶然发生毛囊性脓疱疮及疖等并发症。

味觉性多汗症(gustatory hyperhidrosis)是饮食后多汗。有的人在吃热食或芥末、花椒或辣椒等刺激性调味品后,前额、上唇、口周及前胸等处大量出汗,如此多汗是生理现象,而病理性味觉多汗症很罕见,往往在儿童时期开始出现于受损交感神经所支配的部位,例如,耳颞神经受损时可发生耳颞综合征,患者饮食后,同侧颊部多汗并有红斑。

【病因】 多汗症一般可分为器质性疾病和功能性失调两种疾病:器质性疾病所致的多汗症主要见于内分泌失调,如甲状腺功能亢进、糖尿病、垂体功能亢进;神经系统疾病:如脑震荡、偏瘫、转移性肿瘤以及长期显著衰弱性疾病;亦见于感染过程中及感染后,如疟疾、结核病;功能性多汗症主要与自主神经功能紊乱有关,一般以精神性出汗较多,由高度情绪刺激而造成,为交感神经失调所致。每当感情冲动及神经紧张时,情绪的波动使神经的冲动增加,导致乙酰胆碱分泌量增加,手掌、足底及会阴等部位可以立刻大量出汗。

味觉多汗症多半由于头颈部一带的交感神经受伤。恢复后的交感神经可和已受伤或未受伤的副交感神经错综纠缠,刺激味觉的反射弧而使受伤交感神经所支配的皮肤多汗。糖尿病患者也可因自主神经系统紊乱而有味觉多汗症。

【治疗】 全身性多汗症的患者治疗目的在于治疗潜在的全身疾病。不少患者的多汗症是由于精神紧张。镇静剂等虽有减轻精神紧张状态的作用,而功效往往不大。

局部多汗的患者也可用1%氢溴酸东莨菪碱溶液涂搽,每隔几天搽一次。铝盐或铝化合物及醛类能收敛及阻塞汗腺管口而能暂时祛汗。醛类较易引起接触性皮炎及刺激皮肤,浓度不可太大,戊二酸醛溶液的浓度一般不超过2%,足底多汗时可增高浓度至10%,加入炭酸氢铀(1.65%)后还有消灭微生物的作用,每隔一日搽一次即可,2周后可每周搽1~2次。5%~10%乌洛托品溶液在皮肤表面水解成氨及甲醛,也能减少汗液。

近年来,国内外学者开始研究使用 A 型肉毒毒素治疗腋窝多汗症,该方法起效快、无创伤、疗效稳定确切,但注射剂量差别很大,文献报道中尚无标准的每点注射剂量和总剂量,而且注射过程中疼痛和较高的费用及注射后维持疗效的时间等问题,限制了其应用。

无汗(anidrosis,anhidrosis)

汗液不能产生或排出,虽有引起出汗的环境或刺激,皮肤也干燥无汗,但完全无汗的极少,甚至于"无汗型"外胚层发育不良患者未必都是绝对无汗。

全身皮肤或某些部位可以终年没有可见的汗液,全身无汗患者每到天热季节就觉周身不适,容易疲倦乏力,可觉头痛,体温升高及心跳加快,在进行体力劳动时尤如此,在酷热气候中剧烈劳动时,体内产热过多而无法迅速散出,可引起循环衰竭而危及生命。

无汗可由于汗腺发育不良,往往伴有毛发、皮脂腺及甲等先天性异常。多数无汗症继发于全身性疾病,如糖尿病、尿崩症、黏液性水肿、多发性骨髓瘤及维生素 A 缺乏症的患者;老年人的汗腺萎缩,汗液也常减少。无汗也可由于鱼鳞病、干燥综合征、硬皮病、皮肤萎缩及放射线损伤汗腺等皮肤疾病,或是由于脊髓灰质炎、脊髓空洞症、横贯脊髓炎、延髓脑桥及交感神经系统受损的神经性疾病引起。周围神经受损的麻风,内服大量抗胆碱药及重金属中毒,都可引起汗液缺乏或减少。

先天性外胚层发育不良患者应该在凉爽的环境中生活和工作,避免剧烈的体力劳动和各种增加体温的刺激。原发性疾病如黏液性水肿及维生素 A 缺乏等应该积极治疗原发性疾病。局限性限局性无汗症引起的皮肤干燥、皲裂等,可局部外用保湿剂或润肤剂。

臭汗(bromidrosis)

汗液有特殊的臭味,可由于汗液含有发臭物质。例如,口服麝香等药物,吃食咖喱、洋葱、大蒜、蒜苗及饮酒都可使全身汗液有些气味,肠道的吲哚化合物可部分经汗液排泄而使汗液略带臭味,足跖臭汗症常因细菌作用于浸软的角质层所致,常与足部多汗伴发。

臭汗常由于汗液分解而放出臭味,可称汗臭(osmidrosis),往往限局于腋部、足部、肛门、外生殖器及乳房等部位。通常认为是细菌分解顶泌汗腺汗液并产生不饱和脂肪酸所致。局部汗臭常伴有局部多汗症,臭味可以轻淡,也可很浓而触鼻难闻。肥胖症、糖尿病及间擦疹也可促发。臭汗症患者大多有家族史,推测与遗传因素有关。

有局部多汗症时,可涂搽25%氯化铝溶液、5%~10%甲醛溶液溶液、2%~10%戊二酸醛溶液或5%~10%乌洛托品溶液。足部汗臭的人可每天用高锰酸钾稀溶液泡脚,也可涂搽25%氯化铝溶液或使用抗菌肥皂,鞋袜应该透气要常洗换。

腋臭(osmidrosis)

腋臭是局部臭汗症,俗称狐臭。腋臭为显性基因遗传性疾病,有明显家族遗传倾向,成年女性占多数;大多数患者有流质耵聍及多汗症。

腋臭发生于腋下是由于腋部顶泌汗腺较多,由于性内分泌的影响,到青年时期才分泌旺盛,在女性最显著,汗液内所含挥发性脂肪酸经细菌分解而放出特臭气味,顶泌汗腺随年龄的增长而渐退化,腋臭也渐减轻,一般到老年时消失。天热、饮酒及情绪激动时顶泌汗腺分泌增加而使腋臭更加浓烈。脐窝及外生殖器虽也有顶泌汗腺但较少,因而臭味较轻。

腋臭的治疗方法分非手术治疗和手术治疗两类。其中非手术治疗包括局部外用药物治疗、激光、微波、射线等。可用 CO_2 激光逐点烧灼毛囊,每点烧灼1~2秒,深度达到毛乳头。也可以选用 Nd:YAG 激光,输出功率为30w,焦点光斑直径为1.5mm,功率密度为 $15w/mm^2$。

局部外用药物:20%~25%氯化铝溶液等收敛剂可使汗液减少,0.025%氢溴酸东莨菪碱溶液也可供局部应用,氯己定溶液等消毒药可以消灭分解汗液的细菌而使臭汗暂时失去臭味。

顶泌汗腺分泌部位于真皮网状层与腋浅筋膜之间的浅层脂肪组织内,并在真皮网状层下方移行为导管部,即顶泌汗腺分泌部位于皮下组织浅层,并不在真皮中,此解剖学决定了激光、搔刮术、吸脂术、盲视修剪术等方法治疗存在很高的复发率,小切口微创直视下清除术是目前得到认可的一种腋臭根治手术。目前以麻醉肿胀液配合小切口切除顶泌汗腺方式应用最为广泛,该方法微创,不切除皮肤,仅仅切除顶泌汗腺组织,创伤小,也最为有效,且术后瘢痕很轻微。

近年来有文献报道 A 型肉毒毒素局部注射,对轻度及中度腋臭患者,可以减少汗腺分泌,减轻或消除异味,是一种安全、快捷、有效的治疗方法,为腋臭的临床治疗,提供了一种新的方法。

本病无论采用何种治疗方法都不是根治,只是最大限度上减轻,因为顶泌汗腺不止存在于腋下。有人脐周、阴部也较丰富。

色汗症(chromhidrosis)

色汗症发生的确切机制尚不十分清楚,分为顶泌汗腺色汗症和小汗腺色汗症。顶泌汗腺色汗症大都由罕见的顶泌汗腺功能失调造成的有色汗液。汗液中含有某种物质而呈淡黄、淡红、淡绿、淡青或淡黑色。局限性色汗症通常发生于腋窝、腹股沟、外生殖器、下眼睑等顶泌汗腺所在部位;恐怖、愤怒或肾上腺素类药物等拟肾上腺素刺激可以引起顶泌汗腺分泌黄色、青色或别种颜色的汗液。

小汗腺色汗症很少见,主要与药物或疾病有关。如注射亚甲蓝溶液可使汗液变为青色,铜盐可使汗液呈青绿色,碘化物可使汗液呈淡红色,氯法齐明使汗液发红,褐黄病的汗液可呈褐色,肝功能衰竭和明显高胆红素血症的患者的胆汁可经汗液排泄,呈褐色或深绿色。

带色的汗液也可由皮肤或毛干上有产色的细菌或真菌如腋毛菌之类的产色微生物产生,或是由于衣服的染料等有色物质溶解于汗液内,这些不是真正的色汗症应称为假色汗症。

尿汗症(urhidrosis)

发生于严重的尿毒症患者,糖尿病及痛风患者亦可出现。含量较高的尿液物质在汗液中出现,其中以尿素最多。皮肤表面的汗液干燥后,尿素等物质就被析出,成为白色细粉或结晶附在皮肤表面,可像冬天地面上的一层薄霜。处理原则为积极治疗原发病。

血汗症(hematidrosis)

血液或是血液色素混在汗液内而由汗液排出,多半发生于眼睑、额部、胸部及生殖器部位等处。严重的神经疾病、紫癜、败血病、鼠疫、血友病及月经异常患者偶然发生本病。

痱子(prickly heat,heat rash)

痱子是湿热环境中汗孔堵塞时迅速发生的小丘疹及水疱,有痒刺感,周围有红晕。

【症状】 在湿热的地区或炽热的夏季中,患者常先出汗较多,以后发生很多圆而尖形的针尖大小密集的丘疹或丘疱疹,有轻度红晕,可有瘙痒、灼热及麻刺感。常见于躯干及面部,尤易发生于肘窝、腘窝、悬垂乳房下方的皱褶处、腰部及腹股沟等处,但不发生于手掌及足底。损害往往密集,大小几乎相等,有时,皮肤弥漫发红,密布着邻近相融合的水疱(图 23-9)。经过几天后,水疱即可消失而遗留细薄的鳞屑,终于完全脱落。如果以后陆续出汗,新的丘疱疹可陆续发生。

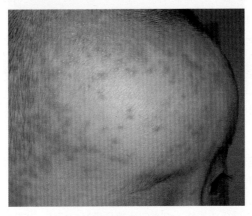

图 23-9　痱子

肥胖患者的皱褶部位往往并发褶烂,婴儿或幼童容易并发脓疱疮、毛囊性脓疱疮或深脓疱疮等继发性细菌感染,尤其额顶部等处常可发生多发性汗腺脓肿。

脓疱性痱子(miliaria)一般发生于使汗腺管受损或阻塞的某些皮炎患处。皮损是和毛囊无关的浅小脓疱(图 23-10),引起瘙痒,最常发生于皱褶部位、四肢屈侧面阴囊及小儿头部。伴发的疾病常是婴儿湿疹、尿布皮炎、脂溢性皮炎、接触性皮炎或有间擦疹。

【病因】 在湿热地区或酷热夏季中,婴儿或幼童、肥胖或多汗的人以及慢性病患者较易发痱子。

维生素 A 缺乏可使角质层增厚,角质层吸收汗液而肿胀时易使汗孔阻塞,外界刺激或感染而发炎肿胀时,也易使汗孔堵塞,于是汗孔下方的汗腺管被汗液潴留在附近组织内而形成水疱。同时,阻塞的汗孔附近发炎,因而

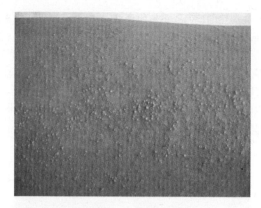

图 23-10　脓疱性痱子

成为发红并有水疱的痱子。脓疱性痱子发生于汗腺管被胀破的某些皮炎处，汗液潴留于表皮内，一般无菌，或是有些非致病性球菌如微球菌大量繁殖所致。

【组织病理】汗孔有毛囊角栓，下方的汗腺扩张并部分破裂，附近有些淋巴细胞浸润。表皮内水疱，附近的真皮轻度水肿。

【治疗】天热时衣服要清洁干燥及轻薄宽松，室内要凉爽通风，高温车间要有降温的设备或措施。凉爽的环境是最好的疗法。皮肤应注意清洁干燥，可常用温凉水洗澡，避免热水肥皂及日光等刺激。对合并感染者选用敏感抗生素，皮疹较广泛及炎症较重者可短期服泼尼松，并发其他皮肤病时要对症处理，皮肤干燥者服维生素 A 可有益。

局部治疗如醋酸铝稀释液的湿敷，清凉止痒洗剂（如 1% 薄荷醋）或粉剂的应用，氢化可的松溶液或霜剂的涂搽，而阻塞汗孔的泥膏及软膏要避用。

深痱（miliaria profunda）

皮损是由于表皮内汗管闭塞，汗液潴留于真皮的汗腺管内而成，汗液未流出，皮肤干燥无汗，常见于热带地区而被称为热带性汗闭（tropical anhidrosis）。

皮损是大小一致的小丘疹，直径只约 2～3mm，数目很多，分布均匀而广泛,不能互相融合。这些独立而均匀一致的丘疹可以密密麻麻地几乎布满全身。皮肤表面完全正常,不发炎,没有自觉症状,也没有汗液。有的患者汗孔处偶尔发生很小的浅脓疱,或是汗孔内有个黑褐色角质小点(图23-11)。肥胖、汗腺的先天性异常以及妨碍汗液排泄的皮肤病常和本病的发生有关。

热带性汗闭性衰弱(tropical anhidroric asthenia)也多半发生于热带地区。面部及颈部往往多汗,而余处皮肤干燥无汗,常有丘疹性深痱子,皮肤温度也增高;患者有眩晕、心悸或头痛,全身衰弱无力,有闷热感,但不发

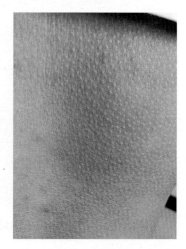

图 23-11　深痱子

生恶心、呕吐、谵语及高热等症状,所以和中暑不同。当患者剧烈劳动时,这些症状更加显著;如果移居到凉爽的地方,一切症状就会迅速消失。此病是由于长期多处汗孔堵塞,大量体热不能依赖汗液发散的缘故。

凉爽的环境是重要的。患者还应注意避免热水、肥皂、日晒等外界对皮肤的刺激,也不要搽敷泥膏等容易堵塞汗孔的外用药。无水羊毛脂对于深痱子很有效,患者往往在涂搽后开始出汗,也可外用清凉止痒洗剂(如薄荷脑擦剂)有效。

白痱(sudamina)

往往在高热并大量出汗的患者体温迅速下降后出现,又称水晶疹(miliaria crystallina)。

皮损是粟粒到米粒大的透明水疱(图23-12),有时相邻水疱互相融合而成较大的水疱,迅速密集出现于颈部、胸部、腹部或其他部位,既无红晕或红斑等炎症现象,又无瘙痒或其他自觉症状。几天以后,这些露滴般的水疱自然吸收,角质层所构成的疱膜残留在皮肤上而成极薄的细小鳞屑,不久后脱落。

天气突然很热、剧烈劳动、穿衣太多或长期卧床、过度衰弱的患者高热后,皮肤大量出汗,但因汗孔和角质层因维生素 A 缺乏或其他原因而完全

图 23-12　白痱子

掩盖汗孔,汗液的溢出发生在角质层内或角质层下,于是成为角质层下透明水疱。

皮损在数日内变干,又无任何自觉症状,因而不需治疗。

汗腺囊瘤(eccrine hydrocystoma)

汗液潴留于先天异常的汗腺管内而扩张成囊肿状。

【症状】皮损是疏散或密集成群的圆形或卵形水疱,饱满透明并呈淡青色,因部位较深而难破裂。皮损由针头至豆粒大,可以单发,也可成十成百,对称地散布而于前额、鼻部、眼睑及颊部,有时也发生于面部下方及颈部,不引起炎性反应,经过数周或数月后,水疱自然干涸。

【病因】本病是由于汗腺管先天异常,在天热时往往加重或复发,最易发生于中老年妇女,特别是辛勤的家庭主妇,洗衣工人或厨师等常在火炉或热水灶旁工作而不断出汗,炽热的空气或蒸气冲熏面部,大量汗液,可使软弱的汗腺管扩张成囊肿状,扩张部分一般是真皮的汗腺管下段。

【病理】临床可见两种类型:Robinson 型,来源于外泌汗腺的导管,皮损小而多发;Smith 型,来源于外泌汗腺的分泌部,皮损较大而单发。水疱位于真皮内,疱液为中性或酸性。

【鉴别】汗腺囊肿要和痱子尤其深痱子、毛发上皮瘤、汗管瘤及顶泌汗腺囊瘤鉴别。

【治疗】本病一般不需治疗。用针挑破皮损即可使汗液立即流出而使皮损消失,但以后容易复发,为了防止复发,应该改善工作环境,保持室内干燥凉爽。有学者采用超脉冲 CO_2 激光治疗取得了较为理想的近期疗效,但其远期疗效尚需进一步随访。

鼻红粒病(granulosis rubra nasi)

局限性红斑及粒状小丘疹出现于儿童的鼻部,局部时常多汗。

【症状】皮损是边界不太明显的一片弥漫性红斑,出现于鼻尖及鼻翼,可以波及上唇、颊部及额部。红斑处时多汗,并有针头大或较大的圆形柔软丘疹,呈淡红或暗红色,顶端没有凹窝或鳞屑,不会溃破或发生瘢痕,相邻丘疹也不互相融合,有的患者虽有鼻部红斑及局部多汗,而丘疹很少或不太明显或是仅有轻微的毛细管扩张,少数患者的鼻部除有红斑、多汗及柔软的小丘疹外,还有小脓疱及水疱,患处无自觉症状,有的有轻微灼热感或略痒。本病通常于 1~5 岁时开始出现,到青春期逐渐减轻而痊愈。

【病因】患者的年龄多半是 6 个月至 16 岁,只有少数是成人,往往伴有肢端发绀、冻疮及多汗症,有的有家族史,遗传机制尚不清楚。有作者认为本病是血管舒缩神经发生障碍时所引起的多汗症。

【组织病理】组织变化是真皮内血管扩张,汗腺周围有炎性细胞浸润,包括淋巴细胞及浆细胞,也可有巨细胞,真皮汗腺下端显著扩张而成囊肿状。

【治疗】本病至青春期大多可以自然消退。也可试用液氮冷冻疗法,以棉签蘸液氮压迫患处约 30 秒钟后,局部苍白结冰,半日后结痂,2 个月后红斑、丘疹及多汗皆消失。

腋部苔藓(lichen axillaris)

腋部苔藓又称福克斯-福代斯病(Fox-Fordyce disease),有密集的圆形小丘疹,主要发生于青年或中年妇女两侧腋窝,但也可累及大阴唇、会阴及脐部。皮损是顶泌汗腺口阻塞时所形成的毛囊性丘疹,又称顶泌汗腺痒疹(apocrine miliaria)。

【症状】患者主要是 13~35 岁的女性,极少数是男性。损害是圆锥形毛囊性丘疹,由米粒至绿豆大,往往呈暗灰色,也可和正常皮色差不多。丘疹坚实,密集而不融合,丘疹的大小基本相同,顶端可有角栓或少许鳞屑,皮损往往有剧痒,有的患者只轻微瘙痒。

皮损通常发生于成年妇女的两侧腋窝,其次是阴部,有时也发生于脐部附近、乳晕、大阴唇及会阴部位(图23-13)。腋窝患处没有腋毛或是腋毛稀少,有些丘疹上可有折断的腋毛。有的丘疹顶部中央是毛囊口,用手挤压时,可以挤出略微混浊的微量液体。直到闭经后一般逐渐痊愈。

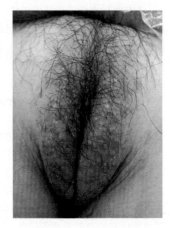

图23-13　大汗腺痒疹

【病因】本病通常发生于青年或中年妇女,有的患者在月经期时瘙痒加重,绝经期及妊娠期减轻。组织变化显示顶泌汗腺管口有炎性反应,所以本病可能是内分泌影响下,顶泌汗腺功能发生障碍的一种慢性疾病,真皮及表皮的损害仅是继发生性变化。

【组织病理】毛囊及顶泌汗腺管附近的表皮有角化过度、角化不全、棘层肥厚,顶泌汗腺口阻塞,腺管扩张,汗液潴留致毛囊漏斗部上皮海绵水肿,甚至小水疱形成,汗腺及顶泌汗腺附近有淋巴细胞为主的浸润。

【治疗】内用药物一般无效。有人试用己烯雌酚,每天1~2次,每次1mg,也有人应用含有孕激素的避孕药。

糖皮质激素类软膏可以应用,但各种外用药往往只能暂时减轻痒觉,因搔抓所引起的继发性感染可选用抗生素类乳膏,也有学者尝试采用口服或外用维A酸类药物有效。

类固醇激素混悬液可直接注入损害内效果较好,也可用紫外线照射,或施行液氮的冷冻方法,必要时可施行切除手术。放射线治疗以每周或隔周照射100r,可照射3~4次。

三、皮脂腺疾病

寻常痤疮(acne vulgaris)

寻常痤疮是青年或中年人常有的慢性皮肤病,常起病于青春期,为性激素合成增加的首发表现,通常只发生于面部、胸部及背部等皮脂腺溢出部位,也可发生于臀部。

【症状】基本皮损是粉刺(acne),又称痤疮,封闭的粉刺是淡白色小结节,称为白头粉刺,周围偶然有红晕,开放的粉刺是黑头粉刺,黑色充塞物于扩张的毛囊孔内。

粉刺开始出现于青春期,在少年期虽可有显著的白头及黑头粉刺,而炎症往往较轻,只有小丘疹及脓疱,随着年龄的增大,性激素水平的增高,除了粉刺外,还常有丘疹、结节、脓疱、脓肿、瘢痕及瘢痕样损害,往往其中的某几种皮损较显著(图23-14)。

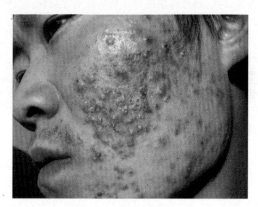

图23-14　痤疮

按主要的皮损形态而有下列各种名称:

点状痤疮(acne punctata):黑头粉刺是痤疮的主要皮损,是堵塞在毛囊—皮脂腺口的乳酪状半固体,露在毛囊口外的外端发黑,如被挤出,很像头部发黑的白色小蠕虫。

丘疹性痤疮(acne papulosa):粉刺发炎时,可以成为小米至豌豆大的坚硬丘疹,呈淡红至深红色。丘疹中央可有一个黑头粉刺或顶端未变黑的皮脂栓。

脓疱性痤疮(acne pustulosa):粉刺因继发性感染而成脓疱,可像豌豆大或更大,往往在丘疹的顶部,破溃后放出黏稠脓液,有时脓疱较深。

硬结性痤疮(acne indurata):发炎部位较深时,脓疱性痤疮可以发展成壁厚的结节,大小不等呈淡红或紫红色。有的显著高起而成半球形或圆锥形,长期存在或渐吸收,有的溃破而放出脓液,以后有显著的瘢痕形成。

萎缩性痤疮(acne atrophica):丘疹或脓疱性损害破坏腺体后引起凹坑

状萎缩性瘢痕。溃破的脓疱或自然吸收的丘疹及脓疱皆引起纤维变性及萎缩。

囊肿性痤疮(acne cystica):除了以上各型外,深部炎症也可成为巨大脓肿,有的含有较大的黑头粉刺,这些囊肿状脓肿内常有带血的胶冻状脓液,炎症明显可伴疼痛,以后可以发生明显的瘢痕或瘢痕疙瘩性皮损。

皮抓破性痤疮(excoriated acne):爱美及注意清洁的女青年特别关怀面部的微小粉刺,常在镜前挤擦搔抓而引起皮肤抓破、血痂或瘢痕形成。有的在月经期前频繁挤抓,到月经期或月经期后痤疮才减轻,这种月经前痤疮(premenstrual acne)往往出现于成年妇女,也常和精神紧张有关。

聚合性痤疮(acne conglobata)是最严重的一型,包括粉刺、丘疹、脓疱、脓肿、囊肿及溃破流脓的瘘管,有的愈合而发生显著的瘢痕。

上述各型皮损主要发生于多油的面部,也可出现于胸部上方、背部甚至臀部等处。病程可持续多年之久,往往时轻时重,通常在25岁前后开始缓解,严重患者到中年时期逐渐减轻,大多数在45岁后痊愈,或多或少地遗留萎缩性瘢痕或瘢痕样损害。

【病因】 遗传基因、内分泌、微生物及生活习惯等因素都和本病有关。寻常痤疮患者血液中雄激素水平和一般正常人相同,但皮脂腺对雄激素的反应似乎先天地较强。由于雄激素刺激毛囊上皮细胞角化及皮脂腺分泌旺盛,促使毛囊口堵塞,大量皮脂潴留于毛囊内,皮脂物质形成白头粉刺或经空气氧化及干燥生成黑头粉刺。潴留的皮脂物质经寄居于毛囊的腐生菌,特别是痤疮丙酸杆菌等,释放出分解皮脂的溶脂酶,使皮脂中甘油三酯等物水解而成游离脂肪酸和甘油,游离脂肪酸可刺激毛囊及其附近发生非特异性炎症反应。有时也发生其他化脓菌的合并感染。

【组织病理】 粉刺中央是成团的皮脂,其中常有一根毳毛,成块皮脂的外围是若干层角质形成细胞,并夹杂一些角化不全细胞。白头粉刺的皮脂物质没有出口,而黑头粉刺达到扩大的毛囊口处,顶部有较多的黑色素,附近有炎性细胞浸润。

脓肿性皮损处有很多嗜中性粒细胞,也有一些淋巴细胞,陈旧损害内还有浆细胞,异物巨细胞及增生的成纤维细胞。严重时,皮脂腺完全或部分毁坏,巨大的囊肿发生,到了晚期,脓肿、硬结及囊肿等为纤维组织所代替而有萎缩性或胶原性瘢痕形成,有时发生瘢痕疙瘩。

【治疗】 寻常痤疮是慢性皮肤病,常需要劝告患者耐心接受治疗,阻止新损害出现,防止瘢痕大量形成。日常生活中,应对油炸、辛辣食物、甜食或肥腻饮食的摄取有所限制。皮脂分泌过多的面部可常用热水及肥皂清洗。

此外,劝告患者不用油腻的、粉制的化妆品,避免挤捏脓疱或囊肿。

1. 内用药

(1) 激素类药物:雌激素类药物虽可抑制皮脂腺分泌,不该滥用,更不该应用于男性。病情严重尤其月经期前皮损出现或加重的女性患者可在月经期开始后 2~3 周内服己烯雌酚 0.25~0.5mg/d。醋酸氯羟黄体酮有较强的抗雄激素作用,含有本药 2mg 和乙烯雌二醇 50μg 的药片,可让严重痤疮的女性患者在月经周期 5~25 天中每日服一片,疗程为 3~4 个月。西咪替丁也有抗雄激素作用,每次服 200mg,每日 2~3 次。其他抗雄激素类药物还有雷尼替丁、螺内酯等。

(2) 抗生素:四环素类能抑制溶脂性微生物的繁殖生长,又能影响皮脂的代谢,可以长期小量应用。四环素 1g/d,分 4 次于空腹时服下,症状较轻时改为 0.5g/d,维持量为每日或隔日 0.25mg,多数患者在连服 3~4 周后好转,6~8 周后可显著进步。第二代四环素类在药代动力学上优于四环素,其中米诺环素缓释片 1mg/(kg·d),共 12 周的治疗方法已获得美国 FDA 批准,用于治疗 12 岁以上的中、重度炎症性寻常痤疮。

(3) 异维 A 酸:是治疗重度丘疹脓疱性痤疮和结节囊肿性或聚合性痤疮的选择用药,是唯一一个对痤疮所有发病机制都有影响的药物。口服异维 A 酸 10~15mg/d,连服 4~6 个月,再以 5~10mg/d,维持有效皮脂抑制作用,减少痤疮丙酸杆菌的生长,可以起到预防痤疮复发和预防痤疮瘢痕形成的作用。其副作用包括皮肤黏膜干燥、血脂升高、骨肥大、关节痛,需定期监测肝酶和血脂水平;特别是潜在的致畸作用,在整个用药期间及停药 3 个月内都要避孕。

(4) 其他:口服硫酸锌和葡萄糖酸锌可用于炎症性寻常痤疮的辅助治疗,但疗效不肯定。饭后服 2% 硫酸锌溶液 10ml/d,每日 3 次,以 4 周为一疗程,无效时停药,有效时连服 1~3 疗程。主要副作用为口干及恶心等轻微消化道反应。

丹参酮是中药丹参的提取物,具有抗炎、减少皮脂分泌、抗痤疮丙酸杆菌及轻微抗雄性激素活性作用,对脓疱、丘疹、结节等炎症性皮损疗效较好,6 周为一疗程。

2. 局部治疗 近代外用药包括维 A 酸霜或维 A 酸溶剂,可按皮肤反应情况选用 0.025%~0.5% 制剂,具有抗炎、抑制皮脂分泌和改善异常的毛囊角化的作用。

过氧苯甲酰是一种强氧化剂和抗微生物药物,可以抑制痤疮丙酸杆菌和表皮葡萄球菌等微生物,还可减少皮肤表面脂质中的游离脂肪酸,此药也有脱屑作用,通常配制成 5%~10% 洗剂,酒精溶液或凝胶,每日涂抹 1~2次,可和维 A 酸制剂交替使用,治疗轻度和中度痤疮。

阿达帕林是一种新合成的第三代维 A 酸类药物,具有调节表皮细胞分化、抑制毛囊口角质形成细胞增生和角化、抑制皮脂分泌、溶解角栓的作用,还具有较强的抗炎作用。对于轻度的粉刺型痤疮单独使用即有效,对于中度炎症性痤疮应与抗生素联合应用,维持治疗对防止复发有效。

红霉素、氯霉素、克林霉素、新霉素、氧氟沙星等抗生素可配成 1%~3% 霜剂或是用稀酒精或 20%~40% 丙二醇配成不同浓度的溶液外用,与维 A 酸类或过氧化苯酰交替或联合应用。对丘疹和脓疱为主的炎症性痤疮效果较好。

壬二酸具有抗痤疮丙酸杆菌和表皮葡萄球菌的活性,可降低皮肤表面游离脂肪酸和脂质的成分,减少毛囊角化过度,起到治疗痤疮的作用。常用剂型为 20% 的壬二酸软膏。

曲安西龙等糖皮质激素混悬剂可以和庆大霉素混合注射入结节或囊肿内,难愈的囊肿往往在数日之内消失。激素混悬剂也可注射入硬结或瘢痕疙瘩性损害内。

物理疗法 如果面部仅有黑头粉刺,为了清除它们,可用一端呈环而微屈的粉刺压出器将浅表的黑粉刺轻轻压出,最好先用硼酸溶液热敷或 4% 三乙醇胺溶液涂搽以软化皮脂,然后轻压。

近年来,红蓝光治疗痤疮逐渐被人们认可,它是指联合应用红光和蓝光,通过光动力学破坏痤疮丙酸杆菌及减轻炎症反应而治疗痤疮的方法。蓝光的光谱(415nm)与痤疮杆菌产生的粪卟啉的最大吸收峰值极为相配,当照射痤疮杆菌时引起细菌内源性卟啉的光兴奋,导致细菌死亡;蓝光还可诱导细胞膜渗透性发生改变,使胞内 pH 值发生变化进而抑制痤疮丙酸杆菌的增殖。红光的光谱(630nm)穿透较深,影响巨噬细胞及其他炎症细胞因子的分泌,减少胶原酶的产生,抑制前列腺 2 系统,达到很好的控炎作用;红光还能抑制 IL-6mRNA 的表达,进而减轻瘢痕形成。

萎缩性瘢痕多而影响美观时,可以局部麻醉及无菌操作下施行磨削术。磨削术虽可使瘢痕减轻,但难达到令人满意的地步。目前二氧化碳点阵激光基本替代磨削术。

新生儿痤疮(acne neonatorum)

在婴儿出生时或出生后 4 周内,出现数目不定及大小不等的黑头粉刺。

发生于颊部,也可出现于前额及颈部,但不像成人的寻常痤疮常有结节囊肿性损害,仅可偶有丘疹及脓疱,经过数天或数周即消失,可以遗留凹陷性瘢痕。患者多半是男婴,可由子母体性激素的影响,有人认为新生儿痤疮是由于母体的黄体酮。

新生儿痤疮持续到婴儿期,或是在出生4周以后才出现,可称为婴儿痤疮(infatile acne),如果痤疮出现于婴儿期以后,或是婴儿痤疮超过两岁,应该称为儿童痤疮(childhood acne),一般持续数周或数月之久。这些青春期前痤疮往往由于化妆品(化妆品痤疮)、接触卤代芳香族化合物(氯痤疮)、切削油、石油、煤焦油、沥青(职业性痤疮)、肥皂等洗涤剂以及头油和机械性刺激或部分由内分泌紊乱引起。

酒渣鼻(rosacea)

酒渣鼻以面部中央出现弥漫性红斑、丘疹、脓疱及毛细管扩张为特征,通常见于颊部和鼻部,眉部及颏部也可累及,常见于中青年女性。鼻部血管特别容易扩张,晚期皮脂腺过度肥大而引起鼻畸形,被称为鼻赘(hino-phyma),发生鼻赘的多为男性。

【症状】初起时,面部有散布或弥漫的红斑,在鼻部及两侧颊部常较显著,吃热食或环境温度突然改变时往往更红,有的在月经期时最明显。红斑先是暂时性,屡次复发后不再消失而持久不退,毛细血管扩张常很明显,较重患者还有红色小丘疹或脓疱,有时,红色皮损上有少许鳞屑(图23-15、

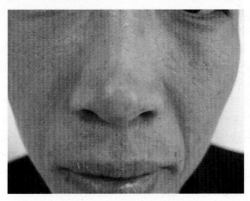

图23-15 酒渣鼻-红斑期

16）。面部常有皮脂溢出，毛囊口显著扩张，充塞于毛囊的干酪样皮脂可被挤出；除非患者同时患有寻常痤疮，不能见到白头或黑头粉刺及深而坚硬的结节。

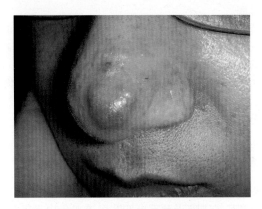

图 23-16　酒渣鼻-丘疹脓疱期

睑缘炎、结膜炎及角膜炎往往和皮肤同时出现，也可以较早较晚；角膜上血管增多，偶尔有角膜溃疡，引起角膜混浊及视觉模糊。有的患者还容易发生痤疮。

严重患者到后期时，皮肤暗红或紫红、丘疹、脓疱、皮脂溢出及毛细血管扩张的现象都很显著，皮脂腺也很肥大，有的患者鼻部因皮脂腺过于肥大，而臃肿变形，毛囊口明显扩大，可以挤出皮脂物质，这种肿瘤状柔软损害被称为鼻赘（图 23-17）。患者多半为中年以上的妇女，尤其 40～50 岁的较多，而男患者的病情往往较严重，发生鼻赘的也以男患者占多数。

【病因】酒渣鼻的病因还不明了，有的有家族史。一般认为皮脂排出率和病情的严重程度无关，皮脂腺的肥厚是继发性变化，但酒渣鼻和寻常痤疮往往同时存在。

精神紧张与血管功能异常被认为是重要因素之一，激动的情绪和紧张的心情都引起面部尤其鼻部赤红，特别是中年以后妇女的血管舒缩神经反射性较强，轻微刺激就可使面部持久发红，因而最易发生酒渣鼻。

除了情绪外，日光及冷热等物理性刺激，胃肠紊乱或感染病灶等因素都可影响血管舒缩神经而使面部皮肤发生变化，寒冷或冷风的骤然侵袭、炽热炉火的烘烤、强烈阳光的照晒甚至于热烫的饮食往往促使酒渣鼻加重或病情复发。消化道障碍如胃酸减少、消化不良、长期便秘、酒类及刺激性饮食、

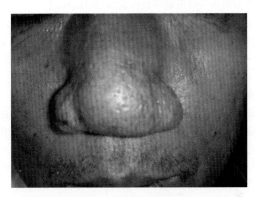

图 23-17　酒渣鼻-鼻赘期

核黄素等维生素不足或消化系统疾病都可能是致病因素。酒渣鼻常出现于闭经期妇女,或在月经期加重,有时伴卵巢等疾病,因而内分泌功能紊乱也可和本病有关。

关于蠕形螨(毛囊虫),患者的蠕形螨检出率比正常人多一倍以上。抗阿米巴及滴虫的甲硝唑(甲硝唑),每次 0.2g,每日 3 次,连服 7 天,痊愈率达 90.2%,对丘疹脓疱多数有效。但是,有人认为,无论蠕形螨阳性与否,甲硝唑 2~4 周后,都可有效。因此大多数作者认为毛囊虫是酒渣鼻加重的因素,而不是病因。

近年来,幽门螺杆菌(helicobacter pylori,HP)感染与酒渣鼻的发生引起人们的关注。幽门螺杆菌产生的毒性物质及血管活性物质侵入周围循环系统,损伤血管内皮,引起红斑及毛细血管扩张;Hp 还能刺激机体系统产生大量的炎症介质如 IL-1、TNF-α、γ-干扰素、白三烯和血小板活化因子,导致酒渣鼻炎症的加重,但仅可能是加重的因素之一,因正常人阳性率很高。

著者认为遗传素质是本病的基础,上述原因均是促发因素。

【组织病理】早期损害:真皮浅层毛细血管扩张、充血,血管周围尤其皮脂腺周围有轻度炎性细胞浸润。

脓疱性损害的毛囊附近有大量嗜中性粒细胞,结节性损害含有嗜中性粒细胞、淋巴细胞、浆细胞及少数异物巨细胞。

丘疹性损害有慢性炎性细胞浸润,包括组织细胞,淋巴细胞及浆细胞。丘疹性损害中可有结核样浸润,由上皮样细胞及少数异物巨细胞构成,周围有淋巴细胞。这种结核样结构被认为角质碎片所致的异物性反应,但有人发现蠕形螨残体而认为蠕形螨所致的迟发型过敏反应。

鼻赘是由于皮脂腺增多且极度肥大,真皮的大部由皮脂腺占据。血管扩张,结缔组织增生并有轻度炎症。

【鉴别】 酒渣鼻发生于成年人面部,可引起红斑、丘疹、脓疱及毛细血管扩张,常伴有睑缘炎、结膜炎及角膜炎,到晚期皮脂腺肥大可以发展成鼻赘。典型酒渣鼻一般不难诊断。

酒渣鼻样结核疹是丘疹性损害出现于鼻部以外的面部而像酒渣鼻,长期被认为结核疹之一。目前,一般认为本病是和结核无关的丘疹性酒渣鼻,可称为类狼疮性酒渣鼻(lupoid rosacea)。

面部粟粒性狼疮也一直被认为是结核疹,虽然组织有显著的干酪样坏死等结核性变化,但没有其他证据可证实本病和结核病有关。有人认为本病和酒渣鼻有关,甚至认为它是一种丘疹性酒渣鼻或是与酒渣鼻样结核疹为同一疾病。

【治疗】

1. 一般处理 寻找及削除可疑的致病因素如神经紧张、感染病灶、胃肠障碍及便秘等,要避免各种刺激因素,如不要吃过热或过辛辣食物,不饮酒,避开烈日、寒风或炉火等。

2. 内用药 甲硝唑对某些病例尤其丘疹、脓疱性损害常有效,每次0.2g,每天3次,连服1周;有的有头晕、乏力、轻度胃肠反应,白细胞可略减少。

四环素类是治疗酒渣鼻最有效的抗生素,一般认为其疗效应在于抗炎活性而不是抗菌活性。四环素类具有广谱抗菌作用,通常推荐多西环素或米诺环素治疗起始量为100mg/d,持续2~4周。常规口服用药控制病情后,逐渐减量至最小有效维持量,并维持数月。

异维A酸:由于可缩小皮脂腺组织、抑制皮脂腺活性、减少皮脂分泌、减轻上皮细胞角化及毛囊皮脂腺口的毛囊角栓塞和抑制痤疮杆菌作用,异维A酸对多种类型酒渣鼻均有效,尤适于肥大性酒渣鼻。因维A酸类药物有潜在的致畸作用,禁用于近期有妊娠计划的女性患者。

凡和本病有关的可疑因素要处理。例如,绝经期女患者可服适量的己烯雌酚,便秘者可服缓泻剂,精神紧张者可服镇静药,对日光敏感者可每日服小剂量羟氯喹。对合并幽门螺杆菌感染者,可按幽门螺旋菌感染治疗。

3. 外用药 要选用刺激性很小的外用药,妨碍皮脂排泄的泥膏或软膏最好不用。常被应用的是含有硫黄的洗剂,例如:硫黄5g,鱼石脂10g,氧化锌10g,甘油15g,水加到100ml。

硫黄也可加入白色洗剂,例如硫黄 4g,硫酸锌 4.5g,多硫钾(硫肝)4g,玫瑰水加到 100ml。炎症较重时,硫黄制剂中可含氢化可的松(1%)但不该应用含氟的糖皮质激素类如氟轻松或倍他米松等。硫黄也可以和过氧苯甲酰(5%~10%)配成外用药,适用于毛囊蠕形螨感染的病例。

克林霉素凝胶、莫匹罗星软膏、夫西地酸乳膏、氯霉素洗剂因其具有杀菌、消炎的作用,有助于红斑的减轻和丘疹、脓疱的消退,常被用于红斑期和丘疹脓疱期的治疗。

0.1%~0.2%异维 A 酸霜可抑制酒渣鼻的炎性损害。

甲硝唑因其有抗炎和免疫抑制作用,治疗丘疹脓疱型酒渣鼻有人试用1%甲硝唑霜有效,但著者发现此药可以引起接触性皮炎。外用中药有颠倒散等。青蛤散可每天搽两次。

壬二酸:壬二酸是天然饱和二羧酸,具有抗菌活性、促进角质正常化和抗炎活性,可用于治疗酒渣鼻。据临床试验证明,外用 15% 壬二酸凝胶治疗轻、中度丘疹脓疱型酒渣鼻,是安全有效的,具有良好的耐受性。

遮光剂:宜选用防光指数(SPF)≥15 的 UVA+UVB 型遮光剂。

他克莫司:他克莫司是有增强免疫调节活性和抗炎活性的钙调磷酸酶抑制剂。该药物通过对钙调磷酸酶抑制作用而抑制炎性细胞因子释放。外用 0.03% 他克莫司软膏对面部酒渣鼻红斑期的疗效较好,对炎性丘疹和脓疱型的疗效不理想。

4. 酒渣鼻的手术治疗 酒渣鼻切割术适用于毛细血管扩张期而不宜于红斑期,尤其适用于鼻赘,对于毛细血管明显扩张及鼻赘患者可用 5 张刀片平行排列的酒渣鼻切割刀纵横切割患处皮肤以破坏血管及结缔组织,达到鼻部红肿消退及鼻赘缩小的目的,疗效决定于切割是否均匀及深度是否适当。

5. 其他治疗 鼻部有明显可见的扩张小静脉时,可用电解法使小静脉闭塞。液氮喷雾法适用于一般酒渣鼻,以在皮损表面形成薄霜为度,隔 2~3 周后,可酌情再冷冻 1 次。鼻赘较轻时,可进行磨削术或点阵激光。对于严重的鼻赘必要时可行整形手术。对并发的角膜炎及睑缘炎可用 1% 氢化可的松溶液滴入眼内。

近年来,各类激光正逐步应用于皮肤科临床治疗,其中脉冲染料激光(PDL)和强脉冲光(IPL)对改善酒渣鼻患者的皮肤红斑和毛细血管扩张程度疗效显著,其中 IPL 能去除红斑、封闭小血管、收缩毛孔效果好,治疗红斑期轻度扩张的毛细血管和丘疹脓疱期、鼻赘期患者激光治疗后遗留的红斑及残余毛细血管;PDL 对于直径较大的毛细血管有选择性破坏作用,使其凝固、裂解而达到治疗目的,二者治疗红斑毛细血管扩张型酒渣鼻均能取得较好的疗效。对于酒渣鼻发展的最后阶段鼻赘期主要是用 CO_2 激光、掺铒钇铝石榴石激光和铒激光等剥脱性激光对增生的组织进行汽化、凝固、切割,取得疗效。

面部粟粒性狼疮(lupus miliaris faciei)

本病长期地被认为皮肤结核疹之一,表现为面部暗红色粟粒至绿豆大小的丘疹或结节,消退后遗留萎缩性瘢痕,有人认为属酒渣鼻的一种变形。

【症状】皮损是迅速出现于面部、腔口周围及颊部的多个半球形或略微扁平的圆丘疹,表面光滑,呈红色或紫红色并略透明,由小米到豆粒大,陈旧丘疹常呈黄褐色,有时,丘疹顶端有黄色小脓疱或鳞屑痂,丘疹多半独立,相邻的可相融合,数目不定,往往成十成百或多或小地对称,最常出现于眼睑、颊部、鼻部及唇部附近,在下眼睑处往往融合成堤状,不引起任何自觉症状,用玻片按压时,可见寻常狼疮所常有的狼疮结节,经过数月或 1 年左右甚至更久以后,丘疹逐渐消退,遗留边缘清楚的萎缩性瘢痕而成凹坑(图23-18)。

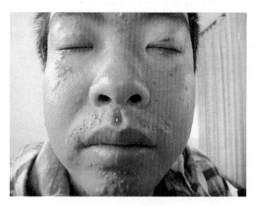

图 23-18 面部粟粒性狼疮

【病因】由于组织变化是十分典型的结核性结构,一直被认为是一种血行播散的皮肤结核,但国内外许多学者应用 PCR 等方法均难以在本病皮损中检测到结核分枝杆菌 DNA,结核菌素常呈阴性反应或弱阳性,抗结核治疗无效,多数患者体内没有任何结核病灶,因此结核疹的说法证据不足。近年来,人们认为本病是丘疹性酒渣鼻的一个特殊表现,但确切病因至今不明。

【组织病理】真皮内尤其中上部有典型的结核性结构,中央是干酪样坏死,周围是上皮样细胞及淋巴细胞,也常有郎罕巨细胞。

【治疗】本病有自愈性,抗结核药无效,氨苯砜口服 50mg/d,数月后多半痊愈,小剂量四环素长期服用或转移因子都被人应用。泼尼松可使症状暂时减轻,与雷公藤、白芍总苷联合用药效果较好,维 A 酸类药物也有效。局部可外用糖皮质激素软膏或应用液氮冷冻治疗。

酒渣鼻样结核疹(rosacea-like tuberculids)

若干红色或淡青红色丘疹散布于面部,通常发生于颊部,前额及颈部(图 23-19),几乎不或完全不发生于鼻部,也不发生角膜炎及脓疱,因而和酒渣鼻有所不同,用玻片按压时显示狼疮结节,组织变化主要为上皮样细胞浸润,毛囊附近常有淋巴细胞,也可有少数巨细胞。皮损自然消退后遗留小瘢痕。

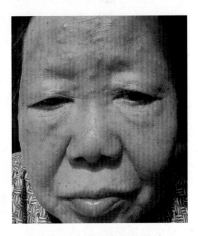

图 23-19　酒渣鼻样结核疹

本病的临床表现和酒渣鼻及面部粟粒性狼疮相似,有人称为类狼疮性酒渣鼻(lupoid rosacea),而不认为独立疾病,不应称为结核疹而应认为丘疹性酒渣鼻的一种表现。

面部脓皮病(pyoderma faciale)

本病少见,急性发作,好发于无痤疮的青年女性。含有脓液及油状物质的脓肿突然出现于面部,相邻的脓肿或囊肿可以相互贯通,甚至形成窦道,并有广泛的青紫或褐红斑,痊愈后往往遗留瘢痕或瘢痕疙瘩样损害。

本病曾被认为葡萄球菌所致,脓液培养常可发现凝固酶阳性的葡萄球菌,但引发此菌感染的确切因素不明,有人认为是化脓严重的酒渣鼻(或称暴发型玫瑰痤疮)。

本病治疗可以选用异维 A 酸联合抗生素,早期急性炎症明显可口服糖皮质激素。

类固醇皮炎(hormone dependence dermatitis)

类固醇皮炎又称激素依赖性皮炎,是由于长期反复的外用含有激素的药物、化妆品引起的皮炎。近年来发病呈明显上升趋势,且顽固难治,已成为关注焦点。

【症状】用药部位出现红斑、丘疹、干燥脱屑、萎缩、毛细血管扩张、粉刺、小脓疱、色素沉着、酒渣样皮炎、口周皮炎、光敏感、鱼鳞病样变化等(图 23-20)。外用皮质激素后可改善,一旦停药症状复发或加重。尤其以面部、外阴部多见。局部明显自觉瘙痒、触痛、干燥、紧绷感或灼热感。皮损及症状遇热加重,遇冷减轻。

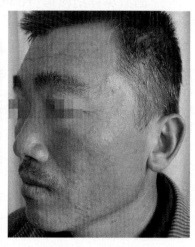

图 23-20 类固醇皮炎

【诊断】目前缺乏统一的标准。拟订的诊断标准是:①有 1 个月以上外用激素病史;②停用激素后 2 ~ 10 天原有疾病或皮损复发或加重、重复使用后症状减轻;有明显对激素的依赖现象;③主观症状包括瘙痒,灼热感,干皱感,疼痛;④客观症状包括炎性丘疹或脓疱,红斑、潮红水肿,皮肤干燥、脱屑,毛孔粗大,色素沉着,毛细血管扩张,表皮萎缩,出现无法用原发病解释的皮损。

【病因】糖皮质激素具有抑制免疫反应的抗过敏作用,外用后能减轻充血和水肿,使瘙痒的程度和某些皮肤的炎性反应暂时得以缓解和消退,人们往往被这一现象所蒙混,很多人又对激素应用范围和不良反应缺乏了解而长期滥用,也有人在化妆品中加入了糖皮质激素,导致不良后果。

激素制剂的长期外用可导致局部表皮角质形成细胞层数减少,皮肤萎缩变薄,脂质分泌减少,经表皮水分流失增加,皮肤屏障结构受损,引起皮肤干燥、脱屑、粗糙，炎症反应增加。微生物感染如痤疮丙酸杆菌、革兰阴性杆菌、葡萄球菌、毛囊蠕形螨等微生物过度生长也与本病有关。另外紫外线也是其诱发原因之一。

【鉴别】注意与常见的寻常痤疮、酒渣鼻、脂溢性皮炎及面部过敏性皮炎等相关疾病鉴别。

【治疗】国内外学者公认在使用口服、外用药物治疗的同时，选择能够辅助恢复皮肤屏障，降低皮肤敏感性的医学护肤品，可显著提高疗效。

在外用药方面，0.1%他克莫司软膏能够阻止特异性 T 淋巴细胞活化和肥大细胞释放炎症细胞因子，对于面部以红斑和脱屑为突出表现的类固醇皮炎疗效较好，但著者发现可有依赖性。

对病情较重，且顽固难治的病例，可用米诺环素、羟氯喹、复方甘草酸苷、白芍总苷、雷公藤等具有非特异性抗炎作用的药物联合治疗，效果较好。如仍不能控制者可加小量泼尼松口服，一般 10mg，每日 2 次，待病情控制后逐渐减量，泼尼松在 3 周内停掉。其他药物减药的力度要小，维持时间要长，一般需 1~3 个月。此外还应注意避免日晒。

皮肤屏障功能恢复后，对于非炎症性毛细血管扩张、色素沉着、毳毛增生者可分别采用不同种类的激光治疗，如 1064nmNd:YAG 激光、强脉冲激光及 E 光。

皮脂溢出(seborrhea)

青年及中年人的皮脂腺分泌旺盛而使皮肤表面多油，特别是面部油腻光亮，易被煤烟尘埃污染，鼻部等出油太多时甚至于有闪烁的油珠，头部、胸部及背部等处，皮肤也常油腻，可使枕巾及内衣有明显的油渍，面部毛囊孔显著扩张，特别是鼻部及鼻唇沟的毛囊孔常含柔软的乳酪样白色皮脂，容易被挤出，有的并发寻常痤疮或男型脱发。

皮脂溢出或称油性皮脂溢出(seborrnta oleosa)，病因不明，多与遗传基因有关，可以是生理性，如雄性激素水平增高，年轻时加重，到老年时减轻；也可以与一些系统疾病有关，如肾上腺肿瘤、糖尿病及某些乳腺癌患者的皮脂分泌可明显增加。可常用热水及肥皂洗涤，有乳酪样皮脂栓时可用软毛巾轻揉而挤出，应该勿搽油腻的化妆品或外药。对于头皮皮脂溢出明显者，宜使用中型或酸性的洗发剂，含有硫黄、2%酮康唑的香波对缓解头皮鳞屑和瘙痒有益。

皮脂缺乏（asteatosis）

皮肤表面皮脂的减少可由于碱性肥皂或洗涤剂的过分应用，或是由于接触可溶皮脂的各种溶剂，天气寒冷及天气湿度太低时，皮肤容易干燥，尤其手足可以发生皲裂。

皮脂腺分泌减少或缺乏时皮肤干燥而可称干燥病（xerosis），表皮容易脱屑及发生皲裂。皮脂缺乏可为先天性缺陷，往往伴有毛发发育不良等其他先天性缺陷。较多见的是症状性，可发生于某些系统疾病，如黏液性水肿、糖尿病、尿崩症、特应性皮炎、维生素缺乏、着色性干皮病、硬皮病、鱼鳞病、麻风及皮肤萎缩等，烧伤的瘢痕及射线皮炎等可使局部缺乏皮脂。

治疗时要寻找病因及原发的疾病，冬季室内干燥时可增加湿度，避免用过热的水洗浴，不要常用碱性较强的肥皂及洗涤剂，可选用中性或弱酸性沐浴露，洗浴后可涂擦浴后乳液或润肤液。可以外用10%尿素霜或胶质乳剂或2%维生素E乳膏。

四、甲 的 疾 病

甲板变形（deformities of the nail）

甲变形可由于先天性异常，也可由于某些系统性疾病或某些皮肤病的存在，有的病因不明。

（一）影响甲板的皮肤病

银屑病患者的指甲面上常有不规则散布的点状小坑（图23-21），或是甲下过度角化（subungual hyperkeratosis）使甲板翘起。甲板也可以变色，失去正常光泽，常有一片片的混浊斑点；甲也常变脆增厚或弯形，甲板游离端往往损毁而像虫蚀。甲板小坑除发生于银屑病患者外，也可出现于手部皮炎、甲沟炎或斑秃患者，有的没有银屑病皮疹或其他明显的病因。

湿疹或慢性皮炎发生于手指时，可使邻近的指甲变脆变形，发生沟纹凹坑，也往往变成污黄色并失去正常光泽；甲下过度角化或甲床上鳞屑可使甲板弓起或翘起，甚致使甲板脱落。

扁平苔藓、天疱疮、疱疹样皮炎、大疱性表皮松解症及毛发红糠疹皆可使甲板变形变色甚至于脱落，尤其剥脱性皮炎患者的甲容易发生改变。毛囊角化病的甲板可有纵行的白条。

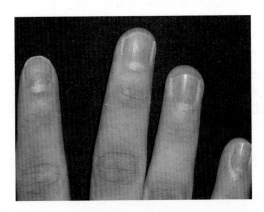

图 23-21　甲凹点

　　放射线引起手指发生慢性皮炎后,甲板可以变形,甲沟往往发炎而有剧痛,有时甲下过度角化。化脓性甲沟炎或甲床炎也可使甲板变形、变色或脱落,真菌常引起甲真菌病致甲板明显增厚,外形和色泽改变甚至甲完全被破坏。

　　在雷诺病、慢性淋巴水肿、先天性淋巴水肿及淤积性皮炎等血液供给不良的情况下,甲板可以变薄,而静脉血液长期瘀滞可使甲板肥厚。硬皮病患者的指甲往往逐渐萎缩,尤其在发生指(趾)硬皮病时,残留的甲板可以变成一小块角质物。

　　寻常疣容易发生于甲板的侧缘或游离缘的下面,有时,在甲板下方逐渐扩大而将甲板顶起,常有压痛。外生骨疣、化脓性肉芽肿及各种良性或恶性肿瘤皆可发生于甲部而使甲板发生改变。

(二) 影响甲板的全身性疾病

　　肺炎等急性热病、维生素缺乏病、甲状腺功能亢进、梅毒及心脏病等患者的甲板可以变色变形,或是脆弱变薄。充血性心力衰竭患者的甲半月可以发红;亚急性细菌性心内膜炎患者的指甲下方可以间歇地发生小出血点;肝硬化患者的指甲有时呈现白色或毛玻璃样外观;慢性肺结核患者的甲板可有横沟及凹坑或白甲;肾脏病患者的甲板前半侧可以发红或呈褐色,而后半侧发白;淋巴回流不好并有胸膜积液时,指甲可以变黄,略带绿色,指甲中央隆起,甲半月不明显,被人称为黄甲综合征;慢性低蛋白血症、慢性水肿或肾病综合征患者的指甲可以有对半甲;各种关节炎也可使指甲发生变化。

神经创伤、神经炎、脊髓空洞症、脊髓痨、半身不遂及麻风等神经系统障碍都可妨害甲的生长，或使甲板和甲床分离。

（三）甲的各种畸形

1. 甲肥厚（onychauxis）　甲肥厚是先天性或获得性。甲板肥大时称为巨甲（megalonychia），可以是一种先天畸形，也可是毛囊角化病、银屑病及毛发红糠疹等皮肤病患者的一种表现，也出现于杵状指上。杵状指的末指指骨增宽，末指关节肿胀，因而指端肥大而呈鼓槌状，可见于肢端肥大症、甲状腺功能亢进症、慢性心肺疾病，肝硬化或慢性腹泻尤其伴有溃疡性结肠炎的患者。麻风、慢性湿疹等慢性皮肤病及甲癣的甲板都常肥厚。甲肥厚也可以发生于衰老、甲状腺或垂体功能不良、血液供给不足及某些营养性障碍的患者。

先天性厚甲（pachyonychia congenital PC）往往开始出现于婴儿时期，皮肤及毛发或其他皮肤附属器也可有先天性缺陷。先天性厚甲的甲板愈到游离缘愈厚，甲板很硬，游离缘常因甲床上角质物而翘起（图23-22），根据临床特征将本病分为4型：Ⅰ型，表现为厚甲、掌跖角化、口腔黏膜白斑、声音嘶哑、掌跖痛性水疱或溃疡、多汗、肢体疣状损害、甲沟炎及毛发异常；Ⅱ型，除Ⅰ型特征外，另伴多发性囊肿及胎生牙；Ⅲ型尚伴有角膜白斑、白内障等；Ⅳ型除具有Ⅰ～Ⅲ型的症状外，在颈部、腰部、腋窝、腘窝、大腿、臀部及腹部有色素沉着，还伴有智力障碍及咽喉损害。

先天性厚甲由常染色体显性基因遗传，近年来遗传学方面研究显示，大部分突变为错义突变，另有小部分缺失和插入突变。国内外多数文献报道显示：PC-Ⅰ型和PC-Ⅱ型发病分别由于角蛋白 K6a/K16、K6b/K17 基因突

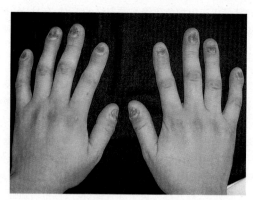

图 23-22　先天性厚甲

变,关于本病的基因治疗方面国内外也进行了一些探索性研究。

2. 甲弯曲(onychogryphosis) 本病又称钩甲或爪状甲。甲板变厚并卷成棒状,生长时逐渐向腹面弯曲,因而成为钩状或兽爪形态。甲板不透明,表面失去甲的正常光泽。甲弯曲少数是一种先天性畸形,多数由甲反复外伤或周围血管病所致,也可由天疱疮、鱼鳞病、红皮病、毛发红糠疹、周围神经性病变如麻风或脊髓痨、外周循环障碍及内分泌障碍如甲状腺功能衰退等引起。

目前本病尚无特效疗法,有文献报道外用40%尿素乳膏进行化学剥脱,定期修甲,同时口服维生素 AD 胶丸和维生素 E 丸有效,若病甲血供良好,可行甲板抽出术后用酚或 CO_2 激光破坏甲母质。

3. 甲萎缩(onychatropia) 甲板萎缩变薄并变小,甲萎缩可以是先天性也可以是获得性,又称为甲发育不良(onychoplasia)。先天性甲萎缩可见于色素性先天性外胚层发育不良和 Cronkhite-Canada 综合征。获得性甲萎缩可由于外伤、感染、内分泌障碍、脊髓空洞症及麻风等神经性障碍、雷诺病等血管性疾病,也可见于大疱性表皮松解症、扁平苔藓及毛囊角化病等病(图23-23)。

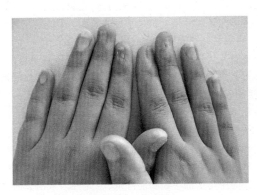

图 23-23 甲萎缩

4. 软甲(hapalonychia) 甲板柔软,薄而透明,常见于先天性甲母质缺陷,或是由于严重外伤、神经或血管性营养障碍所致。还可伴发于黏液性水肿、麻风、雷诺现象及放射性皮炎,有的病因不明。

5. 脆甲病(fragilitas unguium) 甲板脆弱,容易碎裂,常和甲母受损有关。经常接触有机溶剂或洗涤剂、酸、碱等均可引起脆甲。也可因低色素性贫血、雷诺病、甲状旁腺功能低下及厌食症引起。脆甲也可以是多种皮肤病的一个症状表现,如 Darier 病、鱼鳞病、银屑病及扁平苔藓等,有的病因尚不明确。

6. 反甲(koilonychia) 指甲中央陷凹而边缘翘起,可以盛一两滴水而像汤匙,所以又称匙甲(spoon nail),是普鲁姆-奋森综合征的症状之一,提示机体存在缺氧,有时出现于缺铁性贫血、雷诺病、冠状动脉疾病及风湿热等患者,有的有家族史。在我国昌都地区,曾经发现过不少反甲患者,尤其青壮年较多;昌都海拔 3200km,含氧量相当于海平面的 2/3,青壮年的劳动强度大,消耗氧气较多,可能是发病率较高的原因。

另外,持续、超强度手工劳动及劳动的湿冷气候环境,造成局部微循环障碍,血液中含氧量不足,也是反甲的主要致病因素之一。

高原地区气候干燥,汉族人民进入青藏高原后皮肤往往干燥皲裂,有的发生反甲,离开高原数周后,反甲就可逐渐恢复正常,作者仅用一般的橡皮膏贴于甲面上,反甲可以较快的复原,认为高原地区缺氧虽是重要病因,反甲也可和甲板的含水分太少有关,另有人认为长期接触碱性物质或矿物油也是病因之一。

7. 甲纵裂(onychorrhexis) 甲板脆而薄,在纵方向裂开,偶有疼痛感。长期接触水、潮湿与干燥环境交替是常见的诱因。甲的游离缘往往变薄,容易破碎不齐。甲纵裂往往和甲纵沟或甲纵嵴同时发生于一个或数个指甲的中央,可以是一种先天性畸形,有的和湿疹、银屑病及扁平苔藓等皮肤病或甲状腺功能障碍、维生素缺乏、糖尿病、雷诺病、缺铁性贫血等疾病有关,外伤及指甲常接触碱性肥皂或苯及丙酮等溶剂都是可疑病因。

8. 甲横沟(transverse furrows of the nail) 甲横沟又称比佑线(Beau's lines),是由于甲板蛋白形成过程中暂时性受阻所致,往往发生于甲沟炎及某些神经性疾病或营养性障碍,或是严重的急性全身性疾病,例如急性砷中毒、急性传染病、肝脏及心脏病,通常所有甲受累。横沟的出现是由于致病因素的存在,此时甲母质的生长功能降低,当此种因素消失时,甲恢复正常的生长;如果此种因素再来临,生长就又受阻,因此,多次发作可引起多条的横沟。如果全部指(趾)甲只有一条横沟,往往反映患者有过一次热病或麻疹之类的全身性疾病。如果只有少数甲有横沟,可以由于甲沟炎、外伤、湿疹及雷诺病等病。另有报道,甲状腺功能亢进症、妊娠及锌缺乏也可出现甲横沟。

9. 甲分裂(onychoschizia) 甲板本身裂成多层(图 23-24),往往由甲的游离缘逐渐向甲根分裂,可以由于一般健康状况不好,多半是患者因工作关系或其他原因与水频繁接触,造成干湿交替引起。也可由于局部的慢性湿疹,有时也见于内分泌障碍、维生素缺乏及产后贫血等。

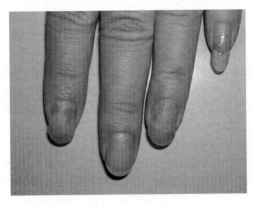

图 23-24　甲分裂

10. 甲分离(onycholsis)　甲板由游离缘起逐渐和甲床分离而不脱落,往往由于银屑病、慢性湿疹、甲下寻常疣或梅毒性损害将甲板顶起,也可发生于多汗症、接触性皮炎、甲床炎、药物皮炎尤其感光过敏性药疹等皮肤病。例如,四环素能引起光过敏性甲松离(photo-onycholsis),在发生光过敏性皮疹的同时或以后,常受日晒的指甲发生甲分离。甲分离也可发生于甲状腺功能降低、甲亢、卟啉病、糙皮病等多种全身性疾病;外伤(急性意外损伤、甲下血肿)、慢性刺激、局部外用化学制剂或指甲油(含甲醛的衍生物),或手指长期浸泡在肥皂水及热水里,也可引起甲分离;细菌、真菌、病毒(疱疹病毒)及化脓性感染也可致本病。有些病例的病因不明或是一种先天异常。

11. 甲缺失(onychomadesis)或甲脱落(onychoptosis)　由甲根开始,甲板逐渐和甲床分离,终于脱落,脱甲病是一种先天性异常,在一生之中屡次脱甲和再长,常有家族史,也有的还有大疱性表皮松解症或掌跖点状角化病等先天性疾病。

无甲(anonychia)是指 1 个或多个手指及足趾没有甲板,可分为先天性无甲和获得性无甲,先天性无甲指出生时即缺少指(趾)甲,是由于甲板先天地不能发育,为一种罕见的先天性畸形,常见于先天性外胚叶发育不全者;获得性无甲是由于严重的感染、外伤及营养不良性大疱性表皮松解症,也可出现于扁平苔藓或雷诺现象。脱毛症、梅毒、糖尿病、破伤风或脊髓痨等神经性、血管性疾病皆可使甲板脱落。猩红热患者康复时,甲板可随掌跖脱皮而脱落。损伤甲板或甲母的局部炎症如甲床炎、甲沟炎、射线皮炎及剥脱性皮炎也可引起此种变化。

12. 甲髌肘综合征(nail-patella-elbow syndrome) 又称遗传性骨甲发育不良(hereditary osteo-onychodysplasia),由常染色体显性遗传,源于人类LMX1B基因异常,其特征为髌骨缺如或发育不良,以及先天性甲营养不良。甲板缺失或是大小不到正常的1/3或1/2,尤其拇指甲往往较小或不见。髌骨消失或变小,桡骨头异常、肩胛骨可变厚,关节过度伸展,髂骨可有突起出现髂后角,肘部皮肤如蹼。眼部可有的白内障或虹膜异色症,肾脏可有肾小球肾炎而有血尿、蛋白尿及各种管型。

【治疗】引起甲板发生病变的因素很多,有的是先天性畸形,有的继发于某些皮肤病或是皮肤病的表现之一,有的是由于全身性疾病或是神经、血管、新陈代谢及内分泌发生障碍或紊乱。寻找及消除病因往往是唯一的也是有效的疗法。有的不须治疗。

全身治疗按情况而定。例如,甲板肥厚的患者有任何循环障碍时应该纠正,贫血衰弱的要用铁剂及鱼肝油等,甲状腺片对于某些病例有效。患有反甲(匙甲)而贫血的人可应用铁剂及维生素 B_{12} 等药物。

局部治疗可以有效,甲板肥厚不平的可用硼砂或碳酸氢钠溶液浸泡,然后用小刀刮平;甲板脆弱的可搽润泽剂,处方如下:

三乙醇氨2ml,白凡士林1.5g,白蜡0.5g,羊毛脂0.5g,水15ml。

40%尿素软膏(尿素40g,无水羊毛脂20g,白蜡5g,白凡士林35g,共100g)可使厚甲、钩甲、嵌甲、反甲软化,应该先用橡皮膏保护甲周正常皮肤,涂敷尿素软膏后用塑料薄膜覆盖并包妥,约1周后可以软化,可用镊子剥脱或将病甲拔除。

甲变色(discoloraton of the nail)

严重贫血、血管痉挛、黄疸及红细胞增多症等病可以使甲板失去正常的透明度而使甲变色;甲营养不良、甲弯曲及甲真菌病等可使甲板呈现红色、淡黑、淡绿或灰色。多种皮肤病如甲癣、甲周炎、梅毒、脓疱性银屑病及剥脱性皮炎使甲呈污黄色。

某些药物内服或注射能使甲变色:砷剂可以使甲发生纵行的白色条纹;金剂使甲板呈黑褐色;汞剂使甲灰色;银剂使甲灰青;久服四环素使甲发黄;

氯喹使甲床发生青黑色;酚使甲床发生固定疹而呈暗青色。(图23-25)

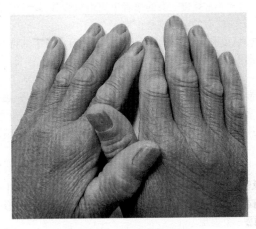

图 23-25 药物所致褐甲

此外,甲面接触某些化学品而染色,常被误认为甲病。例如,染料、染发药、硝酸银或高锰酸钾溶液等使甲面有不易洗去的颜色,戊二醛,苦味酸等化学品使甲染成黄色,又如,吸烟的人右手拇指及示指常被纸烟熏成黄褐色,但附近皮肤也被染色而不难认识。

甲床的变色也使甲部发生颜色变化,而甲板正常。例如,口服阿的平使全身皮肤发黄,甲板甲床变色而发黄。贫血使甲部苍白,红细胞增多症的甲部呈发绀色,充血性心力衰竭患者的甲半月常呈红色,艾迪生(Addison)病的甲部有色素沉着,慢性低蛋白血症或肾病综合征偶然引起甲下两条平行的白色条纹,肝硬化及肝功能衰竭可使甲床呈混浊的乳白色,肾衰竭患者的甲床不仅因贫血而苍白,还略呈淡黄或淡灰褐色。

1. 黄甲综合征(yellow nail syndrome) 黄甲综合征是一种罕见的疾病,通常表现为黄甲、淋巴水肿及胸腔积液三联症。本病是由淋巴管发育障碍或阻塞引起体液循环障碍造成指甲甲板增厚和淋巴淤积所致而变黄,同时淋巴淤积在皮下结缔组织形成水肿和胸腔积液。

指甲及趾甲都可对称地发生变化,先是指(趾)甲生长缓慢,几乎停止生长,每周只长 0.1~0.25mm,而正常指甲生长速度约为 0.5mm。甲板表面虽和正常甲面一样光滑,但可有横嵴、横沟,甲板可增厚,甲板过度弯曲,甲外皮消失,甲半月可以不见,甲面呈黄色、黄绿色或略带黑色。有的指

（趾）甲浮空在甲床上，呈甲剥离状，甲脱落通常影响 1 个或多个指（趾）甲，而且达基层，再生非常缓慢。有的患者甲周组织肿胀，像是慢性甲沟炎，甲变化往往永久存在，有的可渐恢复正常。

淋巴水肿是黄甲综合征的主要症状之一。面部及手部持久肿胀，小腿尤其踝部的淋巴水肿尤其显著，也有球结膜水肿的报道，严重的全身性淋巴水肿少见。

肺部的慢性疾病是另一主要症状，呼吸道容易屡次感染，患者患有慢性支气管炎而常咳嗽、咳痰，或有支气管扩张及肺部炎症，反复发生胸腔积液，常有胸膜粘连。黄甲综合征不仅累及胸膜，也可涉及其他浆膜，如心包、结膜、肠淋巴管扩张导致的乳糜性腹水。

近年来，国外文献有黄甲综合征合并恶性肿瘤的报道如喉癌、子宫内膜癌、膀胱癌及胆囊癌均有报道，通过手术肿瘤切除和化疗后黄甲迅速被正常甲取代，也有作者认为肿瘤可加重或使淋巴功能失常，黄甲综合征可能是副肿瘤综合征的一个表现。

黄甲综合征多半发生于中年，也可见于青年，只偶尔发生于儿童，甲板增厚并有黄色物质沉积，轻度仅有黄甲，缓慢进展的肢端水肿。淋巴水肿可由于微小淋巴管发育异常，有先天性闭塞的缺陷而妨碍淋巴循环，感染及外压等因素可使淋巴水肿加重，因而常在多年以后尤其中年时期才出现。

大量维生素 E 可治本病，每次 400 单位，每天 2 次，可使指甲恢复正常生长速度和颜色，全身糖皮质激素治疗已有报道，但效果也不肯定。利尿剂的使用可减轻淋巴水肿，并发感染者可使用抗生素治疗如氨苄西林等。

2. 白甲（leukonychia） 甲板有白点的为点状白甲（leukonychia punetata），有白色条纹的为线状白甲（leukonychia striata）（图 23-26），完全变白的为全白甲（leukonychia totais），部分变白的为部分白甲（leukonychia partialis）。

点状白甲可见于正常人，或由于局部轻微外伤所致。线状白甲为甲板上出现一条或多条白色横线或纵线，常由遗传或外伤、烟酸缺乏病等引起。所有甲出现规则的白色横线应考虑可能有急性砷或铊中毒；甲板或甲床的纵白线为 Darier 病的典型表现。甲板部分变白见于结核病、肾炎、转移性肿瘤、麻风和外伤。全白甲常是先天性疾病（图 23-27），由常染色体显性遗传，先天性白甲可单独存在或伴有其他综合征。但全白甲也可出现于伤寒、麻风、肝硬化、溃疡性结肠炎等。

接触硝酸、亚硝酸盐和浓氯化钠溶液也可引起甲变白。真菌性白甲大多同时伴有甲分离和甲下角化过度。

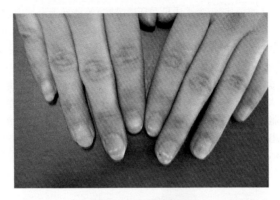

图 23-26　线状白甲

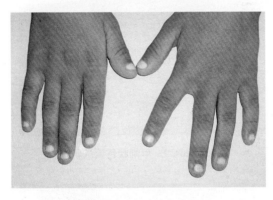

图 23-27　先天性全白甲

3. 黑甲(melanonychia)及甲部色素纵条(longitudinal pigmented bands of nails)　黑甲可因甲母质或甲床黑素细胞数目增多或黑素细胞异常增生引起,主要包括甲雀斑样痣、甲母痣。这些黑甲呈黑色纵条上下一致自甲根部至甲远端。甲雀斑样痣一般颜色较浅,条纹较细,发生的部位多在甲根部,拔甲后往往消失。甲母痣颜色较黑,条纹也较宽,但宽度超过 0.4cm 应引起重视需积极治疗,如观察纵条上窄下宽时有可能发生恶变,特别是根部成不规则片状往往已经发生黑素瘤。红色毛癣菌、黑曲霉等真菌感染、奇异变形杆菌感染可致黑甲。黑甲也是铅中毒、PUVA 或离子放射治疗后的一种反应。另外,黑甲还可由药物如:米诺环素、氟康唑、金制剂、抗疟药(如氯喹）、化疗药（如羟基脲、多柔比星和环磷酰胺）等诱导黑素细胞活性增加而产生。

　　甲带状色素沉着是从甲护皮延伸到甲板远端边缘的纵向褐色色素带，发生于一个或几个指甲，常是一种先天性异常，也可由于甲母有个黑子，或是由于甲母处有活跃的黑素细胞，因而长出的指甲部分含有大量黑色素而呈纵行条状色素沉着（图 23-28、29、30），另外，维生素 B_{12} 和叶酸缺乏所致的巨幼细胞贫血患者、慢性铅中毒、艾迪生病、黑棘皮病及色素沉着—肠息肉综合征患者也可有此现象。

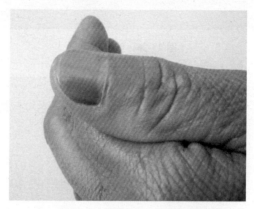

图 23-28　甲带状色素沉着

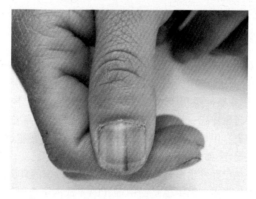

图 23-29　甲母质黑子

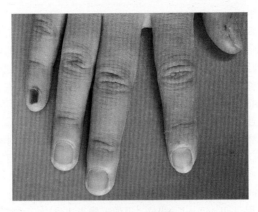

图 23-30　甲母痣

4. 绿甲(green nails)　铜绿假单胞菌侵犯指甲时可使甲板部分或全部变绿而不伴有甲分离者称为绿甲(图 23-31),伴有甲板远端分离及甲沟炎而被称为绿甲综合征(green nail syndrome)。

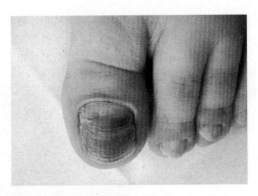

图 23-31　绿甲

1%的庆大霉素或多黏菌素 B 溶液每天可浸泡患甲两次,每次约 1 小时。1%醋酸溶液浸泡患甲也有效。

5. 青甲(blue nails)　甲的恶性黑素瘤(黑癍疽)、甲下血肿及口服阿的平、喹啉等药物都可使甲部发青。银质沉着病可使甲半月呈灰青色。氟尿嘧啶、博来霉素、米诺环素及其他抗疟药、羟基脲、酚酞、齐多夫定也可使甲弧影或整个甲床呈现青色。

肝豆状核变性又称威尔逊(Wilson)病,甲半月呈天青色,角膜边缘有褐色状,下肢常有色素增生,面部、颈部及外生殖器的皮肤隐约地发绿。肝脾肿大,常有神经精神症状及肾损害,肝损害可引起皮肤发生蜘蛛痣及肝掌。本病由常染色体隐性基因遗传,铜代谢有先天性异常,血清中有大量血浆铜蓝蛋白(cerulopasmin)而可损伤肝、脾、脑、肾、神经系统及角膜等各处组织,天青色甲半月即由于血浆铜蓝蛋白的沉积。

主要药物治疗方法是驱铜治疗。驱铜药物通过降低体内游离铜的水平,减少铜沉积及降低其产生的自由基对组织器官的损害。目前主要的驱铜药物包括铜离子螯合剂青霉胺和阻止肠道对铜吸收的锌剂。有研究表明青霉胺与锌剂联用是有效和安全的。

6. 对半甲(half and half nails) 甲的近侧半边发白,远侧半边呈红色、粉红或褐红色,其间有清楚的分界,对半甲可出现于慢性肾功能不全和肝硬化氮质血症的患者。血液透析患者更常见缺少甲弧影及对半甲。

甲下出血(subungual hemorrhage)

常由于指(趾)端受到外压或撞击,除了一阵剧痛外,甲部立即鲜红成片,以后渐成暗红及暗紫红色,又变成黑色,再逐渐变青变黄(图 23-32),终于吸收消失。如果受外伤后出血较多而成血瘤,甲板的压迫能引起剧烈疼痛,甲板部分地离开甲床,以后,甲板可以脱落。

亚急性心内膜炎的甲下可有线状、裂片形出血,类风湿关节炎、恶性肿瘤、结缔组织病及某些大环内酯类药物也可引起甲下出血。

甲下因受外伤而出血时在甲上放置冰块或用力抵压甲板即可迅速止血。如果甲下发生血瘤,往往须切开甲板或用钻取病理组织的口径最小(2mm)的小钻在甲板上钻孔以将淤血放出,才能减轻剧烈的疼痛。由于维生素 C 缺

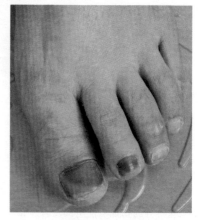

图 23-32 甲下出血

乏症引起的要应用大量维生素 C,同时服芦丁。

甲下肿瘤(subungual tumors)

不太多见,而甲下寻常疣较常见。甲下良性肿瘤包括色素痣、化脓性肉芽肿、黏液囊肿(滑液囊肿)、纤维瘤、甲下外生骨疣及血管球瘤等(见良性肿瘤、恶性肿瘤)。甲下外生骨疣表现为甲下坚实的肿块,系正常骨组织生长过度所致,常易误诊为疣。血管球瘤多半发生于甲床而引起阵发性疼痛。甲下恶性肿瘤包括 Bowen 病、鳞状细胞癌及黑素瘤等。

嵌甲(ingrown nail)

是甲侧缘嵌入软组织内,引起压痛,也容易继发性感染。嵌甲是甲板的侧缘长入附近软组织内,像异物似地引起疼痛或局部损伤,通常只发生于足趾甲尤其大踇趾甲的一侧(图 23-33),往往由于患者有不正确修剪指甲习惯或鞋子太窄而将趾甲的一侧压弯或甲癣侧趾甲脆而促使变形,变形的趾甲侧缘继续生长,就会挤压附近的软组织;如果甲缘不剪齐,侧缘可像硬刺似地插入软组织内而引起压痛,容易刺破软组织及引起继发性感染,使肉芽组织增生或发生脓肿。

患者的鞋子应该宽松,鞋头不能太窄,如有甲癣时应该治疗,在剪短趾甲时要将甲缘剪平剪齐,可用一小团棉花塞在嵌入甲下方以免甲褶处软组织受伤,有时须在局部麻醉下切去趾甲的嵌入部分。有继发性感染时要应

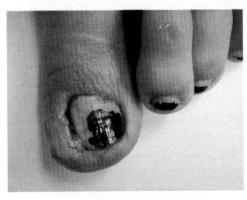

图 23-33 嵌甲

用抗菌药物,有增生的肉芽组织时可用小棉球蘸 10% 硝酸银溶液塞在甲褶内,若保守治疗无效,必要时需行手术治疗,切除增生的肉芽组织和部分两侧的甲母质。

逆剥(hangnail)

甲旁倒刺(unguis incarnatus)甲旁的表皮撕裂成刺状细条,可使甲褶附近皮肤发生疼痛的裂口,容易引起继发性感染。

天气干燥,用洗涤剂或肥皂洗手太勤,习惯性咬指甲,皆可使甲旁发生逆剥。治疗方法是将撕裂的细条顺妥,然后将刺状细条齐根剪断,然后涂搽抗菌药以防止感染。

甲床炎(onychia onychityis)

外伤及细菌感染可使甲床化脓及发炎,以后,甲可以扭曲甚至脱落,严重患者的指(趾)头可以溃烂坏死。天疱疮、疱疹样皮炎、剥脱性皮炎、毛发红糠疹、银屑病、梅毒以及甲板下的异物都可引起甲床炎。

甲沟炎(paronychia)

甲沟炎是甲部周围的组织发炎,甲周软组织发红肿胀,有压痛及疼痛。严重时化脓,脓液由甲沟处排出,疼痛及压痛常较剧烈,甲板往往变色变形。病情更严重时,指头甚至于整个手指发炎、红肿、化脓或溃烂。

1. 急性甲沟炎(acute paronychia) 划破或针刺等外伤可使甲褶有急性感染。由于金黄色葡萄球菌或化脓性链球菌等细菌的侵入,甲褶红肿疼痛并有压痛,可以迅速化脓,轻压甲褶就可挤出脓液而流到甲板上。感染可向附近及深部扩展,甲床上可有较多的脓液而将甲板顶起。

抗生素常需应用。对于急性化脓性甲沟炎,特别是提示有化脓性球菌感染时,应首选青霉素或头孢类抗生素,为了引流脓液,可用刀尖刺破化脓的甲褶,以后每日换药及包扎。

2. 慢性甲沟炎(chronic paronychia) 慢性甲沟炎常由多因素引起,刺激性皮炎和念珠菌感染可能起重要作用。家庭妇女及饭馆洗碗员等人的手部常在水中浸泡,甲褶容易慢性发炎,糖尿病患者及有吮指习惯的儿童等也较易发生慢性甲沟炎(图 23-34)。

初起时，甲皱肿胀并略发红，但不太痛，由于甲皱襞和甲板的接触不太紧密而有空隙，异物就易进入，如果化脓菌进入，就会引起急性化脓性甲沟炎。结核菌、孢子丝菌、念珠菌、铜绿假单胞菌、大肠埃希菌、白喉杆菌、梭形杆菌或其他微生物都可偶尔侵入而引起慢性感染。

甲部有慢性甲沟炎时，甲板可以变形而有不规则的沟嵴，也可变色，往往呈深黄褐色，有念珠菌感染时甲板可增厚呈褐色或浅棕色，甲沟红肿，触痛不明显，且

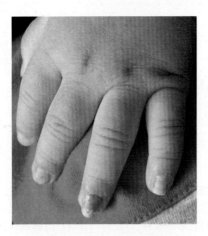

图 23-34　慢性念珠菌甲沟炎

很少化脓。有铜绿假单胞菌感染时甲板则呈绿色。慢性甲沟炎往往波及多个手指，手部也可有慢性皮炎。

患有甲沟炎的手指应该避免刺激和保持干燥，如果手指必须和水、肥皂、传染剂、溶脂性溶剂或其他化学品接触，应戴棉布手套，再戴上橡皮手套或塑料手套，否则，在工作完毕后立即用清水冲净及拭干。应该查找致病微生物而选用抗真菌或抗细菌药物，可应用氯碘羟喹或复方雷锁辛搽剂等外擦，常需治疗数月之久，若局部治疗无效可口服咪唑类抗真菌类药。

第二十四章 接近皮肤的黏膜疾病

接近皮肤的黏膜,如鼻黏膜、口腔黏膜、外生殖器黏膜及肛门黏膜,可以发生多种感染性、变应性、肿瘤性、先天性、代谢性或其他各种刺激引起的疾病。多种黏膜疾病在相关学科如眼科、耳鼻喉科、口腔科、妇产科、内科或外科书籍中详细论述。

剥脱性唇炎(exfoliative cheilitis)

剥脱性唇炎是指原因不明的唇部伴有脱屑的慢性炎症,一般发生于下唇,又称单纯性唇炎(simplex cheilitis)。

【症状】本病多半只发生于下唇,唇红缘干燥、脱屑,鳞屑脱落的基底鲜红光滑,以后又渐发生鳞屑,可有微量黏液而成鳞屑痂,往往覆盖整个下唇的唇红缘,有时上唇唇红缘也发炎结痂(图24-1)。唇部容易发生裂口而

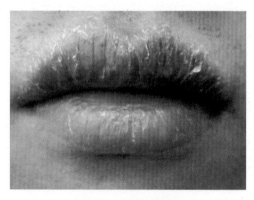

图 24-1　剥脱性唇炎

引起疼痛出血。患部可有触痛及灼热感。剥脱性唇炎往往单独出现,病程慢性,可持续数月至数年之久。

【病因】剥脱性唇炎属于症状性诊断,有可能是其他唇炎的早期表现或是没有明确病因的唇炎。单纯的剥脱性唇炎一般发生在情绪易激动、咬唇、气候干燥脱水、有舔唇习惯等。其他唇膏过敏或含有光敏感物质唇膏,某些有致敏物的牙膏,含抗生素或其他药品的漱口药或口含药,番茄、桂皮、橘汁或其他某些食物都可使人过敏而发生唇炎,应该属于接触性唇炎。有报道含钛种植牙等也可引起剥脱性唇炎。

【鉴别】本病要和接触性唇炎、光化性唇炎、唇黏膜白斑、扁平苔藓及盘状红斑狼疮等病区别。

【治疗】应该寻找及除去病因。要保持局部清洁,纠正牙周炎,调整饮食,尽量防避风吹日晒等外界刺激。

糖皮质激素软膏外用常有效,也可外用他克莫司软膏。

腺性唇炎(cheilitis glandularis)

腺性唇炎是唇红缘及唇部内侧有肥厚的黏液腺及所分泌的黏液,又称唇部黏液腺炎,以唇部异位唾液腺的增大和唇部继发性炎症性改变为特征。

【症状】唇部因黏液腺的肥厚而肿大。翻开下唇时,可以看见唇红缘及唇部内侧面有黏液腺管口,像筛孔似地散布在黏膜的表面,稀薄的黏液或脓性黏液从这些针头大的小孔渗出来,往往在唇黏膜上成为黏着的胶膜(图24-2);患者睡觉时,分泌液较少而渐干燥,早晨睡醒时,可发觉上唇和

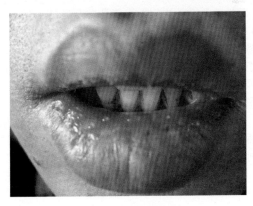

图24-2 腺性唇炎

下唇已经粘贴在一起。

本病主要发生于下唇。患部肿胀发紧,用手指捏摸时,可以觉出黏膜下面的黏液腺胀大而成一粒粒的小结节,颊部、龈部及喉部黏膜可以同时有肥厚的黏液腺,也常有卡他性炎症。

腺性唇炎一般分为单纯性腺性唇炎(cheilitis glandularis simplex)及脓肿性腺性唇炎(cheilitis glandularis suppurativa)(图24-3),事实上,后者是单纯性发生感染的表现。

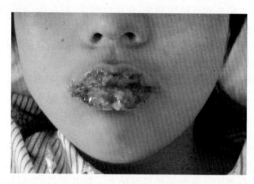

图24-3　脓肿性腺性唇炎

腺性唇炎是癌前驱疾病之一,据统计,12%～33%患者的患处将发生癌瘤。

【病因】 腺性唇炎的病因不明,可能是先天性,也有后天性致病因素,如牙膏或漱口药的刺激、外伤、吸烟、口腔卫生不良等也可有关,有人认为情绪不安也是致病的因素。

【组织病理】 单纯性腺性唇炎的唾液腺增生,腺管扩张,腺体小叶间和小叶内腺管及腺体周围有组织细胞、淋巴细胞及浆细胞浸润。脓肿性腺性唇炎有致密的慢性炎症浸润或肉芽肿改变。

【治疗】 单纯性腺性唇炎可局部应用糖皮质激素软膏与内服碘化钾治疗。化脓性腺性唇炎则需局部和系统应用抗生素,必要时加用氨苯砜、雷公藤等。有脓肿及瘘管时,应切开引流并使用抗生素。对有肉芽增生和伴纤维化者,可在切除后进行局部整形。切除含有增生腺体的组织是目前唯一的有效疗法。

接触性唇炎（contact cheilitis）

接触性唇炎是唇部接触原发性或致敏性化学物品后所发生的炎症反应，一般发生于唇红缘，附近皮肤也可有接触性皮炎的表现（图24-4、5）。病变部位与接触面积大体一致，急性接触性唇炎可表现为红肿、水疱、糜烂、及结痂等，慢性接触性唇炎可有干燥、脱屑、浸润、及肥厚等表现。接触性唇炎常由抗生素漱口药水、橘子等食物，吹奏乐器或演员化妆所用的口红或唇膏引起。

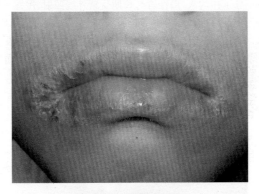

图24-4　接触性唇炎

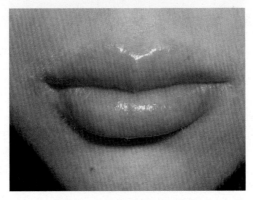

图24-5　接触性光线性唇炎

要寻找和避免致病的物质。糖皮质激素制剂的外用能使症状减轻或消失。

光化性唇炎 (actinic cheilitis)

又称日光性唇炎,是唇部尤其下唇受强烈日光的照晒而发生的炎症。有急性和慢性两型:急性型少见,多有强烈日光照射史,表现为下唇急性肿胀,充血,继而糜烂,表面有黄棕色血痂,可形成浅表溃疡,反复不愈的患者形成慢性光化性唇炎(图24-6);慢性光化性唇炎通常发生于农民、水手、渔民或成年在室外工作的人,慢性者与长期受紫外线照射、慢性刺激和吸烟等有关。慢性光化性唇炎表现为唇部脱屑、肿胀及发生皲裂,结痂,常有灰白色变和萎缩,久者表面角化过度,唇红缘分界线丧失,最终可发展成疣状结节,本症属于癌前病变,有的患者唇部对口红、唇膏感光过敏而发生湿疹样唇炎。

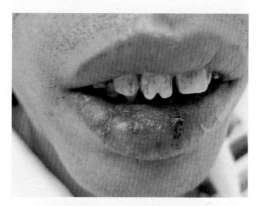

图 24-6　光线性唇炎

本病应该尽量避免日晒,唇部可以搽防晒唇膏。

局部应用糖皮质激素软膏、维 A 酸及他克莫司等软膏。内服硫酸羟氯喹、复合维生素 B、雷公藤、白芍总苷及对氨基苯甲酸片等药物。如局部皮损长期不愈,5% 氟尿嘧啶或维 A 酸可外涂,有肥厚、增生者可用冷冻、激光、光动力等。有恶变倾向的可行局部切除。

浆细胞性唇炎（plasma cell cheilitis）

浆细胞性唇炎皮损是特久的红色斑块，呈水肿性浸润，有漆样光泽，易发生糜烂、结痂，亦可肥厚，后期萎缩。这种唇炎主要发生于下唇，也可出现于上唇（图24-7）。相同的损害发生于龟头时，为浆细胞性龟头炎，在女性外阴时是浆细胞性外阴炎，在口腔附近是口周浆细胞病。

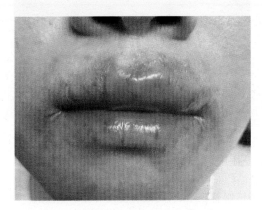

图24-7　浆细胞性唇炎

浆细胞性唇炎的病因不明，组织内有长期存在的大量浆细胞而像某种刺激所引起的免疫反应，部分患者有使用四环素等药的药物史，怀疑可能和药物有关。也有人认为本病是光化性唇炎的一型。

治疗：局部外用或皮内注射糖皮质激素。

巨唇（macrocheilia）

巨唇是指上唇或下唇或上下唇全部或部分地肿胀，淋巴管瘤、血管瘤或腺瘤之类的肿瘤以及慢性炎症都可使唇部肿大。

炎症性巨唇炎（inflammatory macrocheilitie）最常见于上唇，往往由于链球菌感染。在急性期，唇部因为丹毒或蜂窝织炎的发生而出现红、肿、疼痛，附近的局部淋巴结往往肿大，以后，丹毒或蜂窝炎屡次在原处复发，唇部屡次发炎而逐渐肥大（图24-8），可发生持久的慢性淋巴水肿。

本书所述的肉芽肿性唇炎（类肉瘤性唇炎、肉芽肿性巨唇炎）主要是唇部的一侧或两侧肥大。包括肉芽肿性唇炎、沟状舌及面瘫的迈克逊-罗森绍综

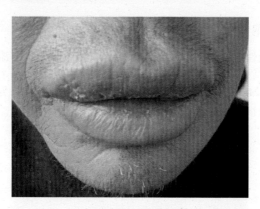

图 24-8　巨唇

合征不仅有巨唇,还有巨舌,舌及唇部组织皆有类似类肉瘤的浸润。有些巨唇的组织变化主要是水肿,可称为水肿性巨唇炎(edematous macrocheilitis),除水肿外,血管周围有淋巴细胞及组织细胞浸润。

　　腺瘤性巨唇(adenomatous macrocheilia)多半发生于上唇,患唇内有肥大的唾液腺及唾液腺管腔组织,周围有慢性炎症细胞浸润。阿胥尔综合征(Ascher's syndrome)包括腺瘤性巨唇、眶部脂肪悬垂或泪腺组织肥厚所形成的眼睑松垂。

口角炎(angular cheilitis)

　　口角炎又称传染性口角炎、口角唇炎,是指上唇与下唇连合处发生炎症反应,而发生糜烂、横行皲裂。

　　皮损往往对称发生于口角,可以扩展至附近皮肤及唇内侧黏膜。初起时,口角往往有一小片轻微红斑,边界不太明显,以后浸渍发白,略微肥厚,并常有小的横行皲裂,这些皲裂很浅通常不会出血,牵拉唇部时可以看出损害的基底发红,尖端指向口角而成楔形(图 24-9)。

　　自觉症状很轻,患处只有轻微的灼热感、干燥感,皲裂较深时可以引起疼痛。

　　传染性口角炎发生于任何年龄,尤其易发生于儿童,最易流行于托儿所、幼儿园及小学校中。可由于直接接触而传染,但常由于公用茶杯、手巾、铅笔及其他用具而间接传染。白念珠菌或化脓菌常是引起口角炎的病因,

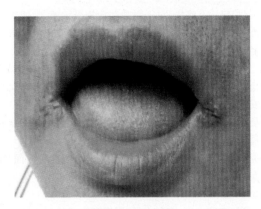

图 24-9　口角炎

很类似褶叠部位的褶烂。有的患者同时发生传染性口炎、甲沟炎、指间糜烂或脓疱疮之类的感染。

龋齿、不合适的义齿和口腔不卫生都易并发口角炎,烟酸、维生素 B$_6$、尤其是核黄素的缺乏可引起口角炎。

去除病因是最好的治疗:患者应该使用自己的手巾、茶杯及餐具;如果口角炎和龋齿、口角炎和不良的义齿有关,或是由于核黄素等维生素缺乏都应该从病因上纠正;有念球菌病时须应用抗真菌药物如制霉菌素等。

外用药以抗菌消炎为主,例如含有氯碘羟喹或抗生素的糖皮质激素类制剂常有良好的疗效。亦可内服维生素 B$_1$、维生素 B$_2$ 或复合维生素 B。

舌炎(glossitis)

舌炎泛指舌部的慢性、非特异性炎症,表现为舌面成片光滑发红,舌乳头萎缩。

【症状】 舌尖及舌缘往往先发红光滑,舌前半部尤其明显。舌面有些光滑的牛肉色红斑或瘀点,大部分舌面可以光滑如磁釉,也可以同时存在浅溃疡,有的还伴有念珠菌病。女患者的阴道黏膜可有相似的变化。

舌乳头萎缩、变薄或消失,致使舌面呈火红色,并伴有较浅的裂隙。舌乳头往往先肿胀后萎缩。

摩勒舌炎(Moeller's glossitis)是恶性贫血患者的舌炎,舌尖及舌的侧面有明显发红的斑片,边界清楚,其中丝状乳头消失或变薄,而蕈状乳头肿胀,表层剥脱,引起灼热感及疼痛,对于刺激性食物很敏感,常使患者在饮食时感觉痛苦。舌中央也可成片剥脱,唇部、颊部及上颚的黏膜偶有相似的变化。症状时轻时重,病程往往很久。

【病因】舌炎常由于贫血、维生素缺乏、胃肠疾病、陪拉格等因素引起。维生素 B 缺乏容易引起营养性口腔炎—舌炎。某些药物如汞剂、铋剂、酚剂、溴化物、安眠药或镇痛药可以是舌炎的病因。

抗生素长期应用可以促使舌炎发生,被认为肠道内合成维生素 B 的细菌被抗生素消灭的结果。

摩勒舌炎和舌痛及贫血是恶性贫血患者常有的症状,有的摩勒舌炎患者是老年妇女,似乎和内分泌障碍有关。口腔及牙齿不卫生也可成为致病因素。

【治疗】保持口腔卫生,有贫血、肠胃道紊乱或维生素缺乏时要及时纠正,口服复合维生素 B,尤其维生素 B_2、B_6、B_{12} 常有疗效。

黑舌(lingua nigra)

黑舌又称黑毛舌、舌黑变病或舌过度角化病,舌面的丝状乳头过度生长并变色而似褐色、青黑或黑色短毛。

【症状】舌面中央的丝状乳头过度生长及变色,愈近中央的颜色往往愈深,像是褐色、青黑或黑色短毛,不引起任何自觉症状。损害范围可扩大,到一定程度后就停止发展;后颜色渐渐变淡,直至损害完全消失,舌面恢复正常。此病多见于成人,病程长短不一,愈后可复发。

【病因】黑舌被分为真、假两种。真黑舌是一种发育异常,而假黑舌是微生物等所引起。

有人从黑舌上查到白念珠菌或是其他真菌或细菌,尤其黑色变种枯草杆菌具有产生色素的能力,但在正常情况下,这种杆菌为乳酸菌所抑制,当乳酸菌不能抑制它们时,就可繁殖而引起黑舌;另有人认为埃希菌属能产生硫化氢,在舌上可和钙质或铁质等发生作用而生成黑色物;有的患者有长期服用抗生素的历史,消灭了口腔内能够抑制引起黑舌的某些真菌或细菌的微生物可成为黑舌的病因。也可由某种外来化学物质的变化或吸烟等而引起黑舌。

【组织病理】舌黏膜的丝状乳头变细变长,角质形成细胞构成有色素的毛状物。

【治疗】本病自然痊愈,不大需要治疗。

患者应该注意口腔卫生,最好不吸烟和少喝浓茶。内服复合维生素 B 及烟酰胺可以有益。

外用药如 1∶1000 核黄素、稀释的乳酸或三氯醋酸溶液,有人用液化苯酚涂搽后立即用酒精中和。涂搽 40% 尿素溶液后经数分钟,用软牙刷可能是较好的疗法。

舌灼痛(glossodynia)

患者感觉舌部灼热疼痛。患者往往是情绪不稳定,尤其精神抑郁的人,不少患者是中年以上的妇女,自觉前半舌部尤其舌尖及舌缘常有灼热感及疼痛,吸烟、喝酒、进食刺激性食物或热饮料、疲劳可增加不适感,但客观检查口腔无异常,可以持续多年之久。本病是一种神经症,也可和营养缺乏、闭经或吸烟等慢性刺激有关。

患者应该注意口腔卫生,不要吸烟,可常用弱收敛剂漱口。烟酸、维生素 B_{12} 及复合维生素 B 常被应用,贫血时要用铁剂,神经紧张的患者可服安定药,有剧烈疼痛时可服用止痛药物。

沟状舌(furrowed tongue)

沟状舌又称皱襞舌(lingua plicata)。舌面有些沟纹,沟纹弯曲或分叉,舌头肥厚而成巨舌,一般无自觉症状。有的患者舌面中央有一条纵行深沟,旁边有些短沟向两侧作辐射状排列,像是树叶的叶脉。其共同特征是在沟纹上有正常但发红的黏膜覆盖着,沟内黏膜上有正常乳头(图 24-10)。

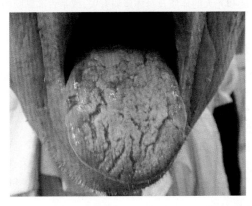

图 24-10　沟状舌

沟状舌分为先天性或获得性。沟状舌往往是一种先天性异常,有的患者有家族史。

沟状舌可以是一种炎症性变化,吸烟、饮酒及龋齿可促使沟状舌发生。沟状舌常和一些皮肤病伴发,掌跖脓疱性银屑病、脓疱性细菌疹、连续性肢端皮炎及脓疱性银屑病的患者容易有沟状舌,这些皮肤病都或多或少地互相有关,看来沟状舌的出现不是巧合。沟状舌也常是迈克逊-罗森绍(Melkerson-Rosenthal)综合征的症状之一。

患者应该保持口腔及舌部清洁,不要让食物的残渣碎屑积留在沟内,以免腐烂后有刺激性。

地图舌(lingua geographica)

地图舌是指舌背面有迁移性回状损害,边界蜿蜒迂曲而像地图。

舌的背侧面有一片或几片豆粒大红色斑状损害,表面平滑,和周围的舌面在同一平面,也可略低或略高。丝状乳头消失,而蕈状乳头依然存在甚至更明显。以后损害迅速扩展,边缘呈环状或地图形,呈淡黄色或金黄色,边界清楚,而边缘以内患处平滑发红。损害附近的舌背面正常没有炎症。

损害一般发生于舌背面或舌缘,偶尔也出现于唇部、颊部及上颚的黏膜,形状往往逐渐改变,可以部分扩展及部分消退,别处可有新的损害发生,但有些患者的损害长久不变。损害不引起任何自觉症状,少数患者有轻度的热感或略痒。

病因不明,可能和感染、神经营养障碍或遗传等有关。患者以柔弱的儿童占多数,可能和先天的体质及身体孱弱有关,或是舌部黏膜的一种亚急性炎症。

正中菱形舌炎(median rhomboid glossitis)

正中菱形舌炎一般发生于中年以上的人。在舌背面正中的中 1/3 部位,有些略微坚硬的结节性突起,常由较小结节聚集而成,边界明显或不太明显,表面发红光滑,有时有些不透明的小点或聚集的丘疹,损害出现以后,既不扩大也不消退,不引起任何自觉症状。

本病的原因不明,可能是舌部的一种先天异常。

患处病理表现为慢性非特异性变化,角化过度或角化不全、棘细胞层肥厚,真皮内血管、淋巴管扩张,周围可见淋巴细胞、浆细胞浸润,在角化不全层有时可见真菌菌丝。

本病一般不需要治疗,但应检查患处有无白念珠菌感染。必要时可施行电灼法或液氮冷冻疗法。

巨舌（macroglossia）

巨舌可是原发性或是某些疾病的一种表现。舌部体积和口腔容积相比，如果大得不成比例，就称为巨舌，沟状舌常大于正常舌而是巨舌之一。

原发性巨舌是一种先天畸形，常伴有其他发育异常。除了舌体巨大以外，舌部完全正常。血管瘤性、淋巴管瘤性巨舌的舌部不对称地肿大。血管瘤性巨舌的损害柔软有色；淋巴管瘤性巨舌的损害可有水疱，也可有阵发性疼痛及肿胀。

神经纤维瘤性巨舌不对称肥大，同时有神经纤维瘤病的其他一些症状。

水肿性巨舌可以由于血管性水肿或急性舌炎引起，也可发生于上腔静脉阻塞、心脏病或肾病患者。

巨舌的其他原因如原发性淀粉样变、多发性骨髓瘤、放线菌病、矮小症、黏液性水肿、梅毒性树胶肿、类肉瘤病及其他囊肿或肿瘤性疾病。

黏膜白斑（leukoplakia）

黏膜白斑和白色角化病（leukokeratosis）常被认为同一种病，有人认为两者的临床表现相同，但黏膜白斑不能恢复，并可发展成鳞状细胞癌，是口腔或黏膜的间变性早期损害；而白色角化病是口腔黏膜的良性损害，刺激因素除去后恢复正常，病理组织中无间变现象。

【症状】 黏膜上有形状大小不定的乳皮样斑片，可以融合，表面往往有光泽，紧贴在黏膜上，有时是隆起的粗糙斑块（图 24-11），用力刮除则可引起出血。损害最常见于口腔的唇、咽、颊及舌的黏膜，也易见女阴的黏膜，偶然发生于老年男人龟头或包皮内侧，也偶尔出现于肛门处。

发生于口腔黏膜表面的早期损害是淡白色小点或细条，后融合成白色斑片，境界不清，长期以后，白色薄

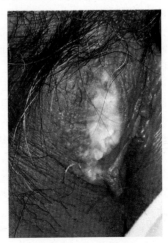

图 24-11 黏膜白斑

膜出现于唇部、颊部内侧或舌背及舌缘,扁平或略高起,呈点状、条状、或片状,渐渐增厚变硬,紧附于黏膜,用力刮除时引起出血。早期不引起任何自觉症状。以后,患处渐对饮食或刺激性食物敏感。严重时患处有裂口或溃疡,有触痛及充血,轻微外伤即可引起流血。

唇黏膜白斑常和慢性唇炎密切相关,几乎都发生在下唇。患者往往先觉得唇干,有的常用烟斗,有的有日光性唇炎,以后发生局限或弥漫的白色或灰色斑块,形状及大小不定,有时呈网状。

女阴黏膜白斑较常见于闭经后的肥胖妇女,有的伴有女阴干枯,损害是灰白色斑块,一片或数片地出现于阴唇内侧,也可发生于阴蒂或阴道黏膜。损害往往发痒而使患者经常摩擦搔抓,容易引起患处肿胀及皲裂,也易有继发性感染,日久以后,患处可以明显肥厚或常糜烂,有的最终癌变,黏膜白斑的癌变率可达 5% ~ 10% 以上。

黏膜白斑偶见于龟头或包皮内侧,可和包皮过长有关,逐渐肥厚或屡次溃疡而可癌变。

【病因】 颊黏膜白斑多半发生于 40 岁以上尤其嗜好吸烟的人,可和过度吸烟、牙齿不齐、义齿安装不好等长时期的刺激或外伤有关,其他因素如口腔不卫生、维生素 B 缺乏及贫血等也能发生影响。

外阴黏膜白斑可由局部不洁、慢性炎症及阴道分泌物的长期刺激引起;老年人外阴萎缩,容易发生阴唇的黏膜白斑。黏膜白斑的真正原因不明,遗传被认为因素之一。

黏膜白斑与白色角化病临床无法区别,并有密切联系,黏膜白斑患者可以同时有白色角化病的病理改变。而长期不愈的白色角化病可以发展成黏膜白斑。

【组织病理】 正常黏膜没有角质层及颗粒层,而黏膜白斑的患处有角化过度现象,还可有一层颗粒层细胞。此外,棘细胞层肥厚,表皮突延长,真皮浅层有显著的炎性浸润,和黏膜的扁平苔藓很难区别,但炎症较轻,浆细胞较多。这是良性的白色角化病的组织变化。

黏膜渐出现不典型的上皮细胞,大小不一致,有核分裂现象,相当于皮肤的日光性角化病的组织变化,但过度角化的程度较轻。这种组织变化是黏膜白斑的特征性改变。将发展成癌瘤的组织有更不典型的细胞及更多的核分裂现象,以后渐有角珠形成。

依赖组织病理学检查才知是可恢复的白色角化病还是有恶变趋势的黏膜白斑。

【鉴别】 颊黏膜白斑可误认为颊黏膜扁平苔藓或念珠菌病,外阴黏膜白斑要和女阴干枯、白癜风、萎缩硬化性苔藓及念珠菌病区别。黏膜白斑有时还要和盘状红斑狼疮区别。

【治疗】在开始治疗前,应该进行活体组织检查。

口腔黏膜有损害时,要注意保持口腔清洁,不要吸烟,酒要少饮或不饮酒,更换不合适的义齿,避免局部外伤等各种有害刺激,并发的念珠菌病应该抗真菌治疗。组织学检查时,如果表皮没有间变现象,可搽糖皮质激素类制剂,在移除病因后可渐痊愈,如果表皮分化不良尤其损害发生于口深部、舌腹面及舌缘时最易恶变,应该切除。

女阴黏膜白斑可酌用电灼、激光或液氮冷冻简便有效,也可采用光动力疗法,5%氟尿嘧啶(5-FU)软膏也被应用,发生恶变时要施行女阴切除术。

口腔菜花状乳头瘤病(oral florid papillomatosis)

口腔菜花状乳头瘤病是指口腔黏膜有白色乳头瘤蓬勃生长,可成菜花状而易误认为癌瘤,曾经和巨大尖锐湿疣一并被人误称为"疣状癌"(verrucous carcinoma),但有的可以恶变而成鳞状细胞癌。皮损不断扩展而可铺满舌体,扩展到口腔的大部分黏膜,甚至于蔓延到咽部、耳咽或气管的黏膜,并放出臭味(图24-12、13)。

组织病理变化是口腔上皮有乳头瘤样增生,每个乳头都绕以纤细的结缔组织索,真皮有慢性炎症细胞浸润,恶变时则有鳞状细胞癌改变。

电灼、激光、冷冻、切除等方法治疗后往往复发。可应用光动力或者口服阿维A。有人试用两性霉素B而认为有效。

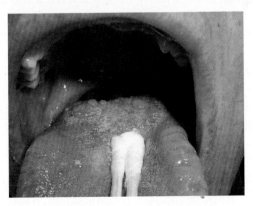

图24-12 口腔菜花状乳头瘤病

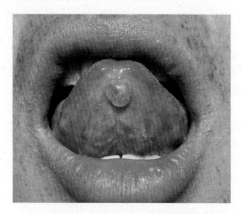

图 24-13　口腔菜花状乳头瘤病

白色海绵痣(white sponge nevus)

本病是常染色显性遗传性疾病,往往在出生时或幼少年时出现。

【症状】颊部、龈部或唇部等处口腔黏膜有一个形状不规则的白色隆起,表面凸凹不平有皱褶,像海绵般地柔软,到成年时期停止发展。龟头、阴道、肛管或直肠的黏膜也可发生此病。患者常无自觉症状。

【病因】白色海绵痣是由黏膜特异角蛋白4(基因位于染色体12q)和13(位于染色体17q)的螺旋状区域突变所致的一种疾病。突变方式为氨基酸缺失、置换和插入,造成角蛋白丝不稳定及张力微丝聚合异常。感染和炎症因素可能在发病上起作用。

【组织病理】组织变化是棘层显著肥厚,棘细胞水肿,核固缩或消失,形成空泡状。在电镜下,可见角质形成细胞的胞浆内张力微丝聚合成嗜酸性微小物质。

【治疗】目前无较好的治疗方法,可试用局部冷冻和小范围手术治疗,也可口服阿维A,从10mg/d开始逐渐适应,增至30~60mg/d,1~2个月为一疗程。补充维生素B、优质蛋白及注意口腔卫生。

阜迪斯病(Fordyce's disease)

又称皮脂腺异位症(ectopic sebaceous gland),是针头到小米大的淡黄或淡白色小点,有时略微隆起的扁平丘疹而似粟丘疹,有时数目较多时,可聚集或融合成更大黄白色斑块,稍隆起,边界清。发生于唇部、颊部或龈部黏膜,而不引起任何自觉状(图24-14)。损害的大小均匀,数目不定,往往很多,可以密集而不融合,也要发生于龟头或阴唇黏膜,被认为皮脂腺异位的先天性异常或是一种错构瘤。黏膜的真皮浅层有成群的成熟皮脂腺小叶,但没有毛囊,本病往往在成年时期开始出现,发生于男患者黏膜的阜迪斯小点(fordyce spots),往往较密较大,既不引起自觉症状又对人无害,因而不需治疗。

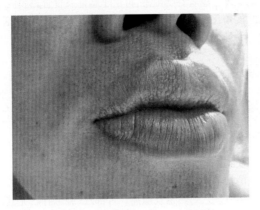

图 24-14　皮脂腺异位-zx103b305

普鲁姆-奋森综合征(Plummer-Vinson syndrome)

普鲁姆-奋森综合征包括小细胞性贫血、吞咽困难及舌炎等症状,多半发生于中年以上的妇女。

斯约格林(Sjögren)发现,患者也可发生丝状角膜炎,因此,有此种角膜炎时又被称为普鲁姆-斯约格林综合征(Plummer-Vinson-Sjögren syndrome)

【症状】初起时,引人注意的往往是唇部及指甲的变化。唇部萎缩,变薄变小,甚至嘴巴不能像正常一样的张大。口腔、咽部及食管的黏膜皆可萎缩,舌乳头也可变平;显著发炎时,唇及舌皆肿胀发红,并有触痛。反甲也是一个常见的症状,有的患者发生丝状角膜炎。

患者一般营养不良,差不多皆有小细胞性贫血,患者的胃酸往往缺乏,食欲不良,吞咽困难,有的发生慢性腹泻。长久以后,有的患者口腔或上呼吸道发生癌瘤。

【病因】 咽部和食管的萎缩及角化过度皆可以引起癌瘤。据统计，70%左右的口腔、上呼吸道癌瘤发生于此种患者，所以这种疾病是癌前疾病之一。

营养障碍是其重要的病因。患者的维生素尤其维生素 B 往往缺乏；唇炎、舌炎和有血丝的角膜炎往往由于核黄素等维生素不足所致。反甲可能和贫血有关的表现。患者吞咽困难，可由于咽部及食管黏膜因维生素 A 缺乏而萎缩及过度角化，饮食时可觉疼痛；同时，胃酸缺乏，吞咽困难及慢性腹泻等营养缺乏的情况可以妨碍维生素的吸收及利用，于是造成恶性循环，更使症状加重。

患者多半是中年以上的妇女，内分泌的紊乱似乎也有影响。

【治疗】 注意改善营养，可应用大量维生素 A 及复合维生素 B，贫血时应用铁剂及维生素 B_{12} 等，女患者可试用己烯雌酚。

接触性黏膜炎(contact mucositis)

口腔黏膜受到外界刺激所发生的炎症往往是变态反应性，或原发刺激而相当于皮肤的接触性皮炎。包括唇红缘及牙龈的口腔黏膜全部或大部分发红肿胀，有感觉过敏、灼热感及触痛。舌部红、肿、灼痛，尤其进食时过度敏感；牙龈尤其齿间处牙龈显著红肿，可以糜烂而有渗液。口内流涎，容易并发奋森(Vincent)感染，牙齿往往疼痛而可妨碍咀嚼，有时同时伴有接触性唇炎，唇部红肿、糜烂或脱屑，损害边界不清楚而可和红斑性狼疮及扁平苔藓等病相鉴别。

引起接触性黏膜炎的致敏物或刺激物包括义齿、牙膏、香料或化妆品，某些食物或漱口药、止咳药及滴鼻药等药品，接触时加重或复发，经常接触就常有症状。

治疗时要寻找并停止接触致敏物或刺激物，可用生理盐水漱口但不能应用具有刺激性的漱口药水，口含皮类固醇激素类药物或涂搽其制剂可使症状迅速减轻，有继发性感染时加用四环素或红霉素。

传染性口炎(infectious stomatitis)

急性链球菌感染可使口腔黏膜弥漫红肿，舌苔变厚，附近淋巴结可肿大，严重时患者发热及全身不适。

膜性口炎(membranous stomatitis)是口腔黏膜有纤维蛋白性渗出物所成的灰白色假膜，抹涂黏膜时有点状出血，以后假膜不断生成，常由于白喉杆菌,也可由于链球菌或铜绿假单胞菌感染引起。念珠菌的真菌性口炎(mycotic stomatitis),有白色假膜附着于口腔黏膜及舌面,但易抹涂而不引起出血,假膜含有大量白色念球菌。

溃疡性膜性口炎(ulceromembranous stomatitis)

溃疡性膜性口炎又称樊尚咽峡炎(Vincent's angina),是发生于口腔黏膜的一种溃疡性、急性感染。

【症状】 初起时患者发热,全身不适,口腔黏膜红肿,迅速发生疼痛的溃疡,饮食时可很痛苦,颌下及颈部淋巴结往往肿胀疼痛。

溃疡上紧贴着一层淡灰绿色假膜,移除假膜时容易出血。溃疡往往不止一个,迅速扩大蔓延,扁桃体、咽部甚至于全呼吸道任何部分皆可发生溃疡;牙龈往往肿胀出血,扁桃体也常肿大,唾液增多,口内发出臭味。少数严重患者的皮肤可以发生红斑、大疱或浅溃疡,患者在数周后痊愈。

慢性溃疡性龈炎(chronic ulcerative gingivitis)被认为一种慢性奋森感染。局部淋巴结一般肿大,患者也没有全身症状。

【病因】 分泌物的涂片中可见到大量奋森梭形杆菌(Fusobacterium planti-vincenti)及奋森螺旋体(Borrelia vincenti),它们本是腐物寄生菌,经常存在于正常人的牙缝及牙槽内,但在某些情况下可迅速繁殖并可对人有害。维生素缺乏等都是对它们有利的条件,患有陪拉格或维生素C缺乏症的维生素缺乏患者,因而较易并发溃疡性膜性口炎。有人提出病毒是病因。

【鉴别】 本病要和白喉、化脓性扁桃体炎、粒性白细胞缺少性咽峡炎及梅毒鉴别。

【治疗】 保持口腔及牙齿卫生,最好不吸烟、不饮酒,移除病灶感染如慢性扁桃体炎等常可防止复发。

除了抗生素应该使用外,可常服维生素C及烟酸或烟酰胺,患处可常用过氧化氢溶液或过硼酸钠溶液洗净。

口颊坏疽(cancrum oris)

口颊坏疽又称坏疽性口炎(gangrenous stomatitis,noma),是指口部有感染性坏疽,发生于抵抗力低弱的儿童,是一种严重的奋森感染,多半发生于刚患过麻疹或其他传染病的5岁~6岁以内儿童。口腔黏膜先出现浅溃疡,迅速发展成坏疽,损毁皮肤及骨骼等组织并放出臭味,患者容易死亡。

　　营养不良尤其蛋白质缺乏是主要的因素,所以高蛋白饮食及补充维生素很重要,此外,要注意护理,应用抗生素以控制感染。愈合后发生瘢痕而引起畸形时要施行整形手术。

龟头炎(balanitis)

　　龟头炎有数种,有的和包皮炎同时存在。

　　急性龟头炎(acute balanitis)是龟头急性发炎而发红水肿(图24-15),有疼痛及压痛,严重时湿润甚至出现水疱,偶尔发生大疱,容易误认为单纯疱疹或磺胺类药物等引起的固定性药疹。急性龟头炎往往是药物、橡皮、衣服、避孕药膏等引起的接触性皮炎,或是由于白念珠菌或细菌感染,往往通过性交传染。热水及肥皂等刺激常使症状加重。

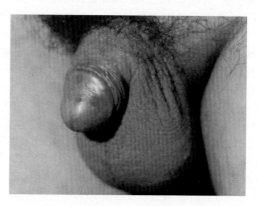

图24-15　龟头炎

　　慢性限界性龟头炎(chronic circumscribed balanitis)是龟头的黏膜发生鲜红色斑片或斑块,边界明显,病程持久,附近黏膜完全正常,容易误诊为银屑病、扁平苔藓或红色增生病。

　　龟头及包皮发炎时称为龟头包皮炎(balanoposthitis)。龟头及包皮内侧的黏膜都发红,甚至于有渗液,往往有发臭的乳酪状包皮垢,如果龟头上有不规则的环状损害,可称为环形龟头炎(balanitis circinata)。

　　龟头炎较严重时,龟头黏膜发红肿胀,表面剥蚀,以后发展成浅溃疡,被称为糜烂性龟头炎(balanitis erosiva)。相似的损害可以发生于女阴黏膜上,可称为糜烂性女阴炎(vulvitis erosiva),女阴有疼痛的浅溃疡,流出发臭带血的脓液。在损害处常能找出奋森螺旋体,它们是否致病的问题还有待研究。

包皮过长、包皮口狭小、包皮垢储积、尿液浸渍或其他刺激可和龟头炎有关。

坏疽性龟头炎(balanitis gangrenous)是迅速发展的崩蚀性溃疡,由包皮及龟头迅速蔓延至阴茎甚至阴囊或耻骨部位,它的破坏性很大,可使大部分甚至于整个阴茎残毁不全。溃疡引起剧烈的疼痛,不容易愈合;溃疡边缘坚实,向内陷入,溃疡面上有肉芽组织,容易出血,表面有浓稠的坏死物而放出臭味。溃疡附近的皮肤往往肿胀并呈暗红色,局部淋巴结肿大及疼痛。有的患者有高热等全身症状,甚至因败血症而死亡。坏疽性龟头炎是由于化脓菌等感染,也可能和奋森感染有关。

龟头炎的患处要避免外伤、摩擦等刺激,防止继发性感染。对于急性龟头炎,常需要应用高锰酸钾或醋酸铝的稀溶液湿敷;对于慢性限界性龟头炎,常需要环切过长的包皮;对于坏疽性龟头炎,要应用抗菌药物,并应清除溃疡内脓液及腐烂组织。

浆细胞性龟头炎(balanitis plasmocellularis),发生于包皮内侧或及龟头,是一个境界清楚的红色光滑斑块,持久不退,少数患者的损害是几个融合的红斑(图24-16)。此种损害可以发生于妇女的阴唇而称浆细胞女阴炎(plasma cell vulvitis),可有糜烂、点状出血及色素沉着,故有人称为慢性外阴紫癜。此病也可发生于口腔黏膜、唇部、颊部及舌部而称口周浆细胞病(circumorificialis),容易误诊为鳞癌。浆细胞龟头炎不引起自觉症状。

真皮的乳头内有大量浆细胞,因而和红色增生病不同。本病治疗困难,

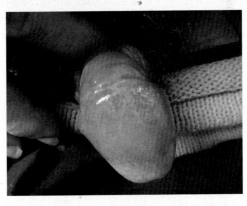

图24-16　浆细胞性龟头炎

但是有报告包皮环切术可以使本病消退。

假上皮瘤性角化性云母状龟头炎(pseudoepitheliomatous,keratotic and micaceous balanitis)是一种少见的疾病,有越来越多的证据显示本病可能属于疣状癌类,多发生于50岁以上并有包皮环切史者。表现为龟头部角化过度或浸润肥厚,覆以银白色、云母状痂皮,有时与银屑病很相似。痂皮厚时可呈疣状,龟头表面通常出现溃疡或裂口,患处逐渐失去正常弹性,日久呈萎缩性改变(图24-17)。

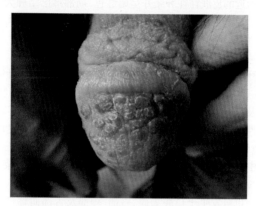

图24-17　假上皮瘤性角化性云母状龟头炎

组织学早期显示表皮轻、中度增生,无细胞异型性,局部可见苔藓样单一核细胞浸润。较大的皮损有假上皮瘤样增生,常可见到向疣状癌转化。

常需Mohs显微外科手术切除皮损,外用5%氟尿嘧啶(5-FU)软膏也可试用。

阿弗他口炎(Aphthous stomatitis)

阿弗他口炎又称复发性阿弗他口炎(recurrent Aphthous stomatitis),口腔黏膜生有浅黄色丘疱疹,迅速发展和溃破,而圆形或卵圆形浅溃疡,经过数天或者2~3周后可愈合,以后容易复发。

【症状】本病多半发生于10~40岁左右的人,20~30岁发病率最高,女性多于男性。初起时,口腔黏膜突然发生一个或多个淡黄色丘疱疹,在数小时内就可发展成柔软的圆形、卵圆形浅溃疡,直径2~10mm左右,溃疡表面有淡灰色薄膜,周围有红晕,相邻的几个溃疡偶尔融合成较大的浅溃疡(图24-18)。

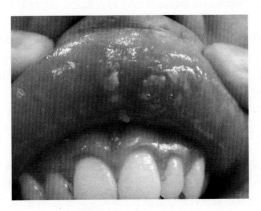

图24-18   阿弗他口炎

溃疡的数目不定,由一个到几个甚至几十个,多半发生于舌缘及颊部黏膜,一般不出血,不易引起继发性感染,也无臭味,但常有灼痛。经过数天或1~3周后溃疡愈合,一般不遗留明显的瘢痕。本病的特点是反复发作,有的经若干时日后复发,或是多次复发而经数年之久。

【**病因**】病因不太明了,维生素缺乏、外伤、神经系统障碍、内分泌紊乱、药物、某些食物、月经、妊娠或情绪不稳定等都不是真正的病因,但可能诱起本病发生或复发。有人认为病毒是病因但未证实,有人从损害中分离出多形的类溶血性链球菌之类微生物,可使实验动物的黏膜发生相似的损害,认为阿弗他口炎是这些微生物所引起的迟发性过敏反应,突变链球菌的交叉反应抗原和一种线粒体热休克蛋白可能在发病机制中起重要作用。还有人认为本病是淋巴细胞中毒所引起,在口腔黏膜的组织培养液中加入患者的淋巴细胞而有细胞中毒现象。

阿弗他口炎和白塞(Behcet)综合征及复发性坏死性黏膜腺周围炎很相近似,甚至于被认为同一疾病,可能是病毒之类所引起的一种自身免疫性疾病。有人认为本病是体液免疫反应,免疫荧光显示溃疡处有IgA沉积而呈现网状荧光,血清中可有抗胎儿口腔黏膜盐水浸出液的抗体。但另有人认为本病是口腔黏膜抗原所引起的细胞免疫反应,口腔黏膜表面的溶血链球菌和口腔黏膜上皮细胞有交叉抗原性,90%患者对该菌抗原的皮内试验发生迟发性变态反应;组织变化主要为淋巴细胞浸润,但有浆细胞和嗜酸性粒细胞,像是迟发性过敏反应的表现。

【鉴别】阿弗他口炎是白塞综合征的表现之一,也像复发性坏死性黏膜腺周围炎,但溃疡较浅较小,各种黏膜损害如疱疹性口炎,多形红斑或天疱疮的口腔黏膜损害、鹅口疮(念珠菌性口炎)、樊尚咽峡炎、早期梅毒的黏膜斑、维生素缺乏所致口炎等都容易和本病相鉴别。

【治疗】口腔应该保持清洁,漱口药水不可有刺激性,常用的如处方:硼砂3g,碳酸氢钠2g,水加到100mL。

口服沙利度胺100~200mg/d,或口服硫酸锌200mg/d,转移因子及右旋咪唑也被试用,右旋咪唑可每次服50mg,每周服2天,每天3次,共服8周。

为了减轻进食时疼痛,可在进食前数分钟涂搽1%~2%赛罗卡因或丁卡因溶液,不要广泛深搽各处以免舌部失去味觉。局部涂搽0.2%曲安西龙等糖皮质激素类制剂可使炎症减轻;如果溃疡较大,疼痛剧烈,可服泼尼松或用小量类固醇激素类混悬剂注射于溃疡的基部。每日含四环素混悬液数次可抑制口腔内链球菌等微生物。

白塞综合征(Behcet's syndrome)

白塞综合征又称白塞病(Behcet's disease)或眼-口-生殖器综合征(oculo-oral-genital syndrome),包括口腔溃疡、外生殖器溃疡和虹膜睫状体炎及视网膜炎的色素层炎。本病是一种全身性疾病,皮肤、消化道、心血管、关节、中枢神经系统都可波及而有结节性红斑,血栓性静脉炎、口角炎、动脉瘤或肾损害等。

【症状】多数患者是青年,以男性较多。口腔损害几乎发生于所有患者,往往是本病的最先症状。初起时,口腔黏膜有浸润性红斑,中央有针头大的水疱,以后发展成圆形或卵圆形疼痛的溃疡,边界清楚,溃疡较平坦,表面覆盖着灰白色渗出物,周围有红晕(图24-19)。口腔黏膜的溃疡是一个或多个,直径约2~10mm,和阿弗他口炎的表现相同,可发生于唇、舌、颊、上颚、扁桃体甚至咽部或鼻黏膜,往往引起剧痛而使进食困难,一般经1周左右后消退,愈后不遗留瘢痕。如果溃疡较大较深可有瘢痕形成。往往隔数天或数月又复发。

生殖器皮损也可以是最初的症状,但往往在患病多年后才出现。男性发病率较低,症状亦轻,女性发病率高,症状较明显。外生殖器发生一个或

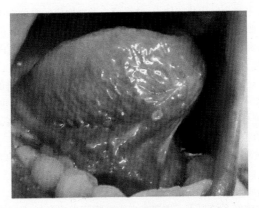

图 24-19　白塞病

多个大小不定的圆形或卵圆形溃疡,边界清楚,溃疡上覆盖着灰白色渗出物,疼痛常较口腔溃疡轻,但较持久,愈合后可以遗留瘢痕。外生殖器溃疡常出现于男患者的阴囊、阴茎、包茎、龟头、尿道口,可以伴发尿道炎,附睾炎或睾丸炎,在女患者则常发生于大阴唇、小阴唇、阴蒂、尿道口、阴道或子宫黏膜,溃疡可以发生在肛门周围、会阴部位或直肠黏膜。(图 24-20)可以引起继发性感染及局部淋巴结炎。

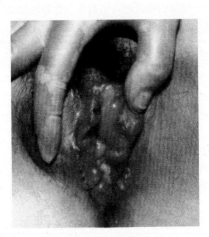

图 24-20　白塞病

眼损害主要为虹膜睫状体炎、脉络膜炎及视网膜的眼色素层炎,有时是角膜炎及结膜炎而引起畏光及眼痛,也可以是前房积脓、前房积血、结膜下出血或巩膜炎;晚期时可发生视神经炎、视网膜变性、继发性白内障、视神经萎缩、继发性青光眼、视网膜剥离、黄斑区变性或眼球萎缩,可以导致失明。

除了上述的三种器官(口、眼、生殖器)外,还可有其他器官的损害:

1. 皮肤 常有结节性红斑或多形红斑样损害,躯干四肢可有丘疹性、脓疱性、痤疮样或疖状皮疹,甲下可有脓肿。40% ~ 70% 患者同形反应阳性,有诊断价值。

2. 消化道 如食管、胃、小肠、大肠都可发生类似阿弗他口炎的病变,或有坏疽性食管炎、肠道深溃疡甚至肠穿孔、直肠黏膜下出血等,甚至因弥漫性腹膜炎或大量便血而死亡。

3. 中枢神经系统损害 主要表现为脑膜脑炎综合征、脑干综合征或器质性精神错乱综合征。患者有言语或步行障碍、共济失调、瘫痪、肌张力改变、震颤、强直、精神症状或昏睡,严重时引起呼吸麻痹或延髓麻痹而致命。

4. 心血管系统损害 可以发生于心脏而引起心脏扩大、心肌炎、心包炎、右心衰竭、房颤、心内膜炎、二尖瓣关闭不全,有时致命。

血管损害主要为血栓性闭塞性静脉炎,身体任何部位的大静脉或小静脉都可发生病变。大小动脉也可发生变化,主动脉受损时引起主动脉综合征,颈总动脉受累时引起晕厥、头昏、偏瘫,锁骨下动脉受害时可引起无脉症,肺动脉有血栓性动脉内膜炎时可引起多发性肺梗死而咯血,若干动脉都可发生动脉瘤,肾动脉受损时可引起肾性高血压。

5. 其他器官 如膝、踝、腕、肘等关节痛或关节炎,关节腔内可以积液。有的患者肝脾肿大,有脂肪肝、肾淀粉样变性、附睾炎或淋巴结肿大等。

全身症状有发热、全身不适、头痛、食欲缺乏、容易出汗及全身疲乏等。

病情往往周期性地加重及缓解,有的女患者在月经期时症状加重,除少数患者失明或因严重内脏或神经损害而死亡外,多数患者在屡次复发后自然痊愈。

【病因】 病因未明,口腔溃疡是本病的主要表现之一,因而本病和阿弗他口炎可有相同的病因,被认为是病毒之类的因素所引起的自身免疫性疾病,少数患者有家族史,而且,本病的 HLA-B$_5$ 及 HLA-A$_{28}$ 的频率高,提示本病和基因有关。

在体液免疫方面,血清中丙球蛋白及补体水平一般较高,但在本病活动期往往降低,而 IgA 及 IgG 可显著增加,口腔黏膜抗体及动脉壁抗体等自身抗体可以存在。免疫荧光研究证明血管壁有 IgM、IgA 及 IgG 沉积,而认为是自身免疫性疾病。

【组织病理】在发生口腔溃疡的早期，有淋巴细胞及单核细胞浸润，以后上皮破坏而成溃疡，坏死物质的上方有嗜中性粒细胞。有的患者小静脉有血栓性静脉炎而引起溃疡形成。

有的损害尤其晚期有血管炎的变化。血管内膜及中层有纤维蛋白样变性，全身的大小血管尤其静脉可有纤维蛋白样物质沉积，管壁的渗透性增加，嗜中性粒细胞和红细胞渗出，管腔内可有血栓形成。动脉也可有内膜增厚、管腔闭塞、缺血或动脉瘤形成的现象。毛细血管可有内皮细胞增生，血管周围有淋巴细胞浸润。

【诊断】眼、口及外生殖器都有典型损害时不难诊断，还有其他器官损害时更可确定。如果病程中屡次发生三联症中二项时也可成立诊断，如果只屡次出现一项主要症状，则有本病的可能性，应该继续观察，注意其他症状是否将若干月以后出现。

针刺反应有助于诊断：用无菌生理盐水作内注射，针刺处将在24~48小时内发生一个红斑、丘疹、丘疱疹、水疱或脓疱，甚至发生小溃疡，较常见的是有红晕的针头大的脓疱，经几天后自然消退。在注射药物时，注射处也可出现这种非特异性反应，在急性发作时尤易发生。

【治疗】体内感染灶应该清除，刺激性饮食如酒类等最好不要饮用。有继发感染时可应用抗生素，也可肌内注射丙种球蛋白10ml，每2~3周一次。

糖皮质激素是主要的系统用药。在发热和血沉率加快的急性发作期，特别是有严重的中枢神经系统或眼部损害时常需要大量应用泼尼松，可用60~80mg/d或更多，病情控制后逐渐减量。

免疫抑制药如硫唑嘌呤等可以代替糖皮质激素类或减少其用量，但须注意白细胞减少等副作用。常用的如硫唑嘌呤，每次50mg，每天3次，或用硫嘌呤，口服1.5mg/(kg·d)，分2~3次。环磷酰胺也可应用，每次50mg，每日服2次。转移因子能提高细胞免疫功能，每周注射1针，以10次为一疗程。左旋咪唑被认为免疫刺激剂，每次可服50mg，每天3次，每周服2天。沙利度胺也被应用，由400mg/d减到200mg/d，禁用于妊娠妇女尤其妊娠早期。雷公藤、白芍总苷可减少糖皮质激素的用量。局部治疗如阿弗他口炎及急性女阴溃疡相同。

局部对症治疗。溃疡疼痛剧烈者，可口服镇痛剂或外用利多卡因凝胶等。溃疡性损害可局部外用或皮损内注射糖皮质激素。

复发性坏死黏膜腺周围炎(periadenitis necrotica recurrens)

本病是一种容易复发的慢性病,病因不明,和阿弗他口炎很相近似,但溃疡较大,被称为阿夫他大溃疡(major Aphthous ulcers),有人认为白塞综合征的特型或是一种血管炎。

初起时,唇、颊或舌黏膜下有个微小的炎性结节,以后渐渐变大,几天以后,损害发生坏死,一团干硬的坏死组织脱落后,成为疼痛的杯形溃疡。溃疡一般是一个,有的患者有2~3个,经过1~2周常可自然愈合,遗留淡灰色瘢痕,以后容易再发,因而病程往往绵延数年之久。在发作时体温可增高,颈部淋巴结往往显著肿大。

发生于上唇的损害容易误认为硬下疳、口颊坏疽(坏疽性口炎)、结核性溃疡或鳞状细胞癌。

抗生素只能防止继发性感染。1%硝酸银溶液可涂搽患处。严重时,糖皮质激素类及免疫抑制剂如环磷酰胺可以应用,沙利度胺也可有效,口服100~400mg/d。

急性女阴溃疡(ulcer vulvae acutum)

又称利普许茨溃疡(Lioschutz's ulcer),一般发生于年轻妇女,一半以上是未婚少女。

数目、大小及疼痛程度不定的溃疡迅速出现于女阴,尤其常见于小阴唇内侧,相邻的可以融合成较大的溃疡。溃疡较小较多且自觉症状轻微,较易发生于大阴唇及阴道口附近,溃疡是圆形成卵圆形,边缘柔软并有红晕及压痛、溃疡表面有紧密附着的污膜。严重时溃疡较深,有浆液性脓液,附近皮肤可红肿,腹股沟淋巴结轻度肿大,常伴有发热等全身症状。病程3~4周。

急性女阴溃疡和阿弗他口炎同时存在时被认为白塞综合征的不全型。

溃疡将自然愈合,可常用1:5000~8000的高锰酸钾溶液洗净及涂搽抗菌药物。溃疡愈合后容易复发,为了预防复发,有人试用丙种球蛋白、转移因子或长期应用小量泼尼松。

第二十五章　良性肿瘤

　　本章包括皮肤及皮肤附属器(毛发、皮脂腺、大汗腺及小汗腺)的各种良性肿瘤,一般特征是所有肿瘤细胞核的外观基本一致,并按一定结构次序排列,生长到一定程度后停止发展,且不发生转移。但有的疾病如日光性角化病、皮角及某些色素痣虽列入良性肿瘤内,但可演变成恶性肿瘤。

色素痣(naevus pigmentosus)

　　色素痣很常见,扁平或隆起,含有黑色素及痣细胞,大小、数目及形态不定。

　　【症状】色素痣出现于出生时或出生后任何时期,由淡黄到褐色或黑色,但颜色均匀,由一个到多个,由针尖大到一大片甚至覆盖广泛的皮肤表面,色素痣隆起或不隆起,一般是圆形或卵圆形,表面光滑或粗糙不平,可呈疣状而被称为疣状色素痣(naevus pigmentosus verrucosus),可以有毛而称毛痣(naevus pilosus),大而不规则时可像一片兽皮,色素痣有肥厚的脂肪及结缔组织时可称为脂肪瘤样痣(naevus lipomatodes)。色素痣分布于身体一侧而作线状排列时可称为一侧色素痣(naevus pigmentosus unilateralis),巨痣(giant naevus)又称巨大黑素细胞痣,覆盖身体大面积,可像穿在身上的一件背心或一条衬裤(图25-1)。

　　小斑点状黑子性痣(speckled lentiginous nevus)又称斑痣(naevus spilus),被认为一种特殊的色素痣,也有人认为单纯黑子的一型。皮损特点为咖啡斑上有针尖大小至米粒大小扁平或稍隆起的棕黑色色素点,本病与日照无关,多半在出生时或婴幼儿期出现于头部、躯干或四肢(图25-2)。

　　褐色斑片的组织变化与单纯黑子相同,而黑褐色小斑点处有痣细胞,往往出现于表皮突下端,也可为交界痣或混合痣的组织表现。

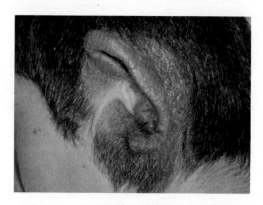

图 25-1 巨痣

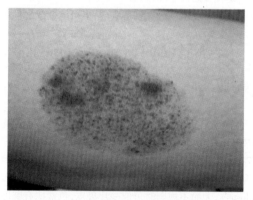

图 25-2 斑痣

　　色素痣逐渐扩大到一定程度后不再变化,不能自然消失,但有些患者的色素痣在青年时期较为显著,有时,在几周之内,损害分批地陆续出现。损害不引起自觉症状。

　　【组织病理】 含有褐色的黑色素颗粒的痣细胞是主要的病理特征,痣细胞颜色的深度按色素的多少而定。它们是类似表皮细胞的多角形或卵圆形细胞,往往密集成群或排列成纵行,细胞浆的染色不深,细胞内有一个卵圆形细胞核,有时,痣细胞发生萎缩性变化而成梭形。

　　色素痣除有痣细胞外,还可有过度角化等到其他组织变化,也可有噬黑素细胞。

按痣细胞的所在部位,在组织学上,痣被分为皮内痣(intradermal nevus)、交界痣(junction nevus)及混合痣(compound nevus)。

皮内痣:痣细胞都在真皮内,痣细胞巢外围有胶原纤维束,没有炎性反应,但真皮上部有若干黑色素,有的皮内痣有角化过度和乳头瘤性增生,皮内痣和脂肪瘤样痣混合存在时可见散在的大脂肪细胞。真皮下部可含梭形痣细胞(图 25-3)。

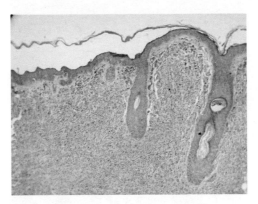

图 25-3　皮内痣组织病理

交界痣:痣细胞成群,构成边界明显的痣细胞巢,在表皮下方和表皮连接,称为"滴落"现象。但切片中也常见真皮上部有游离的痣细胞巢,而实际是交界痣的一部分,而真皮下部没有独立的痣细胞巢,表皮深部及表皮下方痣细胞一般呈骰形,常有黑色素,基底层也有黑色素,真皮上部常有噬黑素细胞(图 25-4)。少数患者的交界痣可以恶变而成恶性黑素瘤。

"恶变前交界痣"被人认为恶性黑素瘤的早期,已不是良性的痣细胞了,所谓的痣细胞弥漫分布于表皮深部,细胞内有空泡,胞核的形态不规则,表皮和真皮的分界不整齐。真皮内没有痣细胞,但真皮浅部有炎性浸润及噬黑素细胞。

混合痣:交界痣和皮内痣同时存在时为混合痣,在表皮下方悬挂着痣细胞巢,真皮上部的痣细胞通常是舟状,含有黑色素,但构成表皮内和表皮下痣细胞巢的痣细胞有时呈梭形。成条痣细胞深达真皮下部,真皮下部的痣细胞可呈梭形,少数患者的混合痣可以恶化而成恶性黑素瘤(图 25-5)。

各种痣可见于任何部位,但有人认为掌跖的痣几乎都是交界痣,显示隆

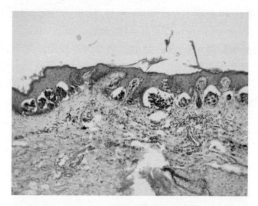

图 25-4 交界痣组织病理

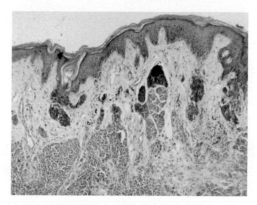

图 25-5 混合痣组织病理

起以及带毛的痣往往是混合痣或皮内痣。

【预后】痣细胞痣往往在出生后发展,但也可在一生的任何时期出现。色素痣可以陆续发生或逐渐扩大,到一定程度后往往不再改变。

色素痣很常见,几乎每人都有,在若干万的色素痣中只有少数恶化,据统计,约 1/4~1/3 恶性黑素瘤是由交界痣发展而成,尤其易受摩擦刺激部位如足底、甲下等处色素痣最易恶变,应该注意。色素痣突然迅速增大或变黑,结痂或出血,发炎或溃破,或痣旁出现一些较小的痣时,须注意恶变的可能性。

【治疗】 色素痣一般不必治疗,如果色素痣妨碍美观,尤其发生于掌跖等易受外伤部位的痣及有恶变可能的痣要切除并作组织学检查,尤其对于直径大于1.5cm,边界不规则颜色不均匀的皮损,而冷冻疗法及冰醋酸等腐蚀药往往不能完全消除痣细胞,不可滥用,以免刺激痣细胞,甚至有促使恶化的危险。其他如电灼及激光都可应用,但一般需要形成浅瘢痕,无瘢痕形成者往往复发。

蓝痣(blue nevus)

蓝痣分为寻常蓝痣及细胞性蓝痣:

1. 寻常蓝痣 皮肤有一个或不止一个的青色或蓝色丘疹或结节,呈圆形或卵圆形(图25-6),在婴幼儿时期出现于面部或臀部等处,以后逐渐扩大,直径可达2~15mm,但一般不超过5mm,终生存在而不消退,也不恶变。

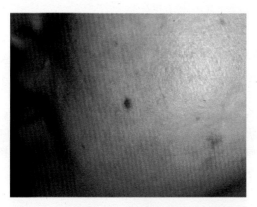

图25-6 寻常蓝痣

组织变化是真皮深部有大量细长而略扭曲的黑素细胞,有时也见于皮下组织内,往往不规则地集成束状。真皮内还有充满黑色颗粒的黑素细胞。

2. 细胞性蓝痣 青蓝或蓝黑色坚韧结节或斑块于出生时可见于臀部或者骶骨部位,表面光滑或者不规则,往往较大而多叶并可深达皮下组织内,以后容易恶变成恶性黑素瘤(图25-7)。

组织变化为真皮深部及皮下组织含有大量黑素细胞,还有很多梭形细胞密集成岛状。这些梭形细胞在做切片时被切断而呈小点状,有丰富的细

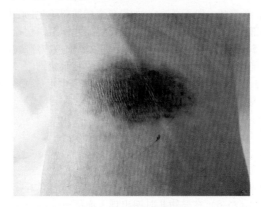

图 25-7　细胞性蓝痣

胞质,但细胞质染色浅淡,没有黑色素。

细胞性蓝痣容易恶变,应该切除。

无黑素痣(amelanotic nevus)

是缺乏黑色素的痣细胞痣,因而一般是正常皮色,但也有多种形状,数目及大小都不一定。

没有黑色素的痣细胞可和脂肪细胞构成脂肪瘤样痣,有的无黑素痣显著隆起而成瘤状,可称为乳头瘤性痣(naevus papillomatosus),有的不规则隆起,表面有沟回而像小脑,可称为小脑样痣(naevus cerebelliformis)(图 25-8)。

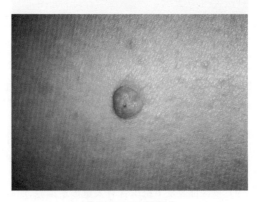

图 25-8　无黑素痣

气球细胞痣(balloon cell nevus)

临床罕见的后天性色素痣,是一个或多个中等硬度或柔软的丘疹,呈半球形,直径约1~5mm。表面光滑或呈疣状,通常是淡褐色,也可以是淡红、褐红或黑褐色,和一般的色素痣及无黑色素痣无法区别,可发生于头部、颈部或躯干,也可发生于臂部等其他部位,偶然出现于眼睑及结膜,不引起自觉症状(图25-9)。

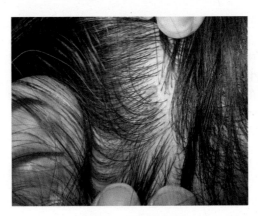

图25-9 气球细胞痣

病理组织为混合痣或皮内痣,可见巨大而苍白的多面形气球细胞,胞浆透明而呈空泡状,可有黑色素颗粒,也可不含黑色素。细胞的边界清楚,大而圆的嗜碱性细胞核在细胞中央或偏于一侧。除了这种特殊的空泡状大细胞外,还有小得多的痣细胞,或是还有介于两者之间的过渡型细胞。这些细胞在表皮及真皮内聚成细胞巢,损害内还可有多核的巨气球细胞。少数病例的气球细胞痣完全由气球细胞构成。电子显微镜表明泡状空泡是由黑素体变性而成。痣细胞内黑素体不断增大,发生空泡变性而崩解,因而黑色素不易形成或是只有少数黑色素微粒。

气球细胞痣偶然恶化成气球细胞黑素瘤(balloon cell melanoma),细胞为多形性,细胞核较大,可见有丝核分裂。

损害应该完全切除,否则容易复发。激光及电凝固法也可应用。

幼年良性黑素瘤(benign juvenile melanoma)

又称斯皮茨痣(Spitz nevus)、梭形细胞痣(spindle cell nevus)或上皮样细胞痣(epitheloid cell nevus),通常发生于青少年或儿童,是一种良性的痣细胞痣而与恶性黑素瘤无关。

损害是粉红色有时是淡紫色的坚实结节,直径约为 3～15mm,表面光滑无毛,轻度脱屑,最常见于青少年或儿童的面部,但也可发生于成人及任何部位。

本病和色素痣很相近似,组织变化也和混合痣差不多,痣细胞有两型:即梭形痣细胞和上皮样痣细胞,常以一型为主,大多数患者以梭形细胞为主。表皮的棘细胞层很不规则,某些部分变薄,另一些部分特别肥厚而呈假上皮瘤性增生,真皮浅部水肿及血管扩张,痣细胞有多种形态,多半是梭形或多边形。在真皮内,可有染色较红及核较大的巨细胞,偶然也有多核的巨细胞,真皮深部的纤维组织往往增多。

损害可切除并应作组织病理学检查。

巨大性黑素细胞痣(giant malanocytic nevus)

又称巨大性先天性黑素细胞痣(giant congenital melanocytic nevus),在出生时就被发现,有人认为常染色体显性不规则遗传的先天性疾病,也有的没有明显家族史。

皮损的范围广泛,往往对称覆盖于胸部、背部或腰部等穿着背心、裤衩、披肩、游泳衣、衣袖或长袜的部位。像是穿着的背心或裤衩等衣服,色素沉着的深度不定,皮肤略微或显著隆起于皮肤表面,可以扭曲不平或有疣状突起,常有粗黑的毛,附近或别处常有散布或融合的颜色较深的色素痣,或是颜色较浅的成片咖啡斑(图25-10)。约有10%患者的损害可发展成恶性黑素瘤,往往出现于儿童时期,以后迅速转移而引起死亡。发生于脊椎部可伴发脊柱裂或脑膜膨出。也可伴发软脑膜黑素细胞增多病而有癫痫或其他神经异常,有的伴发脑膜的恶性黑素瘤,预后都不良。

组织学变化一般是混合痣或皮内痣,也可为神经痣,偶然是青痣。恶性黑素瘤先出现于表皮真皮交界处,偶然由真皮深部的痣细胞恶化而成。

由于本病较易恶变,最好全部切除,以后植皮。有人主张在病儿出生后就切除损害或植皮,往往手术较易,且效果较佳。

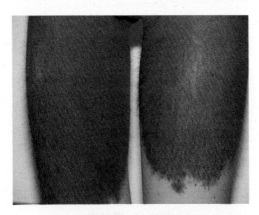

图25-10 巨大性黑素细胞痣

疣状痣(naevus verrucosus)

疣状痣是表皮结构的发育性缺陷,局部表面皮肤过度发育而有疣状角质突起,常排列成线条状表皮痣(linear epidermal nevus)或线状痣(naevus linearis),患处几乎无毛或完全无毛。

【症状】在出生时或到几岁以后,米粒到豆粒大或更大的硬丘疹或疣状角质物被人发现,范围及形状不定,多半发生于身体的一侧,有时是两侧性,呈正常皮色或由淡红至深褐色甚至污黑色,一般不引起自觉症状。皮损发生于四肢时,常沿肢体作纵行排列,可以连续成条或成片,也可断断续续地排列成条状或片状隆起皮疹,长的可达数尺,短的长仅3~6cm;皮损发生于躯干时,往往横行排列或弯曲成弧形,像带状疱疹似地出现于肋间神经或腰骶神经分布区(图25-11)。

少数患者的皮损除为角质鳞屑性丘疹以外,还略发红,并且持久发痒,被称为炎性线状表皮痣(inflammatory linear epidermal nevus),往往发生于一侧的下肢或臀部,偶然发生于两侧,范围不定,常排列成丝条状,有的患者除有疣状痣外,还有四肢骨骼异常、中枢神经系统障碍、血管瘤、咖啡斑或其他色素变化,在出生时或一至数岁内,几种发育异常可同时或先后出现,被称为表皮痣综合征(epidermal nevus syndrome)。

皮损广泛发生于身体的一侧或对称分布于两侧时被称为系统化线状表皮痣(systematized linear epidermal nevus)。疣状角质突起分散或互相融合,

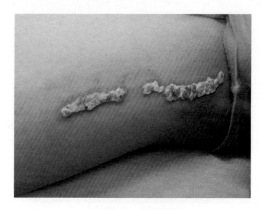

图 25-11　疣状痣

也常排列成线条状。有的人并发骨骼畸形、智力迟钝、癫痫、神经性耳聋或某种其他中枢神经系统异常等发育的缺陷。

疣状痣的另一特型是黑头粉刺痣(comedonevus)，通常发生于身体的一侧，是由毛囊口突出的黑头粉刺样损害密集而成，可伴有米粒到豆大或更大的凹陷性瘢痕，边缘不规则地隆起并较坚实，由黑头粉刺状污黑色丘疹可挤出皮脂样物质(图 25-12)。

【病因】疣状痣是表皮的一种过度发育的缺陷，都是正常组织而应认为一种错构瘤，虽是表皮痣而无痣细胞，虽常伴有某种先天性异常，但本病

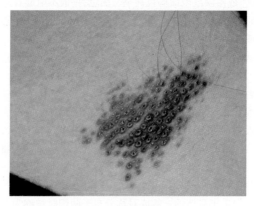

图 25-12　黑头粉刺痣

似非由基因决定,一般没有家族史。

【组织病理】角化过度很显著,含有灶性角化不全,颗粒层也增厚。棘细胞层不规则地肥厚而呈乳头瘤性增生,表皮突不规则地延伸到真皮内,基底层的黑色素增加。真皮没有炎性浸润及痣细胞。

炎症性线状表皮痣的组织变化是慢性皮炎。角化过度伴有灶性角化不全,棘细胞层中度肥厚,表皮突延长,有成片的海绵形成。真皮内有慢性炎症浸润。

系统化线状表皮痣也有一般疣状痣所有的角化过度及乳头瘤性变化。有时,表皮有表皮松解性过度角化病的组织变化,表皮细胞有空泡形成,颗粒层有粗大的透明角质颗粒。

黑头粉刺痣的每个黑头粉刺是一个充满角质物的表皮深凹,而像巨大的毛囊角质栓,下方可有一两个皮脂腺小叶。

【治疗】二氧化碳激光、磨削术、电灼术、液氮及切除术都可酌情选用。切除范围太大时常需要植皮。

脂溢性角化病(seborrheic keratosis)

脂溢性角化病曾经称为基底细胞乳头瘤(basal cell papilloma)。通常是多个淡褐到黑色疣状损害,表面有油脂状鳞屑痂,最常发生于中年以上尤其老人的面部、颈部、胸部、背部及手背等处,但不发生于掌跖部位。

【症状】损害是略微隆起的扁平疣状皮疹,呈圆形,由浅褐色至黑色,边界清楚,表面有油脂状鳞屑痂,将痂移除后,表面呈乳头瘤样,不久鳞屑痂再形成。皮疹的数目不定,往往很多,甚至于成百,常发生于中年以上尤其老年人的面部、颈部、胸部及背部,也常出于臀部及手背,直径一般为0.5~3cm左右,常由小点逐渐扩大成疣状皮疹。无自觉症状,但有的有痒感(图25-13)。有些患者的皮损显著隆起,色素很深而像色素痣,但表面无光泽,毛囊孔有小栓而使表面有若干小点。

有时,皮疹孤立,直径可达数厘米,

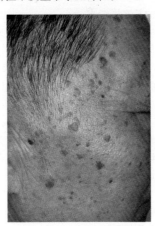

图25-13 脂溢性角化病

显著隆起而呈半球形,表面有颗粒而凹凸不平或有脑回状细纹,基部可呈蒂状,这种有色素的巨大脂溢性角化病(giant seborrheic keratosis)有色素而像恶性黑素瘤,但黑色很均匀。本病病程缓慢,无自愈倾向,一般不发生恶变。

灰泥角化病(stucco keratosis)是几个至成百个淡灰白色角化性损害附贴在小腿上,容易发生于跟腱附近,也可见于足背及前臂,往往对称分布,但不出现于躯干、头部及掌跖部位。皮损不大,直径约 1~3mm,也可大到1cm,容易刮除而不出血。本病多半发生于 40 岁以上的男人,被认为脂溢性角化病的特型,但本病的病理为显著角化过度,棘层肥厚的表皮呈教堂塔尖样。在脂溢性角化病中的基底样细胞增生和角质囊肿形成等特征表现在本病缺如。有人认为是一个独立疾病。

受刺激的脂溢性角化病有特殊的组织变化,曾经称为基底鳞状细胞性棘皮瘤(basosquamous cell acanthoma),有的组织病理学家认为它是内翻性毛囊角化病。

【病因】 本病常有家族史,被认为常染色体显性基因所决定的先天性疾病,而出现不一定很晚,一般发生于 30~40 岁以后。另有人认为本病是一种错构瘤,永久存在而不恶变,可认为一种良性肿瘤,但极少数患者可伴有纤维-上皮型基底细胞癌。

【组织病理】 主要的病理组织变化是表皮过度角化,棘细胞层不规则地肥厚及乳头瘤性增生,但表皮下界整齐,和附近正常表皮的下界几乎在同一平面上。增生的表皮细胞除为正常的棘细胞外,还有类似基底细胞但较小的基底样细胞。

组织病理变化可以分为角化型、棘层肥厚型及腺样型,不止一型的组织变化往往存在于同一处损害内。

角化型:有明显的角化过度及乳头瘤样增生。增多的角质填塞在表皮扭曲的凹陷部分,有时在切片中呈角质囊肿状,被称为假角质囊肿。大部分表皮细胞是外观正常的棘细胞,少数是散在的小群基底样细胞。

棘层肥厚型:角化过度及乳头瘤性增生的程度较轻,而表皮显著肥厚,增大变长的表皮突间有狭窄的乳头。多数表皮细胞是基底样细胞,有的为鳞状细胞环绕而成细胞巢。假角质囊肿往往不少,表皮内甚至有完全角化的真正角质囊肿(图 25-14)。

腺样型:表皮细胞束呈细长的枝条状,由两行基底样细胞构成的表皮细胞束,可像腺体。如果腺样型与棘层肥厚型混合存在,则可见到角质囊肿及假角质囊肿。

各型的黑色素数量不定,以腺样型的色素沉着常最显著。

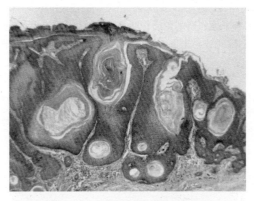

图 25-14　脂溢性角化病组织病理

灰泥角化病的组织变化为显著角化过度,棘层肥厚的表皮呈教堂塔尖样(山峰)。但角质假囊肿及基底细胞样细胞可不明显或不存在。

【鉴别】本病要和扁平疣、日光性角化病、色素痣、雀斑、雀斑样痣及恶性雀斑痣等病鉴别。

棘层肥厚的黑色巨大损害可以误诊为恶性黑素瘤或色素性基底细胞癌,尤其发炎的皮损容易误认为恶性黑素瘤,可应用抗生素及观察数天,如果炎症消失,就可认为本病。日光性角化病也可和本病混淆,但常为红斑角化性、轻度脱屑,边界不太清楚,通常只发生于面部及手背等日晒部位。

【治疗】激光、电干燥法或液氮的冷冻疗法都可应用,皮损浅薄时可用化学腐蚀剂如三氯醋酸等,或在氯乙烷表面麻醉下施行刮术,损害巨大而明显时可以切除。

日光性角化病(solar keratosis)

日光性角化病多半发生于老人的面部、手背及前臂等经常日晒的部位,以前被称为老年角化病(keratosis senilis),有角质鳞屑,可以演变成鳞状细胞癌。

【症状】皮损是独立的疣状或角质性皮疹,扁平或略隆起,呈正常皮色或红色,直径为数毫米至 1cm 以上。数目不定,由一个至多个,通常分布于中年以上尤其老年人的面部、耳部手背及前臂等经常日晒的部位,但也可出现于身体的任何部位。患者多半是年老的农民、海员、渔民或室外工作人员。

皮损表面有干硬光滑的角质性鳞屑,可呈污褐或黑褐色,紧密地附着于皮肤,用强力刮除时容易出血。鳞屑下方的表面红润,凹凸不平而呈乳头瘤状(图25-15)。

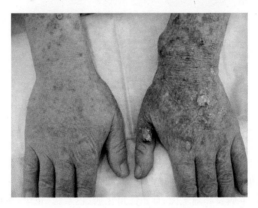

图25-15 日光性角化病

患者往往有皮肤萎缩,色素沉着、皮肤干燥等老年性皮肤变化,或有毛细血管扩张及色素沉着等慢性光照性皮炎的表现。

本病是癌前疾病之一,约0.01%～0.3%的损害演变成鳞状细胞癌。开始恶变时,损害基底部迅速变厚,周围有红晕,或是先变成疣状结节或斑块,以后成为边缘坚硬的暗红色溃疡,溃疡上有不易移除的角质物。

【病因】本病和长期日晒有关,多半发生于常在室外工作的人,日光照射、紫外线和放射能、辐射热、电离辐射以及接触沥青、煤提炼产物均可诱发本病。日光干扰细胞内脱氧核糖核酸合成而促使细胞增生,患者多半是皮色较白的中年以上者,个人的易感性也和本病有关。

【组织病理】组织变化往往和鲍温病(Bowen's disease)相似而称半度鳞状细胞癌,棘细胞层不规则地肥厚,棘细胞紊乱排列,有的发生空泡或角化不良,有的有丝状核分裂。基底细胞也不典型,往往不像正常排列成栅状,角质层肥厚可有角化不良的有核细胞。真皮深部胶原纤维常有嗜碱性变性,并有炎性浸润(图25-16)。

主要分为肥厚型、萎缩型、苔藓型、色素型和棘突松解型:

肥厚型的表皮过度角化并有灶性角化不全,表皮肥厚而呈乳头瘤性增

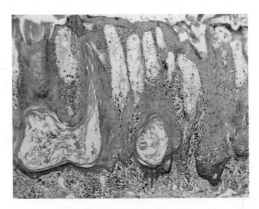

图 25-16　日光性角化病病理

生,有的细胞不典型,真皮浅部有淋巴细胞为主的炎性浸润。

萎缩型的角化现象较轻,表皮萎缩,基底细胞不典型并可向真皮延伸及围绕毛囊和汗腺管,有时基底层上方有空隙及少数棘层松解细胞。真皮浅部有细胞浸润,胶原纤维可发生嗜碱性变性。

苔藓型除上述变化外,尚可见基底层细胞液化变性及表皮下带状炎细胞浸润,真皮上部还可见胶样小体。

色素型表皮内色素显著增多。

棘突松解型:在表皮基底层不典型细胞上方,可见裂隙,其中有少量棘突松解细胞。

本病是癌前皮肤病,由日光性角化病逐渐递变到第一度鳞状细胞癌时没有很明显的分界。一旦表皮下部不规则地增生,染色嗜酸性的较大表皮细胞成群地深入真皮内时,往往是恶变的征兆。

【鉴别】应鉴别的有盘状红斑狼疮、鲍温病及脂溢性角化病,特别要注意和鳞状细胞癌区别,但本病可逐渐癌变。

【治疗】日光对本病有一定的影响,要尽量防避日晒,对日光显著敏感者可搽遮光剂。

液氮、电干燥法、激光、刮术或切除术酌情选用,手术切除是比较好的方法,而放射疗法不可应用。皮损较多较小而难应用上述疗法时,可用 5% 氟尿嘧啶霜或溶于丙二醇的 5% 氟尿嘧啶溶液涂搽患处,每日 2 次,一般在 4~10 天内发生局部红斑及灼热感,10~14 天后有较强的反应而应停止治疗,通常在停止治疗 2 周后痊愈,如果仍未痊愈,就应进行组织病理学检查是否已经癌变。

角化棘皮瘤(keratoacanthoma)

角化棘皮瘤通常发生于面部,是个鳞状细胞癌状半球形小瘤,顶部中央有角质痂,在 1~2 个月内迅速发展,直径多半不超过 2cm,然后自然消退。

【症状】损害是一个孤立的半球形结节,通常发生于面部尤其颊部及鼻部,偶然出于唇部。有时损害不止一个,也可出现于手指、手背、头皮或颈部、而发生于四肢及躯干的很少见。

坚实的半球形肿瘤耸立在皮肤上,呈正常皮色,或是呈苍白或淡红色。边缘隆起,顶端中心凹陷呈火山口形,其中含着松脆的角质痂,可以挑出而不引起出血(图 25-17)。在 1~2 个月以内,损害迅速发展,到直径达两厘米左右时就不再扩大,角质痂开始脱落,损害逐渐消退,经过 3~6 个月或更久以后,就自然痊愈,遗留微凹的萎缩性瘢痕。

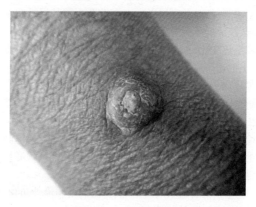

图 25-17　角化棘皮瘤

典型损害是发生在面部中央等部位的孤立性角化棘皮瘤(solitary kera-toacanthoma)。不典型的可以类似脂溢性角化病或是结节性增生的表现,也可以是火山口状凹窝,或是边缘扩展而中央渐愈。有的直径超过 2cm 而成巨大角化棘皮瘤,最大的可达 15cm。另一型是损害周围出现多个新损害。

多发性角化棘皮瘤(multiple keratoacanthoma)的数目不定,一般是 3~10 个,最常见于青年男人的面部、躯干或生殖器上,偶然发生于黏膜、上颚、舌及口腔黏膜。此型消退较慢,病程长者很难有自愈倾向。

发疹性角化棘皮瘤(eruptive keratoacanthoma)是很多正常皮色的圆顶丘疹,直径约2~7mm,广泛分布,也可发生在口腔黏膜,有的患者皮肤损害有瘙痒。

【病因】患者一般是中年男性较多。角化棘皮瘤可能是源始于毛囊的一种肿瘤,也可能由病毒引起,与自身免疫功能有关。煤焦油及其产物、日光等因素可以促使发生。多发性角化棘皮瘤被认为常染色体显性遗传。

【组织病理】肿瘤中央是角化过度及角化不全的角质物,附近的棘细胞增生,有的可见有丝核分裂,细胞显著地多形而不典型,有时可以看到角珠甚至于角化不良,因此,组织变化很像鳞状细胞癌(图25-18)。但皮损中央是充实角质物的火山口状结构,附近表皮向上延伸而成唇状,鳞状细胞常明显角化,瘤为结缔组织膜所包绕。角质形成细胞浆可呈云雾状,胞浆内有PAS阳性并对淀粉酶敏感的糖原。

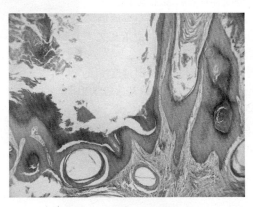

图 25-18　角化棘皮瘤病理

【治疗】有人因此病自愈而仅局部应用20%的氟尿嘧啶软膏或用曲安西龙混悬液作损害内注射,或是只严密观察而等它消退。但是,也有人认为本病可以偶然恶变成鳞状细胞癌,虽在临床和组织学上已确认角化棘皮瘤,以后却成典型鳞状细胞癌,因此,这些疗法不安全,最好按早期鳞状细胞癌处理。

皮角(cutaneous horn)

皮角为坚硬的角质突起物出现于外观很正常的皮肤上,有时继发于一个疣、痣或表皮囊肿,也可发生于瘢痕上,有的是由日光性角化病的损害发展而成。

【症状】正常皮肤上有坚硬的角质突起物逐渐生长,大小不定,小的比豆粒还要小,大的大得惊人,可以比羊角更大。形态也不定,有的是圆锥形或圆柱形,有的像兽角似地弯曲成弧形,有的笔直,也有的形态很不规则。皮角常呈淡黄、淡褐或黑褐色,表面光滑或粗糙。皮角往往仅是一个,也可较多,常发生于头皮及面部,也可出现于躯干、四肢、阴茎或其他部位(图25-19)。

皮角是一种癌前疾病,多半发生于40岁以上尤其常被日晒的老人。皮角发展成癌瘤的约占10%,在发生恶变时,皮角基部先充血,以后皮角脱落。

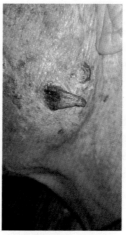

图 25-19 皮角

【组织病理】皮角是角化特别过度所形成,还夹杂一些角化不全的细胞,其他病理组织变化和日光性角化病的组织相同(图25-20)。

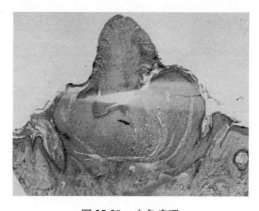

图 25-20 皮角病理

【治疗】切除是唯一疗法。应该在距离皮角基部半厘米处做切口,皮角及其所在的皮肤各层完全切除并作病理组织学检查,发现癌变时还要扩大切除。

透明细胞棘皮瘤(clear cell acanthoma)

又称苍白细胞棘皮瘤(pale cell acanthoma),多半发生于 40 岁以上的人。

【症状】典型损害是有点湿润的淡红色至鲜红色或棕色卵圆形丘疹或结节,表面略结痂或半透明,周围有细屑,多半是一个,直径约为 1～4cm,轻微外伤后易出血,临床表现与化脓性肉芽肿类似。最常发生于小腿的前侧或后侧,偶尔出现于股部或腹部,缓慢发展,不引起自觉症状。国外有发生在表皮痣上的报告,国内有报告发生在阴囊上。

【病因】有学者认为它是一种炎性表皮增生,错构瘤或是脂溢性角化病的一种亚型。绝大多数作者认为是一种良性肿瘤,但其细胞来源仍有争议。

【组织病理】角化不全及棘层肥厚,棘层细胞是细胞核正常的水肿性苍白色细胞,由 PAS 染色法证明胞浆内含糖原,而基底细胞层正常。表皮内及表面结痂中可有散在的嗜中性粒细胞,肿瘤下方的真皮内有炎性浸润及血管扩张。

【治疗】损害可切除或由电灼法毁去,发生于面部的损害最好由刮匙刮除,液氮及激光也可应用。

毛发上皮瘤(trichoepithelioma)

毛发上皮瘤又称囊肿性腺样上皮瘤(epithelioma adenoids cysticum),是多个坚实丘疹,呈淡黄、淡红或正常皮色,一般地对称发生于面部中央及前额。

【症状】损害是小米到豌豆大的圆形或卵圆形坚实丘疹,往往是正常皮色,或是略带淡黄或淡红色,有的半透明而像粟丘疹,表面光滑,有蜡样光泽,也可有毛细血管扩张,有的损害中央略微凹陷,边界清楚。损害多半开始出现于青年时期。数目不定,由几个到成百个,面部损害的特点为沿鼻唇沟对称分布的大量丘疹,这些丘疹独立而不融合,逐渐发展到一定程度后就固定不变(图 25-21)。皮损一般只发生于面部,偶然发生于颈部、乳房、头皮、上肢、躯干上部或别处。

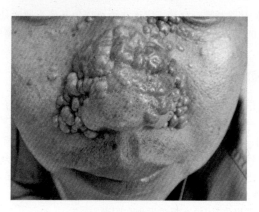

图 25-21　毛发上皮瘤

　　孤立性毛发上皮瘤(solitary trichoepithelioma)很少见,也最常发生于面部,偶然见于别处(图 25-22)。皮损永久存在,既不溃破,也不引起自觉症状,临床无特征性。圆柱瘤、粟丘疹或汗腺瘤偶然并发。本病损害偶然演变成基底细胞癌。

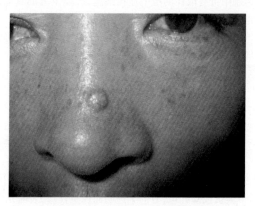

图 25-22　孤立性毛发上皮瘤

　　【病因】毛发上皮瘤起源于毛母质细胞,是指完全向毛球分化的肿瘤。毛发上皮瘤被认为是毛母质细胞瘤的变异型。可有家族史而被认为常染色体显性遗传,而孤立性毛发上皮瘤似乎和遗传无关。

【组织病理】真皮内有多个角质囊肿及成群成团并有清楚边界的细胞群,囊肿内含有完全角化的物质或胶状物质。囊肿壁是一层扁平的嗜碱性细胞,在角质囊肿及囊肿周围的细胞内可以有些色素颗粒,囊肿物质可以钙化。除角质囊肿外,还有成团成条的细胞群,和毛囊的外毛根鞘细胞相像,细胞群有清楚的边界,外缘的细胞排列成栅状。毛发上皮瘤和角化性基底细胞癌的组织变化几乎无法区别,须根据临床表现作出不同的诊断。孤立性毛发上皮瘤的组织内如无大量的角质囊肿和不成熟的毛乳头,应该认为角化性基底细胞癌。

【鉴别】组织变化虽似角化性基底细胞癌而临床表现不同,仅孤立性毛上皮瘤鉴别较难,但孤立性毛上皮瘤的临床表现及组织变化和基底细胞癌有所不同。要鉴别的还有结节性硬化病的皮损、粟丘疹、汗腺瘤尤其眼睑汗腺瘤。

【治疗】分期分批施行二氧化碳激光、电干燥法或液氮的冷冻疗法可使损害不太明显,而且不形成明显的瘢痕,磨削术最适用于损害浅小且多的患者而可改善容貌。

毛囊瘤(folliculoma, trichofolliculoma)

又称毛囊痣(hair-follicle nevus),是一个孤立小瘤,通常发生于成人面部及耳廓周围,偶尔多发,有时开始出现于幼年时期。

初起的损害很小,以后渐渐变大,成为豌豆大或更大的半球形肿瘤,表面皮肤正常或是略呈苍白色。著者所见一例的损害有弹性,中央有个小孔,由孔内不断地长出棉花状白色细丝,容易用手拔出,以后又渐长出。

在病理组织方面,真皮内有个巨大而扭曲的"原发性"毛囊,其中充满着角质物,中央有一根没有毛髓质的细毛;"原发性"毛囊附近有皮脂腺。在这毛囊的附近有很多"继发性"毛囊,这些毛囊较小,中央往往有根细毛,附近常有皮脂腺。小群皮脂腺细胞可以埋藏在继发性毛囊壁内。真皮内有大量成纤维细胞。

毛母质瘤(pilomatricoma, pilomatrixoma)

又称钙化上皮瘤(calcifying epithelioma),毛囊漏斗部毛母质瘤、毛囊漏斗毛母质囊肿,女性发病率较高,可发生于任何年龄。

损害是个孤立的坚硬肿瘤,直径由半厘米到3～5cm,通常发生于面部或上肢等处真皮下部或皮下脂肪内并和表皮粘连(图25-23),皮肤表面正常,以后可以溃破。在结缔组织间,有密集成群的"嗜碱性细胞",这些细的细胞核是圆形或椭圆形，染色很深，而细胞浆不多，细胞边界也不明显，所以细胞核像是密集在一起，和基底细胞癌细胞有点相似。另有一类细胞染成淡红色，有清楚的边界，而中央的细胞核不能明显染色，这类细胞被称为"影子细胞"。在早期时，损害内有较多的"嗜碱性细胞"团；到晚期时，若干"嗜碱性细胞"逐渐变成"影子细胞"。此外，组织内常有些角质细胞，"影子细胞"附近常有异物巨细胞反应；偶然有黑色素存在(图 25-24)。钙质沉着往往成片出现于"影子细胞"区内，有时发生骨化。

治疗方法是切除，然后可作组织病理学检查。

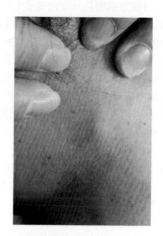

图 25-23 毛母质瘤

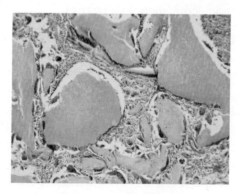

图 25-24 毛母质瘤病理

表皮样囊肿(epidermoid cyst)

表皮样囊肿又称表皮囊肿(epidermal cyst)，以往常称为皮脂囊肿(sebaceous cyst)或粉瘤(atheroma, wen)，实际上起源于毛囊而不是皮脂腺。

【症状】 损害是真皮的一个或多个坚韧结节，可以用手指推动，逐渐扩大，直径可达 0.5~5cm。皮肤逐渐隆起而呈圆顶形，表面光滑，有时因下方肿瘤的挤压而紧张或轻微萎缩,隆起的皮肤中央有一个扩大的毛囊孔,推动肿瘤时,就可显出该孔处皮肤凹陷成点状小坑。有时,扩大的毛囊口含有一个黑头粉刺,挤压出乳酪或白蜡样泥状物(图25-25)。

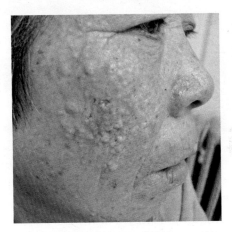

图25-25 表皮样囊肿

表皮样囊肿是最常见的皮肤囊肿之一,往往在青年时期发生,有的患有严重的寻常痤疮。损害多半发生于面部、颈部及躯干,长期存在,不引起自觉症状,常因继发性感染而发炎,以后可以化脓而溃破,感染后常和附近组织粘连,极少数损害可发生鳞状细胞癌。

加德勒综合征(Gardner's syndrome)是常染色体显性遗传的疾病,皮肤有多个表皮样囊肿,往往发生于头皮及面部真皮、皮下组织或腹腔可有纤维瘤。另一表现是肠息肉,最常发生于大肠,容易恶变成腺癌。此外,颅骨等处可发生骨瘤病。如因外伤所致的表皮囊肿,可称之为外伤性表皮囊肿,多发生掌跖部位。

【组织病理】囊肿埋藏在真皮内,可达真皮深处和皮下组织,囊肿壁的细胞类似毛囊漏斗部的上皮,有几层鳞状细胞,内壁为含有角质透明颗粒的颗粒细胞。日久以后,囊肿壁萎缩,甚至于只有1~2层扁平细胞。囊肿的内涵物是排列为多层的角质物。囊肿如果破裂,囊肿内角质物进入真皮后,将引起异物反应而有多核巨细胞等细胞浸润,囊壁不完整,残余的囊肿壁可有假癌性增生。有继发性感染时,囊肿的附近有炎性浸润(图25-26)。

【治疗】囊肿容易被摘除,可用刀尖在隆起处划破成一小口,有时仅用

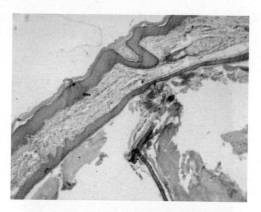

图 25-26　表皮样囊肿组织病理

活检钻在圆顶形损害的顶部中央钻一个小孔,就可轻易地用手指将囊肿从切口或小孔挤出。因继发性感染而化脓时,可切开引流及应用抗生素,感染消退后,附近组织往往和囊肿粘连而不易摘除,此时常需要切除,或是将附近组织分离后将囊肿壁完全清除,否则,以后容易复发。

毛发囊肿(pilar cyst)

又称毛鞘囊肿(trichilemmal cyst),临床表现和表皮样囊肿十分相似,以往都常称为皮脂囊肿或粉瘤。

毛发囊肿可为一个,也可不止一个。90%病例的损害发生于头皮部位,仅少数患者的损害发生于面部、躯干、四肢或阴囊等处,不像表皮样囊肿多半出现于头皮以外的部位,光滑的隆起表皮中央也常无明显可见的扩大毛囊孔,组织变化也有所不同。

毛发囊肿起源于毛囊中部的毛囊上皮。染色浅淡的囊肿壁曾经被误认为向皮脂腺细胞分化而成,现认为是退行的毛囊峡部上皮。构成囊肿壁的细胞没有可见的细胞间桥,外围是栅状排列的细胞。构成内壁的细胞有丰富的细胞浆,细胞之间没有界限,也没有像表皮样囊肿的透明角质颗粒,这些细胞可以没有细胞核,或是仅有核残余。囊肿腔含有无定形嗜酸性均匀物质,有时有灶性钙质沉着。如果囊肿壁毁坏,将会引起异物反应。

治疗方法和表皮样囊肿相同。也可用粗针头刺破囊肿,然后将液体苯酚 1~2ml 注入囊肿腔内,轻轻按摩,使药液均匀分布于囊肿内。

皮样囊肿（dermoid cyst）

皮损是硬度及大小不定的皮下囊肿，可发生任何部位，多见于面部尤其眼皮附近，也可发生于舌下及鼻底部，在舌下的是直径为数毫米到数厘米的球形软囊肿。囊肿柔软，呈圆形或卵圆形，直径约 1～4cm，在皮下可被推动，不和上方的皮肤粘连，但有的和下方骨膜连接。注射器刺入囊肿后，能抽出酸臭的淡黄色油状液体。有时，囊肿较坚，囊肿含有淡白或淡黄色乳酪状物质，因而不能抽出油状液体。

皮样囊肿是先天性，在出生或婴幼儿时期开始发生，可能起源于胚胎时期闭合处游离出来的上皮细胞，这些细胞在皮下组织内发展成皮样囊肿。但有人认为它是毛囊漏斗部-皮脂腺导管囊肿。

囊肿壁常有表皮附属器，是成熟或近于成熟的皮脂腺、汗腺及毛囊。囊肿内壁是扁平上皮细胞，常有带毛的毛囊伸入囊肿腔内，囊肿腔的内涵物有皮脂及角蛋白，还可有钙质沉着。

囊肿破裂时将引起异物反应。

多发性脂囊瘤（steatocystoma multiplex）

又称皮脂囊肿病（sebocystomatosis）。损害是多个半球形囊肿，和上方的表皮粘连，由豆粒到指头或杏子大，直径一般不超过 2cm，多半发生于前胸、背部、面部、四肢及阴囊等处而不常见于头皮，呈正常皮色、淡青或淡黄色（图 25-27），发生于阴囊的常为多个黄白色结节，无继发性感染时不引起

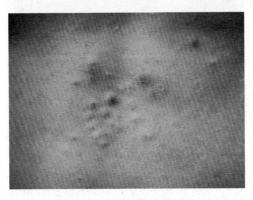

图 25-27 多发性脂囊瘤

任何自觉症状,长期存在而无变化。较大的囊肿可较柔软,往往含有无臭的糖浆样淡黄色油液,可由注射器抽出。有的囊肿较坚实,切开时可见白色乳酪状物质。

本病多半在 20 岁左右开始发生,也可出现于婴幼儿时期,有的有家族史。

本病被认为皮脂腺导管囊肿。囊肿壁是由数层上皮细胞构成并折成皱褶。有的部分很薄,只有 1~2 层或 2~3 层扁平细胞,有的部分较厚并不规则地伸入囊肿腔内。细胞间没有细胞间桥,外周是栅状排列的细胞,内壁是将消失的均匀角质层。

囊肿壁内或其附近常有扁平的皮脂腺小叶。有时,部分囊肿壁像毛囊似地陷入附近的基质内,其中甚至有毛干,可见囊肿壁的毛囊状凹陷处起于毛的外根鞘。PAS 染色显示囊肿壁含有糖原。囊肿腔的内涵物主要是嗜酸性染色均匀的无定形皮脂,可有少许角质细胞及成团细毛(图 25-28)。

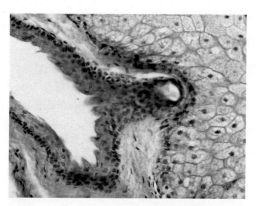

图 25-28　多发性脂囊瘤病理

粟丘疹(milium)

损害是多个白色或黄白色坚硬小丘疹,表面光滑,直径仅 1~2mm 而像粟粒,因而称为粟丘疹,通常发生于面部尤其眼皮及眼部下方,也可出现于颊部、额部或颞部,有时可见于阴茎、阴囊、龟头及小阴唇内侧等外生殖器部位,不发炎,不溃破,不扩大,也不消失,无任何自觉症状(图 25-29)。

多数患者是中年妇女。少数损害可出现于婴儿的面部尤其常见于唇部

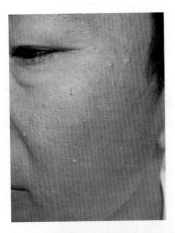

图 25-29 粟丘疹

及颞部。新生儿也常有散布或密集的粟粒大白色丘疹而称先天性粟丘疹（congenital milium），可发生于任何部位，婴儿及新生儿的损害在数月后自然消失。

粟丘疹是小型表皮样囊肿，可起源于毳毛毛囊的外根鞘。粟丘疹样小囊肿除常见于新生儿外，也可发生于萎缩性大疱性表皮松解、天疱疮、迟发性皮肤卟啉症、先天性外胚叶缺损，有时出现于磨削术等外伤处或大疱性类天疱疮等大疱或水疱性损害已愈的部位及某些瘢痕内，这些继发的粟丘疹可由于毛囊口先天或后天地堵塞，从而引起潴留性囊肿而不是真正的粟丘疹。

粟丘疹的组织变化和表皮样囊肿相同，但囊肿较小，位于真皮的浅部（图 25-30）。

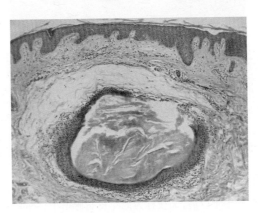

图 25-30 粟丘疹的组织病理

粟丘疹往往不需治疗。发生于面部而影响美观时可用针尖挑破表皮，就能挑出坚硬的角质粒状物。国外文献报道外用维 A 酸及口服维 A 酸可取得较好疗效。

皮脂腺痣(naevus sebaceous)

损害是边界清楚但不规则的痣状隆起物,表面可有柔韧的颗粒而凹凸不平并为皮脂痂所覆盖,揭除皮脂痂后,可见损害呈黄褐到淡红褐色,并有扩大的毛囊孔。损害一般是一片,大小不定,直径约数厘米,最常见于头皮部位,患处没有头发(图25-31)。这种疣状损害也可发生于颈部、额部或背部等其他部位,长期存在而无变化,偶尔伴发乳头性汗腺腺瘤、顶泌汗腺瘤或角化棘皮瘤,也有基底细胞癌发生于患处的报告。

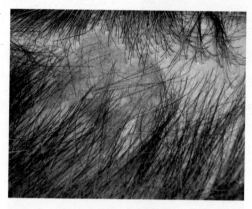

图25-31 皮脂腺痣

在婴幼儿时期,皮脂腺痣的主要组织变化是角化过度及乳头瘤性增生,还有发育不完全的毛囊和皮脂腺。到成年时期,真皮有很多成熟或几乎成熟的皮脂腺,下方往往有成群的顶泌汗腺。

二氧化碳激光、切除术、液氮、电干燥法及化学腐蚀药都可酌情应用。

皮脂腺增生(sebaceous hyperplasia)

一般发生于中年以后,又被称为老年皮脂腺增生(senile sebaceous hyperplasia)。皮脂腺显著增生,但不是腺瘤。

损害是一个或多个扁平小丘疹,呈淡黄色或奶油色,直径约2~5mm,中央往往略微凹陷而成脐状,边缘呈多边形而不规则,通常不规则地分布于前额(图25-32)、眶下方及颊部。

组织变化主要是一个或几个皮脂腺特别肥大,皮脂腺分成很多小叶而

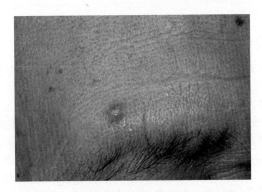

图 25-32 皮脂腺增生

像成串的葡萄,皮脂腺细胞成熟或近乎成熟。目前认为单组增生的皮脂腺小叶数量大于 15 个,而小于 15 个可能为正常皮脂腺或皮脂腺异位症。

一般不需治疗。如果为了美观,可以施行激光、液氮冷冻或电干燥法。

皮脂上皮瘤(sebaceous epithelioma)

皮内有坚实结节,表面皮肤呈淡黄或橘黄色,最易见于头部、面部及颈部,直径常小于 1cm,皮肤表面光滑,往往略微隆起(图 25-33)。

组织变化是聚成巢状的基底细胞样细胞,周边细胞不呈栅栏样改变。细胞形状不规则,向皮脂腺细胞分化。细胞群内有囊肿样空隙,其中含有透

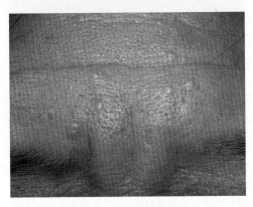

图 25-33 皮脂上皮瘤

明蛋白样无定形物质。

汗管瘤(syringoma)

汗管瘤又称汗管囊瘤(syringocystoma)是成十、成百个柔软的淡黄或红褐色小丘疹。

【症状】损害是小米到绿豆大的柔软丘疹,略微隆起于皮肤表面,和正常的皮肤颜色相同,或是呈淡黄、黄红或褐红色。临床上根据发病部位分为3型:眼睑型,发疹型及局限型。数目往往很多,可以成十成百,甚至于成千,分布于面部、颈部、前胸、肩部、腹部及阴部,也可发生于股部前侧等处,有时存在于身体的一侧。可以密集,但不融合,也不引起任何自觉症状(图25-34)。患者以成年妇女为最多;有的发生于少年时期,到青年时逐渐增多,以后停止发展,不会消失,也不恶变。

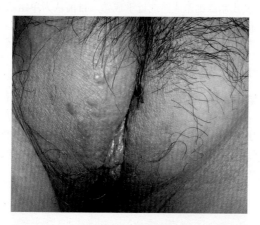

图 25-34 汗管瘤

眼睑汗管瘤(syringoma palpebrarum)很常见,是淡黄色柔软丘疹,往往对称发生于成年妇女的眼皮尤其常见于下眼皮及其附近。瘤体一般夏季较为饱满,冬季较轻。

【病因】汗管瘤可能是胚胎期汗腺管或汗腺不正常发育而形成的囊肿,有人认为它是一种汗腺的腺瘤而不是错构瘤,另有人相信它是一种顶泌汗腺性上皮瘤。

【组织病理】真皮内有些囊肿状小管,管壁由两层上皮细胞构成,管腔含有胶样物质。有的囊状小管带着一条上皮细胞所构成的尾巴而像逗点或像蝌蚪。真皮内也常有成团上皮细胞,没有管腔而像基底上皮细胞瘤的瘤细胞群。正常汗腺体及汗腺管也常存在。

【治疗】汗管瘤无害,但汗管瘤尤其眼睑汗管瘤可以妨碍美观,可施行是电灼术、二氧化碳激光或液氮的冷冻疗法。

瘢痕疙瘩(keloid)

瘢痕疙瘩是结缔组织增殖和透明变性而形成的过度增长,皮肤淡红、坚硬及隆起,边界清楚而不规则,表面光滑,往往发生于胸骨前、肩部、背部或颊部等处。

【症状】在外伤后所形成的瘢痕上,坚硬而有弹性的结节或斑块逐渐发生,慢慢扩张而超出原瘢痕的范围,成为圆形、卵圆形、条状、带状或不规则的隆起,表面光滑萎缩而呈淡红色,少数患者没有外伤及瘢痕,损害在皮肤上"自然"出现(图25-35)。

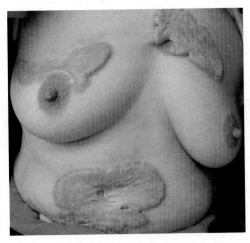

图25-35 瘢痕疙瘩

损害的大小、数目及发生的部位不定,有的患者先有烧伤或烫伤的瘢痕,以后可以发生范围较广的瘢痕疙瘩,有的患者尤其成年男人的胸前容易发生损害,往往向两侧伸出分支而像螃蟹足爪。损害发生于面部时能使容貌改变,发生于关节部位时能妨碍肢体伸屈。自觉症状也不定,有的只有轻微痒觉或灼热感,在天气变化时较明显,有的感觉刺痛或疼痛,可由于感觉神经末梢受压的缘故。

损害发展到一定程度后就停止进行或缓慢生长,极难自然消退。日久以后,颜色往往变淡,和正常皮肤颜色差不多,或是变成苍白色。

【病因】 瘢痕疙瘩的发生可和常染色体显基因有关。由于胶原酶(collagenase)先天地不足,外伤、感染等机械性刺激可使纤维细胞生成不很正常的大量胶原纤维。有的患者没有外伤及瘢痕,瘢痕疙瘩像是发生于完全正常的皮肤上,实际上,患处往往已经有过蚊咬、抓破、擦伤或挫伤之类微小而易忽略的外伤,或是患处的毛囊及皮脂腺已有慢性炎症。

【组织病理】 在真皮内,结缔组织非常浓密,边界也很明显,在发生未久的损害中,结缔组织细胞很多,日久以后,结缔组织较密而细胞减少,这些结缔组织细胞呈卵圆形,纤维束很粗很厚,都是成熟的胶原纤维,其间夹杂着血管,而弹力纤维几乎完全没有。在真皮的最上部,有一层正常的结缔组织将表皮和瘤性纤维组织分开。

【鉴别】 瘢痕疙瘩诊断较易,但应与肥厚性瘢痕(hypertrophic scar)鉴别。一般认为肥厚性瘢痕仅是一种瘢痕而不是一个疾病,多半出现于外科手术切开皮肤处,红色硬索状隆起逐渐发生于切口愈合处区域,但不像瘢痕疙瘩不规则地扩展到远离外伤后瘢痕处,经过半年或一年左右即可自然消平,切除肥厚性瘢痕后也不像瘢痕疙瘩于切除后容易复发及迅速扩展。

【治疗】 瘢痕疙瘩如果只用简单的切除术、腐蚀法或电干燥法治疗本病,以后可迅速复发并常加重。应该尽量避免手术切除,手术时需在术前于切除处用 X 线300r 照射一次,术后一周以后再照射一次。有人在切除后每5 天照射500r,共 2~6 次。糖皮质激素类药物可以防止瘢痕切除后复发。有人在切除术前用曲安西龙混悬剂及普鲁卡因溶液混合后进行局部麻醉,术后一周于切除处注射一次。

病程不到半年的瘢痕对放射线的敏感性较强,可每周照射 150~200r,1~2次,总量为 1200~1500r,或是每 4~6 周照射400r 一次,总量为 800~1600r,而病程较久者对 X 线的敏感性降低。

糖皮质激素类可以促使增生的纤维消失,通常用醋酸曲安西龙混悬液(每 ml 含 10mg)与等量的 2%,利多卡因注射液混合后用无针注射器注射入损害内,或用注射器的细针头在水平方向注射入表皮下方及紧密结缔组织之间的松弛处,范围太大时可分区注射,每 4 周一次,每次总量不应超过2ml,如果注射量太大,注射间隔太短或次数太多。都容易引起注射处发生萎缩。

皮肤纤维瘤(dermatofibroma)

皮肤纤维瘤是表皮下方的纤维性坚硬结节,曾经有过单纯纤维瘤(fibroma simlex)等名称。

【症状】损害多半发生于成人,往往发生于下肢、肘部附近或躯干的两侧,损害通常仅是一个,有的不止一个,一般不超过5~6个,初起时为小米大或直径约数毫米的结节而与表皮粘连,以后渐渐扩大,直径可达1cm或数厘米,表面略微隆起。结节坚硬,皮肤表面的颜色正常或呈淡红、淡黄或淡褐甚至于青黑色,一般没有自觉症状(图25-36)。

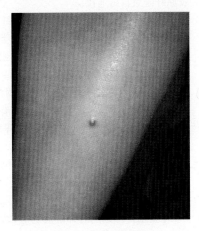

图 25-36 皮肤纤维瘤

【病因】本病无遗传倾向,多有昆虫叮咬史或外伤史,发展至一定程度后就不再改变,以后也不恶变。

【组织病理】皮肤纤维瘤的组织变化是"纤维型"或"细胞型",是由不同比例数的成纤维细胞、幼稚及成熟胶原纤维所构成(图25-37)。

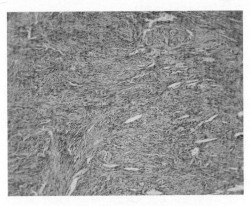

图 25-37 皮肤纤维瘤组织病理

　　"纤维型"皮肤纤维瘤含有大量的胶原纤维及更多的幼稚胶纤维,还有不少的成纤维细胞,瘤的外围没有包膜,附近正常组织的胶原纤维可以伸入瘤体,瘤体和上方的表皮间有一条含有正常纤维组织的带状区而互相隔开,瘤体下缘有清楚的界限,可达真皮深处甚至皮下组织内,胶原纤维束错综交织,不规则地成束或散列,而散乱的幼稚胶原纤维可染成淡蓝色,和成熟的胶原纤维束自由连接。

　　"细胞型"皮肤纤维瘤有大量成纤维细胞及散布而不成束的少数胶原纤维,在电镜下可见成纤维细胞含有类脂质及含铁血黄素而不是吞噬这些物质的组织细胞,也不是由附近正常组织侵入瘤体的组织细胞,因此,以往称此型为组织细胞瘤是不正确的。

　　瘤体内尤其被称为硬化性血管瘤内毛细血管有内皮细胞增生,成纤维细胞可围绕血管而成漩涡状,附近可有灶性出血,皮肤纤维瘤内尤其"细胞型"瘤体内成纤维细胞所含脂质较多时可呈泡沫状,甚至可像托通(Touton)巨细胞。

　　皮肤纤维瘤的表皮正常或因瘤体压迫而萎缩,但有的可有角化过度及棘层肥厚。基底层的黑色素可以增多,容易被误诊为脂溢性角化病、毛母质瘤或基底细胞癌。

　　【鉴别】应鉴别的有瘢痕疙瘩、幼年黄色肉芽肿、透明细胞棘皮瘤、纤维肉瘤及恶性黑素瘤等。

　　【治疗】本病为良性病变,预后良好,一般不需要治疗,影响美容者可手术切除。

黏液样囊肿(myxoid cyst)

　　又称假黏液性囊肿(pseudo-mucinous cyst)或指部黏液囊肿(digital mucous cyst),而滑液囊肿(synovial cyst)及甲周腱鞘(periungual ganglion)等名称认为不恰当而很少再用。

　　【症状】损害是一个柔韧的半球形结节,直径约1cm,通常发生于一个手指的背侧而介于甲根部位和末端关节面之间,偶然发生于足趾的背侧,通常仅是一个,偶然是2~3个。表面皮肤完全正常,或是因长期压迫而变薄。用手指触摸时有波动感,用注射器针头刺入后,能抽出甘油状透明液体,同时,结节缩小,不久后恢复原状。损害无限期地存在,自然消失的极少(图25-38)。

　　【病因】以往,本病被认为关节囊的一种变性囊肿,或是关节附近发生黏液变性的纤维瘤,还有人认为囊肿的黏液和指关节腔相通。目前,一般认

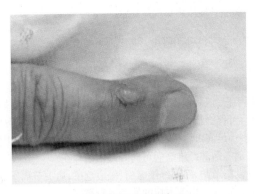

图 25-38　黏液样囊肿

为本病是由于真皮的纤维组织增生,或纤维细胞产生过多的透明质酸,因而黏液样囊肿形成。

【组织病理】 在皮损早期,真皮内有大量黏蛋白所致的空隙,以后,黏蛋白汇聚成囊腔,成为真皮及皮下组织一个充满黏液的囊肿,囊肿壁是由结缔组织构成。

【治疗】 黏液样囊肿可被切除,但损害和附近正常组织没有明显界限,常难彻底施行切除术,以后极易复发。较简便的疗法是用注射器抽出黏液,然后注入透明质酸酶注射液或糖皮质激素类如每毫升含氢化可的松 25mg 或醋酸曲安西龙 5～10mg 的混悬剂,随即用绷带包扎两周。

阴茎海绵体硬结症(plastic induration of the penis)

又称皮罗莱病(Peyronie's disease),纤维性阴茎海绵体炎(cavernitis fibrosa)。

阴茎的海绵体间隔内成纤维细胞增生,大量结缔组织聚集成瘤状硬块而位于阴茎的一侧,阴茎勃起时不能伸直而妨碍性交并可有疼痛。本病慢性经过,最终可使阴痉发生畸形,严重者可有尿道狭窄,排尿困难。

病因不清,有人提出本病的本质是一种炎症过程。作者也曾见到一包茎患者长期患包皮龟头炎,最终合并本病。

开始为淋巴细胞及浆细胞浸润,而后成纤维细胞增生导致纤维化,偶有发生钙化或骨化者。

早期患者全身应用抗生素是有意义的,患者可服大量维生素 E,也可口服对氨苯甲酸钾,每天 12g,至少连服 3 个月。较可靠的疗法是用醋酸曲安西龙或其他激素混悬液作损害内注射法。

掌跖纤维瘤病(palmoplatar fibromatosis)

掌部纤维瘤病又称杜普特伦挛缩(Dupuytren's contracture)。手掌发生无痛的坚实结节,逐渐发展,增厚的腱膜可成硬条状,往往先侵犯环指或小指,以后波及其他手指,但一般不侵犯拇指,纤维瘤性拘挛可使手指不能伸直。结节像豆粒大,可伴有指节垫或皮罗莱(Peyronie)病,是由常染色体显性遗传,以男人较多。足底可发生相似的结节,腱膜有纤维瘤性增生但不易引起足趾拘挛。掌部和跖部纤维瘤病可同时或单独存在。

本病可并发指节垫、跖部纤维瘤病、瘢痕疙瘩、肩关节周围炎等,亦可合并癫痫。酗酒及糖尿病患者本病的发病率较高。

肢端纤维角化瘤(acral fibrokeratoma)

又称获得性指部纤维角化瘤(acquired digital fibrokeratoma)。损害是光滑的角样突起物,呈粉红色,基底的皮肤隆起于皮肤表面。

本病发生于手指,只偶尔出现于足趾,容易误诊为皮角、指节垫或畸形指(图25-39)。组织变化是表皮正常或角化过度及棘层肥厚。损害中心是错综而纵行的胶原纤维束,周围是织成网形的网形纤维及毛细血管(图25-40)。

在皮肤表面切除皮损后,应灼净基部以防复发。

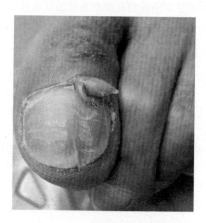

图 25-39　肢端纤维角化瘤

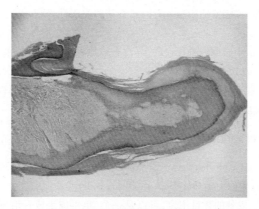

图 25-40　肢端纤维角化瘤病理

结缔组织痣(connectine tissue nevus)

皮损是一个或多个坚实丘疹或结节,由针头到豆大,呈淡白色、象牙色、淡黄色、淡褐色或正常皮色,往往成群出现而呈鲨鱼皮状,或是像带状疱疹似地分布成条状(图25-41)。相邻的丘疹或结节可以融合成一片或数片斑块,常见于臀部、躯干及臀部,有时散布于不同部位。呈脂肪瘤分化型的结缔组织痣又称为浅表性脂肪瘤样痣。

本病在出生时出现,或在儿童时期发生,有的患者有家族史。本病被认

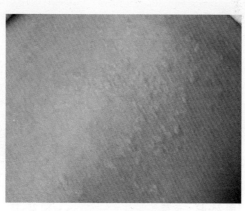

图 25-41　结缔组织痣

为一种先天性疾病或错构瘤。有的伴有某些先天性异常,尤其结节性硬化病往往并发。

病理组织中胶原纤维往往增多,有时胶原纤维束肥厚。弹力纤维断裂卷曲,也无钙盐沉积。

本病要和硬化萎缩性苔藓、硬斑病及带状疱疹遗留的肥厚性瘢痕区别。

一般不需要治疗。可施行切除、电灼或冷冻疗法。

皮赘(cutaneous tag)

又称软瘊(achrochordon)。是小米到豆大或更大的软丘疹或小瘤,最常见于颈部,有人称为颈部乳头瘤(papilloma colli)或颈部皮赘。

【症状】皮赘的数目不定,可以是一个,也可成十成百地发生于眼皮、颈部、躯干或腋部(图 36-70)。颈部皮赘是针头到米粒大的柔软小丘疹,和正常皮肤的颜色相同,有的根端较细而成蒂状,多半发生于妇女尤其中年以上的妇女,不引起任何自觉症状。

有些妊娠妇女的颈部背侧或乳房部位发生皮赘,有人称为妊娠性软纤维瘤(fibroma molluscum gravidarum),产后就部分或全部地消失,也可永久存在或在每次妊娠时变大。

巨大软瘊是柔软的痣状纤维瘤,根端常较细而成蒂状,悬挂在皮肤表面而像柔软的小皮囊(图 25-42、43),和正常皮肤颜色相同,没有黑毛,也没有

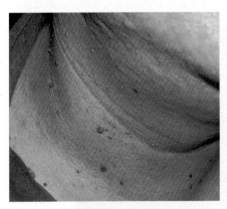 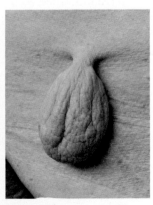

图 25-42 皮赘 　　　　　图 25-43 皮赘

自觉症状,多半发生于中年以上尤其老人,常见于躯干尤其腹部或背部,也可出现于颈部或腋窝,一般仅是一个。

【组织病理】皮赘组织是乳头瘤性增生或棘层肥厚,有时表皮变薄,真皮内结缔组织增多而疏松(图 25-44)。

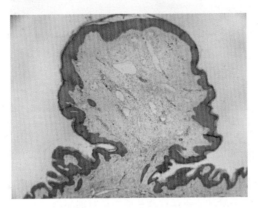

图 25-44　皮赘组织病理

【治疗】二氧化碳激光或切除。

珍珠状阴茎丘疹(pearly penile papules)

皮损常见于靠进冠状沟的龟头边缘,可见珍珠状与龟头颜色相近似的小丘疹。早期丘疹呈圆顶形,生长缓慢,随着病变的进展可呈锥状,顶端常有绒毛样物质,呈灰白色,擦洗后绒毛可脱落,但数日后仍可形成。每个丘疹约 1~3mm。沿冠状沟排列成行,也可并列 2~3 行。在包皮系带处常有少许不成行的小丘疹(图 25-45)。相邻的丘疹不相融合,没有自觉症状。主要发生青春期以后。

本病原因不明,多发生于频繁手淫者,可能与长期过度刺激有关,中年后减轻并逐渐消失。组织变化是一团正常结缔组织并有丰富的血管,外围是较密的结缔组织及少许淋巴细胞,上方表皮变薄而周边肥厚。

本病良性经过,不需特殊治疗,中年后自愈。

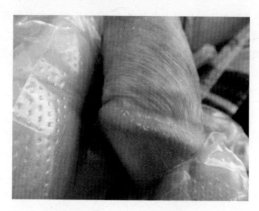

图 25-45　珍珠状阴茎丘疹

假性湿疣（pseudocondyloma）

女阴假性湿疣又称绒毛状小阴唇。本病只发生于女性，一般无自觉症状，少数可有轻微瘙痒。多在合并其他疾病时偶尔发现。皮损主要发生在小阴唇和阴道前庭，左右对称，1～2mm 大小灰白色或淡红色小丘疹，表面光亮，群集分布，宛如鱼子（图 25-46）。较大的损害常发生在接近阴道前庭的部位，呈锥状或呈球状有蒂与基底连接，部分皮损呈息肉状，触之有颗粒感。

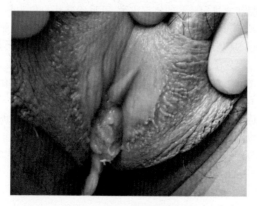

图 25-46　假性湿疣

本病是一种良性乳头瘤,而发病机制不清,多认为属于一种正常的生理变异。

病理为表皮轻度肥厚呈乳头状,部分向上突起似绒毛样。可见环状游离的表皮断面,真皮水肿和因水肿而扩张的小血管、淋巴管,常看见与表皮连接的皮脂腺。

本病良性经过,不需特殊治疗。

结节性筋膜炎(nodular fascutis)

又被称为增生性筋膜炎(proliferative fasciilis)、结节性假肉瘤性筋膜炎(nodular pseudosarcomatous fasciitis)。

【症状】损害是一个皮下结节,表面光滑,质硬,不止一个,结节附着于筋膜上,与周围组织无明显分界。有轻微的压痛,结节上方的皮肤组织不和它粘连而可自由推动。结节逐渐扩大,在数周内,直径可达1~5cm,以后停止发展(图25-47)。损害多半发生于臂部或前臂,也可发生于腹部、下肢、头部、面部或颈部,有时出现于唇部或任何其他部位,日久以后可自然消失。

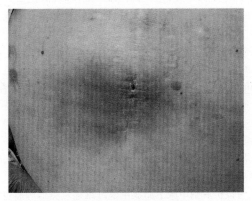

图25-47 结节性筋膜炎

【病因】病因不明,可能与组织损伤有关,是成纤维细胞及血管的一种反应性增生或结缔组织的良性肿瘤之一。

【组织病理】组织病理变化是成纤维细胞显著增生,毛细血管增多,有时有红细胞渗出,基质为黏液样,还有慢性炎症性浸润。成纤维细胞的大小不定并有多种形态,多半是梭形,有的细胞核呈圆形或卵圆形,成群细胞在皮下组织内不规则地扩展,环绕个别或成团脂肪细胞而成岛状,有时也侵入下方的肌肉组织内。细胞周围有较密的胶原纤维束。幼稚成纤维细胞较大且可发生核分裂但细胞核分裂无异常,组织内有增多的毛细血管及慢性炎症,而且基质呈黏液状。

【治疗】结节性筋膜炎有的可自然痊愈,必要时可以切除。作者曾用泼尼松、雷公藤治疗一例结节性筋膜炎,一个月内治愈,停药一年后复发,再用前药仍有效。

结节性硬化病(tuberous sclerosis,epiloia)

结节性硬化病主要表现是癫痫、智力低下及皮脂腺瘤。皮脂腺瘤又称普林格病(Pringle's disease),是主要的皮肤表现,实际是血管纤维瘤而不是皮脂性肿瘤。从幼年起,面部尤其鼻部及两侧颊部有密集的黄褐色或红褐色柔韧丘疹,因多数患者皮损仅局限于鼻部或下颌的两侧,常被忽略。本病常伴有癫痫等其他症状。

【症状】典型症状是皮脂腺瘤、智力不足及癫痫,但三者未必同时存在,有的患者只有其中之二或其中之一,有的还发生内脏瘤或其他先天性异常。

1. 皮肤损害 约60%~70%患者有皮肤损害,往往在5岁以前出现,以后逐渐增多,到青年时期才停止发展,长期存在而不消退。

(1) Pringle皮脂腺瘤:损害是小豆大或更大的柔韧丘疹,呈淡黄、黄褐色或红褐色,也可和正常皮色差不多,相邻的两三个丘疹可相融合。皮损只发生于面部,多少地对称,分布于颊部、鼻部、及前额,往往在鼻部两侧尤其鼻唇褶处密集成群(图25-48),不引起任何自觉症状。

(2) 甲周纤维瘤(periugual fibroma):往往于青春期以后,甲褶处发生坚实光滑的结节,像豆粒大,可以不止一个(图25-49)。有时,纤维瘤在甲褶下方出现,可以扩展到甲床上而成甲下纤维瘤。类似肿瘤也可发生于嘴唇、上颚和齿龈。

(3) 白斑:50%~70%以上患儿的皮肤有多个淡白斑,常呈卵圆形或细长的柳叶状,长约1~3cm,往往在皮脂腺瘤发生前的婴儿早期出现于躯干及小腿等处。在滤过紫外线下最易发现。这种"灰叶"斑是一个特征性皮疹,有早期诊断本病的价值。

有些患者的皮肤有略微隆起的斑块,形状不规则,表面粗糙而像鲨鱼皮,呈正常皮色,最常见于腰骶部位。有的患儿在出生后,躯干等处有咖啡

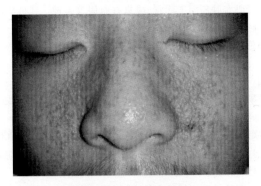

图 25-48　结节性硬化病

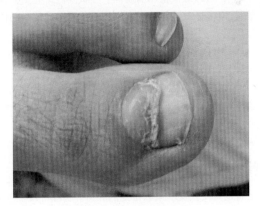

图 25-49　甲周纤维瘤

斑样或色素沉着不太显著的皮疹,有的有痣样损害,或有一簇白发。

2. 智力低下　60%～70%患儿的智力发育逐渐迟钝,行为可以明显失常。

3. 癫痫　智力低下的患儿在婴幼儿时期往往开始频繁地发生癫痫,有的到成年时期才有癫痫发作。患儿偶然发生脑水肿、轻瘫或麻痹。

4. 其他症状　其他器官或组织可有先天性异常,或是发生纤维瘤、神经纤维瘤或血管瘤等肿瘤。视网膜容易有神经胶质瘤,或是发生色素性变化。最特征的眼部病变是视网膜星形细胞错构瘤。肺部可有纤维增生而引起呼吸困难甚至自发性气胸。心脏可有横纹肌瘤等肿瘤而引起心力衰竭。

不少患者的肾脏有肿瘤而无症状，或是有血尿等表现。其他内脏也可有肿瘤、囊肿或腺瘤。

本病的预后取决于器官的受累情况及病变程度，约有半数患者在成年以前因癫痫、继发性感染、肿瘤或心力衰竭而死亡。

【病因】有患者常有家族史，有的直系家属经仔细检查后，才能发现部分症状或极易被人忽略的轻微症状。一般相信本病是由常染色体显性遗传，有血管纤维瘤或纤维瘤等良性肿瘤和其他表现。

【组织病理】皮脂腺瘤是一个误称，实际是血管纤维瘤，真皮的纤维组织增生，毛细血管扩张，而皮脂腺正常或萎缩。有时，成纤维细胞较大并呈星状，毛囊周围可为胶原纤维所围绕。瘤组织内无弹力纤维。

甲周或甲下纤维瘤有纤维变性，成纤维细胞往往较大并呈星状。鲨鱼皮斑处胶原纤维增生，纤维束粗厚而模糊。叶状淡白斑处黑素细胞数正常，而多巴反应微弱，电子显微镜显示黑素细胞及角质形成细胞的体积缩小，酪氨酸酶的活性减弱。

【鉴别】血管纤维瘤要和毛发上皮瘤及颜面粟粒性狼疮区别，而叶状淡白斑容易误认为白癜风。

【治疗】血管纤维瘤发生于面部而妨碍容貌，虽可用激光、切除术、电干燥法或腐蚀药等疗法毁除，但皮疹往往很多而难消除，而分期分批施行，液氮的冷冻疗法较为简便。有时，磨削术是较好的疗法。

其他疗法是对症治疗，癫痫、内脏肿瘤等应由各科酌情处理。

神经纤维瘤(neurofibroma)

神经纤维瘤是真皮或皮下柔软松弛的肿瘤。神经纤维瘤病(neurofibromatosis)或多发性神经纤维瘤病(multiple neurofibromatosis)又称雷克林豪森病(von Recklinghausen's disease)，除了多个神经纤维瘤外，还有咖啡斑、骨骼及神经系统的损害或其他先天性异常，被认为常染色体显性遗传的先天性疾病。

【症状】皮肤的神经纤维瘤(软纤维瘤)很柔软，用手指压捺时，觉得肿瘤像疝似地通过皮肤内环形洞口陷落下去，放开手指时肿瘤又鼓起，这是其他肿瘤所没有的现象。软纤维瘤的数目及大小不定，少的只有几个，多的成十成百而难记数；小的只有小米或豆子大，而大的比鹅蛋还大，甚至于有几公斤重，松弛地悬挂在皮肤上。

神经纤维瘤的形状不定，可呈半球形或囊状，有的不规则或有分叶，有的体积很大，可使肢体等患部肿大而呈象皮病状，或使患者的面貌及外形有很大的改变(图 25-50)。表面皮肤粗糙或正常,颜色和正常的皮肤相同,或是略带暗红色,也可有色素沉着。

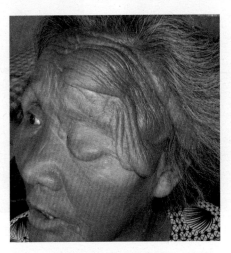

图 25-50　神经纤维瘤

神经纤维瘤病(neurofibromatosis)

神经纤维瘤病的瘤体与神经纤维瘤相同,只是分布更广泛,除了大小不定的多个神经纤维瘤外,被称为牛乳咖啡斑(café au lait maculesa)的色素斑(咖啡斑)也是显著的皮肤表现。

【症状】 咖啡斑可以是初起的皮肤表现,是圆形或形状不规则的咖啡色斑点,大小不定,在这些黄褐色斑片中常有几个暗褐色斑点;此外,腋窝、颈部、会阴部等处常有雀斑状小点。雀斑样色素沉着也为本病特征,称为 Crowe 征。皮肤的色素往往增多或呈青铜色。有的患者只有长期存在的多个咖啡斑而没有神经纤维瘤,有人规定咖啡斑在 5 片以上且其直径超过 1.5cm 时可称为顿挫型神经纤维瘤病。咖啡斑、雀斑痣状色素斑点及神经纤维瘤同时出现或先后发生,可在同一处,也可在不同部位(图 25-51、52)。

神经纤维瘤多半发生于躯干、四肢及面部,偶然发生于口腔、直肠及其他肠部的黏膜。有的侵入中枢神经系统,引起智力不全或言语障碍;或是引起运动神经及感觉神经受损的症状而类似脊髓痨、脊髓空洞症或痉挛性瘫痪,有的患者常有癫痫或有脑瘤的各种症状。神经纤维瘤也可侵害关节,由 X 线可查见长骨有假关节病,骨端可以枯萎而类似骨软化病。神经纤维瘤

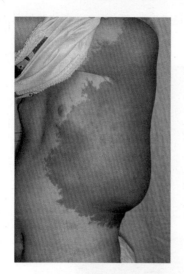

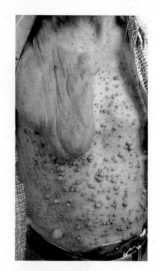

图 25-51　神经纤维瘤病　　　图 25-52　神经纤维瘤病

也偶然侵犯肾上腺等内分泌腺,引起肢端巨大症、矮小病、甲状旁腺功能亢进、黏液性水肿或早熟等。

在皮下组织内,常有沿周围神经散布的纤维结节,称丛状神经瘤(plexiform neuroma)。此外,有的患者有血管瘤、疣状痣、贫血痣、色素性毛痣、骶部多毛症、回状颅皮、巨舌、脊柱裂或驼背等先天性异常。

神经纤维瘤永久存在,虽是良性肿瘤,偶然恶变而成神经纤维肉瘤或恶性神经鞘瘤。

【病因】 被认为常染色体显性遗传的先天性疾病。神经纤维瘤可能起源于神经周围结缔组织鞘中结缔组织细胞和施万(Schwann)细胞,以增生的未成熟施万细胞为主要的瘤细胞。

【组织病理】 神经纤维瘤没有包囊,但有较清楚的边界。纤维紧密排列,轻度卷曲而呈波浪形,苏木紫-伊红的常规染色法染出的纤维往往略带淡蓝色,有时,纤维发生黏液变性而模糊不清;神经染色法能染出零碎的有髓及无髓神经纤维。大小几乎一致的圆形或梭形细胞散布于柔细的波形纤维之间。

咖啡斑或雀斑状损害的组织变化是基底细胞层的黑色素增多。

【鉴别】 典型神经纤维瘤病的诊断不难。

阿布莱特(Albright)综合征也有咖啡斑,但其他症状和神经纤维瘤病不同。卡波西肉瘤有坚实的淡红或紫红色肿瘤。瘤型麻风有边界不明显的结节及知觉改变。

【治疗】神经纤维瘤是不易恶变的良性肿瘤,一般不须治疗。如果肿瘤太大而妨碍身体活动,或是发生于面部而影响容貌,唯一治疗方法是切除。肿瘤切除以后,有的可以复发。虽然有人认为切除术有促使肿瘤变成肉瘤的可能,但切除浅损害一般没有多大危险。

神经瘤(neuroma)

神经瘤是小米到豆大的球状或卵圆形坚实结节,往往不止一个,在真皮内沟下发展而不能自由推动,可引起阵发性疼痛及触痛,表面皮肤正常或呈淡红或紫红色。

自然出现的皮肤神经瘤不常见,是一个或多个疼痛或不痛的坚实结节。一般所见的是外伤性神经瘤(traumatic neuroma),例如外科手术的切断术神经瘤(amputation neuroma)。周围神经切断端的神经纤维过分生长,代表神经组织的增生,而非真正的肿瘤。于是皮肤有光滑或疣状丘疹,可有疼痛和触痛,往往出现于皮肤瘢痕处。

多发性黏膜神经瘤(multiple mucosal neuromas)往往密集于舌面或口腔黏膜,也可出现于唇部或睑结膜。这种神经瘤常伴发多种错构瘤,其中有皮肤的毛鞘瘤、血管瘤、脂肪瘤、甲状腺瘤及乳房的纤维性囊肿等,可称为多种错构瘤综合征(multiple hamartoma syndrome)或考登综合征(Cowden's syndrome),也可伴有甲状腺癌或嗜铬细胞瘤。

孤立而坚定的有包膜的神经瘤是一个正常皮色的半球形结节,往往发生于面部尤其口部或鼻部附近,容易误认为皮内痣。

皮肤神经瘤是由大量增生的结缔组织及周围神经纤维束所构成。有髓及无髓神经轴索和施万(Schwann)细胞构成多个漩涡状神经束,外围是神经束膜的细胞,和紧密的胶原纤维束相连接。

焰色痣(nevus flammeus)(鲜红斑痣)

焰色痣又称毛细血管扩张痣(nevus telangiectaticus)。呈红色、紫红色或暗红色,常和红葡萄酒的颜色相似,又称布尔得葡萄酒色斑(port-wine stain)或布尔得葡萄酒痣(port-wine nevus)。本病系先天毛细血管畸形。

【症状】损害通常发生于面部或颈部的一侧,但有的在两侧,有时出现于躯干或四肢。损害往往成片,大小不定,偶尔是多个,发生于面部的损害可以波及口腔黏膜。范围不定,严重的可布满半身。

损害是表面平滑的斑片或略隆起,常有少数结节或疣状突起,颜色由鲜红至暗红或紫红色,形状不规则,边界清楚(图25-53)。哭叫、剧烈咳嗽、寒冷或情绪的激动都可使颜色发生变化。

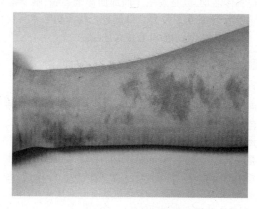

图 25-53　鲜红斑痣

本病往往开始出现于儿童时期,常在出生时就被人发现,逐渐扩大到一定程度后就停止发展,一般不会自然减轻或消失。

项部焰色痣(naevus flammeus nuchae)是常见的先天性变化,发生于新生儿的颈部背侧或枕骨部位,是一片边界清楚的鲜红斑。当婴儿啼哭时,颜色更红,在几岁以内多半自然消失,但也有永不消退的。

焰色痣和单纯血管瘤或海绵状血管瘤同时存在时被称为混合血管瘤(mixed hemangioma)。眼脑膜焰色痣(oculo-meningeal nevus flammeus)又称斯特基-韦伯(Sturge-Weber)综合征。面部一侧有焰色痣,同侧有视网膜和脑膜血管瘤病,引起同侧青光眼及对侧轻瘫,常有癫痫,X线显示大脑皮质外层钙化。现在,斯特基-韦伯综合征和脑三叉神经血管瘤病(encenphatotrigeminal angiomatosis)这一病名通用。焰色痣出现于三叉神经第1及第2支分布区,也可出现于颌枝分布区及口腔黏膜,有的同时有海绵状血管瘤发生于唇部而使它肥厚变形。此外,同侧有青光眼,软脑膜及蜘蛛膜有血管瘤,引起对侧痉挛或偏瘫,患者的智力可迟钝;大脑皮质外层钙化,X线显示患侧脑回有两道轮廓。脑室造影及脑电图检查都可显示异常。

血管-骨肥大综合征(angio-osteohypertrophy syndrome)可为骨肥大焰色痣(osteohypertrophic nevus flammeus)。骨肥大焰色痣又称帕克斯-韦伯

(Parltes-Weber)综合征,焰色痣发生于一个肢体上,伴有软组织及骨骼肥大;骨肥大静脉曲张痣又称克利浦-特里劳莱(Klippel-Trenaumay)综合征,除有血管瘤及骨骼变化外,还有静脉曲张。骨肥大焰色痣也可并发先天性动静脉吻合,有人认为静脉曲张成动静脉吻合使静脉压升高而造成骨肥大。

【组织病理】 真皮及皮下毛细血管扩张而无血管增生,也没有增生的内皮细胞,因而焰色痣不是真正的血管瘤,可由于毛细血管壁先天脆弱。有人认为患儿出生时中枢神经受伤可和本病有关。

【治疗】 常用方法有冷冻治疗、注射硬化剂、放射治疗。20 世纪 80 年代,随着"选择性光热作用"理论的产生,治疗血管性皮肤病包括各脉冲式染料激光(585/595nm)、强光激光(500~600nm)及倍频 Nd∶YAG(532nm)、铜蒸气激光(578nm)等都可用于本病的治疗,效果较好。

单纯血管瘤(hemangioma simplex)

单纯血管瘤(hemangioma simplex)又称草莓状血管瘤(strawberry hemangioma),是米粒到豆大或更大的半球形红色小瘤,有时表面不平而像草莓。

【症状】 损害是圆顶形或有小叶的柔软小瘤,由米粒到草莓大或更大,呈鲜红色或暗红色(图 25-54),边界清楚,柔软而可压缩,最常见于面部、颈部、头皮、肩部或其他部位,也可发生于口腔黏膜。

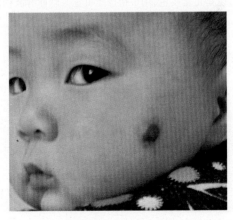

图 25-54　单纯血管瘤

本病往往在婴儿出生时或出生后 1~3 个月内出现,大多 1 年内长到最大限度,以后开始消退,大部分患儿 5~7 岁时自然消退。本病也可开始发生于儿童或成人时期,发展缓慢,到一定程度后就不再扩大,往往永不消失。

毛细血管增多和扩张,内皮细胞增生并环绕毛细血管腔,可有数层。以后,纤维组织显著增加并替代一部分增生的毛细血管。

【治疗】发生于婴儿的单纯血管瘤往往在 1 岁以后逐渐消退,在 5 岁以内自然痊愈的可达 75%~95% 之多,因而不必治疗,如果进行不适当的局部治疗,容易遗留瘢痕,反而损毁容貌。

损害不大时,可施行冷冻疗法、电干燥法或切除术,激光疗法尤其值得应用。曲安西龙混悬液作损害内注射是简便有效的疗法。有人建议醋酸曲安西龙 10ml 的混悬液和 1% 普鲁卡因溶液 4ml 混合,每周注射一次,注射总量不超过 50ml。

海绵状血管瘤(hemangioma cavernosum)

海绵状血管瘤是柔软而巨大的鲜红色或深紫色血管瘤,由真皮深部或皮下组织的血腔所形成。

【症状】损害是隆起的柔软肿瘤,往往是红色、紫红色或深紫色,边界清楚,呈圆形、卵圆形或不规则形,表面扁平或是分叶,用手压按时,像海绵似地可被压缩(图 25-55)。有时,损害深藏在皮下组织或黏膜下组织内,皮肤表面隆起,可以是正常皮色,用手指按压可觉柔软而有波动。

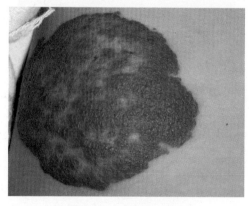

图 25-55　海绵状血管瘤

损害可发生任何部位,常见于头部及面部等处,有时非常巨大而使患处扭曲肥大而变形。患者往往在出生时或出生后不久就已发生海绵状血管瘤,以后逐渐变大,1年内达到某种程度后停止发展。有持续存在和不断增大的倾向,应考虑属于血管畸形。海绵状血管瘤和焰色痣或单纯血管瘤同时存在时称为混合血管瘤。海绵状血管瘤可以同时发生于中枢神经系统而引起脑三叉神经性血管瘤病,皮肤的海绵状血管瘤并发骨骼及软组织肥大时是帕克斯-韦伯综合征,也可有静脉曲张等血管变化而成血管骨肥大综合征。

【组织病理】 充满血液的巨大血腔存在于真皮下部及皮下组织内,这些血腔的形状及大小不规则,腔壁是一层内皮细胞。血管增多,血管外膜增生而有很厚的血管壁(图25-56)。

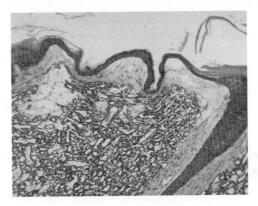

图25-56　血管瘤组织病理

【鉴别诊断】 海绵状血管瘤与草莓状血管瘤,前者只是更大的草莓状血管瘤,均属于婴儿血管瘤,部分海绵状血管瘤有不断增大及扩散趋势,无自愈倾向,表面皮肤明显呈蓝红色,反应皮损内血流量的增加应考虑血管畸形。

【治疗】 海绵状血管瘤多半出现于出生时或出生后数周内,逐渐扩大,约经1年左右就可停止发展,以后可渐消退而不遗留瘢痕,90%～95%以上病例的损害将在5岁以内自然消失,因此,一般不需治疗。部分患者血管瘤出生时存在,缓慢生长并不断扩展,无自愈倾向,应考虑属于血管畸形。

如果海绵状血管瘤迅速扩大而严重妨碍婴幼儿的行动及形貌,或是阻塞鼻孔等而影响器官的功能,或是屡次溃破流血或威胁心血管的代谢功能,可服用糖皮质激素类制剂以促使血管瘤缩小,通常用量为口服泼尼松 2~3mg/kg,瘤体缩小后逐渐减量,往往须连服数周或数月才能停药。

糖皮质激素类混悬液作损害内注射是简便有效的良好疗法,常用的是曲安西龙混悬液与每 ml 含普鲁卡 10mg 的注射液 4ml 混合后,每周注射入瘤内 1 次,以 5 次为一疗程,下次疗程须隔 1 个月,总量不超过 50mg。甲泼尼龙也被人应用,用量为 2mg/kg,用生理盐水 1ml 稀释后注射入瘤体内,每周 1 次,以 4 次为一疗程,20~30 天后,瘤体即可缩小,一疗程结束后,如果瘤体又渐变大,经 3~6 个月后可给一个疗程。有时,在口服糖皮质激素而使病情基本控制后,可改用损害内注射法。

法国医生用泼尼松治疗 1 例鼻部婴儿血管瘤时,由于婴儿有阻塞性肥厚性心肌病,因此给予口服 β 受体阻滞剂普萘洛尔 3mg/(kg·d),并逐渐将泼尼松减量至停用。普萘洛尔治疗后第 2 天,血管瘤从鲜红色转变为紫色,同时变软。患儿 14 个月时(普萘洛尔连用 10 个月),婴儿血管瘤完全变平。从此国内外散在应用普萘洛尔治疗海绵状血管瘤,取得良好疗效,逐渐取代激素成为治疗婴儿血管瘤的一线药物。

有人用每毫升含胶体 32 磷 10 微居里的注射液注射入瘤体内,每次成人量不超过 1 毫居里,儿童量不超过 0.3~0.5 毫居里,每立方厘米瘤组织约含 10 微居里,如果注射 1 次后未见疗效,隔 3 个月后可再注射 1 次,最多不超过 4 次,注射不能太浅以免发生溃疡,病期在 2 年以内的疗效最好。

激光透入组织的热效应使血液吸收而可凝固。掺钕钇铝石榴激光对小而较浅的海绵状血管瘤有较好的疗效。

放射线对病期较短的海绵状血管瘤较敏感,但不常用。如果必须应用,应该在良好设备及操作技术下尽早应用,一般法是每月照射 X 线 200~300r 一次,总量不超过 800~1000r,或是每次照射 200~700r,不应照射生殖器及甲状腺等部位。

长久存在的孤立血管瘤因故无法应用上述疗法时可施行切除术。

毛细血管扩张性肉芽肿(granuloma telangiectaticum)

毛细血管扩张性肉芽肿有大量的扩张毛细血管,又称化脓性肉芽肿(granuloma pyogenicum)。本病既非化脓菌引起,组织变化又不是肉芽肿,而是含有肉芽组织形态的血管瘤,有人改称为肉芽组织型血管瘤

（granuloma tissue-type hemangioma）。

【症状】损害是隆起的球形或略扁平的结节，由豆子到樱桃大或更大，基部往往较狭而成蒂状。表面光滑，有的有颗粒状突起而不平。损害柔软而有弹性，或是略硬，呈淡红或暗红色，有时带点黄色、灰色或褐色，容易碰破而出血；有时，表面有点糜烂面有少量脓液，以后结成污痂（图25-57）。

损害常只一个，偶然是数个，没有疼痛或压痛，往往出现于一个微小创伤处，多半发生于手指、臂部、面部或头部，偶然发生于口腔黏膜尤其龈黏膜上，生长较快，达到一定程度后就停止发展。有时，损害附近有几个卫星状较小损害。本病容易出现在妊娠的女性，皮损较大，而且多发。

【病因】常发生于外伤后，妊娠的女性可能与孕激素有关。本病是一种毛细血管扩张的血管瘤，新生的毛细血管及松弛的结缔组织很像肉芽组织，往往因继发性感染而发炎化脓，才有化脓菌及大量的中性多核白细胞。

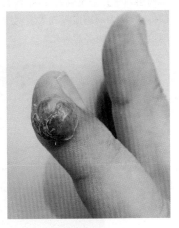

图 25-57　毛细血管扩张
性肉芽肿

【组织病理】组织变化是隆起肿瘤周围正常表皮组织向内生长，形成一收缩带，似领圈状。表皮下方有很多扩张的毛细血管，内皮细胞轻度增生。基质水肿，疏松的结缔组织可发生黏液变性。

【鉴别】本病诊断不难，应和卡波西肉瘤、恶性黑素瘤及脂溢性角化病尤其要和外伤后肉芽组织区别。

【治疗】损害较小时可施行电干燥法刮术或液氮冷冻等疗法，如果较大，可先切除，再用电干燥法灼净基部或用硝酸银棒涂搽以免以后复发。

血管角化瘤（angiokeratomas）

真皮浅部血管扩张成血腔，表皮过度角化，因而称为血管角化瘤，可分为五型，其中一型是弥漫性体部血管角化瘤，这是磷脂代谢失常的一个全身性疾病，由性联隐性基因遗传。其他四型是米贝利型（Mibelli）、阜迪斯型（Fordyce）、限界性及孤立性血管角化瘤。

1. 米贝利血管角化瘤(angiokeratoma of Mibelli) 即肢端血管角化瘤,初起皮损是粟粒到绿豆大的淡红点,压时不褪色。以后,渐变暗红或紫褐色,皮损成为暗红或紫褐色圆形斑点或丘疹,表面为光滑或粗糙的角化过度层,甚至成为疣状,数目不定,分散或聚集成群,往往对称出现于手指和(或)足趾的伸侧及侧面,有时也见于手掌及手背,其次为耳朵、肘部及膝部,无自觉症状(图 25-58)。有的患者手足皮肤呈青紫色或是手足发凉。本病出现于儿童或成人,以年轻女性多见,常有家族史而可为常染色体显性遗传,被认为周围血管先天衰弱所致。寒冷刺激是诱发因素,在发病前常有冻疮史,家族也易患冻疮。

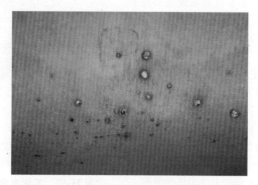

图 25-58 米贝利血管角化瘤

组织病理变化主要为过度角化及真皮浅部的小血腔。在早期,表皮不规则地肥厚,真皮顶部的乳头内毛细血管扩张而成血腔,部分血腔的壁贴附于延伸的表皮突。以后,角质层肥厚,血腔渐大,表皮突更延伸而可包绕血腔,血腔内常有血栓形成,附近组织内常有外渗的红细胞而有含铁血黄素沉着,血管周围有些白细胞。

治疗方法为二氧化碳激光、电干燥法或液氮冷冻。

2. 阜迪斯血管角化瘤(angiokeratoma of Fordyce) 多个红色、紫红或略红色小丘疹发生于阴囊的皮肤上,直径约 2~4mm,呈半球形,表面光滑或轻微角化(图 25-59)。

本病发生于中年或老年人的阴囊皮肤,又称阴囊血管角化瘤(angiokeratoma of scrotum)或阴囊血管瘤(angioma of scrotum),有的伴发精索静脉曲张。妇女的女阴可有相同的损害而称女阴血管瘤(angioma of vulva)。偶然

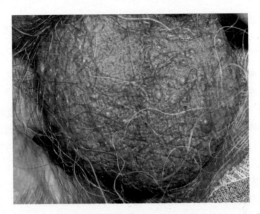

图 25-59   阴囊血管角化瘤

发生于颊部内侧及舌下,有人称为"鱼子酱"舌。组织变化是乳头下层有若干互相吻全的血腔和扩张的静脉相通,血腔壁是一层内皮细胞。

3. 限界性血管角化瘤(angiokeratoma circumscriptum)   在出生时已经存在,或是在儿童或青少年时期开始发生,往往分布于躯干或小腿或一侧小腿的某处。损害是浅表的紫红色小结节,顶端过度角化,随年龄而扩展,直径可达数厘米,有时作线状排列,可伴发限界性淋巴管瘤、焰色痣或海绵状血管瘤。

组织变化是不同程度的角化过度及乳头瘤性增生,棘细胞层不规则地肥厚,表皮下方的毛细血管显著扩张而成血腔,可以含有血栓。

治疗方法包括切除术、液氮冷冻及二氧化碳激光治疗。

4. 孤立性血管角化瘤(solitary angiokeratoma)   通常是一个直径约 2～8mm 的疣状小丘疹,有时不止一个,又称丘疹性血管角化瘤(popular angiokeratoma)。

损害先是鲜红色柔软丘疹,以后角化过度,变成青红或青紫色坚实丘疹,最常见于青年人的下肢,可能与外伤有关。

组织变化和米贝利(Mibilli)血管角化瘤及阜迪斯(Fordyce)血管角化瘤相同。真皮浅部先有扩张的毛细血管,以后有角化过度,毛细血管扩大成血腔并被延伸的网崤所围绕,血腔内可有血栓。有时,扩大的血腔也可见于真皮中部。

本病要和单纯血管瘤、皮脂溢性角化病、恶性黑素瘤及色素性基底细胞癌鉴别。

治疗方法和其他血管角化瘤相同。

匍行性血管瘤(angioma serpiginosum)

匍行性血管瘤是棕红或鲜红色血管瘤性小丘疹聚集成群,逐渐蔓延增多而呈环形或匍行状。

【症状】初起皮损是棕红色血管瘤性小点,有的是略微隆起的棕红或鲜红色小丘疹,聚集成群并渐向四周蔓延。新损害陆续出现,而较早皮损可渐消退,因而皮疹常呈环状,或边缘皮疹呈匍行状,可有弥漫的轻微红斑而没有紫癜性损害。丘疹处可有少量鳞屑,有时,轻微的苔藓样化或色素沉着同时存在(图 25-60)。可发生于任何年龄,但 90% 患者为 16 岁以下的女性。损害可以发生于身体任何部位尤其常见于下肢,但不见于掌跖及皮肤黏膜连接处。一般不能完全消失,也不引起任何自觉症状。病情缓慢发展,到一定程度后不再变化,有的可以减轻。

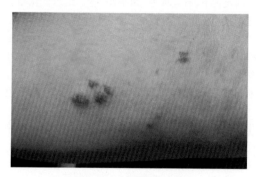

图 25-60 匍行性血管瘤

【组织病理】组织变化是真皮上部及乳头内有扩张扭曲的毛细血管,棘细胞层不规则地萎缩及肥厚,某处角化不全而别处角化过度,表皮内轻度水肿,基底层有液化变性。真皮内毛细血管增生和扩张,血管有内皮细胞增生,血管无炎症,也无红细胞外渗。

【治疗】一般不需治疗,可施行电干燥法或冷冻疗法。

其他血管瘤（other hemangiomas）

某些血管瘤有特殊的表现或是某些综合征的表现之一。

1. 马富克西综合征（Maffucci' syndrome） 又称伴发血管瘤的软骨发育不良（dyschondroplasia with hemangiomata）。患者在出生时往往正常，到儿童时期有多个皮下海绵状血管瘤。在青春期前，手足的小骨发生坚硬的软骨性豆大结节，逐渐变大。以后，长骨的骨骺线附近发生较大的结节，称为内生软骨瘤（enchondroma）。若干年后，可有同样的损害出现于躯干，多半分布于一侧。除了血管瘤外，皮肤还可有静脉扩张、淋巴管瘤及淋巴管扩张，也可有白癜风等色素变化。由于骨化作用有缺陷，骨骼软化常发生病理性骨折。本病常有家族史，可由于不完全常染色体显性遗传。

2. 出汗性血管瘤（sudoriparous angioma） 是疼痛而多汗的血管瘤，直径约 12～20mm，呈淡青到暗红色。这种半球形血管瘤在碰撞挤控时，汗液显著增多而可成为汗珠。

组织变化是真皮中部及深部有大小不等的血管，管壁很薄，周围为扩张的囊肿性汗腺。

3. 疣状血管瘤（hemangicma verrucosum） 出生时或儿童期发病，是血管瘤的表面皮肤发生疣状增殖，血管瘤呈青红色，边界清楚，最常见于下肢，也可发生于胸部及前臂等处，不会自然消失。本病进展缓慢，可形成卫星状结节。早期切除是唯一一疗法。

4. 樱桃色血管瘤（cherry angioma） 又称老年血管瘤（senile angioma），通常发生于中年或老年人的躯干尤其常见于脐部以上，常随年龄的增长而增多，但有的在青年时期就已发生。皮损是针头到豆粒大的半球状小瘤，颜色鲜红而像红辣椒或樱桃色，是由很多扩张并有内皮细胞增生的新生毛细血管所构成，往往成十成百，既不消失，也不扩展或恶变。

5. 丛状血管瘤（plexiform angioma） 又称蔓状动脉血管瘤（angioma arteriale racemosa），多半发生于头部、眼眶、颈部及耳朵等靠近颈动脉的部位，可以侵蚀颅骨而进入颅内。丛状血管瘤是可压缩的褐红色柔软肿瘤，表面凹凸不平，容易损破出血。蔓藤或蚯蚓状瘤体扭成一团，是由管壁不匀的扩张小动脉及小静脉相互缠绕而成，瘤体有搏动而和脉搏一致，听诊时可听到收缩期较强的杂音（图 25-61）。

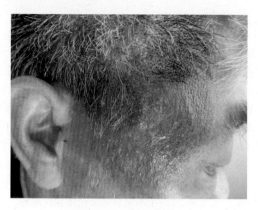

图 25-61　丛状血管瘤

血管球瘤 (glomus tumor , glomangioma)

血管球瘤又称血管神经性肌瘤 (angioneuro-myoma) , 球状血管瘤 , 是一个淡红或淡紫色小结节 , 有剧烈的阵发性疼痛 , 也有明显的压痛 , 最常见于甲床或指尖。

【症状】血管球是一种特殊的血管性结构。起源于血管球的血管球瘤是良性肿瘤 , 通常是一个孤立的圆形小结节 , 最常见于甲床 , 也可发生于指尖 , 有时发生于四肢或其他部位 (图 25-62)。本病多单发 , 多发者罕见。在

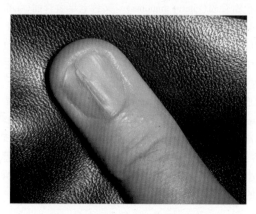

图 25-62　血管球瘤

临床上,可以看到指甲下方有个火柴头大的淡红或淡紫色小点,常有阵发性疼痛,剧烈的疼痛可由手指传到肩部,以后迅速消失;当外界温度改变尤其突然受到寒冷侵袭时,立刻引起一阵剧烈的疼痛。指甲被压时也有明显的按痛,极少数患者有多个血管球瘤而没有或只有轻微的按痛。

【病因】 血管球是动静脉吻合的一种特殊结构,可能参与体温的调节作用。血管球细胞很像上皮样细胞,被认为一种能收缩的平滑肌细胞。1924年迈森(Masson)首先描绘正常血管球,并将血管球与血管球瘤相比较,认为血管球是正常血管球结构的过度生长或增生。血管球瘤主要由血管球细胞构成。

【病理】 血管球瘤内有若干大小不等的小血管腔,腔壁是数层血管球细胞而像上皮样细胞,内壁是一层扁平细胞,很像正常血管球的Sucquet-Hoyer管。血管球细胞往往不规则地伸展到附近结缔组织内,也可零星或成群散布于基质内而无可见的小血管腔(图25-63)。基质内有疏松的结缔组织并可发生黏液变性。血管球细胞附近有网状神经纤维细丝,由银染色法染出。

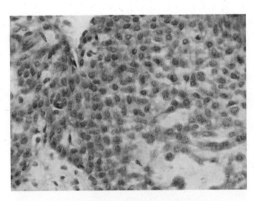

图25-63　血管球瘤病理

【治疗】 激光、液氮、电干燥法及切除术都可毁涂血管球瘤而使疼痛迅速消失。甲下血管球瘤在治疗前,用2%甲紫溶液在患处甲极上作一标记,常规消毒及1%普鲁卡因溶液在指根部阻滞麻醉后,用二氧化碳激光或9号手术刀在标记处开窗,窗口较血管球瘤稍大,注意勿伤甲床,用纱布蘸去渗液即可见到紫红色小结节,再用浸有液氮的棉签冷冻3~5秒钟,融后再冻,3次后用吸收性明胶海绵加压包扎,一周后可见于痂,两周后痂脱而愈。

淋巴管瘤(Lymphangioma)

淋巴管瘤是增生和扩张的淋巴管所形成的肿瘤,分为深浅两种。深型淋巴管瘤是可以压缩的囊肿,被称为海绵状淋巴管瘤(lymphangioma cavernosum);浅型淋巴管瘤是疱壁较厚的成群水疱,被称为限界性淋巴管瘤(lymphangioma circumscriptum),有时淋巴液和血液混在一起可称为血管淋巴管瘤(hemo-lymphangioma)。

【症状】海绵状淋巴管瘤是真皮或皮下囊肿,其中充满了透明无色的淋巴液,因此,它很柔软而可压缩,常只发生于颈部的一侧,成为巨大的软瘤,发生于舌部时舌部就成巨舌,发生于唇部就成巨唇。表面皮肤一般没有变化,是正常皮肤颜色或是带些淡黄或淡红色,有时表面有毛细管扩张。

限界性淋巴管瘤不规则地聚集成群,水疱附近的皮肤完全正常。它们没有一定的排列形式及分布部位,最常见于股部、上臂及腋部等处,也可发生于口腔黏膜。损害柔软透明,往往由小米到豌豆大,通常是淡黄色,损害表面光滑或凹凸不平,有时表面是淡褐色疣状。有时混杂着小血管而呈淡红或紫红色,或是淋巴液与红细胞混合而呈暗青色,称为淋巴血管瘤(图25-64、65)。水疱壁较厚而不易破裂,用针刺破后就有透明的淋巴液流出,如果是血管淋巴管瘤,流出的是淡红色液体。

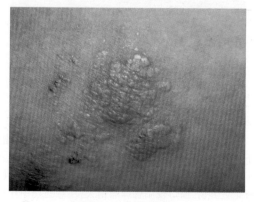

图 25-64 淋巴管瘤

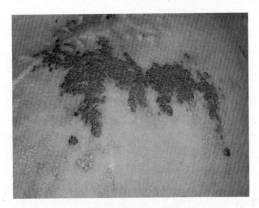

图 25-65 淋巴血管瘤

【组织病理】海绵状淋巴管瘤的组织变化是真皮及皮下组织有巨大囊腔,这些囊腔内充满了淋巴液,腔壁是一层内皮细胞,囊腔附近是肥厚的结缔组织束。

限界性淋巴管瘤的组织变化是囊腔在真皮内尤其真皮浅部,是由增生及扩张的淋巴管构成,其中含有淋巴液及淋巴细胞。囊腔的顶部是变薄的表皮,表皮突向下伸展而成囊壁的一部分,有时,囊腔上方的表皮很不规则,可有过度角化现象。

限界性淋巴管瘤的淋巴液内常有红细胞而为血管淋巴管瘤。

【治疗】淋巴管瘤对放射线不敏感,因而 X 线治疗无效。海绵状淋巴管瘤一般不必治疗,严重妨碍行动或形貌及器官功能时可切除,但常难施行。限界性淋巴管瘤可以由冷冻疗法、电干燥法或激光毁除,也可切除,但损害和下方的淋巴管通连,如果不被毁坏到一定深度,以后容易复发。

平滑肌瘤(leiomyoma)

平滑肌瘤其皮肤有一个或多个坚实的丘疹或结节,往往有阵发性疼痛,是源始于立毛肌、血管中层、阴囊、大阴唇或乳头乳晕平滑肌的良性肿瘤。

【症状】

1. 平滑肌瘤(cutaneous leiomyomas) 在平滑肌瘤中最常见,起源于立毛骨,可发生于任何年龄,最易在青年时期出现。

多个皮肤平滑肌瘤可被称为多发性毛平滑肌瘤(multiple piloleiomyomas),是和皮肤粘连的多个圆形或卵圆形坚实丘疹,有的半透明,呈淡红、黄红或暗红色。数目及大小不定,由数个到成十成百,由米粒到豆粒大或比樱桃大,往往不对称地散布或聚集于躯干及四肢伸面,也可出现于面部及颈部等处,有时仅在身体的一侧或在一侧较多,逐渐增多及扩展,相邻的可以融合成表面不平的斑块,常有阵发性疼痛,在一日之内可以突然疼痛多次,特别是遇寒或情绪激动时平滑肌突然收缩而可引起剧痛。手指按捺尤其挤捏等局部刺激都可引起一阵疼痛,但有的患者只略痛。

孤立的皮肤平滑肌瘤可称为孤立性毛平滑肌瘤(solitary piloleiomyoma)。皮内深部有一个限界性球状结节,直径约2~20mm,不和表皮粘连而可自由推动,一般有压痛,偶然有阵发性疼痛。

2. 肉膜性肌瘤(dartotic myoma) 是一个坚实的皮内或皮下结节,源始于阴囊、大阴唇或乳头乳晕的平滑肌而最常发生于阴囊,或是出现于阴茎、大阴唇或乳头,上方表皮正常或是略呈淡红或淡青色,一般不痛或仅有较轻的阵发性疼痛,寒冷及揉捺等刺激可使平滑肌收缩而疼痛,但疼痛程度比皮肤平滑肌瘤轻。

3. 血管平滑肌瘤(angioleiomyoma) 是一个坚实的皮下球形结节,偶然发生于皮内,直径一般不超过15mm,最大的可达40mm,源始于静脉的平滑肌而多半发生于中年女性,皮损上方皮肤正常,约半数患者有自发性疼痛及压痛,寒冷等刺激有时引起阵发性疼痛。损害最易发生于下肢。有时也出现于上肢、躯干或面部。

【组织病理】除了孤立性血管平滑肌瘤外,其他各种平滑肌瘤的组织变化基本相同,都是由方向不定的平滑肌束错综交织而成,瘤体外围段有结缔组织环绕的包膜。平滑肌束之间夹杂着胶原纤维束,虽然平滑肌束较直,肌细胞核呈短杆状,但常规染色都嗜酸性而难区分,而胺苯蓝染色时肌纤维是红色,胶原纤维是蓝色,用迈森(Masson)三色法染色时肌纤维呈暗红色而胶原纤维是绿色。

血管平滑肌瘤有很多管腔,如裂隙、窦或星形的静脉,有平滑肌纤维束及结缔组织包膜。

【治疗】外科手术切除是首选治疗方法,可复发。

脂肪瘤(Lipoma)

脂肪瘤是有分叶的柔软肿瘤,藏在皮下组织内,也可发生于内脏。

【症状】脂肪瘤是发生于皮下组织的柔软肿瘤,不和表皮粘连,皮肤表面完全正常(图25-66)。脂肪瘤分叶,用手指仔细捏摸即可觉出,如果脂肪瘤较大较浅,用手指紧捏脂肪瘤并使皮肤绷紧时甚至可以显出它的分叶形态。

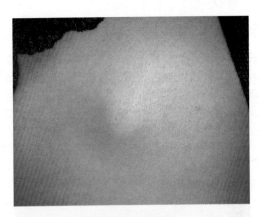

图 25-66　脂肪瘤

脂肪瘤柔软而略有弹性,可以被压而变形,也易被推动。有的脂肪瘤含有较多的结缔组织而较硬。脂肪瘤可发生于任何部位,逐渐增大到一定程度后即停止发展。有的可以自然萎缩、钙化或液化而成油性囊肿,而演变成脂肪肉瘤的极少。

本病可能属常染色体显性遗传,大部分患者有染色体异常。

【组织病理】结缔组织囊内有成群的正常脂肪细胞并被结缔组织束分成叶状,有的脂肪瘤含有较多的结缔组织或血管(图25-67)。

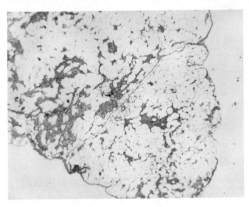

图 25-67　脂肪瘤病理

【治疗】一般不必治疗,必要时可切除。

浅表脂肪瘤样痣(naevus lipomatosus superficlalis)

在出生时或婴幼儿时期,淡黄色或正常皮色的柔软扁平丘疹或结节成群出现,表面光滑,较大而成斑块时表面可有脑回状沟纹(图25-68)。损害多半发生于股臀部或骶尾部,偶然出现于头皮或耳朵,不引起自觉症状。有时,损害像一个皮赘(软猴),有的伴有皮内痣。

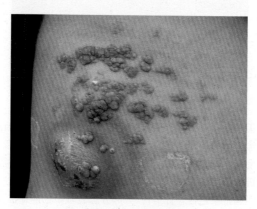

图 25-68 浅表脂肪瘤样痣

组织变化是真皮的胶原纤维束间有聚集成群而成条的成熟脂肪细胞,在真皮浅部及较深处,脂肪细胞常聚集在较大血管的周围。

甲下外生骨疣(subungual exostosis)

甲下方局部正常骨组织过分生长而成为纤维性及骨性硬结,并非真正的外生骨疣。多半发生于年轻妇女。

损害通常是一个,一般发生于大足趾趾甲外侧边缘下方或内侧缘甲下,有时发生于小趾或其他足趾,只偶尔发生于手指,损害缓慢发展而成略微隆起的淡红色坚硬丘疹,表面光滑或过度角化,直径一般不到1cm,常因鞋子挤压而有剧痛。损害上方的甲板往往变脆,可以破裂或移位(图25-69)。本病容易误诊为甲下寻常疣或化脓性肉芽肿。诊断可疑时可用X线检查,可见一个圆形骨性结节附着于趾骨(图25-70)。

完全切除过多的骨组织是适宜的治疗。

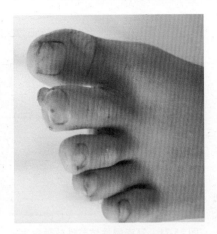

图 25-69　甲下外生骨疣

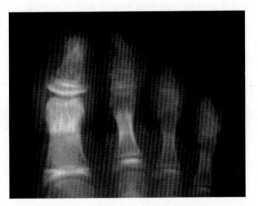

图 25-70　甲下外生骨疣 X 线

耳壳慢性结节性软骨皮炎（chondrodermatitis nodularis chronica helices）

一侧或两侧耳壳尤其外耳上端有一个或数个坚硬的疣状小结节，边界清楚，直径约 3～4mm，皮肤表面呈淡红或正常皮色，可有少量鳞屑，偶尔破溃而有浅溃疡（图 25-71）。皮损长久存在而不消退，按压时可引起剧痛，患者往往因皮损与枕头摩擦时疼痛难忍而不能安眠。

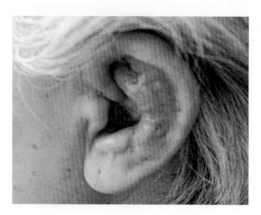

图 25-71　耳壳慢性结节性软骨皮炎

本病是皮肤及软骨的一种慢性炎症而不是良性肿瘤。患者一般是男性,可有患过冻疮或晒伤的病史,不良天气及摩擦等外界因素可和本病有关。

组织变化是耳软骨突起及变性,软骨细胞可部分消失或为肉芽组织所替代,附近的结缔组织增生,软骨上方的皮肤过度角化及角化不全,棘细胞层肥厚,真皮水肿及胶原变性并有炎性浸润及新生的毛细血管。

损害内注射曲安西龙等糖皮质激素混悬液、电干燥法及切除术都是有效的疗法。

皮肤子宫内膜异位(cutaneous endometriosis)

有生命的子宫内膜细胞偶然移植于外科手术后瘢痕而可引起皮肤子宫内膜异位,也可能经过淋巴管转移到皮肤而使本病自然发生。

皮损是一个棕色结节,只发生于成年妇女,通常发生于接受妇科手术后的中年妇女脐部或下腹部瘢痕处,最易出现于剖宫产后腹部瘢痕内,有时出现于腹股沟部、阴唇及会阴部位但多半在瘢痕内,直径由数毫米至 5~6cm,有轻度压痛及触痛,月经期时加重,同时肿胀及出血而呈淡青黑色。

组织变化主要是子宫内膜的腺状结构,附近组织可以对此子宫内膜组织发生异物性反应。

第二十六章　恶性肿瘤

基底细胞癌(basal cell carcinom)

基底细胞癌又称基底细胞上皮瘤(basal cell epithelioma),最常见于面部,缓慢发展,有珍珠状色泽的边缘,可以严重毁坏局部组织,发生在面部时可以侵蚀鼻软骨和眼眶,甚至累及脑组织,因此癌的名称比上皮瘤更合适。但本病极少发生转移。

【症状】基底细胞癌最常发生于面部,尤其前额发际与上唇之间的部位,也可发生于任何其他部位,但未见于手掌、足底及黏膜。本病有几种临床类型,结节溃疡型基底细胞癌、色素型基底细胞癌、硬化型基底细胞癌、浅表型基底细胞癌。

1. 结节溃疡型　初起损害往往是一个小米到豌豆大的蜡样小结节。以后,新损害在附近出现,互相融合,成为一个有蜡样光泽的盘形斑块,中央往往结痂,揭除痂时基底轻微出血,若干时期以后,痂下发生溃疡,逐渐扩大,溃疡边缘坚实及卷起,往往半透明及凹凸不平,呈珍珠色、淡黄色或稻草色,表面有蜡样光泽及毛细血管扩张。有时,损害表面完全为痂所覆盖(图26-1)。

溃疡部分愈合而发生瘢痕,但溃疡逐渐变深而成侵蚀性溃疡,可以扩展到皮下组织甚至于软骨及骨骼。各种组织可被摧毁而成深坑状,其中有坏死组织及渗出液并结痂。损害发展缓慢,通常不侵犯附近的区域性淋巴结,也不转移到别处,患者的一般健康不受影响,少数患者可因局部血管破裂、继发性感染或某种并发症而死亡。

2. 色素型　色素型基底细胞癌,约占基底细胞癌的一半以上。发病时往往是一个较扁平的斑块。由于含有黑色素,损害边缘除有

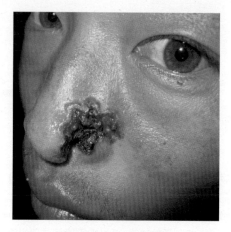

图 26-1　基底细胞癌

珍珠色光泽外,还有点状或网状淡褐或褐黑的色素斑,中央部分也可有色素沉着,但色素沉着也可见于其他类型,在结节溃疡型则少见。有时,损害是由蜡状结节融合而成,表面往往有结痂,揭痂时容易出血,痂下是淡褐或深褐甚至炭黑色颗粒状表面,容易误诊为恶性黑素瘤(图 26-2)。

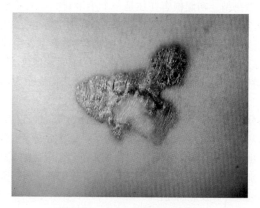

图 26-2　色素型基底细胞癌

3. 硬化型 硬化型基底细胞癌开始的皮损是个略隆起的淡黄色坚实斑块,边缘不太明显,很像硬斑病,长久以后才会溃破。有时,损害是豆大的圆形斑块,略微隆起,有蜡样光泽而像纽扣。又称纤维化或硬斑病样基底细胞癌。

4. 浅表型 损害是一片或数片浸润性红斑,表面脱屑或结痂,但有略微隆起的堤状边缘(图 26-3),多半发生于身体的非暴露部位。有时,损害萎缩而成扁平瘢痕型,可以溃破成浅溃疡,边缘有蜡样光泽及毛细血管扩张。此型多发生于砷摄入者,也见于日光角化病和 Bowen 病。

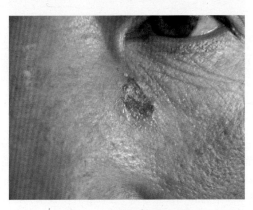

图 26-3 浅表型基底细胞癌

【病因】本病多半发生于 40 岁以上的男性,也可出现于任何年龄。本病一般不发生转移,但是破坏性极大,可侵犯皮下组织,甚至软骨及骨骼,又很像恶性肿物。基底细胞癌来源于不分化的多功能表皮干细胞,这些细胞起源于毛囊间的基底细胞毛囊或皮脂腺中的干细胞。

基底细胞癌可以发生于身体的任何部位,但有的出现于 X 线过量照射处、红斑性狼疮的皮疹中、烧伤或种痘的瘢痕处。另一现象是 80% 的肿瘤较易发生于面部,可能是受长期日晒的影响。此外,有的人长期服用砷剂后若干年,皮肤发生基底细胞癌或鲍温病及鳞状细胞癌。着色干皮病是先天性疾病,往往发生基底细胞癌。少数基底细胞癌患者有家族史。

【组织病理】在组织学方面,按组织形态可分为实体性、囊肿性、腺样性及角化性基底细胞癌。

实体性基底细胞癌较为常见。真皮内有边界明显的瘤细胞群,最外一层瘤细胞是排列成栅状的柱状细胞。瘤细胞没有细胞膜及细胞间桥,只能见到密布的细胞柱及细胞浆,而无细胞界限。细胞核有两种:一种较小,染色较深;另一种较大,呈卵圆形,染色较浅(图26-4)。

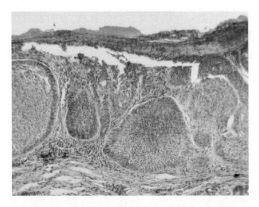

图 26-4 基底细胞癌病理

有些基底细胞癌有向某些附件分化的结构:囊肿性基底细胞癌的瘤组织内有囊腔;腺样基底细胞癌内有管形腺样结构,腺细胞状瘤细胞构成管壁;角化性基底细胞癌和毛发上皮瘤(囊性腺样上皮瘤)差不多而不能区别,瘤内有完全角化的角质性囊肿。CD10免疫组织化学染色有助于鉴别二者:基底样癌细胞CD10呈阳性表达,癌巢周围间质细胞CD10呈阴性表达,而毛发上皮瘤瘤细胞CD10呈阴性表达,而瘤细胞团周围间质细胞阳性表达。

【鉴别】 本病要和病程不长的角化棘皮瘤及坚硬隆起的鳞状细胞癌区别,还要同鲍温病、Paget病、脂溢性角化病、日光性角化病、硬斑病、恶性黑素瘤或色素痣鉴别。

【治疗】 根据肿瘤的部位、大小及类型选用药物、冷冻、激光、手术、放射及光动力等疗法。如果皮损直径小于<1cm可采用激光或者冷冻治疗,也可以外涂氟尿嘧啶软膏、咪奎莫特霜,>1cm建议手术切除,肿物发生于面部,面部皮肤松弛多采用转移皮瓣手术切除即可,往往不需要植皮,以免影响美观。硬化型基底细胞癌病理中肿瘤的范围常大大超过临床估计范围,切除时采用Mohs手术最为合适。

老年人如果不能耐受手术,可以采用ALA-光动力疗法治疗基底细胞癌,疗效肯定,痛苦小,患者依从性好。外用δ-氨基酮戊酸(δ-aminolevulinicacid,ALA)涂在肿物表面,2小时后红光照射,能量密度为100~120J/cm²,每周一次,4次为一个疗程。有效率为88.52%。

基底鳞状细胞癌(basal squamous cell carcinoma)

一类近似基底细胞癌,有成群的染色较红的较大细胞,可成漩涡状,或是有角质囊肿,此种被称为混合型,和角化性基底细胞癌差不多。另一类是瘤细胞成条排列,外层是深染的基底细胞,瘤内部是染色较浅的较大细胞,是介于基底细胞癌和鳞状细胞癌之间的中间型肿瘤。基底鳞状细胞癌转移性类似鳞癌。

鲍温病(Bowen's disease)

鲍温病是特殊的表皮内鳞癌,又称原位鳞状细胞癌(squamous cell carcinoma in situ),临床过程上相对良性,早期只是在局部逐渐增大,晚期时,逐渐向深处发展,而成为侵袭性鳞癌,不少患者常伴发体内恶性肿瘤。

【症状】本病可发生于任何部位,皮肤黏膜交界处或黏膜偶发。损害单个或多个,相邻损害可融合成较大的斑块,损害可部分消退或有瘢痕形成,而别处可有新损害出现。病程缓慢,可经多年之久。

初起损害是一个或多个粉红或淡红色坚实丘疹,表面过度角化或有角质硬痂,以后慢慢扩展。直径由几毫米到几厘米,表面脱屑结痂,呈暗红或污褐色,边界清楚,周围无炎性红晕,边缘常略隆起或扁平。有时,表面显著角化而呈疣状或蛎壳状,剥除硬痂后可见潮湿暗红基部的颗粒状突起(图26-5)。损害缓慢发展或长期没有明显的变化,有时,中央部分可部分消退变平,或有瘢痕形成,

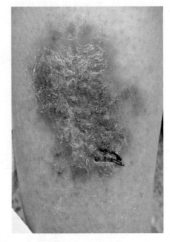

图26-5　鲍温病

而附近有新损害的出现。当癌变向深处发展时,可以出现结节并逐渐扩大,以后可破溃并溢出血性渗出物,此时,多半已成侵袭性鳞状细胞癌。

黏膜损害少见,往往是单个或多个圆形或分叶状斑块,边界清楚,表面鲜红发亮并有颗粒状突起,发生于女阴时可浸渍发白。若干年后,可发生典型鳞状细胞癌,以后发生转移。

鲍温病多半发生于40岁以上的人,最常见于躯干,其次是四肢及外生殖器等处,也可发生于外生殖器黏膜如阴唇、阴道及子宫颈上,或是出现于口腔、咽喉、眼、鼻甚至支气管黏膜。约10%的病例在若干年后发展成侵袭性鳞状细胞癌,一旦侵入真皮,即可发生局部及内脏转移。

【病因】 有的患者有癌前疾病,有的在若干年前有过长期口服砷剂的历史,有的砷角化病或砷引起的恶性肿瘤,还有若干患者伴有内脏恶性肿瘤,可能由相同的致癌因素所引起,其中包括砷剂。本患者类乳头瘤病毒检出率较高,最常见的是HPV16、18。

【组织病理】 角化过度及角化不全,棘层肥厚或变薄,棘细胞呈不典型,杂乱排列,细胞核的大小不一,染色不均匀,多半较正常棘细胞染色深,有明显的丝状核分裂现象,有的细胞有多核。有的细胞很大并呈空泡状,常有丝状核分裂,很像Paget细胞,但细胞间桥仍然存在,由特殊染色法可以鉴别。表皮内也可有染色较红的角化不良细胞,细胞核较大且不规则,染色也较深。有时,表皮内有角珠。表皮往往不规则地突起。真皮浅层有中度炎性细胞浸润,多为淋巴细胞及浆细胞(图26-6)。

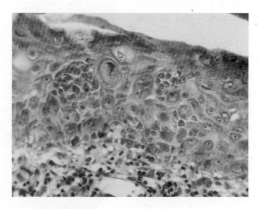

图26-6 鲍温病组织病理

【鉴别】常需要依赖组织病理学检查以确定诊断。

无论在临床上还是在组织学方面,鲍温病和 Paget 病尤其乳房外 Paget 病常难区别,但 Paget 细胞含有黏蛋白物质而可由阿新蓝染色,PAS(过碘酸锡夫)淀粉酶染色法,显示 PAS 阳性耐淀粉酶,而鲍温病不像 Paget 病具有酸性及中性粘多糖类,因而对上述染色法呈阴性。

鲍温病也常被误诊为银屑病、钱币状湿疹、日光性角化病或砷角化病。在晚期则要和基底细胞癌及鳞状细胞癌相鉴别。黏膜损害要和扁平苔藓及黏膜白斑区别。

【治疗】早期较小损害可外用 5% 氟尿嘧啶的丙二醇或软膏或外用咪奎莫特霜等药物,也可激光治疗,后期皮损增大时可以做光动力或手术切除。

红色增生病(erythroplasia of Queyrat)

红斑增生病又称奎纳红色增生病,本病和鲍温病都曾被列为癌前疾病,现在都被认为表皮内鳞状细胞癌,组织变化基本相同,但本病发生于黏膜,尤其是龟头处,也有人称之为黏膜鲍温病或龟头鲍温病,但身体别处皮肤常不出现鲍温病。

损害是一个略微隆起的扁平斑块,边界清楚表面光滑鲜红,或呈天鹅绒样外观(图 26-7)。以后可糜烂结痂但不溃破。直径约 0.5~1cm,偶然不止一个并可互相融合,多半发生于龟头,偶然出现于唇黏膜,颊黏膜或舌面,相似损害发生于包皮或阴唇时,一般被认为鲍温病。损害发展很慢,偶然由黏

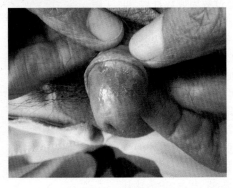

图 26-7　红色增生病

膜扩展到皮肤,终于发展成鳞状细胞癌而将转移。在变成鳞癌时,损害变硬或溃破并呈疣状,表面常有颗粒。

本病多半发生于成人,在老年时期发病率高,组织变化是角质层缺失,或是表面结痂或角化不全。棘细胞层肥厚,细胞排列杂乱,有的细胞多核或有染色较深的细胞核及丝状核分裂,有的细胞角化不良,这些变化和鲍温病相似,表皮突延伸到真皮深处,真皮浅部有细胞浸润。

浆细胞龟头炎不易和本病区别,但真皮乳头内有大量浆细胞。此外,和本病相鉴别的还有龟头的银屑病或扁平苔藓。

损害可视面积大小,可由外用药物、激光、冷冻、光动力疗法、手术等疗法。损害已变成鳞状细胞癌时,按鳞状细胞癌处理。

鳞状细胞癌(鳞癌)(squamous carcinoma, squamous cell carcinoma)

鳞状细胞癌又称棘细胞癌(prickle cell carcinoma)或表皮样癌(epidermoid carcinoma),起源于上皮细胞。

【症状】 初起的皮损往往是一个干燥的疣状小结节,基底较硬,表面呈暗红色或有毛细血管扩张。损害逐渐扩大,表面常有角质物,不易剥离,用力剥离则可出血,剥离后很快又长出角质物,以后,中央可以发生溃疡,溃疡边缘可显著隆起及充血。

有时,初起损害是一个微小而坚硬的红色斑块,表面有少许鳞屑。损害逐渐扩大,经过数周或数月后,可以成为带痂的浅溃疡,剥痂后其下面的溃疡基底坚硬,并有颗粒状突起,以后,损害陆续扩大,可和深部组织粘连,成为坚硬的肿瘤,边缘往往翻起,损害表面可成菜花状,有众多的颗粒状突起,其间含有粘臭的脓液(图26-8)。

发生于皮肤和黏膜交界处的鳞状细胞癌往往因潮湿而浸软,因此,发生于口腔黏膜、舌、包皮、龟头或其他黏膜皮肤连结处的早期恶性肿瘤

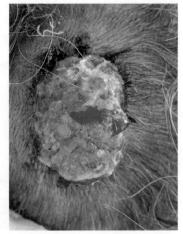

图 26-8 鳞状细胞癌

往往是出血性乳头状损害,很像一块凸起的肉芽组织,只是较硬而已。以后损害渐渐扩大,浸润增多,终于溃破而成边缘坚硬的溃疡,此时,肿瘤与下面组织互相粘连,往往已经发生转移。

鳞状细胞癌多半发生于中老年人,往往由日光角化病、黏膜白斑病或其他癌前疾病转变而成。它可以发生于皮肤及黏膜的任何部位,尤其容易发生于皮肤黏膜交界处、面部、下唇、手背、乳房及会阴部等处。鳞状细胞癌的发展较快,并容易转移到附近的淋巴结或内脏,尤其黏膜的鳞状细胞癌较易转移。超过25%的阴囊鳞状细胞癌患者在有表现时已有腹股沟淋巴结转移。皮肤的鳞状细胞癌往往先不经血流扩散,而是先转移到附近的区域性淋巴结,瘤细胞侵入淋巴结后,淋巴结肿大变硬,不久就和附近组织粘连,有时,淋巴结肿大不是由于瘤组织侵入,而是由于鳞癌溃破时有继发感染造成。

【病因】 鳞状细胞癌往往自然出现,也可继发于多种生物性、化学性或物理性因素所致的癌前疾病,例如日光性角化病等癌前皮肤病、瘢痕、慢性溃疡或瘘管、慢性放射性皮炎,长期接触煤焦油、烟黑等,或是长期内用无机砷剂等致癌物质。鳞状细胞癌常见于下唇,而较少发生于鼻端及被胡子遮光的上唇,像是同光线的长期照射有关,室外工作者的长期日晒部位发病率也较高,特别是绝大多数鳞状细胞癌发生在日光性角化病的基础上。

【组织病理】 在鳞状细胞癌中,类似上皮细胞的瘤细胞侵入真皮。在这些细胞中,有的是已经分化的鳞状细胞及角质细胞,也有的是分化不良的非典型鳞状细胞,肿瘤愈恶性时,非典型鳞状细胞愈多。非典型鳞状细胞的形状和大小的变化性很大,细胞核增生及染色体增多,细胞之间没有桥粒,个别细胞角化,有些细胞作有丝核分裂。鳞状细胞癌细胞上皮膜抗原(EMA)和细胞角蛋白阳性。

鳞状细胞癌的分化程度按角化情况而定。角化情况的主要表现是角珠,它是由鳞状细胞所构成的同心球,愈近球心时愈角化,球的中心可以完全角化(图26-9)。

通常采用 Broders 提出的未分化癌细胞所占的百分比将鳞癌分为Ⅳ级,但须结合癌细胞的非典型程度与损害的侵袭程度进行分级。

Ⅰ级鳞癌:所含的非典型鳞状细胞低于25%。癌组织向真皮侵犯,不超过汗腺水平,癌细胞团块边缘在一些部位可见基底细胞排列尚完整,而在另一些部位则排列紊乱,甚至没有基底细胞。此时癌组织的细胞排列不规则,大小不等,有不少角珠。有的中心部位已完全角化,有的仅部分角化。在癌组织周围的真皮内有明显的炎症反应,为机体对不成熟的恶性肿瘤细

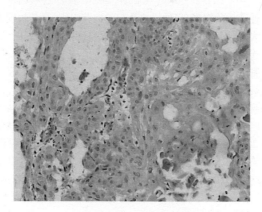

图 26-9 鳞状细胞癌病理

胞的一种防御性反应,级别越高肿瘤周围的炎症细胞浸润越不明显,呈逐渐减少最终完全消失趋势。

Ⅱ级鳞癌:非典型鳞状细胞较Ⅰ级为多,约25%～50%。癌组织向下侵犯,达到真皮深层。癌细胞团块与周围间质的境界不清,角化情况轻,仅有少数角珠,其中心多见角化不全。周围的炎症反应较Ⅰ级为轻。

Ⅲ级鳞癌:有大量的非典型鳞状细胞,约50%～70%。角化情况不明显,或根本见不到。不见角珠,可见个别角化不良细胞。胞核不典型,有丝分裂象显著,周围炎症不明显,说明组织对癌细胞的反应已不强。

Ⅳ级鳞癌:几乎整个癌组织的细胞均为非典型鳞状细胞,且无细胞间桥。有丝分裂象多,已完全看不到角化情况,如癌细胞呈梭形时,常呈漩涡状排列。此时鳞癌已很难与肉瘤鉴别。在鳞状细胞癌早期,真皮内有大量淋巴细胞及浆细胞,度数越高,浸润越少或完全消失,但在发生溃疡时,可以见到很多嗜中性粒细胞。

Ⅰ级鳞癌一般不发生转移,其他各级癌细胞都可以转移,往往先转移到附近的区域性淋巴结。

【鉴别】 鳞状细胞癌的诊断愈早愈好,要注意和慢性肉芽肿、非特异性溃疡、日光性角化病、角化棘皮瘤及基底细胞癌区别,特别是癌前病变有恶化成鳞状细胞癌的可能时,要作组织病理学检查。

【治疗】 怀疑本病时先做病理学检查,明确诊断和切除范围,手术切除是最佳方案,采用 Mohs 外科手术切除,或者切除肿物扩至正常组织 3cm 处,配合做光动力疗法。

皮肤的鳞状细胞癌容易接受放射线治疗而有良好效果,应该根据肿瘤的大小、深度部位及患者年龄而用适当放射量照射。眼皮、鼻部、手背及耳朵等处皮肤薄弱,特别是肛门及生殖器部位等处须慎用或不照射。

疣状癌(verrucous carcinoma)

疣状癌最初被描述为发生在口腔的低度鳞癌,但现在也用于口腔菜花样乳头瘤病、肛门或外生殖器的巨大尖锐湿疣,以及发生在掌跖部的隧道样癌。

【症状】 发生在口腔的疣状癌,也称为口腔菜花样乳头瘤病(oral florid papillomatosis)表现为灰白色疣状颗粒或菜花样损害,可侵犯口腔黏膜的大片区域,常有很臭的气味。

肛门生殖器的疣状癌,是巨大的尖锐湿疣(Buschke-Lowenstein 瘤),其外生性更明显,菜花样损害常覆盖整个肛门或外生殖器,常合并感染而使表面的脓性分泌物放出恶臭的气味。

掌跖部疣状癌,也称隧道样癌或穿掘状上皮瘤(epithelioma cuniculatum)(图 26-10、11)。表现为角化疣状损害,除向外生长,同时容易发生内生性生长,形成充满角质的隧道,并通过皮下向附近转移,较深的慢性损害可有骨破坏。

【病因】 疣状癌绝大多数是人类乳头瘤病毒(HPV)引起的增生性损害,通过原位杂交已发现 HPV1、2、11、16、18 亚型。另一可能的病因是瘢痕

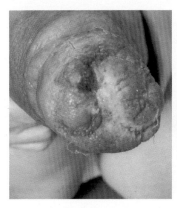 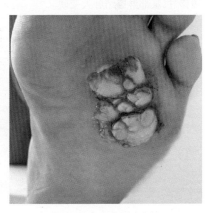

图 26-10　疣状癌　　　图 26-11　跖部疣状癌

和慢性炎症。

【病理】外生性疣状癌组织病理与疣类相似,内生性疣状癌由分化良好的鳞状上皮,向组织深层侵入生长,球形生长形成特征性的挤压性边界。角化常为团块状,伴有坏死时即形成特征性的窦道。异形及有丝分裂很轻,有丝分裂主要发生在基底层。

【治疗】外生性疣状癌可选用冷冻、激光、手术等疗法,内生性疣状癌手术广泛切除是首选治疗。

Paget 病(Paget's disease)

Paget 病是一种特殊癌症,多半发生于老年妇女的一侧乳房部位,少数患者是男性,也可发生于其他部位而称乳房外 Paget 病(extramammary Paget's disease)。皮肤损害为红斑、渗液、脱屑、糜烂或溃破,边界清楚,容易误认为湿疹。

【症状】Paget 病发生于一侧乳房,由一侧的乳头渐渐蔓延到乳晕及周围皮肤,患者多半是中老年妇女,少数是男性,罕见于年轻人。Paget 病的早期症状很轻。乳头上结痂、有少量渗液,轻微发痒,有灼痛,先只局限于一侧的乳头,逐渐向四周扩展,成为一片鲜红的浸润斑,边界清楚,表面脱屑结痂,或有少量黏滞渗液而易误认为湿疹(图 26-12)。损害可以是边缘高出皮面的红色斑块,表面发亮并有鳞屑或有颗粒状突起,以后可糜烂或发生溃疡。到晚期有乳腺癌时,乳房部位有一个或数个硬块,乳头可下陷。乳腺癌转移时,腋部淋巴结肿大变硬。

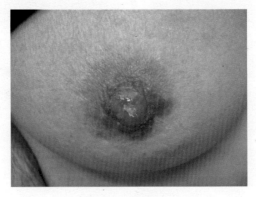

图 26-12　帕哲氏病

乳房 Paget 病的病程不定。有的发展很慢。到手掌大后长期不变,可以经过几年甚至 10～20 年而无明显变化,也没有可摸出的肿块。有的在乳头有早期表现时,乳房已有癌性肿块,不久后发生转移而致人死亡,几乎所有患者迟早都要发生乳腺癌或乳腺管癌。

乳房外 Paget 病并不少见,主要发生于女阴、阴茎、阴囊、腋窝、耻骨部位、脐窝、臀部等处,偶然发生于黏膜,通常是一侧性。初起时,患处发痒或有烧灼感,以后,糜烂、渗液、结痂等湿疹样损害出现,有清楚的边界,和乳房 Paget 病的表现相似(图26-13),数年后可发生溃疡或颗粒状突起,以后恶性肿瘤发生转移,多数患者同时发生顶泌汗腺癌,有的伴发腺瘤性腺癌、乳腺癌、鳞状细胞癌或其他体内恶性肿瘤。

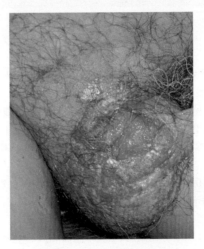

图 26-13　乳房外帕哲氏病

【组织病理】Paget 病表皮内有分散或成群的 Paget 细胞。Paget 细胞是圆形的大细胞,细胞间桥不见,细胞浆染色浅淡,细胞核大而不规则,可含有多个核仁,核常作丝状分裂。这些细胞单独或成群出现于表皮细胞之间,有的可由表皮伸入毛囊上皮内(图26-14)。Paget 细胞的免疫表型与深部乳腺癌一致,常为低分子量 CK 阳性、EMA 阳性、CEA 表达不定,不表达 LCA 和 CD3。

Paget 细胞起源于乳腺管细胞癌,癌细胞向上侵犯表皮而引起湿疹样皮疹,Paget 细胞即侵入表皮上的癌细胞,由丝状核分裂方式繁殖,渐由乳头部

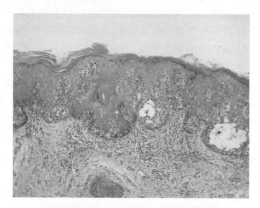

图 26-14　帕哲氏病组织病理

分向四周扩展。

　　乳房外 Paget 病发生于顶泌汗腺较多的部位,组织内也有 Paget 细胞,多数人认为来自表皮内汗腺导管或顶泌汗腺。

　　Paget 细胞和鲍温病中所见大细胞很相似,但 Paget 细胞对 PAS 染色多呈阳性,阿新蓝染色呈弱阳性。免疫组织化学染色 Paget 细胞对上皮膜抗原及癌胚胎抗原常为阳性,少数可表达雄激素受体(ER)和孕激素受体(PR)。

　　Paget 病及乳房外 Paget 病常伴发腺癌。乳腺癌可出现于 Paget 患者乳房的任何部位,腺泡内可充满癌细胞,癌细胞可侵入表皮,也常穿越乳腺管并向结缔组织蔓延。

　　【鉴别】Paget 病要和鲍温病、基底细胞癌、恶性黑素瘤鉴别,在临床上尤易误认为慢性乳房湿疹。在早期病理组织中 Paget 细胞较少,如未找到,更易忽略本病。乳房外 Paget 病常有剧痒,容易误认为癣病或湿疹,在肛门周围及会阴部位容易误诊为鲍温病、基底细胞癌或恶性黑素瘤。

　　【治疗】乳房 Paget 病损害切除乳房是唯一获得痊愈的疗法。如果淋巴结已波及,预后较差,以后患者可因癌转移而死亡。乳房外 Paget 病损害手术切除联合光动力治疗,可以收到良好的治疗效果。

恶性黑素瘤(malignant melanoma)

　　恶性黑素瘤较易转移,在我国的统计中,占恶性肿瘤的 0.6% ~ 0.9%。

90%以上恶性黑素瘤患者的损害原发于皮肤,其他往往原发于眼部。恶性黑素瘤可以由色素痣尤其手掌足底等处易受外界刺激的色素痣演变而来。在成百万的患痣人群中才有一人有发生恶性黑素瘤的可能性,但巨大型色素痣恶变率较高。

【**症状**】恶性黑素瘤多半发生于中年以上尤其老年人,以妇女较多,常见于足部,其次是面部,也可见于腹部、臂部或颈部等处。多数患者的恶性黑素瘤原发于皮肤,少数原发于眼部,偶尔原发于口腔、鼻或支气管等上呼吸道黏膜、泌尿生殖道或胃肠道的黏膜、肛门、肝脾等处。

原发性皮肤恶性黑素瘤被分为三型:

1. 浅表扩展型恶性黑素瘤(superficial spreading malignant melanoma) 由Paget病样原位恶性黑素瘤发展而来。初起时,损害是略微隆起的黑色斑点或斑片,逐渐扩大成为边界不规则的肿块。颜色不均匀,灰褐、灰黑、青黑、褐色等不同颜色混杂出现,有时是褐色及黑色混杂的斑块,表面常过度角化(图26-15)。较常见于日晒部位,也可发生于别处或黏膜部位,表面有结节而凹凸不平时较易转移。

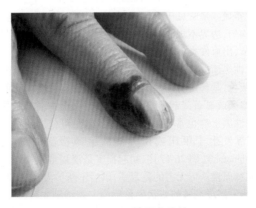

图 26-15 恶性黑色素瘤

2. 结节型恶性黑素瘤(nodular malignant melanoma) 比浅表扩张型更易转移,但发病率较低。初起损害往往是一个青红或青黑色丘疹或结节类似水疱样,可发生于任何部位,也可由色素痣发展而成。颜色不均匀、灰色、褐色、灰紫或青紫色可相混杂,表面光滑,或是呈乳头状或蕈状,也可角化过度或凹凸不平。有时损害是棕色或黑色较明显的斑块(图26-16)。当瘤细

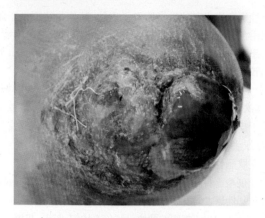

图 26-16　恶性黑色素瘤

胞侵入表皮时,可使皮肤溃破出血,如果侵入附近淋巴管,周围可发生线状或圆形卫星状损害。

3. 恶性雀斑痣样黑瘤(lentigo maligna melanoma)　恶性雀斑痣黑瘤的前驱期是恶性雀斑。最常见于 50~70 岁的老年人,皮损多为黑色或褐色的斑片,色素不均匀,边界不规则。通常经过 10~15 年的原位生长,终于出现丘疹,后变结节,出血发炎的侵袭性恶性黑素瘤。

无黑色素性黑瘤(amelanotic melanoma)是正常皮色的结节性恶性黑素瘤,但可带点灰色,基部可有一些黑褐色或黑色斑点。手掌足底的恶性黑素瘤是结节性,略微或显著隆起,呈棕黑或青黑色,也常混杂灰黑、淡灰或褐色。甲床的恶性黑素瘤也常使甲的颜色不均匀,可伴有甲分离或甲变形。恶性黑素瘤常发生于甲床或甲外侧的甲皱褶部位,称为甲下黑瘤(subungual melanoma)(图 26-17)。初起损害是淡褐或黑褐色小点或丘疹,往往不引起注意而误认为无害的色素痣,以后不断扩大,常成为形状不规则的结节,进一步发展成溃破的蕈状黑色肿瘤。瘤细胞先转移到同侧滑车上及腋部淋巴结,以后向肝、肺等内脏转移而使患者死亡。

恶性黑素瘤转移后,患者渐有消瘦、四肢乏力、水肿等恶病质的表现,在原始恶性黑素瘤的附近或远处皮肤常有黑色圆形色素斑点或皮下硬结,皮肤可以弥漫发黑,日晒后更黑,尿液也往往带黑色。恶性黑素瘤和交界痣及混合痣常有关,当色素痣迅速变大,颜色突然变深甚至像煤一样地乌黑,表面结痂,出血或溃破,色素痣或其周围有坚实的结节出现。有痒、痛及红晕的炎性变化时,应该立即完全切除并作病理检查。对于发生足底等易受刺

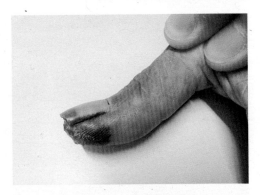

图 26-17　恶性黑素瘤

激的色素痣,必须提高警惕,防止恶变。有人统计原发于外观正常皮肤上的恶性黑素瘤仅约占 1/4,大多数皮肤的恶性黑素瘤是由交界痣、混合痣(交界痣与皮内痣并存)尤其属于交界痣的表皮痣恶化而来。

【病因】　恶性黑素瘤较易发生于长期日晒的部位以及极易摩擦部位。恶性雀斑痣是一种早期黑瘤,最易发生于暴露部位,终于成为典型黑瘤而扩散。另有许多患者的恶性黑素瘤虽不是由恶性雀斑样痣发展而来,也常发生于暴露部位与日光损伤的作用有关。

恶性黑素瘤的发生与基因有关。有的患者有家族史,或是也患其他恶性肿瘤。例如,着色性干皮病既容易发生恶性黑素瘤,也容易发生鳞状细胞癌或其他皮肤肿瘤。

免疫因素是重要的因素,多数恶性黑素瘤患者血清中有抗黑瘤抗体,恶性黑素瘤容易并发白癜风。

【组织病理】　浅表扩展型恶性黑素瘤的组织变化主要是表皮及真皮交界处有增生的不典型黑素细胞,成群的形状不规则的瘤细胞侵入表皮及真皮内;结节型黑瘤由交界处向真皮内发展而不易侵袭表皮,瘤细胞呈骰形或梭形,或是奇形怪状的巨细胞,可见较多丝分裂象,黑色素可有可无,瘤下方密集或少量的炎性细胞浸润,也可完全没有。恶性雀斑痣样黑瘤由交界处聚集成巢的黑素细胞样细胞渐向真皮扩展,成为大量黑瘤细胞(图 26-18)。

不少恶性黑素瘤是由交界型色素痣或混合痣演变而成。痣细胞在表皮下方渐向真皮深处发展,由聚集成巢渐变散乱,痣细胞不典型,形状及大小不定,细胞越向真皮深部越不典型,黑素细胞也常逐渐减少,瘤细胞也可侵袭表皮,引起表皮崩解溃破。大多数瘤细胞是密集成群的骰形细胞,外围有

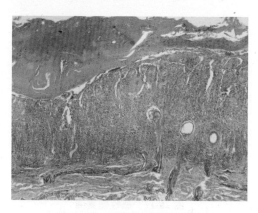

图 26-18　恶性黑瘤组织病理

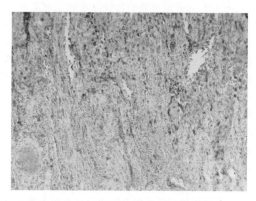

图 26-19　恶性黑瘤组织病理免疫组化

纤维组织及少量成纤维细胞,有的瘤细胞呈梭形。多数黑瘤细胞表达 S100、HMB45、melan-A(图 26-19)。

恶性黑素瘤在早期阶段时,肿瘤基部有带状炎性细胞浸润,当瘤细胞侵入真皮深层时,炎性细胞浸润减少。晚期或转移的恶性黑素瘤中浸润可完全消失,因此,炎性细胞浸润愈少,预后愈不好。

根据 Clark 分级标准可将恶性黑素瘤侵袭程度分为 5 级:

Ⅰ级:原位黑素瘤;

Ⅱ级:瘤细胞侵入真皮乳头层,单个分布或少数聚集成巢;

Ⅲ级:侵入的瘤细胞常成结节状,紧邻真皮网状层界面上方;

Ⅳ级:瘤细胞侵入真皮网状层;

Ⅴ级:瘤细胞侵入皮下脂肪层。

【鉴别】 常需要和恶性黑素瘤鉴别的有色素痣、幼年良性黑素瘤、色素型基底细胞癌,还有蓝痣、脂溢性角化病、日光性角化病、纤维血管瘤、化脓性肉芽肿等。如果在临床上不易鉴别,要依赖组织病理学检查,有时须在多处切取活检材料,才能肯定诊断。

【预后】 Clark 分级标准按肿瘤侵袭深度分为 5 级,最深的达皮下脂肪层,级数愈高(侵袭愈深)则 5 年内存活率愈小,但每人病情发展不同,预后有所差异。

浅表扩展恶性黑素瘤可长期限局于真皮浅部,早期切除可以根治,而结节性黑瘤至少已侵到真皮网状层,很容易扩散。当恶性黑素瘤已经出血,附近有卫星状损害,或是有溃疡形成时,在镜下可见瘤组织已到网状层深部或皮下组织内,预后都不良好。如果附近的区域性淋巴结已被侵袭,则 5 年内存活率不到 20%。

恶性黑素瘤较易转移,往往先由淋巴管扩散到附近淋巴结,在检查时要注意这些淋巴结是否肿大。瘤细胞也可由血流扩散到其他部位的皮肤以及肝、肺等到内脏。癌已发生转移后,患者可在 2~3 年以内死亡,虽有转移后因身体免疫力增强而痊愈者,但极罕见。

【治疗】 本病唯一的治疗手段手术切除,切口要在离肿瘤 3~4cm 的正常皮肤处。如果淋巴结已经肿大或附近淋巴管已有结节,更须彻底清除,但此时已太晚,预后一般不好。

对甲下黑瘤应早作截指术。如果肿瘤已经转移而无法施行手术,或是手术已经施行但肿瘤已经转移,可应用各种抗癌药物,但病情得以缓解的不到 5%。

卡波西肉瘤(Kaposi's sarcoma)

卡波西肉瘤,又称多发性特发性出血性肉瘤(multiple idiopathic hemorrhagic sarcoma)。是四肢出现青红或青褐色坚实斑块及结节,可自然消失而遗留色素性瘢痕,有的溃破,常伴发瘀点、瘀斑及淋巴水肿,黏膜、淋巴结及内脏都可受侵。

【症状】 损害往往开始发生于四肢,尤其容易出现于前臂、小腿、手部及足部。初起时为淡红、淡紫或青黑色斑点,渐成豌豆至鸡蛋大的坚实结节,边界不太明显,有的单发,有的互相融合而成浸润性斑块,表面或附近皮肤常有毛细血管扩张。少数损害为囊肿性。结节可以陆续出现于面部、耳部、躯干及口腔黏膜,有时,损害可像化脓性肉芽肿、血管瘤或神经纤维瘤。病情逐渐发展,新的结节、瘀点及瘀斑陆续发生,往往引起患部发生淋巴水肿而肿大,并可溃破而放出臭味(图 26-20),有时足部发生坏疽而须截肢。

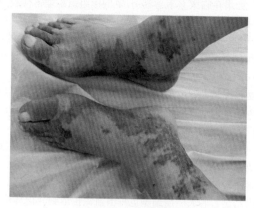

图 26-20　卡波西肉瘤
哈尔滨医科大学附属第二医院皮肤科　党林

　　病情往往有时缓解,尤其在早期阶段,有的结节可以消退而遗留色素沉着的萎缩性瘢痕。但本病自然痊愈的极少。

　　体内器官常有肉瘤性结节,一般在尸检中才被发现。肝脏、脾脏、心脏、肺脏、肾上腺、淋巴结及胃肠道等都常受累及,胃肠道症状如胃肠出血腹泻等常为明显的临床表现。

　　大多数患者在数年内因内脏出血或恶病质而死亡,有泛发损害的仅生存数月或 1~2 年之久,少数患者可以存活 10 年甚至 20~30 年之久。有人统计卡波西肉瘤患者的平均存活期为 9 年。著者所见 1 例 15 岁患者于发病后 1 年内就因为内脏出血而死亡,艾滋病(AIDS)患者发生卡波西肉瘤后一般在 2 年内死亡。

　　卡波西肉瘤容易并发霍奇金病、白血病及其他恶性肿瘤。

　　【病因】卡波西肉瘤较罕见,最常见于撒哈拉大沙漠以南的非洲黑人,乌干达和刚果的卡波西肉瘤发病率占所有恶性肿瘤的 9%~10%。有关卡波西肉瘤是反应性还是肿瘤性的还存在争议。个别的研究发现病变是克隆性的,支持为肿瘤。但目前多数证据表明病变可能是反应性的。在所有类型的卡波西肉瘤中均发现人疱疹病毒 HHV-8 的 DNA 序列,更加支持这一观点。

【组织病理】组织病理表现为肉芽肿,毛细血管增生及扩张,红细胞外渗,及组织间水肿并有含铁血黄素沉着。以后,毛细血管大量增加并有大小不定的血管腔而像血管瘤,多半只有一层内皮细胞,有的还有周皮细胞,血管附近水肿并有渗出的红细胞及沉积的含铁血黄素。除了血管瘤的变化外,组织内还有大量结缔组织,新生的成纤维细胞有大小不定的梭形细胞核,染色的深度不匀,很像纤维肉瘤的细胞,但细胞间有外渗的红细胞偶然性及含铁血黄素颗粒而可鉴别,毛细血管瘤状及纤维肉瘤样变化以不定的比例出现于各损害内。肿瘤细胞多表达 CD31、CD34 或 VWF。

血液中白细胞总数正常或减少,单核细胞可以增多。X 线往往显示骨骼有囊肿、骨质疏松及骨外衣损破的变化。

【治疗】放射线的局部照射可以促使皮损消退,较小的斑块或结节可被切除,但无法阻止新皮损在别处出现。各种细胞中毒药或免疫抑制药的疗效一般不能使人满意。泼尼松可和免疫抑制剂合用,而著者认为患者的免疫功能低下,泼尼松及免疫抑制剂的应用不但无益,还可有害。

恶性血管内皮细胞瘤(malignant angioendothelioma , malignant hemangio-endothelioma)

恶性血管内皮细胞瘤是毛细血管的内皮细胞恶性增生。小淋巴管的内皮恶性增生所成的恶性淋巴管内皮细胞瘤(malignant lymphoendothelioma),应是淋巴管肉瘤(lymphosarcoma)。由于临床表现和组织变化与本病基本相同,并可同时存在,可以归入恶性血管内皮细胞瘤。

皮肤损害呈暗红、青紫或正常皮色,最常发生于老年人的头皮或面部,可略水肿或隆起,或是多个结节或肿块,边界往往不规则,逐渐扩大,严重时可波及大部分面部及头皮甚至颈部,可以有溃疡形成,极易经淋巴管及血管扩散而引起死亡。肿瘤可发生于儿童,常是发生于躯干或肢体的一个硬块,可侵入皮下脂肪、肌肉及静脉。肿瘤偶尔出现于婴幼儿,可在鲜红斑痣等血管瘤处发生。

恶性血管内皮细胞瘤的分化程度不定,血管腔的大小及形状也不定,不规则地吻合,有一层或多层不典型内皮细胞,细胞比正常内皮细胞大,细胞膜清楚,细胞浆染色很浅,细胞核呈圆形、卵圆形或不规则形,染色深浅不定,有的是多核性,常作丝状核分裂。分化较差时,内皮细胞呈异形的立方形,分化很差时,胶原束附近有索条状排列的梭形内皮细胞,血管腔的界限不清楚。

斯蒂瓦特-特里夫斯(Stewart-Treves)综合征又称乳房切除术后淋巴管肉瘤(postmastectomy lymphangiosarcoma)。在施行乳房切除术后发生慢性淋巴水肿,以后,淋巴水肿的臂部发生"淋巴管肉瘤"。现在,已知任何严重而慢性的淋巴水肿肢体尤其下肢都可发生"淋巴管肉瘤",实际是一种恶性血管内皮细胞瘤继发于严重的慢性淋巴水肿。临床表现很像卡波西(Kaposi)肉瘤,皮肤有多个淡红或淡青色结节,经过1~2年,就可转移到肺部等器官而致命。此种继发性恶性肿瘤的组织变化和自然发生的恶性血管内皮细胞瘤相同,但肿瘤附近有很多扩张的淋巴管,且肿瘤内有纤维形成而像卡波西肉瘤,但成纤维细胞正常。

白血病(leukemias)

白血病是一种血液病,代表白细胞的恶性肿瘤,在骨髓及血流中有不成熟的粒细胞、淋巴细胞或单核细胞,病程为急性或慢性。白血病是全身性疾病,可波及肝脏、脾脏、淋巴结及其他器官。皮肤被波及或有表现时被称为皮肤白血病。

【症状】皮肤白血病可为白血病的最显著表现或最早症状而受人注意,从而早期发现白血病。

1. 急性白血病 发病较急。患者发热,周身不适,严重贫血并易出血,肝脏、脾脏及全身淋巴结肿大。病程较短,患者往往在数月内死亡。最常见的皮损是皮肤常自然出血而发生紫癜、出血性大疱或皮下大片溢血,口腔黏膜及鼻黏膜往往发生瘀点,瘀斑或鼻血或是溃烂,皮肤因贫血而苍白,有时有红斑或中心坏死的丘疹。

(1)急性淋巴细胞白血病:最常见的非特征性皮疹是紫癜性损害。有特征性皮疹的仅约3%,通常是皮肤及皮下结节。

(2)急性非淋巴细胞白血病:可分为急性粒细胞白血病、急性早幼粒细胞白血病、急性粒细胞-单核细胞白血病、急性单核细胞白血病及红白血病。

急性粒细胞白血病患者常有贫血及出血性损害,少数患者伴有或先有大疱及溃疡而像坏疽性脓皮病。有的有特征性皮疹但较少见,通常为增殖坏死的肿块,或是水肿坚实的红色斑块或结节。

粒细胞性肉瘤(granulocytic sarcoma)是一个或数个淡绿色肿瘤,最易出现于儿童或青少年的面部尤其眼眶附近及颞部或颅部,异常粒细胞浸润于眼眶颅骨的骨膜,所含绿色物质被认为血红蛋白在髓过氧化物酶(myeloperoxidase)的作用下变成胆红质过程中一种中间产物。粒细胞性肉瘤曾经被称为绿瘤(chloromas),直径为1~3cm,柔软或坚韧有压痛或不痛,不容易溃破,除发生于皮肤外,也可发生于骨骼及淋巴结,多半出现于急性粒细胞白血病的初期,此时,幼稚粒细胞往往尚未出现于外周血液中。

急性单核或粒-单核细胞白血病病例中有牙龈肥厚及口腔溃疡的约占半数。特征性皮疹不常见,皮损多为丘疹、斑块或结节,结节中心可以坏死。在患者临死前,皮肤及黏膜常有大量瘀点,红白血病常有紫癜性皮损,偶尔发生斑疹、斑块、结节及溃疡。血液中未成熟的有核红细胞先很显著,而幼稚粒细胞不多,但长久以后,血象渐变,患者往往终于因急性粒细胞白血病而死亡。

2. 慢性白血病　包括慢性淋巴细胞及粒细胞白血病,发展缓慢,病程长达数年或更久。患者贫血并易出血,淋巴结及脾脏显著肿大,有时,患者有急性症状。慢性淋巴细胞白血病的全身症状一般较轻。

特征性皮疹包括结节、弥漫性浸润或斑块等;非特征性皮疹包括风团、天疱疮样大疱、多形红斑、丘疹坏死性或湿疹性损害、出血性皮疹及溃疡,有的发生红皮症或皮肤瘙痒症。带状疱疹容易发生并常为出血性或坏疽性严重型。特征性皮疹或非特异性皮疹可单独出现或同时存在。

(1) 慢性淋巴细胞白血病:特征性皮疹较常见,通常是斑块及结节,最常见于面部,其次是肩部、乳房及四肢伸面。初起皮损往往是一个或数个无痛而坚实的结节,表面皮肤正常或呈青红或暗红色,以后逐渐变大,或是停止发展或逐渐消退。

有的患者发生红皮症,皮肤广泛发红肿胀并有剧痒,或有对称分布的弥漫性浸润及肿块,表面皮肤往往紧张光滑。并有菲薄或大片鳞屑。有些患者的皮肤发生苔藓样化或湿疹性变化,全身淋巴结可肿大,毛发及指甲都可脱落。

(2) 慢性粒细胞白血病:特征性皮疹及非特征性皮疹都可发生,但特征性皮疹比慢性淋巴细胞白血病为少见。皮肤的白血病性浸润往往出现于白血病末期,通常为丘疹及大小不定的结节,相邻的可以融合斑块但难溃破,可为出血性,或是伴发紫癜性皮损及出血性大疱,最易出现于躯干或面部,也可见于四肢等处。有时,慢性粒细胞白血病变为急性,转变后或在转变前数月内可发生一个或数个粒细胞性肉瘤。

嗜酸细胞性白血病是罕见的慢性粒细胞白血病,偶然有皮肤表现,较常见的特征性皮疹是泛发的结节。

【病因】 白血病的发病因素复杂,包括遗传因素、核素放射、电磁波、苯化合物或服用氯霉素等药物、病毒感染、基因突变等都与其发生有关。

【组织病理】 特征性皮疹有异常白细胞浸润,而非特征性皮疹的组织变化按皮损而不同,例如,湿疹状皮疹的组织学变化和一般湿疹相同,并无白血病性浸润。

1. 急性淋巴细胞白血病 其特征性皮疹的真皮及皮下组织有弥漫的浸润,是由细胞核不规则的单核大细胞构成,浸润区或其附近可大片出血。急性非淋巴细胞白血病其特征性皮疹中有大量的未分化细胞而易误诊为非霍奇金淋巴瘤。

急性粒细胞白血病的特征性皮疹内有形态及大小不定的未成熟细胞分布于真皮及皮下组织内,较大的细胞核可呈水疱状,而较小的细胞核可有裂隙或折叠。急性粒-单核细胞白血病的非特征性皮疹中含有不典型的髓细胞及单核细胞,常要特殊染色法才能区别这两类细胞。红白血病的非特征性皮疹中含有红细胞及髓细胞性异常细胞,偶尔可见有核的红细胞。

2. 慢性淋巴细胞白血病 其特征性皮疹有密集的白血病性浸润,几乎都是成熟的淋巴细胞,而细胞核的大小及形态不太一致,偶尔有核分裂现象。少数病例有些形态不规则的较大细胞核而像分化良好性淋巴瘤。

表皮轻度肥厚及水肿,成片的淋巴细胞弥漫地密集于真皮浅层,也可聚集成群而分布真皮及皮下组织内,往往混杂一些浆细胞及成纤维细胞。

3. 慢性粒细胞白血病 其特征性皮疹中细胞浸润弥漫地密集于真皮内,成片或成群,往往波及皮下组织。部分浸润是成熟的中性多核白细胞,另有较大的髓细胞及成髓细胞,细胞核呈圆形、卵圆形或锯齿状,可以类似淋巴瘤的未成熟细胞,常需要依赖特殊染色才能区别。此外,常有成熟的嗜酸性粒细胞,也可见到细胞核形态不规则的嗜酸细胞性髓细胞,细胞浆内有丰富的嗜酸性颗粒。

嗜酸细胞性白血病的特征性皮疹除有未成熟的单核细胞外,真皮及皮下还有嗜酸细胞性髓细胞,也可见到成熟的嗜酸性细胞。

【治疗】 急性白血病患者往往在数日内死,而慢性患者可生存2~3年甚至10~20年之久,适当的治疗可以延长生命或暂时减轻症状。

白血病是血液系统肿瘤,抗白血病疗法包括糖皮质激素类药物的应用、化学疗法、放射治疗及造血干细胞移植等。

非霍奇金淋巴瘤(non-Hodgkin's lymphoma)

非霍奇金淋巴瘤淋巴瘤是一群有单一形态细胞的淋巴瘤以与具有多种炎性细胞的霍奇金病分开,曾经有过淋巴肉瘤等多种名称,也有过各种分类法。免疫组织化学和基因技术的进展,使我们能够识别 B 细胞和 T 细胞的变异,因此建立了诊断特殊淋巴瘤亚型的精确标准。迄今为止新的分类方法不断出现,包括 WHO 的分类方法都各具优缺点,在近年来的医学文献中引起相当的争议,特别是 B 细胞淋巴瘤部分,目前尚无统一意见。

【症状】皮肤淋巴结及体内器官都可被侵而有各种临床表现,有些病例的淋巴瘤先出现于皮肤。特征性皮疹或非特征性皮疹未必存在,或是只有两者之一,有时两者兼有。

特征性皮疹比霍奇金病常见,往往是丘疹或坚实结节,有时是一个或多个隆起的结节或肿块。数目、大小及部位都不定,有的可以自然溃破。颜色也不定,可呈淡红、褐红、深褐或正常皮色(图 26-21)。非特征性皮疹包括斑疹、丘疹、水疱、大疱、多形红斑样皮损和剥脱性皮炎样皮损。剥脱性皮炎及带状疱疹虽可存在,但不像霍奇金病较易发生。

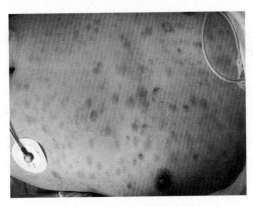

图 26-21　非霍奇金淋巴瘤

【病因】大多数非霍奇金淋巴瘤淋巴瘤的瘤细胞是变形 B 淋巴细胞,而可能起源于淋巴结的滤泡,细胞表面有免疫球蛋白。淋巴瘤往往自然出现，与基因、染色体异常或自身免疫紊乱等有关。放射线及病毒等因素可以是诱因，例如，已公认 EB 病毒可诱发布尔克特(Burkitt)淋巴瘤。

【组织病理】 在同一结节或不同皮损内，瘤细胞的形态未必完全一致，在不同的阶段也可有所变化。一般瘤细胞常有不典型细胞核及丝状核分裂，大量瘤细胞往往弥漫浸润真皮深层或皮下组织，瘤细胞群有较明显的界限，但有些瘤细胞在纤维束之间可排列成行。在淋巴结及脾脏内，瘤细胞可聚集成结节(滤泡)，不像正常滤泡的外围有很多淋巴细胞。

分化良好的淋巴细胞淋巴瘤的特征性皮疹有一片或一大片瘤细胞，和正常淋巴细胞很难区分，有时混杂一些未完全分化的淋巴细胞而有丝状核分裂，或是相邻的细胞核互相融合。瘤细胞群外围可见排列成行的瘤细胞。

分化不良的淋巴细胞淋巴瘤(淋巴肉瘤)有大量未成熟淋巴细胞，细胞浆不多而有嗜碱性外缘，细胞核大而圆或有凹陷处，染色体均匀分布，不典型丝状核分裂常很显著。

"组织细胞"淋巴瘤的瘤细胞有较丰富的染色嗜酸性细胞浆，边界不整齐，也不大清楚，细胞核呈卵圆形或肾形，染色体不密，所以细胞核染色不深，核膜清楚，核内有染色很深的核仁。这些异形瘤细胞曾被误认为未成熟的组织细胞，现由免疫学方法证明，这些细胞的表面有大量免疫球蛋白，说明它们是由 B 淋巴细胞转变而来，常有不典型丝状分裂。

淋巴细胞-组织细胞淋巴瘤内有不典型淋巴细胞及组织细胞，弥漫发生或密集成结节状。

干细胞淋巴瘤的瘤细胞较大，细胞核比正常淋巴细胞核大 2~4 倍，有多种形状。染色体颗粒不规则地聚集，不典型丝状分裂非常显著。

布尔克特淋巴瘤(非洲淋巴瘤)有高度未分化的瘤细胞，大小及形态都较均匀。很多染色较浅而巨大的巨噬细胞散布于瘤细胞之间，像是"满天星"。瘤内可有出血及坏死区。

【治疗】 放射线对特征性皮疹有较好的疗效。有时，在切除后用 X 线照射。肿瘤泛发多处而无法切除或用放射疗法时，可应用甲基苄肼、三乙烯胺、白消安、环磷酰胺或氮芥等细胞中毒药进行化学疗法，能使症状缓解甚至生命延长。有时，切除术、放射疗法及化学疗法可联合应用。

霍奇金病(Hodgkin's disease)

大多数霍奇金病患者的初起损害是浅部及深部淋巴结肿大，以后肝脾及皮肤等器官或组织被波及，患者有发热及贫血等全身症状。部分患者有瘙痒症或荨麻疹等非特征性皮疹,少数有丘疹、结节或斑块等特征性皮疹。

【症状】 患者发热及逐渐贫血,浅部或深部淋巴结或两者显著肿大,脾脏也渐变大,肝脏可同时肿大。

约 1/4 病例有特征性及非特征性皮疹,少数患者的最早症状是皮肤瘙痒症。

1. 特征性皮疹 不太常见,通常是丘疹、结节或局限性浸润,分批出现而无明显的自觉症状。坚实的丘疹或结节逐渐扩大而成肿物,有的可溃破。有时,痒疹状丘疹同时存在,或是丘疹中心坏死而像丘疹坏死性结核疹。银屑病样红色斑块也可出现。

2. 非特征性皮疹 较特征性皮疹为常见。最早的皮肤表现往往是瘙痒症,多半出现于淋巴结肿大以后,搔抓容易引起血痂、皮抓破、苔藓样化及继发性感染。

风团也较常见。有的有红斑、水疱、大疱或多形性红斑状皮损或发生红皮症。斑点状或弥漫性色素沉着可出现于腋窝及乳房等处,可被误认为艾迪生病,但不侵犯黏膜。带状疱疹容易并发,往往是较严重的出血型、坏疽型或泛发型。

皮肤往往干燥及过度角化,可为鱼鳞病样(获得性鱼鳞病),毛发容易脱落。

【病因】 在形态学方面,病理组织的特征性霍奇金细胞及 R-S 细胞(Sternberg-Reed),但有类似巨噬细胞的免疫功能。本病可和基因及免疫有关。患者比正常人容易发生桥本甲状腺炎、系统性红斑狼疮、皮肌炎、斯约格林(Sjogren)综合征或类风湿关节炎,一般认为这些疾病是自身免疫性疾病。带状疱疹更易并发,可由于细胞中介性免疫反应减弱的缘故。

多数患者没有可疑的诱因,有的有放射线照射或苯妥英钠等服药史。有人认为,大多数霍奇金淋巴瘤来源于 B 细胞生发中心的肿瘤。也有人认为在细胞免疫功能降低及体内干扰素产生较少的情况下,病毒可使脆弱的 T 细胞改变成瘤细胞。

【组织病理】 特征性皮疹内含有不典型单核的霍奇金细胞及常为多核的 R-S 细胞。此外,还有嗜酸性细胞、浆细胞、淋巴细胞、组织细胞、成纤维细胞的多种细胞浸润。霍奇金细胞及 R-S 细胞的出现可以较晚,但为病理学特征。

R-S 细胞是 T 淋巴细胞转变而成的瘤细胞。但有人认为细胞内有很多溶酶体粒状内质网及显著的细胞浆内微丝,因而这种细胞可能由巨噬细胞变成。R-S 细胞有一个形状不一,巨大细胞核呈多叶状或是超过两个。细胞核往往在细胞中央,大小及形态常不一致,尤其陈旧损害的 R-S 细胞常有奇形怪状的细胞核,细胞核较多时也可在细胞浆内散乱分布,可由一个核分裂而成,提示一个核的细胞是活动性较强的瘤细胞。细胞核内有粗大的染色体及明显的核仁。核仁有不同的染色反应,由嗜酸性到嗜碱性,核仁外围有不含染色体的透明晕环。丝状核分裂常很显著。

在病情发展缓慢的类型中,淋巴细胞或组织细胞很多,而嗜酸性粒细胞、嗜中性粒细胞及浆细胞很少或不见,未成熟的不典型单-核细胞和 R-S 细胞都很少。

另一型是粗大的纤维束把细胞群分割成若干限界性结节。典型 R-S 巨细胞少见,而细胞浆丰富而透明的 R-S 细胞可不少,细胞核像在小空腔内,被称为隙腔细胞(lacunar cells)。此外,还有数量不定的淋巴细胞、嗜酸性粒细胞、嗜中性粒细胞、浆细胞、组织细胞、成纤维细胞及未成熟的不典型单-核细胞。瘤组织内可有坏死区。

典型的霍奇金病组织变化是数目不定的瘤细胞、淋巴细胞、嗜酸性粒细胞、嗜中性粒细胞、浆细胞及组织细胞互相混合。还有坏死及纤维化,但没有粗大的纤维束。

还有一型是 R-S 细胞很多,并有广泛而弥漫的纤维形成,但没有纤维束,淋巴细胞也稀少,预后很不良好。

【预后】 发热的急性患者多半在数月内死亡,慢性患者的病情时轻时重,可经数年甚至可以生存 10~20 年之久。

【治疗】 化学疗法可使 80%~90% 患者的症状缓解,并使生命延长。

氮芥、氧化氮芥、苯丁酸氮芥、美法仑类药物、环磷酰胺、白消安、长春碱或长春新碱都可应用。甲基苄胺缓解症状的作用较久,患者较易耐受。

泼尼松等糖皮质激素类可以暂时减轻症状。放射线或电子束可以使淋巴结暂时缩小,促使特征性皮疹消退。

皮下脂膜炎样 T 细胞淋巴瘤(subcutaneous panniculitis-like T-cell lymphoma)

皮下脂膜炎样 T 细胞淋巴瘤局限于皮下组织,其似脂膜炎,也被称为皮下脂膜炎性 T 细胞淋巴瘤,是一种罕见的原发性 T 细胞淋巴瘤。

【症状】 发病于各年龄组,但大多数在 21~50 岁,平均年龄 39 岁。典型的临床表现是皮下出现单个或多个正常皮色到红色或紫色无症状的结节、斑块和肿块,直径为 0.5~15cm,有时可见紫癜和坏死(图 26-22)。皮损可发生于任何部位,常见于躯干和四肢,也见于面、颈、腋窝和腹股沟。有时可累及黏膜,淋巴结受累不常见。

约30%的患者可出现嗜红细胞综合征,而出现全身症状,表现有肝脾肿大、寒战、发热、乏力和肌痛,严重者可广泛出血伴凝血功能障而死亡。

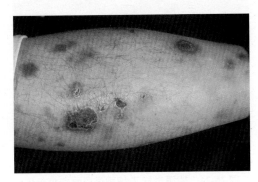

图 26-22　脂膜炎样 T 细胞淋巴瘤

【组织病理】典型浸润从真皮深层扩展到皮下脂肪小叶或间隔,形成不典型淋巴细胞浸润,包括多形性、胞核不规则、染色质深、核仁不明显的小细胞型及核仁明显的大细胞型。淋巴样细胞往往围绕脂肪细胞排列,形成花边样外观。有丝分裂明显,核分裂常见(图 26-23)。皮下脂膜炎样 T 细

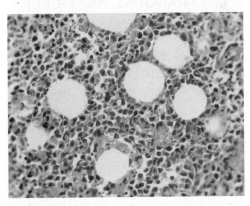

图 26-23　脂膜炎样 T 细胞淋巴瘤病理

胞淋巴瘤肿瘤细胞具有细胞毒性 T 细胞免疫表型,常为 CD8 阳性、粒酶 B、穿孔素和 TIA-1 阳性(图 26-24)。脂肪细胞坏死常导致组织细胞反应,包括多核巨细胞,有时可出现浆细胞,但无嗜酸性粒细胞。

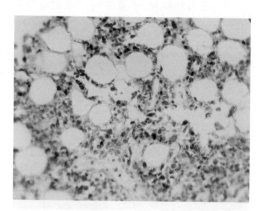

图 26-24 脂膜炎样 T 细胞淋巴瘤免疫组化

【诊断】本病应与脂膜炎鉴别,诊断主要靠组织病理检查。

【治疗】联合化疗。

结外 NK/T 细胞淋巴瘤(鼻型)
(EXTRANODAL NK/T-CELL LYMPHOMA,NASAL TYPE)

鼻型结外 NK/T 细胞淋巴瘤曾被称为致死性中线肉芽肿或血管中心 T 细胞淋巴瘤,2005 年 WHO-EORTC 分类中,命名为结外 NK/T 细胞淋巴瘤,鼻型。该病程进展迅速,死亡率高,通常在数月内死亡。

【症状】见于成年人最常累及鼻腔和鼻咽部其次是口唇为首发症状。表现为浸润性斑块,近黏膜部位糜烂、破溃、出血。逐渐扩展至邻近组织造成面中线广泛的毁损和较大的溃疡(图 26-25、26)。躯干、四肢可有多发的红色结节和紫色斑块,常发生破溃。此损害可发生在多个部位包括内脏器官,甚至累及骨髓和血液系统,可伴有发热等全身症状,生存期小于一年。

种痘样水疱病样 T 细胞淋巴瘤是和 EB 病毒有关的,CD8+细胞毒性 T 细胞淋巴瘤,WHO-EORTC 分类中认为是鼻型结外 NK/T 细胞淋巴瘤的一

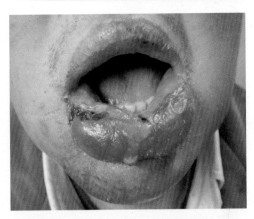

图 26-25　结外 NK/T 细胞淋巴瘤

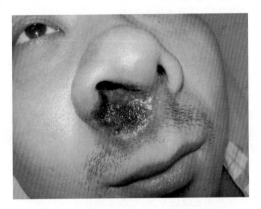

图 26-26　鼻型结外 NK/T 细胞淋巴瘤
哈尔滨医科大学附属第二医院皮肤科 杨建勋

个亚型。该病见于较大儿童,皮损与种痘样水疱病相似(图 26-27),但季节性不明显,成年后也无自愈倾向,并伴有发热等全身症状。组织病理示:真皮全层及皮下脂肪弥漫性淋巴细胞浸润,伴少量嗜酸性粒细胞,可见核分裂象及异性淋巴细胞。免疫组织化学示 CD8,CD45RO,CD43,而不表达CD20,CD30,CD56。皮损组织基因重排检查 TCR-γ(+)。Epstein-Barr 病毒原位杂交(+)。预后较差。

【病因】通常认为 NK/T 细胞淋巴瘤与 EB 病毒感染及多重耐药基因

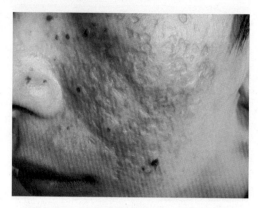

图 26-27　种痘样水疱病样 T 细胞淋巴瘤

有关。曾有器官移植后并发本病的报道。

【组织病理】瘤细胞在真皮内呈弥漫性浸润,血管中心浸润,血管及细胞广泛坏死,瘤细胞大小不一,细胞核不规则,染色质呈细颗粒状,核仁不明显,核分裂象易见。常有较多的炎性细胞浸润、包括小淋巴细胞、浆细胞、组织细胞、和嗜酸性粒细胞,混杂在肿瘤性淋巴细胞中。

免疫表达:CD2,CD56,胞质 CD3ε 阳性,胞膜 CD3 阴性,大部分肿瘤细胞表达细胞毒性颗粒相关蛋白,如 Granzyme B、TIA-1 和穿孔素(Perforin)等。肿瘤也常表达 CD43,CD45RO 及 Fas,偶尔 CD30 阳性。原位杂交大部分 EB 病毒编码的小 RNA(EBER)阳性。

对于少数 CD56 阴性的病例可通过探针原位杂交,检测 EB 病毒,并检测细胞毒蛋白来确诊。

【治疗】推荐采用系统化疗,但疗效不满意。

蕈样肉芽肿(granuloma fungoides)

蕈样肉芽肿属于皮肤 T 细胞淋巴瘤的一种。是原发性皮肤 T 细胞淋巴瘤中最常见的类型,占所有皮肤淋巴瘤的 54%。其特征是经过斑片期、斑块期最后发展为肿瘤期,或是其他具有相似临床经过的临床病理变异型。

【症状】本病有不同的分期法,一般分为三期:蕈前期、浸润期及肿瘤期。有些患者的最早症状是某种皮疹,或是浸润性斑块,也有少数患者的最初损害已是肿瘤而为无瘤前期型,不同期的表现可以重叠。

1. 蕈前期(premycotic stage)　又称红斑期。初起时往往全身皮肤发痒,经过若干时期甚至几年以后,才有多种形态的皮疹。

皮疹可以类似各种皮炎如湿疹、银屑病、皮脂溢性皮炎、多形红斑等,因而往往是斑疹、丘疹、风团、水疱、大疱及鳞屑等,形态、大小、数目及范围都不定,呈淡青或淡黄色,或由猩红到深红色,暂时或持久。有的患者先有多年的"斑块状副银屑病",表现为淡黄褐、淡黄红或紫红色圆形或卵圆满形斑块,躯干及股部常有斑片。另有些患者的皮肤表现为血管萎缩性皮肤异色病,皮肤成片或广泛地呈暗紫红色,有很多扩张的毛细血管,往往先不太痒,以后很痒,几年后可发生浸润性斑块及溃疡。

红皮症型的表现是剥脱性皮炎,全身皮肤发红脱屑,毛发稀疏,指(趾)甲脆而有嵴,淋巴结及脾脏可以肿大,常有剧痒。

2. 浸润期(infiltrated stage) 浸润期又称斑块期。蕈前期皮疹处或正常皮肤处先有不明显的浸润,用手触摸时才能觉出,在同一处可有不同程度的浸润。以后渐渐成为隆起扁平的坚实斑块,常呈红色到暗红色。数目不定,少的只有几片。大小也不定,可以是小片盘形斑块,也可以较大,直径可达数寸,不和皮下粘连,相邻的斑块可以聚合成更大的斑块(图26-28)。

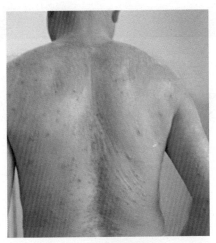

图26-28 蕈样肉芽肿

坚实的浸润性斑块表面扁平,有时边缘较中心部分更高起,少数患者的斑块上发生大疱或水疱,或有溃疡而引起疼痛。斑块可在某处消退,但新斑块可在别处出现,而多数斑块往往长期不变,有时,除皮肤斑块外,黏膜也有损害。

全身淋巴结往往坚硬肿大,可自由推动而无按痛。脾脏也可肿大,毛发往往稀疏,指(趾)甲可变脆易裂。有的患者先有黏蛋白性脱发(毛囊性黏蛋白病),或是和蕈样肉芽肿同时存在。

3. 肿瘤期(tumor stage) 在浸润的斑块处或外表正常的皮肤上出现大小不一、形状不定的结节或肿块,小的只有豆子大,大的像拳头大或更大,隆起于皮肤表面而呈半球形或半环形,或是基底较小而呈番茄或蕈状,常呈淡红至暗红色。(图 26-29、30)

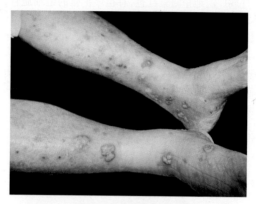

图 26-29 蕈样肉芽肿

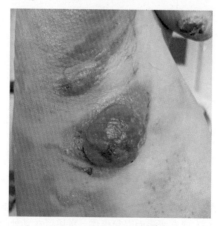

图 26-30 蕈样肉芽肿
哈尔滨医科大学附属第二医院皮肤科 党林

肿瘤有韧性,最后往往溃破而成深溃疡,溃疡内有坏死的灰色污物。有时,溃疡边缘卷起,损害可像腐烂的番茄。

肿瘤最易发生于躯干,也可发生于任何部位,偶尔发生于口内及上呼吸道,可以长久不变而达数年之久,有的肿瘤可以自然消失,以后别处又发生肿瘤。

蕈样肉芽肿患者一般只有皮肤损害,常没有内脏受损或全身症状,在尸检中也常难发现内脏损害,仅是淋巴结常有病变,有的患者有典型蕈样肉芽肿的皮疹,而淋巴结内有非霍奇金淋巴瘤淋巴瘤的组织改变。

蕈样肉芽肿可以侵犯口腔及上呼吸道黏膜,舌部可以是蕈样肉芽肿性浸润的斑块。少数患者约 20% 有内脏损害,组织变化表现为非霍奇金淋巴瘤、淋巴瘤、霍奇金病或蕈样肉芽肿,骨髓内可有增多的浆细胞。有的肝脏肿大,肝功能不正常,心肌可有像蕈样肉芽肿的浸润,肺及肾脏很少受侵,脾脏、胃肠道、睾丸及脑髓等器官也很少发生损害。

蕈样肉芽肿最常发生于 30~70 岁的成人,不受性别的限制。病情的发展往往很慢,但皮疹很难完全消失,治疗能使症状缓解,但以后愈来愈难控制,有的患者症状可以长期停留在某一阶段,内脏没有显著损害而生存数十年之久,但有的数年甚至数月内因肺炎或败血症并发而死亡。少数患者并发类肉瘤病、卡波西肉瘤、霍奇金病、非霍奇金淋巴瘤淋巴瘤或白血病而可因此致命。仅有少数蕈样肉芽肿患者可以自然痊愈。

【病因】 本病可和霍奇金病等并发症被列入淋巴瘤。蕈前期组织有多种炎细胞性浸润而被认为防御性免疫反应,斑块期尤其种肿瘤期有蕈样肉芽肿细胞而被认为瘤细胞,是由 T 淋巴细胞变成,一般认为本病先是免疫性疾病,以后发展成淋巴瘤。蕈样肉芽肿细胞是慢性免疫刺激的结果或是 T 细胞的异常克隆,以证实有单克隆 T 细胞受体基因重排。

【组织病理】 在瘤前期的蕈前期中,患者有湿疹、银屑病或玫瑰糠疹状等非特征性皮疹时,组织病理变化和这些疾病相符,真皮内有淋巴细胞浸润等改变。在浸润中有不少的组织细胞时尤其有不典型的单核细胞时,要怀疑到蕈样肉芽肿。

在发生浸润性斑块的阶段,真皮内有多形态的浸润。表皮发生细胞间及细胞内水肿棘细胞层肥厚,可有角化不全,但最有病理性特征的是波特利尔微小脓肿(Pautrier),是由一些单-核细胞在表皮内聚集而成的灶性小脓肿。这些单核细胞有大量的透明细胞浆及小而色深的细胞核,多半出现于表皮棘细胞层,波特利尔小脓肿也可含有不典型单核细胞或由这些细胞构成。

在浸润性损害的真皮浅层,有多种形态的细胞,包括嗜中性粒细胞、淋巴细胞、嗜酸性细胞、浆细胞、组织细胞、内皮细胞、成纤维细胞及不典型单核细胞,这些细胞密含有成弥漫而边界清楚,多半在血管、毛囊皮脂腺、汗腺及立毛肌附近,真皮深部则有成片的多种形态细胞,浸润中使人注意的是:嗜酸性细胞经常存在,组织细胞的细胞核大小及形态不定,有的凝缩,有的裂成碎粒;内皮细胞可以聚集成群,成为内皮细胞型巨细胞。有的单核细胞不典型,细胞较大,有一个染色较深及形状不规则的细胞核,而细胞浆少,有的作有丝核分裂,这种细胞可以称为蕈样肉芽肿细胞,以前误认为霉菌细胞而称为"霉菌病细胞"(mycosis cell),这种细胞不仅存在于真皮内,也可个别地存在于表皮内或出现于波特利尔小浓肿内。

在肿瘤阶段,浸润很浓密,范围也广泛,可由表皮伸展到皮下组织内并可发生溃疡,在多种形态的细胞浸润中,有很多蕈样肉芽肿细胞及巨大而未成熟的单核细胞,很像网状细胞肉瘤也可能是正在过渡到网状细胞肉瘤的瘤细胞。此时,瘤细胞多而淋巴细胞等炎性浸润少,或是全是瘤细胞,丝状核分裂很显著,有的细胞核碎裂或是发生颗粒变性,某些病例的蕈样肉芽肿细胞很大,可以是多核的细胞而和霍奇金病的 R-S 细胞相似,都是转变了的 T 淋巴细胞(图 26-31 ~ 34)。

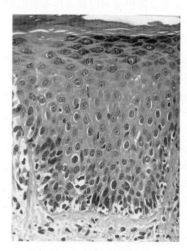

图 26-31 蕈样肉芽肿组织
病理红斑期

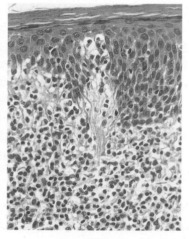

图 26-32 蕈样肉芽肿组织
病理斑块期

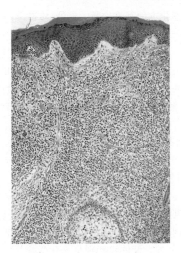

图 26-33　蕈样肉芽肿组织
病理肿瘤期

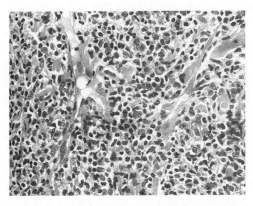

图 26-34　蕈样肉芽肿组织病理异形淋巴细胞

蕈样肉芽肿的免疫表型为 CD2$^+$、CD3$^+$、CD4$^+$、CD5$^+$、CD45RO$^+$、CD8$^-$、CD20$^-$、CD30$^-$。

【鉴别】在蕈样肉芽中的初期常极难诊断,有的患者只觉得皮肤发痒,或是只有湿疹等表现。霍奇金病也常如此,霍奇金患者往往先有多年的皮肤瘙痒病。临床的表现同其他恶性淋巴瘤也极相似,尤其非特征性皮疹无论在临床上或组织变化方面都难诊断。例如,霍奇金病及其他恶性淋巴瘤、毛发红糠疹,银屑病样红皮病都可以有剥脱性皮炎,几乎不可能鉴别它们。

当患者有长期不愈及原因不明的慢性皮肤病如皮肤瘙痒症、广泛的慢性湿疹或剥脱性皮炎尤其有剧痒时,要怀疑为本病的早期阶段。当皮肤发生浸润的斑块或肿块进,较易诊断,但须作组织病理检查以和皮肤白血病、淋巴肉瘤及网状细胞肉瘤、霍奇金病区别,但病理组织学鉴别有时也较困难。

【治疗】蕈样肉芽肿有多种疗法,包括光化学疗法(PUVA)、化学疗法、糖皮质激素类药物的应用、局部治疗及放射疗法。近年来,有人介绍电子束(electron beam)。可使皮损长期消退或完全缓解数月之久,尤其适用于其他疗法无效者。

1. 蕈前期 早期患者只有瘙痒症或湿疹等症状,可按症状治疗,如内服抗组胺药或安定剂以使痒觉减轻并可安眠,糖皮质激素类制剂可供局部应用,但停药后容易复发。紫外线特别是光化学疗法,可以应用,皮损消退后可每隔一周施行光化学疗法一次以免迅速复发。有红皮症或皮肤异症多较重症状时可酌服泼尼松或肌注曲安西龙等糖皮质激素类。

2. 浸润期 光化学疗法也可应用于浸润性斑块,和银屑病的 PUVA 疗法相同。斑块消失后可每隔 1 周施行一次以维持疗效。高浓度糖皮质激素制剂或倍他美松之类的激素混悬剂注射入皮损内可有更好的疗效。有人用每 50ml 含 10mg 的氮芥溶液涂搽斑块,临用时配成溶液后用棉棒涂搽多次,涂搽处保持潮湿,15 分钟后任其自然干燥,3 小时后用肥皂及清水洗净,如此连用 4 天,涂搽处有暂时性红斑及刺痒,经 2~4 周后皮损消退。5% 氟脲嘧啶(5-FU)软膏也被人应用,斑块发炎后便易消退。

X 线可在 60~120kV 下照射 400~500r,皮损较轻时可照射 100~200r,每 3 周照射一次,开始照射时最好用较小照射量。

3. 肿瘤期 曲安西龙或其他皮类固醇激素类混悬液注射入结节或肿块内可以促使消退。泼尼松之类内用虽可有效,但长期大量应用将引起不良的副作用,停药后往往迅速复发。

晚期病例特别是由内脏已有损害时可应用烷化剂等化学疗法。细胞中毒药包括多种烷化剂及抗代谢药等如环磷酰胺、甲氨蝶呤、氮芥类以及多柔比星或争光霉素等,但疗效不定,有时使人失望或是初用时有效而久用时渐失效,应用时要注意白细胞减少等不良反应。在这类药物中,环磷酰胺较常应用,开始量为 40~50mg/(kg·d),以后改为 10~20mg/(kg·d),维持量为 1~3mg/(kg·d),甲氨蝶呤也常被人应用,每周可肌注 50mg 一次,约

20%病例可以缓解数月。

X线的照射可使肿瘤消退,照射量根据肿瘤的大小而定,一般为每次照射100~200r,每周1~3次,共照射800~1200r。X线常只暂时有效,以后可复发,照射过量可引起不良后果,肿瘤吸收太快可引起全身性反应。

有人试用非特征性免疫疗法如皮损内注射卡介菌及局部应用卡介苗软膏。

西扎莱综合征(Sezary's syndrome,SS)

西扎莱综合征又称恶性网状细胞血症性综合征(malignant reticulemic syndrome),为原发于皮肤的T细胞淋巴瘤(PCTLC),患者多半是50岁以上的老人,以男性较多,有剧烈发痒的红皮症,皮疹内具有不典型单核细胞的浸润,在周围血液中也有这些细胞,一般认为起源于T淋巴细胞。

关于此综合征是否是独立疾病的问题是有争论的,有人认为SS为MF的红皮病亚型,有人认为SS为MF的白血病异型,占原发性皮肤淋巴瘤的75%,其中MF/SS是最常见的类型,约占所有皮肤恶性淋巴瘤的50%左右,其他类型的T细胞淋巴瘤约占25%,包括$CD30^+$、$CD30^-$的大T细胞淋巴瘤和多形性小中T细胞淋巴瘤。

初起皮疹常是红色斑块或弥漫红斑,周围血象正常,一般经1~5年后,火红的红皮症广泛发生,眼皮常水肿,眼睑可外翻,毛发稀疏,掌跖皮肤过度角化,甲有营养不良。皮疹剧烈发痒,有灼热感,并常多汗。患者常有阵发性寒战,颈部及腹股沟等处浅部淋巴结可肿大,肝脾都常肿大。据人统计,患者都有红皮症、剧痒及水肿、大多数患者的淋巴结及肝脾肿大,其次是眼睑外翻及甲营养不良,少数患者的毛发脱落及色素增生。黏膜可有色素沉着。

病程可像慢性淋巴细胞性白血病患者,常在发病后5年左右死于并发感染或淋巴瘤,有的因过分应用化学疗法而致命。

周围血液中白细胞总数可增高达到3×10^9/L左右,甚至可达5×10^9/~6×10^9/L或更多,但总数也可在正常范围内。在浸润的皮肤、周围血液及肿大的浅部淋巴结内,可以查到奇特的单核细胞,称为西扎莱(Sezary)细胞,约白细胞总数的5%~20%。

西扎莱细胞被认为一种白血病性或独特的组织细胞,现有人认为变形的T淋巴细胞,它的大小和嗜中性粒细胞差不多或更大,较小的一种和淋巴细胞一样大。细胞核大而不规则,约占细胞体积的4/5,有浓密而扭曲的染色体,核周围的细胞浆像一圈镶边,细胞浆内有小泡,而淀粉酶 PAS,染色法可染出假足样粒状物,在细胞周边排列成项圈状,系由耐淀粉酶的中性黏多糖构成在电子显微镜下,可见细胞核表面有些沟纹而类似人脑的沟回,核膜及核内有密集的染色体颗粒,粒线体肿大。

本病和蕈样肉芽肿的组织变化相似。除了类似蕈样肉芽肿细胞的西扎莱细胞外,还有浆细胞、淋巴细胞、组织细胞、嗜中性粒细胞、嗜酸性粒细胞及成纤维细胞、表皮内可有波特利尔(Pautrier)小脓肿。

须鉴别的的剥脱性皮炎、毛发红糠疹,霍奇金病、非霍奇金淋巴瘤淋巴瘤、蕈样肉芽肿等,特别是慢性淋巴细胞性白血病不易鉴别,但骨髓象显著异常,有核细胞中淋巴细胞类占 80% 以上。

治疗方法如蕈样肉芽肿相似,可应用糖皮质激素。

多发性骨髓瘤(multiple myeloma)

又称浆细胞瘤(plasmacytoma),主要发生于 40 岁以上的人。

多发性骨髓瘤患者常有发热、淋巴结及肝脾肿大、胃肠及神经系统症状,可有原发性全身淀粉样变。骨骼常有变化,X 线片显示头骨及其他骨骼可有圆形龛影,骨质往往弥漫疏松,可以自然发生骨折。

皮肤可有特征性及非特征性损害。由大量不典型浆细胞增生所形成的浆细胞瘤可由骨骼扩展到皮肤,成为附着于骨骼的皮下肿物,或是转移到皮肤而成直径约 10~20mm 的青红色结节,不引起自觉症状。皮肤的浆细胞瘤可以是本病的最早表现,但常出现于骨骼等处损害之后,孤立于皮肤的原发性浆细胞瘤很罕见。

皮肤的非特征性表现是贫血、紫癜、弥漫红斑、脱发、鱼鳞病样皮疹,广泛脱屑发痒的皮炎,或有泛发性皮肤淀粉样变。此外,患者可因肾脏或肺脏等内脏受侵而迅速死亡。

患者的骨髓内及骨骼或皮肤损害内有大量不典型浆细胞,大小、形状、核染色深度都和正常浆细胞不同,并有不典型核分裂。外周血液中常有冷凝球蛋白血症,Ig 及 IgA 增加,淋巴细胞及嗜酸性细胞增多,血沉率加快,梅毒血清试验可呈假阳性反应,血钙往往增高,而碱性磷酸酶正常。50% 病例的尿液有本斯-琼斯(Bence-Jones)蛋白尿(凝溶蛋白尿),本斯-琼斯蛋白可能是免疫球蛋白降解的产物。

乌拉坦或氮芥等烷化剂有抑制异常浆细胞的作用。X 线或 P^{32} 等放身疗法可减轻症状甚至延长生命。血浆交换疗法也被应用。

皮肤转移癌（metastatic carcinoma）

体内恶性肿瘤可以直接扩散,更常通过淋巴管或血流转移到皮肤。乳腺癌最易转移到皮肤,约占转移癌患者数的一半,一般通过淋巴管而转移,其次是胃癌、子宫癌、肺癌、大肠癌及肾癌。偶然转移到皮肤的是前列腺癌、睾丸癌、膀胱癌、胰腺癌及卵巢癌等,这些体内恶性肿瘤的癌细胞主要通过血流散布到皮肤。

乳腺癌转移到皮肤的恶性肿瘤可以分为四种:炎性癌、毛细血管扩张癌、结节癌(图26-35)及铠甲状腺癌(carcinoma en cuirasse),其中几型可以同时存在。如果乳腺癌由淋巴管迅速散播,往往发生炎性癌;偶然发生毛细血管扩张癌;如果散播较慢,就容易发生结节癌或铠甲状腺癌。炎性癌是患病乳房及附近皮肤发生红斑及弥漫的水肿而像丹毒,病理组织内有成群成条的癌细胞,毛细血管显著充血,血管周围有水肿及轻度淋巴细胞浸润。毛细血管扩张癌是多个紫红色丘疹及出血性假水疱而像血管淋巴管瘤,病理组织变化是淋巴管扩大,含有红细胞及成群的癌细胞。结节癌是发生于皮肤及皮下组织的坚硬结节,没有自觉症状,发生于皮肤的容易溃破,病理组织内有成群的癌细胞,有的作腺体状排列,周围有纤维形成。铠甲状腺癌是乳房及附近皮肤所发生的弥漫性浸润,成为褐色硬块,胸部及一侧或两侧上肢的活动常受限制,病理组织内只有少数癌细胞而易忽略,癌细胞较小,在

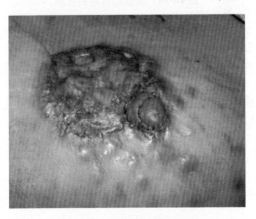

图 26-35 乳腺癌转移到皮肤

胶原纤维束间常成小团及排列成线状。

肺癌、胃癌、肝癌、子宫癌、肾癌、结肠癌(图 26-36)等几乎任何内脏的恶性肿瘤皆可转移到皮肤,有时,皮肤转移癌最先被人发现。这些转移癌出现于原发癌的附近皮肤或远离部位,往往是表皮下方、真皮或皮下组织的不痛而坚硬的结节,由一个至多个甚至于数百个,大小也不定,由小米到豆大或更大,有时是扁平的浸润性硬块,有的可以溃破。表面皮肤一般是正常皮色,转移到头皮的结节处失去头发。

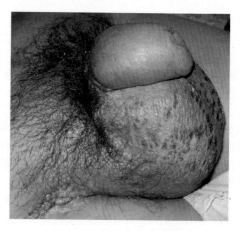

图 26-36　结肠癌转移到皮肤

病理组织变化根据原发癌的种类而不同,往往是多个大大小小的癌细胞群,常是腺癌、鳞状细胞癌或未分化癌的表现,由胃肠道恶性肿瘤转移到皮肤的癌细胞常含有黏蛋白,由肾癌而来的癌细胞含有糖原等物质而苍白并成空泡状,癌细胞常排列成小叶及管状。

肾上腺癌的原发癌虽被切除,但癌往往已经转移别处,往往在多年以后,转移癌才出现于头皮或面部等处而形成皮肤结节。

参考文献

1. 方洪元.朱德生皮肤病学.第4版.北京:人民卫生出版社,2015.

2. 赵辨.中国临床皮肤病学.第3版.南京:江苏科学技术出版社,2012:763.

3. Jean L Bolognia,等//朱学骏,王宝玺,孙建方,等主译.皮肤病学.第2版.北京:北京大学医学出版社,2011.

4. 张建中主译.皮肤科治疗学——最新循证治疗策略.北京:人民卫生出版社,2011.

5. phillip H. MCKEE,Eduardo Calonje,Scott R. Granter//朱学骏,孙建方主译.皮肤病理学.第3版.北京:北京大学医学出版社,2007.

6. 杨海平,顾恒.皮肤性病科临床释疑.上海:第二军医大学出版社,2004.

7. 杨闰平,刘元林.皮肤瘙痒症血清P物质的检测及辣椒碱软膏的疗效观察.中国皮肤性病学杂志,2012,26(11):974-975.

8. 敖俊红,杨蓉娅.妊娠期特异性皮肤病.实用皮肤病杂志,2011,4(2):89-92.

9. 石平荣.系统性红斑狼疮靶向治疗药物研究进展.国际皮肤病学杂志,2013,39(3):208-212.

10. 王佳华,蔡宝祥.皮肤型红斑狼疮的光敏感、光试验与光防护.中华皮肤科杂志,2013,46(1):70-72.

11. 周绪杰,张宏.全基因组关联分析与系统性红斑狼疮遗传学研究进展.中华风湿病学杂志,2012,16(1):57-59.

12. 汪涛,崔勇,张学军.系统性红斑狼疮的皮肤外临床表现.实用皮肤病学杂志,2013,6(4):215-217.

13. 韩磊,吕良敬.无肌病性皮肌炎的研究进展.中华风湿病学杂志,2011,15(11):795-797.

14. 谢冲,黎佳思,管阳太.嗜酸性筋膜炎临床研究进展.中国实用内科杂志,2013,33(4):322-324.

15. 杜伟,孙秋宁.局限性硬皮病病因和发病机制研究进展.国际皮肤性病学杂志,2010,36(4):193-196.

16. 李红,周澜华.银屑病的生物治疗新进展.中国皮肤性病学杂志,2010,24(9):862-864.

17. 李俊丽,高永良.银屑病治疗研究进展.中外医学研究,2013,11(13):147-149.

18. 常建民.有皮肤异色症表现的皮肤病.临床皮肤科杂志,2011,40(6):377-378.

19. 姚树兰,朱红,刘梅,等.红皮病型银屑病120例临床分析.中国皮肤性病学杂志,2011,10:764-791.

20. 张锡宝,李雪梅.表现为红皮病的遗传性皮肤病.皮肤性病诊疗学杂志,2012,06:399-402.

21. 刘元林.抗病毒治疗玫瑰糠疹的疗效观察.医学临床研究,2013,30(3):610-611.

22. 潘小钢,刘栋.吡美莫司局部应用治疗皮肤病的新进展.中国皮肤性病学杂志,2013,27(03):309-311.

23. 谢军,杨振.黄甲综合征1例并文献复习.临床肺科杂志,2011,16(8):1296-1298.

24. 杨建强.先天性厚甲症家系临床和遗传特点分析.中国优生与遗传杂志,2010,16(8):115-117.

25. 韩飞,宋为民.酒渣鼻的激光与强脉冲光治疗进展.中国中西医结合皮肤性病学杂志,2012,11(2):134-136.

26. Cerfolio RJ, De Campos JR, Bryant AS, etal. The Society of Thoracic Surgeons expert consensus for the surgical treatment of hyperhidrosis. Ann Thorac Surg,2011,91(5):1642-1648.

27. Centers for Disease Control. Sexually transmitted diseases treatment guidelines,2010. MMWR,2010,59(RR-12):1-108.

28. 玉铂,李占全.咪喹莫特乳膏治疗男性尿道内尖锐湿疣的临床观察.中国男科学杂志,2013,5:56-62.

29. 李文刚,赵敏.AIDS抗病毒治疗研究进展.传染病信息,2013,4:247-250.

30. 彭庆星,向雪岑,张其亮.美容皮肤科学.北京:科学出版社,2003.

索引

A

B

C

D

F

M

N

P

Q

T

U

X

Z